AF568616

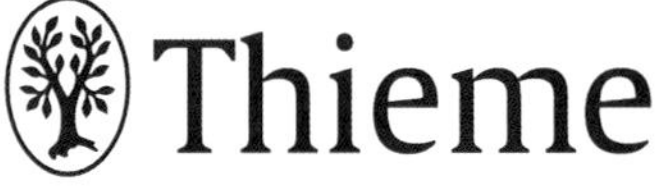

Strukturen und Funktionen begreifen

Funktionelle Anatomie – Therapierelevante Details

LWS
Hüftgelenk
Becken
Untere Extremität

Jutta Hochschild

4., überarbeitete Auflage
1008 Abbildungen

Georg Thieme Verlag
Stuttgart • New York

Jutta **Hochschild**
Ostsee-Ferienpark N 4–8
23774 Heiligenhafen
Deutschland

Bibliografische Information der Deutschen Nationalbibliothek
Die Deutsche Nationalbibliothek verzeichnet diese Publikation in der Deutschen Nationalbibliografie; detaillierte bibliografische Daten sind im Internet über http://dnb.d-nb.de abrufbar.

Ihre Meinung ist uns wichtig! Bitte schreiben Sie uns unter:
www.thieme.de/service/feedback.html

Wichtiger Hinweis: Wie jede Wissenschaft ist die Medizin ständigen Entwicklungen unterworfen. Forschung und klinische Erfahrung erweitern unsere Erkenntnisse, insbesondere was Behandlung und medikamentöse Therapie anbelangt. Soweit in diesem Werk eine Dosierung oder eine Applikation erwähnt wird, dürfen die Lesenden zwar darauf vertrauen, dass Autor*innen, Herausgeber*innen und Verlag große Sorgfalt darauf verwandt haben, dass diese Angabe **dem Wissensstand bei Fertigstellung des Werkes** entspricht.
Für Angaben über Dosierungsanweisungen und Applikationsformen kann vom Verlag jedoch keine Gewähr übernommen werden. **Jede*r Benutzende ist angehalten**, durch sorgfältige Prüfung der Beipackzettel der verwendeten Präparate und gegebenenfalls nach Konsultation eines/r Spezialist*in festzustellen, ob die dort gegebene Empfehlung für Dosierungen oder die Beachtung von Kontraindikationen gegenüber der Angabe in diesem Buch abweicht. Eine solche Prüfung ist besonders wichtig bei selten verwendeten Präparaten oder solchen, die neu auf den Markt gebracht worden sind. **Jede Dosierung oder Applikation erfolgt auf eigene Gefahr des Benutzenden.** Autor*innen und Verlag appellieren an alle Benutzenden, ihnen etwa auffallende Ungenauigkeiten dem Verlag mitzuteilen.
Marken, geschäftliche Bezeichnungen oder Handelsnamen werden nicht in jedem Fall besonders kenntlich gemacht. Aus dem Fehlen eines solchen Hinweises kann nicht geschlossen werden, dass es sich um einen freien Handelsnamen handelt.

Georg Thieme Verlag KG
Rüdigerstraße 14, 70469 Stuttgart, Germany
www.thieme.com

Printed in Germany

1. Auflage 2002
2. Auflage 2007
3. Auflage 2012

Covergestaltung: © Thieme
Bildnachweis Cover: Martin Hoffmann, Neu-Ulm
Zeichnungen: Martin Hoffmann, Neu-Ulm
Satz: Druckhaus Götz GmbH, Ludwigsburg
Druck: Westermann Druck Zwickau GmbH, Zwickau

DOI 10.1055/b-006-166369

ISBN 978-3-13-112374-9 1 2 3 4 5 6

Auch erhältlich als E-Book:
eISBN (PDF) 978-3-13-240067-2
eISBN (epub) 978-3-13-240068-9

Wo datenschutzrechtlich erforderlich, wurden die Namen und weitere Daten von Personen redaktionell verändert (Tarnnamen). Dies ist grundsätzlich der Fall bei Patient*innen, ihren Angehörigen und Freund*innen, z. T. auch bei weiteren Personen, die z. B. in die Behandlung von Patient*innen eingebunden sind.
Die abgebildeten Personen haben in keiner Weise etwas mit der Krankheit zu tun.
Thieme Publikationen streben nach einer fachlich korrekten und unmissverständlichen Sprache. Dabei lehnt Thieme jeden Sprachgebrauch ab, der Menschen beleidigt oder diskriminiert, beispielsweise aufgrund einer Herkunft, Behinderung oder eines Geschlechts. Thieme wendet sich zudem gleichermaßen an Menschen jeder Geschlechtsidentität. Die Thieme Rechtschreibkonvention nennt Autor*innen mittlerweile konkrete Beispiele, wie sie alle Lesenden gleichberechtigt ansprechen können. Die Ansprache aller Menschen ist ausdrücklich auch dort intendiert, wo im Text (etwa aus Gründen der Leseleichtigkeit, des Text-Umfangs oder des situativen Stil-Empfindens) z. B. nur ein generisches Maskulinum verwendet wird.

Vorwort

Moin, moin. Auch dieses Buch widme ich meinen ehemaligen Schülerinnen und Schüler der Physiotherapieschule Friedrichsheim in Frankfurt. Sie haben mich ständig inspiriert und ich muss sagen: Sie waren tolle SchülerInnen!

Alle Kapitel sind neu geschrieben und bebildert, weshalb es leider auch so lange mit der Überarbeitung gedauert hat. Allen, die darauf gewartet haben, sage ich: „Sorry for that!"

Die Reihenfolge habe ich gegenüber der ersten Ausgabe geändert: Auf die Beschreibung der knöchernen Strukturen und gelenkigen Verbindungen folgen Muskeln – ein Kapitel, das wegen der konkreteren Beschreibung zugenommen hat –, Gefäße sowie Nervenverläufe. Dann folgen Informationen zu Röntgenbildern und Palpation. Die in den Kapiteln verteilten Rubriken *Praxistipp* und *Klinischer Bezug* sind geblieben, neu dazugekommen ist die Rubrik *Funktioneller Hinweis.*

Mit diesem Buch sehe ich das ideale Mittel, um Anatomie zu verstehen – denn gerade die Zusammenhänge sind in der Physiotherapie so wichtig. Auch anderen medizinischen Berufsgruppen wird es sicherlich einiges klarer machen.

Für die vielen komplexen und guten Zeichnungen möchte ich Herrn Hoffmann ganz herzlich danken, er hat sich in diese Materie hervorragend eingearbeitet und mir viel geholfen.

Die Begleitung dieser neuen Auflage durch den Thieme Verlag, v. a. Frau Grünewald, Herrn Teichmann und Herrn Schwarz, waren vorbildlich und ich bedanke mich für ihr Verständnis und ihre Geduld. Ich bedanke mich auch bei der Grafikabteilung, die v. a bei den Röntgenbildern aktiv war.

Heiligenhafen
Dezember 2023

Inhaltsverzeichnis

3 Kniegelenk (Articulatio genus) 210

1 LENDENWIRBELSÄULE (LWS)

1 Lendenwirbelsäule (LWS)

1.1 Lumbales Bewegungssegment

1.1.1 Knöcherne Strukturen

▸ **Abb. 1.1**

Die Lendenwirbelsäule besteht aus 5 Wirbeln mit dazwischen liegenden Bandscheiben. Sie ist nach ventral konvex gebogen, was als ***Lordose*** bezeichnet wird.

Corpus vertebrae

▸ **Abb. 1.1**, ▸ **Abb. 1.2**

Bedingt durch die Lordose sind die Wirbelkörper kaudal des 3. Lendenwirbels nach dorsal konvergierend keilförmiger, was bedeutet, dass der 5. Lendenwirbelkörper ventral etwa 5 mm höher ist als dorsal und seine Endplatten einen Winkel von etwa 20° bilden.

Der sagittale Durchmesser ist kleiner als der frontale, deshalb hat der Wirbelkörper eine leicht ovale Form. In der Ansicht von lateral und ventral weist er außerdem eine Taille auf, da sein Umfang im mittleren Bereich kleiner ist als zur Grund- und Deckplatte hin.

Die Wirbelkörper werden nach kranial und kaudal durch Endplatten, die aus hyalinem Knorpel bestehen, abgeschlossen. Die knöchernen Deckflächen sind abgeflacht sowie leicht konkav gestaltet und schließen außen mit einem knöchernen Ring, der ***Randleiste***, ab. Sie ist eine Epiphysenleiste, die lateral und ventral breiter ist als dorsal.

Discus intervertebralis

▸ **Abb. 1.3**; siehe Band 1, Kap. 1.5

Die Disci sind hoch und haben einen großen Querschnitt. Ebenso wie die Wirbelkörper passen sie sich der lordotischen Krümmung an und weisen an der 4. und 5. Bandscheibe eine Keilform auf, die besonders am lumbosakralen Übergang sehr ausgeprägt ist. Sie kann dort ventral doppelt so hoch sein wie dorsal.

Die Lamellen des Anulus fibrosus sind an den Randleisten des Wirbelkörpers verankert und ventral dicker und reicher an Fasern als dorsal. Der Nucleus pulposus liegt demzufolge nicht zentral, sondern ist etwas nach dorsal verschoben.

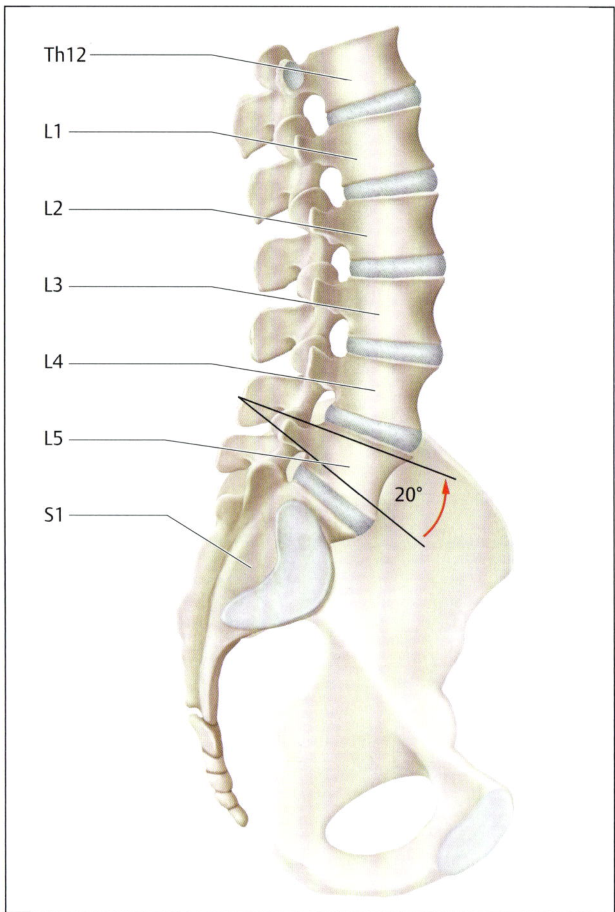

Abb. 1.1 Lendenwirbelsäule.

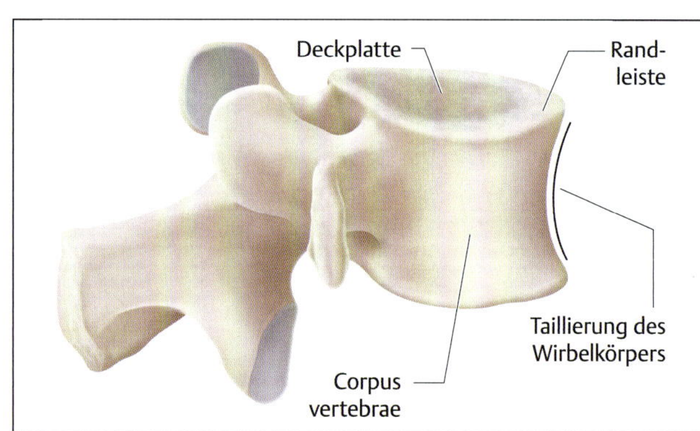

Abb. 1.2 Corpus vertebrae der Lendenwirbelsäule.

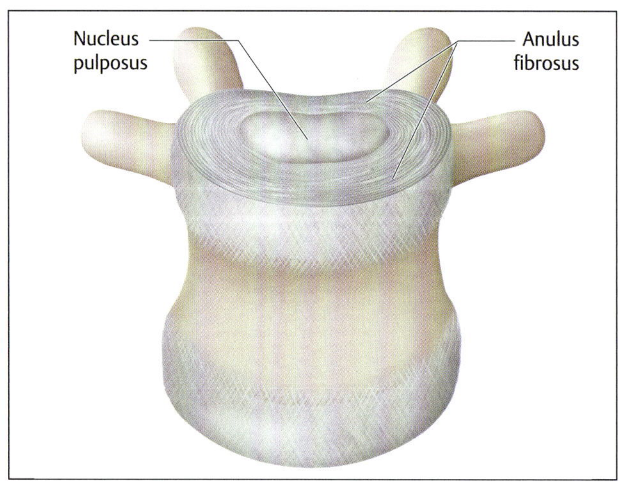

Abb. 1.3 Lumbaler Discus intervertebralis.

Pediculus arcus

▸ Abb. 1.4

Der Abgangsbereich des Wirbelbogens aus dem Wirbelkörper, ***Pediculus arcus***, liegt jeweils an der kranialen Hälfte der dorsolateralen Wirbelkörperwand und ragt im rechten Winkel nach dorsal heraus. Die kraniale Kante liegt dabei in Höhe der Grundplatte des Wirbels, die kaudale Kante in Höhe der Wirbelkörpermitte. Sofort nach seinem Abgangsbereich zeigt der Wirbelbogen sowohl kranial als auch kaudal eine ausgeprägte abgerundete Einkerbung, die ***Incisurae vertebrales superior et inferior***. Sie ergeben jeweils mit der Inzisur des darüber- und darunterliegenden Wirbelbogens das Foramen intervertebrale.

Foramen intervertebrale

▸ Abb. 1.5

Das Zwischenwirbelloch wird aus der ***Incisura vertebralis inferior*** des kranialen und der ***Incisura vertebralis superior*** des kaudalen Wirbels gebildet. Die Incisura vertebralis inferior ist wesentlich größer als die superiore.

Die Foramina befinden sich mit ihrem kaudalen Drittel in Höhe der Bandscheibenräume und haben, von lateral betrachtet, die Form von Ohrmuscheln. Die Nervenwurzel zieht durch den oberen Teil des Foramens und nimmt etwa ¼ des Raumes ein.

Bei Lateralflexion werden die Foramina auf der konkaven Seite schmal und auf der konvexen weit. Die Flexion erweitert das Foramen um ca. 30 %, Extension verengt es bis zu 20 %. Die Rotationsbewegungen haben nur minimale Veränderungen zur Folge.

Proc. transversus

▸ Abb. 1.4, ▸ Abb. 1.5

Die Querfortsätze der LWS sind aus der Verschmelzung eines großen Rippenrudiments, des ***Proc. costalis***, mit einem sehr kleinen Fortsatz, dem ***Proc. accessorius***, entstanden. Letzterer ist sehr klein und entspringt an der Basis des Proc. costalis. Die Procc. costales dagegen sind sehr lang und stehen in der Frontalebene. Besonders ausgeprägt sind die des 3. Lendenwirbels, sie ragen bis zum kranialen Rand des Os ilium. Dagegen sind die beiden von L5 kürzer und etwas nach anterior ausgerichtet.

Procc. articulares

▸ Abb. 1.4, ▸ Abb. 1.5

Die Gelenkfortsätze sind sehr kräftig ausgebildet. Der ***Proc. articularis superior*** besitzt an seiner Seitenfläche einen kleinen Höcker, den ***Proc. mammillaris***, der nach dorsolateral ausgerichtet ist und paraspinalen Muskelzügen als Ansatz dient.

Die ***Procc. articulares inferiores*** liegen medial, die Gelenkflächen sind nach lateral-ventral, die des Proc. articularis superior entsprechend nach medial-dorsal ausgerichtet.

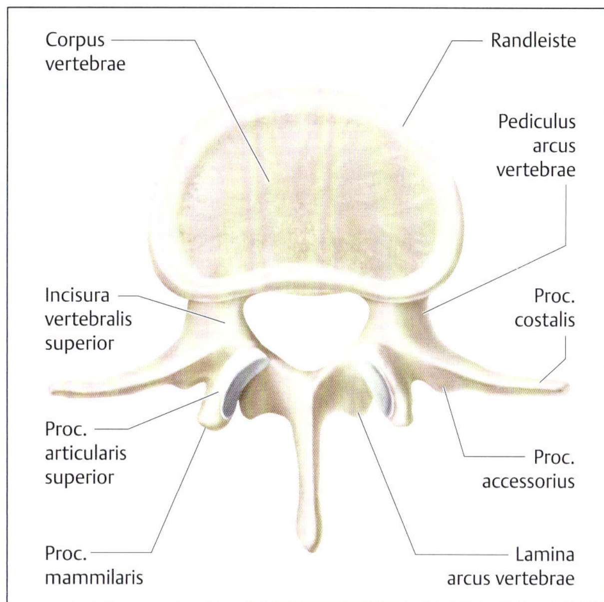

Abb. 1.4 Pediculus arcus, Proc. transversus, Procc. articulares der Lendenwirbelsäule.

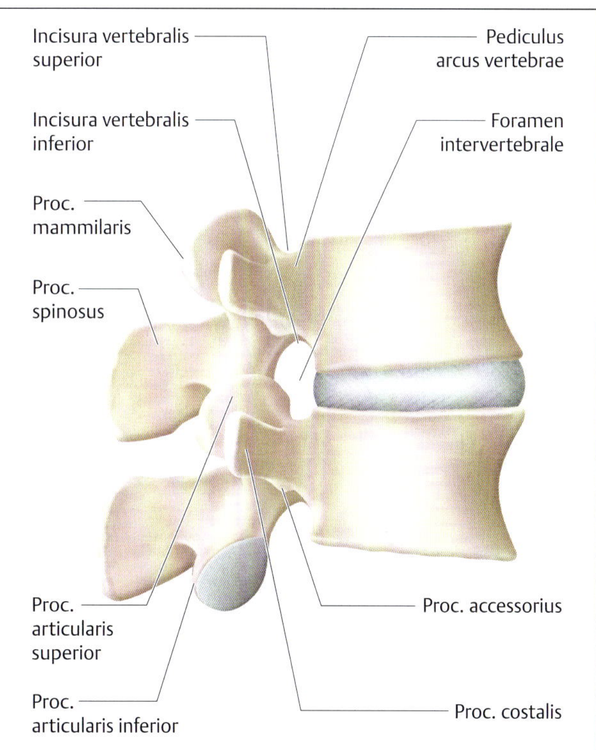

Abb. 1.5 Foramen intervertebrale der Lendenwirbelsäule.

Lamina arcus vertebralis

▸ Abb. 1.4

Der Wirbelbogen findet dorsal der Procc. articulares seine Fortsetzung in den ***Laminae arci***, flache Knochenteile, die ihr Ende an den Seitenwänden des Proc. spinosus finden. An der Innenfläche der Lamina liegt nahe deren kaudaler Kante eine feine quere Leiste, die dem ***Lig. flavum*** als Ansatz dient.

Proc. spinosus

▶ Abb. 1.6

Die Dornfortsätze verlaufen horizontal. Im Verhältnis zum Wirbelkörper sind sie etwa um eine halbe Wirbelkörperhöhe nach kaudal verschoben. Sie sind in der Ansicht von dorsal schmal und von lateral sehr hoch. Der Proc. spinosus des 5. Lendenwirbels ist kleiner als die der übrigen LWS.

Foramen vertebrale

▶ Abb. 1.6

Das Foramen wird ventral durch den dorsalen Wirbelkörper mit Diskus, lateral-ventral von der Bogenwurzel, lateral vom Wirbelbogen und den Wirbelbogengelenken sowie dorsal von der Lamina arcus und vom Lig. flavum begrenzt.

Es zeigt im Transversalschnitt eine dreieckige Form, wobei die Umrisslinie der beiden oberen Lendenwirbel dreieckig mit abgerundeten Ecken ist, während die drei kaudalen Wirbel eine kantige Dreieckform aufweisen. Der latero-ventrale Bereich des Dreiecks wird als Recessus lateralis bezeichnet.

Canalis vertebralis

▶ Abb. 1.7

Übereinander angeordnet bilden die Foramina vertebralia den Spinalkanal, in dem zentral das Rückenmark bzw. die Cauda equina liegt. Die seitlich gelegenen Recessi bilden eine Rinne, in der die Nervenwurzeln umgeben von der Dura mater spinalis verlaufen, nachdem sie vom Durasack abzweigen und bevor sie das Foramen intervertebrale erreichen.

Außer den Nervenwurzeln befinden sich im Spinalkanal die Plexus venosi, Arterien und epidurales Fettgewebe, das sowohl ventral als auch dorsal und vor allem die Wurzeltaschen vor den knöchernen Wänden des Foramen intervertebrale schützt. Außerdem polstern die im Canalis vertebralis gelegenen Ligg. longitudinalis posterior und flavum nach ventral und dorsal ab.

Funktioneller Hinweis

Längenveränderungen des Spinalkanals

Der Spinalkanal ist starken Längenveränderungen ausgesetzt:

- Bei Flexion vergrößert sich der a.-p.-Durchmesser und der dorsale Bereich wird um 30 % länger, der ventrale um 13 %. Bei Extension wird der a.-p.-Durchmesser kleiner. Insgesamt handelt es sich um eine Längenveränderung von 6–9 cm.
- Bei der Lateralflexion gibt es Längenveränderungen von ca. 15 %.

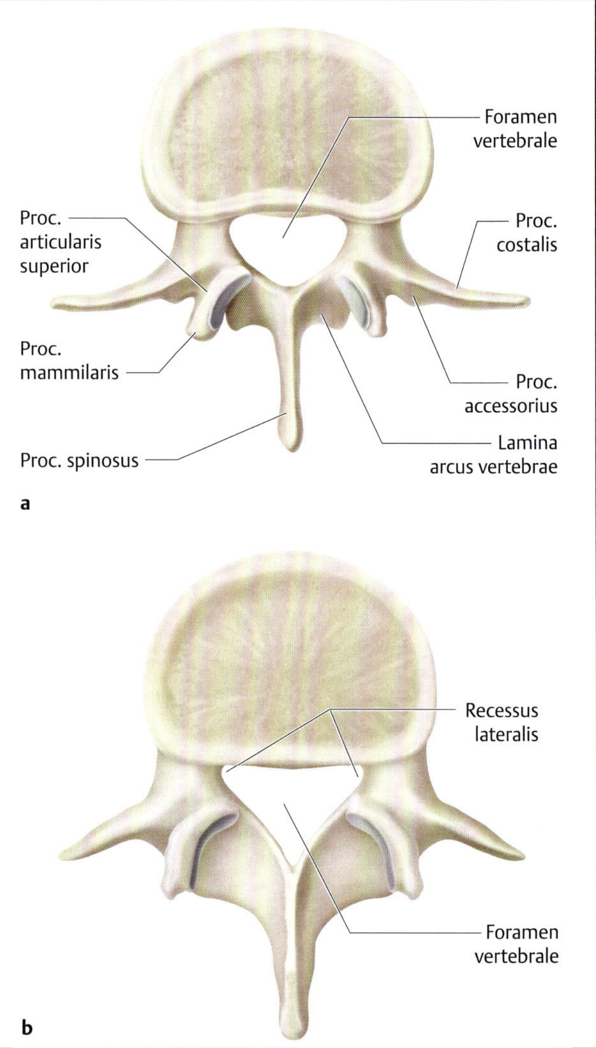

Abb. 1.6 Foramen vertebrale.
a Lendenwirbel 1–2.
b Lendenwirbel 3–5.

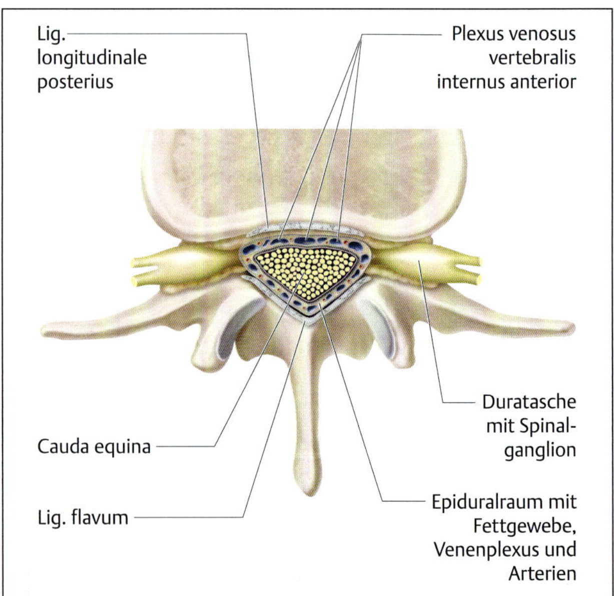

Abb. 1.7 Canalis vertebralis in der Lendenwirbelsäule.

KLINISCHER BEZUG

Lumbale Spinalkanalstenose ▸ Abb. 1.8
Bei der lumbalen Spinalkanalstenose handelt es sich um eine ossär bedingte Enge des Spinalkanals, die eine Kompression der darin verlaufenden Nerven und Nervenwurzeln sowie der Blutgefäße verursacht. Die erworbene Stenose entsteht meist aufgrund von Bandscheibendegeneration, wobei der Bandscheibenraum verschmälert ist und Spondylophyten entstehen, die sowohl von den Wirbelkörpern als auch von den Wirbelbogengelenken ausgehen und in den Spinalkanal hineinragen. Außerdem kann das Lig. flavum mit einer Hypertrophie reagieren. Auch eine Retrolisthese, die aufgrund einer Instabilität entsteht, kann den Spinalkanal einengen.

Der angeborene enge Spinalkanal, der sehr selten ist, stellt eine ungünstige anatomische Variante dar, an die sich die Strukturen anpassen können; erst wenn z. B. eine segmentale Instabilität dazukommt, werden Beschwerden ausgelöst.

Die Symptome sind vom Grad der Stenose, aber auch von der Körperhaltung und Belastung abhängig. Die Patienten klagen über ***sehr starke Schmerzen*** im Lumbalbereich mit Ausstrahlungen in die Beine, auch ein ***Gefühl von bleiernen Beinen*** wird beschrieben, wodurch das Gehen sehr anstrengend wird.

Eine ***nach vorne gebeugte Körperhaltung*** ist typisch für Patienten mit einer Spinalkanalverengung. Da in dieser Stellung der Spinalkanal gedehnt wird, haben die Strukturen darin mehr Platz und die Beschwerden lassen nach. Deshalb zeigen Patienten beim Bücken, Fahrradfahren oder Bergaufgehen häufig keine Beschwerden. Ist die Wirbelsäule dagegen völlig aufgerichtet, wie etwa beim Stehen, Sitzen oder Bergabgehen, nimmt der Platz im Spinalkanal ab und die Beschwerden nehmen zu.

Beim Fortschreiten der Stenose kann es zu Missempfindungen, z. B. Brennen, Ameisenkribbeln, Kältegefühl in den Beinen, sowie zur Abschwächung der Beinmuskulatur kommen, u. U. treten Blasen- und Mastdarmstörungen auf.

Therapie: Minimalinvasiv wird der Spinalkanal durch Verdünnen des inneren Bogenrands und Abtragung von Osteophyten erweitert, und damit eine Dekompression bewirkt. Bei Instabilität wird eine Spondylodese des Segments durchgeführt. Siehe Band 1, Kap. 1.1.

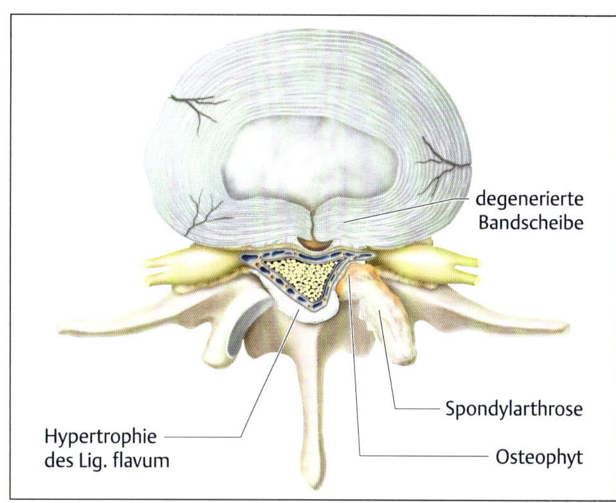

Abb. 1.8 Lumbale Spinalkanalstenose.

1.1.2 Gelenkige Verbindungen der LWS

Art. zygapophysialis

Die Facies articulares superiores artikulieren mit den Facies articulares inferiores des nächsthöheren Wirbels.

Die Wirbelbogengelenke, auch ***Facettengelenke*** genannt, dienen einerseits der Aufnahme von Druckkräften, andererseits steuern sie die Bewegung. Beide hängen von der räumlichen Stellung der Gelenkflächen zur Richtung der beanspruchten Kraft ab.

Die geschätzte Kraftaufnahme der Gelenkfacetten liegt bei ca. 18–30 % der Gesamtbelastung eines Bewegungssegments, der Rest wirkt auf die Bandscheibe ein. Die Größe der Kraftaufnahme in den Facettengelenken nimmt zu, wenn die Bandscheibe degeneriert ist; dabei kann es bis zum Doppelten der normalen Größe anwachsen.

Gelenkflächen

▸ Abb. 1.9, ▸ Abb. 1.10

Die Facetten zeigen gegenüber der Horizontalebene einen Winkel von 80–85°. Das bedeutet, dass aufgrund dieser Stellung nur sehr wenig Rotation möglich ist.

In Höhe von L 1 bilden die Facetten mit der Frontalebene einen Winkel von etwa 70°. Nach kaudal hin orientieren sie sich zunehmend Richtung Frontalebene, sodass der Winkel kleiner wird und bei L 5/S 1 nur noch 20–30° beträgt. Außerdem stehen sie hier sehr weit auseinander.

Die Gelenkfacetten weisen eine ausgeprägte Krümmung auf, die häufig einen leichten Rechts-links-Unterschied aufweisen. Der jeweilige Krümmungsradius nimmt von L 1 bis L 5 zu, sodass der ventrale Facettenteil annähernd in der Frontalebene, der dorsale in der Sagittalebene steht.

Die Facette des Proc. articularis inferior ist konvex, die des Proc. articularis superior entsprechend konkav. Das bedeutet, dass die Gelenkflächen von kranial betrachtet einen bogen- bzw. c-förmigen Verlauf aufweisen; allerdings ist die Ausprägung individuell unterschiedlich.

Gelenkknorpel

Die Überknorpelung der Gelenkfacetten ist jeweils in der Mitte mit etwa 2 mm am dicksten, zu den Rändern hin nimmt die Dicke deutlich ab [54].

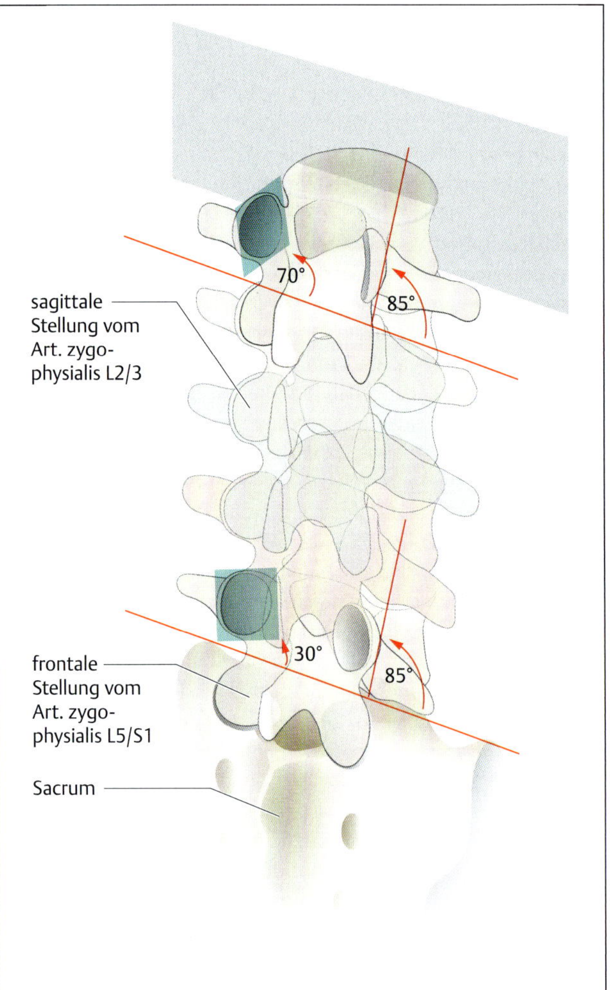

Abb. 1.9 Art. zygapophysialis lumbalis: Gelenkflächenstellung, Ansicht von dorsolateral.

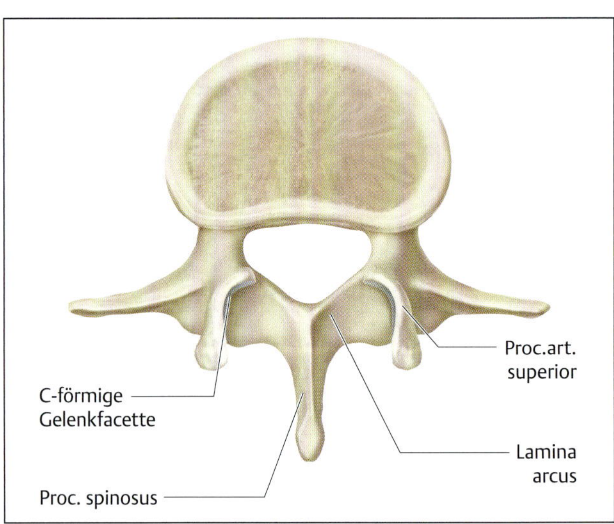

Abb. 1.10 Art. zygapophysialis: Krümmung der Gelenkflächen am Beispiel von L 2.

KLINISCHER BEZUG

Spondylarthrose
▸ **Abb. 1.11**

Degenerative Veränderungen der Wirbelbogengelenke können aufgrund von Bandscheibendegeneration, Haltungsstörungen, Osteoporose, Traumata, Tumoren und Vielem mehr entstehen. Die Gelenke werden dauerhaft fehlbelastet, und zur Kompensierung reagieren die geschädigten Facetten mit Verbreiterungen der Fläche und bilden Osteophyten. In der Folge kommt es zu einem Reizzustand des Gelenks, die Gelenkkapsel schwillt an und es entsteht ein Erguss. Durch diese Osteophyten wird die Flexibilität der Wirbelsäule eingeschränkt, und sie können zu einer Spinalkanalstenose oder einem Wurzelkompressionssyndrom führen.

Die Beschwerden sind lokaler Schmerz mit Ausstrahlungen in den Oberschenkel, Hypertonus der Rückenmuskulatur, vor allem der kurzen Muskeln. Bei der Bewegungsprüfung ist eine segmentale Hyper- oder Hypomobilität zu finden. Physiotherapeutische Maßnahmen wie Traktionen, Übungen zur gezielten Entspannung und allgemeine schmerzlindernde und detonisierende Maßnahmen können die Beschwerden lindern. Eine medikamentöse Schmerztherapie kann notwendig werden, z. B. durch gezielte lokale Infiltration der Facettengelenke.

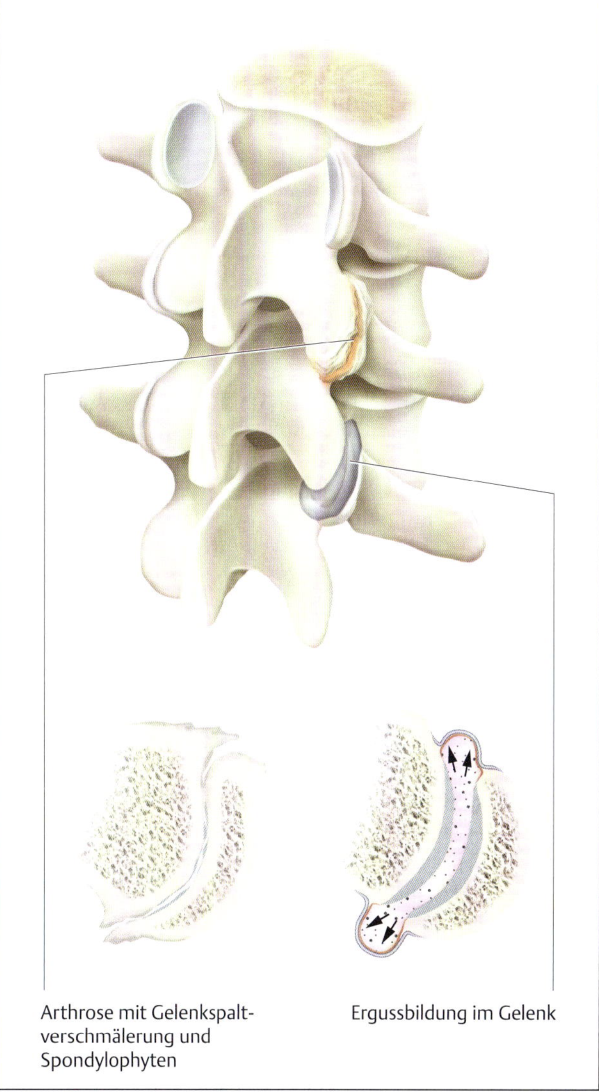

Abb. 1.11 Lumbale Spondylarthrose.

Capsula articularis

Die Gelenkkapsel umschließt vollständig die Gelenkhöhle, welche mit Synovialflüssigkeit gefüllt ist. Diese ist wichtig für das reibungslose Bewegen der Gelenke, denn sie schmiert die überknorpelten Gelenkflächen und ernährt sie. Die Gelenkkapsel schützt damit das Gelenk und sorgt außerdem für die Stabilität.

Die Gelenkkapsel besteht aus zwei Schichten: Membrana fibrosa und Membrana synovialis.

Membrana fibrosa
▸ **Abb. 1.12**

Das ***Stratum fibrosum*** ist aus derben Faserzügen aufgebaut, die zum überwiegenden Teil aus Kollagen Typ I bestehen und der Kapsel eine gewisse Festigkeit verleihen. Die äußeren kollagenen Faserschichten sind dicht parallel zueinander angeordnet und verlaufen teilweise schräg von kranial-medial nach kaudal-lateral, teilweise horizontal. Die dorsale Kapsel ist sehr dick, denn sie wird durch tiefe Fasern des M. multifidus verstärkt. Die ventrale Kapsel ist mit dem Lig. flavum verwachsen. Im Bereich der Gelenkränder setzt sich die Membrana fibrosa in das Periost fort.

Die Insertion der Membrana fibrosa liegt etwa 0,2–0,5 cm, am Proc. articularis inferior sogar 1 cm, von der Insertion der Membrana synovialis entfernt.

In der Membrana fibrosa findet sich eine hohe Anzahl von Rezeptoren, die Informationen über Bewegungen und Stellungen des Gelenks an das Gehirn weiterleiten und damit die Bewegungen steuern.

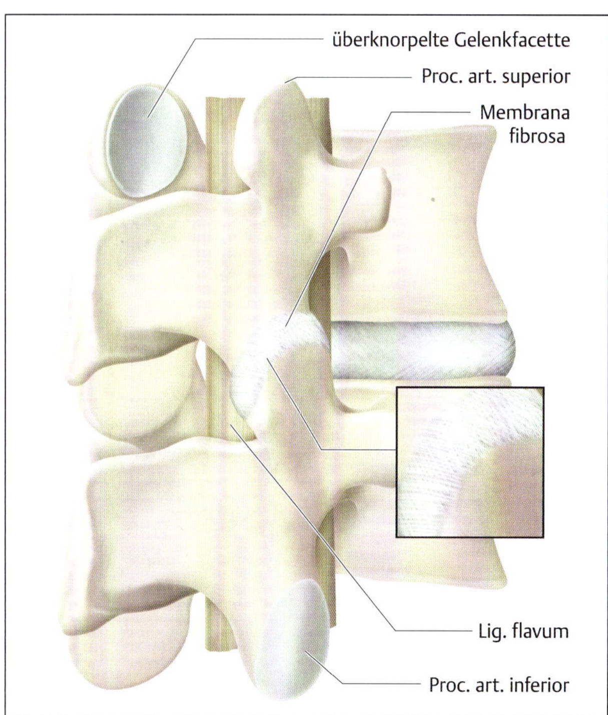

Abb. 1.12 Art. zygapophysialis in der Lendenwirbelsäule: Membrana fibrosa.

Membrana synovialis

▶ Abb. 1.13

Die Membrana synovialis ist die Gelenkinnenhaut, die viel dünner ist als die Membrana fibrosa und verschiedene Arten von Zellen enthält.

An der inneren Oberfläche, ***Intima***, sind zwei Typen von Synovialzellen zu unterscheiden:

- ***A-Synovialozyten***, synoviale Deckzellen, die Makrophagen ähneln und flächenhaft ausgebreitet sind, und
- ***B-Synovialozyten***, die den Fibroblasten ähneln. Sie bilden die Synovia und nehmen sie wieder auf, haben also die Aufgabe der Phagozytose. Damit stellen sie sicher, dass die Gelenkhöhle frei von Abrieb der Knorpel oder Knochen ist und ständig saubere Flüssigkeit nachproduziert wird.

Die ***Subintima*** schließt sich der Intima nach außen an und besteht aus lockerem Bindegewebe. Sie ist dicker als die Intima und besteht aus zahlreichen Fettzellen, Blutgefäßen sowie Fibroblasten und Makrophagen. Von der Subintima ragen meniskusartige Ausstülpungen, ***Plicae synoviales***, bis zu 0,5 cm in den Gelenkspalt hinein. Sie werden bei Divergenzbewegungen ausgestrichen und gespannt.

Die Membrana synovialis inseriert an der Knochen-Knorpel-Grenze. Sie bildet nach außen hin Ausbuchtungen, ***Recessus articulares***, die Reserveräume für die Bewegungen darstellen. Diese Recessus finden sich vor allem am superioren und inferioren Gelenkpol.

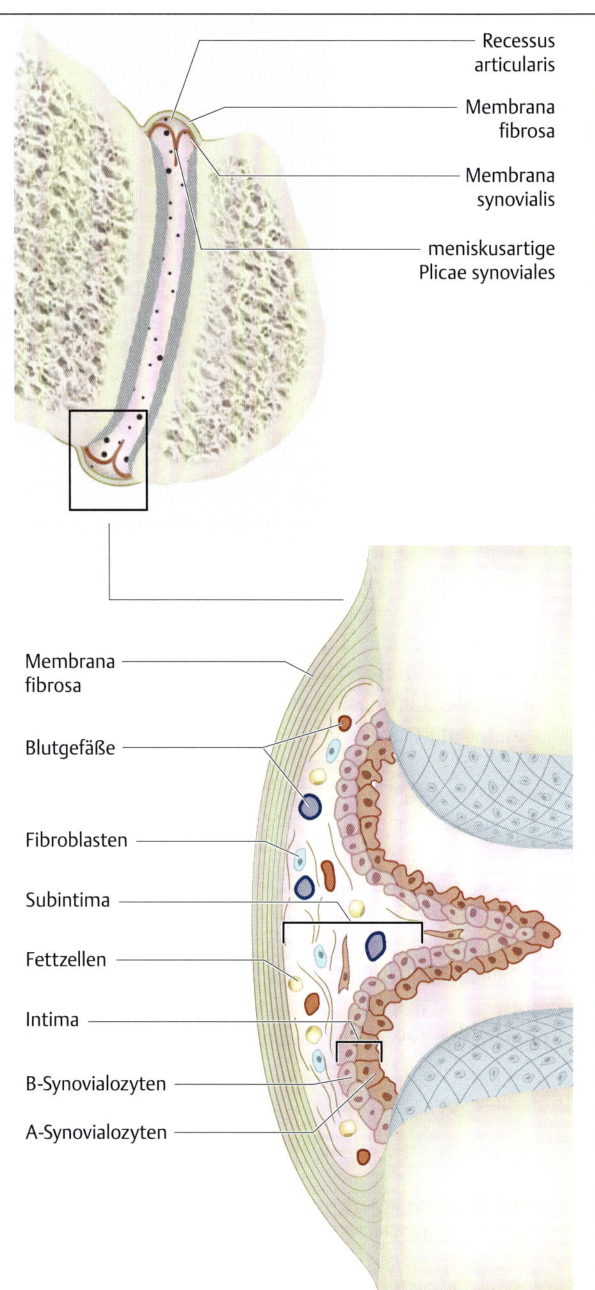

Abb. 1.13 Art. zygapophysialis in der Lendenwirbelsäule: Membrana synovialis mit vergrößertem Ausschnitt der Membran und Zellzusammensetzung.

PRAXISTIPP

Traktion bei Gelenkblockierung

Bei der Konvergenzbewegung können die meniskusartigen Ausstülpungen im Gelenkspalt eingeklemmt werden, sodass eine Bewegungshemmung auftreten kann. Auch Spannungsverminderung der ligamentären und Kapselstrukturen, z. B. bei einer Instabilität, können dazu führen, dass sich Kapselanteile in das Gelenk verlagern und Bewegungen blockieren. Wenn die Gelenkfacetten den optimalen Kontakt verlieren, wird durch eine intensive Traktion das Gelenk entlastet und eingeklemmte Kapselrecessi werden befreit. Es kann auch effektiv sein, wenn die blockierte Facette, wie bei einer klemmenden Tür, erst in die Richtung mobilisiert wird, in der sie eingeklemmt ist, ehe in die eingeschränkte Richtung mobilisiert wird.

Lumbosakraler Übergang

▶ Abb. 1.14

Dieser Übergang ist eine wichtige Schaltstelle, da Kräfte von der Wirbelsäule über das Becken auf die unteren Extremitäten und umgekehrt übertragen werden.

Durch die Neigung der Sakrumbasis von etwa 45° zu einer Horizontalen hat der 5. Lendenwirbel die Tendenz einer ***anterioren Translation***, also nach ventral-kaudal abzurutschen. Das Ausmaß der ventralen Schubkomponente ist abhängig von der Neigung der Sakrumbasis. Der Rutschtendenz wirken die dorsalen Faseranteile des Anulus fibrosus, dorsale Bänder, das Lig. iliolumbale sowie Rückenmuskeln entgegen. Auch der Verriegelungsmechanismus des Wirbelbogengelenks von L5/S1 wirkt der Rutschtendenz entgegen, denn durch die Ausrichtung zur Frontalebene hin findet ein Facettenschluss zwischen den beiden Procc. articulares statt.

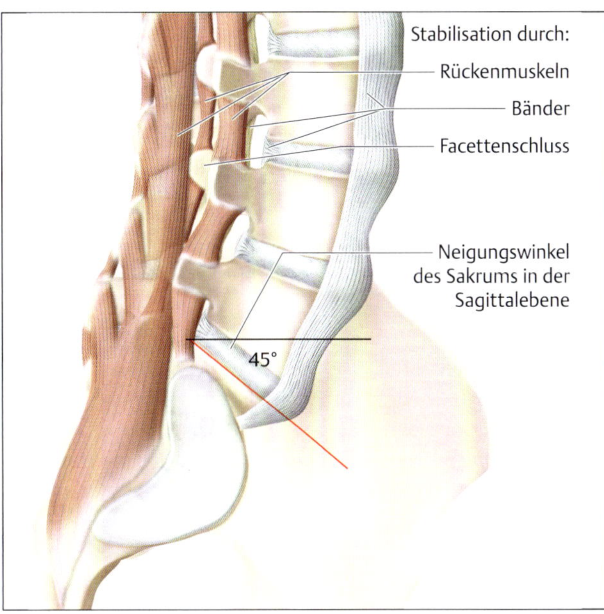

Abb. 1.14 Lumbosakraler Übergang.

FUNKTIONELLER HINWEIS

Überlastung der Interartikularportion ▶ Abb. 1.15
Bei ausgeprägter Extension üben die kaudalen Ränder der unteren Facette, z. B. von L4, eine Kompression auf die Lamina von L5 aus. Der Drehpunkt für die weitere Extension verschiebt sich vom dorsalen Bandscheibenraum in die Pars interarticularis. Das bedeutet, dass die ventralen Bandscheibenanteile überdehnt werden und sich die axiale Druckübertragung auf den Diskus verändert. Fast die gesamte Übertragung der Axialkräfte findet zwischen der Facette des Proc. articularis inferior von L4 und der Pars interarticularis von L5 statt. Durch häufiges Einnehmen dieser Stellung kann es dann bei geringen Belastungen zu einer Ermüdungsfraktur der Interartikularportion kommen.

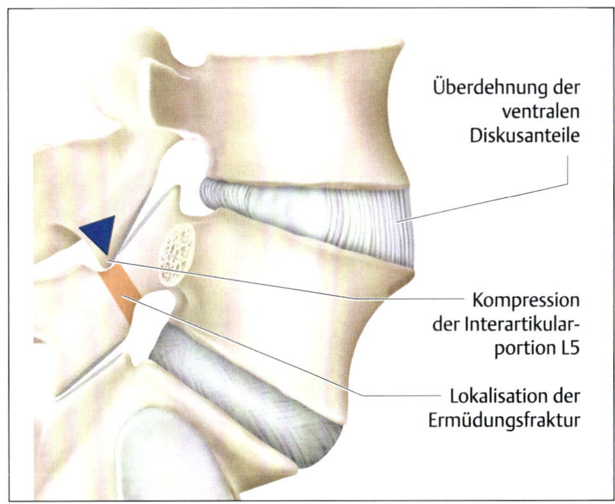

Abb. 1.15 Überlastung der Pars interarticularis bei LWS-Extension.

KLINISCHER BEZUG

Spondylolisthesis ▶ Abb. 1.16
Die Spondylolisthesis beginnt meist mit einem Defekt im Wirbelbogen während der embryonalen Entwicklung im Mutterleib. Der Bogen ist nicht vollständig aus Knochen gebildet, sondern durch ein Stück Knorpel unterbrochen. Diese spaltförmige Unterbrechung liegt zwischen oberem und unterem Gelenkfortsatz, ***Interartikularportion***, und meist auf beiden Seiten. Am häufigsten ist L5 betroffen. Durch die höheren Belastungen der Wirbelsäule im Wachstum lösen sich die weichen Knorpelanteile auf und die Stabilität geht verloren. Aufgrund der schrägen Stellung des 5. Lendenwirbels zur Sakrumbasis kommt es zu einem Abrutschen des 5. Lendenwirbelkörpers nach ventral-kaudal inklusive des darüber liegenden Teiles der Wirbelsäule.

Die genauen Ursachen dieser Dysplasie sind unbekannt.

Erst im höheren Alter werden Beschwerden, z. B. gürtelförmige, von dorsal nach ventral ziehende Schmerzen am Morgen, in das Bein und Gesäß ziehende Schmerzen bei Bewegungen und Belastungen beschrieben. Bei deutlichem Abrutschen ist die Rumpfverschiebung als Sprungschanzenphänomen erkennbar.

Therapie: Die physiotherapeutische Behandlung hat vor allem das Ziel der Stabilisation des lumbosakralen Abschnitts mittels Muskelaufbautraining und im Rahmen der Rückenschule.

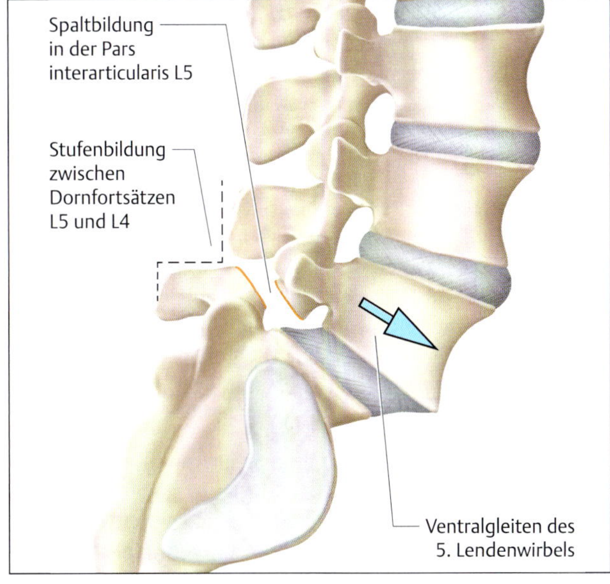

Abb. 1.16 Lumbale Spondylolisthesis.

1.1.3 Bänder

Der lumbale Bereich ist von einem Komplex von Bandstrukturen umgeben, der unterschiedliche Zugrichtungen aufweist. Dadurch wird sowohl die LWS als auch der lumbosakrale Übergang in alle Richtungen stabilisiert.

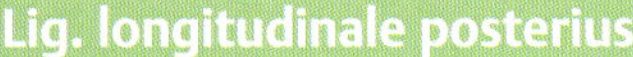

Lig. longitudinale anterius

▸ Abb. 1.17

Das Band ist sehr breit, verläuft an der ventralen Fläche der Wirbelkörper und endet an S 1. Es besteht hauptsächlich aus kollagenen Fasern und wenigen elastischen Fasern. Die oberflächliche Schicht besteht aus langen Fasern, die mehrere Segmente überspringen. Seine tiefen Fasern sind kurz und jeweils mit der kranialen und kaudalen Wirbelkörperkante verwachsen. Außerdem ziehen einige Fasern an die äußere Schicht des Anulus fibrosus.

Das Band hemmt die Extension der LWS.

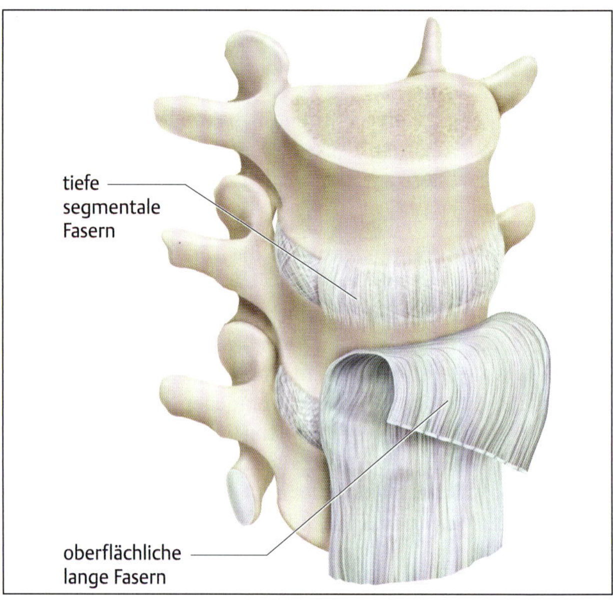

Abb. 1.17 Lig. longitudinale anterius an der LWS.

Lig. longitudinale posterius

▸ Abb. 1.18

Das Band verläuft an der dorsalen Seite der Wirbelkörper. Seine tiefen Fasern liegen lateral, sind kurz und ziehen von Segment zu Segment. Sie sind in Höhe des Wirbelkörpers sehr schmal und divergieren zu den Bandscheiben hin. Hier sind sie mit den äußeren Lamellenschichten des Anulus fibrosus verwachsen. Der Anteil an kollagenen Fasern ist gegenüber den elastischen Fasern hoch.

Eine dickere oberflächliche Schicht mit langen Fasern zieht über 3–4 Segmente und endet in Höhe des Bewegungssegments L 3/4. Es findet seine Fortsetzung mit einem sehr dünnen Faserbündel bis zum Sakrum.

Das Band hemmt die Flexionsbewegung der LWS.

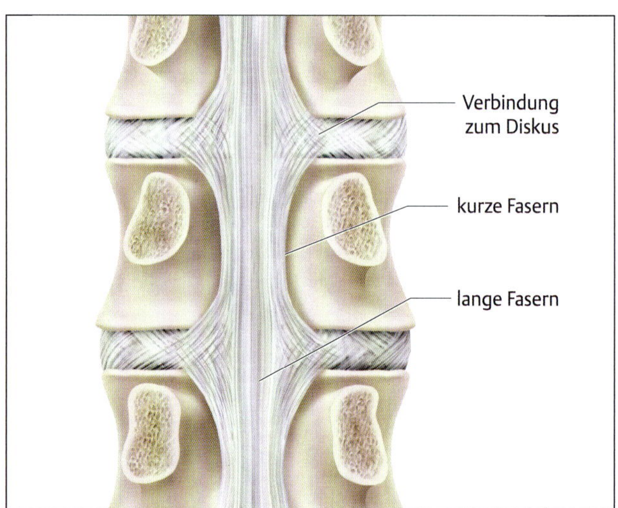

Abb. 1.18 Lig. longitudinale posterius an der LWS.

Lig. flavum

▸ Abb. 1.19

Das Band begrenzt den Spinalkanal nach dorsal, da es benachbarte Wirbelbögen miteinander verbindet. Seine Insertionen sind jeweils am Oberrand der Lamina posterior des unteren Wirbels und kaudalem Rand der Lamina des nächst höheren Wirbels. Das Band ist 3–10 mm stark, jeweils nach lateral dicker und zur Mitte hin dünner ausgebildet.

Es wird eine oberflächliche, dorsal liegende, von einer tiefen, ventral befindlichen Schicht unterschieden, die miteinander verwachsen sind. Einige dorsolaterale Fasern der oberflächlichen Schicht verbinden sich mit der medialen Gelenkkapsel des Wirbelbogengelenks, und dorsomediale Faseranteile mit dem Lig. interspinale. Im kaudalen Drittel grenzen tiefe Muskelbündel von Mm. multifidi et rotatores an die Dorsalfläche des Bandes.

Das Lig. flavum hat vor allem eine Schutzfunktion, da es den Spinalkanal nach dorsal abschließt. Es besitzt sehr viele elastische Faseranteile, [301] gibt eine Verteilung von 80 % Elastin zu 20 % Kollagenanteilen an, wodurch es nur gering die Flexionsbewegung hemmt.

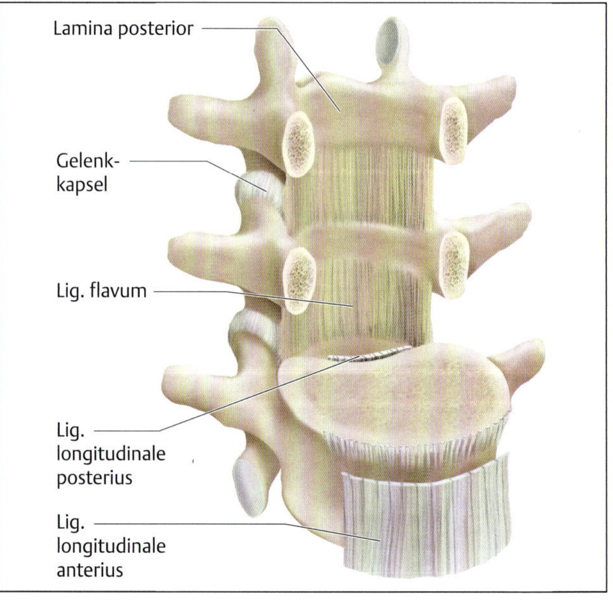

Abb. 1.19 Lig. flavum.

Lig. supraspinale

▸ Abb. 1.20

Das Lig. supraspinale besteht aus sehr kräftigen, vertikal verlaufenden Bandzügen, die die Spitzen der Dornfortsätze verbinden und in dieser Ausprägung bis L3 reichen. Ab dort ist das Band wesentlich dünner und endet an der Crista mediana in Höhe von S1.

Das Band ist mit der Fascia thoracolumbalis und den Mm. multifidi verwachsen und hat bei letzteren eine besondere Funktion: Wenn es angespannt wird, werden Mechanorezeptoren im Band aktiviert, die eine Kontraktionsreaktion in den Mm. multifidi bewirken. Es hemmt die Flexion der Wirbelsäule.

Lig. interspinale

▸ Abb. 1.20

Dieses Band mit seiner diagonalen Faserrichtung von kaudal-ventral nach kranial-dorsal füllen den Raum zwischen zwei benachbarten Dornfortsätzen aus. Seine Insertionen liegen an der kaudalen bzw. kranialen Kante der Procc. spinosi zweier benachbarter Wirbel. Dorsale Fasern verbinden sich mit dem Lig. supraspinale, ventrale mit dem Lig. flavum. Es ist ein dünnes, flächiges Band mit einem hohen Anteil an kollagenen Fasern.

Das Band hemmt die Flexion und Rotation. Aufgrund der Faserorientierung nach kranial-dorsal zieht es bei Spannungszunahme den kranialen Wirbel nach ventral, bewirkt also eine Translation.

Lig. intertransversarium

▸ Abb. 1.20

Es besteht aus lockeren Bindegewebszügen, die longitudinal ausgerichtet sind. Die Fasern spannen sich zwischen den Spitzen der Proc. transversi aus. Das Band ist häufig zweigeteilt. Am lumbosakralen Übergang wird es durch das Lig. iliolumbale ersetzt.

Das Band wird durch Rotationen und Lateralflexion zur kontralateralen Seite gedehnt.

Von vielen Autoren wird das Vorhandensein dieses Bandes als isolierte Struktur in Frage gestellt [89], [35]. Sie beschreiben es als Faszienanteil der Rückenmuskulatur bzw. als einen Teil des thorakolumbalen Fasziensystems und nicht als isoliertes Band.

FUNKTIONELLER HINWEIS

Funktionen der Bänder

- ***Segmentale Stabilisierung:*** Das Bewegungssegment wird durch die verschieden ausgerichteten Bänder gut gesichert. Bei jeder Bewegung geraten Bandanteile oder das gesamte Band unter Spannung. Dabei werden sie vom Anulus fibrosus und den segmentalen Muskeln unterstützt.
- ***Energiegewinnung:*** Durch ihre Elastizität lassen die Bänder in gewissen Grenzen Bewegungen zu, dabei setzen sie wie ein gedehntes Springseil beim Loslassen Energie frei, die genutzt wird, um in die Ausgangsstellung zurückzukommen.
- ***Propriozeptives Feedback*** über die segmentale Stellung. Die lumbalen Bänder sind reich besetzt mit Proprio- und Nozizeptoren. Sie melden z. B. Spannungsveränderungen bei Bewegungen, dauerhafte Haltung und deren pathologischen Veränderungen weiter und arbeiten mit den segmentalen Muskeln zusammen.

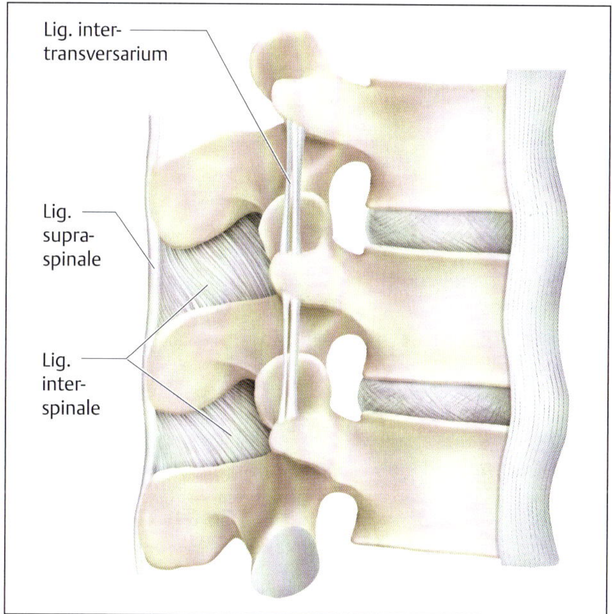

Abb. 1.20 Ligg. supraspinale, infraspinale und intertransversarium der LWS.

1.2 Gelenkmechanik der LWS

1.2.1 Achsen und Bewegungen

Achsen

▶ Abb. 1.21

Horizontale Achse

Um die horizontale Achse sind Flexions- und Extensionsbewegungen möglich. White und Pandjabi (1990) [292] legen die Bewegungsachse für die Flexion in ein ovales Areal, das von der ventrokranialen des unteren bis zur ventrokaudalen Wirbelkörperkante des nächsthöheren Wirbels reicht, mit dazwischen liegendem Bandscheibenbereich. Für die Extension befindet sich ein gleich großes Areal an den dorsalen Wirbelkörperkanten.

Sagittale Achse

White und Pandjabi (1990) [292] legen die Bewegungsachse für die Lateralflexion nach rechts in ein ovales Areal, das vom kranialen linken Drittel des unteren bis zum kaudalen Viertel des oberen Wirbelkörpers und dazwischen liegendem Diskusbereich geht. Für die Lateralflexion nach links liegt das Areal mit gleichem Ausmaß rechts.

Longitudinale Achse

White und Pandjabi (1990) [292] legen für die Rotation eine inkonstante Achse in ein größeres ovales Areal, das in der transversalen Ansicht in der Mitte der Deckplatte des unteren Wirbels liegt.

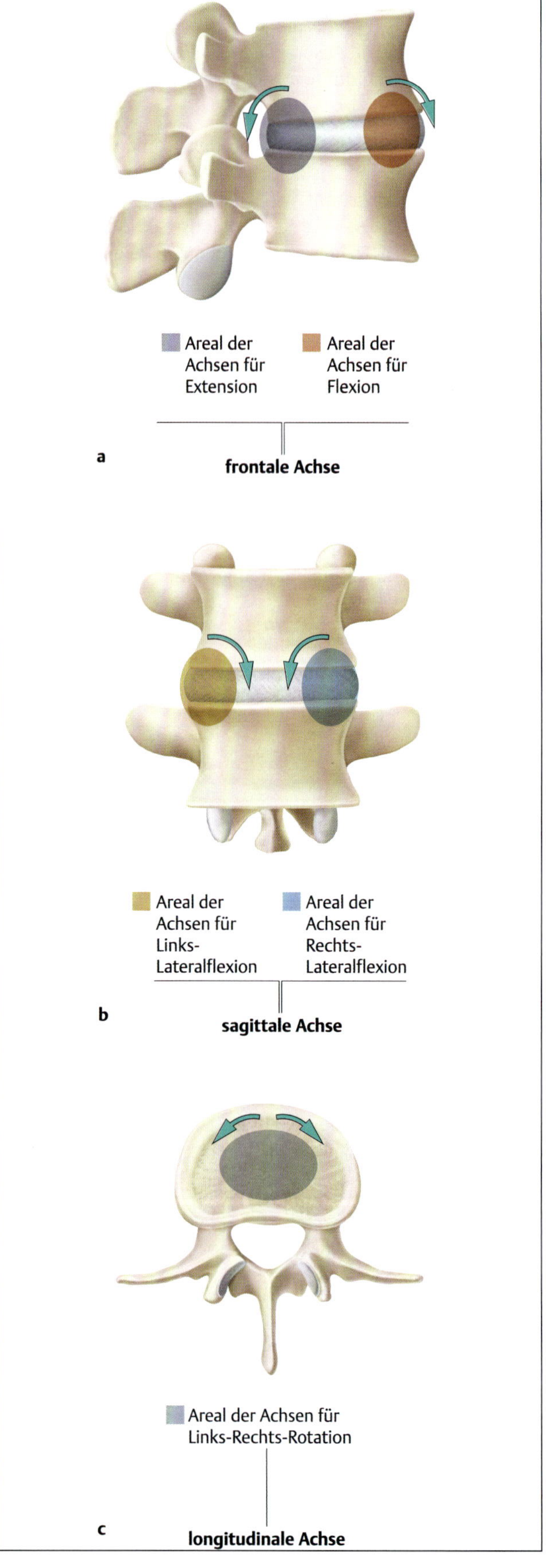

Abb. 1.21 Bewegungsachsen der LWS.

Bewegungen

Die intervertebrale Bewegung beschreibt immer die Bewegung des kranialen im Verhältnis zum kaudalen Wirbel.

Zur Beschreibung von Bewegungsausschlägen, z. B. der Rotationen, wird die Bewegungsrichtung danach bezeichnet, wohin sich der Wirbelkörper dreht, der Proc. spinosus dreht in die entgegengesetzte Richtung.

Ausmaß der Beweglichkeit

Die segmentale Beweglichkeit hängt von verschiedenen Faktoren ab:

- vom Verhältnis der Höhe der Bandscheibe zu ihrem Durchmesser (da die Bandscheiben im LWS-Bereich sehr hoch sind, bedeutet dies eine gute segmentale Beweglichkeit)
- von den stabilisierenden Bändern und segmentalen Rückenmuskeln
- von der Verschiebefähigkeit der Bandscheiben
- von der Ausrichtung der Gelenkfacetten

Die Lendenwirbelsäule zeigt als Gesamtheit ihr größtes Bewegungsausmaß mit 45° bei Flexion und bis zu 40° bei Extension, die Lateralflexion nach rechts und links ist bis 30° möglich. Die Gesamtrotation der Lendenwirbelsäule liegt nur bei etwa 5–10°.

Messung der Beweglichkeit

Um eine genaue Messung der Wirbelsäulenbeweglichkeit durchzuführen sollte das Messverfahren bestimmte Messgütekriterien wie Objektivität, Reliabilität und Validität erfüllen ([242]. Im Unterschied zu den ROM-Messungen (ROM = Range of Motion) an Extremitätengelenken ist die Bewegungsmessung an der Wirbelsäule schwieriger. Gründe sind beispielsweise die schlechtere Zugänglichkeit zu den Gelenken, die nur eine indirekte Messung der Beweglichkeit zulässt, und der Einfluss begleitender Bewegungen (coupled pattern).

Bei den klassischen Messmethoden sind Distanzmessungen mittels Maßband, z. B. beim Schober-Test bzw. modifizierten Schober-Test [275], sowie Inklinometer-Techniken [233] im Einsatz.

Messung nach Schober (▶ **Abb. 1.22**): Schober beschrieb bereits 1937 eine Messmöglichkeit mit Bandmaß und Markierungen am Rücken in N-0-Stellung und bei Bewegung. Der Schober-Test ist inzwischen ein standardisiertes Messverfahren für die Überprüfung der Flexions- und Extensionsfähigkeit. Dabei wird in der Neutral-0-Stellung eine horizontale Linie in Höhe des Proc. spinosus vom 1. Sakralwirbel gezogen und eine 2. Linie 10 cm (modif. 15 cm) weiter kranial. Der Patient wird aufgefordert, seinen Rumpf so weit wie möglich nach vorne unten bzw. nach hinten zu beugen. In der eingenommenen Position wird die Änderung der Messstrecke protokolliert. Norm: Bei Flexion verlängert sich die Messstrecke um etwa 4–5 cm, bei Extension verringert sie sich um etwa 2 cm.

Inklinometer-Techniken (▶ **Abb. 1.23**): Durch apparativ erhobene dynamische Bewegungsmessungen der Lendenwirbelsäule mit dreidimensionalen Messdaten und einer sich daraus ergebenden Vergleichbarkeit kommt diesen Messverfahren eine zunehmende Bedeutung zu. Das sind beispielsweise die dynamischen Untersuchungsmethoden wie Triflexometer [132], 3Space Isotrak System [230], CA-6 000 Spine Motion Analyzer [278], 3D-Bewegungsanalyse-System zebris® CMS [243], [164] und die Rückenmaus [246].

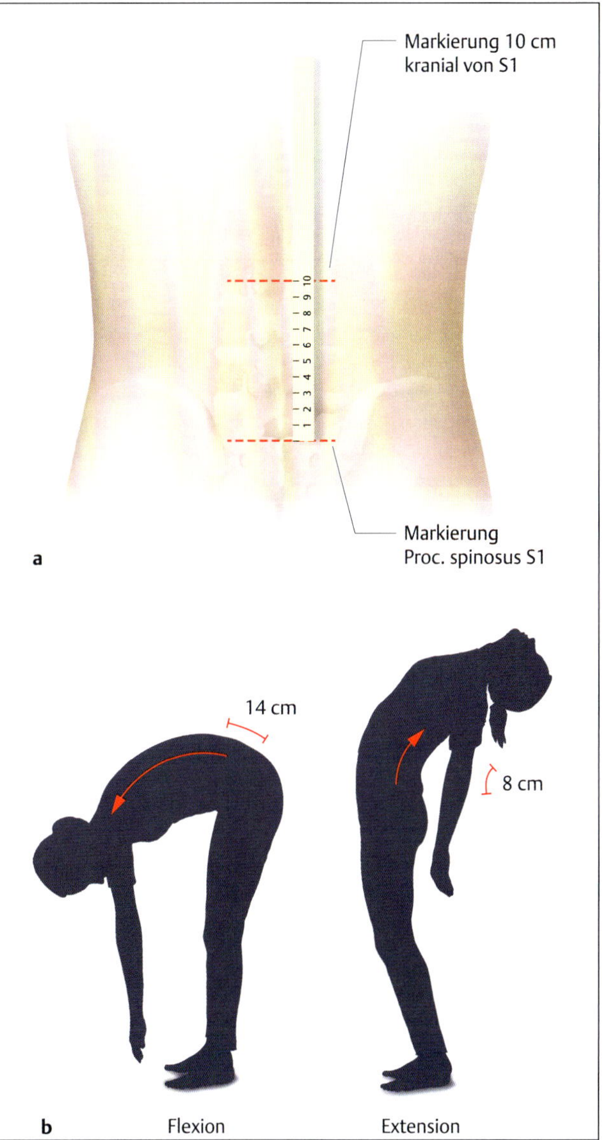

Abb. 1.22 Messung nach Schober.
a Markierung der Distanzpunkte.
b Bewegungsbeurteilung bei Flexion und Extension.

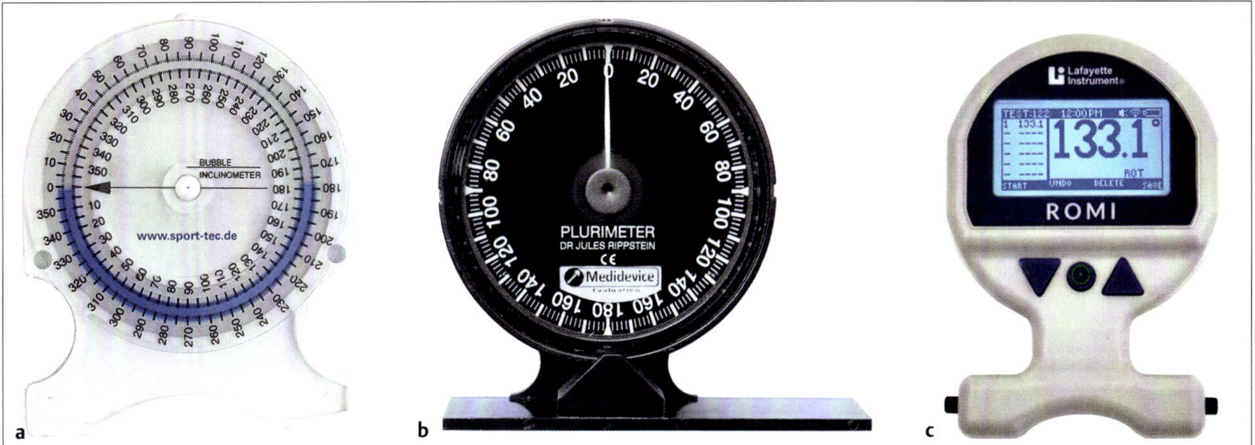

Abb. 1.23 Inklinometer.
a Bubble-Inklinometer.
b Pendel-Inklinometer.
c Elektronische Inklinometer.

BEISPIEL

MediMouse

Eine strahlenfreie Diagnostik von Form und Beweglichkeit der Wirbelsäule in der sagittalen und frontalen Körperebene bietet dieses kleine Gerät, das die Wirbelsäule vermisst. Dafür wird das Messgerät per Hand auf der Wirbelsäule entlang nach kaudal geführt. Es ermittelt klinisch relevante Parameter wie Rückenlänge, Inklination relativ zum Lot, Kypho- und Lordosierung einzelner Wirbelsäulenabschnitte, segmentale Winkel und Beckenstellung. Es ist eine computergestützte Analyse, denn die Daten werden kabellos direkt auf einen Computer und Monitor übertragen und die entsprechende Software erstellt grafische Darstellungen und Vergleichstabellen. Dadurch können bei wiederholten Messungen objektive Ergebnisse verglichen und in der Therapie Verlaufskontrollen erstellt werden.

Eine genaue Beurteilung der Beweglichkeit ist mittels ***Funktionsaufnahmen*** im Röntgenbild möglich. Sie zeigen die konkrete segmentale Bewegungsfähigkeit auf, allerdings nur in der frontalen oder sagittalen Ebene, und die Strahlenbelastung ist sehr hoch.

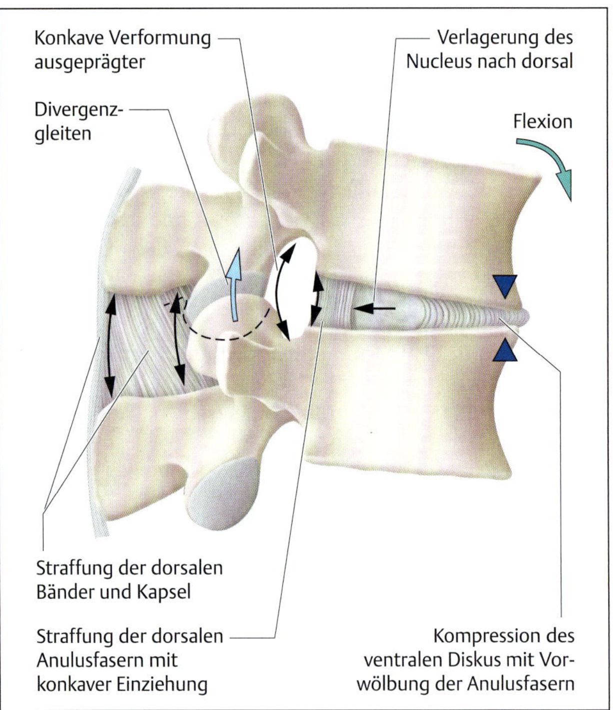

Abb. 1.24 Arthrokinematik bei LWS-Flexion.

Flexion

▸ **Abb. 1.24**

Als arthrokinematische Bewegung findet in den Gelenkfacetten ein ***Divergenzgleiten*** statt. Dabei gleiten die kranialen Gelenkfacetten bilateral nach kranial und etwas nach ventral. Der dorsal-kaudale Gelenkabschnitt verliert den Kontakt, und es kommt zu einer Erhöhung der Druckbeanspruchung im ventralen und mehr frontal eingestellten Gelenkabschnitt.

Im Diskus findet bei der Flexion eine Verschiebung des Nucleus pulposus nach dorsal statt, während die ventralen Anteile des Anulus fibrosus zusammengedrückt werden, sodass sie sich vorwölben. Gleichzeitig werden die dorsalen Anteile gestrafft und etwas eingezogen.

Das Endgefühl der Flexionsbewegung ist fest-elastisch durch die Dehnung der dorsalen Diskusfasern sowie der dorsal verlaufenden Bänder und Kapselanteile.

Bewegungsausmaß (▸ **Abb. 1.24**): Gesamtbeweglichkeit etwa 40–50°, davon im thorakolumbalen Übergang bis L 3/4 gute, im lumbosakralen Abschnitt weniger gute Beweglichkeit.

Extension

▸ Abb. 1.25

Konvergenzgleiten: Die kranialen Gelenkfacetten gleiten nach kaudal und etwas nach ventral. Die distalen Enden der Procc. articulares inferiores werden in die Recessi der Gelenkkapsel gepresst. Dadurch schieben sie diese in den Gelenkspalt hinein.

Am Bewegungsende kommt es im kaudalen Gelenkabschnitt zu einer Kompression der Facetten, sodass die Druckbelastung auf eine kleine Fläche verteilt wird. Im kranialen Gelenkabschnitt dagegen weichen sie auseinander und es entsteht ein minimales Klaffen.

Das Endgefühl ist durch den Gelenk- bzw. Facettenschluss hart-elastisch, außerdem verhindert der Knochenkontakt der Wirbelbögen ein weiteres Gleiten der Facette nach kaudal. Sogar die Procc. spinosi können in Kontakt kommen („kissing spine"). Das Lig. longitudinale anterius wird gespannt, ebenso werden dies die ventralen Lamellen des Anulus fibrosus.

Bewegungsausmaß (▸ **Abb. 1.26**): im mittleren LWS-Abschnitt weniger gut, nach kaudal hin sehr gut, Gesamtextension etwa 30–40°.

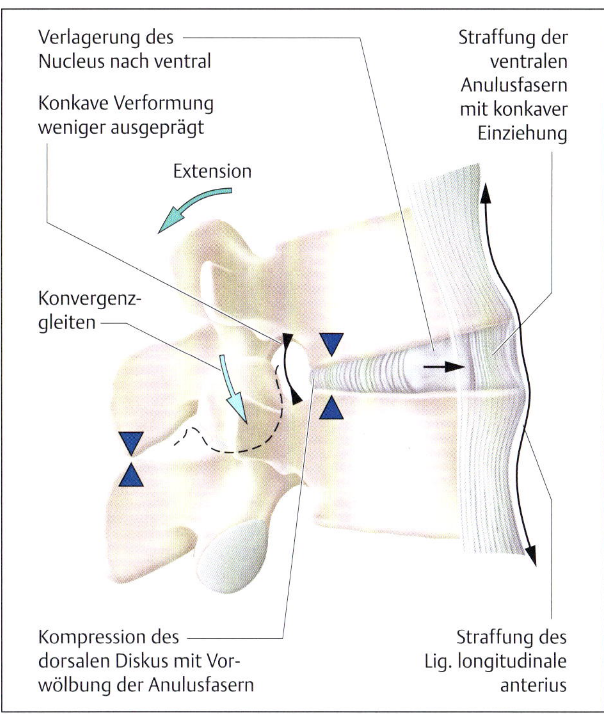

Abb. 1.25 Arthrokinematik bei LWS-Extension.

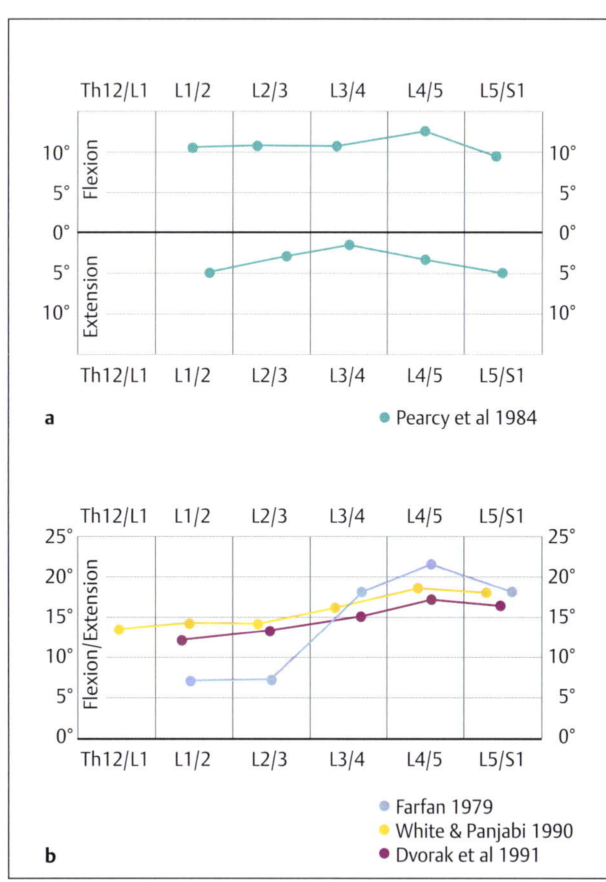

Abb. 1.26 Bewegungsdiagramm segmentale LWS-Flexion/Extension verschiedener Autoren.
a Flexion und Extension segmental.
b Flexion und Extension zusammen.

FUNKTIONELLER HINWEIS

Zusammenhang zwischen Bewegung und degenerativen Veränderungen an den Gelenkfacetten ▶ **Abb. 1.27**
In der Lendenwirbelsäule sind die Gelenkfacetten der Wirbelbogengelenke besonders steil gestellt. Dadurch können sie Kräften, die nach ventral und dorsal gerichtet sind, entgegenwirken. Solche Kräfte treten besonders bei Flexions- und Extensionsbewegungen auf. Auf Dauer und vor allem, wenn der Bandscheibenraum schmaler wird, kann es bei der Extension an den Gelenkfacetten zu einer Schädigung durch Kompression an den kaudofrontalen Facettenteil des Proc. articularis inferior kommen. Bei der Flexion kann durch den Druck bei der Translation am kraniosagittalen Bereich des jeweiligen Proc. articularis superior eine degenerative Veränderung entstehen [35].

Auch bei Rotation findet eine vermehrte Druckbelastung der Gelenkanteile auf der Gegenseite der Rotation statt.

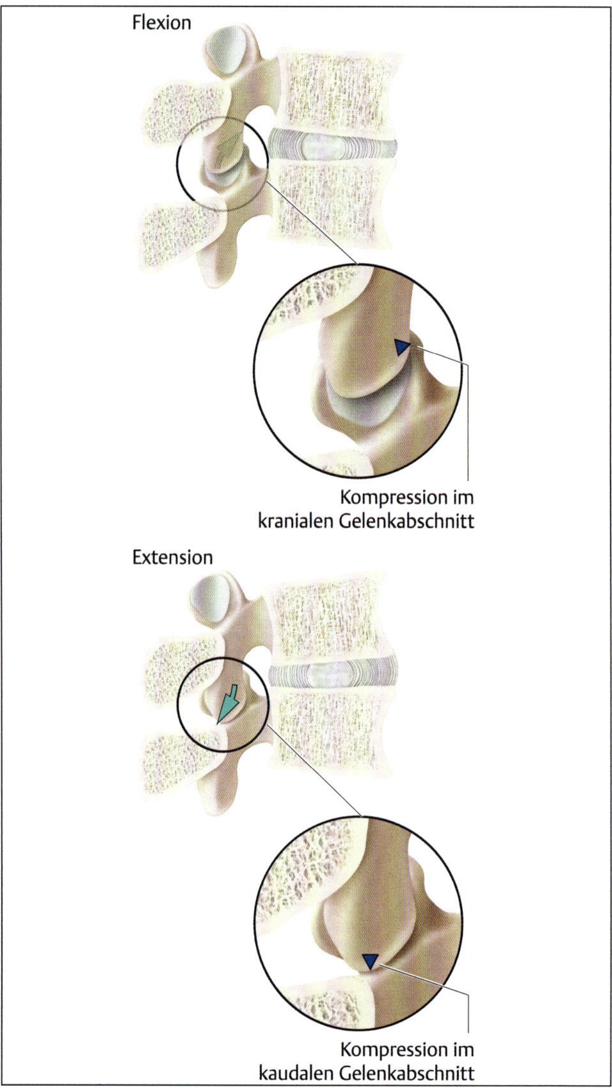

Abb. 1.27 Zusammenhang zwischen Bewegung und degenerativen Veränderungen an den LWS-Gelenkfacetten.

Lateralflexion

▶ **Abb. 1.28**

Bei der Lateralflexion kommt es zu einer keilförmigen Erweiterung des Gelenkspalts. Es findet auf der kontralateralen Seite ein Divergenz-, auf der ipsilateralen Seite ein Konvergenzgleiten statt. Das Gleiten ist dabei mit einer Begleitbewegung, ***Coupled Pattern***, in der Transversalebene gekoppelt, die automatisch abläuft, und zwar mit einer kontralateralen Rotation.

In der Flexionsstellung ist die Lateralflexion grundsätzlich besser möglich als in N-0-Position.

Das Endgefühl ist fest-elastisch, denn die Begrenzung der Bewegung wird durch die konvexseitigen Anteile des Anulus fibrosus, das Lig. flavum und Kapselanteile, sowie durch die Ligg. intertransversarii der kontralateralen Seite bestimmt. Außerdem gibt es auf der konkaven Seite durch das Konvergenzgleiten eine Kompression der Gelenkflächen.

Bewegungsausmaß (▶ **Abb. 1.30**): Die Gesamtbeweglichkeit beträgt zu jeder Seite etwa 30°, dabei ist sie im thorakolumbalen Abschnitt gut, im mittleren Abschnitt weniger gut, am lumbosakralen Übergang ebenso.

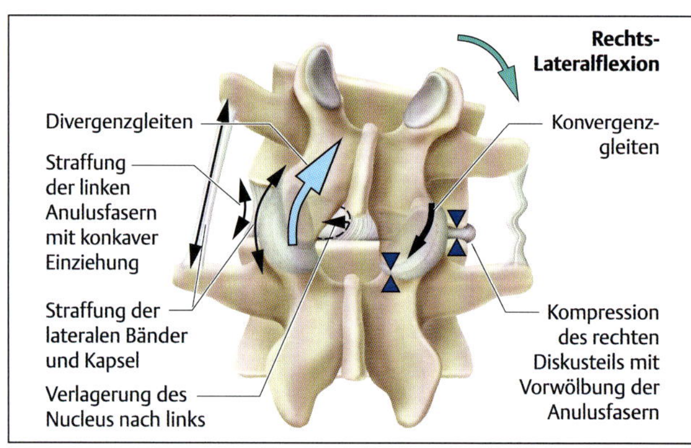

Abb. 1.28 Arthrokinematik bei Rechts-Lateralflexion in der LWS.

Rotation

▸ Abb. 1.29

In Neutral-0-Stellung und Extension gibt es sehr geringe rotatorische Bewegungen. In Flexionsstellung dagegen kommt es zu einer geringen Verbreiterung des Gelenkspalts und dadurch auch zu einer besseren Rotationsfähigkeit.

Bei Rechtsrotation gleitet die rechte kraniale Gelenkfacette gegenüber den Facies articulares superiores des unteren Wirbels nach dorsal und medial, also nach links, während auf der linken Seite ein Gleiten nach ventral-medial und damit nach rechts stattfindet.

Das Endgefühl der Rotation ist fest- bis hart-elastisch durch die Anspannung der schräg verlaufenden Diskusfasern, der Gelenkkapsel und der Bänder, die zwischen den Wirbelbögen und Quer- und Dornfortsätzen ausgespannt sind. Bei der Rotation findet in der Regel immer eine geringe Lateralflexion in die gleiche Richtung statt.

Bewegungsausmaß (▸ **Abb. 1.30**): 2° Rotation pro Segment.

Vor allem beim Gehen kommt es aufgrund des gegenseitigen Armschwungs und der Beckendrehung zu einer Verwringung der Wirbelsäule, die im thorakalen Abschnitt am deutlichsten ist. Diese Drehung nimmt nach kaudal hin ab, sodass dort nur noch geringe rotatorische Bewegungen stattfinden.

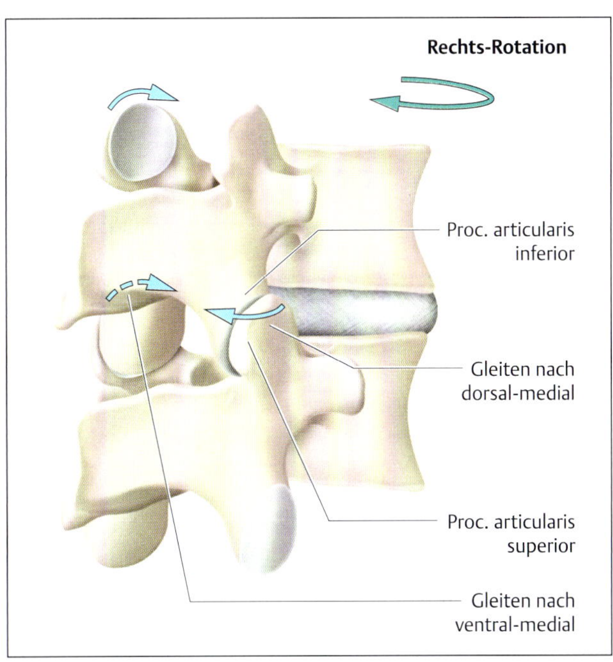

Abb. 1.29 Arthrokinematik bei Rechts-Rotation in der LWS.

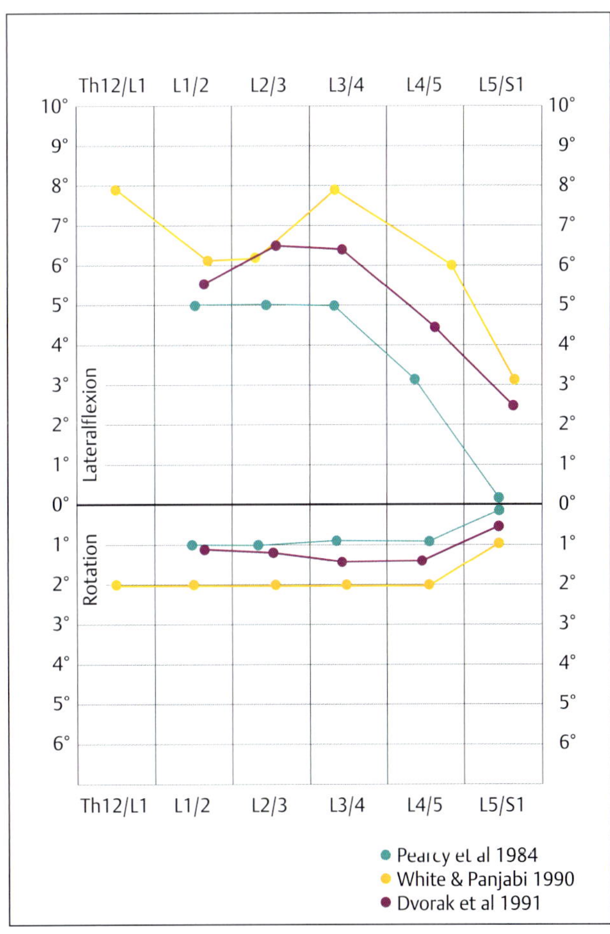

Abb. 1.30 Bewegungsdiagramm: segmentales Bewegungsausmaß für Lateralflexion und Rotation.

FUNKTIONELLER HINWEIS

Kinematische Koppelung der Bewegung ▶ Abb. 1.31
Eine Bewegungskoppelung findet in der Regel bei Lateralflexion und Rotation statt. Viele verschiedene Faktoren spielen dabei eine Rolle, u. a. Stellung der Wirbelbogengelenke, Faserverlauf der Kapsel-Band-Strukturen, unterschiedliche Form der Gelenkflächen, Form des Diskus und Beanspruchung der Lamellenschichten sowie die Form der Wirbelsäule. Durch die Vielzahl von Faktoren sind deshalb die individuellen Unterschiede sehr groß und eine konkrete assoziierte Bewegungszuordnung ist eigentlich nicht möglich [139].

Das Konzept der vertebrogenen kombinierten Bewegung verdanken wir Fryette, der 1918 [73] zwei unterschiedliche Bewegungskombinationen beschrieb und sich dabei auf Lowett bezog. Sie sind heute als Fryette-Regel I und II bekannt:

- Regel I: In neutraler Wirbelsäulenstellung findet Lateralflexion immer mit gegensinniger Rotation statt.
- Regel II: Wenn die Wirbelsäule in Flexion oder Extension steht, findet die Lateralflexion mit gleichsinniger Rotation statt.

Viele Autoren haben sich mit dem „coupled pattern" auseinandergesetzt und unterschiedliche Methoden gewählt, um die Bewegungskombination festzustellen. Eine einheitliche Meinung bzw. Übereinstimmung der Ergebnisse gab es nur teilweise, wie die Literaturstudie von Huijbregts 2004 [115] zeigt. Hier einige Beispiele: Kaltenborn (1993) [130] und Greenman (2005) [93] beschreiben eine Bewegungskoppelung von Rotation und Lateralflexion gleichsinnig in Flexionsstellung und Rotation mit Lateralflexion gegensinnig in Neutral-0-Stellung bzw. Extension.

Panjabi untersuchte 1989 [196] die Bewegungskoppelung mittels Stereofotogrammetrie und Primärbewegung Rotation. Er fand heraus, dass in Flexionsstellung zwischen L 1 und L 3 Links-Rotation mit Rechts-Lateralflexion, zwischen L 3 und L 4 keine Bewegungskombination und zwischen L 4 und S 1 Links-Rotation mit Links-Lateralflexion gekoppelt waren.

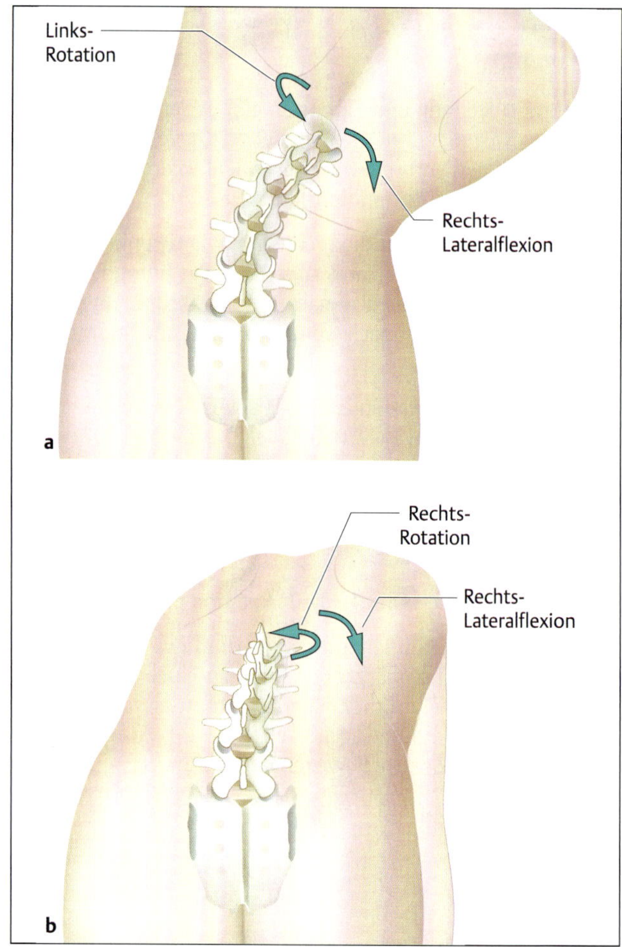

Abb. 1.31 Kinematische Koppelung von Bewegung. **a** Regel I, **b** Regel II nach Fryette.

KLINISCHER BEZUG

Hypermobilität – Instabilität
Instabilität bedeutet eine vermehrte translatorische Verschiebung eines Wirbels gegen seinen Nachbarn, z. B. durch das Abrutschen der inferioren Facetten in die Konvergenz, häufig bedingt durch degenerative Prozesse im Diskus und darauffolgende Verschmälerung des Bandscheibenraums. Durch die veränderte Stellung der Gelenkflächen und Bewegungsachsen werden Kapsel, Bänder und Muskeln überlastet, und im weiteren Verlauf entwickeln sich Fehlbelastungen und muskuläre Dysbalancen. Auf Dauer vermindert sich die Belastbarkeit der Lendenwirbelsäule und des Sakrums. Es treten Beschwerden auf, z. B. einschießende Schmerzen im Lumbalbereich, vor allem nach Belastungen wie Bücken, Tragen von Lasten und nach langem Sitzen, außerdem beschreiben die Patienten eine morgentliche Steifigkleit und das Gefühl, als ob der Rücken „durchbricht".

1.3 Biomechanische Aspekte der LWS

Die Wirbelsäule muss verschiedene mechanische Funktionen übernehmen: die Aufnahme, Dämpfung und Weiterleitung von Druck- und Stoßbelastungen, sowie die Führung aber auch Einschränkung von Bewegungen. Dabei hängen Belastbarkeit, Elastizität und Flexibilität der Bewegungssegmente von deren Unversehrtheit ab. Wird das Zusammenspiel der einzelnen Bestandteile durch den Verschleiß im Alterungsprozess gestört, hat das Konsequenzen für alle Strukturen des Bewegungssegments.

1.3.1 Aufbau des Wirbels

▸ **Abb. 1.32**

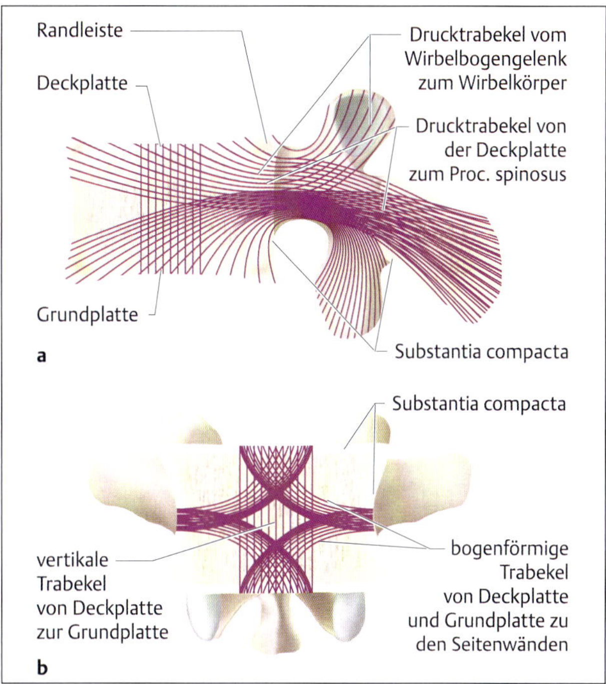

Abb. 1.32 Spongiosastruktur des Lendenwirbels. **a** Sagittaler Schnitt, **b** frontaler Schnitt durch den Wirbel.

Substantia compacta

Durch die hohe Steifigkeit des Kalziumhydroxylapatits und die elastischen langkettigen Moleküle des Kollagens entsteht ein sehr stabiles Verbundsystem. Die Substantia compacta bildet die Oberfläche der Wirbel und ist etwa 0,6 mm dick. Die aus Kortikalis bestehende Seitenwände des Wirbelkörpers zusammen mit der Randleiste verleihen ihm eine wesentliche Tragfähigkeit [63].

Substantia spongiosa

Die Substantia spongiosa ist aus Trabekeln aufgebaut und bildet eine komplex geformte Geometrie, die sich der jeweiligen Belastung des Knochens anpasst. Trabekel laufen von den Grund- und Deckplatten zu den Seitenwänden, sowie longitudinal, vor allem im mittleren Wirbelkörper von der Grund- zur Deckplatte. Weitere Trajektorien, eher sagittal ausgerichtet, ziehen von der Grund- und Deckplatte zum Proc. spinosus und bogenförmige verlaufen von den Wirbelbogengelenken zum Wirbelkörper. Besonders hoch ist die Dichte der Trabekelstruktur an der Bogenwurzel.

KLINISCHER BEZUG

Osteoporose ▶ Abb. 1.33, ▶ Abb. 1.34, ▶ Abb. 1.35
Im Laufe des Lebens ist die Knochendichte ständig Veränderungen ausgesetzt. Die Knochenmasse nimmt in der Wachstumsphase zu und erreicht um das 30. Lebensjahr herum ein Maximum.

Im Alter kann es zu einer Verminderung der Knochenmasse und einer veränderten Architektur des Knochengewebes kommen, beispielsweise bei der Osteoporose. Dabei wird die Kortikalis dünner, und die Zahl der Knochenbälkchen in der Spongiosa und deren Verknüpfung nehmen ab, was bedeutet, dass das dreidimensionale Knochengewebe instabiler wird (▶ **Abb. 1.33**). Der Grund ist ein Missverhältnis zwischen Knochenaufbau durch Osteoblasten und Knochenabbau durch Osteoklasten, denn es wird mehr Knochenmasse durch die Osteoklasten abgebaut, als durch die Osteoblasten neu gebildet werden kann.

Frauen sind doppelt so häufig betroffen wie Männer, bedingt durch hormonelle Veränderungen nach der Menopause, denn durch fehlendes Östrogen wird der Knochenabbau durch die Osteoklasten nicht mehr ausreichend gehemmt. Auch andere Erkrankungen können eine sekundäre Osteoporose auslösen, z. B. rheumatoide Arthritis und Stoffwechselerkrankungen, aber auch eine längerfristige Therapie mit Kortison, das den Knochenstoffwechsel negativ beeinflusst.

Mit der ***Knochendichtemessung***, der ***Osteodensitometrie***, kann die Diagnose gesichert werden. Ist die Knochendichte zu niedrig, kann es zu "Sinterungsbrüchen" an den Wirbeln kommen. Die Trabekelkonstruktion bricht zusammen, und ein oder mehrere Wirbelkörper verformen sich keil- bis plattoder fischförmig und verlieren an Höhe. (▶ **Abb. 1.34**) Die Folgen sind eine Größenabnahme, ein Rundrücken, und der Bauch wölbt sich deutlich vor, meist werden kompensatorisch die Knie gebeugt und die Hüftgelenke extensiert. Der Becken-Rippen-Abstand kann sich auf weniger als 2 cm verringern, im Extremfall liegen die unteren Rippen auf dem Beckenkamm (▶ **Abb. 1.35**).

Die Therapie richtet sich nach der Ausprägung der Osteoporose:

- Medikamente, z. B. Kalzium, Fluoride, Vitamin D, Östrogene
- Physiotherapie zur Stärkung des Muskelkorsetts
- Orthese zum Abstützen des betroffenen Bereichs

Die Prophylaxe besteht aus einer guten hormonellen Einstellung, kalziumreicher Ernährung und viel Bewegung.

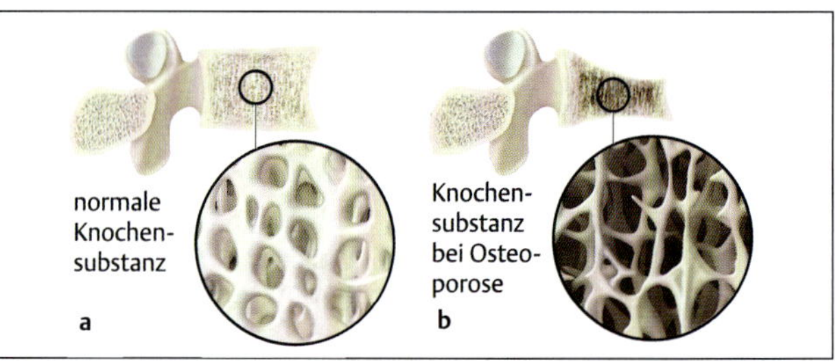

Abb. 1.33 Veränderung der Spongiosastruktur bei Osteoporose.

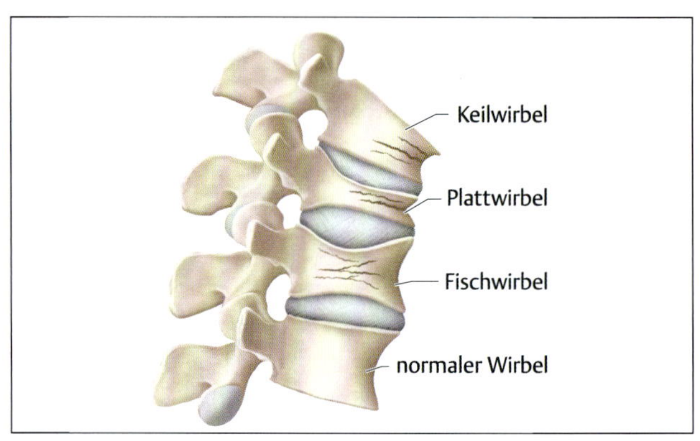

Abb. 1.34 Osteoporose: Formen der Wirbelkörpereinbrüche.

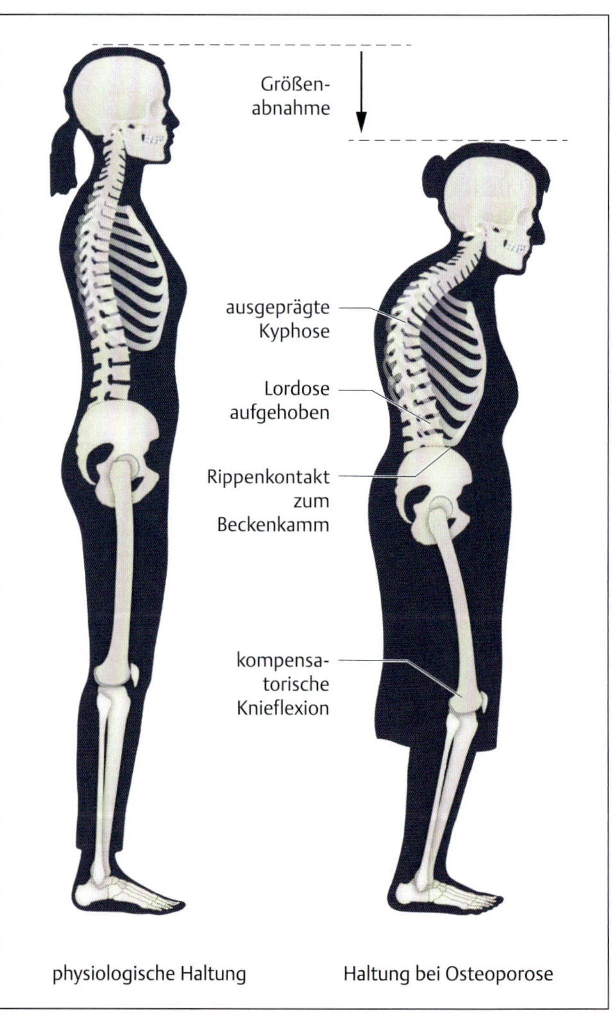

Abb. 1.35 Osteoporose: Veränderung der Haltung.

1.3.2 Stellung der LWS

Die Wirbelsäulenform hängt primär von einer genetisch vorgegebenen Grundstruktur ab. Durch viele weitere Faktoren, z. B. die Ausbildung von Muskulatur und deren Spannung, Knochen, Bandapparat sowie psychisch wird diese Form beeinflusst, sodass hinsichtlich der Körperstellung eine große Variationsbreite besteht.

Bedingt durch die Aufrichtung des menschlichen Körpers entwickeln sich die lumbale Lordose und die leichte Keilform der Lendenwirbelkörper, ebenso der Bandscheiben. Vor allem der 5. Lendenwirbelkörper zeigt diese Keilform, wobei die Keilspitze nach dorsal zeigt. Jeder Lendenwirbel ist gegenüber dem darunterliegenden etwas nach dorsal geneigt, wodurch ein gleichmäßiger konkaver Bogen entsteht, die ***Lordose***. Deshalb steht der 1. Lendenwirbel bei aufrechtem Stand über dem Sakrum (▸ **Abb. 1.36**).

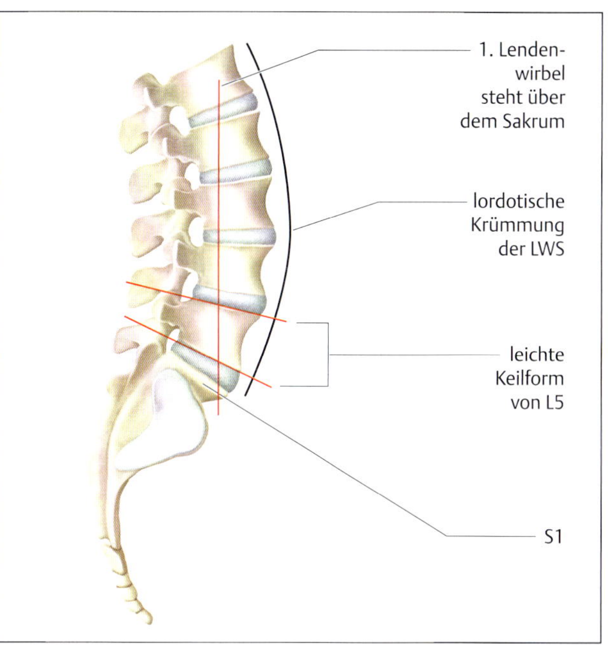

Abb. 1.36 Stellung der LWS.

Lordosewinkel L 1/S 1

▸ **Abb. 1.37**

Ein Winkel, der die lumbale Lordose bestimmt, ist der Lordosewinkel. Er beträgt etwa 70° und entsteht durch eine Linie die auf die Deckplatte von L 1 und eine Linie, die auf die Sakrumbasis gelegt wird. In Verlängerung dieser Linien kreuzen sie sich und zeigen den Winkel an.

Horizontaler Sakralwinkel

▸ **Abb. 1.37**

Dieser Winkel zeigt die Neigung des Sakrums an und wird bestimmt durch eine Linie, die auf die Basis des Sakrums gelegt wird, und eine Transversale. Der Winkel beträgt normalerweise 30–40°, kann sich bei Flachrücken auf 10° reduzieren und bei einer Hyperlordose größer werden, etwa 50°.

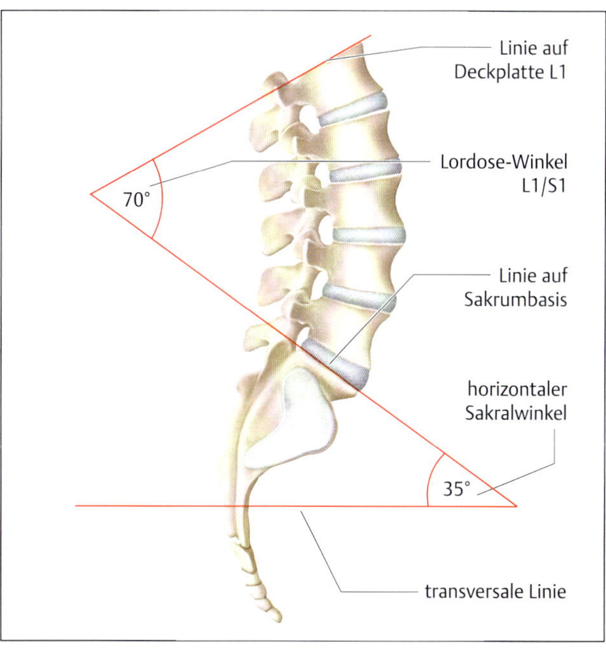

Abb. 1.37 Winkel an der LWS in der Sagittallinie.

Körperschwerpunkt (KSP)

▶ Abb. 1.38

Im KSP halten sich die Schwerkraftmomente aller Masseteile die Waage. Besondere Bedeutung hat der KSP deshalb, weil er als Angriffspunkt für die Schwerkraft bei jeder Bewegung eine Rolle spielt. Es gibt keinen festen KSP, denn er ist abhängig von der Körperposition und der Masseverteilung im Körper. Je nach Körperstellung bzw. -bewegung kann er auch außerhalb des Körpers liegen. Grundsätzlich ist der Körper bei dieser Verlagerung des KSP oder Bewegung bestrebt, ein Gleichgewicht zwischen Schwerkraft und Haltekräften herzustellen.

Beim aufrechtstehendem Menschen liegt der KSP auf Höhe des 2. Sakralwirbels etwas anterior [162].

Schwerelinie

▶ Abb. 1.38

Die Schwerelinie ist die gedachte Verbindungslinie vom Schwerpunkt des Körpers zum Erdmittelpunkt. Solange sie durch die Unterstützungsfläche des Körpers geht, ist dieser im stabilen Gleichgewicht, und bei kleinen Auslenkungen kehrt er in die Ausgangslage zurück. Durch eine Stellungsänderung, z. B. Vorneige des Rumpfes, fällt das Lot des KSP nicht mehr auf die Unterstützungsfläche und es ist eine vermehrte muskuläre Aktivität für die Herstellung des Gleichgewichts erforderlich.

Im aufrechten Stand liegen alle partiellen Schwerelinien und -punkte, z. B. von Rumpf, Kopf und oberer Extremität ventral der jeweiligen Flex/Ex-Achse der Wirbelsäule, sodass grundsätzlich ein Flexionsmoment ausgeübt wird. Um das Gleichgewicht zu halten, muss neben der Bremsfunktion der Bänder die autochthone Rückenmuskulatur ständig exzentrische Arbeit leisten [140].

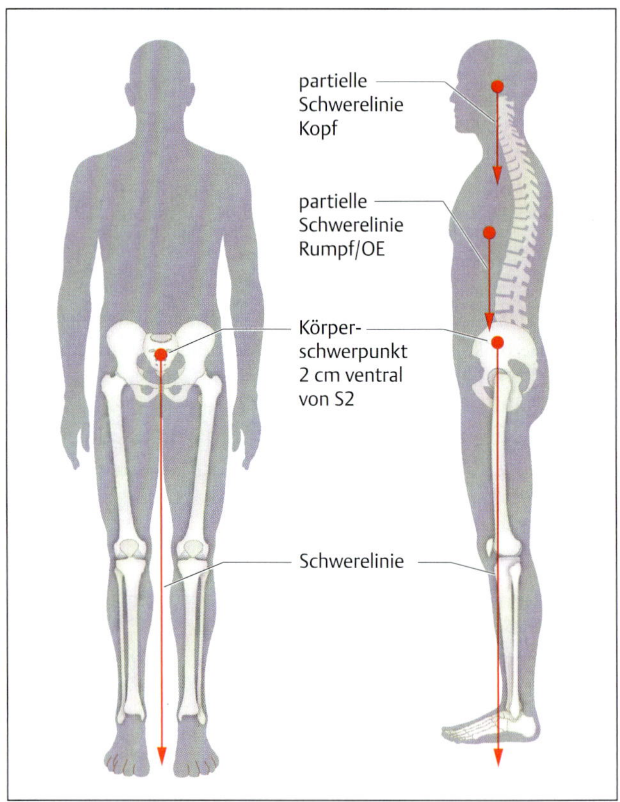

Abb. 1.38 Körperschwerpunkt und Schwerelinie.

1.3.3 Belastung der LWS

▶ Abb. 1.39

Die auf ein Bewegungssegment wirkenden Kräfte lassen sich in eine axiale Gewichts- und eine ventrale Scherkomponente unterteilen. Dies bewirken die unterschiedlichen Zugkräfte der Muskulatur. Daraus ergibt sich eine Druckresultierende, die von kranial-dorsal nach kaudal-ventral zieht [146], [20].

Da die Lendenwirbelsäule einer hohen statischen Belastung ausgesetzt ist, ist sie für die Entstehung von degenerativ bedingten Erkrankungen besonders anfällig. Das gilt vor allem bei einem großen Bauchumfang: Mit Bierbauch oder in der Schwangerschaft liegt der Schwerpunkt des Körpers nicht mehr nahe der Wirbelsäule, sondern ist nach ventral verschoben. Die Rückenmuskeln müssen ständig dagegen halten, damit der Körper im Gleichgewicht bleibt, und sind auf Dauer überfordert.

Die größte Stoßdämpfung im Bereich der Lendenwirbelsäule erfolgt segmental durch die Bandscheibe, vor allem bedingt durch die Deformierbarkeit. Sie nimmt etwa 80 % der Kraftübertragung auf, während 18 % auf die Wirbelbogengelenke entfallen. Außerdem spielt bei der Stoßdämpfung die Krümmung der Wirbelsäule, die muskulär und ligamentär stabilisiert wird, eine Rolle.

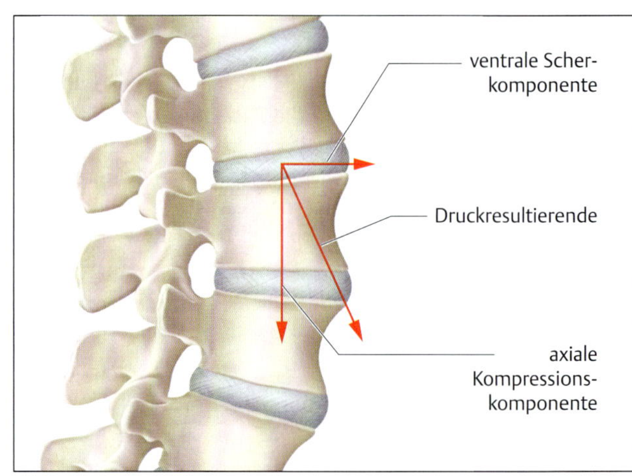

Abb. 1.39 Einwirkende Kräfte auf das Bewegungssegment.

Durch Schlafen auf dem Bauch, Sitzen, Gehen, Stehen, Laufen, Springen – je nach Körperhaltung und Bewegung – werden diese Stoßdämpfer unterschiedlich stark belastet. Teilweise treten deutliche Kompressions- und Scherkräfte auf, die eine gesunde Lendenwirbelsäule über das intakte Zusammenspiel der Strukturen des Bewegungssegments auffangen kann – wobei die Bauch- und Rückenmuskeln eine wichtige Rolle spielen, denn sie wirken wie ein Korsett und unterstützen damit die Wirbelsäule in ihrer Halte- und Stützfunktion.

1.4 Muskeln und Faszien der Lumbalregion

1.4.1 Bauchmuskulatur

M. obliquus externus abdominis

▸ **Abb. 1.40**

Ursprung: Außenfläche des Corpus costae der Rippen 5–12.

Ansatz: Labium externum der Crista iliaca.

Sein ventraler Abschnitt geht in das anteriore Blatt der Rektusscheide über, welche am Lig. inguinale ansetzt und damit eine Verbindung bis zum Tuberculum pubicum herstellt.

Innervation :

- Nn. intercostales (Th V–XII)
- Nn. iliohypogastricus und ilioinguinalis (Th IX–XII, LI–LII)

Verlauf/Besonderheiten: Der Muskel stellt die oberflächliche Schicht der Bauchmuskulatur dar und wird in zwei Abschnitte unterteilt: Von den kaudalen Rippen kommende Fasern ziehen annähernd senkrecht zur Crista iliaca, die übrigen Fasern ziehen schräg von kranial-lateral nach kaudal-medial in die Aponeurose und weiter in die Linea alba.

Seine Zacken sind kranial mit denen des M. anterior verzahnt. Kaudal der 9. Rippe gehen die Ursprünge eine Verbindung mit denen des M. latissimus dorsi ein. Der Muskel verflechtet sich mit dem gegenüberliegenden M. obliquus internus abdominis. Im kaudomedialen Abschnitt ist er aponeurotisch und bildet dort zusammen mit der Fascia lata das Lig. inguinale.

Zwischen den Ansatzfasern des Muskels am Tuberculum pubicum und der ventralen Symphysenfläche ist eine Lücke ausgebildet, der äußere Leistenring, ***Anulus inguinalis superficialis*** (▸ **Abb. 1.41**). Hier endet der Leistenkanal, durch den beim Mann der Samenstrang und bei der Frau das Lig. teres uteri ziehen. Die ventrale Wand wird von der Aponeurose des M. obliquus externus abdominis, der Boden des Leistenkanals von Faserzügen des Lig. inguinale, die nach innen umschlagen, ***Lig. reflexum***, gebildet.

Dorsal geht die Aponeurose des Muskels eine Verbindung mit der Fascia thoracolumbalis ein.

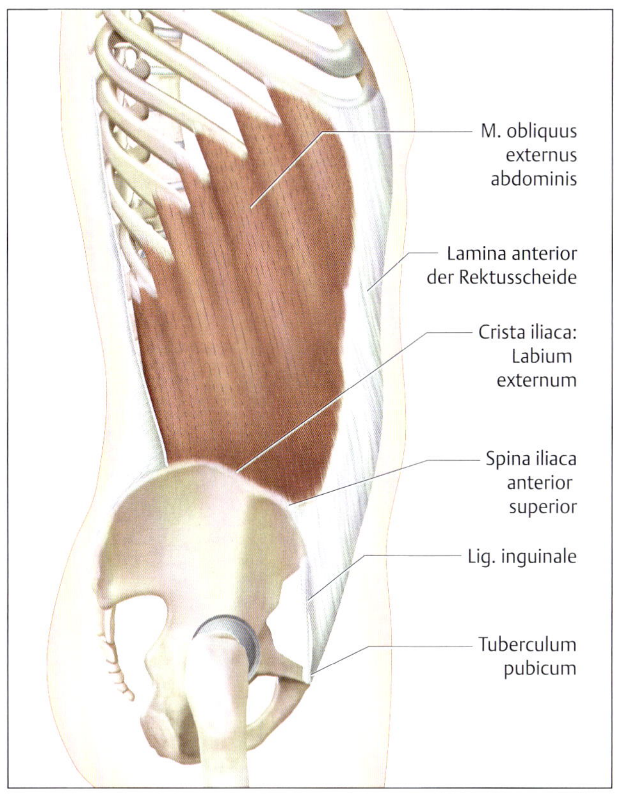

Abb. 1.40 M. obliquus externus abdominis.

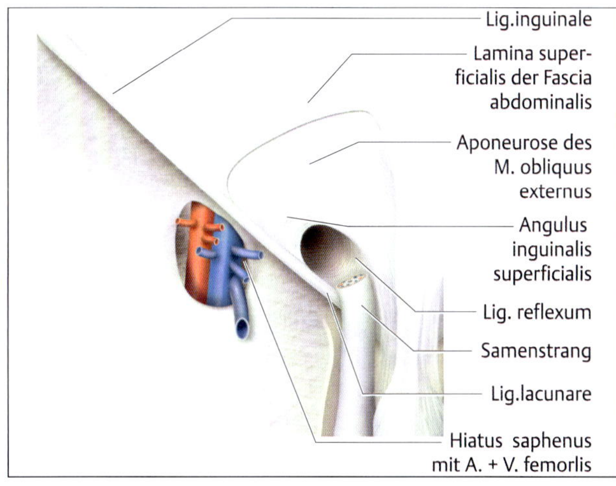

Abb. 1.41 Leistenkanal.

Triggerpunkte (▶ **Abb. 1.42**):

Ein Triggerpunkt liegt am Ursprungsbereich der Rippenaußenfläche, etwa in der 4. bis 5. Muskelzacke. Deutliche Schmerzen projizieren sich in den epigastrischen Winkel, weniger starke strahlen schräg nach kaudal zur gegenüber liegenden Bauchseite bis zur Crista iliaca aus.

Der zweite Triggerpunkt befindet sich seitlich am Bauch kranial der Crista iliaca und zwei bis drei Querfinger von der SIAS entfernt. Die Schmerzprojektion Richtung Leistengegend ist deutlich, weniger stark Richtung Bauchnabel und zum gegenüberliegenden unteren Rippenwinkel.

Ein seltener dritter Triggerpunkt kann dorsal auftreten, etwa vier Querfinger vom Dornfortsatz L2 nach lateral und kaudal der unteren Rippe. Er projiziert Scherzen in die Gesäßregion und entlang der Wirbelsäule.

Funktionen (▶ **Abb. 1.43**):

- beidseitige Aktivität: Flexion des Rumpfes, Bauchpresse und damit Erhöhung des intraabdominalen Druckes
- einseitige Aktivität: kontralaterale Rotation, ipsilaterale Lateralflexion

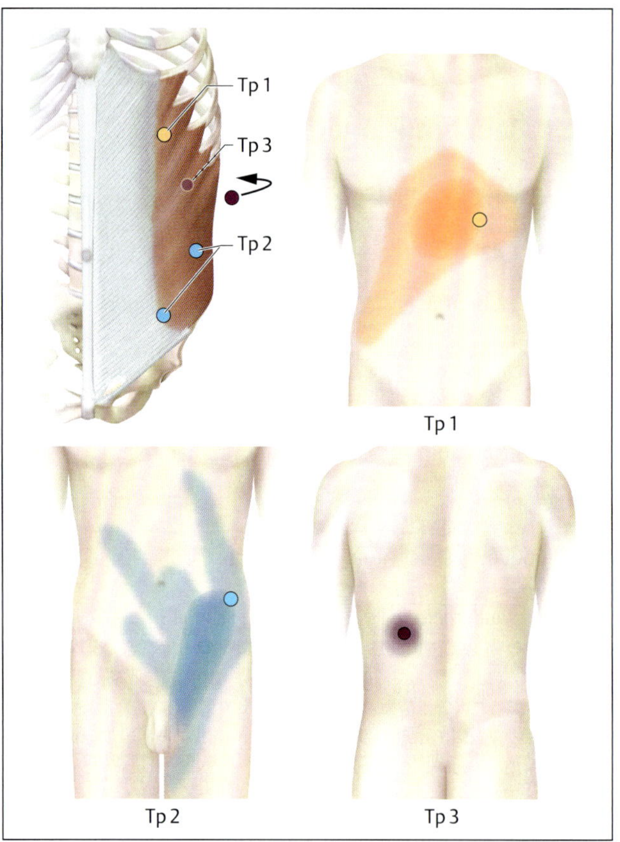

Abb. 1.42 Triggerpunkte und Scherzausstrahlungen im M. obliquus externus abdominis.

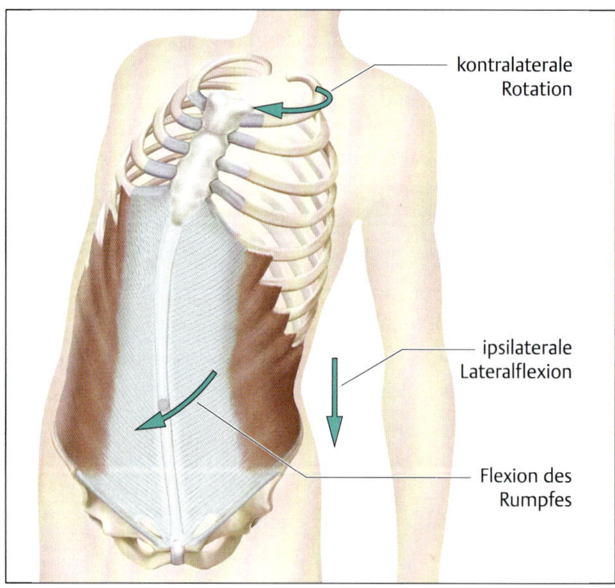

Abb. 1.43 Funktionen des M. obliquus externus abdominis.

M. obliquus internus abdominis

▶ Abb. 1.44

Ursprung:

- Linea intermedia der Crista iliaca
- Spina iliaca anterior superior
- laterales Drittel des Lig. inguinale
- Lamina superficialis der Fascia thoracolumbalis

Ansatz:

- kranialer Anteil: kaudaler Rand der letzten drei Rippen.
- mittlerer Teil: geht in die Rektusscheide über und verflechtet sich mit der Linea alba.
- kaudaler Anteil: Tuberculum pubicum (über die Linea alba).

Innervation:

- Nn. intercostales (ThVIII–XII)
- Nn. iliohypogastricus et ilioinguinalis (ThIX–XII, LI–II).

Verlauf/Besonderheiten:

- Der Muskel wird, bis auf einen kleinen dorsalen Teil, vom M. obliquus externus abdominis bedeckt.
- Er hat einen fächerförmiger Verlauf. Die meisten Fasern ziehen schräg von kaudal-lateral nach kranial-medial, während kräftige Fasern, die von der Spina iliaca anterior superior kommen, teils horizontal, teilweise nach kaudal-medial ziehen. Einige dieser Fasern verbinden sich mit dem Lig. inguinale.
- Er beteiligt sich an der Bildung der Rektusscheide und gehört zur mittleren Schicht der Bauchmuskulatur.
- Dorsal verflechtet er sich mit dem posterioren Blatt der Fascia thoracolumbalis.

Triggerpunkte: Da der M. obliquus internus abdominis unter dem M. obliquus externus abdominis liegt, ist eine Differenzierung wegen Überlagerung schwer möglich.

Funktionen (▶ **Abb. 1.45**):

- beidseitige Aktivität: Flexion des Rumpfes, Bauchpresse
- einseitige Aktivität: ipsilaterale Rotation und Lateralflexion der Wirbelsäule

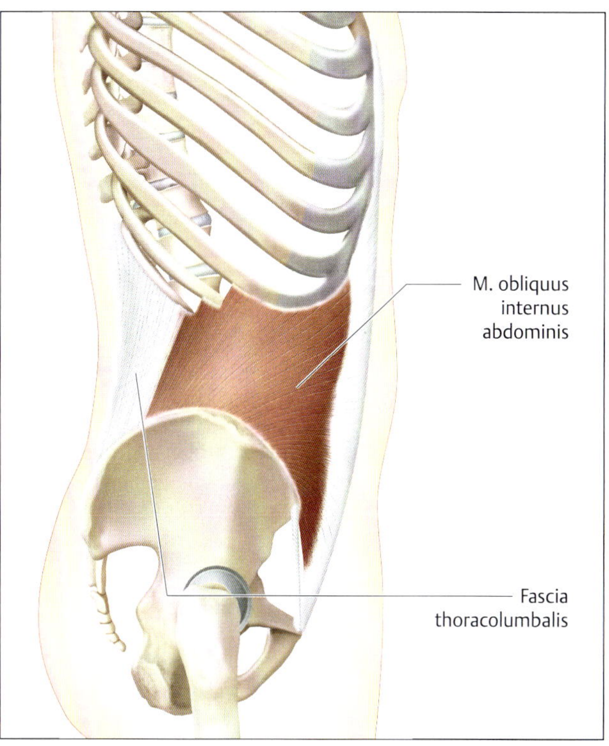

Abb. 1.44 M. obliquus internus abdominis.

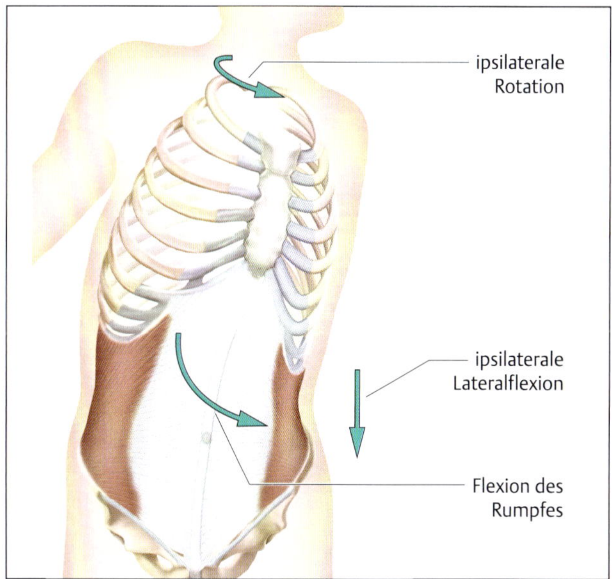

Abb. 1.45 Funktionen des M. obliquus internus abdominis.

M. transversus abdominis

▸ Abb. 1.46

Ursprung:

- Innenfläche der Knorpel der Rippen 7–12
- Lamina profunda der Fascia thoracolumbalis
- Labium internum der Crista iliaca bis zur Spina iliaca anterior superior
- lateraler Teil des Lig. inguinale

Ansatz: Vagina mm. recti abdominis, Os pubis.

Innervation: N. intercostales ThV–XII, N. iliohypogastricus, N. ilioinguinalis und N. genitofemoralis (ThIX–XII, LI–II).

Verlauf/Besonderheiten: Die meisten Fasern haben einen horizontalen Faserverlauf, die kaudalen Anteile ziehen leicht bogenförmig vom Lig. inguinale in Richtung Os pubis.

Der Muskel ist mit seiner Aponeurose an der Linea alba beteiligt. Unterhalb des Bauchnabels ziehen die Fasern in das vordere Blatt der Rektusscheide, oberhalb in das hintere Blatt.

Der M. transversus abdominis verbindet sich dorsal durch querverlaufende Fasern mit diagonal nach kranial und kaudal verlaufende Faserstrukturen der Fascia thoracolumbalis.

Triggerpunkte: Da der M. transversus abdominis in der Tiefe liegt, ist eine Differenzierung wegen Überlagerung schwer möglich.

Funktionen: segmentale Stabilisation der lumbalen Wirbelsäule.

Vor allem durch die Mm. transversi abdominis wird bei gleichzeitiger Kontraktion zusammen mit dem Diaphragma ein Druck auf die Eingeweide und die Muskeln des Beckenbodens ausgeübt (***Bauchpresse***). Dadurch werden das Diaphragma pelvis und urogenitale passiv gedehnt. Um schwere Lasten zu heben, wird die Bauchpresse zur Rumpfstabilisation eingesetzt. Der M. erector spinae und die Beckenbodenmuskulatur unterstützen diese Funktion.

Die kranialen Fasern des M. transversus abdominis verengen den epigastrischen Winkel und unterstützen so die forcierte Ausatmung.

FUNKTIONELLER HINWEIS

Stabilisierungsfunktion des M. transversus abdominis
▸ Abb. 1.47
Die Verbindung der Bauchmuskulatur zur Fascia thoracolumbalis bewirkt eine stabilisierende Wirkung auf die LWS. Dabei spielt der M. transversus abdominis eine besondere Rolle. Über das laterale Blatt verbindet er sich sowohl mit der ventralen als auch mit der dorsalen Schicht der Lamina superficialis der Fascia thoracolumbalis. Bedingt durch deren unterschiedliche Ausrichtung, die ventrale nach kranial und die dorsale nach kaudal, greifen sie wie eine Zange an den Procc. spinosi an, wodurch sich die Segmente annähern. Dadurch werden sie stabilisiert.

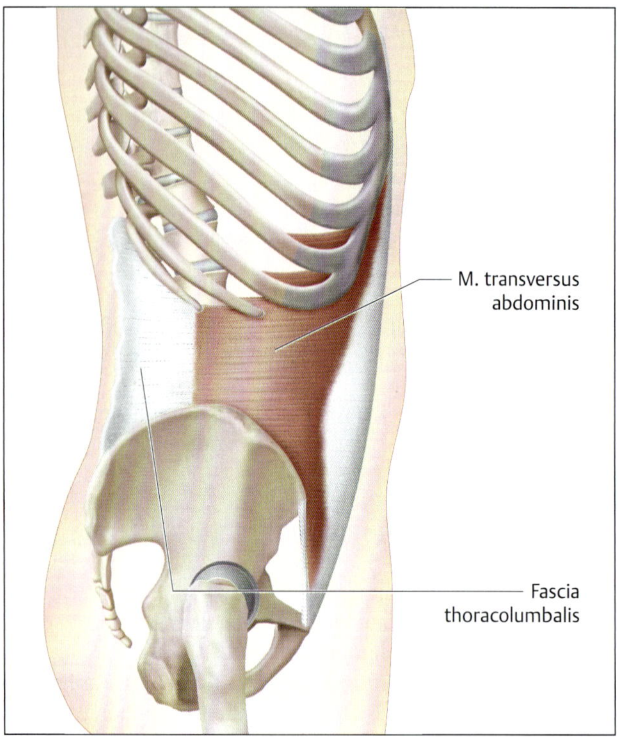

Abb. 1.46 M. transversus abdominis.

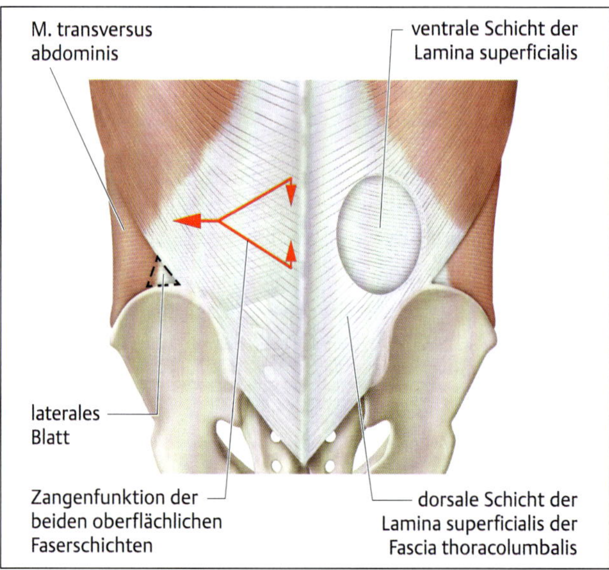

Abb. 1.47 Stabilisierungsfunktion des M. transversus abdominis.

Rektusscheide (Vagina musculi recti abdominis)

▸ Abb. 1.48

Die Rektusscheide besteht aus drei Schichten: der dorsalen faszialen Schicht, ***Lamina posterior***, der Muskelschicht und der ventralen faszialen Schicht, ***Lamina anterior***.

Lamina posterior

Die dorsale Schicht wird kranial durch das dorsale Blatt der Aponeurose von M. obliquus internus abdominis und M. transversus abdominis und der Fascia transversalis gebildet.

Etwa 5 cm kaudal des Bauchnabels endet die Lamina posterior mit der bogenförmigen ***Linea arcuata***, da ab hier alle Aponeurosen der schrägen und queren Bauchmuskeln vor dem Musculus rectus abdominis in die Lamina anterior ziehen. Der dorsale Teil des Musculus rectus abdominis wird nach kaudal hin nur noch durch die Fascia transversalis abdominis welche zur inneren Bauchwandfaszie gehört und dem Peritoneum bedeckt.

Lamina anterior

Diese Schicht zieht über den ventralen Teil des M. rectus abdominis. Kranial der Linea arcuata beteiligen sich die Aponeurose des M. obliquus externus abdominis und das ventrale Blatt der Aponeurose des M. obliquus internus abdominis an der Bildung der Lamina anterior.

Kaudal der Linea arcuata entsteht die Lamina anterior durch die Aponeurosen der Mm. obliqui und transversus abdominis. Der M. rectus abdominis ist medial und an den Intersectiones mit der Lamina verwachsen.

Linea alba

Es handelt sich um einen Sehnenstreifen, der vom Proc. xiphoideus zum kranialen Symphysenrand zieht. Er ist etwa 10–25 mm breit und wird nach kaudal hin schmaler. Dieser Sehnenstreifen entsteht aus sich kreuzenden Fasern der Aponeurose der Bauchmuskulatur und trennt den rechten vom linken M. rectus abdominis.

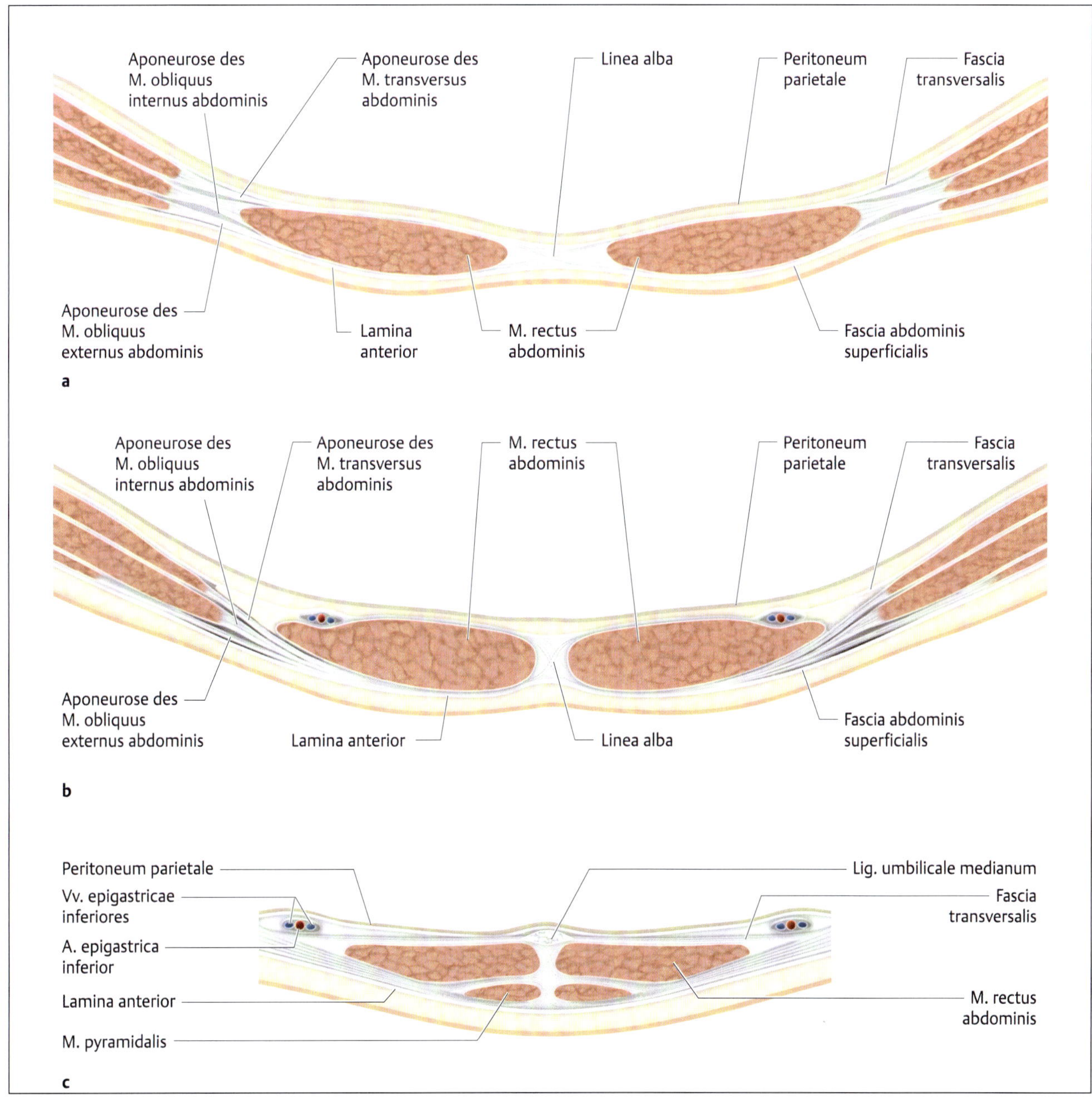

Abb. 1.48 Rektusscheide. **a** Kranial der Linea arcuata, **b** kaudal der Linea arcuata, **c** kranial der Symphyse.

M. rectus abdominis

▸ Abb. 1.49

Ursprung: Außenfläche der Knorpel der 5.–7. Rippe, Proc. xiphoideus, Ligg. costoxiphoidea.

Ansatz: Crista pubica am Os pubis, Lig. pubicum superius.

Innervation: Nn. intercostales (V–XII), N. iliohypogastricus (ThVI–XII2, LI).

Lage, Verlauf und Besonderheiten: Durch ***Intersectiones tendineae*** wird der Muskel in drei annähernd gleich große Muskelabschnitte oberhalb und einen größeren unterhalb des Nabels unterteilt. Diese Zwischensehnen befinden sich nur in der oberflächlichen Schicht, in der tiefen Schicht fehlen sie.

Zwischen den beiden Muskelbäuchen befindet sich eine Lücke, die von einem Sehnenstreifen ausgefüllt ist, ***Linea alba***. Die von den anderen Bauchmuskeln geformte Rektusscheide umfasst die beiden Muskelbäuche des M. rectus abdominis und verlaufen auf ihrem Weg Richtung Linea alba, zum Teil vor, als ***Lamina anterior***, zum Teil hinter dem M. rectus abdominis, als ***Lamina posterior***. Etwa 3–5 Finger kaudal des Bauchnabels hört die Lamina posterior auf, ***Linea arcuata***, sodass ab hier die Aponeurosen der schrägen und queren Bauchmuskeln ventral des M. rectus abdominis Richtung Linea alba ziehen. Ab hier wird der dorsale Teil des M. rectus abdominis nur noch durch die Fascia transversalis abdominis, einen Teil der inneren Bauchwandfaszie, bedeckt.

Der M. rectus abdominis ist im Bereich der Intersectiones und an seinem medialen Rand mit dem ventralen Blatt der Rektusscheide verwachsen, während die dorsale Aponeurose des M. rectus abdominis nicht mit der Lamina posterior verwachsen ist, sodass er auf dieser gleiten kann.

Triggerpunkte (▸ Abb. 1.50):

Je ein Triggerpunkt liegt in den kaudalen Muskelbäuchen etwa einen Querfinger kranial der Symphyse mit Ausstrahlungen in die unmittelbare Umgebung, u. U. ziehen in Höhe der Beckenkämme gürtelförmige Schmerzen in einem breiten Streifen nach dorsal.

Der zweite Triggerpunkt befindet sich im kranialen Muskelteil, im epigastrischen Winkel, mit einer Schmerzprojektion in unmittelbare Umgebung und am Rücken gürtelförmig in einem breiten Streifen unmittelbar kaudal der Skapulae.

Ein weiterer Triggerpunkt kann sich jeweils unmittelbar kaudolateral des Bauchnabels entwickeln mit Schmerzausstrahlungen zur rechten bzw. linken Flanke.

Funktionen: Der M. rectus abdominis ist der kräftigste Flexor des Rumpfes bei fixiertem Becken.

Bei Punctum fixum am Thorax können beide Muskeln den ventralen Beckenbereich nach kranial ziehen, was einer Beckenextension entspricht und weiterhin zu einer Flexion der Lendenwirbelsäule führt.

Durch die Intersectiones tendineae und deren Anheftung am vorderen Blatt der Rektusscheide können einzelne Abschnitte selbständig wirken und so die Bauchwand verspannen.

Der Muskel ist an der Bauchpresse beteiligt und erhöht damit den intraabdominalen Druck.

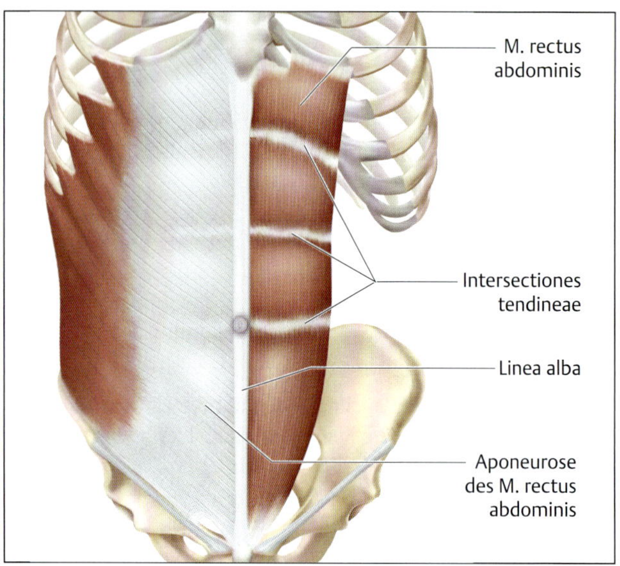

Abb. 1.49 M. rectus abdominis.

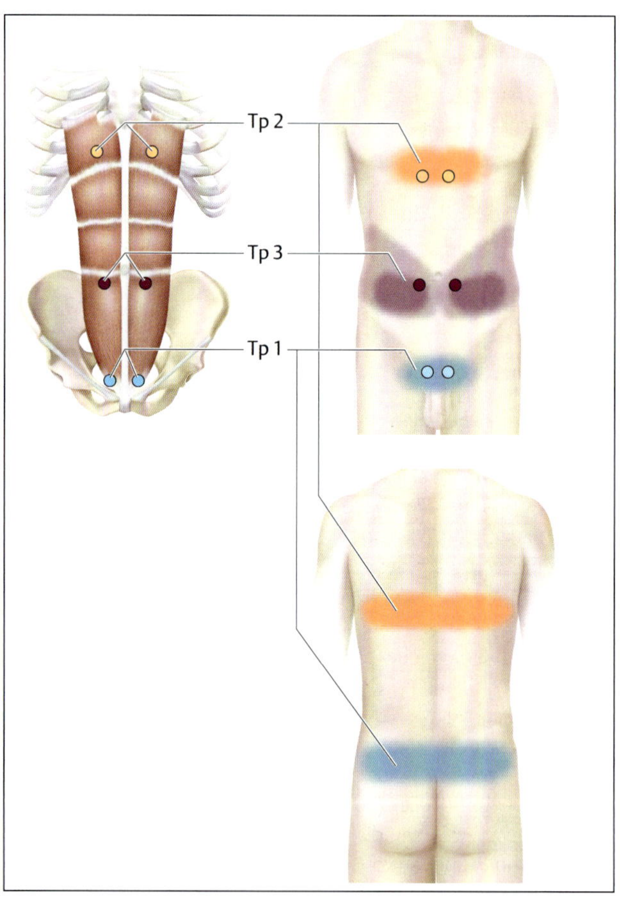

Abb. 1.50 Triggerpunkte und Schmerzausstrahlungen im M. rectus abdominis.

KLINISCHER BEZUG

Rektusdiastase ▸ Abb. 1.51

- Als Rektusdiastase wird die Ausweitung der Linea alba bezeichnet, wobei der rechte und linke M. rectus abdominis auseinanderweichen und ein deutlicher Spalt zu fühlen ist. Eine Diastase liegt vor, wenn dieser Spalt breiter als 2 cm ist, dabei ist er im Bereich des Bauchnabels am stärksten ausgeprägt. Die Länge der Diastase kann zwischen 1–15 cm betragen, evtl. sogar mehr.
- Die Rektusdiastase zählt nicht zu den echten Brüchen, auch wenn sie beim Stehen oder bei erhöhtem Druck im Bauchraum, z. B. beim Lachen oder Husten, durch die Vorwölbung einem Bruch ähnelt. In den meisten Fällen ist die Diastase ein kosmetisches Problem und verursacht keine Beschwerden.
- Bei Frauen ist die Rektusdiastase häufiger als bei Männern, denn während der Schwangerschaft dehnen sich die Bauchmuskeln durch das wachsende Kind in der Gebärmutter und verlieren dadurch ihre Spannung. Zusätzlich besitzt das Schwangerschaftshormon Relaxin eine entspannende Wirkung und begünstigt eine Dehnung der Linea alba. Das wird vor allem im letzten Schwangerschaftsdrittel deutlich, wenn der Bauch immer ausladender wird.
- Die Therapie ist in der Regel konservativ mit Übungen für die schrägen Bauchmuskeln. Dabei sollte beachtet werden, dass die geraden Bauchmuskeln nicht belastet oder trainiert werden, denn sie vergrößern nur die Diastase.
- Eine operative Therapie der Rektusdiastase erfolgt nur in Ausnahmefällen. Sie besteht in einer straffen Naht der Rektusscheide, eventuell mit Doppelung der Faszie zur Verstärkung und weiteren Straffung.

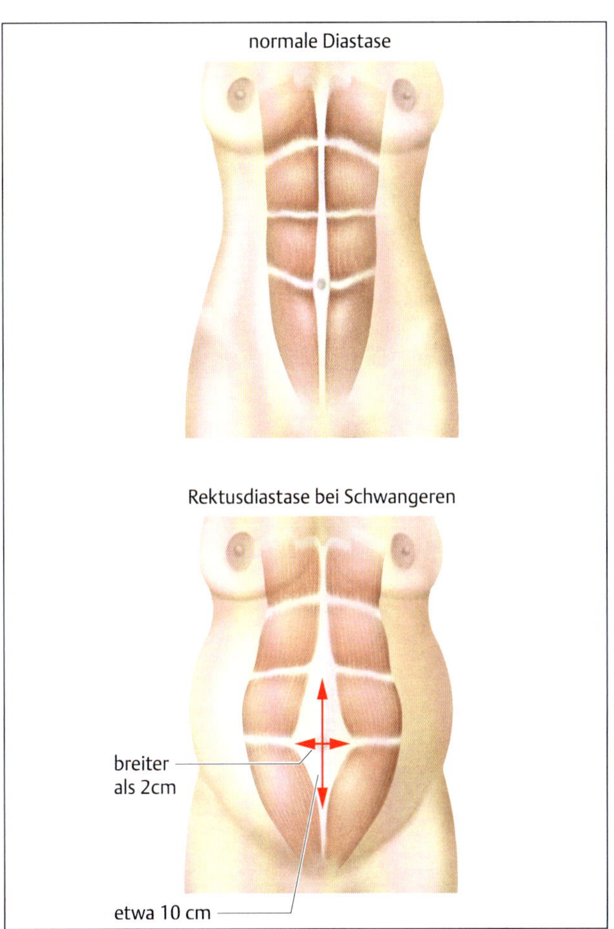

Abb. 1.51 Rektusdiastase.

PRAXISTIPP

Physiotherapie bei Rektusdiastase

In den meisten Fällen bildet sich die Rektusdiastase mit dem entsprechenden Training wieder zurück. Dabei gibt es verschiedene Programme:

- Nach Julie Tupler (2005) [280]: Das von ihr entwickelte Programm „Lose your Mummy Tummy" erstreckt sich über 18 Wochen und beinhaltet die vier Eckpunkte: einfache Übungen zur Stärkung der schrägen Bauchmuskeln, Tragen eines Bauchgurts, korrektes Aufstehen und Hinlegen, um die Diastase nicht zu verschlimmern, und das „Zusammenhalten" der Bauchmuskeln bei jeglichen Alltagstätigkeiten.
- Nach Angela Heller (2015) [102]: Über eine gleichmäßige Muskelarbeit gegen die Hand des Therapeuten werden die Muskeln diagonal von der Hüfte bis zur Schulter angespannt, bei ausgeprägter Diastase hält die Therapeutin von lateral die beiden geraden Bauchmuskeln zusammen (▸ **Abb. 1.52**).
- Isometrische Spannungsübungen zwischen den diagonalen Distanzpunkten am Thorax und Becken, wie sie z. B. Frau Klein-Vogelbach mit ihrem funktionellen Bauchmuskeltraining konzipiert hat, sind ebenfalls ein optimales Training für die schrägen Bauchmuskeln [259].

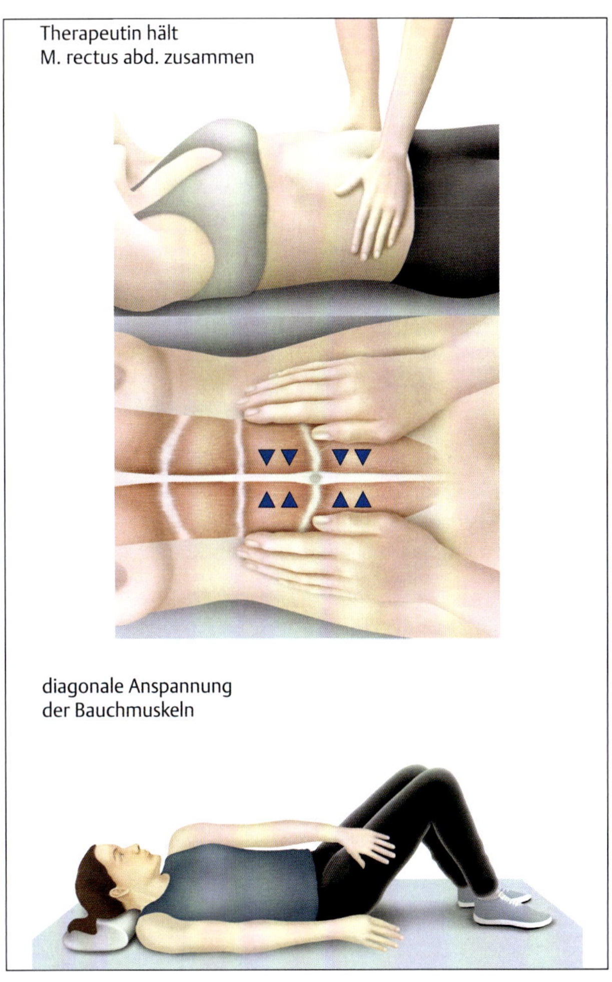

Abb. 1.52 Übungen bei Rektusdiastase.

M. pyramidalis

▸ Abb. 1.53

Ursprung: Crista pubica am Os pubis.

Ansatz: Linea alba.

Innervation: N. subcostalis und Rr. musculares aus Äste des Plexus lumbalis (ThXII–LIII).

Lage, Verlauf, Besonderheiten: Der Muskel hat keinen knöchernen Ansatz, eine dreieckige Form und liegt ventral-kaudal des M. rectus abdominis. Er liegt innerhalb der Aponeurose der Mm. obliqui abdominis.

Triggerpunkt: direkt am Ursprung mit Schmerzausstrahlungen in einem schmalen Streifen bis zum Bauchnabel.

Funktion: spannt die Linea alba.

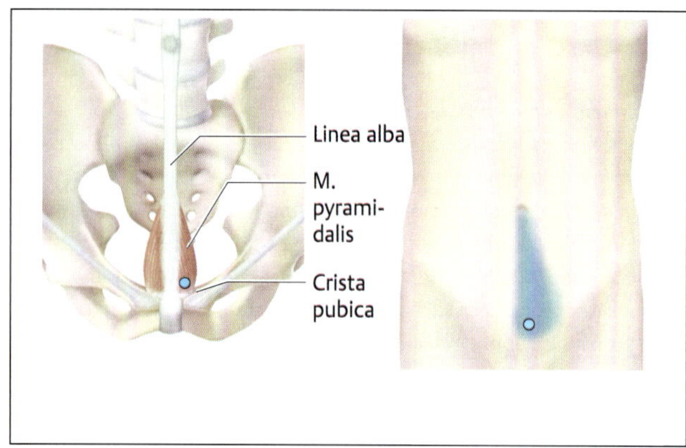

Abb. 1.53 M. pyramidalis mit Triggerpunkt und Schmerzausstrahlungen.

M. quadratus lumborum

▸ Abb. 1.54

Ursprung/Ansatz:

- Pars iliocostalis: vertikal verlaufende Fasern zwischen letzter Rippe und Crista iliaca, am weitesten posterior gelegen
- Pars costovertebralis: schräg von der letzten Rippe zu den Procc. costales der Lendenwirbel 1–4 verlaufend, am weitesten anterior gelegen
- Pars iliovertebralis: schräg von den Procc. costales L 1–4 zur Crista iliaca ziehend, liegt zwischen den beiden anderen Anteilen

Innervation: N. subcostalis und N. iliohypogastricus (ThXII–LI).

Verlauf und Besonderheit: Der M. quadratus lumborum gehört zu den Bauchmuskeln, obwohl er direkt ventral der Lendenwirbelsäule liegt. Er verbindet sich mit dem tiefen Blatt der Fascia thoracolumbalis.

Triggerpunkte (▸ **Abb. 1.55**):

TP1 liegt im lateralen kranialen Muskelanteil direkt kaudal der 12. Rippe. Er bewirkt Schmerzausstrahlungen zum lateralen Beckenkamm und zu einem Areal kaudal davon bis zur Leiste.

TP2 befindet sich im lateralen kaudalen Muskelanteil kranial des Beckenkamms. Er strahlt Schmerzen zum lateralen Übergang von Oberschenkel-Gesäß aus, etwa über dem Trochanter major.

TP3 und ***TP4*** liegen im tiefen Anteil des Muskels nahe des Ursprungs am 3. Proc. costalis und etwas kaudal des 4. Proc. costalis mit kreisförmigen Schmerzausstrahlungen zum dorsalen Gesäß über dem Sakroiliakalgelenk und kranial der lateralen Gesäßfalte.

Funktionen: Er zieht den Thorax über die 12. Rippe nach kaudal und unterstützt damit die Exspiration. Andererseits kann er eine Rolle bei der Inspiration spielen, da er die Rippen kaudal fixiert und so dem Diaphragma ein Punktum fixum bietet.

- bei beidseitiger Aktivität: Flexion der LWS
- bei einseitiger Aktivität: ipsilaterale Lateralflexion bei Punctum fixum am Becken. Bei Umkehrung des Fixums hebt er das Becken auf der gleichen Seite.

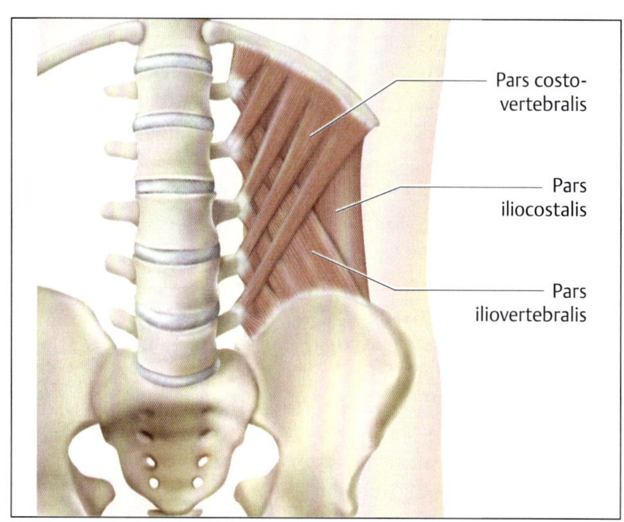

Abb. 1.54 M. quadratus lumborum.

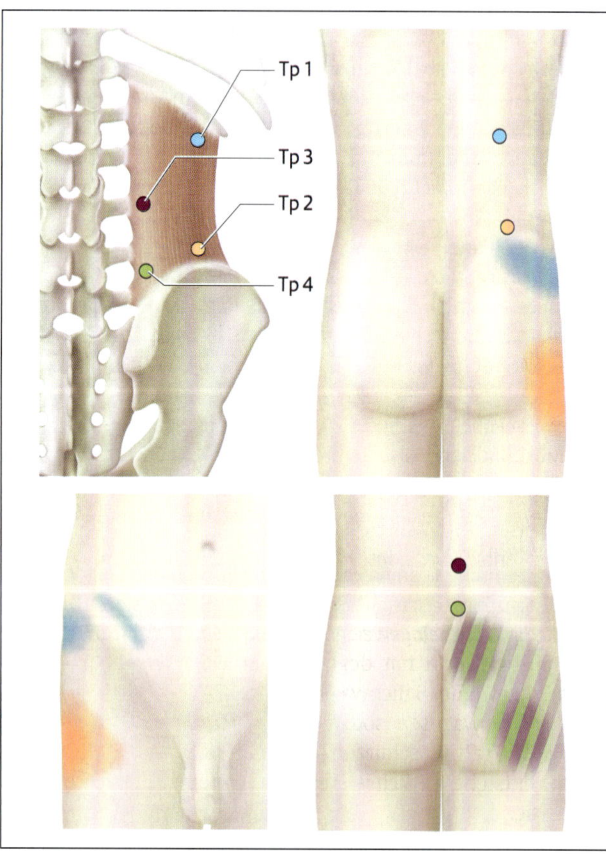

Abb. 1.55 M. quadratus lumborum mit Triggerpunkten und Schmerzausstrahlungen.

Funktionen der Bauchmuskulatur

▸ Abb. 1.56

Flexion: Die Mm. recti abdominis sind die kräftigsten Flexoren des Rumpfes bei fixiertem Becken. Sie werden von den Mm. obliqui abdominis unterstützt. Bei Punctum fixum am Thorax können sie den ventralen Beckenbereich nach kranial ziehen, was einer Beckenextension entspricht und weiterhin zu einer Flexion der Lendenwirbelsäule führt.

Wird die Flexion durch Anspannung des M. erector spinae verhindert, ziehen die Bauchmuskeln die unteren Rippen nach kaudal und unterstützen die ***Exspiration***.

Rotation: Bei der Kontraktion einer Diagonalen, z. B. linker M. obliquus externus und rechter M. obliquus internus, kommt es zu einer Rotation des Rumpfes nach rechts.

Lateralflexion: Eine Lateralflexion entsteht durch die Anspannung der Mm. obliqui internus, externus und quadratus lumborum der gleichen Seite. Der M. rectus abdominis der ipsilateralen Seite unterstützt die Bewegung.

Stabilisation der Wirbelsäule: Vor allem durch die Verbindung mit der Fascia thoracolumbalis bewirken die Mm. transversus und obliquus internus abdominis eine segmentale Stabilisation der LWS (siehe Kap 1.4.4.)

Verspannung des Bauchraums (▸ **Abb. 1.57**): Durch die verschiedenen Zugrichtungen der Bauchmuskulatur ist eine optimale Verspannung des Bauchraums gewährleistet. Diese Konstruktion entspricht einem Stützkorsett: Eine ***vertikale Verspannung*** ist durch den M. rectus abdominis mit der Rektusscheide und der Linea alba sowie kaudalen Fasern der Externusaponeurose gewährleistet. Die ***diagonale Verspannung*** erfolgt durch die Mm. obliqui externi abdominis, die sich mit den Mm. obliqui interni abdominis der kontralateralen Seite verflechten. Dieses diagonale Netzwerk wird durch die querverlaufenden Fasern des M. transversus abdominis vervollständigt. Als Schaltstelle dienen die Linea alba und die beiden Rektusscheiden. Die Mm. transversi abdominis und horizontal verlaufende Faseranteile der Mm. obliqui bewirken eine ***horizontale Verspannung***.

Durch diese Ausrichtung wird bei gleichzeitiger Kontraktion zusammen mit dem Diaphragma ein Druck auf die Eingeweide und die Muskeln des Beckenbodens ausgeübt, was als ***Bauchpresse*** bezeichnet wird. Der intraabdominale Druck erhöht sich, ebenso die Spannung in der Fascia thoracolumbalis. Um schwere Lasten zu heben, wird diese zur Rumpfstabilisation eingesetzt. Der M. erector spinae und die Beckenbodenmuskulatur unterstützen diese Funktion. Eine Wirkung durch Anspannung und dadurch bedingte Erhöhung des intraabdominellen Druckes wie ein Ballon und damit Abstützen der Wirbelsäule auf diesem wird heute bezweifelt [111].

Die besondere Konstruktion der Rektusscheide mit den sich überkreuzenden Faserzügen der verschiedenen Muskeln ist auch ein entscheidender Faktor für die Taillierung des Rumpfes.

Schutz der Baucheingeweide: Eine weitere wichtige Funktion der Bauchmuskeln mit der Rektusscheide ist der Schutz der Baucheingeweide. Bauchwärts sind sie mit der Faszie und dem Bauchfell verwachsen, sodass zusammen mit den Muskelbäuchen eine kräftige schützende Decke an der Ventralseite des Bauchs entsteht, seitlich ist der M. transversus abdominis dafür zuständig.

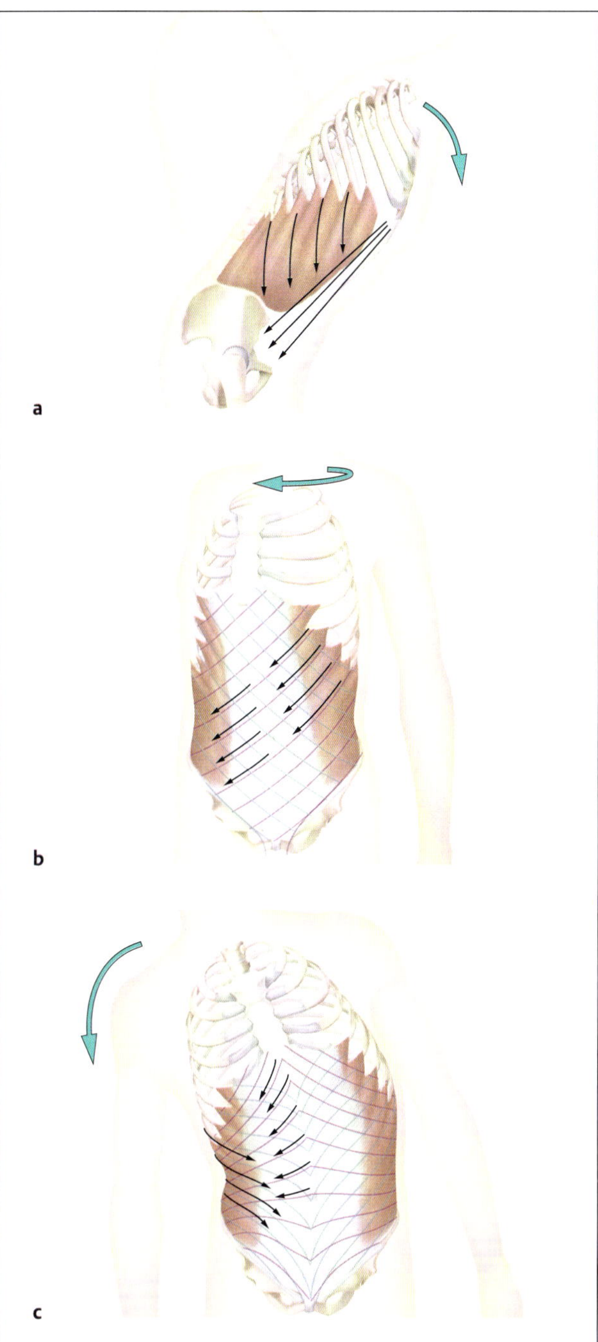

Abb. 1.56 Funktionen der Bauchmuskulatur. **a** Flexion, **b** Rotation, **c** Lateralflexion.

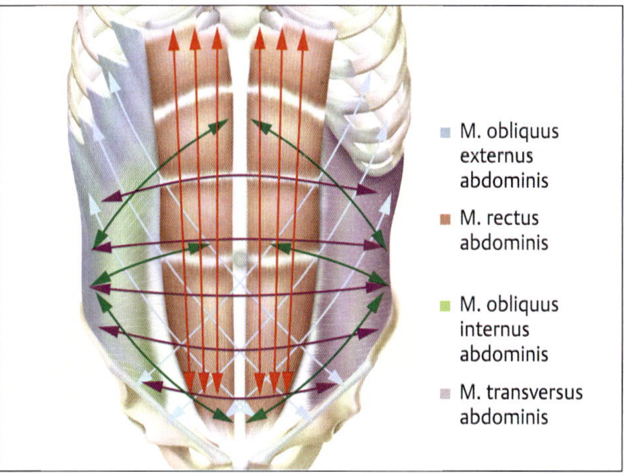

Abb. 1.57 Funktionen der Bauchmuskulatur: Verspannung des Bauchraums.

FUNKTIONELLER HINWEIS

Muskelspannung bei Lateral Shift ▸ Abb. 1.58
Aufgrund der Kenntnisse über den Verlauf der Muskulatur ist abzuleiten, welche Muskulatur bei einer Fehlhaltung angenähert und welche gedehnt ist. Zum Beispiel kann ein seitliches transversales Verschieben des Thorax gegenüber dem Becken, der sog. Lateral Shift, nach rechts im Bauchmuskelbereich Folgendes bewirken: Der linke M. obliquus externus abdominis und der rechte M. obliquus internus abdominis geraten in Annäherung, der rechte M. obliquus externus abdominis, der linke M. obliquus internus abdominis sowie die Mm. quadratus lumborum und rectus abdominis stehen ständig unter Spannung.

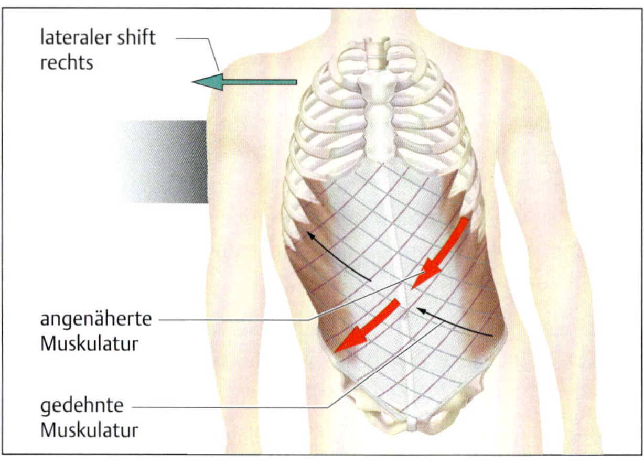

Abb. 1.58 Veränderungen der Muskelspannung bei Lateral Shift.

1.4.2 Oberflächliche Rückenmuskulatur

M. latissimus dorsi

▸ **Abb. 1.60a**

Ursprung: Seine vier Anteile sind nach ihrem Ursprungsgebiet benannt:

- ***Pars scapularis:*** Angulus inferior scapulae
- ***Pars vertebralis:*** über die Lamina superficialis der Fascia thoracolumbalis an den Procc. spinosi von Th 7–12 und allen Lendenwirbeln, Crista sacralis mediana
- ***Pars costalis:*** dorsaler Teil der 10. bis 12. Rippe
- ***Pars iliaca:*** dorsales Drittel des Labium externum der Crista iliaca und Lamina superficialis der Fascia thoracolumbalis

Ansatz: proximaler lateraler Abschnitt der Crista tuberculi minoris

Innervation: N. thoracodorsalis (CXI–XIII)

Verlauf und Besonderheiten: Kraniale Fasern haben einen horizontalen Verlauf und ziehen über den Angulus inferior. Seine Fasern bilden den äußeren Rand der dorsalen Achselfalte. Diese Fasern machen kurz vor dem Ansatz eine 180-Grad-Verdrehung, sodass die Pars iliaca am weitesten ventral und kranial an der Crista tuberculi minoris ansetzt.

Kaudale Fasern ziehen sehr steil nach kranial-lateral. Kaudal verflechten sich Teile der Pars costalis mit denen des M. obliquus externus abdominis.

Triggerpunkte (▸ **Abb. 1.59**): Triggerpunkt 1 liegt in der dorsalen Axilla, von hier strahlen Schmerzen in den dorsalen und medialen Arm nach distal bis zum Klein- und Ringfinger aus, sowohl palmar als auch dorsal. Besonders schmerzhaft ist die Ausstrahlung Richtung Angulus inferior scapulae und zur benachbarten Thoraxregion.

Triggerpunkt 2 liegt weiter kaudal und lateral, ungefähr in Höhe der 11. Rippe im der Pars iliaca. Er strahlt in den seitlichen Rumpf zwischen Rippen und Becken aus und zeigt u. U. eine Projektion in die ventrale Deltaregion.

Triggerpunkt 3 liegt im mittleren Abschnitt der Pars vertebralis mit Ausstrahlungen zur Margo lateralis und zur dorsalen Axilla.

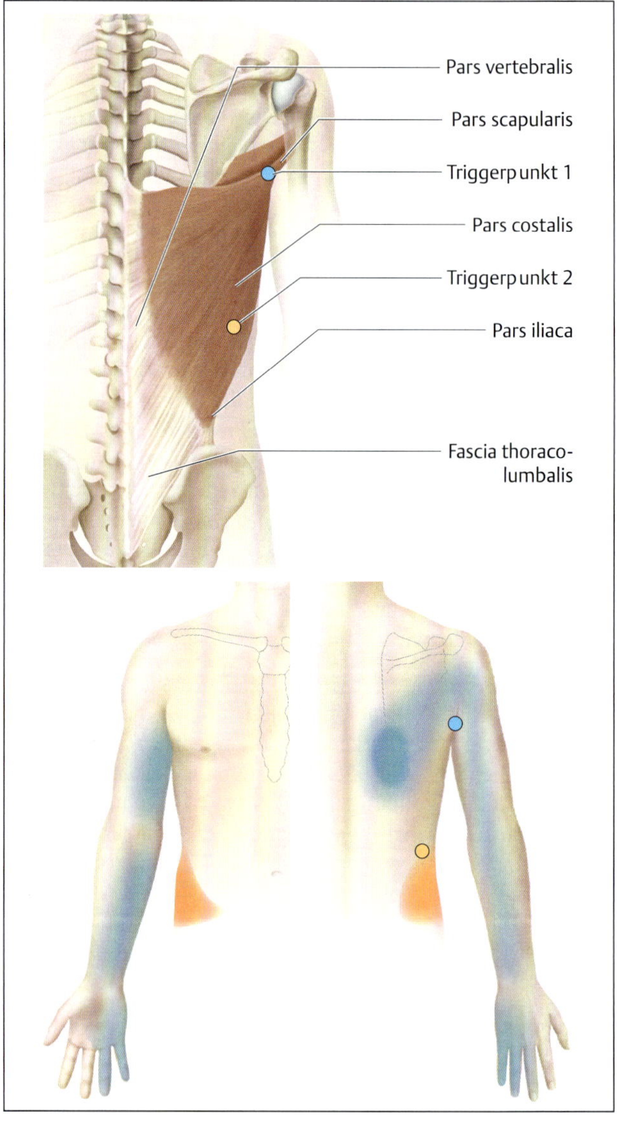

Abb. 1.59 M. latissimus dorsi mit Triggerpunkten und Schmerzausstrahlungen.

Funktionen des M. latissimus dorsi:
- Bei beidseitiger Kontraktion und Punctum fixum am Arm wird der Rumpf angehoben, z. B. beim Klimmzug oder Gehen mit Stützen.
- Die Pars costalis unterstützt die Inspiration, außerdem werden die Rippen beim Hustenvorgang fixiert, damit bieten sie dem Diaphragma ein Punctum fixum.
- Unterstützt die forcierte Exspiration.
- Hilft bei der Stabilisation der Wirbelsäule.
- Innenrotation, Extension und Adduktion des Armes hinter den Rücken. Er zieht den Humeruskopf nach kaudal.

M. serratus posterior inferior

▸ Abb. 1.60

Ursprung: Procc. spinosi Th 11–L 2 über die Lamina superficialis der Fascia thoracolumbalis.

Ansatz: kaudale Ränder der unteren 4 Rippen.

Innervation: Nn. intercostales IX–XII.

Verlauf und Besonderheiten: Seine Fasern verlaufen schräg von kaudal-medial nach kranial-lateral. Der Muskel wird vollständig vom M. latissimus dorsi überdeckt.

Triggerpunkte: Ein Triggerpunkt liegt in Höhe des Interkostalraums 10./11. Rippe, etwa eine Handbreite von den Procc. spinosi entfernt, und bewirkt Schmerzausstrahlungen in ein Areal um den Triggerpunkt herum und zur Rumpfseite.

Funktionen:
- Zieht die unteren Rippen nach kaudal.
- Bietet durch Fixierung der kaudalen Rippen dem Diaphragma ein Punctum fixum und unterstützt damit die Inspiration.

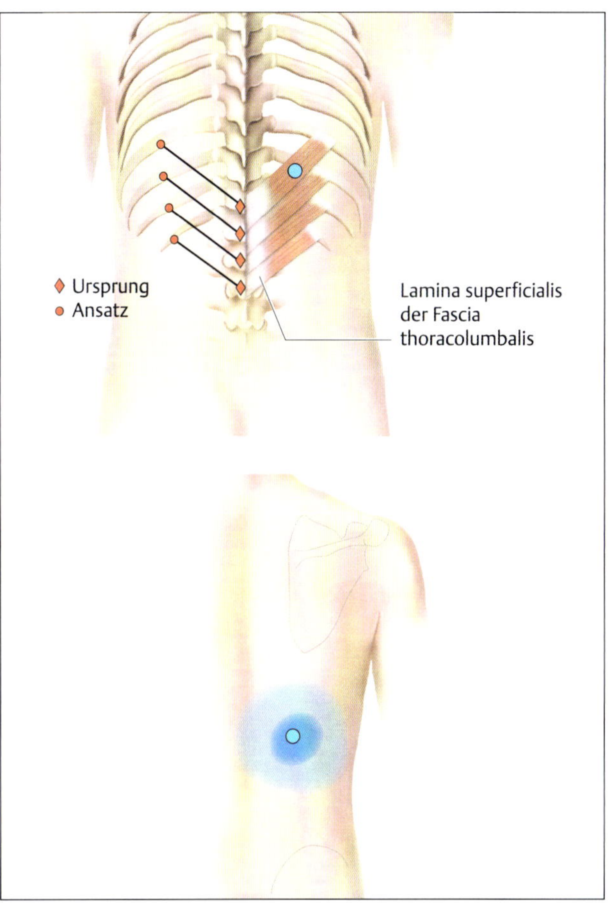

Abb. 1.60 M. serratus posterior inferior mit Triggerpunkten und Schmerzausstrahlungen.

Trigonum lumbale

▸ Abb. 1.61

Im Bereich der dorsalen Bauchwand gibt es zwei Prädilektionsstellen für den Durchbruch von Darmteilen, die sich nach außen stülpen können (Hernien):

Das ***Trigonum lumbale inferius*** wird auch ***Petit-Dreieck*** genannt. Es liegt oberflächlich und wird von der Crista iliaca, dem dorsalen Rand des M. obliquus externus abdominis und dem ventralen Rand des M. latissimus dorsi begrenzt. Den Boden bildet der M. obliquus internus abdominis.

Das ***Trigonum lumbale superius*** oder ***Grynfeltt-Lesshaft-Dreieck*** liegt tiefer und wird medial vom M. quadratus lumborum, lateral vom M. obliquus externus abdominis, kaudal vom M. obliquus internus abdominis und kranial von der 12. Rippe und vom M. serratus posterior inferior begrenzt. Hier kann die seltene Grynfeltt-Hernie auftreten.

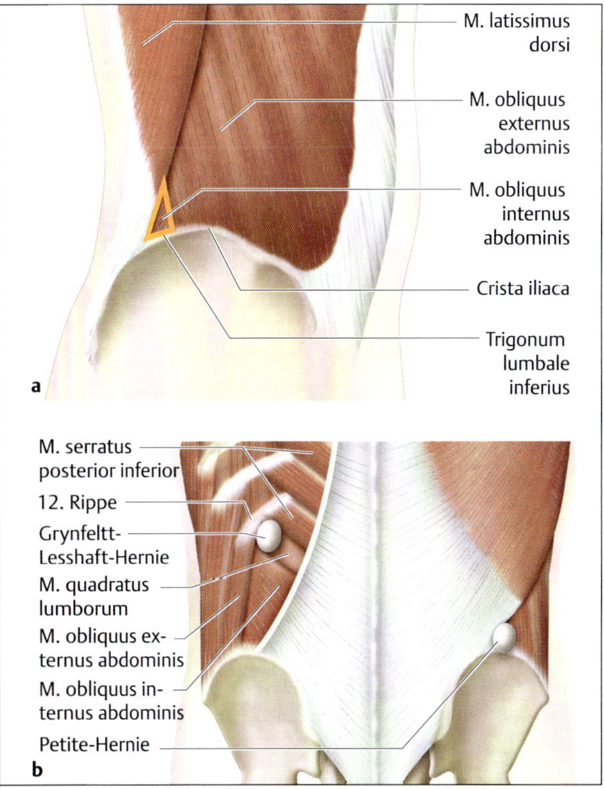

Abb. 1.61 Trigonum lumbale.
a Petit-Dreieck.
b Grynfeltt-Lesshaft-Hernie.

1.4.3 Autochthone Rückenmuskulatur

Die Bezeichnung autochthon ist begründet durch die Entwicklung der Muskulatur während des Embryonalstadiums direkt an Ort und Stelle, also direkt an der Wirbelsäule, und nicht wie die meisten Skelettmuskeln, die aus anderen Regionen eingewandert sind.

Aufgrund ihrer Hauptaufgabe wird die autochthone Rückenmuskulatur als M. erector spinae bezeichnet, dabei wird ein medialer von einem lateralen Trakt unterschieden. Beide enthalten ein Geradesystem und ein Schrägsystem. Das Gliederungsprinzip richtet sich nach der Lage der einzelnen Muskeln und der Innervation durch die Filamenta mediale et laterale.

Muskeln des lateralen Traktes

Im Muskeln des lateralen Traktes werden ein ***sakrospinales System*** (M. longissimus thoracis, M. iliocostalis lumborum) und ein ***intertransversales System*** (Mm. intertransversarii mediales et laterales lumborum) unterschieden.

M. longissimus thoracis

▸ **Abb. 1.62**

Ursprung: Crista sacralis lateralis, dorsales Drittel der Crista iliaca bis zur Spina iliaca posterior superior, Procc. spinosi L1–5, Procc. transversi Th9–12, Lamina superficialis der posterioren Schicht der Fascia thoracolumbalis.

Ansatz: Mediale Zacken: Procc. transversi Th1–8, Procc. accessorii L1–5.

Laterale Zacken: kaudaler Rand der Rippen 2–12 medial des Angulus costae, Procc. costales L1–5, Lamina profunda der posterioren Schicht der Fascia thoracolumbalis.

Innervation: Filamentum laterale der Rr. dorsales der Nn. spinales CVIII–LI

Verlauf und Besonderheiten: Der Muskel ist kaudal sehr kräftig nach kranial dünner werdend. Er liegt medial des M. iliocostalis, gehört zum sakrospinalen System und hat die längsten Fasern des M. erector spinae.

Der M. longissimus ist in 3 Abschnitte gegliedert: thorakaler, zervikaler und Kopfabschnitt. Damit stellt er eine Verbindung vom Sakrum bis zum Okziput her. Er besitzt eine kräftige Aponeurose, die sich kaudal zwischen den beiden Ossa ilii ausspannt und einen wichtigen longitudinalen Teil der Fascia thoracolumbalis bildet.

Triggerpunkte: Triggerpunkt 1 befindet sich etwa in Höhe der 10. Rippe. Die Schmerzen strahlen nach kaudal Richtung Lumbalbereich und Gesäß aus. Besonders am unteren Gesäß sind die Schmerzen ausgeprägt.

Triggerpunkt 2 liegt etwas weiter kaudal, auf Höhe des 1. Lendenwirbels. Er überträgt Schmerzen im Verlauf des Muskels im LWS-Bereich und zum dorsalen Beckenkamm, wo sie sehr ausgeprägt sind.

Funktionen: Bei beidseitiger Aktivität: Extension und Verspannung der Wirbelsäule.

Bei einseitiger Aktivität: unterstützt die ipsilaterale Lateralflexion und Rotation.

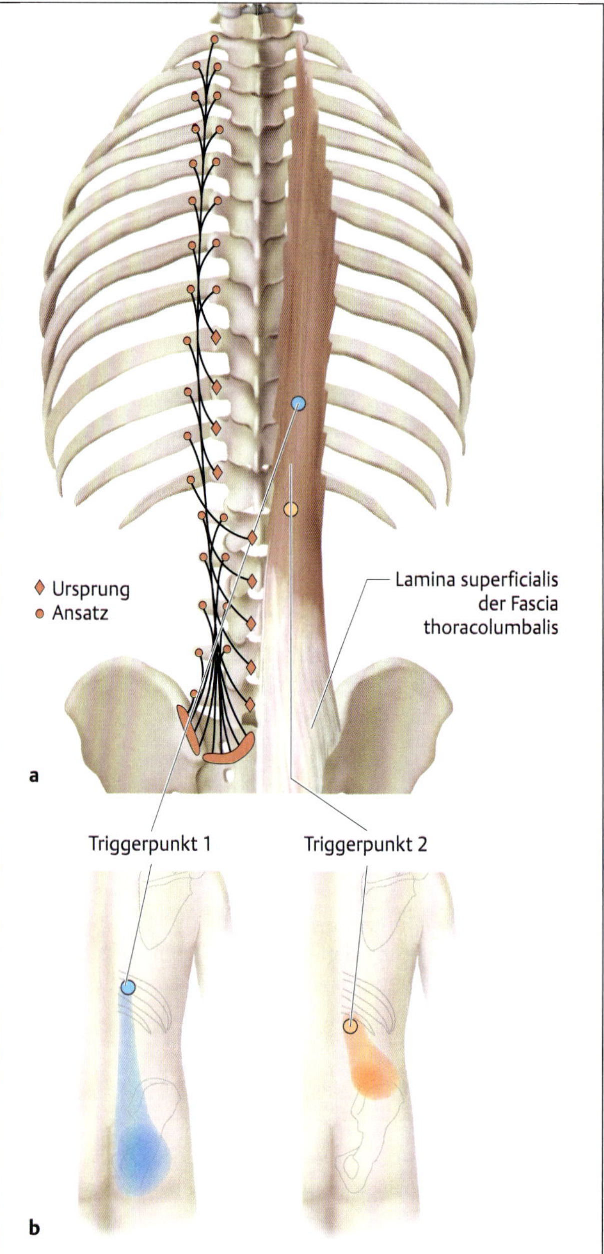

Abb. 1.62 M. longissimus thoracis.
a Triggerpunkte.
b Schmerzausstrahlungen.

M. iliocostalis lumborum

▶ Abb. 1.63

Ursprung: Crista sacralis medialis und lateralis, Labium externum der Crista iliaca (dorsales Drittel), Procc. spinosi L1–L5, Lamina superficialis der Fascia thoracolumbalis.

Ansatz: Procc. costales L1–4, Anguli costae der 6. bis 12.Rippe, Lamina profunda der Fascia thoracolumbalis.

Innervation: Filamentum laterale der Rr. dorsales der Nn. spinales (ThVI–LI).

Verlauf und Besonderheiten: Der Muskel besteht im Lumbalbereich aus übereinander liegenden Faserbündeln mit Ursprung am dorsalen Drittel der Crista iliaca und Ansatz an den Procc. costales L1–4. Dabei sind kurze, vertikal ziehende Fasern, die zum 4. Proc. costalis ziehen, die tiefsten. Darüber liegt das Faserbündel, das zum 3. Lendenwirbel zieht, und es folgen die Fasern zu den Procc. costales L2 und L1, wobei der Ursprung an der Crista iliaca immer weiter nach medial wandert.

Der Muskel schließt sich dem M. longissimus thoracis nach lateral an und liegt teilweise unter, teilweise neben diesem. Er gehört zum sakrospinalen System, das der kräftigste Teil des M. erector spinae ist.

Dieser Muskel hat eine intensive Beziehung zur Fascia thoracolumbalis, denn einerseits ist sein Ursprung an der Lamina superficialis der Faszie und andererseits setzt er mit tiefen Fasern an der Lamina profunda der Faszie an.

Triggerpunkte: ein Triggerpunkt in Höhe der Etage L1 etwa vier Querfinger vom Proc. spinosus nach lateral und kaudal der 12. Rippe mit Schmerzausstrahlungen nach lateral und im gesamten Gesäß auf der gleichen Seite. Die größte Schmerzhaftigkeit besteht in einem umschriebenen ovalen Areal mitten auf dem Gesäß.

Funktionen: Beidseitige Aktivität: Extension, Verspannung der Wirbelsäule; Unterstützung der Inspiration, denn bei der Kontraktion des Diaphragmas fixiert er zusammen mit dem M. serratus posterior und M. quadratus lumborum die untere Thoraxapertur.

Einseitige Aktivität: ipsilaterale Lateralflexion und Rotation.

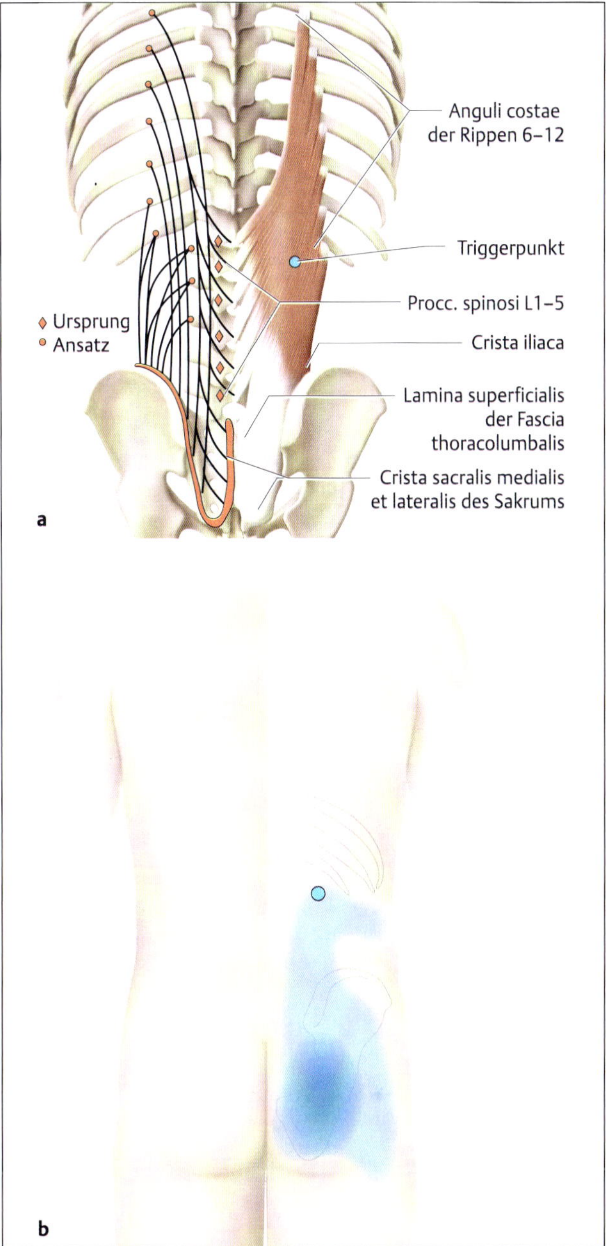

Abb. 1.63 M. iliocostalis lumborum.
a Triggerpunkte.
b Schmerzausstrahlungen.

Mm. intertransversarii mediales et laterales lumborum

▸ Abb. 1.64

Ursprung: kaudale Kanten der Procc. costales L 1–L 4, Procc. accessorii L 1–L 4.

Ansatz: jeweils kraniale Kante des Proc. costalis sowie superiore Kante des Proc. mammillaris des darunterliegenden Wirbels.

Innervation: Pars medialis: R. medialis des Spinalnerven in gleicher Segmenthöhe.

Pars lateralis: Äste der Rami ventrales des Plexus lumbalis in gleicher Segmenthöhe.

Verlauf und Besonderheiten: Die Partes mediales gehören zum lateralen Trakt der autochthonen Rückenmuskulatur. Es sind die einzigen unisegmentalen Muskeln im lateralen Trakt des M. erector spinae.

Die Partes laterales gehören zur ventrolateralen Rumpfmuskulatur und sind breiter als die medialen.

Funktionen: Stabilisation der Bewegungssegmente; unterstützen bei einseitiger Kontraktion die Lateralflexion zur gleichen Seite, bei beidseitiger Kontraktion die Extension der LWS.

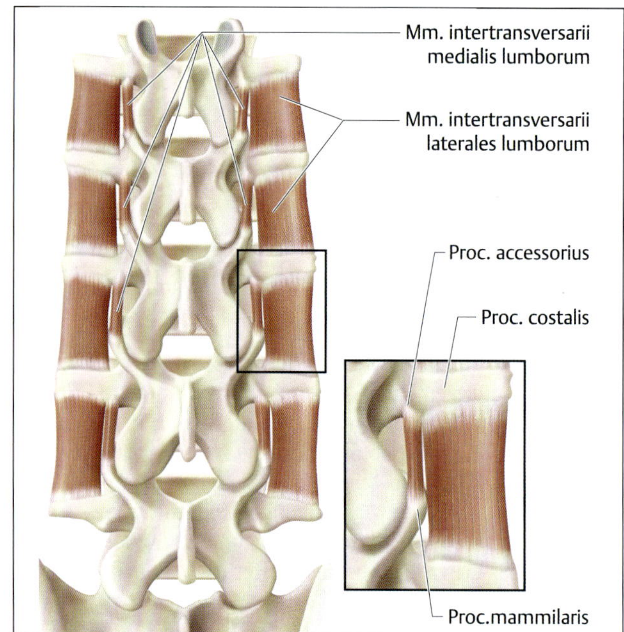

Abb. 1.64 Mm. intertransversarii mediales et laterales lumborum.

Muskeln des medialen Traktes

Zum spinalen System zählen hier der M. spinalis thoracis und die Mm. interspinales lumborum, zum transversospinalen System der M. semispinalis thoracis, die Mm. rotatores lumborum longi und die Mm. multifidi breves et longi.

M. spinalis thoracis

▸ Abb. 1.65

Ursprung: Procc. spinosi der Brustwirbel 10–12 und Lendenwirbel 1–3.

Ansatz: Procc. spinosi Th 2–8.

Innervation: Filamentum mediale der Rami dorsales des Spinalnerven in entsprechender Segmenthöhe.

Verlauf und Besonderheiten: Die Muskeln liegen direkt lateral der Mm. interspinales und können sich mit ihnen verbinden. Sie vereinigen sich mit den Ursprungszacken des M. longissimus thoracis.

Funktionen: Stabilisation der kranialen lumbalen und fast der gesamten thorakalen Bewegungssegmente.

Bei beidseitiger Aktivität: Unterstützung der Extension.

Bei einseitiger Aktivität: Unterstützung der ipsilateralen Lateralflexion.

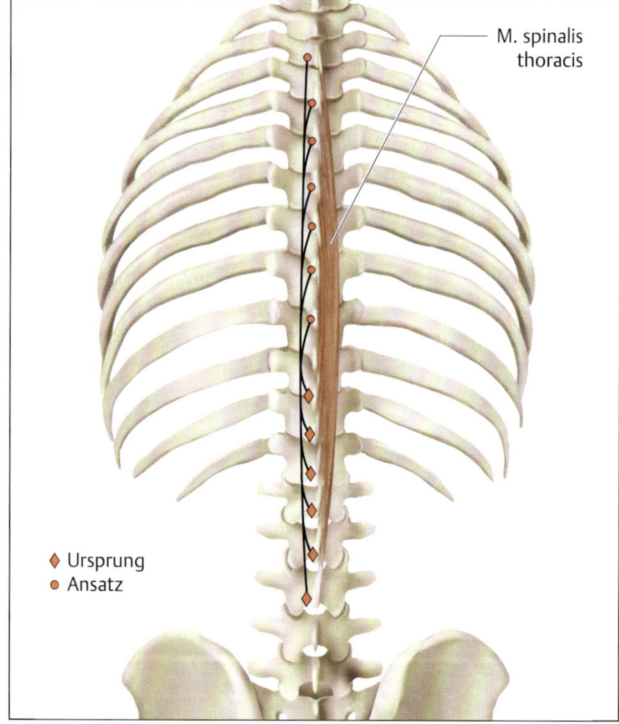

Abb. 1.65 M. spinalis thoracis.

Mm. interspinales lumborum

▸ Abb. 1.66

Ursprung/Ansatz: Die Muskeln verbinden benachbarte Procc. spinosi der LWS bis zum Sakrum.

Verlauf/Besonderheiten: Sie sind paarig angeordnet und liegen jeweils lateral der Ligg. supraspinalia, wo sie mit ihnen verwachsen sind.

Innervation: Filamenta mediales des R. dorsalis des segmentzugehörigen Spinalnervs.

Funktionen: segmentale Stabilisation, Extension.

M. semispinalis thoracis

▸ Abb. 1.67

Ursprung: Procc. transversi von Th 6–12, Proc. mammillaris von L 1.

Ansatz: Procc. spinosi von Th 1–5 und C 6–7.

Innervation: Filamentum mediale der Rr. dorsales der Spinalnerven des jeweiligen Segments.

Verlauf und Besonderheiten: Er liegt an der lateralen Fläche des M. multifidus und im transversospinalen System am oberflächlichsten.

Funktionen: Stabilisation des thorakolumbalen Übergangs.

Bei beidseitiger Aktivität: kann die Extension unterstützen.

Bei einseitiger Aktivität: Rotation zur kontralateralen Seite und ipsilaterale Lateralflexion.

Mm. rotatores lumborum longi (inkonstant)

▸ Abb. 1.68

Ursprung: Procc. mammillares der Lendenwirbel 1–5.

Ansatz: Proc. spinosus des übernächsten kranialen Wirbels von L 3–Th 11.

Innervation: Filamentum mediale der Rr. dorsales der Spinalnerven der entsprechenden Segmente.

Verlauf und Besonderheiten: Sie verbinden sich mit der Gelenkkapsel der Wirbelbogengelenke und nehmen damit Einfluss auf deren Spannungszustand.

Triggerpunkte: können in jedem Muskel auftreten. Sie übertragen Schmerzen in die unmittelbare Umgebung des Triggerpunkts.

Funktionen: segmentale Stabilisation, Rotation zur kontralateralen Seite; kann die ipsilaterale Lateralflexion unterstützen.

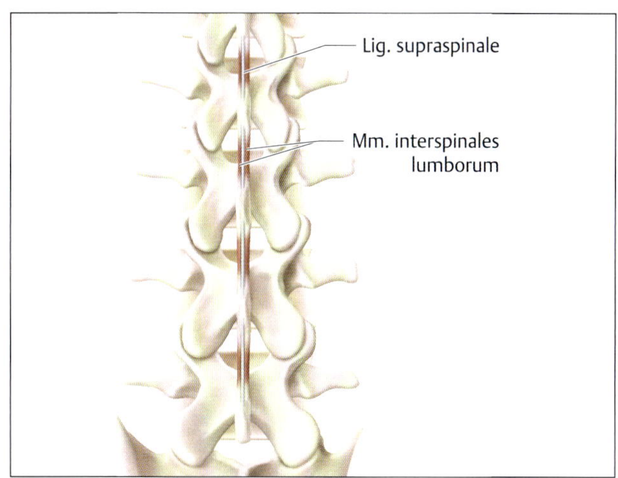

Abb. 1.66 Mm. interspinales lumborum.

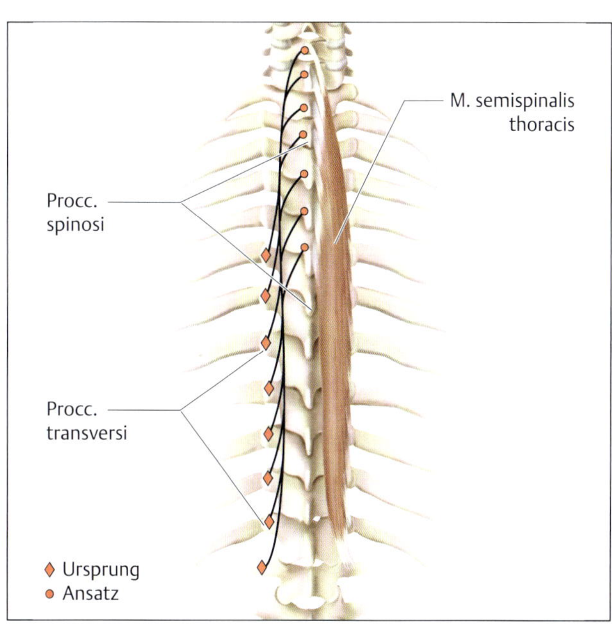

Abb. 1.67 M. semispinalis thoracis.

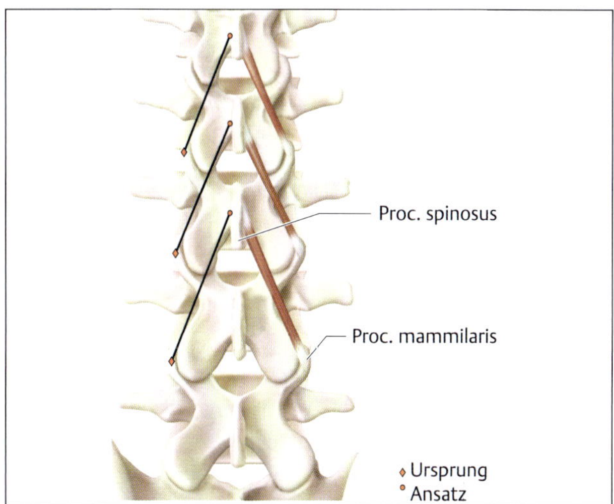

Abb. 1.68 Mm. rotatores lumborum longi.

Mm. multifidi breves et longi

▸ Abb. 1.69

Ursprung:

- Facies dorsalis sacri bis zum Foramen sacrale dorsale IV
- Tuberositas sacralis
- Ligg. sacroiliaca dorsalia bis zur dorsalen Crista iliaca
- Procc. mammillares der Lendenwirbel 1–5

Ansatz: Die Muskeln ziehen über 2–4 Wirbel hinweg, die kurzen inserieren jeweils an den Basen der Procc. spinosi der Lendenwirbel 1–5 und Brustwirbel 11–12, die langen an der kaudalen Spitze der Procc. spinosi.

Innervation: Filamentum mediale der Rr. dorsales der Spinalnerven des jeweiligen Segments.

Verlauf und Besonderheiten: Ihre Muskelmasse füllt die Furche zwischen den Procc. costales und spinosi aus.

Ihre Fasern haben eine Ausrichtung von kaudal-lateral nach kranial-medial und schließen sich lateral den Mm. interspinales an.

Im Sakrumbereich gibt es eine Verbindung zu den Ligg. sacroiliaca dorsalia. Tiefe Fasern verbinden sich mit den Gelenkkapseln der Artt. zygapophysiales.

Der kaudale Anteil des Muskels wird als der Schlüsselmuskel für die segmentale Stabilisation der LWS bezeichnet.

Triggerpunkte: In jeder Höhe können die Mm. multifidi Triggerpunkte in ihrer Muskelmitte entwickeln. Sie übertragen Schmerzen um den Triggerpunkt herum.

Funktionen:

- segmentale Stabilisation der Lendenwirbel
- Stabilisation, d. h. muskuläre Kontrolle des lumbosakralen Übergangs
- bei einseitiger Aktivität: ipsilaterale Lateralflexion und kontralaterale Rotation

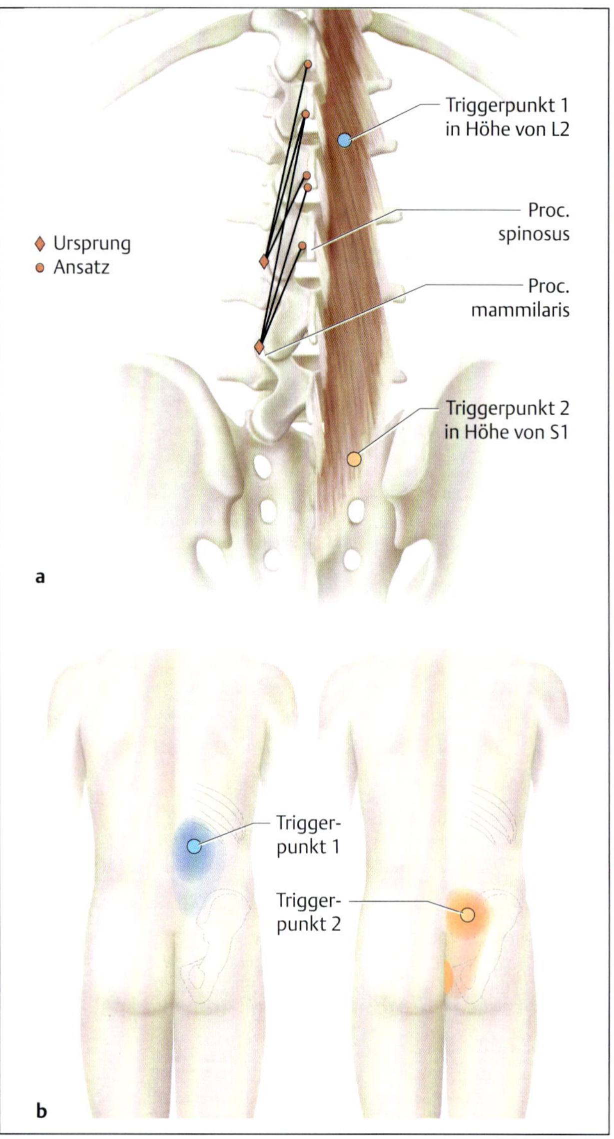

Abb. 1.69 Mm. multifidi breves et longi. **a** Triggerpunkte, **b** Schmerzausstrahlungen.

Funktionen der Rückenmuskulatur

Extension: Da die Systeme dorsal der Bewegungsachse liegen, verursachen sie alle eine Extension. Dabei ist das oberflächlich liegende sakrospinale System das kräftigste. Sie stabilisieren die endgradige Extension, halten also den Wirbelsäulenbogen fest, während sie bedingt durch den langen Hebelarm kaum einzelne Segmente stabilisieren.

Bei der Aufrichtung aus der Rumpfbeuge sind auch die Ischio- und Glutäalmuskulatur beteiligt, indem sie das Becken in eine Extension bringen, erst bei weiterer Aufrichtung ist die Rückenmuskulatur aktiv.

Lateralflexion: Diese Bewegung führen alle Teile des M. erector spinae bei einseitiger Kontraktion aus. Davon entwickelt der M. iliocostalis die beste Kraft, da er weit lateral an den Rippen ansetzt. Medial gelegene Muskeln, z. B. die Mm. spinales und interspinales, sind nur gering beteiligt.

Rotation: Alle schräg verlaufenden Faserzüge haben rotatorische Funktion, vor allem das transversospinale System.

Stabilisation der Wirbelsäule: Das transversospinale System ist ein wichtiger Bestandteil des Verspannungssystems der Wirbelsäule. Durch die unterschiedlich langen Faserzüge und den teils horizontalen, teils schrägen Verlauf kann es die Segmente optimal stabilisieren und den Facettenschluss akzentuieren, aber auch Bewegungen in alle Richtungen ausführen.

Longitudinale Kompression: Bei Kontraktion üben die langen Rückenmuskeln aufgrund ihres longitudinalen Verlaufs eine Kompression in den lumbalen Bewegungssegmenten aus.

Koordination der Bewegungen: Eine andere wichtige Funktion der kurzen Muskeln ist ihre Beteiligung an der Propriozeption der Wirbelsäule. Sie dienen dem sensorischen Feedback bei der Lagekontrolle und Bewegungskoordination der Wirbelsäule.

1.4.4 Fasziale Strukturen des Rumpfes

Das Bindegewebe unseres Bewegungsapparats sowie die festen Hüllen, die Organe, Muskeln, Gelenke, Knochen und Nerven umgeben, werden als Faszien bezeichnet. Es ist ein System, das in verschiedenen Schichten den Körper durchzieht und vielfältige Aufgaben hat.

Die oberflächliche Faszie, ***Fascia superficialis***, liegt im Unterhautgewebe und umhüllt die Leitungsbahnen und Drüsen. Die tiefen Faszien, ***Fascia profunda***, durchziehen den gesamten Körper und umhüllen Muskeln, Gelenke und Knochen. Die viszeralen Faszien sind für die Aufhängung und den Schutz der inneren Organe zuständig, die jeweils mit einer zusätzlichen serösen Membran ummantelt sind.

Bestandteile und Funktionen von Faszien

Bestandteile

Eine Faszienschicht ist maximal 3 mm dick. Das Gewebe besteht grundsätzlich aus vier Bestandteilen:

- ***Kollagen*** ist mit 60–70 % der wichtigste Bestandteil der Faszien. Es schimmert perlmuttweiß, ist länglich und leicht gewellt und besteht aus festen, formgebenden Fasern, sog. Skleroproteinen, die besonders reißfest, aber auch dehnbar sind. Von diesen Kollagenfasern verbinden sich die Retikulinfasern (Typ-III-Kollagen) zu einem feinen Netz.
- ***Elastin*** ist ebenfalls ein Strukturprotein, dessen Fasern gelblich, lang und dünn sind und eine große Elastizität besitzen. Wie ein Gummiband können die Fasern auf das Doppelte ihrer Länge gedehnt werden und kehren anschließend in ihre ursprüngliche Ausgangsform zurück, ohne zu erschlaffen.
- Bindegewebszellen, ***Fibroblasten***, produzieren die Fasern und sorgen durch die Freisetzung von Enzymen und den Katabolismus bestimmter Makromoleküle für die Erneuerung von Gewebe. Sie passen sich Belastungen an, d. h. legen nach einer mechanischen Stimulation mehr Kollagen an oder bauen bei Bewegungsmangel Kollagen ab. In einem Zyklus von etwa zwei Jahren wird so das gesamte Fasziengewebe erneuert.
- ***Matrix*** ist die Flüssigkeit, die Fasern und Zellen umgibt. In Abhängigkeit von der Art des Bindegewebes unterscheidet sich ihre Zusammensetzung. In ihr finden sich Proteoglykane, die Nährstoffe speichern können, Wasser, Blutgefäße, Lymph- und Fettzellen (Adipozyten), Mastzellen, Makrophagen sowie Nervenendigungen.

Die genaue Kombination der Bestandteile einer Faszie ist verschieden, je nachdem, an welcher Körperstelle sie sich befinden und welche Funktion sie hat.

Funktionen

Die Bindegewebstypen unseres Körpers sind in ihrer Zusammensetzung und Lage sehr verschieden, haben aber alle folgende Funktionen:

- Sie umhüllen die verschiedenen Strukturen und sorgen wie ein Schmierfilm für ein reibungsloses Gleiten der Muskelstränge und Organe. Sie polstern, schützen und geben Struktur. Zum Beispiel sorgt das Fasziengewebe dafür, dass sich die inneren Organe bei einem plötzlichen Druck von außen verschieben und sich in ihre ursprüngliche Lage zurückverlagern können.
- Durch Dehnspannung und Weiterleitung von Kräften sind sie wichtig für die Krafterzeugung, je elastischer, desto mehr Kraft wird erzeugt. Die Faszie kann durch ihre Elastizität die auf den Körper einwirkenden Kräfte dämpfen, dabei spielen die Proteoglykane eine wichtige Rolle, da sie aufgrund ihrer Viskoelastizität stoßdämpfend wirken. Durch Bewegungen ist die Faszie aber auch ein Energiespeicher.
- Die Faszie ist aufgrund ihrer Fähigkeit Wasser aufzunehmen ein Wasserspeicher und wichtig für die Versorgung des umliegenden Gewebes. Flüssigkeitsmangel kann das Gewebe fest und unflexibel machen.
- Eine weitere wichtige Aufgabe des Fasziennetzwerks ist die Reizwahrnehmung und -weiterleitung, denn es enthält periphere Nervenenden. Durch die Nozi- und Propriozeptoren reagieren die Fasern auf Druck, Schwingung und Temperatur und nehmen Änderungen der Bewegung sowie des chemischen Milieus wahr. Diese Informationen werden an das Gehirn weitergeleitet, sodass wichtige Daten zu Veränderungen in der Spannung verarbeitet und eine entsprechende Reaktion bewirkt wird. Das kann eine Entspannung, aber auch eine Umorganisation ihrer inneren Struktur sein [239].

KLINISCHER BEZUG

Fasziendysbalance und -adhäsionen
Einseitige Belastung, Bewegungsmangel und Dehydration können zu einer Einbuße der Funktionsfähigkeit der Faszie führen. Es kommt zu einer Überbelastung des Gewebes, und die Fasernetzstruktur bildet ungeordnete Querverbindungen. Es kann verfilzen, verkleben und schließlich verhärten, sodass die Faszie ihre Zugkraft und Flexibilität verliert. Die Folgen sind Einschränkung der Kontraktions- und Dehnfähigkeit der Muskeln – Bewegungseinschränkungen – Schmerzen – Schonhaltung.

PRAXISTIPP

Therapiemöglichkeiten bei Fasziendysbalance

Ziele von „Faszientherapien“ sind die Wiederherstellung der optimalen Dehnfähigkeit und Spannkraft, die Steigerung der Durchfeuchtung des Gewebes und damit eine reibungslose Mobilität der langen Faszienbahnen. Um die Faszien zu einer „Harmonisierung“ und Energiesteigerung zu bringen, wird eine spezielle myofasziale Behandlung durchgeführt. Wie spezifisch eine „Faszientherapie“ wirkt, ist allerdings nicht abschließend geklärt.

Bei der ***direkten Dehntechnik*** wird mit sanften und dehnenden Griffen die Faszie sowohl in Längsrichtung als auch quer zu den Fasern gedehnt. Das wird erst mit wenig Druck, dann mit Drucksteigerung durchgeführt. Dabei wird im Geweberhythmus von 4–8 Zyklen/min und vor allem an den sog. Fixpunkten – Läsionszonen – mit der ganzen Hand, den Fingern oder Daumen gearbeitet [197].

Eine weitere Möglichkeit bietet die ***Bindegewebsmassage*** (▸ **Abb. 1.70**). Es handelt sich um eine Haut-, Unterhaut und Faszientechnik, die zur Behandlung der Bindegewebszonen eingesetzt wird. Das betroffene Gebiet wird durch Dehnreize mit Hilfe einer bestimmten Zug-, Strich- oder Schiebetechnik behandelt. Dazu werden beispielsweise die Fingerkuppen von Mittel- und Ringfinger, in mittlerer Flexionsstellung in den Fingergelenken, aufgesetzt und in bestimmte Richtungen verschoben [55].

Auch ***Rolfing*** (▸ **Abb. 1.71**) ist eine Methode, bei der Verhärtungen gelöst werden sollen und die damit zum Ausgleich von Spannungen im Fasziennetz eingesetzt wird. Bei dieser Technik wird ein langsamer, intensiver Druck in das Bindegewebe ausgeübt. Je nach Körperregion und Tiefenschicht werden dafür Fingerkuppen, Knöchel, Handflächen oder Ellbogen eingesetzt [236].

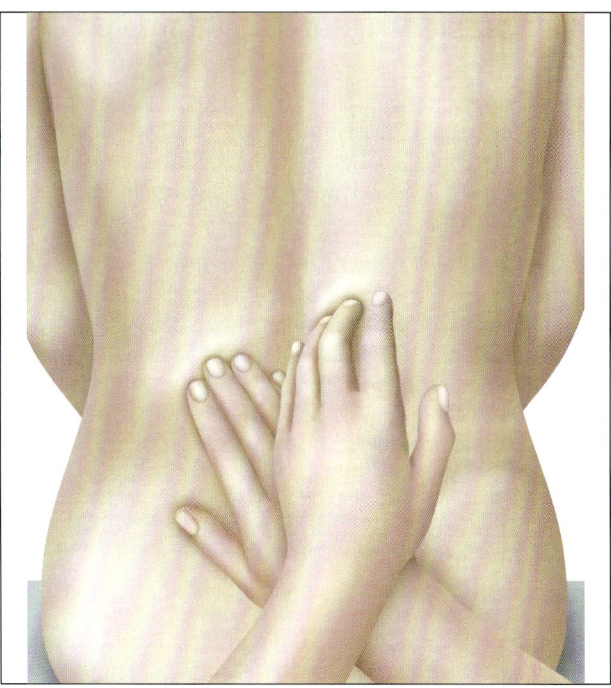

Abb. 1.70 Therapie bei Fasziendysbalance: Bindegewebsmassage.

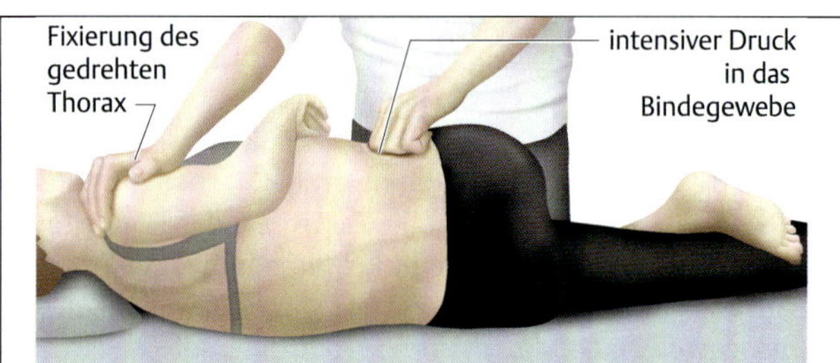

Abb. 1.71 Therapie bei Fasziendysbalance: Rolfing.

Faszientraining

Gesundes Bindegewebe ist elastisch, aber fest und kann außergewöhnliche Belastungen und kurzzeitige Stresssituationen bewältigen. Um das zu erhalten bzw. eine normale Gewebesituation wiederherzustellen, wird von Therapierenden sog. „Faszientraining" eingesetzt, zudem eine ausgewogene Ernährung sowie ausreichende Flüssigkeitsgabe. Ein trainiertes Fasziengewebe soll die Balance optimieren, die Koordination und den Krafteinsatz. Wichtig ist, dass das Training regelmäßig stattfindet. Wie spezifisch ein „Faszientraining" auf Faszien wirkt, ist nicht abschließend geklärt.

Das Fasziengewebe reagiert vor allem auf Dehnungsreize und wird stimuliert.

Pilates mit seinem ganzheitlichen Körpertraining aktiviert, entspannt und dehnt Muskeln, hat aber auch Übungen zur Verbesserung der Feinmotorik, Koordination und Wahrnehmung integriert [79].

Ein „Faszientraining" besteht aus vier Prinzipien:

1. Rebound Elasticity: Für den zusätzlichen Aufbau von elastischen Fasern eignen sich leicht federnde und elastische Bewegung und Schwünge in Dehnstellung. Die Faszienstrukturen werden in eine Vorspannung gebracht, sodass die gespeicherte Energie in der anschließenden Bewegung freigesetzt wird. Die Muskeln können effektiver arbeiten und mehr Kraftleistung erbringen.

2. Fascial Stretch: Um die langen Fasern in alle Richtungen zu ziehen, sollte ein endgradiges, dreidimensionales bzw. spiralförmiges Dehnen über mehrere Gelenke dynamisch ausgeführt werden. Weiche elastische und langsam ausgeführte Dehnungen stimulieren dabei das Fasziennetzwerk.

3. Fascial Release ist eine Methode, um die Faszien geschmeidig zu erhalten bzw. zu machen, indem die Betroffenen selbst mit Hilfe einer festen Schaumstoffrolle die Bindegewebsstrukturen unter sanften Druck setzen. Die Intensität des Druckes kann variiert werden, je nach Festigkeit der Rolle.

Beispiel für die Fascia thoracolumbalis (▸ **Abb. 1.72**): Die Rolle wird an der Wand angelegt und der Lumbalbereich dagegengelehnt, die Beine werden gegrätscht und leicht gebeugt, die Hände liegen entweder auf den Oberschenkeln oder hängen herunter. In dieser Position drückt der Lumbalbereich gegen die Rolle und es werden sehr langsame kleine Rollbewegungen (nicht mehr als 2 cm) nach oben und unten durchgeführt. Dann langsam die Rolle weiter nach oben rollen und die nächste Stelle bearbeiten, wobei der Verlauf der Faszie berücksichtigt wird. Um die quer verlaufenden Faszienteile zu behandeln, kann die Rolle längs und seitlich am Rumpf angelegt werden. Ein sog. Wohlschmerz zeigt ein gut dosiertes Umgehen mit der Rolle an, ein extremer oder stechender Schmerz ist Zeichen einer Überdosierung.

4. Sensory Refinement: Eine wichtige Voraussetzung für Bewegung ist eine intakte sensomotorische Körperwahrnehmung. Das aktive Erleben und Spüren des eigenen Körpers steht dabei im Mittelpunkt, z. B. durch Koordinationsübungen und ein propriozeptives Training. Dabei sollten die Übungen einmal langsam fließen, aber auch mit schnellen dynamischen Bewegungen wechseln, um die Wahrnehmungskapazität des Gewebes zu fordern [183], [239].

Auch die Trainingsmethoden des ***QiGong*** eignen sich gut, denn es wird mit langsamen und fließenden Bewegungen gearbeitet, die den Körper in permanenter Spannung halten.

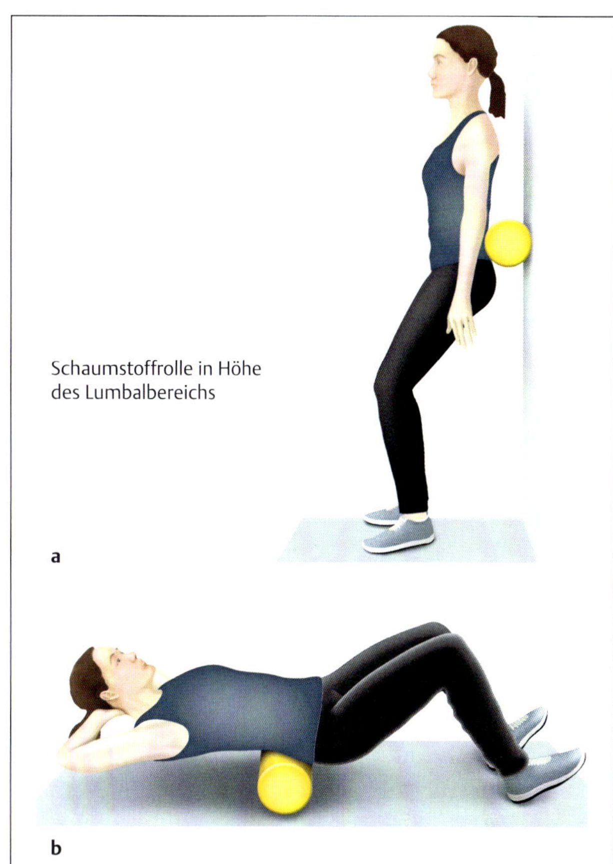

Abb. 1.72 Fascial Release für die thorkolumbale Faszie mit der Schaumstoffrolle.
a An der Wand.
b In Rückenlage.

Bauchfaszie

Die ***Fascia abdominalis superficialis*** überzieht oberflächlich die vordere Bauchwand. Sie verbindet sich kraniolateral mit der Fascia axillaris.

Die Fascia abdominalis transversalis ist die innere Bauchfaszie und verläuft an der dorsalen Wand des M. rectus abdominis, zieht über den M. quadratus lumborum und kranial als dünne Schicht über die abdominale Fläche des Diaphragmas. Sie verbindet sich mit dem Peritoneum parietale an der Innenfläche der Bauchhöhle, und im Bereich der Crista iliaca mit der Fascia iliaca, die die Fossa iliaca interna auskleidet. Sie reicht vom Ursprung des M. psoas major bis zu seinem Ansatz am Trochanter minor, wo sie sich als Fascia femoralis fortsetzt.

Fascia thoracolumbalis

▸ **Abb. 1.74**, ▸ **Abb. 1.75**

Die thorakolumbale Faszie besteht aus mehreren faszialen Schichten. Viele Muskeln des Rumpfes und der Extremitäten entspringen bzw. inserieren hier.

Die ***posteriore Schicht*** besteht aus zwei Faserschichten, einer Lamina superficialis und einer Lamina profunda. Die ***Lamina superficialis*** wird von der Aponeurose des M. latissimus dorsi gebildet, ihre Ausrichtung ist schräg von kaudal-medial nach kranial-lateral. Die ***Lamina profunda*** besteht hauptsächlich aus vertikalen Faserzügen mit einigen horizontalen Anteilen und setzt sich aus der dorsalen Aponeurose des M. erector spinae zusammen. Faseranteile, die von den Procc. spinosi L 2–4 kommen, verbinden sich am lateralen Rand des M. iliocostalis lumborum mit der Lamina superficialis. Dieser Bereich ist deutlich verdickt und wird als laterales Blatt [35] oder lumbales interfasziales Dreieck bezeichnet, das dem M. transversus abdominis und M. obliquus internus als Ursprung dient.

Die ***mittlere Schicht*** zieht zu den Spitzen der Procc. costales der lumbalen Wirbel und ihren intertransversalen Bändern und grenzt den M. quadratus lumborum nach dorsal zum M. erector spinae ab. Dieser Teil der Faszie dient Teilen der autochthonen Rückenmuskeln als Ursprung.

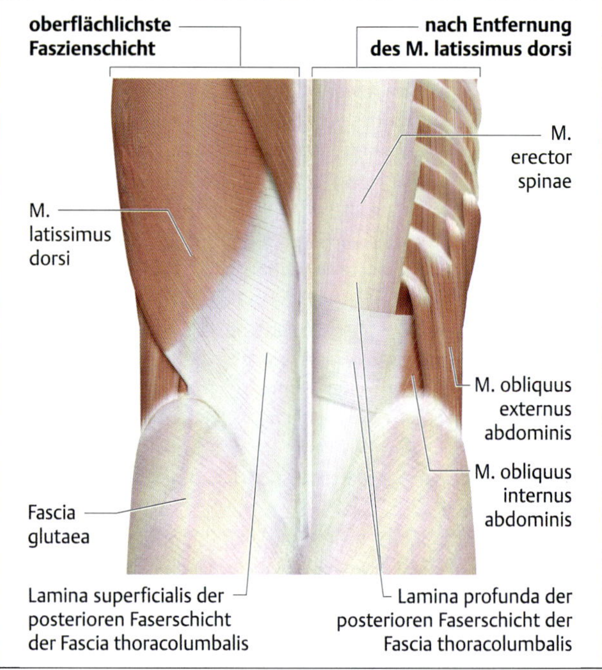

Abb. 1.73 Posteriores Blatt der Fascia thoracolumbalis.
Linke Seite: Lamina superfiacialis.
Rechte Seite: Lamina profunda.

Die ***anteriore Schicht*** inseriert an den Basen der Procc. costales der Lendenwirbel, am Lig. iliolumbale und an der Crista iliaca. Sie bedeckt als dünne Faszie die anteriore Fläche des M. quadratus lumborum und verbindet sich mit der Psoasfaszie und den Ligg. intertransversarii.

Auch die mittlere und anteriore Schicht gehen lateral in das laterale Blatt bzw. das lumbale interfasziale Dreieck über.

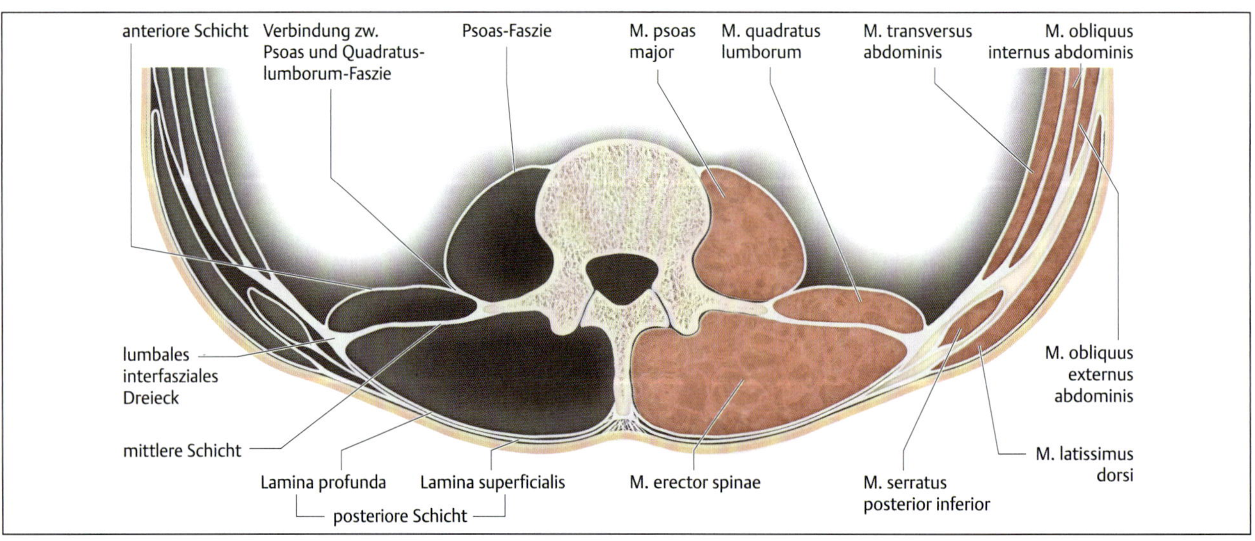

Abb. 1.74 Fascia thoracolumbalis, transversaler Schnitt in Höhe von L 3.

FUNKTIONELLE HINWEISE

Funktionen der Fascia thoracolumbalis ▸ **Abb. 1.75**

Stabilisierungsfunktion: Sie ist das Zentrum der Kraftübertragung der unteren Extremität über das Becken zum Rumpf bis zur oberen Extremität. Zum Beispiel übertragen M. latissimus dorsi und M. glutaeus maximus Kräfte zur Gegenseite nach kaudal oder kranial. Außerdem wird die Spannung in der Faszie durch Bewegung in den Hüftgelenken, Becken und Rumpf unmittelbar beeinflusst.

Wie ein breiter Gürtel stabilisiert sie in Zusammenarbeit mit den Bauchmuskeln, vor allem des M. transversus abdominis, den Lumbalbereich. Eine nach lateral gerichtete Spannung der Faszie wird durch diesen Muskel und einige Fasern des M. obliquus internus ausgeübt.

Bedingt durch den unterschiedlich Verlauf der beiden Faserschichten der Lamina superficialis entstehen schräge Spannungslinien. Im Bereich der Procc. spinosi kann eine nach kaudal gerichtete Kraftkomponente durch oberflächliche Fasern und eine nach kranial gerichtete Kraftkomponente durch tiefe Fasern unterschieden werden, die somit für eine segmentale Stabilisierung sorgen (▸ **Abb. 1.47**).

Beeinflussung der Atmung: Über die Faszie des M. quadratus lumborum stellt sie eine Verbindung zum Diaphragma her und kann die Atmung beeinflussen.

Sensorische Funktion: Zahlreiche proprio- und nozizeptive Rezeptoren in der Faszie haben einen großen Einfluss auf die Sensomotorik der Rumpf- und Gesäßmuskulatur.

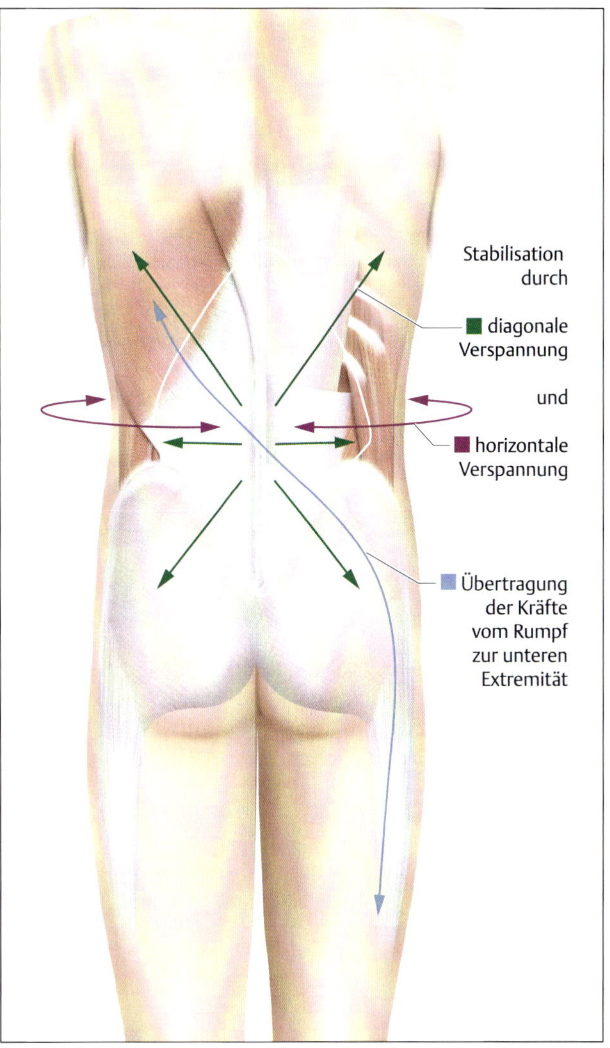

Abb. 1.75 Stabilisierungsfunktion der Fascia thoracolumbalis.

1.5 Vaskuläre Aspekte der LWS

1.5.1 Arterielle Versorgung des Bauchraums und des Bewegungssegments

Aorta abdominalis

▸ Abb. 1.76

Die Aorta abdominalis ist Teil der Aorta descendens und die Fortsetzung der Aorta thoracica. Sie reicht vom Hilus aortae im Diaphragma, der etwa in Höhe des 12. Brustwirbels liegt, bis zum 4. Lendenwirbel, wo sie die Bifurcatio aortae bildet und sich in die beiden Aa.iliaca communes teilt. Sie verläuft links der Medianebene.

Die Abschnitte richten sich nach den Abgängen der Nierenarterien, sodass es einen kranialen, suprarenalen und kaudalen, infrarenalen Abschnitt gibt.

Abgänge:

- Die ***A. phrenica inferior*** entspringt rechts und links, kurz nach dem Hilus, der Aorta und versorgt den jeweils kaudalen Abschnitt des Diaphragmas.
- Der ***Truncus coeliacus*** ist ein kurzer Ast, der ventral nach dem Hilus aus der Aorta zieht und sich sofort in die ***A. hepatica communis*** zur Leber, ***A. gastrica*** für die Versorgung des Magens und ***A. linealis*** für die Milz aufteilt.
- Die ***A. mesenterica superior*** entspringt der Aorta im kranialen Abschnitt nach ventral und versorgt die Verdauungsorgane des Oberbauchs.
- Die ***Aa. renales dextra et sinistra*** ziehen zu den Nieren.
- Die ***Aa. testiculares dextra et sinistra*** ziehen steil nach kaudal beim Mann zur Versorgung von Hoden und Samenleiter, die ***Aa.ovaricae dextra et sinistra*** bei der Frau zu den Ovarien.
- Die ***Aa. lumbales dextra et sinistra*** gehen jeweils in Höhe der Bewegungssegmente nach dorsal-lateral aus der Aorta ab und ziehen um die Wirbelkörper nach dorsal, wo sie den Knochen, das Rückenmark und umgebende Bänder und Muskeln versorgen.
- Die ***A. mesenterica inferior*** zieht im distalen Aortenabschnitt etwa in Höhe von L3 nach ventral-kaudal zur Versorgung der kaudalen Verdauungsorgane.
- Die ***Aa. iliacae communes dextra et sinistra*** dienen der Versorgung von Becken, Sakrum und Bein.

A. iliaca communis

▸ Abb. 1.76

In Höhe von L4 teilt sich die Aorta in eine rechte und linke A. iliaca communis, die sich in Höhe von L5/S1 wiederum in die Aa.iliaca externa und interna aufteilt.

Die ***A. iliaca interna*** verzweigt sich in ventrale und dorsale Äste. Die ventralen versorgen vor allem die umliegenden Organe, die dorsalen durch die Aa. iliolumbales die Segmente L5–S5.

Die ***A. iliaca externa*** geht in die A.femoralis über und zieht unter dem Lig. inguinale weiter nach distal.

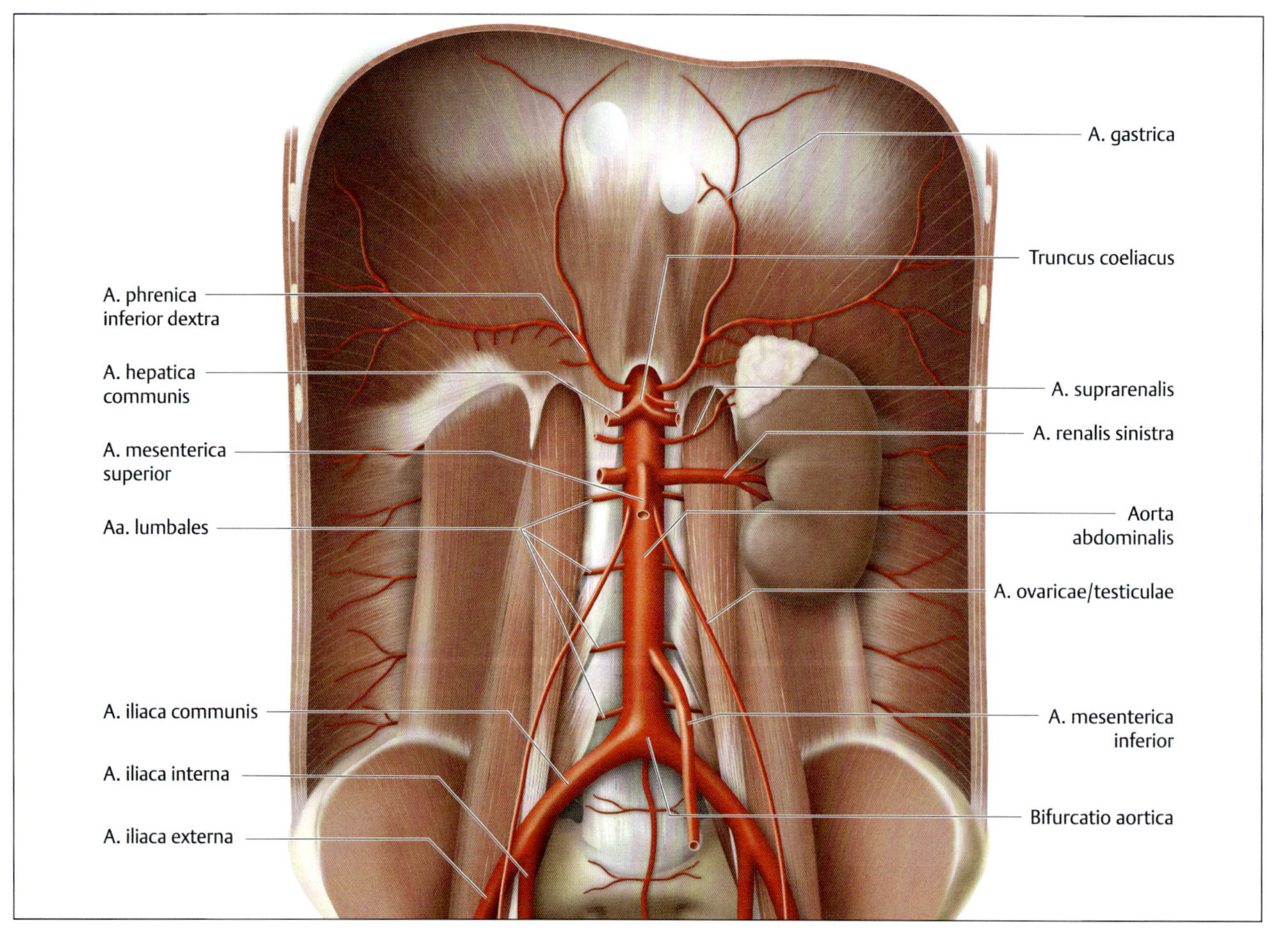

Abb. 1.76 Arterien des Bauchraums.

KLINISCHER BEZUG

Aortenaneurysma ▸ **Abb. 1.77**

Das Aneurysma ist eine spindel- oder sackförmige Ausweitung der Aorta. Am häufigsten sind Aneurysmen im kaudalen Abschnitt der Aorta abdominalis lokalisiert. Ursachen können degenerative Veränderungen der Gefäßwand, vor allem der mittleren und äußeren Schicht sein.

Die Kollagenfasern lockern und die Wände weiten sich. Im Aneurysma siedeln sich Thromben an, die sich lösen und eine Embolie in den Beinarterien oder Bauchorganen verursachen können. Eine weitere Komplikation kann die Ruptur des Aneurysmas sein, wobei auch nach einer Notoperation die Überlebenschance sehr gering ist. Kardiovaskuläre Risikoerkrankungen, z. B. hoher Blutdruck, sowie das Rauchen können die Bildung eines Aneurysmas beschleunigen.

Das Aortenaneurysma verläuft meist symptomlos, manche Patienten berichten von seltenen scharfen, dumpfen Schmerzen im Brust- und Rückenbereich. Häufig sind es Zufallsbefunde, z. B. bei einer Ultraschalluntersuchung, die zur Diagnose führen.

Therapie: endovaskuläre Aorten-Stentimplantation: Über die Leistenarterie und ein Kathetersystem wird eine zusammengefaltete Stentprothese aus Metall unter Röntgenkontrolle in das Aneurysma eingebracht und dort aufgespannt. Die Metallgitterstruktur des Stents übt einen Druck nach außen aus, sodass dieser von selbst innerhalb des Gefäßes fest sitzt und die krankhafte Stelle abdichtet bzw. den erweiterten Gefäßabschnitt entlastet.

Bauchaortenstenose

Die sog. Plaques schädigen die Wandstruktur und führen dazu, dass das Gefäß seine Elastizität verliert, es verhärtet. Außerdem führen sie zu einer Einengung der Aorta abdominalis, die bis zum Verschluss führen kann, was Folgen für die Durchblutungssituation für den Bauchraum und die Beine hat.

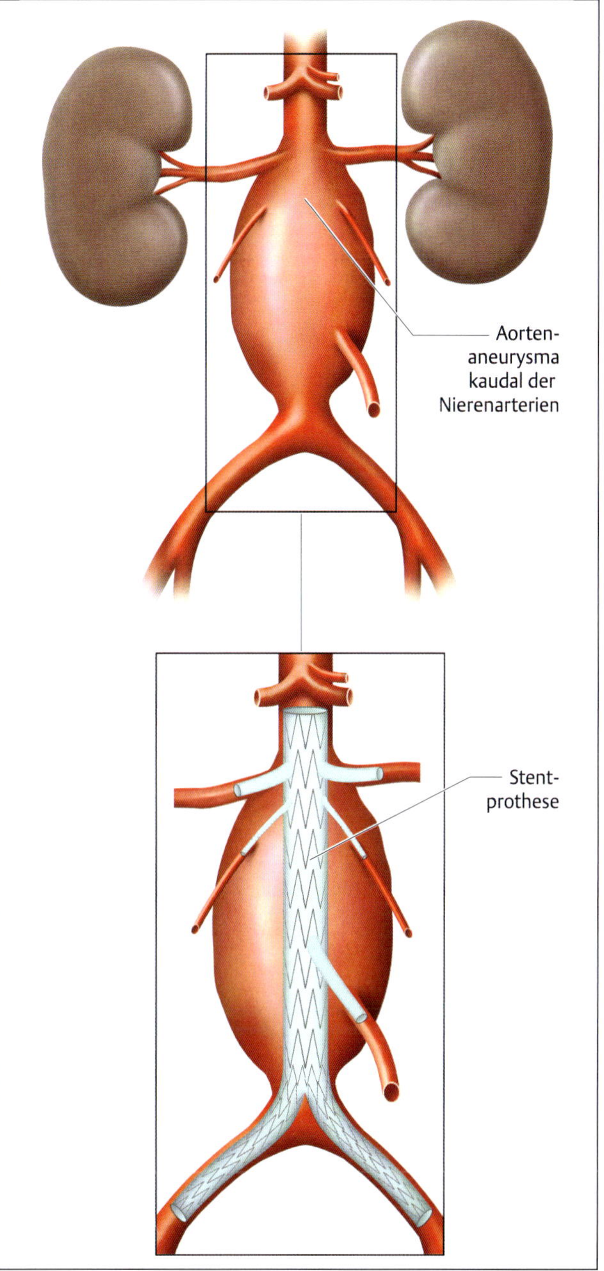

Abb. 1.77 Aortenaneurysma und Versorgung mit Stentprothese.

Aa. lumbales

▸ Abb. 1.78, ▸ Abb. 1.79

Die Aa. lumbales verlassen die Aorta auf Segmenthöhe. Sie geben auf dem Weg nach dorsolateral Äste in den M. iliopsoas und zum Peritoneum ab. Mit den Arterien der oberen und unteren Etage bilden sie Anastomosen. Die distalste Aufzweigungen der Aa. lumbales liegt in Höhe von L4.

Die Aa. lumbales teilen sich in unmittelbarer Nähe des Foramen intervertebrale in einen Ramus spinalis und Ramus dorsalis.

Der ***Ramus spinalis*** teilt sich in Äste zur Versorgung des Wirbelkörpers und der Dura mater auf, sowie in die ***Aa. radiculares***, die mit den Radices anterior und posterior in den Spinalkanal gelangen und die Cauda equina über die A. spinalis anterior und Aa. spinales posteriores dextra und sinistra versorgen.

Die ***Aa. radiculares anteriores et posteriores*** verzweigen sich in aufsteigende und absteigende Äste und verbinden sich mit den Arterien des nächsten Segments. So entstehen die Trunci arteriosi spinales.

Der ***Ramus dorsalis*** versorgt auf seinem Weg nach dorsal die knöchernen Strukturen, Bänder und Muskulatur, sowie die Haut.

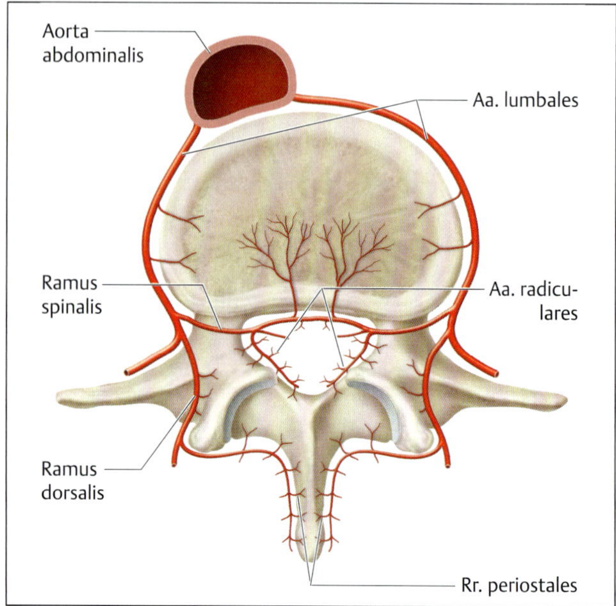

Abb. 1.78 Arterien des Bewegungssegments der LWS.

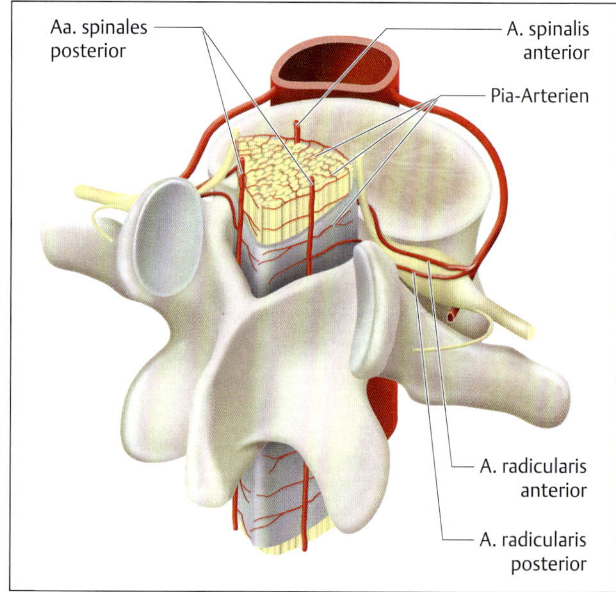

Abb. 1.79 Arterielle Versorgung der Strukturen im lumbalen Spinalkanal.

1.5.2 Venöse Ableitungen aus dem Bauchraum und Bewegungssegment

V. cava inferior

▸ **Abb. 1.80**

Die V. cava inferior transportiert sauerstoffarmes Blut aus der unteren Extremität, sowie der Becken-und Bauchregion zum rechten Vorhof. Sie besitzt keine Venenklappen und entsteht aus dem Zusammenfluss der rechten und linken Vena iliaca communis, etwa in Höhe von L 4/5.

Ab hier zieht die großlumige Vene retroperitoneal rechts von der Aorta und an der ventrolateralen Seite der Wirbelkörper nach kranial. Durch das Foramen venae cavae im Diaphragma tritt sie in den Thorax, wo sie im Mediastinum zum Herz zieht.

Zuflüsse:

Die ***Vv. lumbales 1–5*** verlaufen parallel zu den gleichnamigen Arterien und drainieren das Blut aus allen Strukturen der Bewegungssegmente der Lendenwirbelsäule. Sie verbinden sich mit den longitudinalen ***Vv. lumbales ascendentes***, die dorsal des M. iliopsoas und ventral der Procc. costales nach kranial verlaufen. Dabei verbindet die linke V. lumbalis ascendens die V. iliaca communis sinistra mit der V. hemiazygos und die rechte die V. iliaca communis dextra mit der V. azygos des Thorax.

Die ***Vv. renales dextra et sinistra*** bilden mit der V. cava ein Venenkreuz, das gegenüber des arteriellen Kreuzes versetzt rechts und kaudal liegt. Die Vv. renales verlaufen ventral der Arterien. Die rechte Nierenvene ist etwa 2,5 cm lang, die linke 7,5 cm; da sich die V. cava rechts der Medianebene befindet, muss sie einen längeren Weg zurücklegen. Dabei verläuft sie in einem Engpass, der durch die A. mesenterica superior und Aorta gebildet wird. In die linke V. renalis münden die V. phrenica inferior sinistra, V. testicularis/ovarica, V. suprarenalis und V. lumbalis.

Die ***V. suprarenalis dextra*** ist ein kurzes Gefäß, das aus der Nebenniere venöses Blut etwa in Höhe der 12. Rippe in die V. cava leitet.

Vv. hepaticae (Lebervenenstern): Drei Lebervenen sammeln das venöse Blut aus den verschiedenen Leberlappen und münden in gleicher Höhe unmittelbar kaudal des Foramen cavae im Diaphragma in die V. cava inferior. Das Blut aus Magen, Milz und Pankreas gelangt über die V. portae hepatis zur Leber und von dort in die Vv. hepaticae.

Die ***V. phrenica inferior dextra*** drainiert den kaudalen Zwerchfellteil und mündet kurz vor dem Foramen cavae in die Vena cava inferior.

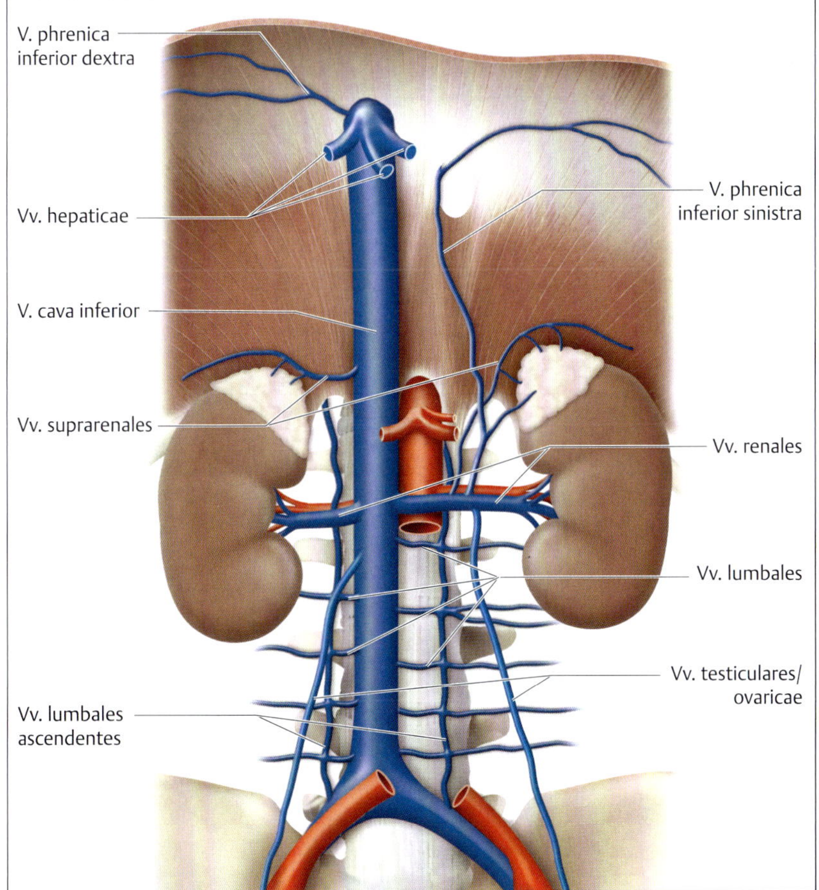

Abb. 1.80 Venen im Bauchraum.

KLINISCHER BEZUG

Vena-cava-Syndrom

Während der Schwangerschaft, meist im 3. Trimenon, kann durch den großen Uterus und das Gewicht des Fötus Druck auf die untere Hohlvene ausgeübt werden, vor allem, wenn die werdende Mutter auf dem Rücken liegt. Der venöse Rückstrom ist bei diesem Kompressionssyndrom gestört, und dies kann zu einer Verringerung des Herzzeitvolumens führen. Die Schwangere klagt plötzlich über Schwindel, Atemnot und Schweißausbrüche, sie ist sehr blass und kann ohnmächtig werden. Da der Fötus nicht mehr optimal mit Sauerstoff versorgt wird, muss sofort gehandelt werden. In der Regel reicht ein sofortiger Stellungswechsel in Linksseitlage aus, denn da die Vene rechts der WS verläuft, wird sie sofort entlastet.

Raumfordernde Erkrankungen wie Schwellungen und Tumoren können ebenfalls dieses Syndrom auslösen, z. B. bei Leberkrebserkrankungen. Die Symptome beginnen in diesem Fall schleichend.

Intradurales System

▸ Abb. 1.81

Das intradurale Venensystem besteht aus den longitudinal verlaufenden ***Vv. spinales anterior et posterior***, die über ***Vv. centrales*** und weitere kleine Äste das Blut aus dem Rückenmark drainieren. Sie münden über die Vv. radiculares anterior et posterior in die V. intervertebralis.

Extradurales System

▸ Abb. 1.82

Das extradurale System besteht aus Plexus venosi vertebrales externus und interni.

Der ***Plexus venosus vertebralis externus*** wird gebildet von Venen, die zwischen den Proc. spinosi und den Laminae bis zum Foramen intervertebrale verlaufen. Sie münden in die Vv. lumbales, Vv. lumbales ascendentes und den Plexus venosus vertebralis internus.

Der ***Plexus venosus vertebralis internus anterior*** besteht aus zwei großen Längsvenen, die unmittelbar dorsal des Lig. longitudinale posterius verlaufen und mit vielen Queranastomosen verbunden sind. Sie nehmen das venöse Blut aus den ***Vv. basivertebrales*** der Wirbelkörper auf.

Der ***Plexus venosus vertebralis internus posterior*** befindet sich mit vielen kleineren Gefäßen im dorsalen Anteil des Spinalkanals, dabei bildet er ein regelrechtes Netz von kleinen Gefäßen.

Im Bereich des Foramen intervertebrale münden beide Plexus in die V. intervertebralis, die wiederum in die V. lumbalis ascendens und die segmentale V. lumbalis zieht. Außerdem verbinden sich die internen Plexus mit dem Plexus venosus vertebralis externus.

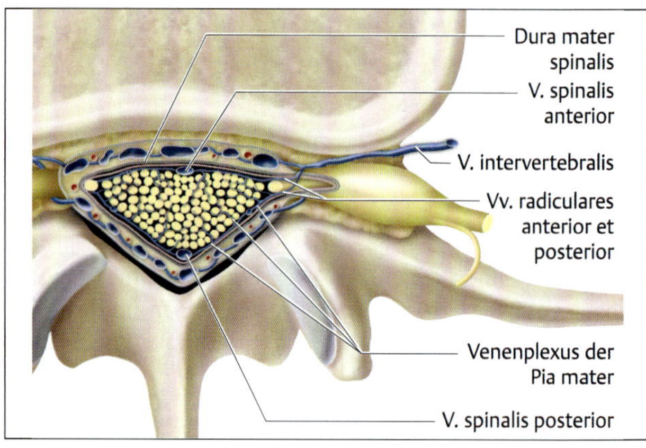

Abb. 1.81 Intradurales Venensystem.

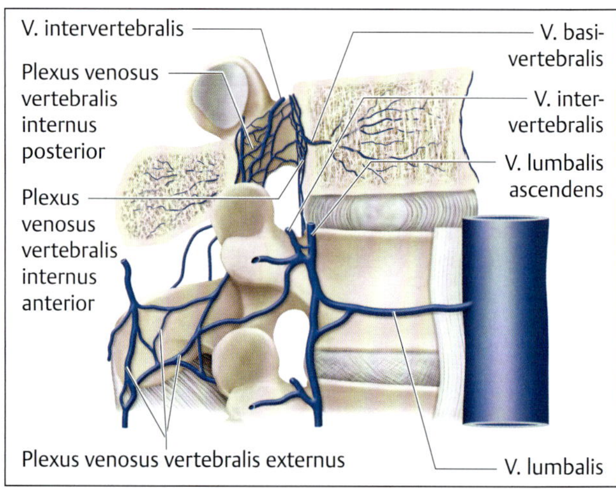

Abb. 1.82 Venen des Bewegungssegments der LWS.

FUNKTIONELLER HINWEIS

Die durch Bewegungen entstandene Verlängerung der Dura und des Rückenmarks hat Auswirkungen auf die Spannung des umgebenden Gewebes und damit Einfluss auf die Durchblutung und Drainage.

Eine ungehinderte Durchblutung in und aus der lumbosakralen Region ist für die normale Funktion der Nervenwurzel wichtig.

1.5.3 Lymphgefäßsystem

Parallel zu den Blutgefäßen ziehen Lymphbahnen durch den Körper und transportieren die Lymphflüssigkeit zum Herz. Sie spielen eine große Rolle beim Abtransport von Abfallstoffen aus den Zellen und der Immunabwehr von Krankheitserregern und Fremdkörpern. Im Gegensatz zu den Blutgefäßen sind die Lymphbahnen sehr zart und wegen ihrer Farbe schlecht erkennbar.

Lymphatische Organe

Zu den lymphatischen Organen gehören Thymus und das Knochenmark als Hersteller von Lymphozyten sowie Milz und Lymphknoten, in denen es zur Reinigung kommt.

Lymphe

Die Lymphe ist durchsichtig bis milchig-weiß und besteht aus Wasser, Eiweiß- und Fettmolekülen, zahlreichen Zellen (Makrophagen, B- und T-Lymphozyten), Elektrolyten und Serumproteinen (Immunglobuline) sowie Bakterien und Schadstoffen aller Art. Pro Tag werden etwa 2–3 Liter Lymphflüssigkeit produziert.

Lymphgefäße

▸ **Abb. 1.83**, ▸ **Abb. 1.84**

Die Lymphgefäße beginnen als Lymphkapillaren, die zwischen den Zellen des Körpergewebes eingebettet sind. Die zarte Gefäßwand besteht aus 3 Schichten, von innen nach außen sind das die Tunica intima, Tunica media und Tunica adventitia. Der Durchmesser liegt bei den kleinen Kapillaren bei 1/1000 mm, bei den großen Lymphstämmen bis zu 5 mm.

Sie besitzen zahlreiche Poren, damit die Substanzen in das Gefäß einströmen und weitergeleitet werden können. Mehrere Lymphkapillaren vereinen sich zu größeren Lymphgefäßen, die dann weiter zu den Lymphknoten ziehen. Sie transportieren Flüssigkeit aus der Haut und Unterhaut, Knochen und Gelenken, den Muskeln und inneren Organen in die Lymphknoten. Von diesen führen die Vasa efferentia zu den Lymphsammelgefäßen.

FUNKTIONELLER HINWEIS

Transport der Lymphe

Die Lymphkapillaren leiten die Lymphe zu sog. Sammelgefäßen, die die Lymphe durch Kontraktion ihrer Muskelschicht in der Tunica media weiter transportiert, wobei der Rückstrom durch Segelklappen gehemmt wird. Unterstützt wird dieser Transport durch:

- Muskeltätigkeit, die bei jeder Bewegung eine Kompression auf die Lymphgefäße ausübt,
- Pulsation der Arterien, die sich auf das Lymphgefäß überträgt, denn die Lymphgefäße ziehen meist mit einem Gefäß-Nerven-Strang,
- Darmperistaltik, da durch die Bewegung der Darmmuskulatur dort das Lymphsystem aktiviert wird.

Auch die Atmung spielt eine Rolle, denn da sie sowohl Unter- als auch Überdruck aufbaut, wird der Lymphfluss unterstützt.

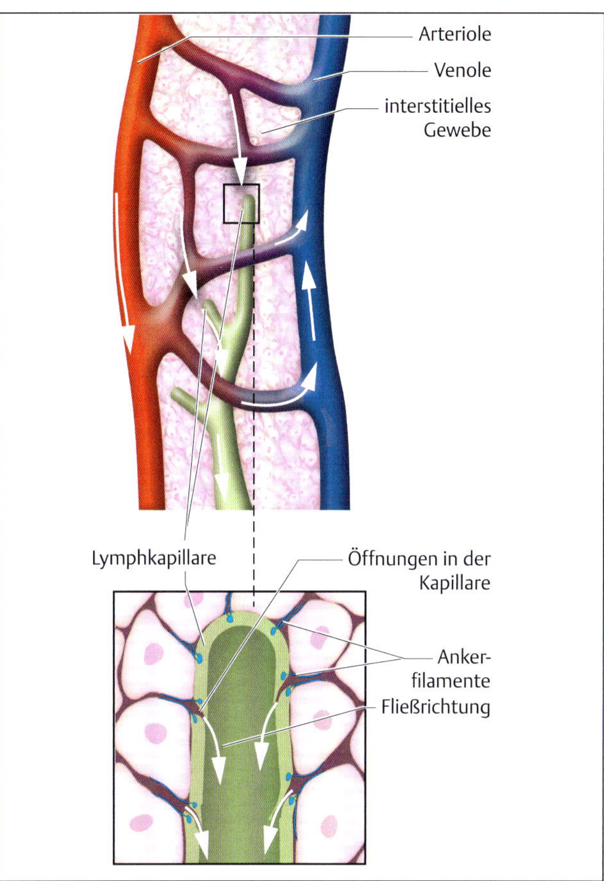

Abb. 1.83 Lymphkapillaren.

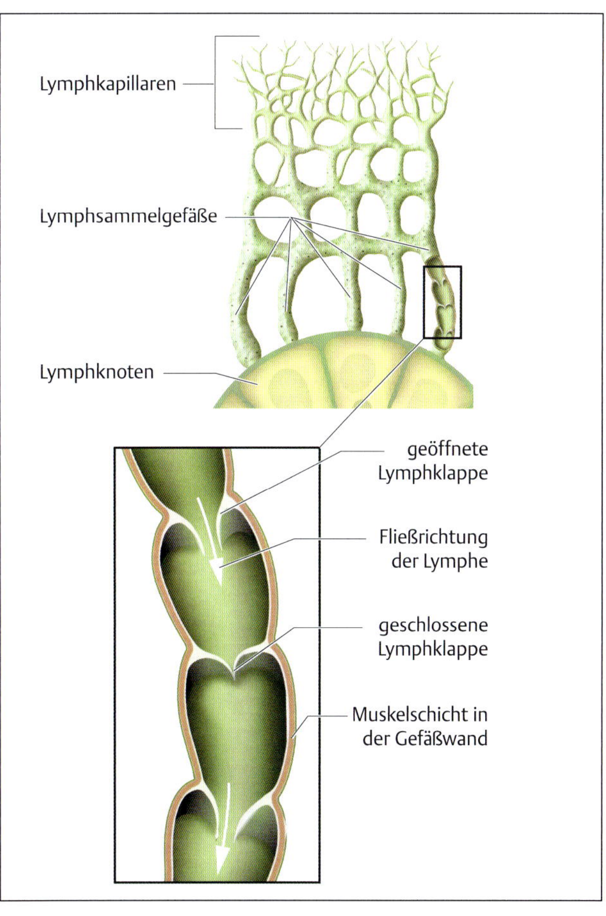

Abb. 1.84 Lymphsammelgefäße.

Lymphknoten

▶ Abb. 1.85

Die Lymphknoten, ***Nodi lymphatici***, sind Sammelstellen und dienen als Filter für die Lymphe aus dem Kopf- und Halsbereich, sowie aus den Extremitäten, weshalb viele Nodi am Hals und in der Klavikularegion, in der Achsel und der Leiste zu finden sind. Außerdem sind im Brust- und Bauchraum die inneren Organe von Lymphgefäßen und Lymphknoten umgeben.

Lymphknoten haben einen Durchmesser von 5–30 mm und sind oval bis bohnenförmig. Eine bindegewebige Kapsel umschließt die äußere Rinde, ***Cortex***, und das Mark im Innern, ***Medulla***. Von der Kapsel ziehen ***Trabekel*** in das Innere. ***Vasa afferentia*** durchbohren die Kapsel und ziehen in das Innere, der Abfluss der Lymphe erfolgt am Hilus durch die ***Vasa efferentia***. Im Lymphknoten wird die Lymphe gereinigt, denn hier finden sich zahlreiche B- und T-Lymphozyten, sowie Makrophagen.

Ein großer Teil der gereinigten Flüssigkeit wird schon hier in das Blut abgegeben, etwa 60 %, der andere Teil wird konzentriert, so dass aus 100 l Primärlymphe ein Konzentrat von 2 l entsteht. Dieses wird von den Nodi über die abführenden Lymphgefäße und weiter über größere Sammelgefäße und schließlich Lymphstämme, ***Trunci et Ductus lymphatici***, in die V. cava superior geleitet.

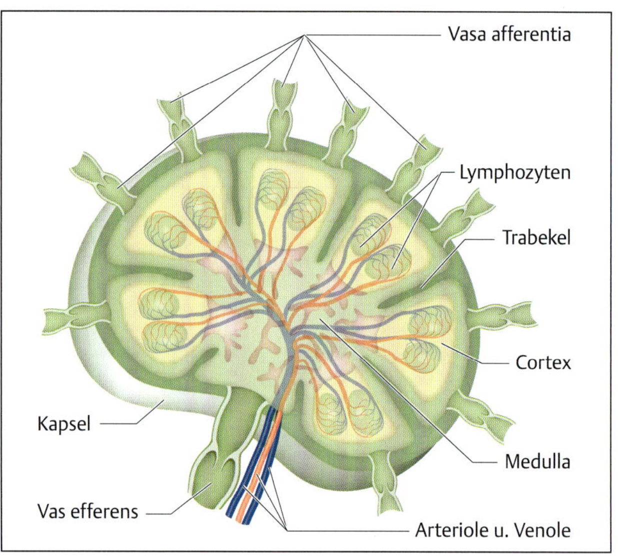

Abb. 1.85 Lymphknoten.

Lymphgefäße der Bauchhöhle

▶ Abb. 1.86, ▶ Abb. 1.87

Der Lymphabfluss aus der unteren Extremität, den Organen des Beckens und den Nieren gelangt über den ***Truncus lumbalis dexter et sinister*** in die Bauchhöhle und vereinigt sich mit dem Truncus intestinalis zur Cisterna chyli.

Der ***Truncus intestinalis*** regelt den Lymphabfluss aus Darm, Magen, Leber und Pankreas.

Die ***Cisterna chyli*** liegt dorsal der Aorta kurz vor dem Durchtritt durch das Diaphragma, ist länglich geformt und reicht vom kranialen Ende des 2. Lenden- bis zum 12. Brustwirbel.

Aus der Cysterna chyli entspringt der ***Ductus thoracicus***, der durch den Thorax zieht und in die linke V. jugularis mündet.

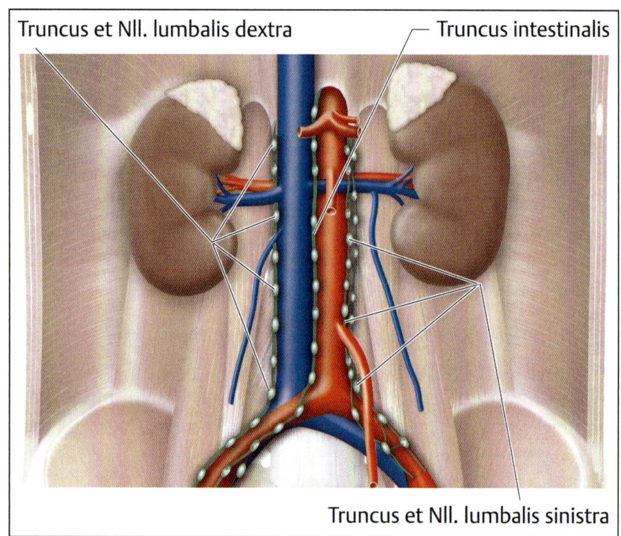

Abb. 1.86 Trunci lumbales und Truncus intestinalis.

Regionäre Lymphknotenstationen der Bauchhöhle

Aus den Organen gelangt die Lymphe zu den ersten Sammelstellen, den sog. regionären Lymphknoten. Das sind z. B. die Nodi lymphatici colici, gastrici, pancreaticolienales und hepatici. Von den regionären Lymphknoten aus wird die Lymphe zu den sog. Sammellymphknoten geleitet, z. B. den Nodi lymphatici lumbales et coeliaci.

Die ***Nodi lymphatici lumbales*** sind rechts und links entlang der Aorta abdominalis und Vena cava inferior angeordnet, sie nehmen die Lymphe der paarigen Bauchorgane und Beckenorgane auf.

Die ***Nodi coeliaci*** liegen um den Truncus coeliacus herum und nehmen die Lymphe aus Leber, Duodenum, Magen, Pankreas und Milz auf.

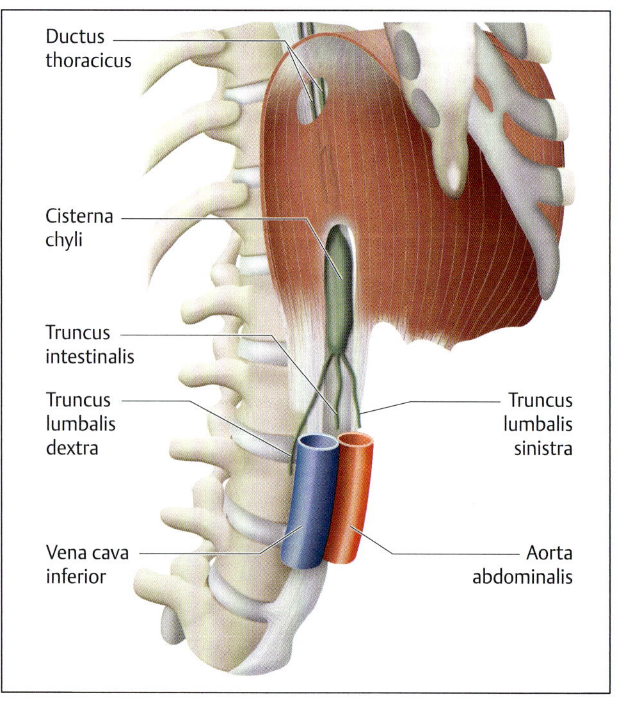

Abb. 1.87 Cisterna chyli.

1.6 Neuroanatomische Aspekte der LWS

1.6.1 Cauda equina

▸ Abb. 1.88

Bestandteile und Lage

Der unterste Abschnitt des Rückenmarks, ***Conus medullaris***, liegt auf Höhe des 2. Lendenwirbels. Ab dann befinden sich im Wirbelkanal Nervenwurzeln, ***Cauda equina***, sowie peridurales Gewebe, bestehend aus einem Gefäßgeflecht und Fettgewebe, die eine Verschiebeschicht darstellen und außerdem die Nerven gegen Stoßeinwirkungen abpolstern. Die äußere harte Hülle, ***Dura mater spinalis***, umhüllt die Cauda equina und bildet an ihrem unteren Ende den Duralsack, der in Höhe von S 2 endet. Nach innen hin liegt die Arachnoidea spinalis der Dura an.

Der Conus medullaris endet mit einem etwa 20 cm langen faserigen Faden, ***Filum terminale***, der an der dorsalen Wand des 2. Kokzygealwirbels befestigt ist. Das Filum terminale wird in zwei Abschnitte unterteilt: Der kraniale Abschnitt, ***Filum terminale internum***, ist etwa 15 cm lang und reicht bis zur Höhe von S 2. Er liegt innerhalb des Duralsacks und ist von den Nervensträngen der Cauda equina umgeben. Der kaudale Abschnitt, ***Filum terminale externum***, liegt außerhalb des Duralmantels, ist mit der Fortsetzung der Dura mater spinalis verwachsen und formt einen derben Strang.

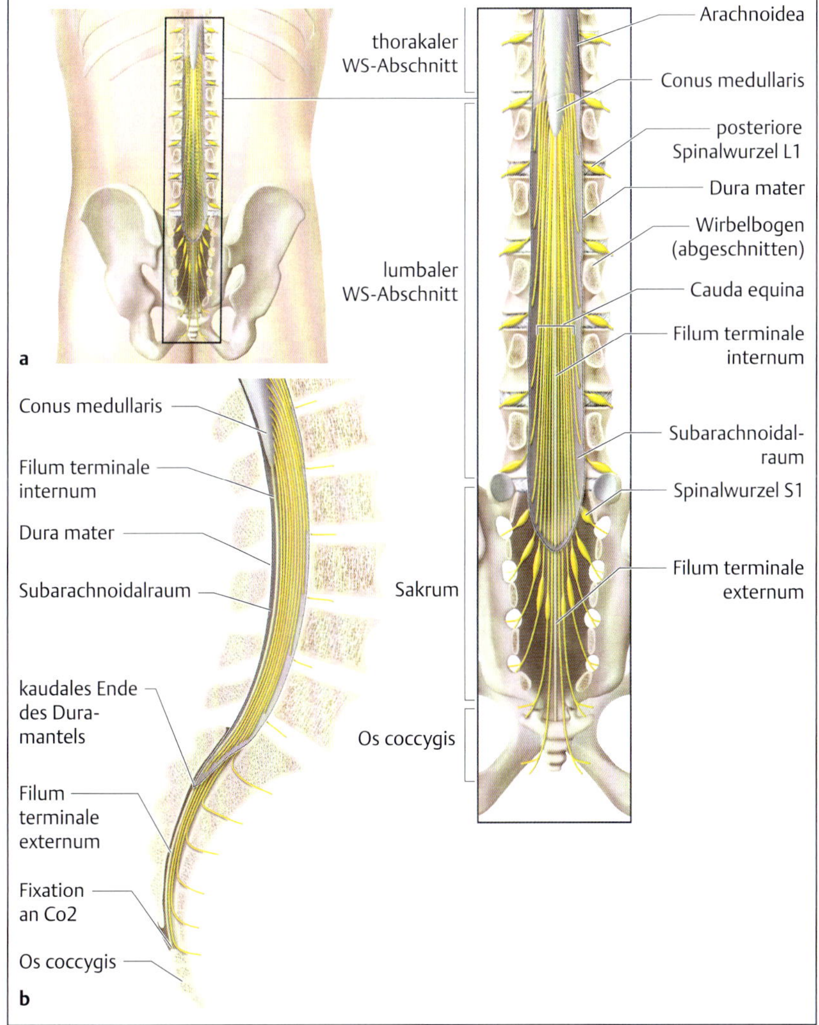

Abb. 1.88 Cauda equina.
a Ansicht von dorsal.
b Ansicht von lateral.

KLINISCHER BEZUG

Cauda-equina-Syndrom

▶ **Abb. 1.89**

Das Cauda-equina-Syndrom ist ein Querschnittssyndrom in Höhe der Cauda equina des Rückenmarks, kaudal des Conus medullaris. Ursachen sind unter anderem ein posteromedialer Bandscheibenvorfall, intraspinale Tumoren und können bei Versteifungsoperationen auftreten.

Symptome: Bei den meisten Menschen kommt es zunächst zu Rückenschmerzen, die bis über das Knie in einen oder beide Unterschenkel ausstrahlen, sowie Sensibilitätsstörungen im Bereich des unteren Rückens, Gesäß- und Oberschenkelbereichs, ***Reithosenanästhesie***. Oft kommen schlaffe Paresen der unteren Extremitäten im Bereich der betroffenen Nervenwurzeln dazu. Der Patellarsehnenreflex (L 4) und/oder der Achillessehnenreflex (S 1) fehlen. Zusätzlich können Defäkations-, Miktions- und Sexualfunktionsstörung auftreten.

Ein akutes Kauda-Syndrom ist ein Notfall, der einen sofortigen neurochirurgischen Eingriff notwendig macht. Wenn nicht innerhalb der ersten sechs Stunden nach Auftreten der typischen Beschwerden eine operative Dekomprimierung der gequetschten Nervenfasern erfolgt, werden die Nerven dauerhaft geschädigt, die Symptome chronisch und die Lebensqualität deutlich verringert.

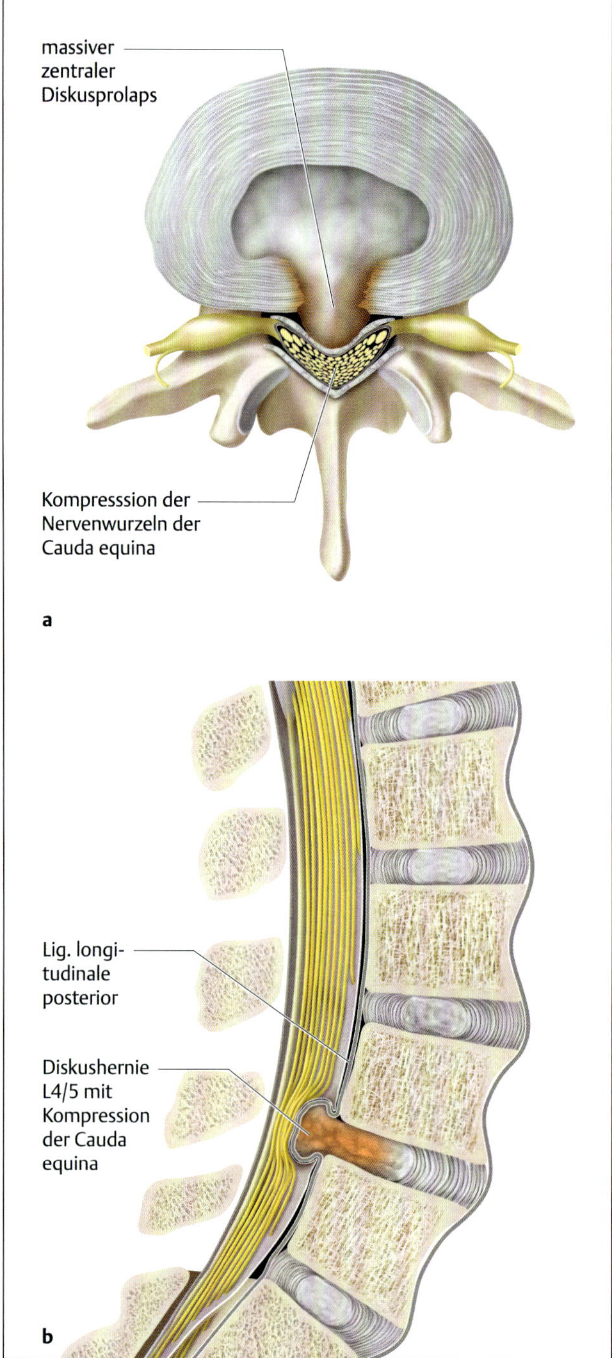

Abb. 1.89 Cauda-equina-Syndrom.
a Ansicht von kranial.
b Ansicht von lateral.

Verlauf der lumbalen und sakralen Nervenwurzeln

▸ Abb. 1.90

Ursprünglich liegen Austrittsstellen aus dem Rückenmark und Wirbelkanal in gleicher Höhe. Da das Rückenmark wesentlich kürzer ist als die Wirbelsäule, verschieben sich die Austrittsstellen der Spinalnerven aus dem Wirbelkanal zunehmend nach kaudal. Deshalb müssen die Nervenwurzeln der Lumbal- und Sakralnerven eine lange Strecke, bis zu 20 cm, im Wirbelkanal zurücklegen, bevor sie ihre entsprechenden Foramina intervertebralia erreichen.

Jede Wurzel ist umgeben von der Pia mater, der Arachnoidea und der Dura mater spinalis, die in das Endo-, Epi- und Perineurium des Spinalnervs übergehen.

Im Abgangsbereich der Nervenwurzeln bilden sich im Duralsack Ausstülpungen, die sog. ***Wurzeltaschen.*** In diesen verlaufen die sensorische Hinterwurzel, Radix posterior, und die dünnere motorische Vorderwurzel, Radix anterior. Die Wurzeltasche ist an zwei Stellen locker fixiert: am Hiatus duralis und an der äußeren Begrenzung des Foramen intervertebrale. Als ***Hiatus duralis*** wird die Austrittsstelle aus dem Duralsack bezeichnet.

Über die Foramina intervertebralia verlassen die Nervenwurzeln paarig den Spinalkanal. Am Sakrum verlassen die Nervenwurzeln den Canalis sacralis durch die Foramina sacralia pelvina.

PRAXISTIPP

Wirkung einer longitudinalen Traktion
Durch Traktion der Lendenwirbelsäule findet eine Verlängerung des Spinalkanals statt, die vermehrte Spannung der Duraltasche erfasst jedoch nicht die Nervenwurzel selbst, da sie eine gewisse Reservelänge im Duralsack besitzt und darin gleitet. Durch die Spannungsänderung in der Duralmembran können Patienten u. U. mit Kopfschmerzen reagieren, da die Dura spinalis am Foramen magnum befestigt ist und dort in die Dura mater encephali übergeht.

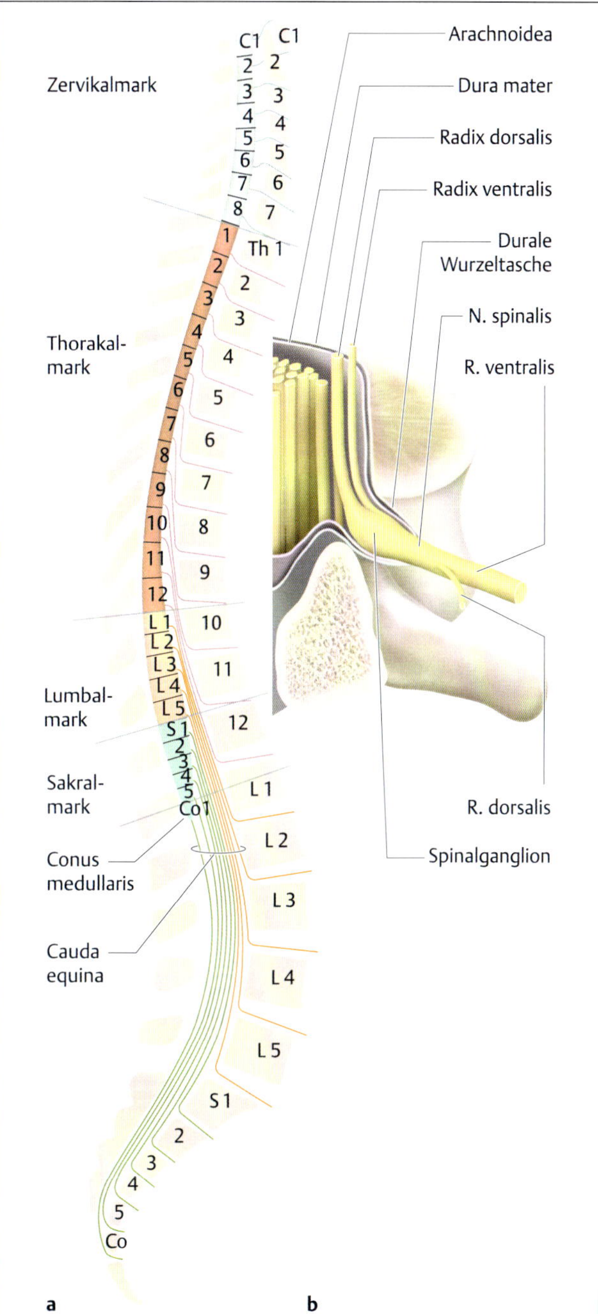

Abb. 1.90 Verlauf der Nervenwurzeln.
a Austrittsstellen aus dem Lumbal- und Sakralmark.
b Im Bereich des Foramen intervertebrale.

Nervenwurzeln und ihre Beziehung zur Bandscheibe

▸ Abb. 1.91

Die Spinalwurzeln verlassen den Spinalkanal durch die Foramina intervertebralia in einem Winkel von 10–20° zu einer Vertikalen. Beispielsweise befindet sich bei der Wurzel L 5 der Hiatus duralis auf Höhe der kranialen Bandscheibe L 4/5 und die Umbiegungsstelle in das Foramen intervertebrale unterhalb von L 5, sodass hier die Wurzel direkt kranial der Bandscheibe L 5/S 1 liegt. Das bedeutet, dass diese Wurzel in unmittelbarer Nähe von zwei Bandscheiben verläuft.

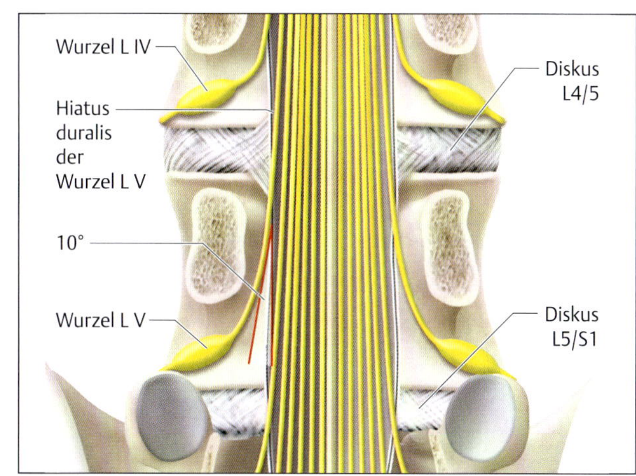

Abb. 1.91 Verlauf der Nervenwurzeln im Verhältnis zu den Bandscheiben.

KLINISCHER BEZUG

Bandscheibenvorfall

▶ **Abb. 1.92**

Aufgrund von chronischen unphysiologischen Belastungen der Wirbelsäule, aber auch im Zuge der Alterung kommt es im Diskus zu einer Abnahme des Wasseranteils, sodass der Quelldruck verlorengeht und sich die Verformbarkeit und Stoßdämpferfunktion verringern. In der Folge verlagert sich der Nucleus immer mehr und überdehnt durch wiederholte Fehlbelastungen und -bewegungen die Fasern des Anulus fibrosus, sodass diese schließlich reißen können.

Geschieht diese Verlagerung, ***Prolaps***, nach dorsolateral, kann die Nervenwurzel komprimiert werden. Beispielsweise wird bei einem Prolaps auf Höhe L 4/5 die Nervenwurzel LV komprimiert, was Schmerzen im unteren Rückenbereich mit Ausstrahlung im entsprechenden Dermatom bewirkt: Dorsalseite des Oberschenkels, Außenseite Knie sowie ventrale und laterale Seite des Unterschenkels bis zum Fußrücken und zur Großzehe. Bauchpresse, Husten oder Niesen erhöhen den intraspinalen Druck und verstärken die Schmerzen. Zusätzlich können Sensibilitätsstörungen im Dermatom auftreten. Die Kennmuskeln für die Wurzel LV, M. extensor hallucis longus und M. tibialis anterior, sind geschwächt bzw. fallen aus. Die betroffenen Patienten nehmen sofort eine Schonhaltung ein, da jede Bewegung die Schmerzen verschlimmert. Außerdem fällt der extreme Hypertonus in der Rückenmuskulatur auf, die sich reflektorisch anspannt.

Der ***Straight-Leg-Raise (SLR)*** (▶ **Abb. 1.93**) ist positiv: Der Patient liegt flach auf dem Rücken. Das gestreckte Bein wird im Hüftgelenk langsam passiv gebeugt. Das SLR-Zeichen ist positiv, wenn heftige, einschießende Schmerzen am dorsalen Oberschenkel, Gesäß und Rücken eine weitere Flexion verhindern. Das kann schon bei 45° sein oder bei 70–80°; der Winkel, bei dem der Schmerz eintritt, sollte dokumentiert werden. Bestätigt wird der positive Test durch das ***Bragard-Zeichen***, dabei wird kurz unterhalb der Schmerzposition der Fuß passiv dorsalflektiert und es treten sofort dieselben heftigen Schmerzen auf.

Therapie: Ein Bandscheibenvorfall wird zuerst konservativ behandelt, mit physikalischer Therapie und Physiotherapie. Um eine Chronifizierung zu vermeiden und die Bandscheibenverlagerung zu vermindern, sind die wichtigsten Behandlungsziele die Schmerzen zu verringern und das natürliche Bewegungsverhalten des Bewegungssegments wiederherzustellen. Außerdem ist ein Schwerpunkt die Normalisierung der gestörten Muskelfunktionen, z. B. durch Training von komplexen Bewegungsabläufen, der Körperwahrnehmung und Schulung der Gleichgewichtsfähigkeit. Außerdem sind die Analyse und Beratung über Belastungen der Wirbelsäule, z. B. die Haltung am Arbeitsplatz und im Alltag, wichtig.

Eine Ausnahme bilden Vorfälle, die z. B. zu einer Fußheberparese führen, hier ist eine schnelle Entfernung des druckausübenden Bandscheibenmaterials nötig, z. B. durch Nukleoplastie; mittels Sonde werden durch den Anulus fibrosus getretene Anteile des Nucleus pulposus durch einen eingeführten Laser verdampft (***Koablationsverfahren***).

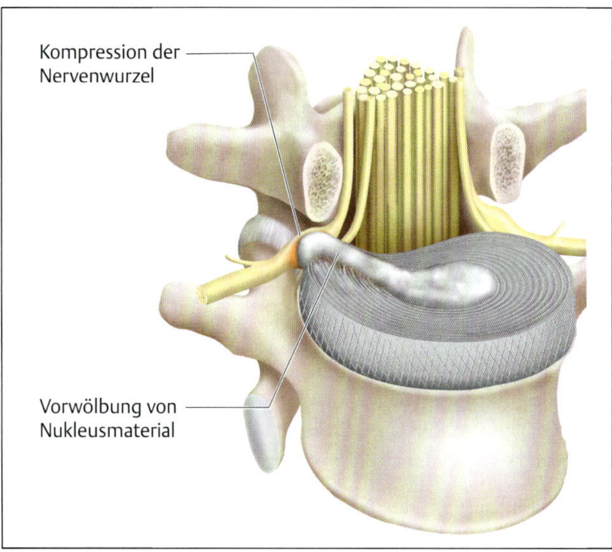

Abb. 1.92 Posterolateraler Bandscheibenvorfall.

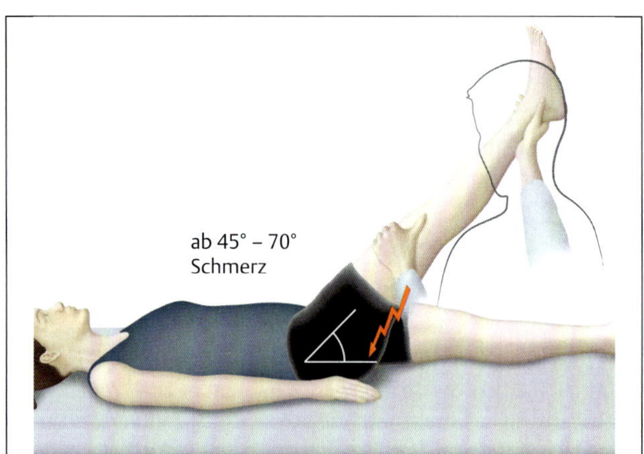

Abb. 1.93 Straight-Leg-Raise-Test, Bragard-Zeichen.

1.6.2 Plexus lumbosacralis

Der Plexus lumbosacralis ist eine funktionelle Einheit aus zwei Nervengeflechten, Plexus lumbalis und Plexus sacralis. Er besteht aus Rr. ventrales der Spinalnerven von Th 12 bis S 4. In diesem Plexus kommt es zu einer Durchmischung der Nervenfasern verschiedener Spinalnerven und schließlich zur Bildung von peripheren Nerven, die deshalb Anteile mehrerer Rückenmarksegmente enthalten.

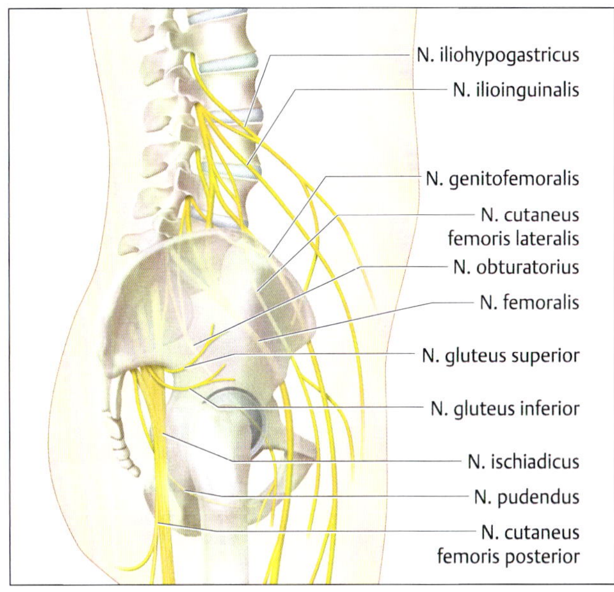

Abb. 1.94 Plexus lumbosacralis, Ansicht von lateral.

Plexus lumbalis

▸ **Abb. 1.94**

Der Plexus entsteht aus den Rr. ventrales der Nervenwurzeln der Segmente L 1-L 4 und mit kleiner Abzweigung aus Th 12. Er versorgt motorisch die kaudalen Bauchwand- und ventralen Oberschenkelmuskeln, sowie die Adduktoren und sensibel den Unterbauchbereich, die Genitalregion sowie Teile des proximalen Oberschenkels.

Die ***Rr. ventrales*** verflechten sich untereinander und bilden die folgenden peripheren Nerven:

- Mehrere ***Rr. musculares*** aus den Rr. ventrales von Th 12-L 3 versorgen den M. quadratus lumborum und aus L 1-L 5 den M. psoas major und den M. psoas minor.
- Der R. ventralis von L 1, mit Anastomosen zum 12. Interkostalnerv und R. ventralis von L 2, teilt sich weiter distal in ***N. iliohypogastricus*** und ***N. ilioinguinalis***.
- Aus der Vereinigung von Ästen aus L 1 und L 2 geht der ***N. genitofemoralis*** hervor.
- Aus den Anastomosen von L 2-L 3 entsteht der ***N. cutaneus femoris lateralis***.
- Aus der Verflechtung der Rr. ventrales von L 2-L 4 werden ***N. femoralis*** und ***N. obturatorius*** gebildet.

Plexus sacralis

▸ **Abb. 1.94**

Der Plexus sacralis entsteht aus den Rr. ventrales der Nervenwurzeln der Segmente (L 4) L 5 bis S 4. Er versorgt motorisch die pelvitrochantäre, glutäale und ischiokrurale Muskulatur sowie die gesamte Unterschenkel- und Fußmuskulatur sowie sensibel große Hautareale am dorsalen Oberschenkel, sowie Unterschenkel und Fuß.

Untergliedert wird der Plexus sacralis in die fünf Hauptäste ***N. glutaeus superior*** (L 4-S 1), ***N. glutaeus inferior*** (L 5-S 2), ***N. ischiadicus*** (L 4-S 3), ***N. cutaneus femoris posterior*** (S 2-S 3) und ***N. pudendus*** (S 2-S 4). Außerdem gibt er mehrere motorische Äste zur Innervation der pelvitrochantären Muskulatur ab.

In Kap. **2.9** sind alle Nerven des Plexus lumbosacralis im Einzelnen beschrieben.

1.6.3 Innervation des lumbalen Bewegungssegments

▶ **Abb. 1.95**

Radix anterior und posterior vereinigen sich zum Spinalnerv, dabei bildet die Radix posterior kurz vor der Vereinigung und noch im Wirbelkanal das Spinalganglion. Nur etwa 1 cm lang ist der eigentliche Spinalnerv, denn nach Verlassen des Foramen intervertebrale teilt er sich in zwei Rami auf.

Ramus dorsalis

Der R. dorsalis teilt sich in zwei Äste, das ***Filamentum laterale*** zur Versorgung der Art. zygapophysialis sowie der Ligg. supra- und interspinale, sowie das ***Filamentum mediale*** für die Rückenmuskulatur und die Haut des Rückens.

Ramus ventralis

Der R. ventralis gibt die beiden Rr. communicantes zum sympathischen Grenzstrang ab, der ventrolateral der Lendenwirbel verläuft. Auf dem Weg dorthin ziehen kleine Äste aus den Rami an den lateralen Wirbelkörper und die äußeren Lamellen der Bandscheibe. Aus dem Grenzstrang zieht ein langer Nervenast am Wirbelkörper entlang nach ventral, um diesen Bereich von Bandscheibe und Wirbelkörper zu versorgen, ebenso das Lig. longitudinale anterius. Im longitudinalen Band entsteht durch die Verbindung mit Nervenästen aus kranialen und kaudalen Etagen ein Nervengeflecht.

Zwischen Foramen intervertebrale und der Aufteilung in seine beiden Rami zieht der ***R. meningeus*** (sinuvertebralis) aus dem R. ventralis zurück durch das Foramen in den Spinalkanal. Hier teilt er sich auf in einen ***ventralen Ast*** zur Versorgung des Lig. longitudinale posterius, der äußeren Lamellenschichten der Bandscheibe und der Dura mater spinalis. Das posteriore longitudinale Band weist ein dichtes Netz von feinen Nervenästen auf, das durch die Verbindung mit auf- und absteigender Äste benachbarter Segmente entsteht.

Eine besondere Form haben die Nervenäste, die die Dura mater spinalis versorgen, sie sind gewunden, also leicht spiralförmig, eine funktionelle Anpassung an die longitudinale Verschiebung der Dura bei Flexions- und Extensionsbewegungen. Auch die Dura zeigt ein Nervengeflecht, allerdings ist dieses nicht so ausgeprägt wie bei den longitudinalen Bändern.

Der ***dorsale Ast*** des R. meningeus versorgt ventrale Anteile des Wirbelbogengelenks, das Periost des dorsalen Spinalkanals sowie das Lig. flavum (s. Band 1, Kapitel 1.7).

Im weiteren Verlauf bilden die Rr. ventrales des Spinalnervs die Plexus lumbalis und sacralis.

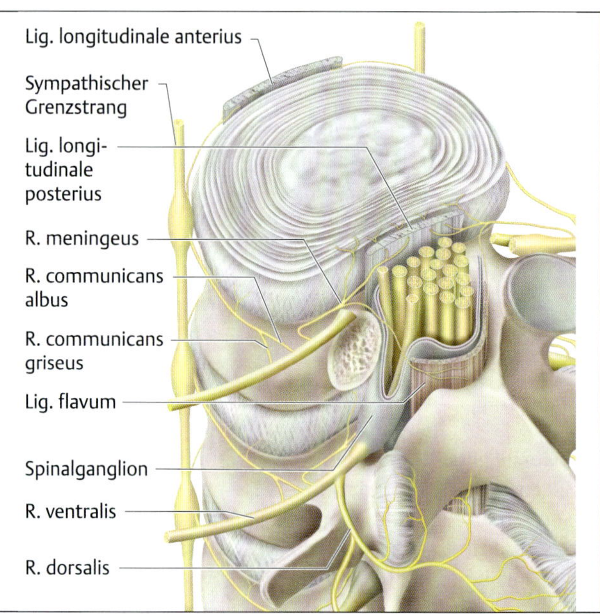

Abb. 1.95 Innervation des lumbalen Bewegungssegments, Ansicht von posterolateral.

Proprio- und Nozizeptoren

Die spinalen Strukturen sind von vielen Propriozeptoren und Nozizeptoren besetzt.

Die ***Propriozeptoren*** gewährleisten die Wahrnehmung der Stellung und Bewegung des lumbalen Abschnitts, denn sie reagieren auf Druck oder Verformung. Zum Beispiel befinden sich Ruffini- und Vater-Pacini-Körperchen in den Gelenkkapseln. Durch sie gelangen Informationen zum Kleinhirn und zum Kortex, wo notwendige Positionsanpassungen des Körpers durch entsprechende Befehle an die Muskeln vorgenommen werden.

Die ***Nozizeptoren*** sind Schmerzsensoren, die Gewebeverletzungen als Schmerzreiz zur Weiterverarbeitung an das Gehirn melden. Sie können mechanische von thermischen und chemischen Reizen unterscheiden und befinden sich als freie Nervenendigungen in der Gelenkkapsel, in Bändern, im Bindegewebe, in der Haut und Muskulatur.

1.7 Bildgebende Verfahren

Bildgebende Verfahren für den LWS-Bereich sind in erster Linie die ***Röntgenuntersuchung***, die ***Computertomografie (CT)***, die ***Magnetresonanztomografie (MRT)*** sowie in bestimmten Fällen die ***Knochenszintigrafie***.

1.7.1 Röntgenuntersuchung

Zu den Standardaufnahmen der LWS gehören die anterior-posteriore, seitliche und axiale Projektion. Es werden die anatomische Form der Knochen, Veränderungen an der Kortikalis- und Spongiosastruktur, knöcherne Absprengungen und Frakturen, degenerative Veränderungen sowie Achsenfehlstellungen beurteilt.

Für die Beurteilung der Beweglichkeit abzugeben werden Funktionsaufnahmen gemacht, dabei wird der Patient in maximal möglicher Flexion oder Extension geröntgt.

LWS im anterior-posteriorem-Strahlengang

▸ **Abb. 1.96**

Die Aufnahme wird in der Ausgangsstellung Rückenlage gemacht, dabei liegen die Arme neben dem Körper, und der Kopf wird etwas unterlagert. Die Beine werden mit einem Keil unterlagert, um die Lendenlordose auszugleichen. Der Zentralstrahl richtet sich ventrodorsal auf einen Punkt etwa zwei Querfinger kranial des Beckenkamms.

Zur Beurteilung der Wirbelsäulenstatik wird die Aufnahme im Stehen gemacht. Dazu werden Winkel und Linien bestimmt sowie die Pediculi arci angesehen (▸ **Abb. 1.97**):

- ***Basislot:*** durch Symphyse - Crista sacralis mediana - Dornfortsatzreihe – Wirbelkörpermitte
- ***lotrechter Aufbau*** der Wirbelkörperreihe
- ***Grund- und Deckplatten:*** parallel
- ***Pediculi arci:*** oval, paarig, symmetrisch übereinander, Abstand zu den lateralen Wirbelkörperkanten gleich
- ***Interpedikulardistanz:*** Distanz zwischen den inneren Begrenzungen beider Bogenwurzeln wird gemessen. Norm beim Erwachsenen: obere LWS etwa 20–30 mm, nach kaudal hin zunehmend, bei L5 etwa 30–35 mm. Alternative Distanzberechnung: etwa 2–3 Pediculi passen nebeneinander in den Raum zwischen die Pediculi.
- ***Procc. spinosi:*** in der Mittellinie, kein Kontakt untereinander
- ***Bandscheibenraum:*** Höhe nach kaudal zunehmend größer

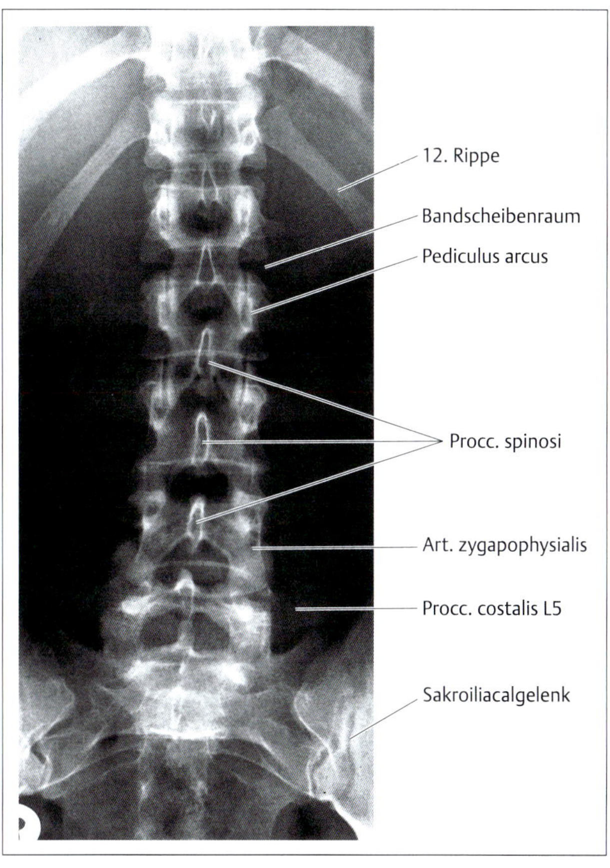

Abb. 1.96 Röntgenbild: Erklärung der Strukturen einer a. p.-Aufnahme.

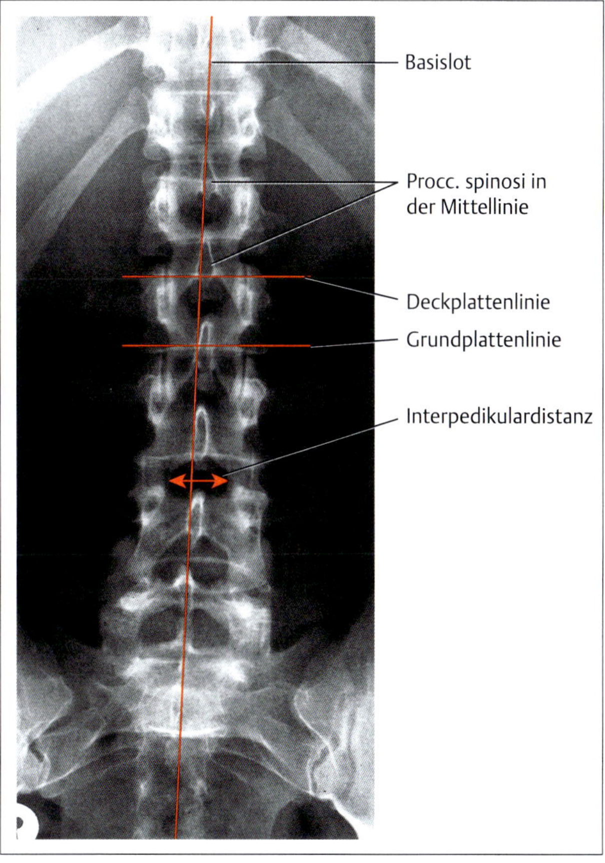

Abb. 1.97 Röntgenbild: Beurteilungshilfen bei der a. p.-Aufnahme.

KLINISCHER BEZUG

Folgende Veränderungen können im Röntgenbild zu sehen sein:

- ***Rotationsfehlstellungen*** (▸ **Abb. 1.98**) sind an den Pediculi arci sichtbar, die sich zur Mittellinie hin bzw. von dieser weg verschieben können. Wenn sich z. B. der linke Pediculus so weit nach links verschiebt, dass er nur noch halb oder gar nicht zu sehen ist, und sich der rechte zur Mittellinie verschiebt, spricht das für eine Rotationsfehlstellung nach links, wie bei einer Skoliose [187].
- ***Spondylarthrose***: Randzackenbildungen gehen vor allem ventral und lateral von den Randleisten der Wirbelkörper aus. Sie entstehen durch eine Bandscheibendegeneration in Verbindung mit einer Verschmälerung des Bandscheibenraums. An den Wirbelbogengelenken sind meist bandförmige subchondrale Spongiosaverdichtungen und ebenfalls Spondylophyten zu erkennen (▸ **Abb. 1.99**).
- ***Sakralisation*** ist eine lumbosakrale Assimilationsstörung, wobei der Querfortsatz von L 5 mit der Sakrumbasis verschmilzt.
- Bei der ***Lumbalisation*** hat S 1 die Form eines Lendenwirbels.

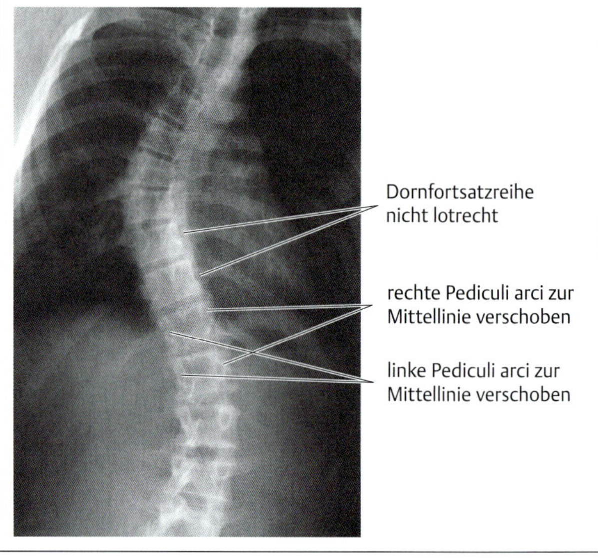

Abb. 1.98 Rotationsfehlstellung der LWS bei Skoliose.

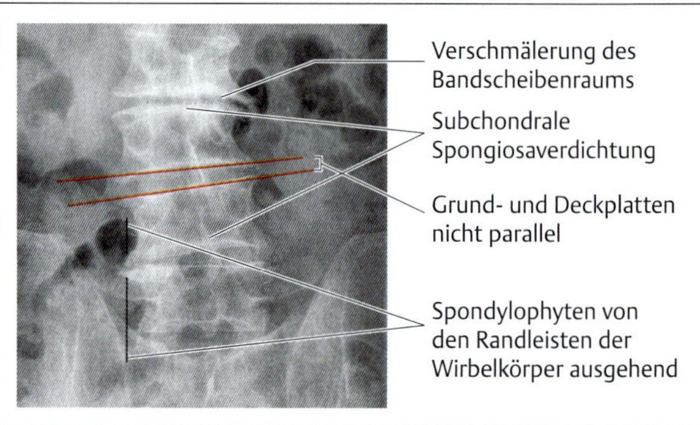

Abb. 1.99 Spondylarthrose.

LWS im lateralen Strahlengang

▶ Abb. 1.100

Die Aufnahme wird entweder im Stand oder in der Seitlage gemacht. In Seitlage sind die Arme angewinkelt nach ventral gelagert und der Kopf ist unterlagert. Die Beine sind zur stabileren Lagerung angewinkelt, und zum Beckenhöhenausgleich wird zwischen die Knie ein gerades Schaumstoffkissen gelegt. Außerdem wird die Taille etwas unterlagert, damit keine Lateralflexion der LWS entsteht.

Der Zentralstrahl wird zwei Querfinger kranial des höchsten Punktes der Crista iliaca ausgerichtet.

Zur Beurteilung der regelrechten Stellung der Lendenwirbelsäule werden Winkel und Linien bestimmt (▶ **Abb. 1.101**):

- ***Lordosewinkel:*** besteht aus einer Linie, die auf die Deckplatte L 1 projiziert wird, eine andere liegt auf der Basis ossis sacri. Beide Linien werden miteinander verbunden und zeigen im Stand einen Winkel von etwa 70°, im Liegen von 50°.
- ***Statische Achse:*** Das Lot wird von der Mitte des Wirbelkörpers L 3 nach kaudal gefällt, es sollte im Bereich der vorderen Kante der Sakrumdeckplatte, Promontorium, ankommen.
- ***Lumbosakralwinkel:*** wird von den Längsachsen des 5. Lendenwirbels und des Sakrums gebildet, Norm: 130–150°
- Folgende Linien verlaufen parallel und in einem harmonischen Bogen:
  - vordere Wirbelkörperlinie
  - hintere Wirbelkörperlinie
  - Wirbelbogenabschlusslinie

Beurteilung der Knochenstrukturen (▶ **Abb. 1.102**):

- ***Form des Wirbelkörpers***: leichte Keilform mit der Basis ventral liegend und tailliert mit gleichmäßigen Konturen. Die vertikale Randkonturen sowie die Grund- und Deckplatten sind glatt und scharf abgrenzbar.
- ***Bandscheibenräume*** sind zunehmend keilförmig, besonders L 5/S 1. Der Abstand beträgt etwa 6–10 mm.
- ***Dornfortsätze:*** Es ist ein kleiner Abstand zwischen den Dornfortsatzspitzen zu sehen.
- ***Foramen intervertebrale*** als dunkle Ohrform zu erkennen, d. h. kranial: rund und breit, kaudal: schmal.

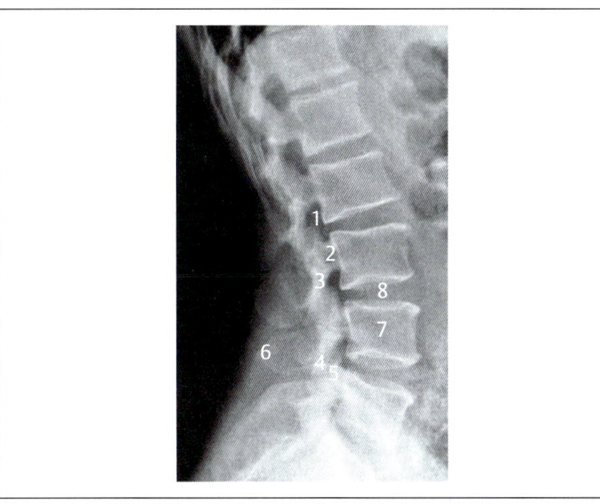

Abb. 1.100 Röntgenbild der LWS: Erklärung der Strukturen einer lateralen Aufnahme. 1: Foramen intervertebrale; 2: Pediculus arcus vertebrae; 3: Wirbelbogengelenk; 4: Processus articularis inferior; 5: Processus articularis superior; 6: Processus spinosus; 7: Corpus vertebrae; 8: Bandscheibenraum.

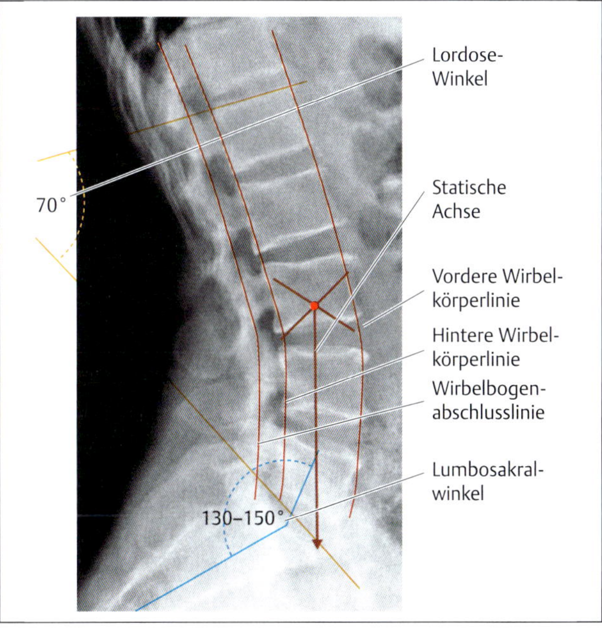

Abb. 1.101 Röntgenbild der LWS: Hilfslinien und Winkel zur Beurteilung von Normen bei einer lateralen Aufnahme.

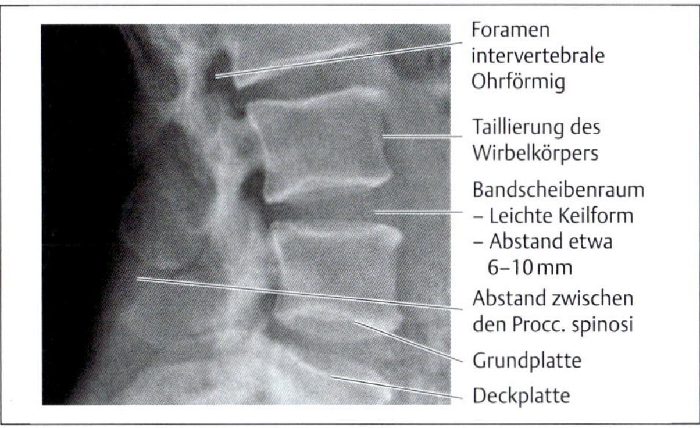

Abb. 1.102 Röntgenbild der LWS: Beurteilung der Knochenstrukturen einer lateralen Aufnahme.

KLINISCHER BEZUG

Spondylolisthesis
▸ **Abb. 1.103**
Bedingt durch Defekte an der Pars interarticularis verliert der Wirbelköper seinen Halt und gleitet mit der darüber liegenden Wirbelsäule nach kaudal-ventral. Das heißt, der Wirbelkörper mit den Procc. articulares superiores und den Procc. costales rutscht ab, während die Procc. articulares inferiores und der Processus spinosus sowie der darunterliegende Wirbel stehen bleiben.

Je nach Ausmaß der Gleitstrecke werden die Schweregrade 1–4 nach Meyerding (1932) unterschieden (▸ **Abb. 1.104**):

- Grad 1: Ausmaß des Gleitens 0–25 %
- Grad 2: Ausmaß des Gleitens 26–50 %
- Grad 3: Ausmaß des Gleitens 51–75 %
- Grad 4: Ausmaß des Gleitens mehr als 75 %

Das totale Abrutschen wird als ***Spondyloptose*** bezeichnet.

Retrolisthese: Aufgrund der Instabilität eines Bewegungssegments ist ein Wirbel gegen den nächsten nach dorsal verschoben und als Stufenbildung erkennbar.

Morbus Baastrup: Aufgrund einer sehr ausgeprägten Lordose haben die Dornfortsatzspitzen Kontakt (kissing spine).

Frakturen
Bei den ***A-Frakturen*** handelt es sich um eine Kompressionsfrakturen des Wirbelkörpers, während die dorsalen Strukturen der Wirbelsäule intakt bleiben.

Bei den ***B-Frakturen*** sind überwiegend die dorsalen Strukturen betroffen, und es geht um Distraktionsbrüche im Bereich der Wirbelbogengelenke, wobei es zu einem Verlust der Bandstabilität kommen und das Bewegungssegment subluxieren kann.

Bei den ***C-Frakturen*** handelt es sich um instabile Torsionsfrakturen, die neben der Zerreißung der dorsalen Bandstrukturen und des Wirbelkörperbruchs eine Rotationskomponente aufweisen. Sie zeigen häufig neurologische Komplikationen.

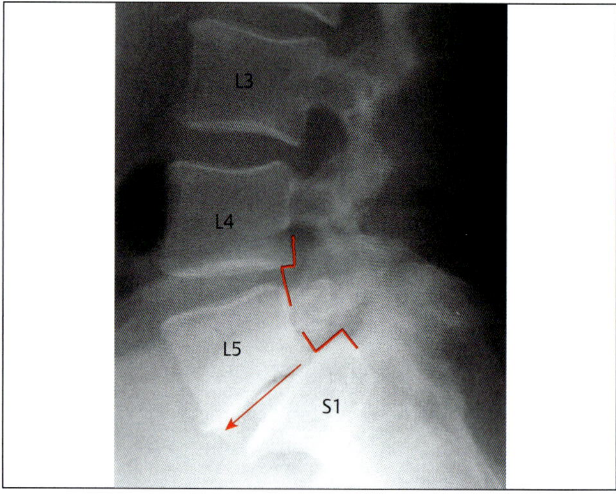

Abb. 1.103 LWS-Spondylolisthesis. Abrutschtendenz nach ventral-kaudal, Stufenbildung zwischen L 4/L 5 und L 5/S 1.

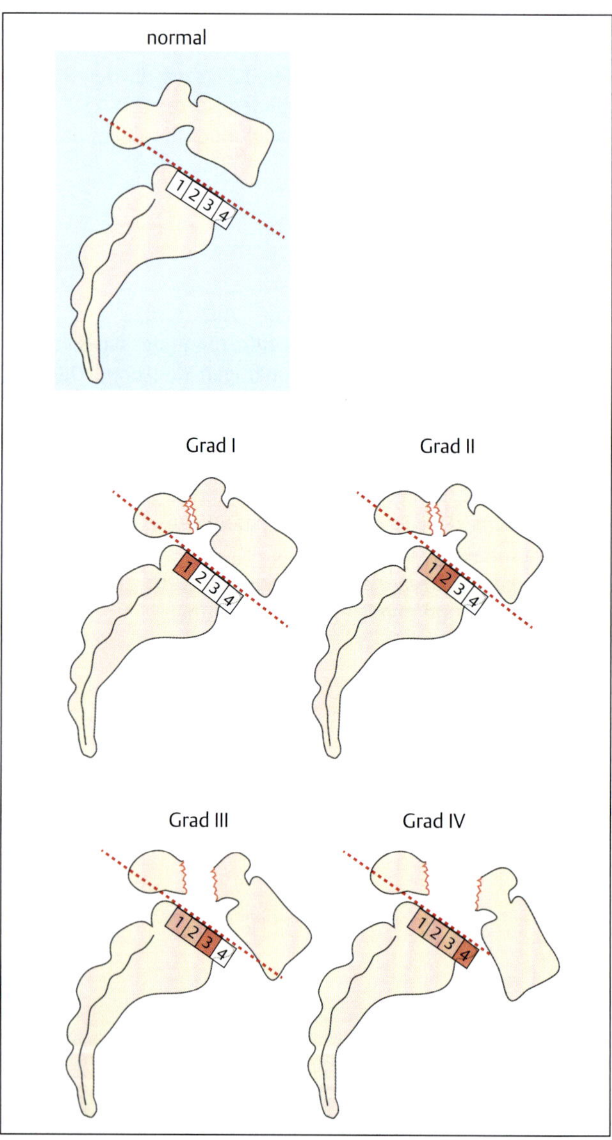

Abb. 1.104 Röntgenbild: Beurteilung des Abrutschens nach Meyerding 1–4 in der lateralen Aufnahme.

KLINISCHER BEZUG

Osteoporose

▸ **Abb. 1.105**

Radiologisch lassen sich je nach Ausprägung verschiedene Befunde erheben:

- Aufhellung der Knochenstruktur durch vermehrte Strahlentransparenz
- Bedingt durch Deckplatteneinbrüche der Wirbelkörper Ausbildung von Keil- oder Fischwirbeln, u. U. sogar Plattwirbeln.

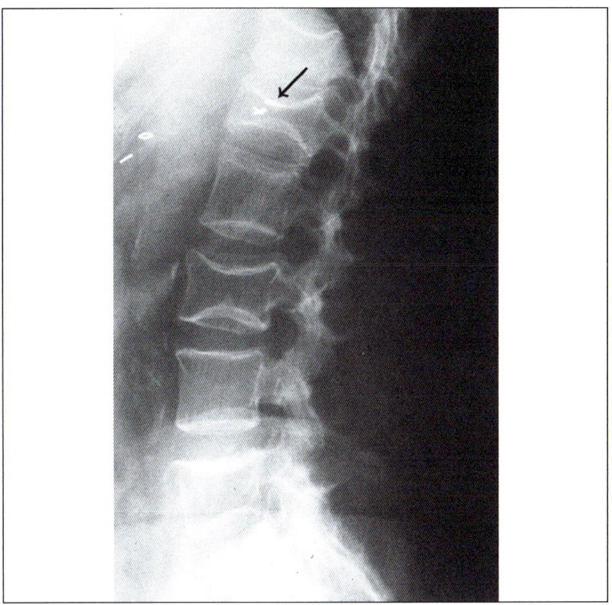

Abb. 1.105 Osteoporose in der LWS.

LWS im 45° schrägen Strahlengang

▸ **Abb. 1.106**

Die Aufnahme wird in der Rückenschräglage von etwa 45° gemacht, die mit Hilfe eines Schaumstoffkeils gelagert wird. Die Arme liegen angewinkelt ventral und der Kopf ist unterlagert.

Der Zentralstrahl wird ventrodorsal etwa zwei Querfinger kranial der Crista iliaca und zwei Querfinger nabelwärts der gelagerten Seite ausgerichtet.

Folgende anatomische Formen werden beurteilt:

- Die ***Intervertebralgelenke*** sind frei einsehbar, die Breite des Gelenkspalts liegt bei etwa 2 mm und die Gelenkflächen sind scharf abgegerenzt und glatt.
- Die Ausbildung der ***Interartikularportionen*** sind von besonderer Bedeutung. Im Zusammenhang mit anderen Teilen des Wirbels gleichen bestimmte Konturen des Wirbels einem ***Hund***:
  - ***Schnauze:*** Proc. costalis
  - ***Ohr:*** Proc. articularis superior
  - ***Vorderpfote:*** Proc. articularis inferior
  - ***Hals:*** Interartikularportion
  - ***Körper:*** Arcus vertebrae
  - ***hintere Partie:*** Wirbelbogen mit den Procc. articulares der gegenüberliegenden Seite

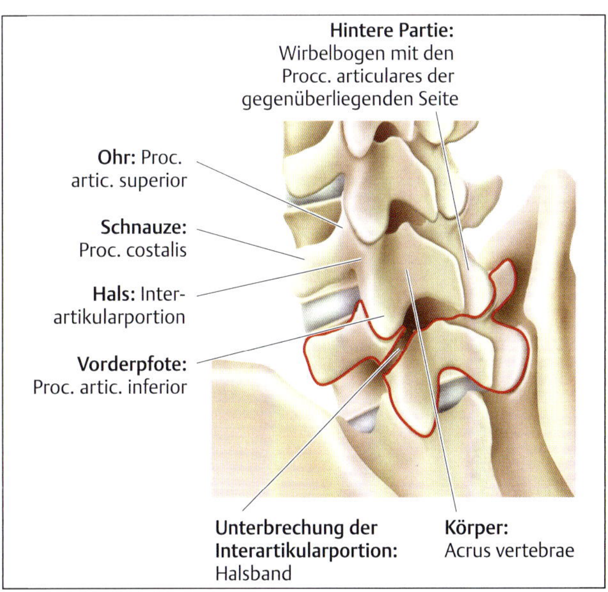

Abb. 1.106 Hundekontur in der schrägen Ansicht der LWS, rot eingerahmt bei einer Spondylolyse.

KLINISCHER BEZUG

Spondylolyse

▸ **Abb. 1.107**

Am häufigsten betrifft die Spaltbildung L5. Die Unterbrechung der Interartikularportion, also zwischen dem oberen und unteren Gelenkfortsatz eines Wirbels, projiziert sich im Röntgenbild als dunkles Halsband bei der Hundefigur.

Erst wenn beide Seiten betroffen sind und der Wirbelkörper auf der Sakrumbasis nach ventral abrutscht, sichtbar in der lateralen Aufnahme, handelt es sich um die Spondylolisthesis. In diesem Fall ist das Hundehalsband sehr breit, und der Kopf des Hundes erscheint „geköpft".

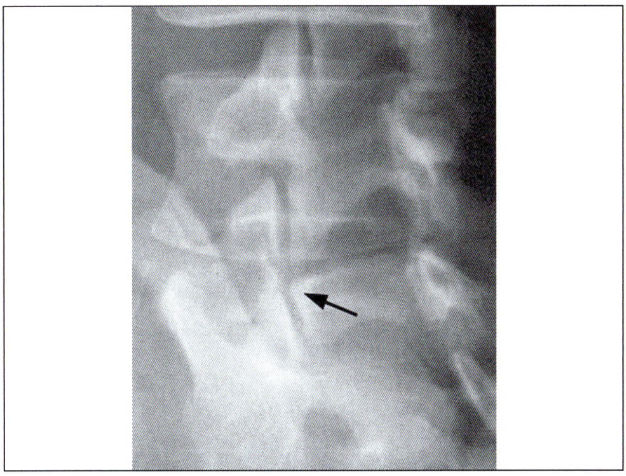

Abb. 1.107 Röntgenbild: Spondylolyse in der schrägen Aufnahme der LWS.

1.7.2 Computertomografie (CT)

▶ **Abb. 1.108**

Vor allem für die Beurteilung der Bandscheiben wird in der Regel eine CT durchgeführt. Bei diesem Verfahren wird die abzubildende Körperregion von einer Röntgenröhre kreisförmig umfahren. Ein Computerprogramm setzt die Informationen zu einem Bild einzelner Körperschichten zusammen und kann eine dreidimensionale Abbildung erzeugen. So können die aufgenommenen Strukturen beliebig zerlegt und von allen Seiten betrachtet werden.

Traumatische Veränderungen werden zur besseren Darstellung dislozierter Fragmente und Frakturlinienverlauf mit der Spiral-CT untersucht.

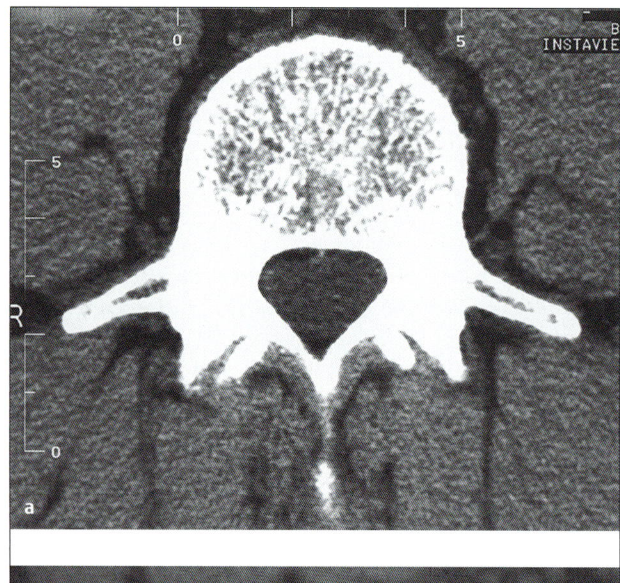

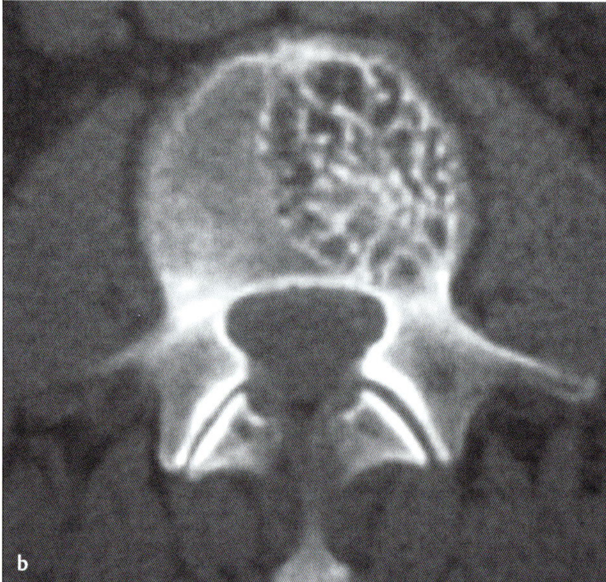

Abb. 1.108 Computertomografie (CT).
a Normalbefund.
b Schwere Osteochondrose L 3–4.

1.7.3 Magnetresonanztomografie (MRT)

▶ Abb. 1.109, ▶ Abb. 1.110

Bei der Kernspintomografie wird ***elektromagnetische Strahlung*** aufgezeichnet, die in den zu untersuchenden Geweben mit Hilfe eines starken magnetischen Feldes erzeugt wird. Ein Computerprogramm verarbeitet die Informationen zu einem Bild. Wasserstoffreiche Weichteilgewebe werden dabei signalreich dargestellt und erscheinen auf dem MRT-Bild in Abhängigkeit von ihrem Wassergehalt in verschiedenen Graustufen. Der gesunde Knochen dagegen, der nur einen geringen Anteil an Wasserstoffatomen hat, ist signalarm und wird auf dem MRT-Bild schwarz abgebildet. Die Kernspintomografie eignet sich besonders zur Untersuchung des Spinalkanals und des ***Rückenmarks***. Gegenüber anderen radiologischen verfahren zeigt das MRT einen deutlich besseren Weichteilkontrast.

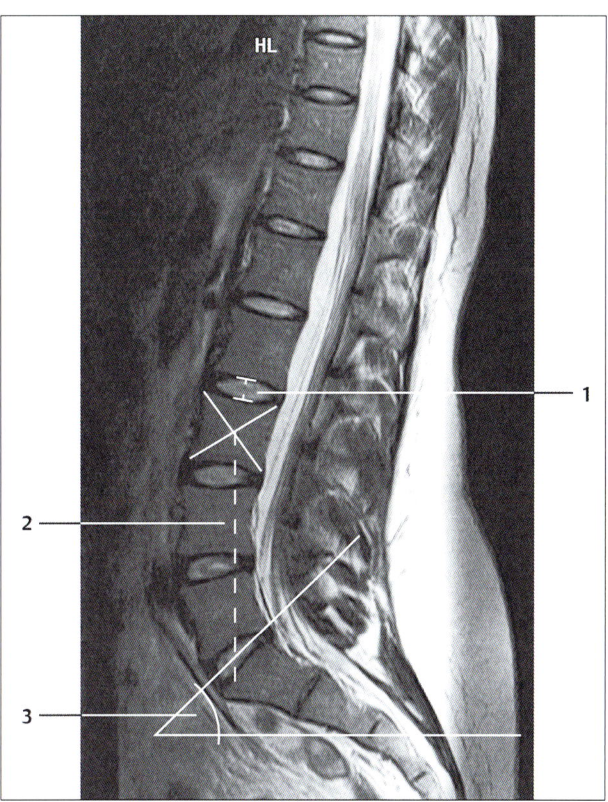

Abb. 1.109 MRT: Normalbefund.
1: Bandscheibenraumweite zwischen 8–12mm.
2: Lot vom Zentrum L3 schneidet S1.
3: Lumbosakralwinkel etwa 45°.

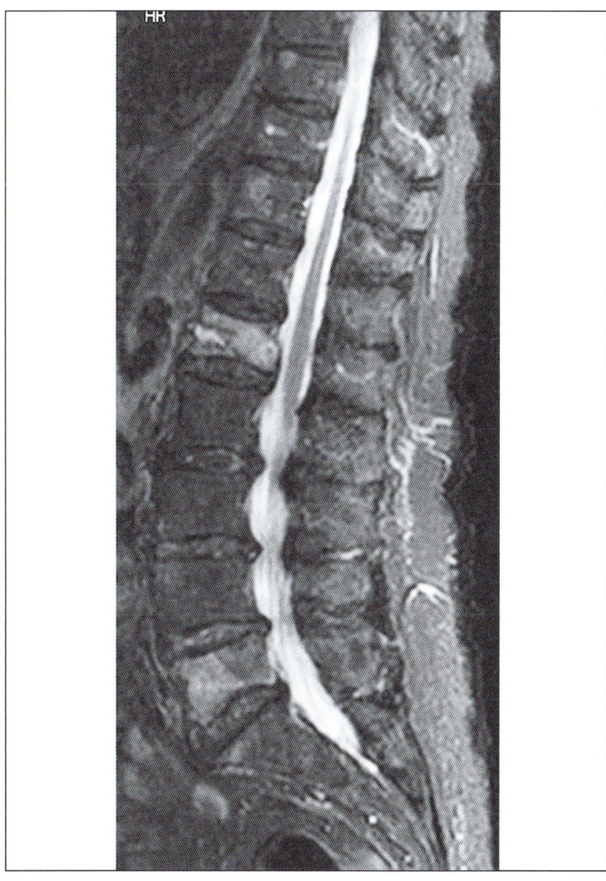

Abb. 1.110 MRT: pathologischer Befund; diverse Veränderungen in Bandscheiben und Wirbelkörpern in der LWS.

1.7.4 Knochenszintigrafie

▸ Abb. 1.111

Die Knochenszintigrafie ist eine nuklearmedizinische Untersuchung, mit der sich der Knochen und Knochenstoffwechsel begutachten lassen. Viele Krankheiten und Verletzungen von Knochen bedingen eine vermehrte oder verminderte Stoffwechselaktivität und sind deshalb mit dieser Untersuchung gut zu erkennen. Dazu wird dem Patienten intravenös ein schwach radioaktiv markiertes Kontrastmittel gespritzt. Je höher der Stoffwechsel in einem Bereich des Knochens ist, desto mehr Substanz lagert sich an und desto mehr Gammastrahlung sendet diese Stelle aus. Dies ist unter anderem bei Metastasen bösartiger Tumoren aus anderen Organen oder bei Osteomyelitis der Fall. Etwa 2–3 Stunden nach dem Spritzen werden Aufnahmen mit einer Gammakamera gemacht, und man erhält dadurch eine Abbildung der Stoffwechselaktivität des Skeletts. Im Bild stellen sich die angereicherten Areale dunkel dar.

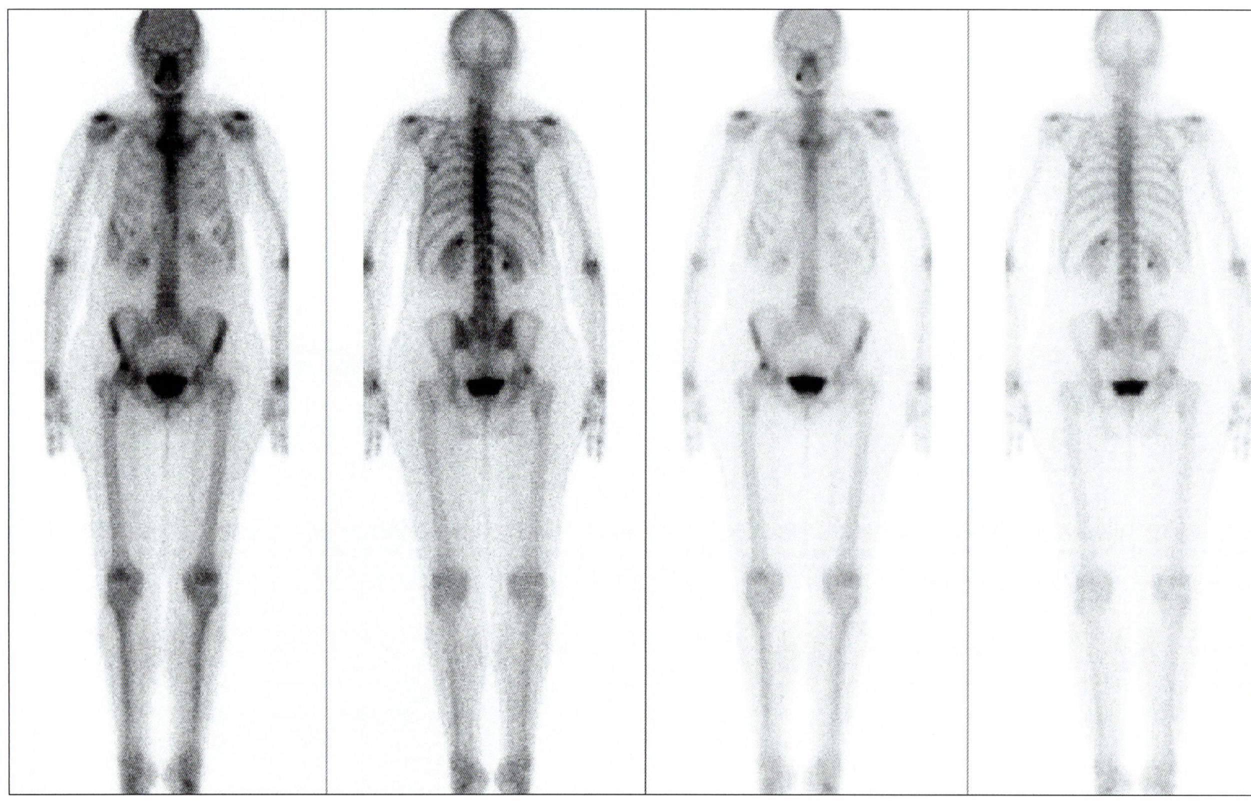

Abb. 1.111 Knochenszintigrafie.

1.8 Palpation des Lumbalbereichs

Die Palpation ist ein wichtiger Teil der Untersuchung eines Patienten, denn es können Anomalien im Gewebe erkannt werden. Sie setzt die dreidimensionale Vorstellung der Struktur voraus, z. B. wie Knochen, Bänder und Muskulatur in der topografischen Region angeordnet sind. In der Regel wird die Region palpiert, in der ein Patient Schmerzhaftigkeiten angibt oder wo Veränderungen vermutet werden. Gesucht werden schmerzhafte Strukturen, Aufquellungen, Verhärtungen und Veränderungen in der Temperatur sowie Elastizität des Gewebes. Um eine möglichst genaue Aussage über das Gewebe zu bekommen, wird die Palpation meist mit den Fingerspitzen durchgeführt, denn sie sind mit einem dichten Netz von taktilen Reizpunkten besetzt und damit empfindlicher für die Reizwahrnehmungen.

Sie wird mit unterschiedlichem Druck ausgeführt, wobei sich die Intensität des Druckes der zu palpierenden Struktur und dem Widerstand des Gewebes anpasst. Die Interpretation des Palpationsbefunds wird dann in den Zusammenhang mit weiteren funktionellen Untersuchungen der betroffenen Strukturen gesetzt.

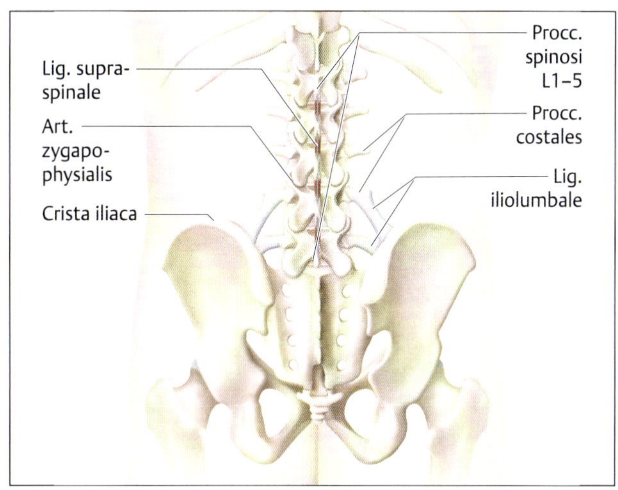

Abb. 1.112 Topografische Orientierung der LWS-Region.

1.8.1 Dorsale LWS-Region

Topografische Orientierung der dorsalen LWS-Region

▸ **Abb. 1.112**

Die Ausgangsstellung für die dorsale Palpation ist die Bauchlage, entweder stehen die Füße am Bankende über, oder der distale Unterschenkel wird durch eine Halbrolle unterlagert und die Hände werden unter die Stirn gelegt.

Haut und Faszien

Beurteilt werden verminderte oder erhöhte Dicke, erhöhte Spannung, Rauigkeiten, Temperatur und vermehrtes Transpirieren. Es sollten die rechte und linke Seite der Wirbelsäule zur gleichen Zeit palpiert werden, um einen direkten Vergleich zu haben. Normalerweise sollte die Gewebestruktur geschmeidig, leicht eindrückbar und normal elastisch sein.

Hautverschiebungen

▶ Abb. 1.113

Die Fingerspitzen von Zeige-, Mittel- und Ringfinger werden paravertebral im Bereich der LWS mit etwas Druck auf die Haut gesetzt und diese gegen die Unterhaut nach kranial und kaudal verschoben. Die Haut muss sich leicht, elastisch und gleichmäßig gegen die Unterhaut verschieben lassen. Verhärtete, eingedellte oder ödematöse Bereiche sprechen für eine Spannungsveränderung.

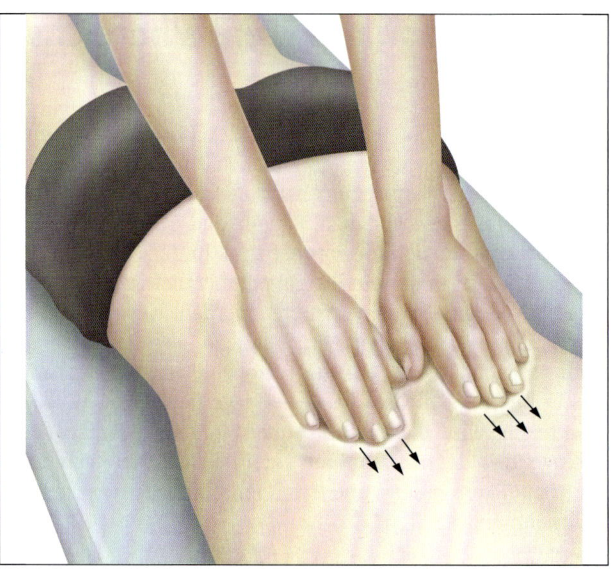

Abb. 1.113 Hautverschiebungen.

Kibler-Falte

▶ Abb. 1.114

Um tiefer gelegene Gewebeschichten hinsichtlich der Konsistenz und Verschiebbarkeit zu prüfen, wird mit Daumen, Zeige- und Mittelfinger paravertebral rechts und links gleichzeitig eine Hautfalte gebildet. Sie wird hinsichtlich der unterschiedlichen Dicke und Spannung beurteilt. Es kann sein, dass bei deutlicher Gewebespannung keine Hautfalte gebildet werden kann.

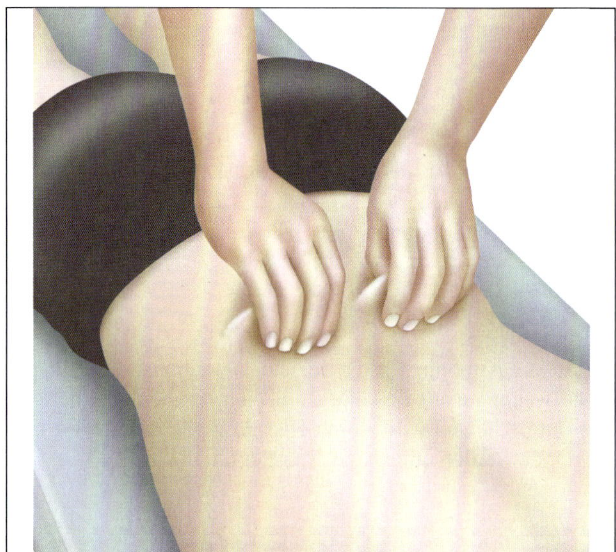

Abb. 1.114 Kibler-Falte.

Proc. spinosus

▶ Abb. 1.115

Um die Dornfortsätze exakt bestimmen zu können, kann die Crista iliaca als Orientierungshilfe genutzt werden; die Zeigefingerkante wird auf die Crista gelegt und der Daumen in gleicher Höhe Richtung Wirbelsäule abgespreizt. Dieser zeigt auf die untere Kante von Proc. spinosus L 4.

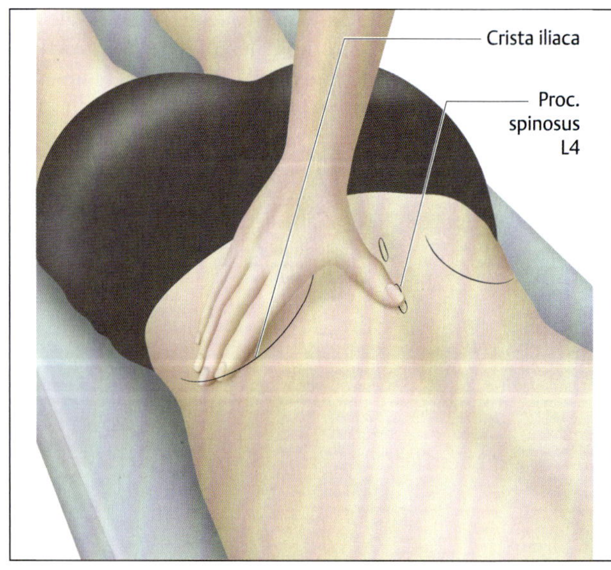

Abb. 1.115 Orientierungshilfe zur Bestimmung der Lendenwirbelhöhe.

In der Regel sind die Spitzen der Procc. spinosi gut zu identifizieren, denn sie treten als umschriebene Erhebungen hervor. Zur Palpation eines Dornfortsatzes wird mit Zeige- oder Mittelfinger folgendermaßen vorgegangen (▸ **Abb. 1.116**):

- Ein deutlicher Druck wird auf die Processusspitze ausgeübt, um festzustellen, ob das Periost schmerzhaft ist.
- Kranial und kaudal an der Spitze wird quer palpiert, um eine Aussage über die Insertionsstelle der Mm. interspinales und des Lig. supraspinale zu treffen.
- Den lateralen Rand des Dornfortsatzes in die Tiefe gehend, also zur Basis des Processus, abpalpieren zur Beurteilung der hier liegenden Muskelinsertionen (▸ **Abb. 1.117**). Eine genaue Differenzierung ist allerdings nicht möglich, da sie sehr dicht beieinander und tief liegen.
- Von der Dornfortsatzspitze ausgehend Richtung Wirbelbogen sind folgende Insertionen palpierbar: M. latissimus dorsi, M. longissimus thoracis, M. interspinalis lumborum, M. rotator longus (sofern vorhanden), M. multifidus; nur an den kranialen 3 Lendenwirbeln: M. serratus posterior inferior und M. spinalis thoracis.

Bei der gleichzeitigen Palpation übereinanderliegender Procc. spinosi kann ein Abweichen aus dem lordotischen Bogen beurteilt werden. Zum Beispiel spricht eine Stufenbildung gegenüber dem Nachbarwirbel für eine Instabilität, da sich ein Segment gegenüber dem nächsten nach dorsal oder ventral verschieben kann.

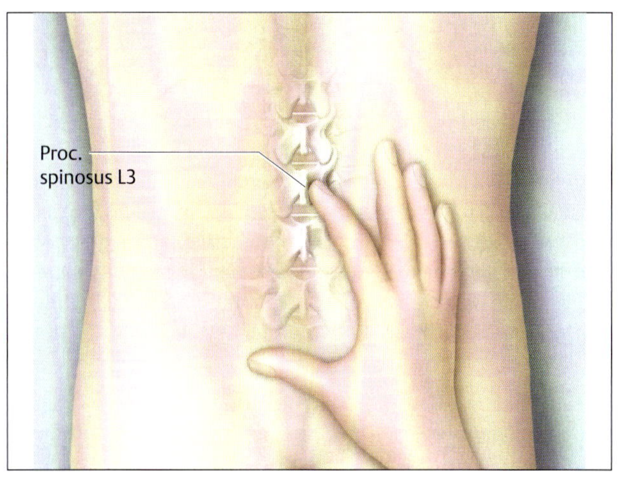

Abb. 1.116 Palpation: Proc. spinosus.

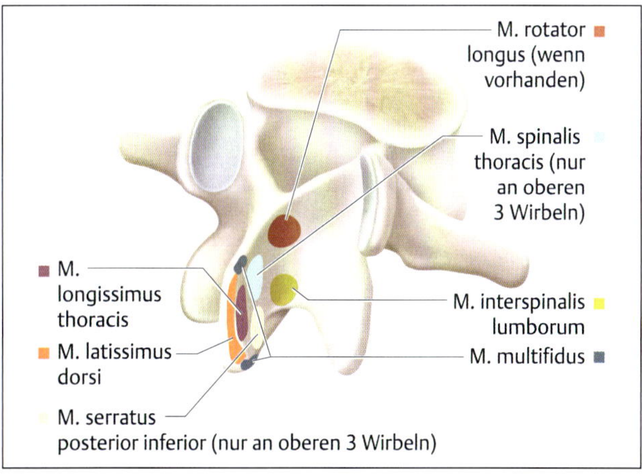

Abb. 1.117 Insertionen am Proc. spinosus der LWS.

KLINISCHER BEZUG

Palpation einer Stufenbildung

Die häufigste Lokalisation für eine deutliche Stufenbildung befindet sich in Höhe von L 4/5, da im Segment L 5 durch die Spaltbildung zwischen den beiden Gelenkfortsätzen (Spondylolisthesis) ein Abrutschen des Wirbelkörpers von L 5 mit der darüber liegenden Wirbelsäule erfolgt, während der Dornfortsatz L 5 und das Sakrum stehenbleiben.

Proc. costalis

▸ **Abb. 1.118**

Um die Querfortsätze zu palpieren, geht die Orientierung von den Dornfortsätzen aus: Vom oberen Rand eines Proc. spinosus aus ist etwa vier Querfinger lateral eine Rinne zu palpieren, deren mediale Begrenzung der laterale Rand des M. iliocostalis lumborum ist. Der Muskelrand wird mit dem Daumen zu den Dornfortsätzen hin geschoben, damit in der Tiefe eine deutliche Erhebung als Proc. costalis identifiziert werden kann, der sich fest, aber abgepolstert anfühlt. Der größte Teil des Querfortsatzes liegt unter dem dicken Muskelpaket, und da hier sehr viele Muskeln inserieren, ist deren Differenzierung nicht möglich.

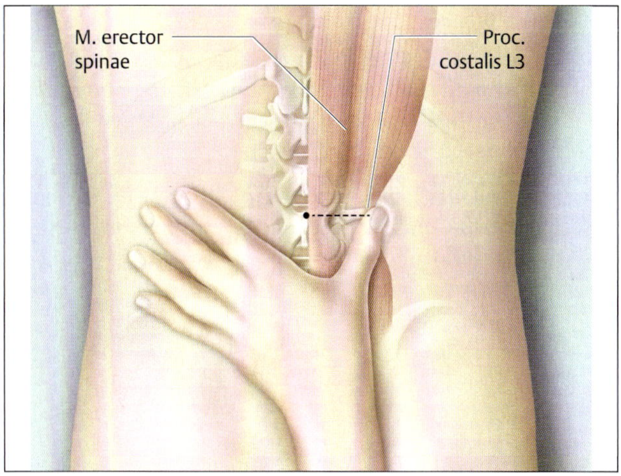

Abb. 1.118 Palpation: Proc. costalis.

Art. zygapophysialis

▸ Abb. 1.119

Diese Palpation ist sehr schwierig, da ein dickes Muskelpaket über den Wirbelbogengelenken liegt. Die einzige Möglichkeit besteht bei Menschen, die keinen hohen Tonus in der Rückenmuskulatur haben, indem der Daumen von der Wirbelsäule und zwischen zwei Dornfortsätzen her nach lateral geschoben und in die Tiefe geht. Der kaudale Gelenkbereich ist als eine runde, abgepolsterte Erhebung zu spüren und meist schmerzhaft. In der Regel kann das gesamte Gelenk nicht abpalpiert werden.

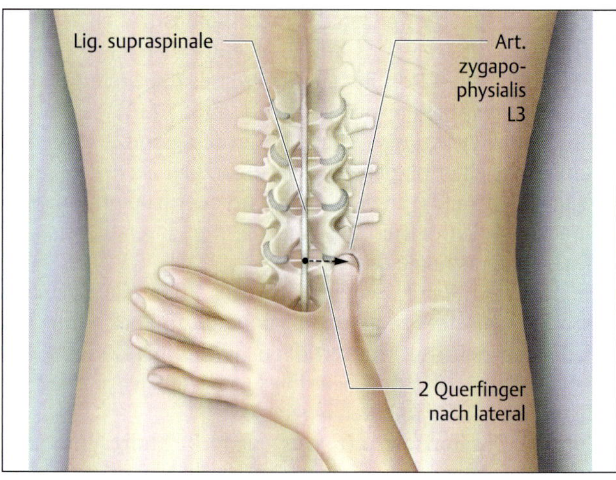

Abb. 1.119 Palpation: Art. zygapophysialis.

Lig. supraspinale

▸ Abb. 1.120

Der Raum zwischen den Dornfortsätzen ist so schmal, dass nur mit einem Finger palpiert werden kann. Von lateral kommend wird sowohl zwischen zwei benachbarten Procc. spinosi (hier spannt sich das Band aus) als auch an deren kranialen und kaudalen Rand (hier ist jeweils die Insertion am Knochen) palpiert.

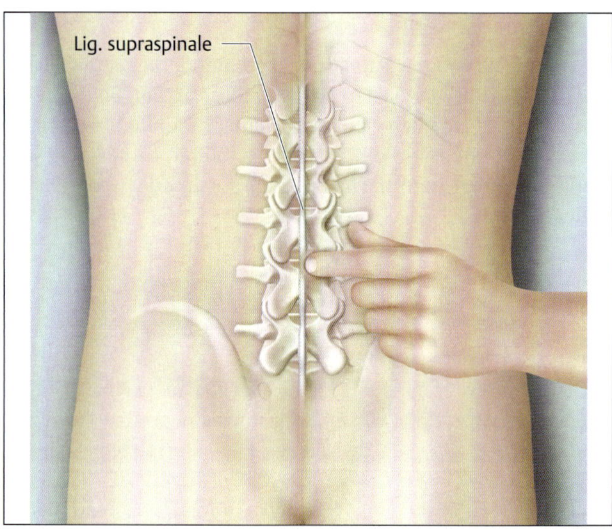

Abb. 1.120 Palpation: Lig. supraspinale.

Lig. iliolumbale, Pars superius

▸ Abb. 1.121

Die Crista iliaca ist als obere verbreiterte Kante des Beckens zu palpieren. Sie biegt dorsal etwa auf Höhe des 4.-5. Lendenwirbels nach kaudal um und endet dann auf Höhe des 2. Sakralwirbels als Spina iliaca posterior superior. An dieser Abbiegestelle geht das Lig. iliolumbale Richtung 5. Lendenwirbel und in die Tiefe ab. Die Palpation erfolgt parallel zum Cristawinkel und direkt an der Knochenkante in der Tiefe. Der Palpationsdruck muss deutlich sein, allerdings vorsichtig gesteigert werden, denn viele Menschen sind an dieser Stelle sehr schmerzhaft und bei plötzlichem Druck kann ein „Jump Sign" ausgelöst werden.

Die Pars superior des Lig. iliolumbale ist als feste, etwa 1 cm breite Struktur zu palpieren. Sie zieht nach medial, etwas kaudal und in die Tiefe und kann nur ein kleines Stück Richtung Lendenwirbelsäule identifiziert werden.

Es ist ein Band, das häufig strapaziert wird, da jede Stellungsänderung des Beckens Einfluss auf seinen Spannungszustand hat.

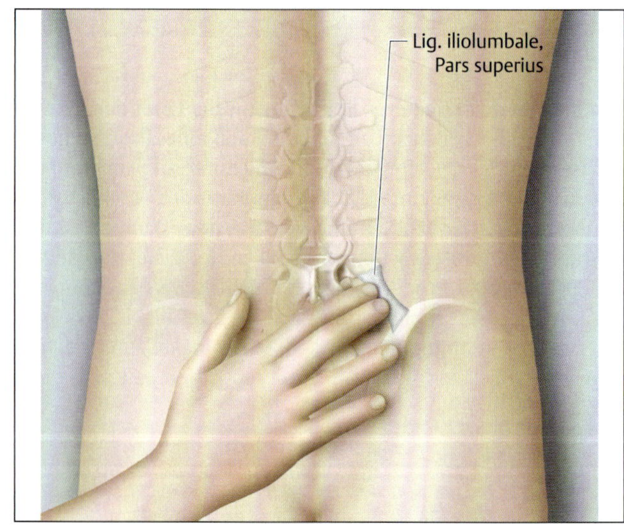

Abb. 1.121 Palpation: Lig. iliolumbale, Pars superius.

M. latissimus dorsi

▸ Abb. 1.122

Im LWS- Bereich ist der M. latissimus dorsi nur als oberflächliche Faszienplatte zu fühlen, deren Fasern schräg nach kranial-lateral verlaufen. Die Palpation erfolgt flächig mit allen Fingern von kranial-medial kommend; sie palpieren mit wenig Druck nach kaudal-lateral und damit quer zum Faserverlauf. Bei einer Anspannung des Armes in Richtung Schulterextension werden die Fasern fester, und damit bestätigt sich die richtige Lokalisation.

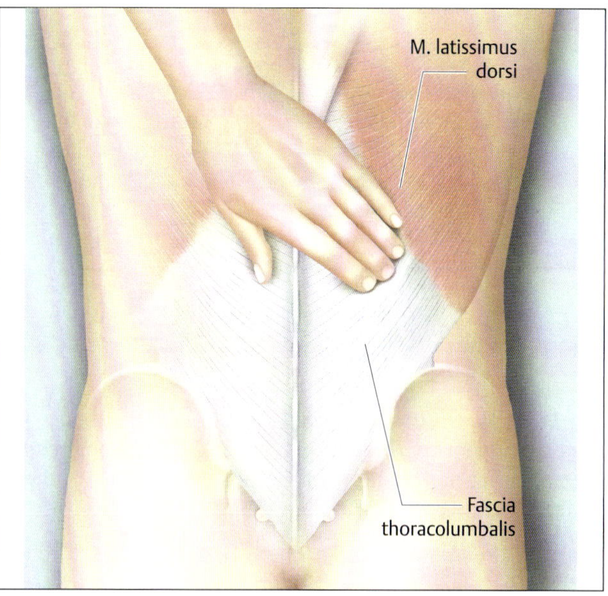

Abb. 1.122 Palpation: M. latissimus dorsi.

M. erector spinae

▸ Abb. 1.123

Der M. erector spinae liegt unmittelbar paravertebral und ist als längs verlaufender, ungefähr vier Querfinger bis handbreiter Muskelstrang auszumachen.

Der ***M. spinalis thoracis*** ist als longitudinaler Strang, unmittelbar neben den Procc. spinosi, zu palpieren. Die Palpation erfolgt flächig, quer zum Faserverlauf und fängt unmittelbar neben den Procc. spinosi an. Sein lateraler Rand ist etwa nach 1½-2 Querfingern zu erwarten. Er ist nur an den oberen drei Lendenwirbeln zu palpieren.

Der ***M. longissimus thoracis*** folgt unmittelbar lateral neben dem M. spinalis. Er ist im gesamten LWS-Abschnitt zu palpieren. Die Palpation erfolgt wie beim M. spinalis quer zum Faserverlauf, um vereinzelte Stränge und sonstige Verhärtungen zu erfassen. Er wird teilweise vom M. iliocostalis überdeckt, weshalb sein lateraler Rand nicht zu identifizieren ist.

Der ***M. iliocostalis thoracis*** ist der lateralste Anteil des M. erector spinae. Die Palpation erfolgt lateral des M. longissimus thoracis und quer zum Faserverlauf. Sein lateraler Rand ist als deutlicher Wulst etwa vier Querfinger von der Dornfortsatzreihe entfernt zu palpieren.

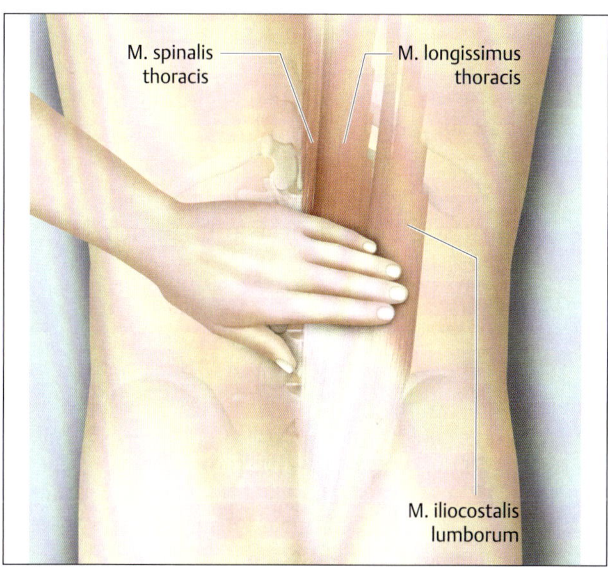

Abb. 1.123 Palpation: M. erector spinae.

Transversospinales System

▸ Abb. 1.124

Tiefer gelegene Muskelschichten sind schwierig zu identifizieren. Um an die Muskeln des transversospinalen Systems zu gelangen, wird die Palpation am Rand des Proc. spinosus mit Zeige- und Mittelfinger oder dem Daumen begonnen. Um von hier aus in die Tiefe zu gehen, muss der mediale Rand des M. spinalis thoracis nach lateral geschoben werden.

Bei schräg von kranial-medial nach kaudal-lateral verlaufenden strangartigen Fasern kann es sich sowohl um den ***M. rotator longus*** als auch um den ***M. multifidus*** handeln, sie liegen übereinander, die Multifidusfasern oberflächlicher. Eine genaue Unterscheidung zwischen den beiden Muskelsträngen ist nicht möglich.

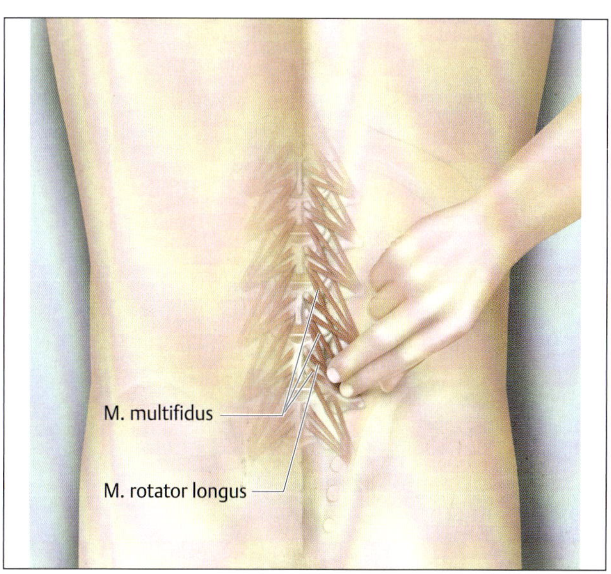

Abb. 1.124 Palpation: transversospinales System.

Bauchmuskulatur

Vom ***M. quadratus lumborum*** (▸ **Abb. 1.125**) spannt sich die oberflächliche Schicht, Pars iliocostalis, zwischen der unteren Rippe und der Crista iliaca aus. Der äußere Rand verläuft parallel zum Rand des M. iliocostalis mit einer leicht schrägen Ausrichtung nach kaudal-lateral.

Unmittelbar neben dem äußeren Rand des M. erector spinae, aber tiefer gelegen, kann der laterale Rand des M. quadratus mit den Fingern palpiert werden. Die weiteren Ursprungs- und Ansatzbereiche des Muskels liegen so tief, dass sie nicht lokalisiert werden können.

Der ***M. obliquus externus abdominis*** kann direkt auf dem Beckenkamm palpiert werden (▸ **Abb. 1.126**). Die palpierenden Finger werden von lateral, parallel zur Crista aufgelegt und verschieben sich mit Druck nach lateral und medial.

Von kranial direkt auf den Knochen zu ist als erstes der oberflächlich liegende M. obliquus externus zu palpieren, schwerer sind der ***M. obliquus internus abdominis***, der direkt unter dem externus liegt, und in der Tiefe der ***M. transversus abdominis*** zu identifizieren.

Eine bessere Palpierchance für den M. obliquus internus besteht am dorsalen Ende der Crista zwischen dem lateralen Rand des M. latissimus und dem dorsalen Rand des M. obliquus externus abdominis.

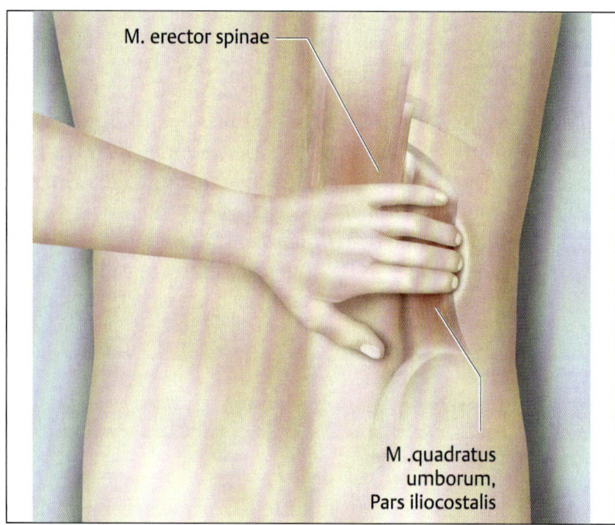

Abb. 1.125 Palpation M. quadratus lumborum.

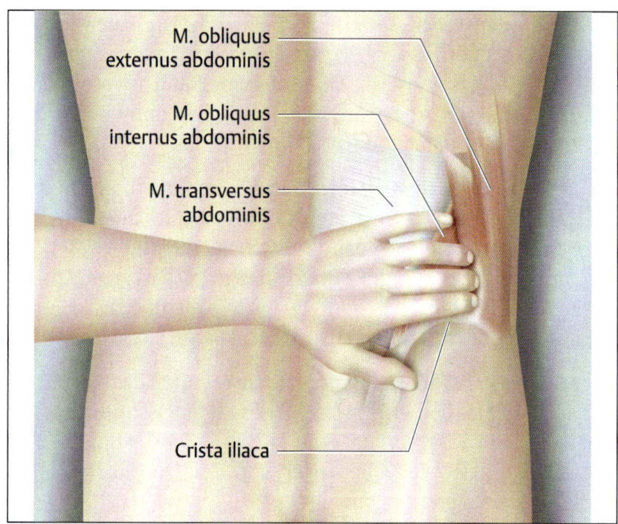

Abb. 1.126 Palpation: Bauchmuskeln an der Crista iliaca.

1.8.2 Ventrale LWS- und Bauchregion

Topografische Orientierung der Organe

▸ **Abb. 1.127**

In der Anatomie wird die Bauchregion in neun Teile unterteilt, kranial zwei Regiones hypochondriaca mit einer Regio epigastrica in der Mitte, darunter zwei seitliche Regiones laterales bzw. lumbales und in der Mitte die Regio umbilicalis. Kaudal davon liegen zwei seitliche Regiones inguinales bzw. iliacales mit der Regio pubica in der Mitte.

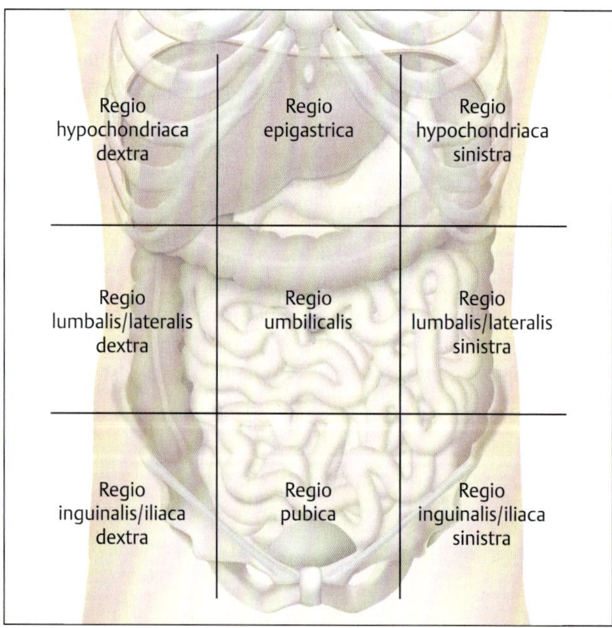

Abb. 1.127 Einteilung der Bauchregion.

Leber

Die Leber, **Hepar** (▸ **Abb. 1.128**), liegt unter der rechten Diaphragmakuppel und zieht über die Regio epigastrica nach links. Die obere Grenze befindet sich ca. 1 cm unterhalb der rechten Brustwarze und 2 cm unterhalb der linken. Die untere Grenze liegt am 9.-10. Rippenknorpel rechts bzw. 7.-8. Rippenknorpel links.

Zur Palpation der Leber (▸ **Abb. 1.129**) legt der Therapeut eine Hand unter die rechten unteren Rippen, die andere Hand liegt ventral in der rechten Regio hypochondriaca, wobei sich die radiale Zeigefingerkante am unteren Rippenbogen befindet. Während der Patient tief einatmet, hebt der Therapeut mit der linken Hand die Rippen und damit die Leber an. Gleichzeitig übt er mit der rechten Hand Druck nach kranial-lateral sowie in die Tiefe aus und kann die Leberkante spüren.

Milz

Die Milz, **Lien** (▸ **Abb. 1.130**), liegt dorsal im linken Thoraxbereich. Sie ist etwa 11 cm lang, 7 cm breit und 4 cm dick. Ihre kraniale Begrenzung befindet sich auf Höhe der 9. Rippe, ihre kaudale auf Höhe der 11. Rippe.

Magen

Der Magen, **Ventriculus** (▸ **Abb. 1.130**), befindet sich zum größten Teil im linken Oberbauch. Die verschiedenen Anteile des Magens sind im Liegen folgendermaßen zu finden:

- ***Kardia***, Einmündung des Ösophagus, ungefähr in Höhe des linken 7. Rippenknorpels
- ***Fundus*** unter der linken Diaphragmakuppel
- ***Pylorus*** in Höhe des 1. Lendenwirbels (im Stand bis zum 4. Lendenwirbel abgesunken)

Bauchspeicheldrüse

Die Bauchspeicheldrüse, der ***Pankreas*** (▸ **Abb. 1.130**), liegt retroperitoneal folgendermaßen im Oberbauchbereich:

- ***Caput pancreatis*** in der c-förmigen Kurvatur des Duodenums, also zwischen 1. und 3. Lendenwirbel,
- ***Corpus pancreatis*** quer im linken Oberbauch
- ***Cauda pancreatis*** über der linken Niere (endet lateral in Höhe der 9.-10. Rippe)

Dünndarm

Der Dünndarm (▸ **Abb. 1.131**) liegt in gefalteten Schlingen im zentralen Teil der Bauchhöhle und besteht aus drei unterschiedlich langen Abschnitten:

- ***Duodenum*** (Zwölffingerdarm) 25–30 cm lang, was etwa 12–14 Fingerbreiten entspricht
- ***Jejunum*** (Leerdarm) 2–2,5 m lang
- ***Ileum*** (Krummdarm) mit etwa 3 m Länge

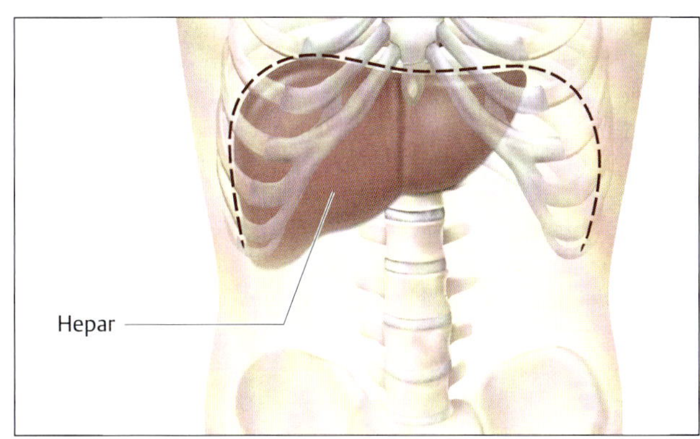

Abb. 1.128 Topografische Orientierung der Bauchorgane: Hepar.

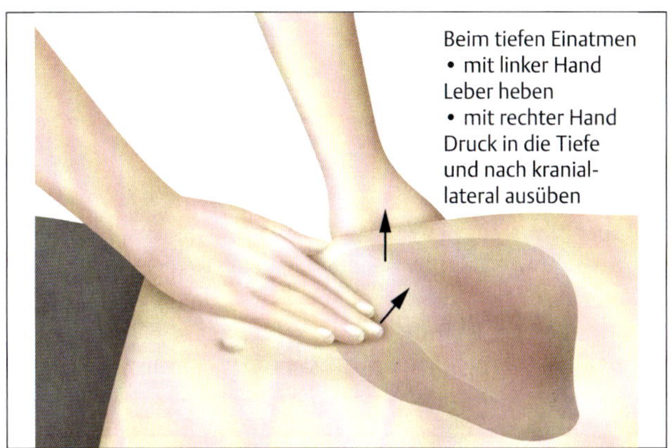

Abb. 1.129 Organpalpation: Palpation der Leber.

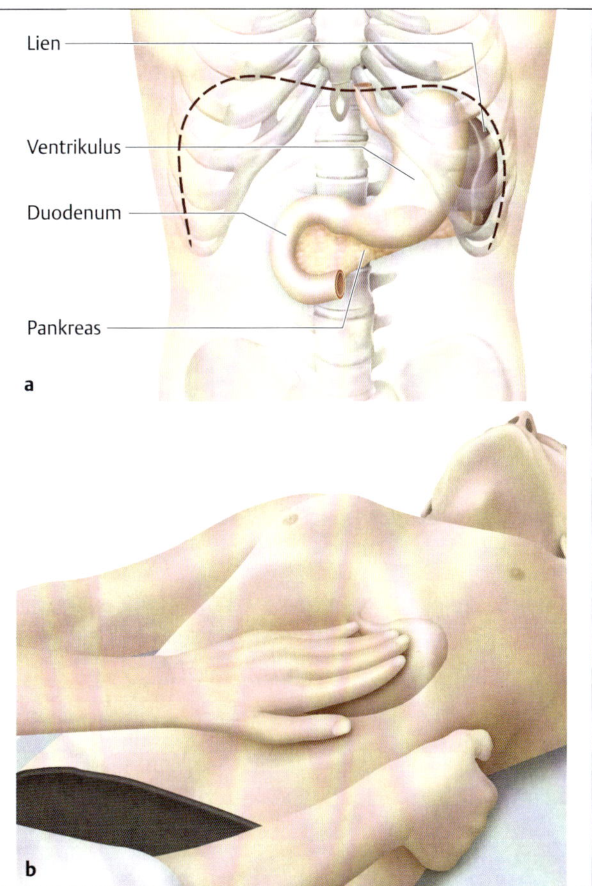

Abb. 1.130
a Topografische Orientierung der Bauchorgane: Ventrikulus, Duodenum, Pankreas, Lien.
b Palpation des Ventriculus.

Der Zwölffingerdarm, ***Duodenum***, ist der erste kurze Abschnitt des Dünndarms und liegt als große, c-förmige Schlinge in Höhe von L 1-L 3, also oberhalb des Bauchnabels. Der Übergang des Duodenums in den Leerdarm, ***Jejunum***, befindet sich in Höhe von L 2. Es ist der mittlere Abschnitt des Dünndarms und liegt mit vielen Schlingen frei beweglich in der Bauchhöhle. Der Krummdarm, ***Ileum***, schließt sich an das Jejunum ohne klare Trennlinie an und mündet über das Ileum terminale mit der Ileozäkalklappe in den Dickdarm.

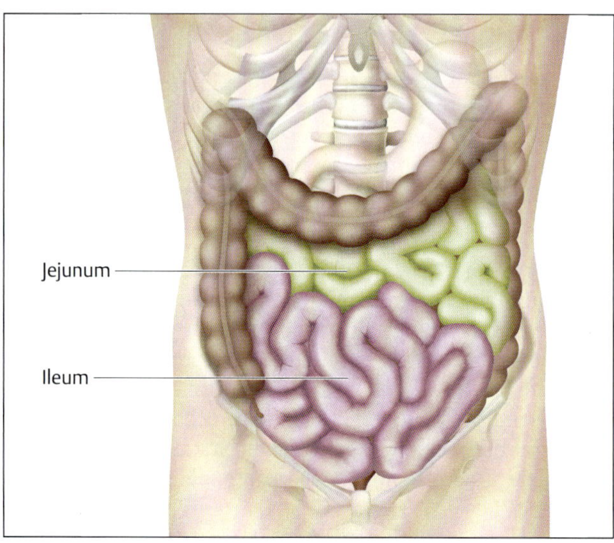

Abb. 1.131 Topografische Orientierung der Bauchorgane: Jejunum, Ileum.

Dickdarm

Der Dickdarm mit den Abschnitten ***Zäkum*** (Blinddarm), ***Kolon*** (Grimmdarm) und ***Rektum*** (Mastdarm) hat insgesamt eine Länge von 1,20–1,40 m.

Der Blinddarm, ***Zäkum*** (▸ **Abb. 1.132**), ist in der Regio iliaca dextra lokalisiert. Er ist sackförmig ausgestülpt und endet blind, hier beginnt das Colon ascendens.

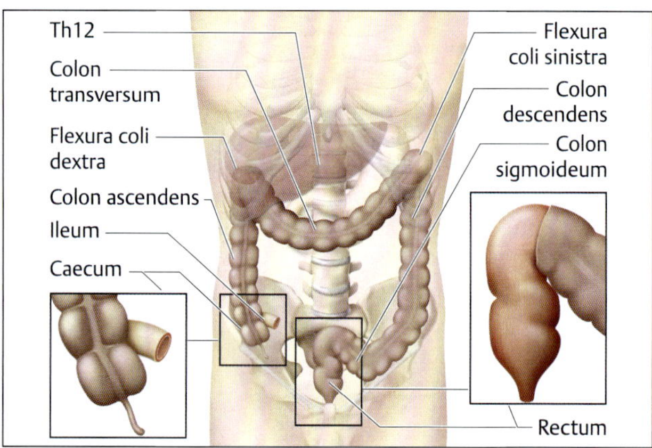

Abb. 1.132 Topografische Orientierung der Bauchorgane: Zäkum, Kolon.

PRAXISTIPP

Appendizitis-Zeichen
Bei der Palpation des Abdomens gibt es eine Reihe von Schmerzpunkten, die typisch für die Appendizitis sind, beispielsweise der ***McBurney-Punkt***: Er liegt im lateralen Drittel einer Verbindungslinie zwischen Bauchnabel und rechter Spina iliaca anterior superior. Beim Test wird dort Druck in das Abdomen ausgeübt, und beim plötzlichen Loslassen klagt der Patient über starke Schmerzen.

Der Grimmdarm, ***Kolon*** (▸ **Abb. 1.132**), ist der mittlere Abschnitt des Dickdarms und umgibt die Dünndarmschlingen wie ein Rahmen vom rechten unteren Quadranten des Abdomens ausgehend. Er gliedert sich in vier Teile:

- ***Colon ascendens***, aufsteigender Teil, liegt rechts im lateralen Bauch bis zu den Rippen, die Flexura coli dextra liegt in Höhe des 12. Brustwirbels bis zum 3. Lendenwirbel.
- ***Colon transversum***, horizontaler Teil, verläuft dorsal in Höhe der unteren Rippen, die Flexura coli sinistra liegt etwa in Höhe des 11.Brustwirbels.
- ***Colon descendens***, absteigender Teil, liegt links lateral im Bauchraum und geht bis zur oberen Apertur des kleinen Beckens.
- ***Colon sigmoideum*** ist der Endabschnitt und zieht ventral vom Os sacrum zur rechten Beckenseite, dann zurück zur Medianlinie und endet kaudal im Rektum.

Der Mastdarm, ***Rektum***, ist Teil des Enddarms, liegt im kleinen Becken und ist 12–15 cm lang.

PRAXISBEISPIEL

Palpation des Colon ascendens

Die Palpation des Colon ascendens (▸ **Abb. 1.133**) sollte bimanuell ausgeführt werden, sodass die untere Hand fühlt und die obere Druck ausübt. Die Palpation beginnt etwa drei Querfinger kaudal des Bauchnabels auf der rechten Bauchseite und geht bis zum unteren Rippenbogen.

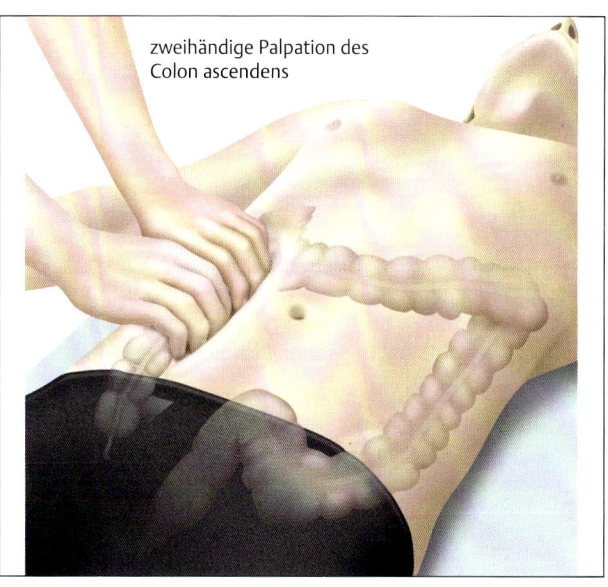

Abb. 1.133 Organpalpation: Colon ascendens.

Harntrakt

Die Nieren, ***Ren*** (▸ **Abb. 1.134**), sind etwa 11–12 cm lang, 5–6 cm breit und 3–4 cm dick. Die linke Niere ist minimal größer als die rechte. Sie liegen teilweise auf dem M. psoas major und dem M. quadratus lumborum. Der obere Nierenpol befindet sich in Höhe des 11. Brustwirbels und wird von der Pleura und dem Diaphragma überlagert. Die untere Begrenzung befindet etwa sich in Höhe des 3. Lendenwirbels.

Die paarig angelegten Harnleiter, ***Ureter*** (▸ **Abb. 1.134**), beginnen im Nierenbecken, enden seitlich in der Harnblase. Sie sind 25–30 cm lang und liegen auf dem M. psoas major und M. quadratus lumborum und laufen durch den Retroperitonealraum nach distal. Orientierungspunkte für den ungefähren Verlauf des Ureters nach kaudal: Höhe des Querfortsatzes L3 – Mitte des Iliosakralgelenks – Höhe des Tuberculum pubicum.

Die Harnblase, ***Vesica urinaria*** (▸ **Abb. 1.134**), liegt im kleinen Becken und wird kaudal vom Beckenboden gehalten. Zudem ist sie an verschiedenen bandartigen Bauchfellduplikaturen befestigt. Sie endet nach kaudal mit einer trichterförmigen Ausziehung, ***Cervix vesicae***, deren Verlängerung die ***Urethra*** (Harnröhre) ist.

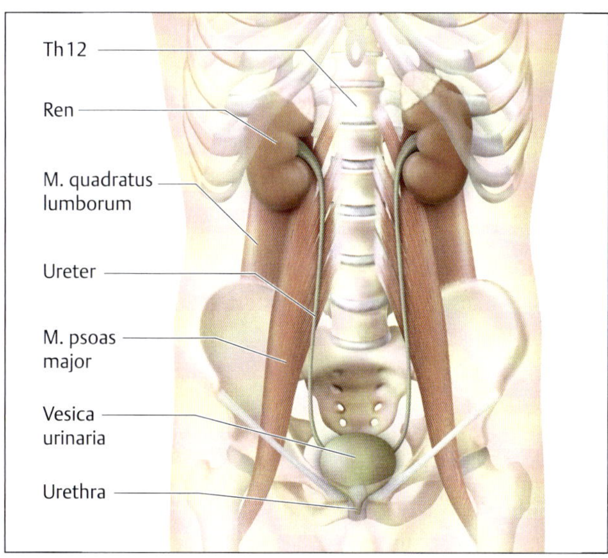

Abb. 1.134 Topografische Orientierung der Bauchorgane: Ren, Ureter, Vesica.

PRAXISTIPP

Viszerale Behandlung

Die viszerale Behandlung von Organen ist ein Teilbereich der Osteopathie. Das Prinzip ist, die Lage, Fixation, nervale und vaskuläre Versorgung sowie die Beweglichkeit der Organe zu kennen. Durch Palpation beurteilt man deren Bewegungsmuster und Positionen, deren Aufhängung und das angrenzenden Bindegewebe. Die ***Mobilität*** sagt etwas über die Beweglichkeit der Organe zueinander und zu den sie einhüllenden oder stützenden Muskel- und Bindegeweben aus, die ***Motilität*** über die von anderen Organen unabhängige Eigenbewegung der Organe.

Dysfunktion der Organe

Nach der Osteopathie beeinträchtigt der Verlust der Eigenbewegung eines Organs sowie eine fibrosierte oder überdehnte Aufhängung deren Funktion. Außerdem kann die Gleitfähigkeit zwischen den Organen gestört sein. Ursachen sind u. a.: Erkrankung des Organs selbst, Funktionsstörungen nach medizinischen Eingriffen, Übergewicht und mehrfache Schwangerschaften.

Man palpiert die Mobilität und Motilität der Organe, z. B. der Niere und kann damit mögliche Störungen beurteilen (▸ **Abb. 1.135**). Durch manuelle Techniken werden ligamentäre Anheftungen der Organe mobilisiert, Verklebungen gelöst, gestaute Gewebe drainiert und damit die Funktion der Organe normalisiert.

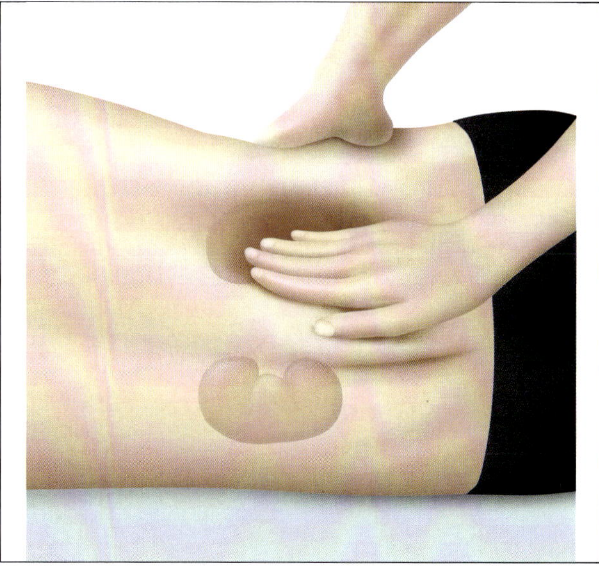

Abb. 1.135 Bimanuelle Tiefenpalpation der Nieren in Seitlage.

M. rectus abdominis

▸ Abb. 1.136

Der M. rectus abdominis wird sowohl am Ursprung, dem Proc. xyphoideus und Knorpel der 5.-7. Rippen, als auch im epigastrischen Winkel und im gesamten Verlauf bis zur Symphyse hin palpiert.

Die Palpation erfolgt flächig und quer zum Faserverlauf. Die Zwischensehnen, ***Intersectiones tendineae***, sind u. U. als quere Furchen zu erkennen und als feste Einziehungen zu palpieren, hier kann die Palpation mit einem Finger erfolgen.

Auch die ***Linea alba*** wird mit mehr Druck palpiert und ist oberhalb und unterhalb des Bauchnabels als longitudinal verlaufender, fester und dünner Strang zu fühlen.

Durch Kopfabheben spannt sich der M. rectus deutlich an und seine Ränder und die Einziehungen sind noch besser palpierbar.

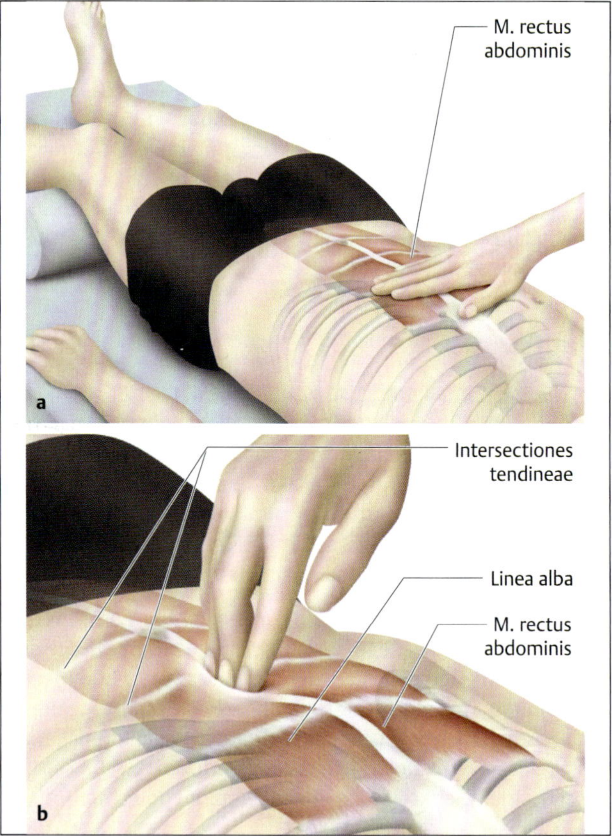

Abb. 1.136 Palpation: M. rectus abdominis.
a Flächige Palpation im Muskelverlauf.
b Fingerpalpation auf der Linea alba.

M. obliquus externus abdominis

▸ Abb. 1.137

Der äußere schräge Bauchmuskel ist in seinem gesamten Muskelverlauf seitlich am Thorax beginnend an den unteren acht Rippen quer zum Faserverlauf und damit schräg von kaudal-lateral nach kranial-medial mit der oberflächlichen Technik zu palpieren. Durch Abheben der gleichseitigen Schulter und Oberkörper kontrahiert er sich und ist noch deutlicher zu fühlen. Seine Insertion am Lig. inguinale ist oberhalb des Bandes als feste Fläche zu fühlen, da er hier mit einem breiten sehnigen Anteil ansetzt. Am Labium externum der Crista iliaca ist er ebenfalls gut zu identifizieren.

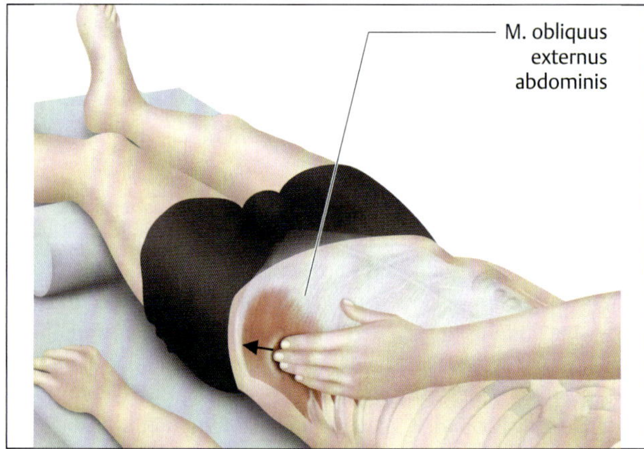

Abb. 1.137 Palpation: M. obliquus externus abdominis.

M. obliquus internus abdominis

▸ Abb. 1.138

Der schräge innere Bauchmuskel muss mit mehr Druck palpiert werden, da er unter dem M. obliquus externus liegt. Am lateralen Lig. inguinale und in der Tiefe an der Crista ist sein Ursprungsbereich. Hier sind auch seine günstigsten Palpationsstellen. Die Palpation quer zum Faserverlauf geht von kraniallateral nach kaudal-medial. Durch seine Aktivierung über das Anheben der kontralateralen Schulter und Oberkörper sind seine Muskelfasern bis zum Übergang in die Aponeurose tastbar.

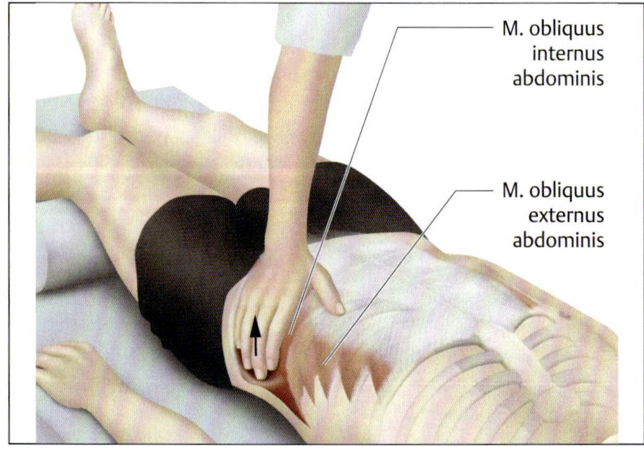

Abb. 1.138 Palpation: M. obliquus internus abdominis.

M. transversus abdominis

Der tiefste der ventralen Bauchmuskeln ist in seinem gesamten Verlauf nicht eindeutig zu palpieren, da er unter beiden Mm. obliqui liegt. Evtl. ist eine Differenzierung über Kontraktion durch langsames Einziehen des Unterbauches möglich.

M. iliopsoas

▸ **Abb. 1.139**

Bei der Palpation des M. iliopsoas stellt der Patient die Beine an, um die Bauchdecke zu entspannen.

Der Bauchnabel, ***Umbilicus***, liegt in der Regel in Höhe des Bandscheibenraumes von L3/4. Kranial und kaudal davon kann der ***M. psoas major*** ventral-lateral der Lendenwirbelkörper palpiert werden. Dazu gehen 2–4 Fingerspitzen mit steil eingestellter Hand und zunehmendem Druck zwischen den Bauchorganen in die Tiefe. Der Muskel ist als deutlicher, runder Strang zu fühlen. Bestätigt wird die richtige Lokalisation durch Anspannung des Beins Richtung Hüftflexion. Bei der Palpation der linken Seite sollte bedacht werden, dass ventrolateral der Wirbelkörper die Bauchaorta verläuft.

Der ***M. iliacus*** ist nicht im gesamten Verlauf in der Fossa iliaca palpierbar. Von der Crista iliaca aus wird vorsichtig durch die Bauchmuskeln der innere obere Rand des Iliums abpalpiert, das geht im ventralen Bereich am besten.

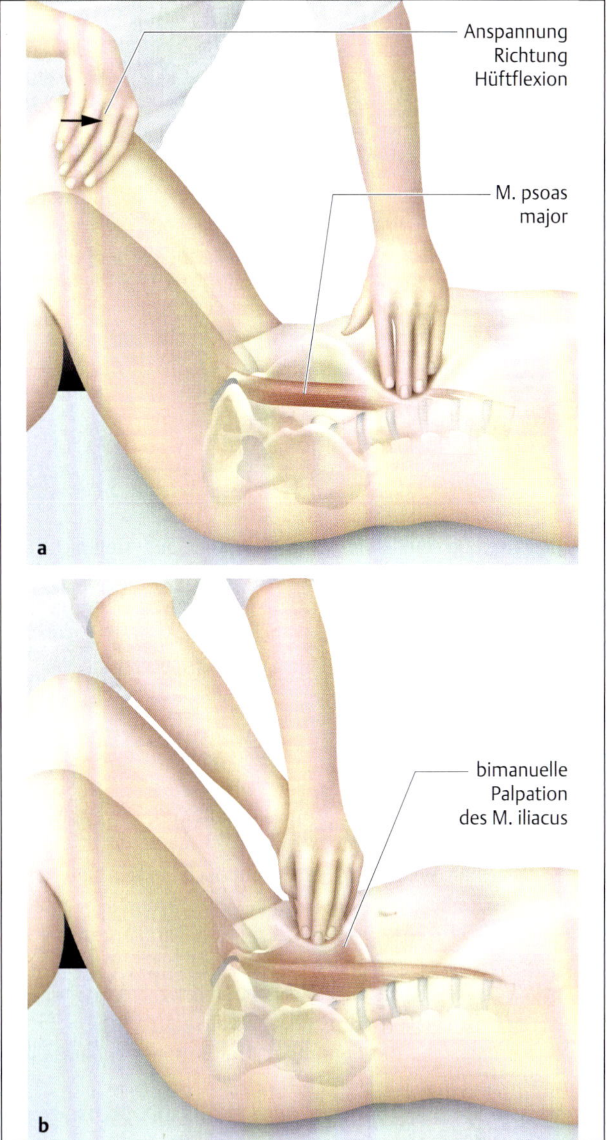

Abb. 1.139 Palpation: M. iliopsoas.
a M. psoas major,
b M. iliacus.

1.9 Fragen zum Thema LWS

Knochen

1. Beschreiben Sie die besonderen Merkmale eines Lendenwirbels.
2. Beschreiben Sie Unterscheidungsmerkmale zwischen kranialen und kaudalen Lendenwirbeln.
3. Beschreiben Sie das Foramen intervertebrale: Begrenzungen, Inhalt, bei welchen Bewegungen es enger wird.
4. Der lumbosakrale Übergang ist ein gut stabilisierter und für Pathologien anfälliger Bereich. Warum ist das so? Bitte erklären Sie.

Kapsel und Bänder

1. Beschreiben Sie die Besonderheiten der Gelenkkapsel eines lumbalen Wirbelbogengelenks.
2. Beschreiben Sie die Unterschiede zwischen Ligg. longitudinale anterius et posterius.
3. Beschreiben Sie Lage und Funktion der Ligg. flava.

Bewegungen

1. Bitte begründen Sie, warum eine Rotationsbewegung nur sehr geringgradig möglich ist.
2. Beschreiben Sie, was arthrokinematisch bei den Bewegungen Flexion und Lateralflexion passiert.
3. Durch welche Strukturen wird die Extension eines Wirbels gegen den nächsten gebremst?
4. Erklären Sie, wann und warum der Interartikularbereich in der LWS belastet wird, und die Konsequenzen.
5. Beschreiben Sie die Spondylolisthesis und die Folgen für die Stabilität.
6. Welche Wirbelkörperform kann es bei Osteoporose geben und warum?

Fascia thoracolumbalis

1. Aus wievielen Schichten besteht sie?
2. Welche Muskeln verbinden sich mit ihr und wo?
3. Geben Sie bitte eine kurze Zusammenfassung über die Mechanik der Fascia thoracolumbalis.

Bauchmuskulatur

1. Aus wievielen Schichten besteht die Bauchmuskulatur?
2. Welche der Bauchmuskeln hat eine Verbindung zum Lig. inguinale und wie?
3. Welcher der Bauchmuskeln macht eine Lateralflexion der LWS bei einseitiger Kontraktion?
4. Was sind die wichtigsten Funktionen der Bauchmuskulatur, bitte erklären Sie.
5. Was besagt ein „Six-Pack" im Zusammenhang mit dem M. rectus abdominis?
6. Zeigen Sie die Unterschiede Mm. obliquus abdominis externus/internus im Muskelverlauf auf.
7. In welchem Zusammenhang steht der M. transversus abdominis zur Fascia thoracolumbalis? Erklären sie seine Stabilisierungsfunktion.
8. Aus wie vielen Partes besteht der M. quadratus lumborum, wie sind die Zugrichtungen?
9. Beckenhochstand rechts mit Lateralflexion der LWS nach rechts, was bedeutet das für die Kraftentfaltung des rechten M. quadratus lumborum?

Rektusscheide

1. Beschreiben Sie den Aufbau der Rektusscheide.
2. Stellen Sie die Verbindungen zu den Bauchmuskeln her.
3. Was hat die Linea arcuata mit dieser Struktur zu tun?
4. Wo liegt die Linea alba? Was bedeutet sie für die Bauchmuskulatur?

Rückenmuskulatur

1. Erklären Sie das lange dorsale Verspannungssystem der Wirbelsäule im lumbalen Abschnitt.
2. Beschreiben Sie das Prinzip der segmentalen Rückenmuskeln und begründen Sie ihre Funktionen.
3. Benennen Sie die längsten Fasern des Erector-spinae-Systems und wo sie zu finden sind.
4. Mm. multifidi: Aus wie vielen Teilen bestehen sie, wie ziehen sie? Erklären Sie ihre Funktionen aufgrund ihres Verlaufs.
5. M. longissimus thoracis/M. iliocostalis lumborum: Beschreiben Sie, was beide Muskeln gemeinsam haben, hinsichtlich Ursprüngen und Ansätzen, Verlauf und Funktionen.

Neuroanatomie

1. Bitte erklären Sie die Begriffe Cauda equina, Filum terminale und beschreiben Sie diese Strukturen.
2. Wie ziehen die Spinalnerven aus der Etage S 1 im Spinalkanal und weiter?
3. Benennen Sie die Bestandteile des Plexus lumbalis.

Röntgenbild

1. Woran erkennen Sie eine rotatorische Abweichung in der LWS?
2. Was ist bei der Spondylolisthesis zu sehen?

Palpation

1. Topografische Orientierung: Bitte erklären Sie, wo die Leber, der Ventriculus und die Nieren liegen.
2. Bitte beschreiben Sie, wie Sie bei der Palpation vorgehen würden, um diese Strukturen zu identifizieren: Lig. supraspinale, Procc. spinosi als Orientierungshilfen im LWS-Bereich, Lig. iliolumbale, M. quadratus lumborum, M. obliquus externus abdominis.

2 HÜFTGELENK UND BECKEN

2 Hüftgelenk und Becken

2.1 Articulatio coxae

Das Hüftgelenk muss einerseits über eine gute Mobilität verfügen, andererseits ist seine Stabilität von Bedeutung. Eine gute Beweglichkeit gewährleistet das normale Gehen, Hinsetzen und Aufstehen, in die Hocke gehen, Treppen- und Bergsteigen, sowie jegliche sportliche Aktivitäten. Ein ausgewogenes Gleichgewicht durch Muskel und Bänder und die Verteilung der Kräfte sorgen dafür, dass das Gelenk und die umgebenden Weichteile nicht überlastet werden.

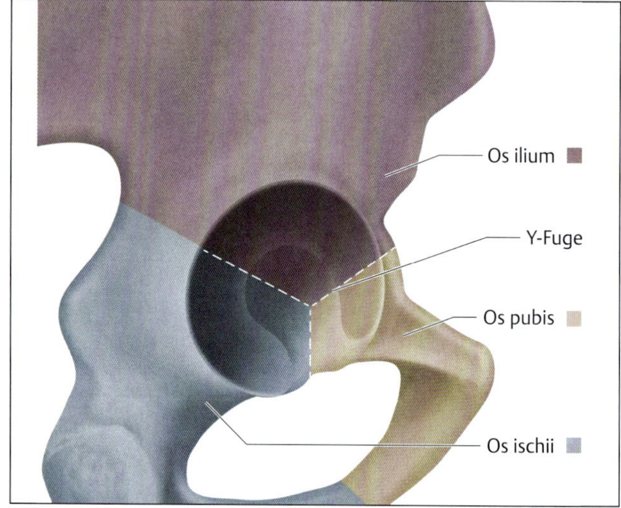

Abb. 2.1 Azetabulum.

2.1.1 Gelenkflächen des Hüftgelenks

Azetabulum

▸ **Abb. 2.1**, ▸ **Abb. 2.2**, ▸ **Abb. 2.3**

An der dicksten Stelle des Os coxae liegt das Azetabulum eingebettet. Es stellt eine halbkugelige, konkave Aushöhlung dar, die das Caput femoris als Gelenkpartner aufnimmt. Es setzt sich aus den drei Teilen des Os coxae zusammen: proximal Os ilium, ventral Os pubis und distal Os Ischii. Die Fuge zwischen den drei Knochen, ***Y-Fuge***, schließt sich zwischen dem 14. und 16. Lebensjahr.

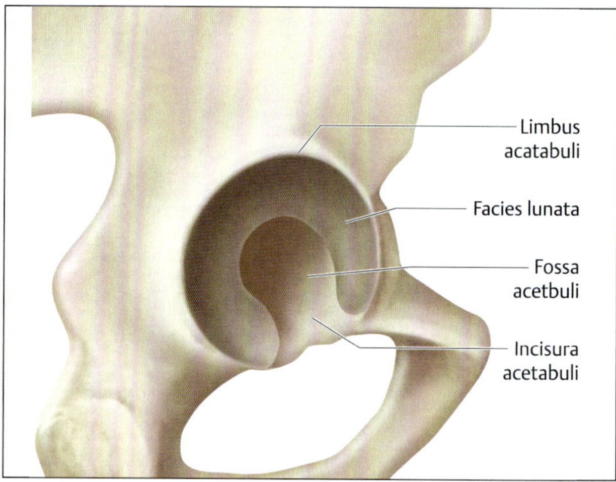

Abb. 2.2 Limbus und Incisura acetabuli, Facies lunata.

Incisura acetabuli

▸ **Abb. 2.2**

Die Incisura ist eine breite Einkerbung im unteren Pfannenrand und stellt die Nahtstelle zwischen Os pubis und Os ischii dar. Das ***Lig. transversum acetabuli*** zieht über die Incisura.

Facies lunata

▸ **Abb. 2.1**, ▸ **Abb. 2.2**

Die überknorpelte, halbmondförmige Gelenkfläche am äußeren Rand des Azetabulums läuft dorsal und ventral jeweils mit einem Horn, ***Cornu posterius et anterius***, aus. Der Knorpel ist im mittleren Abschnitt dicker als am Vorder- und Hinterhorn, mit ca. 3 mm besonders am lateroventralen Pfannendach. Die Knorpelzone ist im Bereich der Incisura acetabuli unterbrochen.

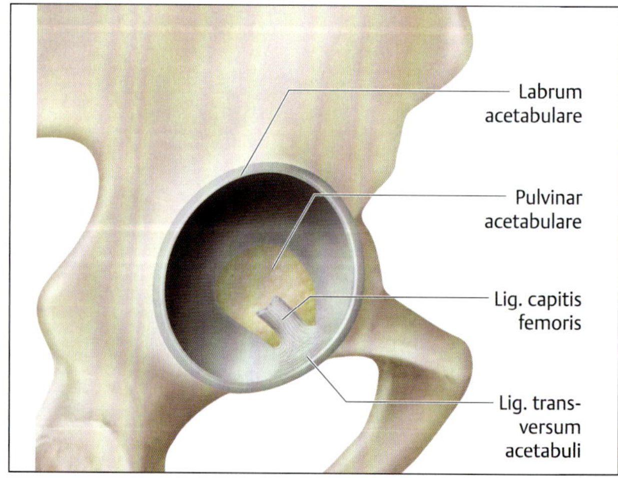

Abb. 2.3 Labrum acetabulare, Fossa acetabuli.

Limbus acetabuli

▸ **Abb. 2.2**, ▸ **Abb. 2.3**

Der äußere knöcherne Rand, der an die überknorpelte Fläche grenzt, steht etwas hervor. Er ist nicht zirkulär angelegt, da er im Bereich der Incisura acetabuli ausgespart ist.

Labrum acetabulare

▸ Abb. 2.3

Das Labrum umgibt ringförmig das Azetabulum und besteht aus straffem Bindegewebe und Faserknorpel, Kollagen Typ I, dessen Fasern parallel zum Pfannenrand verlaufen. Es hat eine dreieckige Form, wobei die Spitze des Dreiecks in das Gelenk hineinragt und das Caput femoris eng umschließt, während die Basis am Limbus fixiert ist. Das Labrum ist kranial und dorsal ca. 1 cm breit, ventral und kaudal 0,5 cm und dient zur Vergrößerung der Gelenkpfanne. Es schließt das Gelenk hermetisch ab, kann sich aber bei Bewegungen verformen.

Fossa acetabuli

▸ Abb. 2.3

Die Fossa ist eine deutliche Vertiefung am medialen Rand der Facies lunata. Sie wird von lockerem, fettreichem Bindegewebe, ***Pulvinar acetabulare***, und dem ***Lig. capitis femoris*** ausgefüllt. Dieses Fettpolster gleicht den Niveauunterschied zur überknorpelten Fläche aus. Der Hohlraum sorgt für ein gewisses Vakuum, was zur Stabilität des Gelenkes beiträgt. Nach kaudal hin schließt das ***Lig. transversum acetabuli*** den Raum ab.

FUNKTIONELLE HINWEISE

Einteilung des Azetabulums in Pfeiler ▸ Abb. 2.4
Nach Judet und Letournel (1964) setzt sich das Azetabulum morphologisch aus zwei Pfeilern zusammen:

- Der ***dorsale ilioischiale Pfeiler*** besteht aus dem dorsalen Anteil des Os ilium bis zur Incisura ischiadica major und dem Os ischii. Dieser Pfeiler ist kurz, aus sehr kräftigen Knochen aufgebaut und trägt wesentlich zur Lastübertragung vom Azetabulum zu den Artt. sacroiliacae bei. Der gelenkflächenbildende Anteil ist die hintere Wand des Azetabulums.
- Der ***ventrale iliopubische Pfeiler*** besteht aus dem ventralen Anteil des Os ilium, wobei seine kraniale Begrenzung von der Spina iliaca anterior superior entlang der Crista iliaca bis zum Scheitelpunkt der Konvexität reicht. Die distale Begrenzung wird durch den R. ossis pubis in seiner Ausdehnung bis zur Symphysis pubica gebildet. Dieser Pfeiler ist schmal und länger als der dorsale Pfeiler.

Die Grenze zwischen den beiden Pfeilern stimmt nicht mit den anatomischen Grenzen von Os ilium, Os pubis und Os ischii überein, sondern wird durch klinische und mechanische Überlegungen bestimmt.

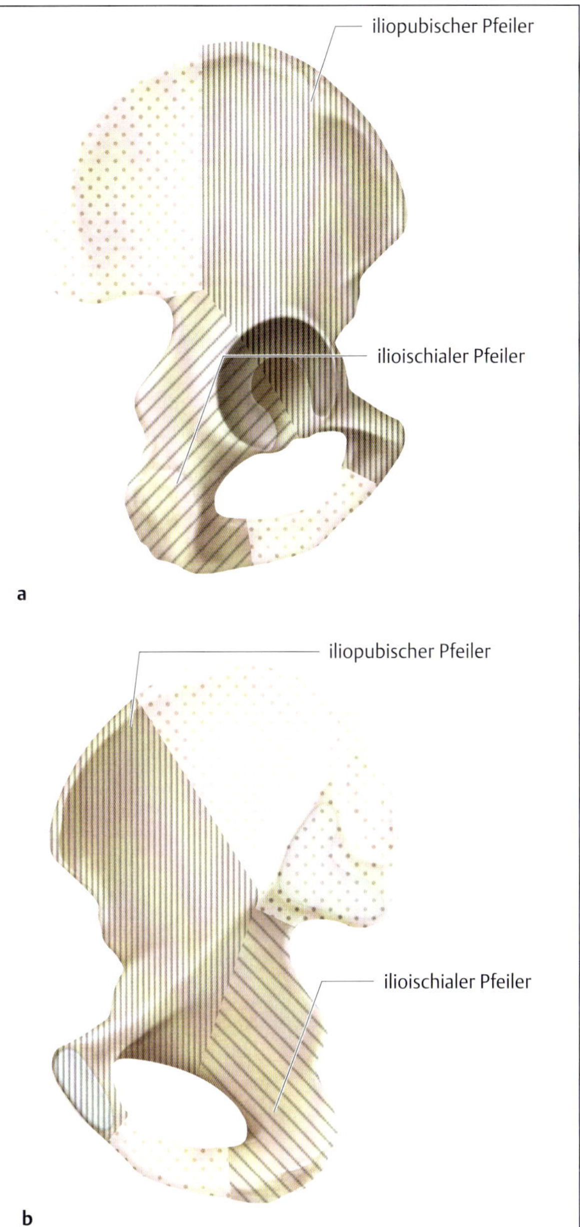

Abb. 2.4 Pfeiler des Azetabulums.
a Ansicht von lateral.
b Ansicht von der Beckeninnenseite.

Ausrichtung des Azetabulums ▸ **Abb. 2.5**
Das Azetabulum ist nach ventral-lateral-kaudal gerichtet, sichtbar im Frontal- und Transversalschnitt:

Im Frontalschnitt sind der ***Zentrum-Ecken-Winkel (CE-Winkel, Wiberg-Winkel)*** und der Inklinationswinkel zu sehen. Mit dem CE-Winkel wird die Überdachung des Hüftkopfs beurteilt. Er entsteht durch die Verbindung einer Vertikalen durch das Hüftkopfzentrum und der Verbindungslinie zwischen Kopfzentrum und Pfannendachecke. Normwerte sind bei Kindern zwischen 4 und 13 Jahren 20°, über 14 Jahren 25° und im Erwachsenenalter etwa 30°. Ist der Winkel wesentlich kleiner, besteht der Verdacht auf Hüftdysplasie.

Der ***Inklinationswinkel*** zeigt die schräge Ausrichtung der Gelenkpfanne an, er wird durch die Pfanneneingangsebene, eine Verbindung vom kaudalen zum kranialen knöchernen Pfannenrand, und einer horizontalen Linie, die am kaudalen Pfannenrand angelegt wird, gebildet. Beim Neugeborenen beträgt der Winkel 60°, beim Erwachsenen etwa 40°.

Die transversale Ansicht verdeutlicht die Ausrichtung der Pfanne nach anterior. Der ***Anteversionswinkel*** bzw. ***ventrale Pfannenöffnungswinkel*** ist der Winkel zwischen der Tangente von ventralem und dorsalem Pfannenrand und einer sagittalen Achse, die am dorsalen Pfannenrand angelegt wird. In der Norm beträgt er 10–15°.

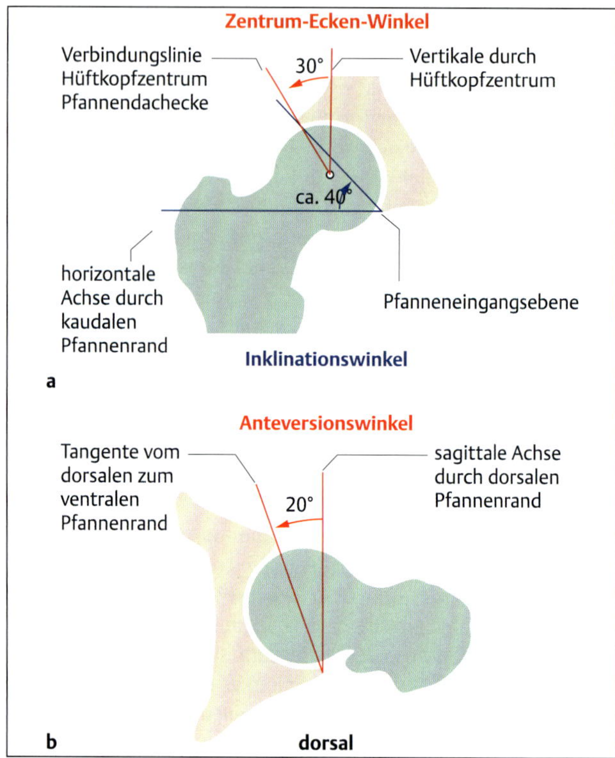

Abb. 2.5 Ausrichtung des Azetabulums.
a Frontale Ansicht: CE-Winkel, Inklinationswinkel.
b Transversale Ansicht: Anteversionswinkel.

KLINISCHER HINWEIS

Femoroazetabuläres Impingement (FAI) ▸ **Abb. 2.6**
Das Femoroazetabuläre Impingement ist ein mechanischen Prozess, der zu Schäden im Gelenk führt, denn es kommt zu einem abnormen Kontakt zwischen Oberschenkelkopf bzw. -hals und Azetabulum. Die Ursachen sind nicht immer klar, meist sind Abweichungen der normalen Form von Femur bzw. Azetabulum der Grund, dass bei bestimmten Bewegungen der Hüftkopf an das Pfannendach anschlägt. Durch das wiederholte Anstoßen und dadurch verursachte Einklemmungen kommt es zur Schädigung am Labrum und Gelenkknorpel sowie langfristig zu einem chronischen Reizzustand und zu irreparablen Gelenkschädigungen.

Es werden zwei Typen von FAI unterschieden:

- Beim ***Cam-Impingement*** (Nockenwellen-Impingement) liegt die Ursache an knöchernen Ausziehungen am gelenknahen proximalen Übergang vom Caput zum Collum femoris, u. U. geht das Caput ohne ausreichende Taillierung in das Collum über. Dieser sog. Bump schlägt bei kraftvollen Flexions- und Rotationsbewegungen, z. B. beim Sport, an der Hüftpfanne an, wodurch das Labrum geschädigt und der Knorpel vom Pfannenrand ausgehend nach innen abgerissen werden kann.
- Beim ***Pincer-Impingement*** (Beißzangen-Impingement) liegt die Ursache des Impingements an der Gelenkpfanne. Durch eine zu weite Umfassung des Hüftkopfs durch die Pfanne ist bei Bewegungen der Kontakt des Schenkelhalses mit dem Labrum zu früh, und es wird auf Dauer zerstört. Außerdem reagiert das Femur auf den vermehrten Druck mit einer osteophytären Reaktion und wird an der Anschlagstelle dicker.

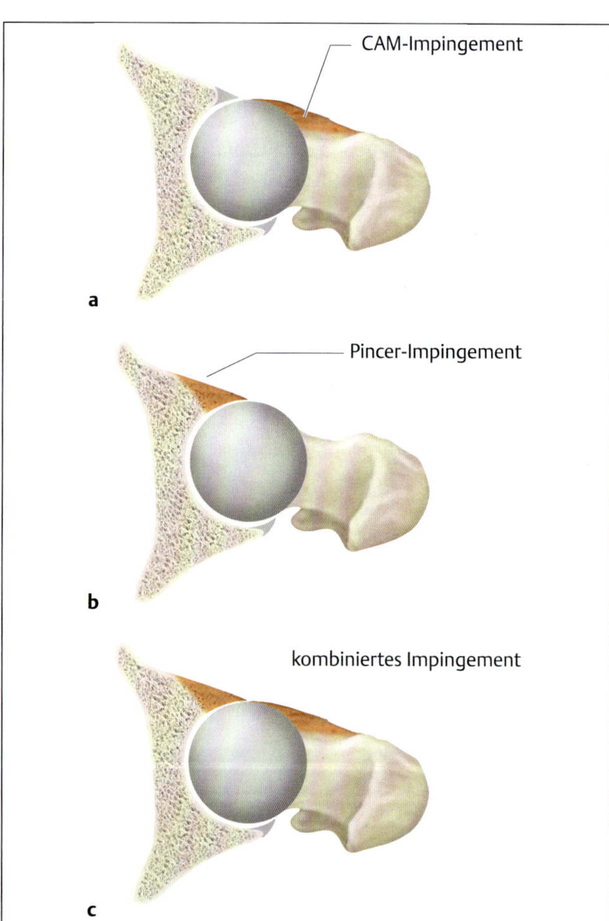

Abb. 2.6 Femoroazetabuläres Impingement (FAI).
a CAM-Impingement.
b Pincer-Impingement.
c Kombiniertes Impingement.

Azetabulumfraktur ▶ **Abb. 2.7**
Die meisten Azetabulumfrakturen werden durch Verkehrsunfälle verursacht, bei denen es zu einem Anprall des Knies an das Armaturenbrett kommt ("dashbord injury"). In diesem Fall wirkt die Kraft primär auf das Knie ein und wird axial über das Femur an das Azetabulum weitergeleitet. Wenn das Bein in Flexion und Innenrotation steht, wird der dorsale, bei Extension mit Außenrotation der ventrale Pfeiler belastet. Bei Abduktion ist die Krafteinwirkung im Zentrum größer, bei Adduktion und axialer Krafteinwirkung kann es zu einer dorsalen Luxation des Femurkopfs kommen. Eine weitere Verletzungsmöglichkeit ist der Sturz auf das seitliche Becken.

Therapie: Bei Gelenkinkongruenz, Gelenkinstabilität, oder wenn intraartikuläre Frakturfragmente vorliegen, wird eine Rekonstruktion der Gelenkflächen und Fixierung mit Plattenbzw. Schraubenosteosynthese durchgeführt. Nur in Ausnahmefällen, z. B. bei total zerstörter Gelenkpfanne wird eine Totalendoprothese eingesetzt.

Klassifizierung: Eine gängige Einteilung erfolgt nach Judet u. Letournel (1964) [125]:

- Typ I: dorsale Pfannenrandfraktur (häufigste Form)
- Typ II: dorsale Pfeilerfraktur
- Typ III: Pfannenbodenquerfraktur (beide Pfeiler betroffen)
- Typ IV: ventrale Pfeilerfraktur

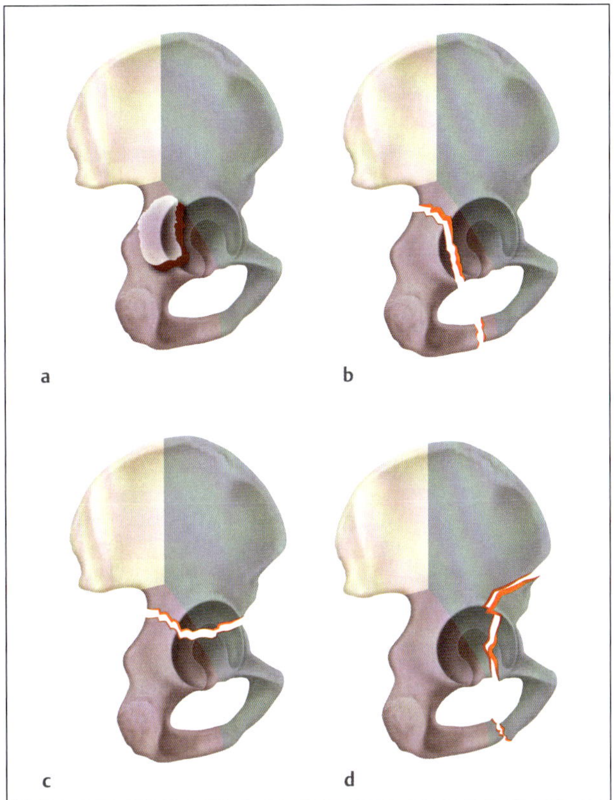

Abb. 2.7 Azetabulumfraktur: Klassifikation nach Judet & Letournel.
a Typ-I-Fraktur: dorsale Pfannenfraktur.
b Typ-II-Fraktur: dorsale Pfeilerfraktur.
c Typ-III-Fraktur: Pfannenbodenquerfraktur.
d Typ-IV-Fraktur: ventrale Pfeilerfraktur.

Caput ossis femoris

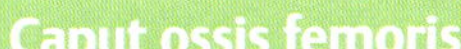

▶ **Abb. 2.8**

Das Caput bildet die artikulierende Gelenkfläche am Femur und ist annähernd kugelförmig. Seine Fläche wird in vier gleich große Quadranten unterteilt.

Die ***Fovea capitis femoris*** ist eine Vertiefung im dorsokaudalen Quadranten. Sie ist nicht überknorpelt und stellt den Ansatzbereich des Lig. capitis femoris dar.

Überknorpelte Flächen: Kranial der Fovea misst die dickste Knorpelschicht etwa 4 mm, nach medial-kaudal ist sie wesentlich dünner, die Fläche wird schmaler und ist gegen den Femurhals ungleichmäßig abgegrenzt. Die Kontaktfläche zur Facies lunata wechselt je nach Stellung des Gelenks, denn nur ein Teil der überknorpelten Fläche am Femur hat Kontakt zur gesamten Facies lunata. Zum Beispiel verlagert sich die Kontaktstelle bei Adduktion so weit nach medial, dass der Innenrand der Facies lunata den Knorpelrand der Fovea capitis erreicht [131].

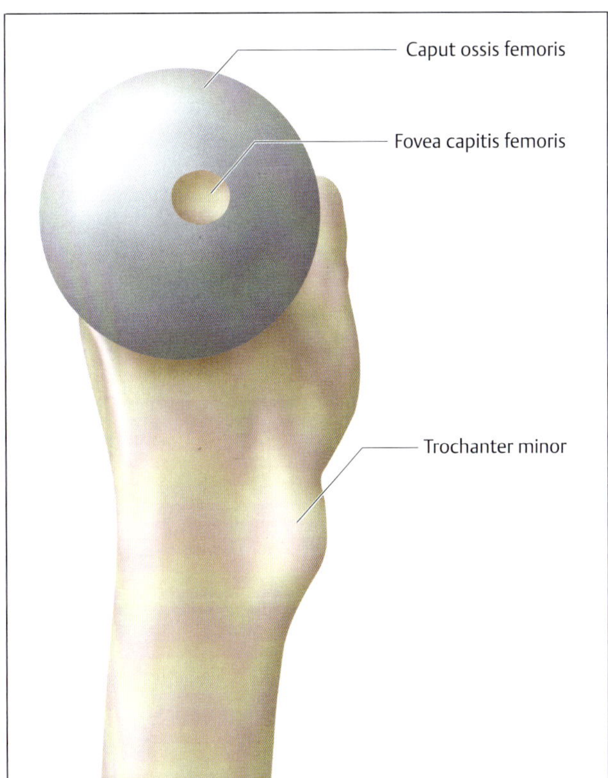

Abb. 2.8 Caput ossis femoris.

FUNKTIONELLER HINWEIS

Knorpelerhaltungszonen
Eine glatte Knorpelfläche ermöglicht das reibungsarme Gleiten im Gelenk, vorausgesetzt, dass eine optimale Schmierung über die Synovia erfolgt. Die Ernährung des Knorpels erfolgt über die Synovialflüssigkeit und zwar mittels Diffusion, was eine wechselnde Be- und Entlastung voraussetzt. Deshalb bleibt der Gelenkknorpel nur dort erhalten, wo er durch intermittierende Druckkräfte wiederholte elastische Druckbeanspruchungen erfährt, die aber eine bestimmte Größe nicht überschreiten dürfen. Aktive, passive und resistive Bewegungen sind also für die Erhaltung des Knorpels von großer Bedeutung.

KLINISCHER BEZUG

Koxarthrose ▸ **Abb. 2.9**
Die häufigste Ursache einer Koxarthrose ist ein Missverhältnis zwischen Belastung und Belastungsfähigkeit des Hüftgelenks über einen langen Zeitraum. Zum Beispiel können Fehlbelastungen, angeborene Hüftdysplasie, Traumata sowie Stoffwechselerkrankungen, Ernährungsstörungen des Gelenkknorpels oder entzündliche Prozesse eine Rolle spielen. Übergewicht, schwere berufliche Belastungen und Leistungssport erhöhen den Druck auf den Knorpel und beschleunigen den Verschleiß.

Der Verlauf der Arthrose geht häufig über Jahre, teilweise unerkannt, da keine Beschwerden auftreten. Erst im höheren Lebensalter klagen die Patienten über zunehmende Probleme.

Charakteristisch für die Koxarthrose ist ein Anlaufschmerz, d. h. zu Beginn des Gehens und von Bewegungen. Dazu kommt ein Gefühl der Steifigkeit, vor allem nach längerem Sitzen und morgens, was aber nach einigen Schritten aufhört. Im weiteren Verlauf entwickelt sich aus dem Anlaufschmerz ein belastungsabhängiger Schmerz, der tief im Gelenk wahrgenommen wird, mit Ausstrahlungen in die Leiste und Oberschenkel, später kommt der Ruheschmerz dazu. Die Bewegungseinschränkungen werden deutlicher, und die Muskelverspannungen im Becken- und Oberschenkelbereich nehmen zu.

Eine ***aktivierte Arthrose*** zeigt alle Zeichen einer Gelenkentzündung wie Schwellung, Rötung, Überwärmung des Hüftgelenks mit starken Schmerzen. Sie entsteht z. B. durch das Abstoßen kleinster Knorpelteile in das Gelenk, was Enzyme freisetzt, die den Knorpel angreifen und eine entzündliche Reaktion hervorrufen.

Therapie: Die Therapie richtet sich nach der Schwere der Erkrankung und nach den Ursachen. Die konservative Arthrosebehandlung soll Schmerzen lindern, Entzündungen bekämpfen, die Beweglichkeit, Muskelkraft und Koordination verbessern.

Hat die Erkrankung ein Stadium erreicht, indem die Schmerzen unerträglich und die Beweglichkeit trotz Therapie deutlich abnimmt, ist u. U. das Einsetzen eines Gelenkersatzes angebracht. Die Hüftendoprothese (▸ **Abb. 2.10**) besteht aus einem Hüftkopf aus Keramik oder Titan, wobei dieser auf einem Stiel aus einer Titanlegierung sitzt, der im Femurschaft verankert wird. Die Gelenkpfanne, eine Schale aus Titan mit einem Inlay aus Polyethylen oder Keramik, wird im Becken eingeschraubt. Beide können mit oder ohne Zement befestigt werden.

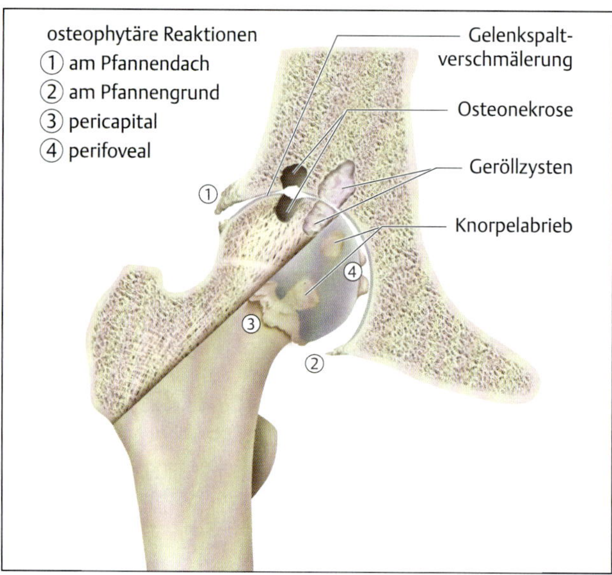

Abb. 2.9 Veränderungen bei Koxarthrose.

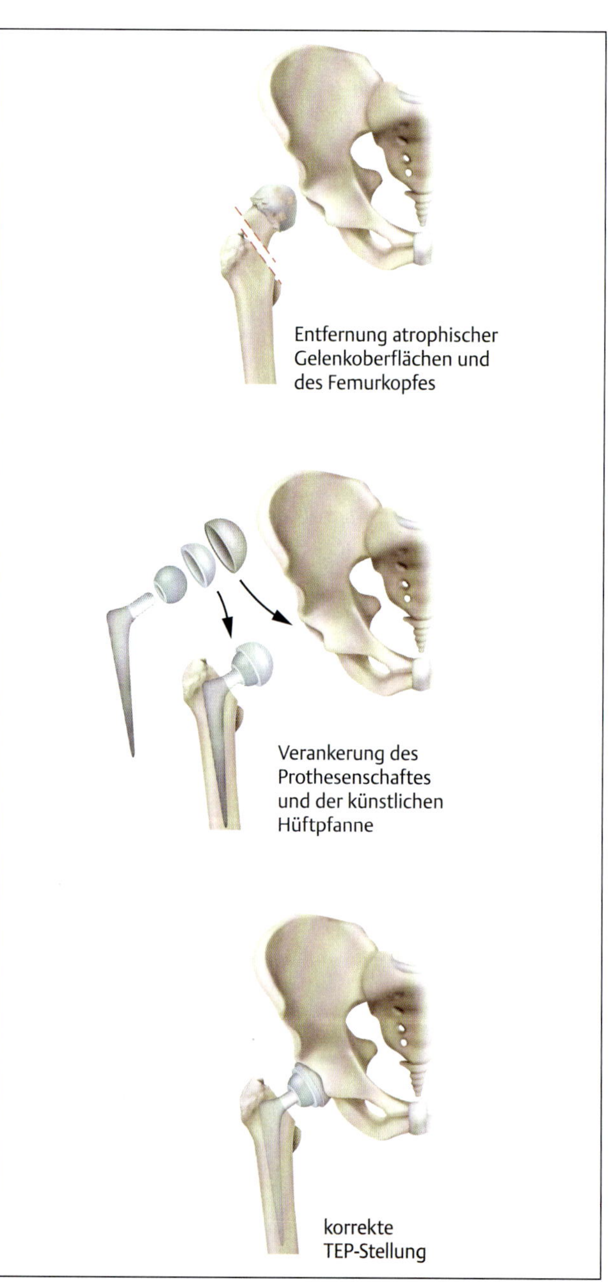

Abb. 2.10 Totalendoprothese.

PRAXISTIPP

Physiotherapie bei Koxarthrose

Leider kann kein Therapieverfahren die Arthrose heilen, deshalb ist ein wichtiges Behandlungsziel bei beginnender Arthrose die Förderung der Knorpel- und Gelenktrophik durch dosiertes Funktionstraining in ent- und belastenden Stellungen, sowie Ausnutzen des gesamten Bewegungsraums. Sie sollen verhindern, dass die Arthrose weiter fortschreitet und Beschwerden mindern. Gerade im Anfangsstadium der Koxarthrose können die Patienten selbst viel dazu beitragen, dass die Erkrankung langsamer fortschreitet. Trotz der Schmerzen sollten sie sich regelmäßig bewegen, z. B. belasten Schwimmen und Radfahren das Gelenk nicht übermäßig.

Weiche Schuhsohlen, erhöhtes Sitzen auf einem Keilkissen, sowie Gehstützen entlasten das Gelenk. Übungen in entlasteten Ausgangsstellungen zur Schmerzlinderung, Gelenkstoffwechselförderung und Verbesserung des Bewegungsausmaßes sind wichtige Bestandteile der Therapie. Ebenso wie Dehnübungen, Kraft-, Koordinations- und Gleichgewichtsschulung.

FUNKTIONELLER HINWEIS

Traktionsbehandlung

Traktionen werden als schmerzlindernde Gelenkbehandlung zur Therapie empfohlen. Jedoch ist sehr umstritten, in wie weit die Traktionsbehandlung eine Separation der beiden Gelenkflächen bewirkt. Versuche von Wingstrand et al (1990) zeigen, dass eine Zugkraft von 200N nötig ist, um ein Gelenk um etwa 5 mm zu separieren.

Untersuchungen von Takechi et al (1982) beschrieben das Entstehen eines Unterdrucks im Gelenk, wenn das Caput aus dem Azetabulum distrahiert wird. Erfahrungen zeigen, dass die Wirkung einer Traktionsbehandlung für Patienten sehr positiv ist und sie anschließend ein Gefühl „wie auf Watte gehen" beschreiben. Vermutlich wird durch die Traktionsbehandlung der Knorpelstoffwechsel angeregt und damit eine Verbesserung der Verteilung der Synovialflüssigkeit erreicht, sodass es zu dieser Wirkung kommt.

KLINISCHER BEZUG

Perthes-Krankheit (Morbus Perthes)

Störungen des Knorpel- und Knochenwachstums können im Kindes- und Jugendalter zur Perthes-Krankheit führen, die zur Gruppe der aseptischen Osteochondrosen gehört. Dabei kommt es zur avaskulären Nekrose der Epiphyse und damit zur Störung der enchondralen Ossifikation des Hüftkopfs.

Die Ätiologie des Morbus Perthes ist nicht definitiv geklärt. Als Auslöser werden Anomalien der Gefäßversorgung im Hüftkopfbereich oder eine hormonelle Dysbalance in der Wachstumszeit angenommen. Eine weitere Theorie ist die des repetitiven Mikrotraumas des Hüftkopfs, wobei man vermutet, dass es dadurch zu kleinen Frakturen des Spongiosagerüsts im kindlichen Hüftkopf kommt [188].

Die Erkrankung wird nach Waldenström (1922) [289] in mehrere Stadien eingeteilt (▸ **Tab. 2.1**).

Das Verhältnis Jungen zu Mädchen beträgt etwa 4:1. Die betroffenen Kinder sind in der Regel zwischen 4 und 9 Jahren alt.

Symptome: Die Kinder klagen über Schmerzen in Hüfte und Knie, sie hinken und ermüden schnell beim Gehen. Im Befund fallen die schmerzhaft eingeschränkte Innenrotation und Abduktion auf, das Bein steht in Außenrotationsstellung und ist häufig kürzer.

Therapie: Die wichtigsten Behandlungsziele sind Schmerzfreiheit, Erhalten bzw. Wiedergewinnung der Mobilität während der Erkrankung und eines kongruenten, zentrierten Gelenks am Ende der Erkrankung. Die Problematik ist die lange Dauer der Erkrankung.

Zur sog. ***Containment-Therapie*** (engl. Eindämmung) gehören:

- Entlastung der Hüfte durch Reduzierung der Schritte auf 2000–3 000, Vermeidung von Übergewicht
- Sportverbot, Vermeidung von körperlicher Überlastung
- evtl. zwischenzeitliche Bettruhe mit Spreiz-Liegegips in Abduktion, leichter Flexion und Außenrotation
- Orthese

Bei einem Abrutschen des Hüftkopfs von mehr als 30° wird operiert; eine Varisationsosteotomie des Femurs führt zu einer besseren Zentrierung des Hüftkopfs in der Pfanne. Bei ausgeprägten Verläufen mit mangelnder Überdachung des Hüftkopfs wird eine Beckenosteotomie durchgeführt.

Tab. 2.**1** Stadieneinteilung des Morbus Perthes.

Stadium	Bezeichnung	Kennzeichen
1	Initialstadium	Gelenkerguss, Erweiterung im Gelenkspalt, Lateralisierung und Verkleinerung des Hüftkopfs
2	Kondensationsstadium	Verdichtung des Femurkopfs, subchondrale Fraktur, Erweiterung des Gelenkspalts, Lateralisierung des Hüftkopfs, zusammengesinterter Epiphysenkern
3	Fragmentationsstadium	Fragmentation und Abflachung der Epiphyse, metaphysäre Zysten, Pseudozysten
4	Reparationsstadium	Reossifikation der Epiphyse, Vergrößerung und Deformierung des Hüftkopfs (pilzförmig), Verkürzung, Verbreiterung des Schenkelhalses, Trochanterhochstand

2.1.2 Gelenknahe Femuranteile

▸ Abb. 2.11, ▸ Abb. 2.12, ▸ Abb. 2.13

Collum femoris

Der Schenkelhals verbindet den Femurkopf mit dem -schaft. Nach lateral hin geht er ventral in die Linea intertrochanterica und dorsal in die Crista intertrochanterica über.

Trochanter major

Lateral des Collum femoris bildet sich der dicke Trochanter major aus. Er ist ein wichtiger Ansatzpunkt der pelvitrochantären Muskulatur.

Medial davon bildet sich Richtung Collum eine deutliche Vertiefung aus, die ***Fossa trochanterica***. Ventral-distal bildet sich eine Knochenlinie, ***Linea intertrochanterica***, zur Verbindung mit dem distal-medial liegendem Trochanter minor aus.

Fossa trochanterica

▸ Abb. 2.12

Die Fossa liegt medial vom Trochanter major und wird proximal teilweise von diesem überdacht.

Trochanter minor

▸ Abb. 2.12, ▸ Abb. 2.13

Distal und dorsal des Collum femoris liegt ein Knochenvorsprung, Trochanter minor. Er dient dem M. iliopsoas als Ansatz.

Linea intertrochanterica

Diese Linie ist eine längs ausgezogene Rauigkeit, die am ventralen Femur den Trochanter major mit dem minor verbindet. Sie verläuft schräg von proximal-lateral nach distal-medial und dient dem Kapselbandapparat als Insertion.

Crista intertrochanterica

Dorsal verbindet eine schräg verlaufende, deutlich vorstehende Leiste die beiden Trochanteren untereinander.

Tuberositas glutaea

An der Außenseite und dorsal des Trochanter major geht diese Rauigkeit am Knochen nach distal und leicht medial ab. Sie geht distal in das Labium laterale der Linea aspera über.

Linea pectinea

Auf der Dorsalseite geht vom Trochanter minor eine Rauigkeit nach medial-distal ab, Linea pectinea, die dem M. pectineus als Ansatz dient. Die Verlängerung nach distal ist das Labium mediale der Linea aspera.

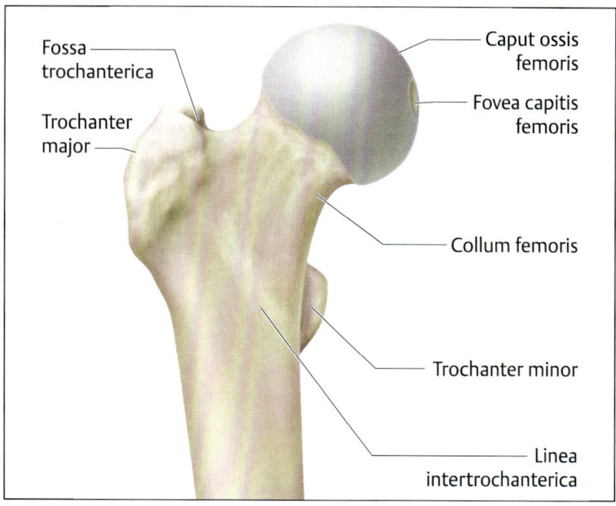

Abb. 2.11 Gelenknahe Femuranteile: Ansicht von ventral.

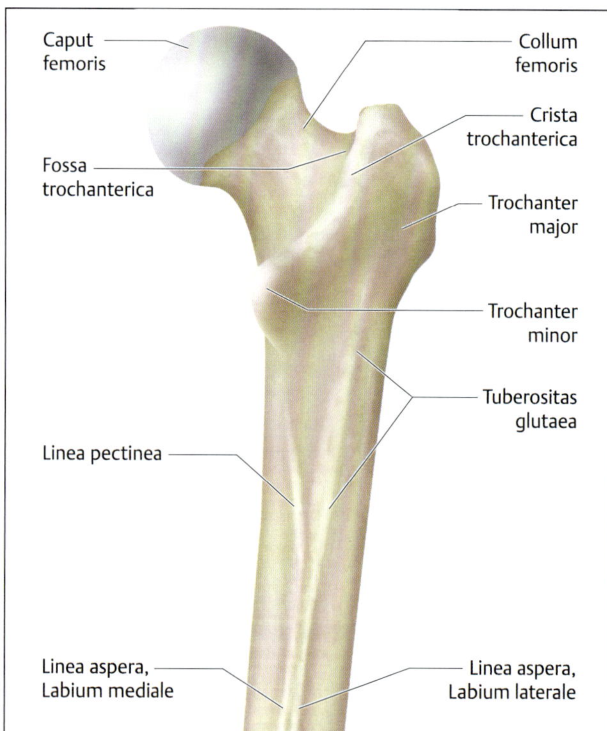

Abb. 2.12 Gelenknahe Femuranteile: Ansicht von dorsal.

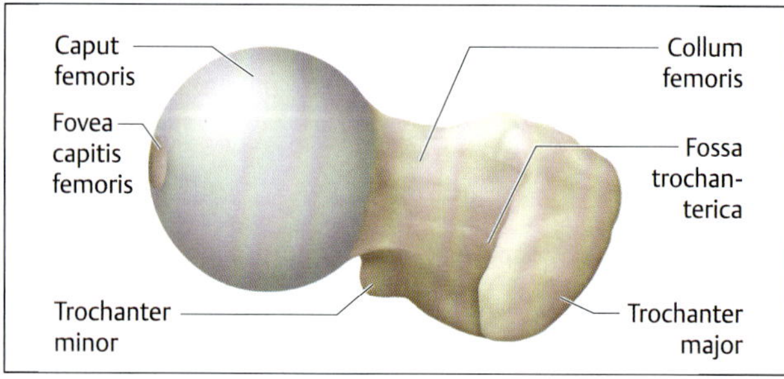

Abb. 2.13 Gelenknahe Femuranteile: Ansicht von kranial.

Linea aspera

Diese longitudinal ausgerichtete Leiste am dorsalen Femurschaft besteht aus zwei parallel verlaufenden Linien, ***Labium mediale*** und ***Labium laterale***. Sie dienen den Oberschenkelmuskeln als Ansatz bzw. Ursprung. Im distalen Oberschenkeldrittel divergieren sie nach medial und lateral.

FUNKTIONELLER HINWEIS

Schenkelhalswinkel

Der Schenkelhals steht beim Erwachsenen in einem Winkel von etwa 128° zum Schenkelschaft, ***Centrum-Collum-Diaphysen-Winkel (CCD-Winkel)***. Dieser physiologische Zustand wird als ***Coxa norma*** bezeichnet (s. Kap. **2.6.2** und Kap. **2.10.1**).

KLINISCHER BEZUG

Schenkelhalsfraktur ▸ **Abb. 2.14**

Die Schenkelhalsfraktur entsteht durch eine erhebliche Krafteinwirkung auf den Schenkelhals, z. B. nach Autounfällen oder als Absturzverletzung. Am häufigsten findet sie bei einer Osteoporose statt und ist für ältere Frauen typisch, in manchen Fällen ausgelöst durch ein Bagatelltrauma, z. B. Stolpern oder Aufstehen vom Stuhl.

Die anatomische Einteilung richtet sich nach der Lage der Bruchstelle am Schenkelhals. Es wird zwischen medialer und lateraler Schenkelhalsfraktur unterschieden. Die lateralen liegen im lateralen Anteil des Schenkelhalses und außerhalb der Gelenkkapsel, die medialen im medialen Bereich. Da hier die Blutgefäße verlaufen, die den Hüftkopf versorgen, ist das Risiko einer Hüftkopfnekrose groß.

Die medialen Schenkelhalsfrakturen werden nach Richtung der frakturauslösenden Krafteinwirkung in Adduktions- und Abduktionsfrakturen unterteilt. Die ***Einteilung nach Pauwels*** (1935) richtet sich nach dem Winkel zwischen der Horizontalen und der Bruchlinie, die eine mediale Schenkelhalsfraktur bildet. Die ***Einteilung nach Garden*** (1964) richtet sich danach, wie stark die Bruchenden verschoben sind, und lässt Rückschlüsse über die Beeinträchtigung der Blutversorgung zu (▸ **Tab. 2.2**).

Symptome: ***Adduktionsfrakturen*** zeigen das typische Bild einer Trias:

- Fehlstellung des Beines in Außenrotation, die aus dem verschobenen Schenkelhalsbruch sowie durch Überwiegen der Hüftaußenrotatoren resultiert,
- Verkürzung des Beines
- extreme Schmerzen bei Bewegung im Hüftgelenk mit Belastungsunfähigkeit

Abduktionsfrakturen zeigen weniger stark ausgeprägte Symptome. Es besteht eine Valgusstellung des Schenkelhalses mit einer nahezu horizontalen Frakturlinie. Durch die Einstauchung des Halses in die Spongiosa des Caput ist diese Fraktur stabil.

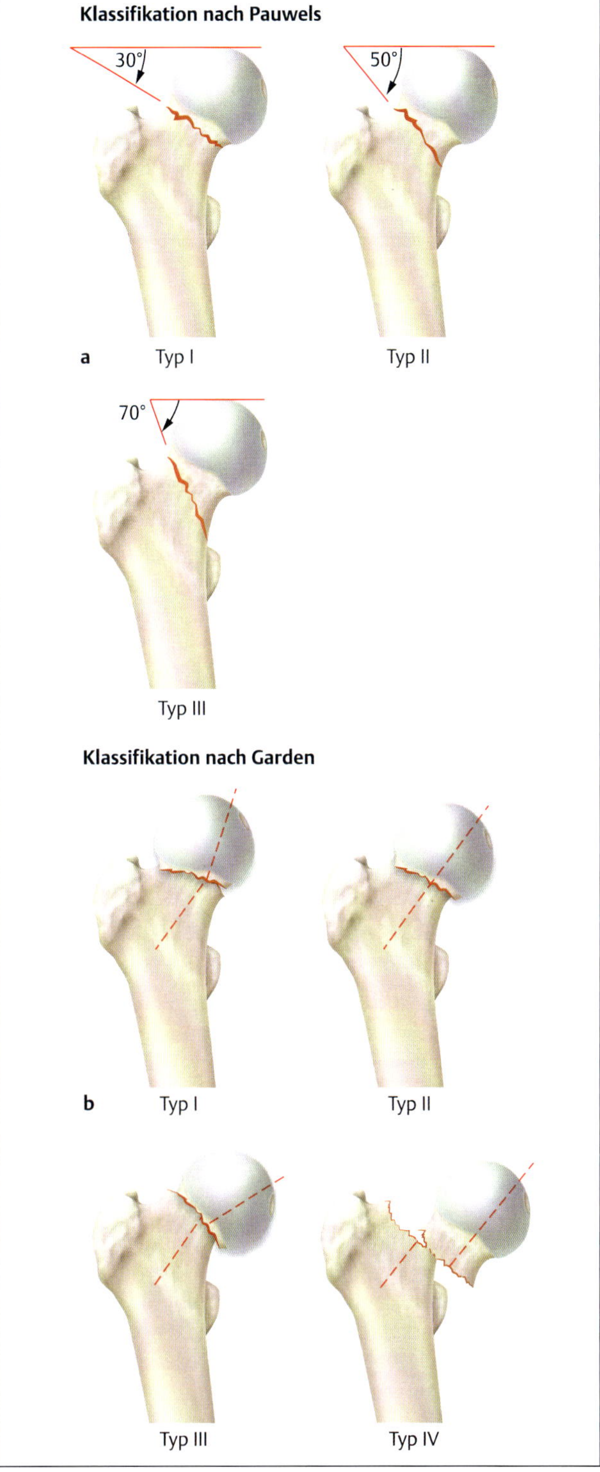

Abb. 2.14 Mediale Schenkelhalsfrakturen.
a Klassifikation nach Pauwels.
b Klassifikation nach Garden.

Tab. 2.**2** Klassifikation der medialen Schenkelhalsfrakturen nach Pauwels und Garden.

Typ	Pauwels	Garden
I	Winkel zwischen der Horizontalen und der Bruchlinie beträgt bis 30°; stabile Fraktur	unvollständige Schenkelhalsfraktur
II	Winkel zwischen der Horizontalen und der Bruchlinie beträgt zwischen 30° und 50°	vollständige Schenkelhalsfraktur ohne Verschiebung der Bruchenden
III	Winkel zwischen der Horizontalen und der Bruchlinie > 50°; die Bruchenden verschieben sich aufgrund von Scherkräften	vollständige Fraktur, Bruchenden sind teilweise verschoben
IV	–	vollständige Fraktur, Bruchenden sind vollständig verschoben, zwischen den Bruchflächen kein Kontakt mehr

KLINISCHER BEZUG

Femurschaftfraktur ▸ **Abb. 2.15**
Femurschaftfrakturen entstehen meist durch schwere Auto- oder Motorradunfälle. Je nach Richtung der Krafteinwirkung kann es zur Quer-, Schräg-, Spiral- oder auch Trümmerfraktur kommen. Oft gehen sie mit Weichteilverletzungen einher, z. B. Muskelverletzungen, Nervenschäden und/oder Verletzungen von Blutgefäßen, die erhebliche Blutungen verursachen können.

Auch offene Frakturen treten auf, wobei es zu einer ***Fettembolie*** kommen kann. Sie entsteht, wenn bei einem Knochenbruch fetthaltiges Knochenmark in die Blutbahn gelangt und zu Gefäßverschlüssen im Bereich der Lunge, Haut oder des Gehirns führt.

Therapie: Die Femurschaftfraktur wird meist mit einer intramedullären Nagelung versorgt, wobei ein Metallstab in die Markhöhle des Oberschenkelknochens eingeführt, die Frakturstelle durchquert und an beiden Enden mit dem Knochen verschraubt wird. Eine weitere Versorgung ist mittels Plattenosteosynthese möglich. Polytraumatisierte Patienten, Trümmerfrakturen sowie offene Frakturen mit ausgeprägten Weichteilschäden werden mit einem Fixateur externe behandelt, der später durch einen Marknagel ersetzt werden kann.

Die meisten Femurschaftfrakturen brauchen für eine vollständige Ausheilung 4–6 Monate, bei offenen oder Trümmerbrüchen dauert es jedoch länger.

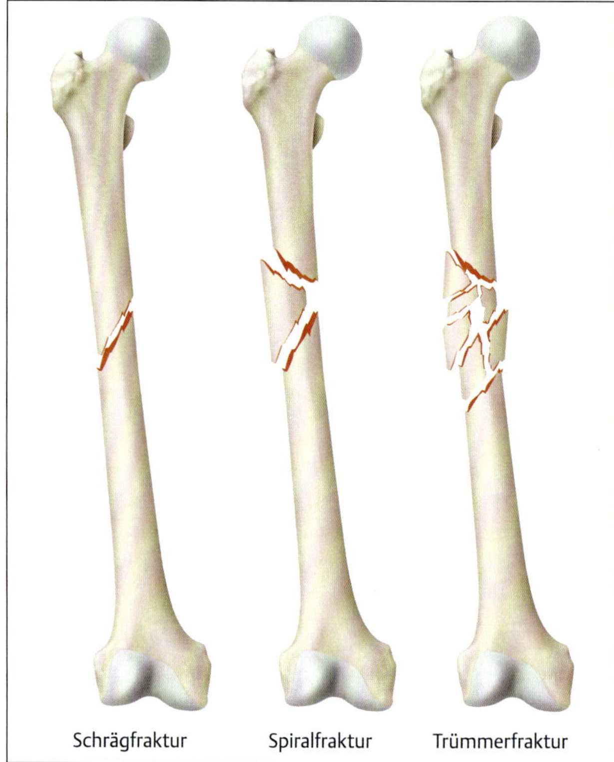

Abb. 2.15 Schenkelschaftfraktur.

2.1.3 Gelenkkapsel des Hüftgelenks

Die Hüftgelenkkapsel ist die kräftigste des menschlichen Körpers. Sie besteht aus zwei Schichten, der äußeren festen Membrana fibrosa und der inneren dünnen Membrana synovialis.

Membrana fibrosa

▸ **Abb. 2.16**, ▸ **Abb. 2.17**

Die Membrana fibrosa ist eine dickwandige und feste Membran, besonders im proximalen und anterioren Abschnitt. Sie besteht aus unterschiedlich ausgerichteten Fibrillenbündeln, die longitudinal, zirkulär, bogenförmig und diagonal verlaufen. Der Anteil der kollagenen festen Faseranteilen ist ca. 70–80 %, der elastische Anteil ca. 5 %.

Sie inseriert am knöchernen Rand des Azetabulums, am Lig. transversum acetabuli und ventral am Femur längs der Linea intertrochanterica. Dorsal setzt sie am Collum femoris, ca. 1 cm medial der Crista intertrochanterica an, sodass sie und die Fossa trochanterica frei bleiben.

Die Membrana fibrosa besitzt viele Rezeptoren, die dem zentralen Nervensystem Informationen über Stellungen und Bewegungen, sowie Abweichungen mitteilen. Die Innervation der Membrana fibrosa ist im anteromedialen Bereich durch Äste des N. obturatorius und ventral durch Äste des N. gewährleistet. Posteriore Kapselanteile werden von Ästen des N. ischiadicus, teilweise auch von Ästen des M. quadratus femoris, sowie posterolateral von Rami des N. glutaeus superior innerviert.

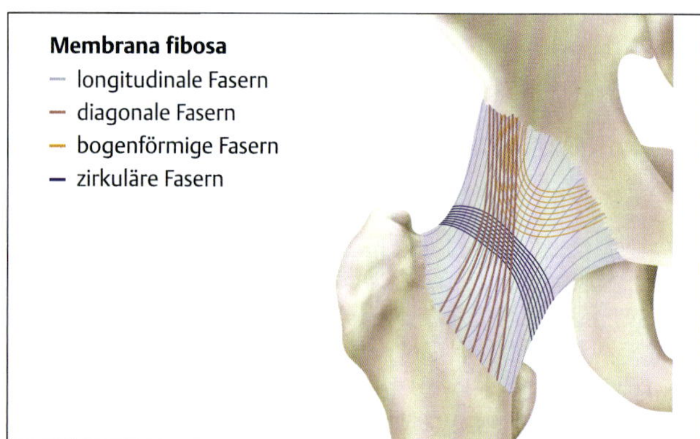

Abb. 2.16 Gelenkkapsel: Faserverläufe in der Membrana fibrosa.

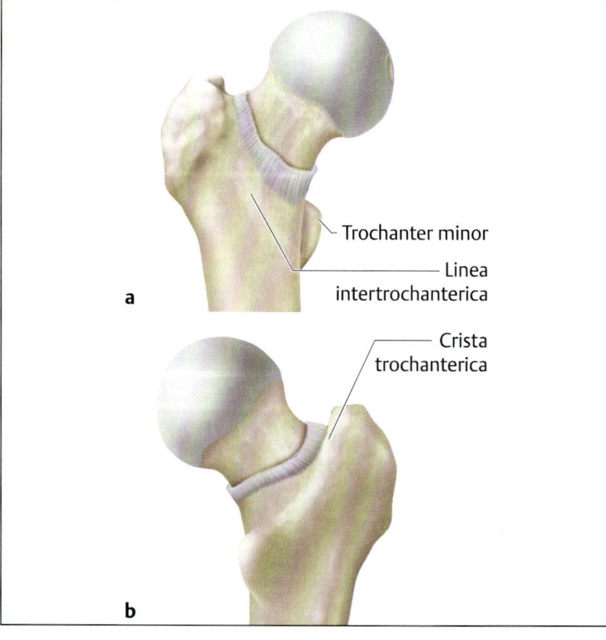

Abb. 2.17 Gelenkkapsel: Insertionen der Membrana fibrosa. **a** Ansicht von ventral, **b** Ansicht von dorsal.

Membrana synovialis

▸ Abb. 2.18

Die Membrana synovialis inseriert am äußeren Rand der Basis des Labrum acetabulare und lässt die spitz zulaufende Kante des Labrums frei in den Gelenkraum ragen. Dadurch entsteht ein kleiner, ringförmiger Recessus zwischen Kapsel und Labrum, ***Recessus perilimbicus***. Nur kaudal kommt die Synovialmembran von der Labrumspitze.

Am Femur inseriert die Synovialmembran ventral kurz vor der Linea intertrochanterica und bildet dabei kleine Aussackungen. Dorsal setzt sie 1½cm proximal der Crista intertrochanterica an.

Rund um das Collum femoris, vor allem lateral, medial und ventral, bildet sie Umschlagfalten, ***Frenula capsulae***, die von der Insertion an der Knochen-Knorpel-Grenze des Caput femoris bis zum Femurhals ziehen. Diese Frenula führen Gefäße und versorgen auf ihrem Weg Richtung Hüftkopf den Schenkelhals mit Blut.

Die Synovialmembran bildet um das Lig. capitis femoris einen Schlauch, der am Pfannengrund entspringt, und schließt so das Gelenk gegen die Incisura acetabuli und Fossa ab.

Morphologie: Die Membrana synovialis besteht aus lockerem Bindegewebe mit vielen einzelnen Lagen, ***Synovialozyten***. Auf der Innenseite befinden sich synoviale Deckzellen, die sich großflächig ausbreiten. Die oberste Schicht besteht aus zwei Zellarten, Typ-A- und Typ-B-Synovialzellen. A-Synovialzellen können Nahrungspartikel aufnehmen, B-Synovialzellen hingegen produzieren die Synovialflüssigkeit, die hier auch wieder resorbiert wird. Dadurch entsteht ein Mechanismus der Gelenkreinigung von Abfallprodukten.

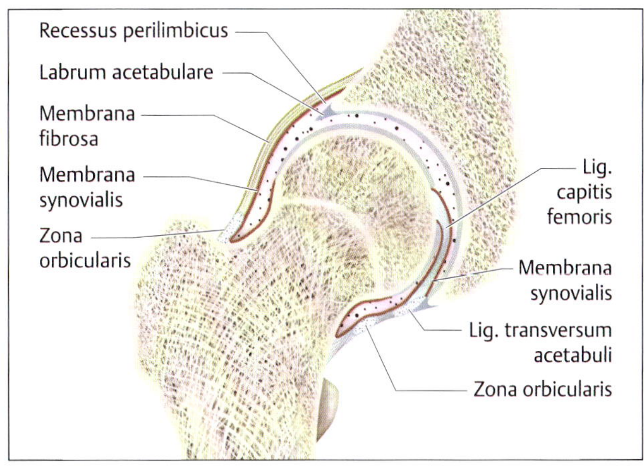

Abb. 2.18 Membrana synovialis, Frontalschnitt durch das Gelenk (Gelenkflächen auseinandergezogen).

Kapselmuster:

- Wenn die gesamte Kapsel gereizt ist, was z. B. bei einer Arthritis der Fall ist, hat jedes Gelenk ein charakteristisches Muster von Bewegungseinschränkungen, die sowohl Reihenfolge als auch das Ausmaß betreffen.
- Für das Hüftgelenk ist das Kapselmuster: Innenrotation – Flexion – Extension – Abduktion - Außenrotation im Verhältnis 3 : 1 : 1 : 1 : 1.

FUNKTIONELLER HINWEIS

Aufgaben der Gelenkkapsel

Die Gelenkkapsel hat eine Reihe von Funktionen:

- Eine der Hauptaufgaben ist es für den Schutz des Gelenks zu sorgen, indem sie das Gelenk vollständig ummantelt.
- Die Produktion und Regulation der Synovialflüssigkeit sorgt für die Ernährung des Gelenkknorpels und eine gute Schmierung im Gelenk, sodass ein reibungsfreies Gleiten möglich ist.
- Die Membrana fibrosa hat die Aufgabe die Bewegungen zu ermöglichen und die Bewegungsrichtungen vorzugeben. Durch die festen Kollagenfasern unterstützt sie die Stabilisation des Gelenks.
- Die Propriozeptoren, die vor allem in der Membrana fibrosa zahlreich sind, informieren das Gehirn über den Zustand und die Bewegung des Gelenks. Sie signalisieren Ausmaß und Geschwindigkeit der Bewegungen, Stellung des Gelenks und intrakapsuläre Druckerhöhungen. Zum Beispiel reagieren die freien Nervenendigungen bei extremen Verformungen und chemischen Reizen und leiten Schmerzen an das Gehirn, das dann die Motorik beeinflusst, indem es Bewegungseinschränkungen entstehen lässt, um das Risiko weiterer Schädigungen zu minimieren.

2.1.4 Bänder des Hüftgelenks

Es werden intraartikuläre von extraartikulären Bändern unterschieden.

Intraartikuläre Bänder

Lig. capitis femoris

▸ Abb. 2.19

Das Lig. capitis femoris ist etwa 3 cm lang und 1 cm breit und hat einen flachen Querschnitt. Es liegt im Inneren des Gelenks und ist von einer Synovialmembran umhüllt.

Das Band besteht aus drei Faserbündeln: Das posteriore Bündel kommt vom medialen Rand der Cornu posterius der Facies lunata, das mediale Bündel entspringt am Oberrand des Lig. transversum und das anteriore Bündel am Rand der Cornu anterius der Facies lunata. Diese Faserbündel vereinen sich und ziehen zur Fovea capitis, wo es verankert ist.

Das Lig. capitis femoris hat keine große mechanische Bedeutung, sondern dient als Gefäßträger, es führt die A. capitis femoris aus der A. obturatoria und versorgt das Caput femoris mit Blut. Im Erwachsenenalter bildet es sich häufig zurück. Bei Flexion/Adduktion/Außenrotation wird es gespannt.

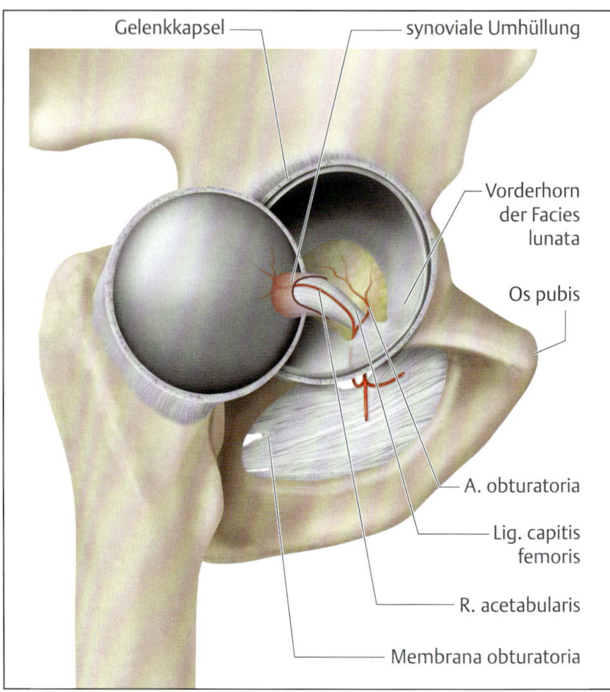

Abb. 2.19 Intraartikuläre Bänder: Lig. capitis femoris, Lig. transversum acetabuli (Femur nach außen aus dem Gelenk gedreht).

Lig. transversum acetabuli

▸ Abb. 2.20

Das Band überbrückt und verschließt die Incisura acetabuli und stützt damit den Femurkopf von kaudal-ventral her ab. Seine äußeren Faseranteile verbinden die Enden des Limbus acetabuli, die inneren Fasern die beiden Hörner der Facies lunata. Es ist ca. 1 cm breit. Von seiner Fläche, die in das Gelenk zeigt, entspringt das Lig. capitis femoris.

Georgios (2003) [82] fand im Bereich der Kontaktzone mit dem Hüftkopf und an den knöchernen Anheftungsstellen des Lig. transversum acetabuli Faserknorpel, was auf eine lokale Druckbeanspruchungen zurückzuführen ist. In den anderen Bandabschnitten findet sich eher das wenig dehnbare, faserartige Bindegewebe.

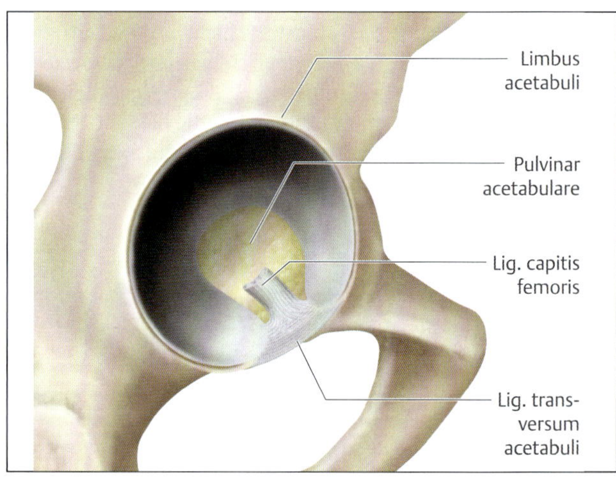

Abb. 2.20 Intraartikuläre Bänder: Lig. transversum acetabuli.

Extraartikuläre Bänder

Lig. iliofemorale

▸ Abb. 2.21

Das Lig. iliofemorale zieht vom kaudalen Rand der Spina iliaca anterior inferior und dem Oberrand des Azetabulums zur Linea intertrochanterica. Häufig verbindet es sich am proximalsten Ansatz mit dem M. rectus femoris.

Pars lateralis: Die kranialen Faserzüge ziehen annähernd parallel zum Collum mit einem leicht schraubenartigen Verlauf; am rechten Hüftgelenk sind die Fasern nach links gedreht, am linken nach rechts. Das Band ist bis zu 1 cm dick, etwa 6–8 cm lang und das stärkste Band des Menschen mit einer Zugfestigkeit von mehr als 350N.

Pars medialis: Sein kaudaler Zug ist eher vertikal ausgerichtet und zieht an die kaudale Hälfte der Linea intertrochanterica. Es ist wesentlich dünner als die Pars lateralis.

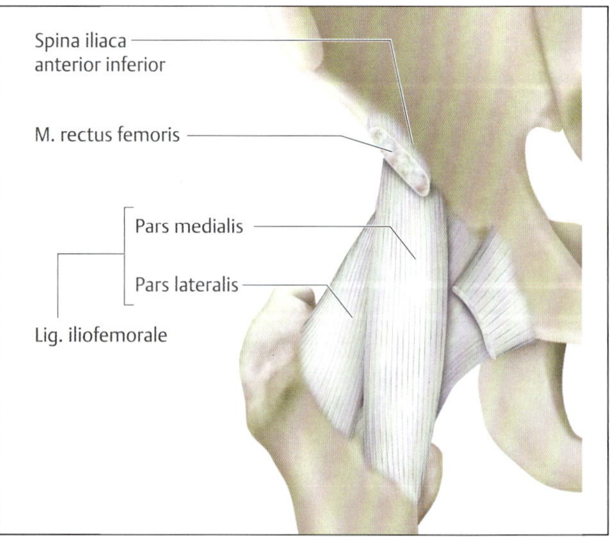

Abb. 2.21 Extraartikuläre Bänder: Lig. iliofemorale.

Lig. pubofemorale

▸ Abb. 2.22

Das Lig. pubofemorale zieht von der Eminentia iliopectinea und der Crista obturatoria, wo es mit der Sehne des M. pectineus verflochten ist, zur kaudalen Linea intertrochanterica. Hier verflechtet es sich mit dem Lig. iliofemorale. Es hat eine Verbindung zur Gelenkkapsel und Zona orbicularis und stabilisiert den anterior-inferioren Teil der Gelenkkapsel.

Bursa iliopectinea

▸ Abb. 2.22

Zwischen den beiden Bändern liegt die Bursa iliopectinea auf der Kapsel. Sie kommuniziert bei 10–15 % mit der Gelenkhöhle, ist länglich und kann bis zum Trochanter minor reichen. Über der Bursa verläuft die Sehne des M. iliopsoas.

Lig. ischiofemorale

▸ Abb. 2.23

Das Lig. ischiofemorale entspringt vom dorsalen Pfannenrand des Os ischii und dem Labrum acetabuli und zieht schraubenförmig nach proximal-lateral. Seine Insertion befindet sich an der Innenseite des Trochanter major in der Fossa trochanterica, wo es sich mit lateralen Fasern des Lig. iliofemorale verflechtet. Außerdem verbinden sich einige kaudale Fasern mit der zirkulär verlaufenden Zona orbicularis.

Zona orbicularis

▸ Abb. 2.22, ▸ Abb. 2.23

Bei der Zona orbicularis handelt es sich um eine Bandschlaufe, die ringförmig eng um den Femurhals liegt und Fasern aus allen drei Bändern erhält. Sie liegt auf der äußeren Schicht der Gelenkkapsel und ist fest mit dieser verwachsen. Durch diese Verbindungen übt sie eine Gelenkkompression aus.

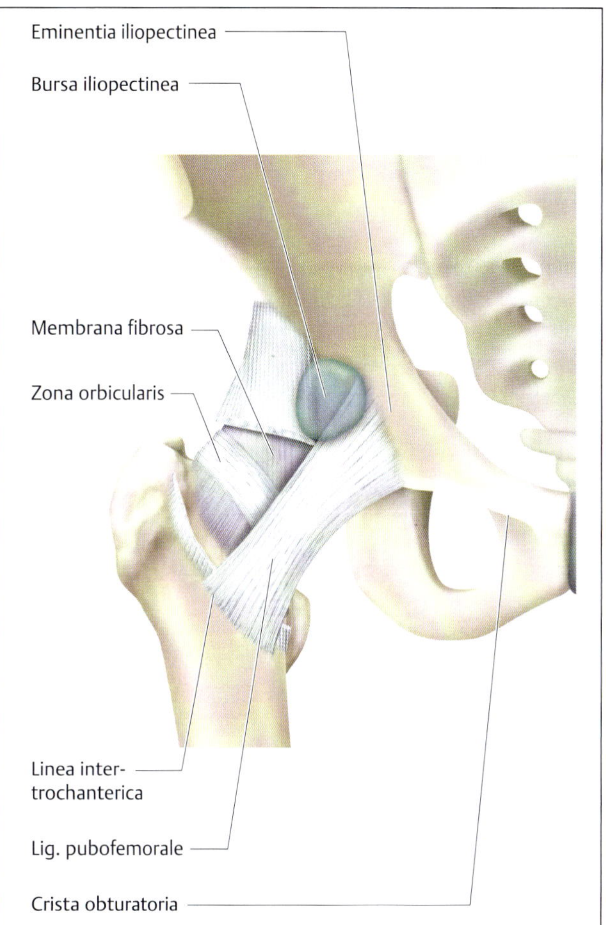

Abb. 2.22 Extraartikuläre Bänder: Lig. pubofemorale.

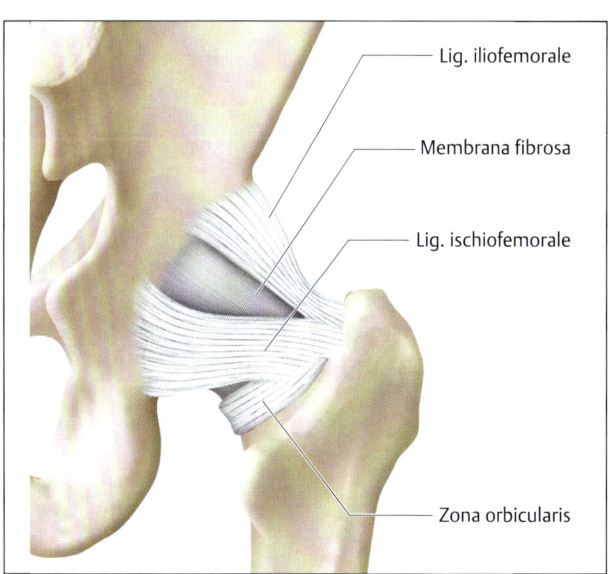

Abb. 2.23 Extraartikuläre Bänder: Lig. ischiofemorale, Zona orbicularis.

Funktionen der Bänder des Hüftgelenks

▸ Abb. 2.24

Die Bänder führen und begrenzen die Bewegungen des Hüftgelenks und spielen damit eine große Rolle bei der Stabilisation.

- ***Extension:*** Bei der Extension verdrehen sich die Bänder und bewirken einen Gelenkschluss, sodass die Extensionsbewegung bei ca. 10–15° beendet ist.
- ***Flexion:*** In leichter Flexionsstellung sind alle Bandstrukturen entspannt, erst bei deutlicher Flexion gerät die Pars lateralis des Lig. iliofemorale unter Spannung.
- ***Rotation:*** Bei Außenrotation geraten die Pars lateralis vom Lig. iliofemorale und das Lig. pubofemorale unter Spannung, bei Innenrotation das Lig. ischiofemorale. Sind durch eine Flexion die Bänder entspannt, ist eine deutlich größere Außenrotationsfähigkeit zu beobachten.
- ***Abduktion:*** Bei Abduktion werden Teile der Pars medialis des Lig. iliofemorale und das Lig. pubofemorale gespannt, sowie kaudale Anteile des Lig. ischiofemorale.
- ***Adduktion:*** Bei der Adduktion verhindert die Pars lateralis des Lig. iliofemorale größere Bewegungsausschläge.

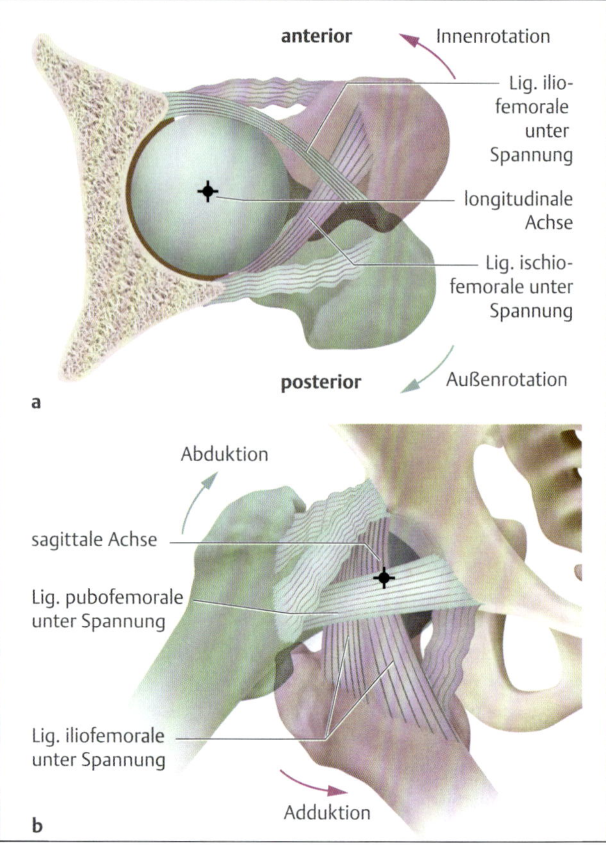

Abb. 2.24 Stabilisierungsfunktion der Bänder des Hüftgelenks in der (**a**) Transversalebene, (**b**) Frontalebene.

FUNKTIONELLER HINWEIS

Ruhestellung

In der Ruhestellung ist der Kapsel-Band-Apparat entspannt und die Synovialflüssigkeit kann sich optimal verteilen. Sie ist die Entlastungsstellung, die Patienten bei Schmerzen automatisch einnehmen.

Im Hüftgelenk liegt sie bei etwa 30° Flexion, 15–20° Abduktion und 5–10° Außenrotation. Das sind durchschnittliche Werte, individuelle Unterschiede gibt es immer.

Verriegelte Stellung

In der verriegelten Stellung ist der Kapsel-Band-Apparat maximal gestrafft und ein Gelenkspiel ist nicht möglich. Im Hüftgelenk: maximale Extension mit Adduktion oder Abduktion und Innenrotation.

Schwachstellen

Schwachstellen hinsichtlich der Stabilität des Hüftgelenks sind die Bereiche, in denen sich die unterschiedlichen Bandstrukturen verflechten, vor allem zwischen Lig. iliofemorale und Lig. pubofemorale, also im ventralen Bereich.

2.2 Pelvis/Art. sacroiliaca

2.2.1 Knöcherne Strukturen und Gelenkflächen

Pelvis

▸ **Abb. 2.25**

Das Pelvis besteht aus Os sacrum, Os coccygis und den beiden Ossa coxae.

Das Becken wird in ***Pelvis major*** und ***Pelvis minor*** unterteilt. Die Linea terminalis zieht vom Promontorium an der Beckeninnenseite zum oberen Rand der Symphyse und stellt die Grenze zwischen beiden dar.

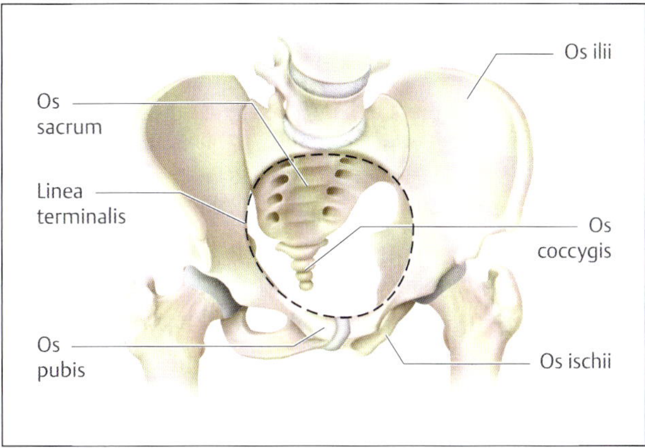

Abb. 2.25 Pelvis, Ansicht von ventral-lateral.

Os sacrum

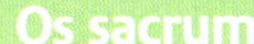

▸ **Abb. 2.26**

Das Sakrum besteht ursprünglich aus fünf Wirbeln, die nach der Geburt zu einem Knochen verschmelzen. In dorsaler Ansicht ist es keilförmig, kranial dick und breit, kaudal dünn und schmal. Auch in der seitlichen Ansicht ist es kranial wesentlich dicker als kaudal. Das Sakrum ist nach dorsal konvex gekrümmt, hat also eine kyphotische Form. In Höhe des 3. Sakralwirbels befindet sich der Scheitelpunkt der Krümmung.

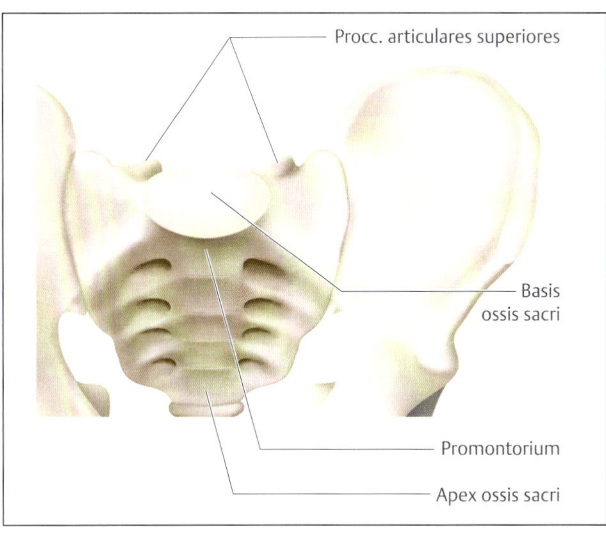

Abb. 2.26 Os sacrum, Ansicht von kranial-ventral.

Basis ossis sacri

Die Basis ist das kraniale Ende des Sakrums und stellt über die letzte Bandscheibe die Verbindung zum 5. Lendenwirbel her. Die ventrale Kante springt vor und wird als ***Promontorium*** bezeichnet.

Nach dorsal-kranial gehen die beiden ***Procc. articulares superiores*** ab, die mit den Procc.articulares inferiores des 5. Lendenwirbels artikulieren.

Apex ossis sacri

Das kaudale Ende des Sakrums ist spitz zulaufend und stellt über eine sehr schmale Bandscheibe die Verbindung zum Os coccygis her.

Facies dorsalis ossis sacri

▸ **Abb. 2.27**

Die Außenfläche des Sakrums zeigt einige Erhebungen, längs ausgerichtete Leisten und Löcher auf:

- Die ***Crista sacralis mediana*** entspricht den Dornfortsätzen, zwei ***Cristae sacrales intermediae*** sind durch die Verschmelzung der Procc. articulares entstanden. und zwei ***Cristae sacrales laterales*** entsprechen den Procc. accessorii.
- Die ***Pars lateralis ossis sacri*** entsteht aus der Verschmelzung der Procc. costales.
- Die ***Foramina sacralia posteriores*** sind acht Austrittsöffnungen für die nach dorsal ziehenden Nerven.

Facies auricularis

An den seitlichen Flächen des Sakrums liegt die Gelenkfläche des Sakroiliakalgelenks.

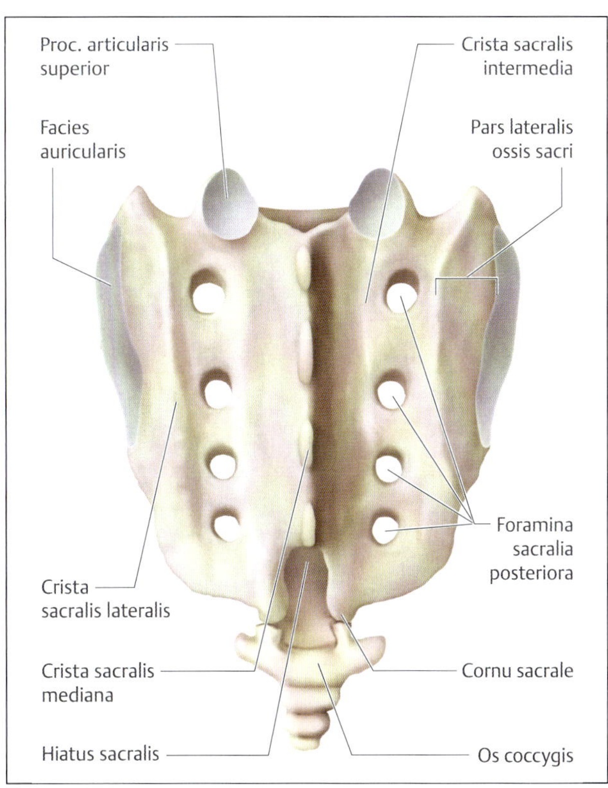

Abb. 2.27 Os sacrum, Facies dorsalis sacri.

Canalis sacralis

▸ **Abb. 2.28**

Der Sakralkanal ist die kaudale Fortsetzung des Spinalkanals. Sein distales Ende, ***Hiatus sacralis***, ist offen und befindet sich kaudal des 4. Sakralwirbels. Hier tritt das Filum terminale nach distal durch und ist an der Dorsalfläche vom Os coccygis angeheftet.

Die ***Cornua sacralia*** bilden das kaudolaterale Ende des Sakralkanals. Sie stehen vor und sind Reste der 5. Procc. articulares.

Facies pelvina

▸ **Abb. 2.29**

Die Ventralfläche des Sakrums zeigt vier quere Linien, ***Lineae transversae***, die jeweils lateral auf die Foramina sacralia anteriora zulaufen. Diese queren Linien sind die Reste der äußere Teile des Anulus fibrosus, die durch Knochen ersetzt sind, während der innere Teil aus hyalinem Knorpel besteht.

Lateral liegen acht ***Foramina sacralia anteriora***, die den Foramina intervertebralia der übrigen Wirbelsäulenabschnitte entsprechen. Durch sie ziehen die ventralen Spinalnerven, die den Plexus sacralis bilden.

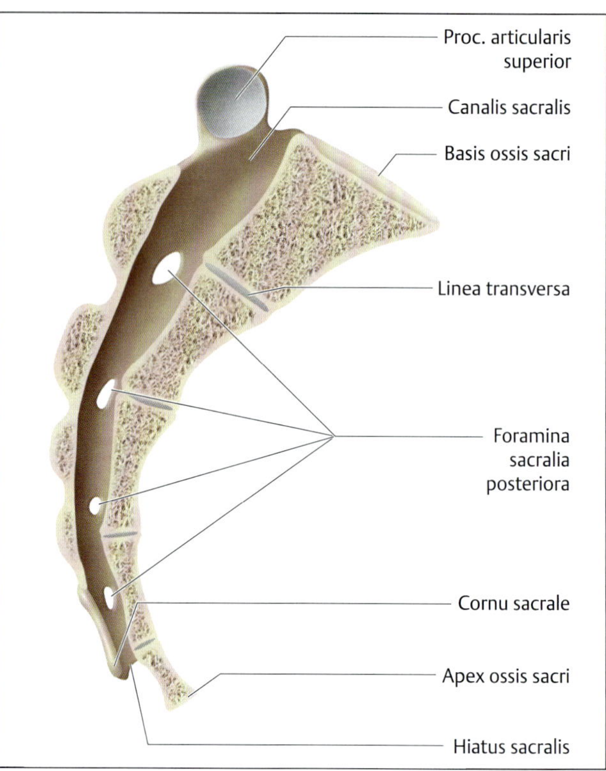

Abb. 2.28 Os sacrum, Ansicht von medial (sagittaler Schnitt durch die Sakrummitte).

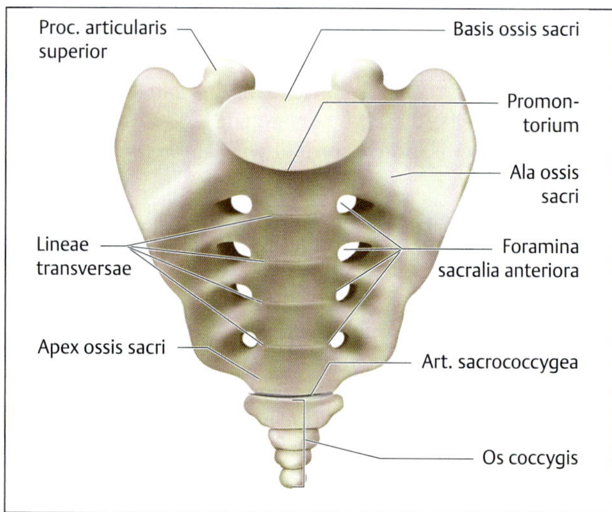

Abb. 2.29 Os sacrum, Ansicht von ventral.

Os ilium

▸ Abb. 2.30

Das Os ilium besteht aus der platten Darmbeinschaufel, ***Ala ossis ilii***, und dem dicken ***Corpus ossis ilii***.

Ala ossis ilii

Die ***Fossa iliaca*** ist einie glatte Vertiefung an der Innenfläche und dient dem M. iliacus als Ursprungsbereich.

Der obere Rand der Ala ossis ilii ist verdickt und bildet die ***Crista iliaca***. Sie endet ventral kaudal mit der ***Spina iliaca anterior superior (SIAS)***. Sie ist der Ursprungsbereich einiger Strukturen; von der Spitze zieht der M. sartorius nach kaudal, etwas lateral der Spina entspringt der M. tensor fasciae latae und von der Spitze nach medial geht das Lig. inguinale ab.

Etwa 2 cm kaudal der SIAS befindet sich die wesentlich kleinere ***Spina iliaca anterior inferior (SIAI)***. Hier entspringt der M. rectus femoris.

Kranial auf der Crista gibt es drei Leisten (▸ **Abb. 2.31**, ▸ **Abb. 2.32**):

- Das ***Labium externum*** ist die äußere Leiste für den Ursprung des M. latissimus dorsi und des M. glutaeus medius sowie Ansatz des M. obliquus externus abdominis.
- Die ***Linea intermedia*** liegt weiter innen und ist sehr fein, hier entspringt der M. obliquus internus abdominis.
- Das ***Labium internum*** ist die innen liegende Leiste, wo der kaudale Teil des M. transversus abdominus seinen Ursprung und der M. quadratus lumborum seinen Ansatz hat.

Am dorsalen Ende der Crista iliaca liegt die ***Spina iliaca posterior superior (SIPS)***. Hier setzen einige Bänder des Sakroiliakalgelenks an. 2–3 Querfinger kaudal und etwas ventral davon sitzt die ***Spina iliaca posterior inferior***.

An der Innenseite des Os ilium befindet sich dorsal und etwas kaudal die ***Facies auricularis***, die eine gelenkige Verbindung mit dem Sakrum eingeht. Dorsokranial der Facies auricularis liegt die ***Tuberositas iliaca***, eine deutlich sichtbare Rauigkeit für den Ansatz der kurzen dorsalen Bänder des Sakroiliakalgelenks.

Auf der Außenfläche, ***Facies glutaea*** (▸ **Abb. 2.32**), befinden sich einige raue Linien: die ***Linea glutaea inferior*** oberhalb des Azetabulums, die ***Linea glutaea anterior*** im mittleren und die ***Linea glutaea posterior*** im dorsalen Bereich. Sie dienen der Glutäalmuskulatur als Ursprung.

Corpus ossis ilii

Das Corpus ist sehr kompakt und bildet kranial das Dach des Azetabulums. Die Grenze zwischen Corpus und Ala bildet die ***Linea arcuata***, sie entspricht der Linea terminalis, die das große vom kleinen Becken trennt.

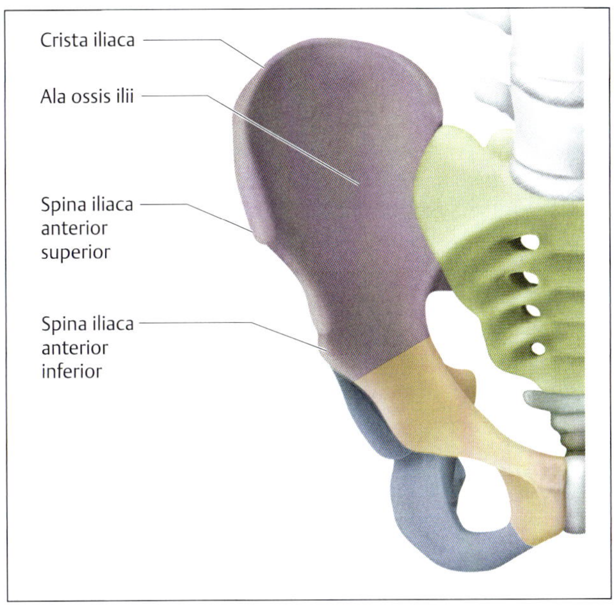

Abb. 2.30 Os ilium, Ansicht von ventral.

Os ischii

▸ Abb. 2.31, ▸ Abb. 2.32

Corpus ossis ischii

Es bildet den dorsalen Teil des Azetabulums und begrenzt dorsal das Foramen obturatum.

Die ***Spina ischiadica*** ist ein deutlicher Vorsprung am dorsalen Corpus und dient dem M. gemellus superior und dem Lig. sacrospinale als Ursprung.

Die ***Incisura ischiadica major*** liegt kranial, die ***Incisura ischiadica minor*** kaudal der Spina ischiadica. Letztere ist kleiner und flacher sowie überknorpelt, da sie dem M. obturatorius internus als Hypomochlion dient.

Der ***Tuber ischiadicum*** ist ein dicker Wulst dorsokaudal zwischen Corpus und Ramus ossis ischii. Hier liegt der Ursprung der ischiokruralen Muskulatur und des M. adductor magnus. Von hier nach kraniomedial, Richtung Sakrum, zieht das Lig. sacrotuberale.

Ramus ossis ischii

Er bildet die kaudale Begrenzung des Foramen obturatum.

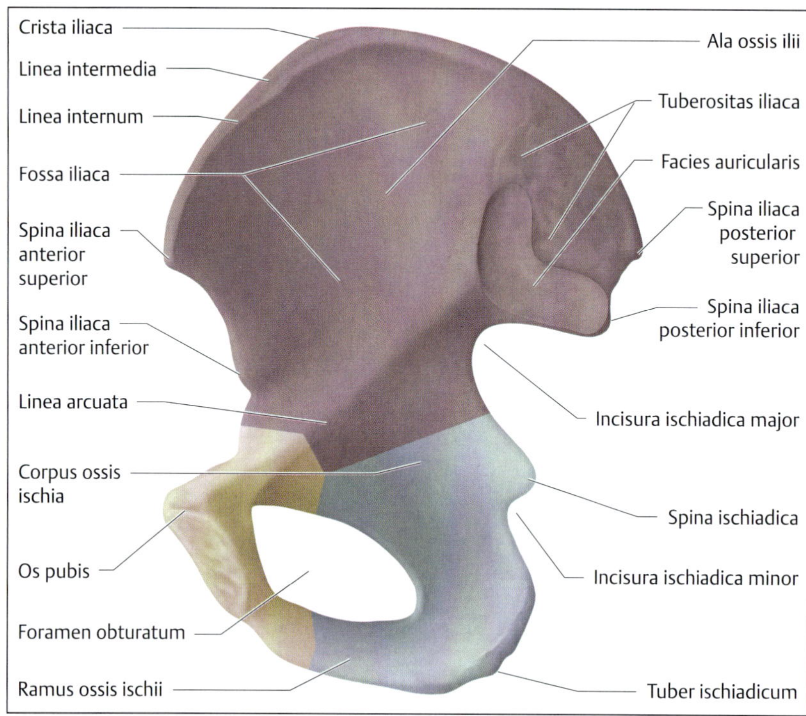

Abb. 2.31 Os ilium, Os ischii, Os pubis. Ansicht von medial.

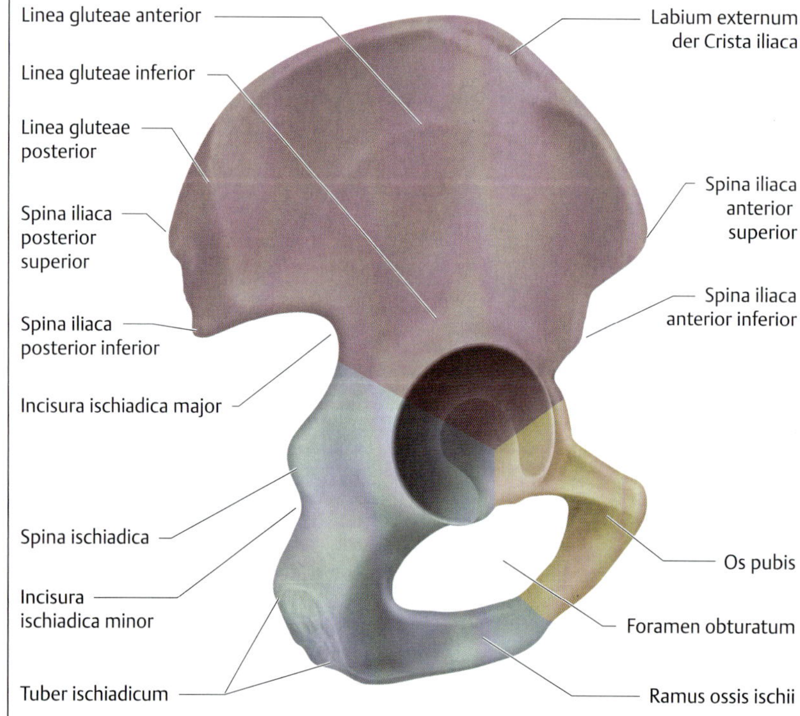

Abb. 2.32 Os ilium, Os ischii, Os pubis. Ansicht von lateral.

KLINISCHER BEZUG

Beckenringfraktur
▸ **Abb. 2.33**, ▸ **Abb. 2.34**
Eine Beckenringfraktur ist eine Fraktur im Bereich des Pelvis, die die Integrität des Beckengürtels unterbricht. Sie wird durch ausgeprägte Gewalteinwirkung hervorgerufen, vor allem durch Stürze aus großer Höhe und Verkehrsunfälle.

Beckenfrakturen werden nach der ***AO-Klassifikation*** unterteilt:

- ***Typ-A-Frakturen*** sind stabile Beckenringfrakturen. Dazu gehören Frakturen, bei denen die Beckenringstruktur nicht betroffen und unterbrochen ist.
  - Typ A1: Beckenrandfraktur
  - Typ A2: Beckenschaufelfraktur
  - Typ A3: Sakrumfraktur kaudal des SIG
- Bei ***Typ-B-Frakturen*** tritt eine partielle Instabilität des Beckenrings auf, bei der das Becken Rotationsbeanspruchungen nicht mehr standhalten kann. Zum Beispiel kann bei einer Sprengung der Symphyse (Typ B1) das Becken wie ein Buch aufgeklappt werden (Open-Book-Fraktur).
- Bei ***Typ-C-Frakturen*** liegt eine komplette Instabilität des Beckenrings vor. Es ist nicht nur in der Rotationskomponente, sondern auch gegenüber vertikaler Belastung instabil. Dies kommt vor allem bei komplexeren Verletzung des Beckens vor, bei der sowohl der vordere Beckenring betroffen ist, als auch das Sakrum oder das Art.sacroiliaca verletzt und damit eine anteriore und posteriore Unterbrechung des Beckenrings vorliegt.

Hauptsymptom einer Beckenringfraktur sind starke Schmerzen im Beckenbereich, deutlich eingeschränkte Beweglichkeit des Hüftgelenks, und das Gehen ist nicht mehr möglich. Bei der Inspektion lassen sich Hämatome im Perineal- und Inguinalbereich sowie häufig eine Beckenasymmetrie feststellen. Die Provokationstests des Beckens, z. B. Kompressions- oder Stauchungstest, sind extrem schmerzhaft. Außerdem kann eine Instabilität bei gleichzeitiger, vorsichtig durchgeführter Kompression beider Beckenkämme festgestellt werden.

Zur weiteren Diagnose werden eine Sonografie und CT von Abdomen und Becken angefertigt. Vor allem bei instabilen Frakturformen treten häufig Begleitverletzungen im Abdomen und im kleinen Becken auf. Es kann z. B. zu Verletzungen der Harnblase, Darmperforation oder Blutungen durch Gefäßschädigungen kommen. Diese Blutungen sind lebensbedrohlich, da eine Verletzung großer Blutgefäße wie A. iliaca oder A. femoralis innerhalb kurzer Zeit zu einem enormen Blutverlust führen.

Therapie: Typ A wird in der Regel konservativ mit ca. 2 Wochen Bettruhe und anschließender steigernder Physiotherapie behandelt. Vollbelastung ist meist nach 12 Wochen möglich. Bei Typ B und C ist eine operative Therapie, z. B. mit Plattenosteosynthese, erforderlich. Bei schweren und instabilen Frakturen wird eine erste Stabilisierung der Frakturteile durch einen Fixateur externe oder eine Beckenzwinge erreicht.

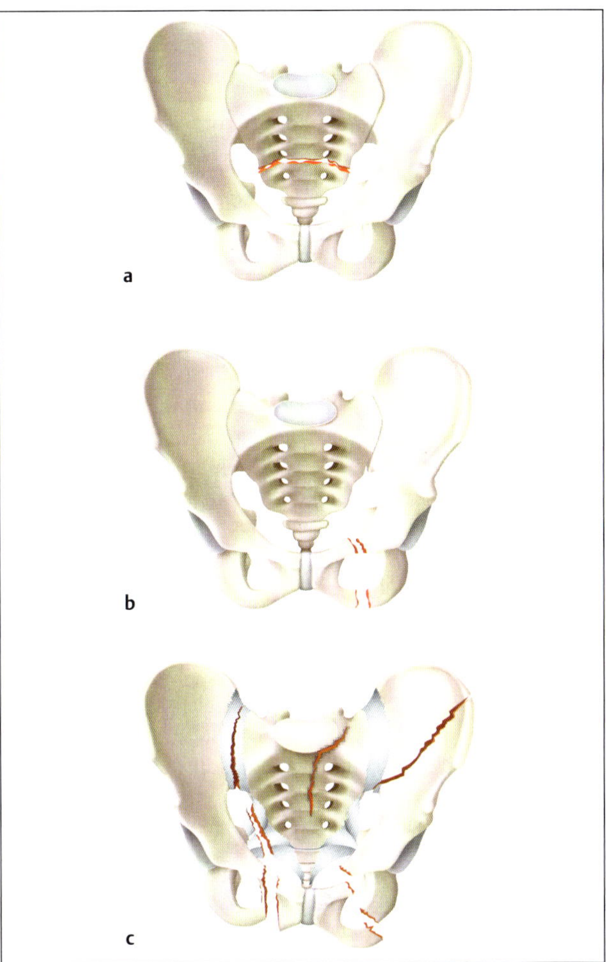

Abb. 2.33 Beckenringfrakturen. **a** Beispiel Typ-A-Fraktur, **b** Beispiel Typ-B-Fraktur, **c** Beispiel Typ-C-Fraktur.

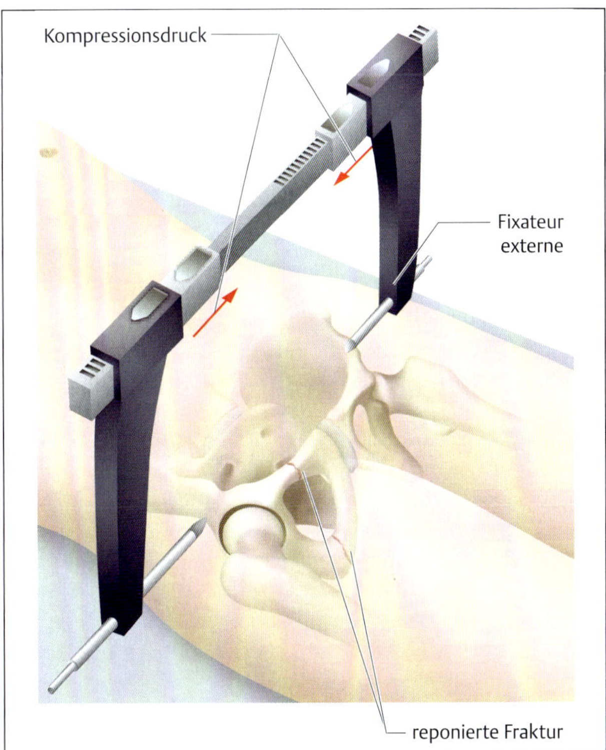

Abb. 2.34 Fixation einer instabilen Beckenringfraktur durch Fixateur externe.

Gelenkflächen der Art. sacroiliaca

▶ Abb. 2.35, ▶ Abb. 2.36, ▶ Abb. 2.37

Das Sakroiliakalgelenk ist ein straffes, wenig bewegliches Gelenk, ***Amphiarthrose***, mit einem engen Gelenkspalt.

Die ***Facies auricularis*** am Os sacrum und Os ilium sind kongruente Gelenkflächen, die bumerang- oder c-förmig gestaltet sind. Die jeweiligen Enden werden als Pol bezeichnet. Der kaudale Gelenkteil ist um etwa ein Drittel länger als der kraniale. Die Ausdehnung der Gelenkflächen geht beim Erwachsenen vom 1. bis 3. Sakralwirbel. Der Übergang, d. h. die Knickstelle zwischen oberem und unteren Gelenkpol, liegt ungefähr in Höhe des 2. Sakralwirbels. Insgesamt sind die Gelenkflächen 6–8 cm lang und 2–3 cm breit. Oberer und unterer Pol treffen sich in einem Winkel von 100–120°. Dieser ist so gekippt, dass der obere Pol nach kranial und der untere nach dorsal zeigt.

Kapandji (2009) [131] beschreibt Zusammenhänge zwischen der Form der Wirbelsäule und der Ausprägung der Facies auricularis. Bei Flachrücken ist eine weniger ausgeprägte Krümmung vorhanden, bei deutlichen Wirbelsäulenkrümmungen kann der Winkel sogar 90° betragen.

Die überknorpelten Gelenkflächen bestehen am Sakrum aus einer 1–3 mm dicken hyalinen Knorpelschicht, während die Schicht am Os ilium hauptsächlich aus dichten Kollagenbündeln besteht, was wie Faserknorpel aussieht. Nach Paquin et al (1983) [198] soll aber auch dieser Bereich histologisch und biochemisch einem hyalinen Knorpel entsprechen.

Die Gelenkflächen sind uneben mit vielen Furchen und Erhebungen, die sehr unterschiedlich in ihrer Ausprägung sind. Im Transversalschnitt ist erkennbar, dass im kranialen Bereich die Gelenkfläche des Sakrums eine Erhebung, im mittleren Abschnitt einen Wechsel zwischen Vertiefung und Erhebung und kaudal eine Vertiefung in der Mitte aufweist.

Erst mit 12–13 Jahren wird das Gelenk fest und bekommt seine eigentliche Form, vorher ist die Gelenkfläche plan.

Die ***Gelenkkapsel*** ist sehr straff und setzt an der Knochen-Knorpel-Grenze an. Sie zeigt keine Recessi und ist mit den Ligg. sacroiliaca ventralia und interossea verwachsen, sodass sie als eigenständige Schicht kaum zu erkennen ist.

FUNKTIONELLER HINWEIS

Unterschiede der Gelenkflächen bei Mann und Frau

Beim Mann gibt es sehr viele deutliche Rillen und Wölbungen. Das bedeutet, dass sehr viel Kraft nötig ist, um die Gelenkflächen gegeneinander zu verschieben, und damit eine große Stabilität und geringe Beweglichkeit vorhanden sind. Dieser Gelenkschluss wird als Formschluss bezeichnet.

Bei der Frau sind die Erhebungen und Rillen geringer an Ausprägung und Anzahl, hier spielen bei der Stabilisierung des Gelenks die Einkeilung des Sakrums im Beckenring sowie der Band- und Muskelapparat eine Rolle. Dieser Gelenkschluss wird als Kraftschluss bezeichnet. Die Beweglichkeit ist gut, und es besteht eine Neigung zur Instabilität.

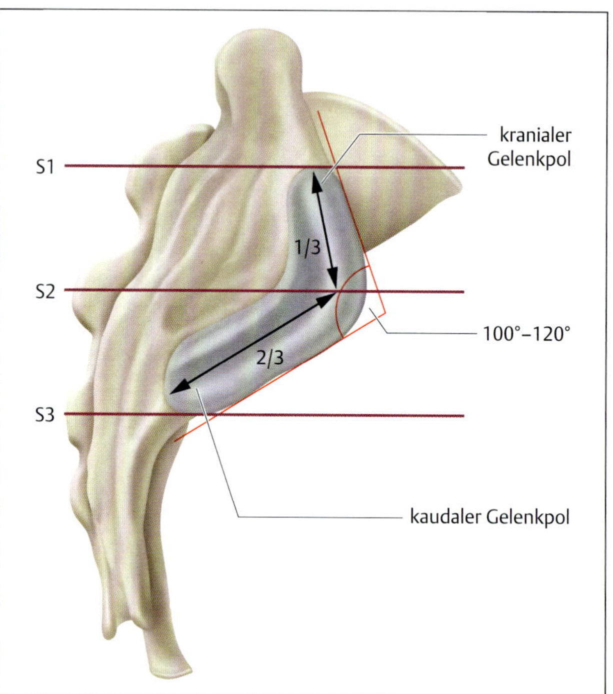

Abb. 2.35 Art. sacroiliaca, Ansicht von lateral.

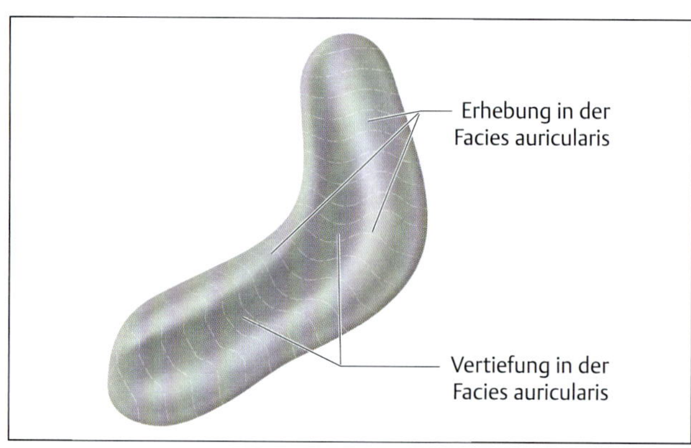

Abb. 2.36 Art. sacroiliaca: Form der Facies auricularis am Sakrum.

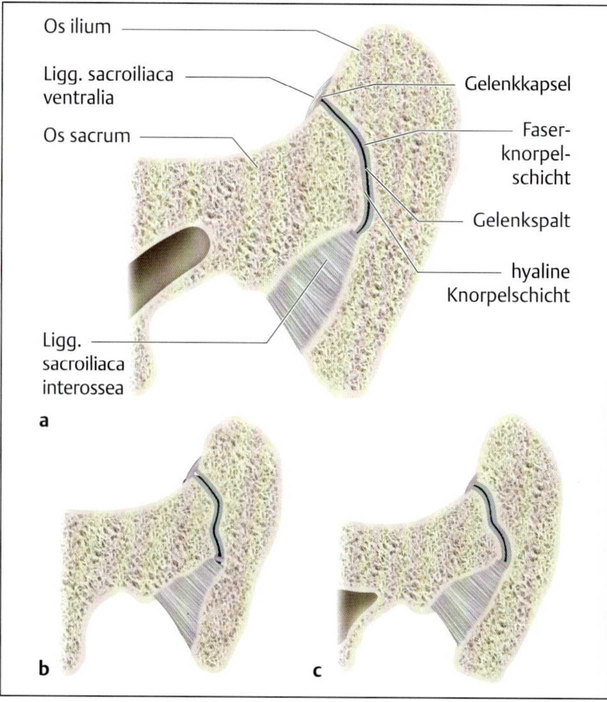

Abb. 2.37 Art. sacroiliaca: Form der Gelenkflächen im Transversalschnitt. **a** Kranialer, **b** mittlerer, **c** kaudaler Gelenkabschnitt.

2.2.2 Bänder der Art. sacroiliaca

Außer der Einkeilung des Sakrums im Beckenring und der besonderen Konstruktion der Gelenkoberfläche garantiert vor allem ein umfangreiches Bändersystem die Stabilität des Gelenks.

Ligg. sacroiliaca interossea

▸ Abb. 2.38

Dieser Bandkomplex besteht aus quer verlaufenden, kurzen Faserzügen, die das Os ilium mit dem Sakrum verbinden. Es beginnt in Höhe von S 1 und endet etwa in Höhe des 3. Sakralwirbels. Die Insertionen liegen am Sakrum an den Procc. articulares superiores sowie an den lateralen Kämmen und am Ilium an der medialen Kante der absteigenden Crista iliaca bis zur Spina iliaca posterior inferior. Sie liegen tief im Sakralsulkus, den sie ausfüllen, und sind mit der Gelenkkapsel der Art. sacroiliaca verbunden. Die kollagenen Fasern sind im oberen Gelenkanteil besonders dicht.

Diese Bandanteile sind sehr bedeutungsvoll, da sie quer zur Gelenklinie verlaufen und damit eine gute Voraussetzung für eine Kompression und damit Stabilisierung der Art. sacroiliaca schaffen.

Ligg. sacroiliaca dorsalia

▸ Abb. 2.39

Dorsal der Ligg. sacroliliaca interossea verbinden weitere dorsale Faserzüge das Ilium mit dem Sakrum. Die Insertionen am Ilium liegen um die Spina iliaca posterior superior herum, sodass drei verschiedene Verlaufsrichtungen zu erkennen sind:

- kurze, dicke Faserzüge, die schräg von kranial-lateral nach kaudal-medial ziehen und an der Tuberositas sacralis zwischen 3. und 4. Sakralwirbel fixiert sind
- Faserzüge, die von der Spinaspitze nach kaudal und etwas medial zum 1.-2. Kokzygealwirbel ziehen; sie sind die längsten Fasern und werden deshalb als ***Lig. sacroiliaca longissimus*** bezeichnet
- vertikal ziehende Faserzüge, die sich mit dem Lig. sacrotuberale verbinden

Die kurzen Faserzüge unterstützen die Ligg. sacroiliaca interossea bei der Stabilisierung des Gelenks, während die langen Bandanteile die Ligg. sacrotuberale et sacrospinale bei der Begrenzung der Gegennutation im Sakroiliakalgelenk unterstützen.

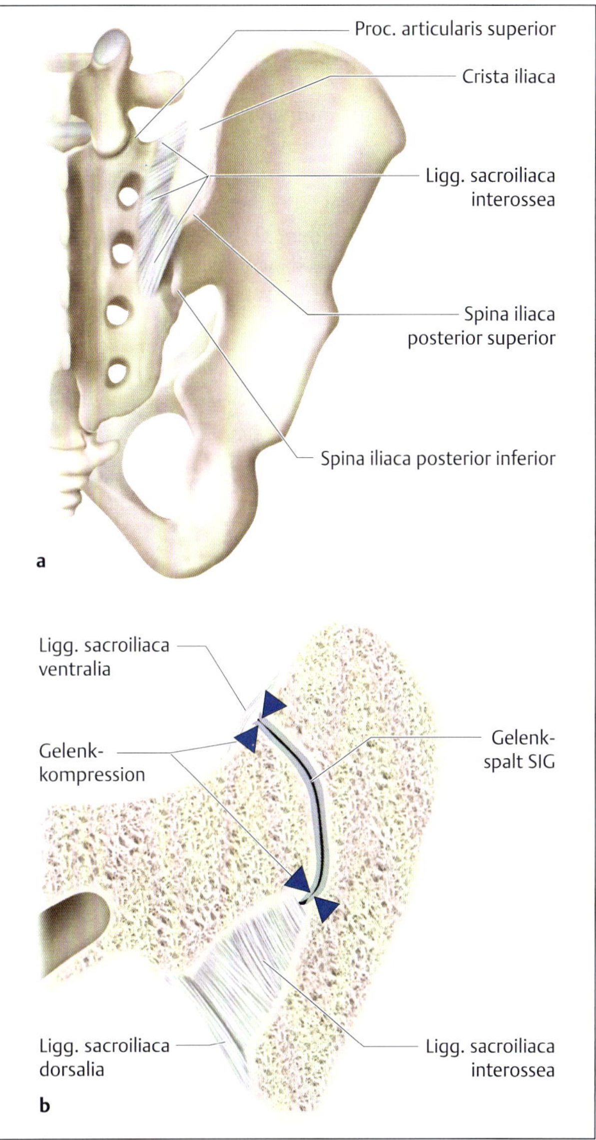

Abb. 2.38 Ligg. sacroiliaca interossea.
a Dorsale Ansicht.
b Transversale Ansicht: Stabilisierungsfunktion.

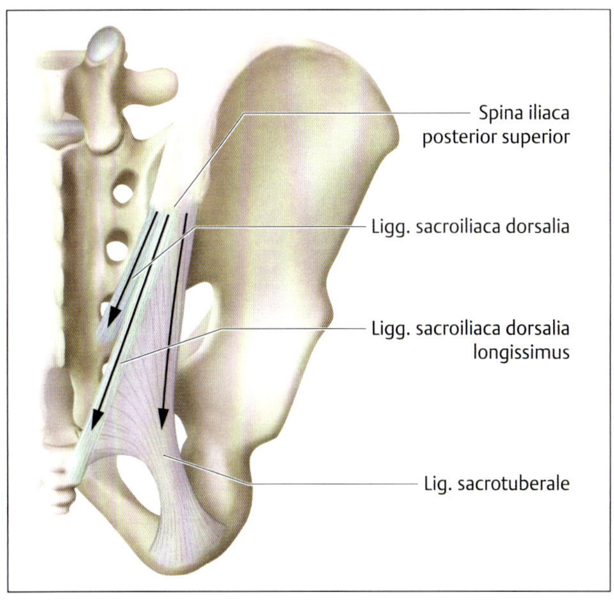

Abb. 2.39 Ligg.sacroiliaca dorsalia.

Ligg. sacroiliaca ventralia

▸ **Abb. 2.40**

Die ventralen Bänder sind dünn und ziehen auf Höhe der Foramina pelvina I-III jeweils von der Facies pelvina vom Os sacrum zum Os ilium, wobei die Insertion am Ilium etwa 1–2 cm von der Kapselinsertion entfernt ist. Es sind zwei Faserverläufe zu unterscheiden: Kraniale Bandanteile ziehen nach kranial-lateral, kaudale horizontal. Tiefe Bandanteile verbinden sich mit der Gelenkkapsel, kraniale mit dem Lig. iliolumbale.

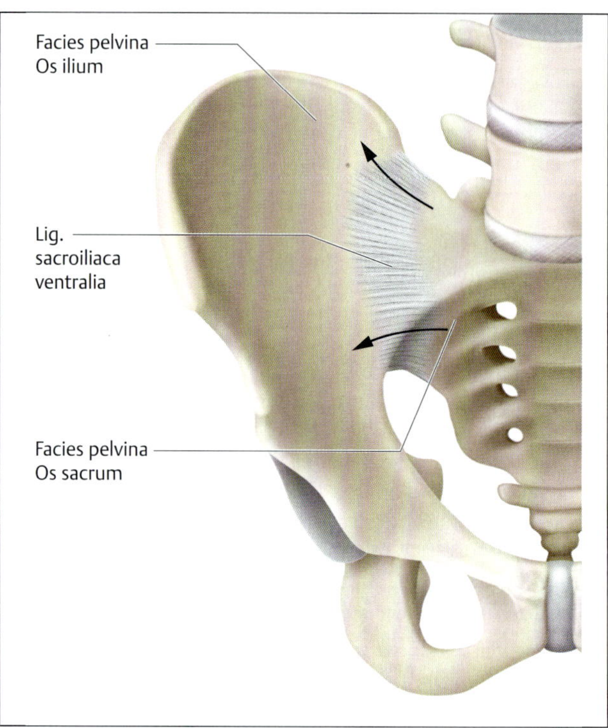

Abb. 2.40 Ligg. sacroiliaca ventralia.

Lig. iliolumbale

▸ **Abb. 2.41**

Das Lig. iliolumbale ist die Fortsetzung der dorsalen Sakroiliakalbänder nach kranial. Es besteht aus zwei Anteilen:

- Das ***Lig. iliolumbale superius*** verbindet den Proc. costalis und den ventrolateralen Wirbelkörper von L4 mit der Crista iliaca.
- Das ***Lig. iliolumbale inferius*** (Lig. lumbosacrale) entspringt am Proc. costalis sowie am ventrolateralen Wirbelkörper von L5 und zieht v-förmig zur Crista iliaca sowie nach ventrokaudal zur Basis ossis sacri, wo es in die Ligg. sacroiliaca ventralia einstrahlt.

Das Lig. iliolumbale ist wichtig für die lumbosakrale Stabilität, denn es verhindert ein Abrutschen von L5 nach ventrokaudal. Es hemmt vor allem die Lateralflexion und Rotation, sowie lässt Flexion und Extension zu.

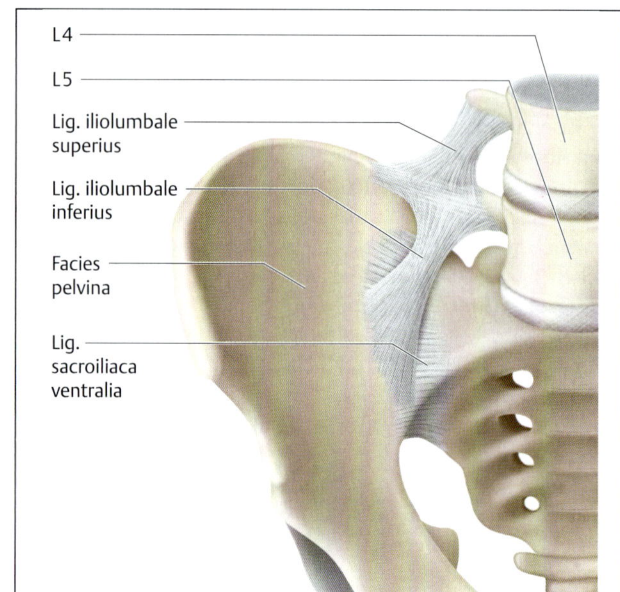

Abb. 2.41 Lig. iliolumbale.

Lig. sacrospinale

▸ Abb. 2.42

Das Band beginnt breitflächig an der kaudolateralen Facies pelvina des Sakrums und der Basis des Os coccygis und verbindet sich dort mit Fasern des Lig. sacrococcygeum anterius. Das sakrospinale Band inseriert schmaler werdend an der Spina ischiadica und verflechtet sich dort mit der Aponeurose des M. coccygeus. Es unterkreuzt das Lig. sacrotuberale im kranialen Bereich und kann sich mit diesem verbinden.

Das Band macht aus der Incisura ischiadica major ein ***Foramen ischiadicum majus***. Kaudal seiner Insertion an der Spina ischiadica liegt das ***Foramen ischiadicum minus***, durch das der N. pudendus und die Sehne des M. obturatorius internus ziehen.

Das Band spielt zusammen mit dem Lig. sacrotuberale eine entscheidende Rolle bei der Begrenzung von Bewegungen im Sakroiliakalgelenk, denn sie stabilisieren die Nutationsbewegung.

Lig. sacrotuberale

▸ Abb. 2.42

Das Band hat eine dreieckige Form, da seine proximale Insertion breit ist und nach distal hin schmaler wird. Erst an der Insertion an der dorsomedialen Kante des Tuber ischiadicum fächert es sich wieder etwas auf. Die proximalen Insertionen liegen an der lateralen Kante des Os sacrum in Höhe von S 3-S 5 und am kraniolateralen Os coccygis.

Es gibt lange Fasern, die sich mit dem Lig. sacroiliaca dorsalia verflechten und damit eine Verbindung von der Spina iliaca posterior superior bis zum Tuber ischiadicum und zur dorsalen Sakrumspitze herstellen. Kürzere Fasern ziehen von der dorsalen Sakrumspitze, dem lateralen Sakrum und dem Os coccygeum zum Tuber ischiadicum und Ramus ossis ischii, dabei dreht es sich um die eigene Achse.

Zusammen mit dem Lig sacrospinale bildet das Band das Foramen ischiadicum minus, dabei überkreuzen und verbinden sich ihre Fasern. Von distal ziehen einige Fasern des M. biceps femoris in das Band und von kranial Fasern der Aponeurose des M. piriformis.

FUNKTIONELLER HINWEIS

Nutationsbremser

▸ **Abb. 2.43**

Vor allem die Ligg. sacrotuberale und sacrospinale haben eine besondere Bedeutung für die Stabilisierung von Bewegung im Sakroiliakalgelenk. Bei der Sakrumnutation entfernen sich die Insertionen der Bänder voneinander, denn die Sakrumspitze verlagert sich nach kranial-dorsal. Wenn die Nutationsbewegung vom Ilium ausgeht, verlagern sich die Insertionen an der Spina ischiadica sowie am Tuber ischiadicum nach ventral und etwas nach kaudal. Dadurch werden beide Bänder gedehnt und begrenzen damit die Nutation. Dabei werden sie von den langen Bandanteilen des Ligg. sacroiliaca dorsalia unterstützt.

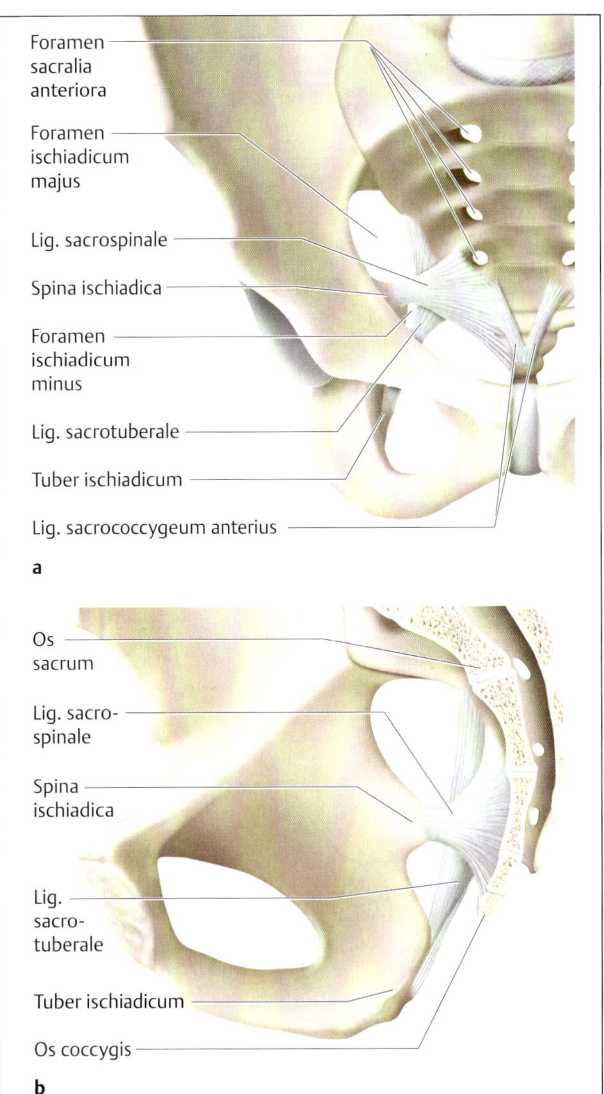

Abb. 2.42 Lig. sacrospinale, Lig. sacrotuberale.
a Ansicht von kranial.
b Ansicht von der Beckeninnenseite.

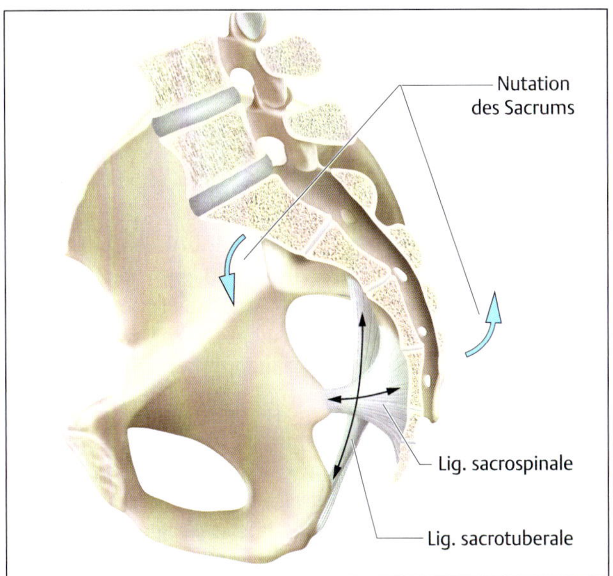

Abb. 2.43 Stabilisierungsfunktion der dorsalen Bänder: Nutationsbremser.

2.2.3 Bänder und Faszien am Beckenring

Membrana obturatoria

▸ **Abb. 2.44**

Die Membran verschließt das Foramen obturatum, das von den Rami superior et inferior ossis pubis und ossis ischii gebildet wird. Sie besteht aus straffen Bindegewebsfasern, die in verschiedenen Schichten und Zugrichtungen miteinander verflochten sind. Dazwischen liegen einige Lücken für Gefäße und Nerven.

Die größte Lücke befindet sich kranial-lateral für den Durchtritt des N. obturatorius und begleitende Gefäße, die hier von der Beckeninnenseite nach außen ziehen. Das Corpus adiposum obturatorium bildet hier eine Polsterung aus Bindegewebe und Fett, sodass der N. obturatorius und die Vasa obturatoria geschützt sind.

Die Innenfläche der Membran dient der Beckenboden-muskulatur als Ansatz und dem M.obturatorius internus als Ursprung, während der M.obturatorius externus an der Außenfläche entspringt.

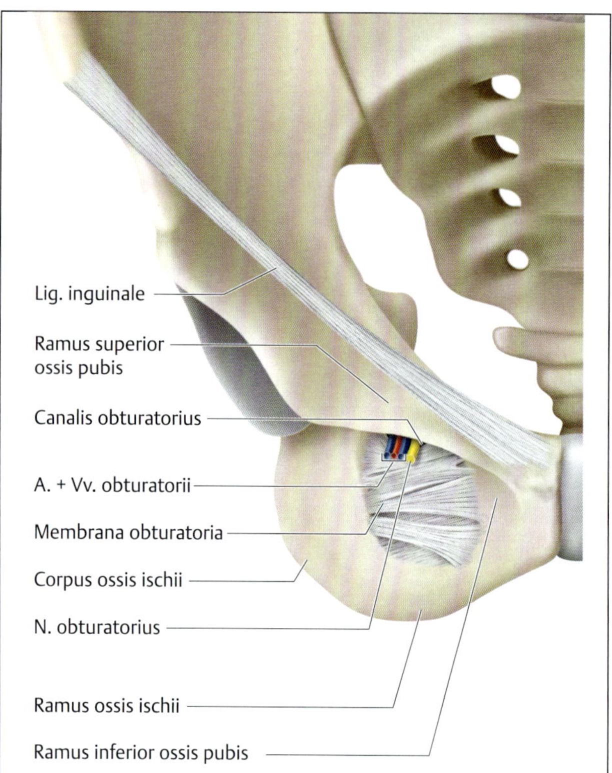

Abb. 2.44 Membrana obturatoria.

Lig. inguinale

▸ **Abb. 2.44**, ▸ **Abb. 2.45**

Das Leistenband verbindet die Spina iliaca anterior superior mit dem Tuberculum pubicum sowie dem kranialen Rand des R. inferior ossis pubis und überbrückt dabei die Incisura iliopubica.

Es wird aus aponeurotischen Fasern des M. obliquus externus abdominis und Fascia lata gebildet. Daran beteiligt sind auch einige Fasern der Aponeurosen von M. obliquus internus und M. transversus abdominis.

Das Band ist über die Aponeurosen außerdem an der Bildung der lateralen Wand des ***Canalis inguinalis*** beteiligt. Dieser ist etwa 5 cm lang. In ihm verläuft der Samenstrang bzw. das Lig. teres uteri.

Das Lig. inguinale bildet mit dem R. superior ossis pubis und der ventralen Seite des Os ilium einen Tunnel, der in der Mitte durch ein Band, ***Arcus iliopectineus***, das vom Lig. inguinale zum Pecten ossis pubis zieht, in die Lacunae vasorum et musculorum geteilt wird.

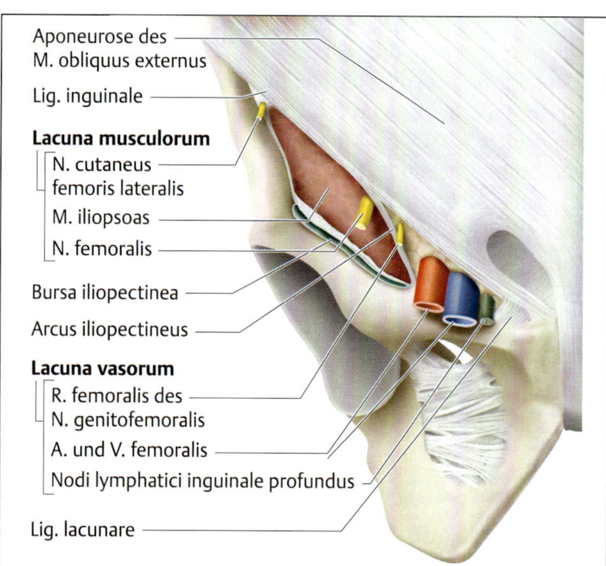

Abb. 2.45 Lig. inguinale mit Lacuna musculorum und vasorum.

Lacuna musculorum, Lacuna vasorum

▸ **Abb. 2.45**

Durch die laterale Kammer, ***Lacuna musculorum***, ziehen kraniolateral der M. iliopsoas und der N. cutaneus femoris lateralis. Der N. femoralis liegt medial am Übergang des Lig. inguinale in den Arcus iliopectineus. Die Bursa iliopectinea befindet sich im kaudalen Abschnitt.

Durch die medial liegende Kammer, ***Lacuna vasorum***, ziehen, eingepolstert in Fettgewebe, im kraniolateralen Bereich der R. femoralis des N. genitofemoralis. Die A. und V. femoralis, sowie Lymphgefäße folgen nach medial hin. Das ***Lig. lacunare***, das aus auffächernden Fasern des Lig. inguinale besteht, bildet die mediale Begrenzung dieser Kammer, der ***Arcus iliopectineus*** die laterale Begrenzung.

KLINISCHER BEZUG

Leistenhernie ▸ **Abb. 2.46**
Eine Hernie ist die Ausstülpung des parietalen Bauchfells durch eine Lücke, sodass das parietale Peritoneum den Bruchinhalt, z. B. Dünndarm, als Bruchsack umhüllt. Durch einen Defekt der Fascia transversalis an der Hinterwand des Leistenkanals entsteht die Bruchpforte für die Leistenhernie. Meist entsteht sie durch Alterung der Fascia transversalis mit Auflockerung der Bindegewebsstrukturen.

Der Leistenbruch ist als eine über das Niveau des Leistenrings gehende Vorwölbung palpierbar. Zur Bestätigung des Leistenbruchs eignet sich die Sonografie.

Therapie: Grundsätzlich hilft auf Dauer keine konservative Maßnahme, sodass in der Regel baldmöglichst operiert wird. Die Indikation zur Operation ist auch deshalb gegeben, da bei jeder Hernie eine Inkarzerations- und Strangulationsgefahr besteht. Bei der endoskopischen OP wird in Lokalanästhesie die Bruchpforte verschlossen und der Fasziendefekt mit einem Polypropylennetz abgedeckt.

Schenkelhernie ▸ **Abb. 2.46**
Die Schenkelhernie benutzt die Lacuna vasorum als Buchpforte, und der Bruchsack mit Inhalt verlagert sich in das Trigonum femorale. Wegen der engen Bruchpforte, dem Anulus femoralis in der Lacuna, besteht die Gefahr einer Einklemmung.

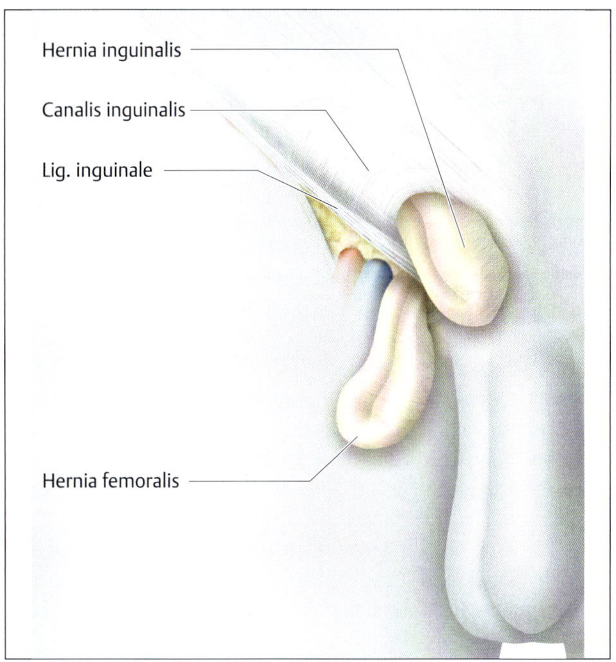

Abb. 2.46 Hernien im Leistenbereich.

FUNKTIONELLER HINWEIS

Die Art. sacroiliaca stabilisierende Strukturen
Neben den Bändern haben weitere Strukturen eine Stabilisierungsfunktion:

Stabilisierung durch Knochenform
Aufgrund der knöchernen Form ist das Sakrum im Beckenring sowohl in der Transversal- als auch in der Frontalebene eingekeilt und damit stabiisiert (s. Kap. **2.6.4**).

Stabilisierung durch Faszien ▸ Abb. 2.47
Faszien können durch ihren Verlauf über ein Gelenk bei der Stabilisierung helfen. Am Sakroiliakalgelenk geschieht dies durch Verflechtung von kranial und kaudal kommenden Fasern, die einen diagonalen Verlauf über den Gelenkspalt nehmen und sich miteinander verbinden.

Die ***Fascia thoracolumbalis*** ist eine dünne, fibröse Struktur, in der longitudinal und transversal verlaufende Fasern miteinander verflochten sind. Sie besteht aus drei Schichten:

- Die ***Lamina superficialis*** inseriert an den Procc. spinosi der Lenden- und Sakralwirbel sowie ihren supraspinalen Bändern. Sie hat ihre Fortsetzung in die Aponeurosen der Mm. latissimus dorsi et serratus posterior inferior und zieht zum Labium externum der Crista iliaca und Richtung Sakrum.
- Die ***Lamina profunda*** zieht zu den Spitzen der Procc. costales der lumbalen Wirbel und ihren intertransversalen Bändern. Sie ist an der letzten Rippe und der Crista iliaca befestigt.
- Die ***Lamina anterior*** inseriert an den Basen der Procc. costales der Lendenwirbel, am Lig. iliolumbale und an der Crista iliaca. Der M. erector spinae zieht von kranial in die Faszie, die Bauchmuskulatur von lateral.

Verstärkungszüge in der Fascia thoracolumbalis sind im Beckenbereich die Ligg. sacroiliaca dorsalia mit einer Fortsetzung in das Lig. sacrotuberale und zur ischiokruralen Muskulatur.

Die ***Fascia glutaea*** (s. Kap. 2.7) besteht aus Faszienanteilen, die über den M. glutaeus medius ziehen, und inseriert an der Crista iliaca, wo sie sich mit der Lamina superficialis der Fascia thoracolumbalis verbindet, ebenso wie an der Insertionsstelle am Sakrum die Fascia glutaea des M. glutaeus maximus.

Anteile der Tractusfasern, ***Fascia lata***, ziehen über die Fascia glutaea in Richtung Art. sacroiliaca. Das bedeutet, dass die Fascia thoracolumbalis eine Fortsetzung über den Tractus iliotibialis am lateralen Oberschenkel bis zum Kniegelenk hat.

Stabilisierung durch Muskelkraft
Durch die Kontraktion verschiedener Muskeln und im Zusammenhang mit den faszialen Strukturen wird das Sakroiliakalgelenk komprimiert und damit stabilisiert: beide ***Mm. transversi abdomini***, der ***M. obliquus internus*** mit seinen horizontal verlaufenden kaudalen Fasern, der ***M. glutaeus maximus***, der ***M. latissimus dorsi*** und kaudale Fasern der ***Mm. multifidi*** [253].

Auch die ***Mm. iliococcygeus et coccygeus*** kreuzen die Art. sacroiliaca und entwickeln eine Kompressionskraft [215].

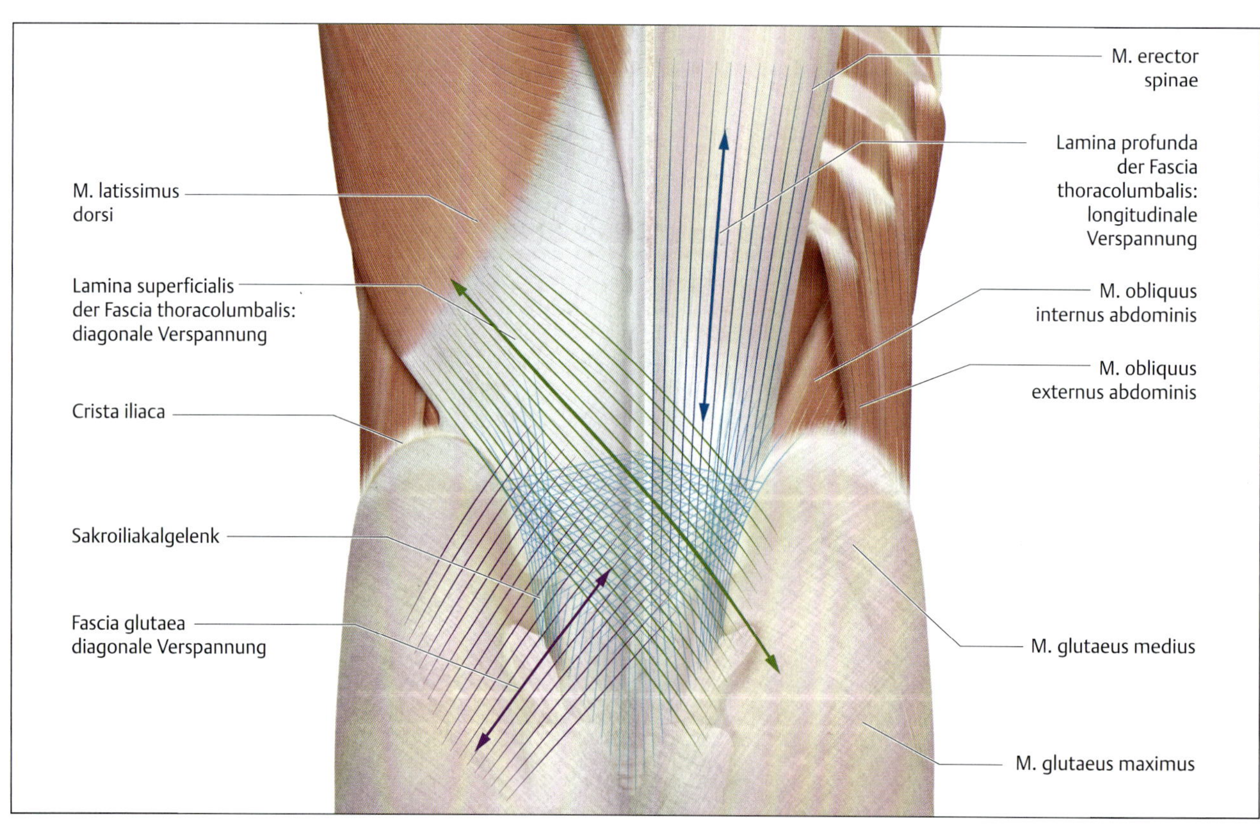

Abb. 2.47 Die Art. sacroiliaca stabilisierende Faszien.

2.3 Symphysis pubica

2.3.1 Knöcherne Strukturen und Gelenkfläche

Os pubis

▶ Abb. 2.48

Das Schambein besteht aus dem Corpus ossis pubis und je zwei Rr. ossis pubis.

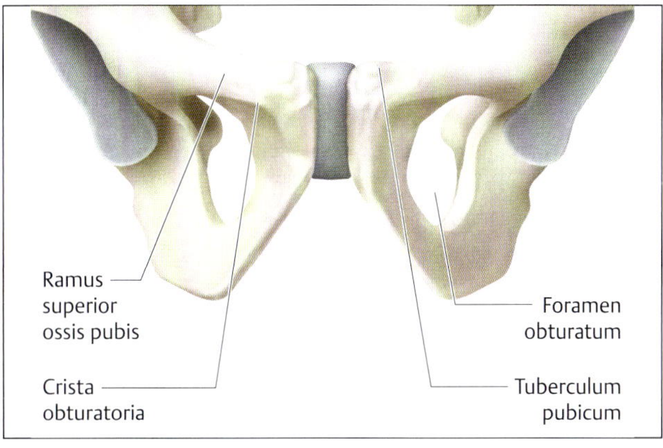

Abb. 2.48 Os pubis.

Corpus ossis pubis

Das Corpus ist an der Bildung des ventralen Azetabulums beteiligt. Es geht an der Eminentia iliopectinea in den R. superior ossis pubis über.

Ramus superior ossis pubis

Dieser Ast ist die kraniale Begrenzung des Foramen obturatum. Sein kranialer Rand ist vorspringend, ***Pecten ossis pubis***, und dient dem M. pectineus als Ursprung. Dorsal geht der Ramus in die Linea arcuata über.

Ventral kranial bildet er das ***Tuberculum pubicum***. Von diesem zieht eine Knochenleiste, ***Crista obturatoria*** , zum ventralen Rand der Incisura acetabuli. Kaudal der Crista ist eine Rinne erkennbar, ***Sulcus obturatorius*** . Sie bildet die kraniale Begrenzung des ***Canalis obturatorius***.

Ramus inferior ossis pubis

Dieser Ramus stellt die mediale Begrenzung des Foramen obturatum dar. Er verbindet sich kaudal mit dem R. ossis ischii und kranial mit dem R. superior ossis pubis. Nach medial bildet er die Gelenkfläche der Symphyse, ***Facies symphysalis***.

Gelenkflächen

▶ Abb. 2.49

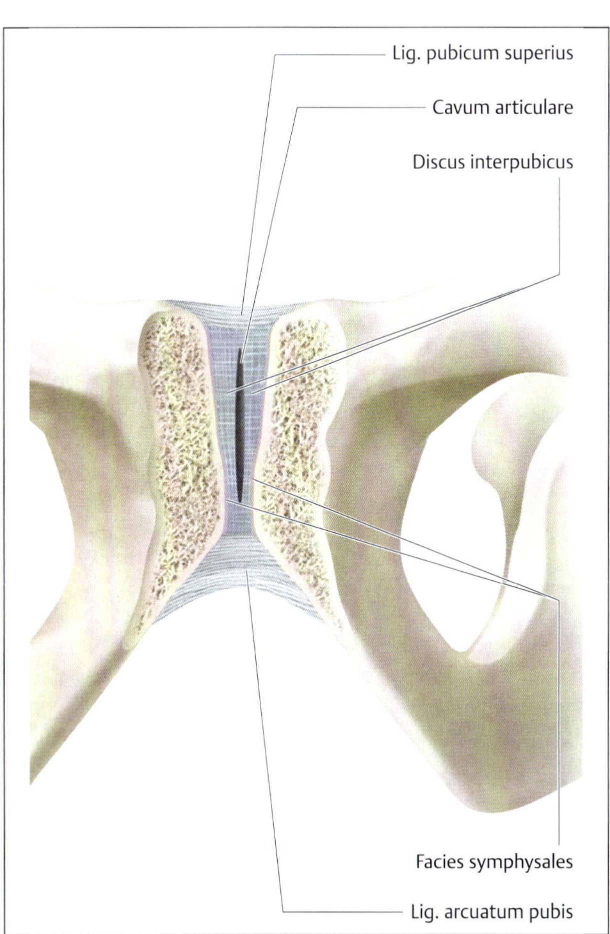

Abb. 2.49 Symphysis pubica.

Das Gelenk ist ein unechtes Gelenk, ***Synchondrose***, und verbindet die beiden Ossa pubes miteinander. Die artikulierenden Flächen sind beidseits die ***Facies symphysiales***. Sie sind plan und oval mit einer sehr dünnen hyalinen Knorpelschicht, ein Zeichen dafür, dass hier Druck übertragen wird.

Im Gelenk liegt der ***Discus interpubicus***. Er besteht aus Faserknorpel, dessen kollagene Fasern diagonal und longitudinal angeordnet sind. Dadurch ist der Diskus den unterschiedlichen Druck- und Zugbeanspruchungen angepasst. Bedingt durch die Form des Beckenrings ist er ventral breiter als dorsal. Außerdem ist er bei Frauen breiter und niedriger als bei Männern. Er ist mit der überknorpelten Gelenkfläche verwachsen und bildet in der Mitte einen vertikal verlaufenden Spalt, ***Cavum articulare*** (Cavum symphyseos), einen mit Synovialflüssigkeit gefüllten Raum. Rundherum ist der Diskus mit allen Bändern, die den Symphysenspalt umgeben, verwachsen.

2.3.2 Bänder der Symphyse

▶ Abb. 2.50, ▶ Abb. 2.51

Lig. pubicum superius

Das Band zieht von einem Tuberculum pubicum zum anderen und besteht hauptsächlich aus horizontal verlaufenden Kollagenfasern. Es verbindet sich mit dem kranialen Anteil des Diskus und jeweils lateral mit dem Lig. inguinale.

Lig. pubicum posterius

Es ist ein dünnes, breitflächiges Band im dorsalen Bereich.

Lig. pubicum anterius

Das Band liegt ventral und besteht aus transversalen Faserzügen, die durch oberflächliche schräge und longitudinale Fasern verstärkt werden. Diese Fasern werden aus den Aponeurosen von Mm. obliquus abdominis externus, rectus abdominis, pyramidalis und den Mm. adductor longus und gracilis gebildet.

Seine Fasern wirken konstant der Kraft entgegen, die im aufrechten Stand auf beiden Beinen versucht den Beckenring auseinander zu ziehen.

Lig. arcuatum pubis

Das Band liegt im Arcus pubis kaudal der Fuge und rundet den Bogen ab. Es hat eine Höhe von etwa 1 cm und ist mit dem kaudalen Teil des Diskus verwachsen.

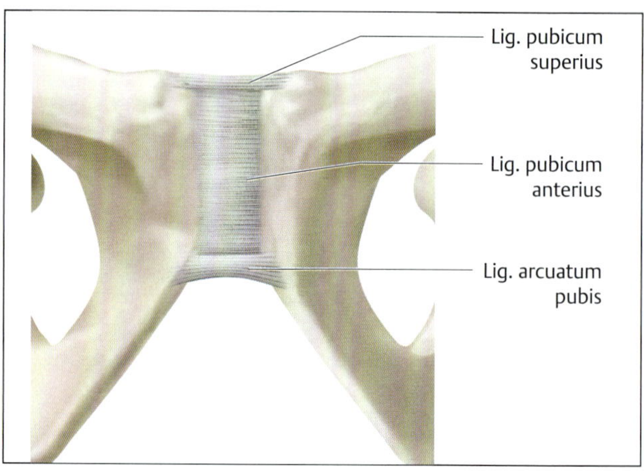

Abb. 2.50 Ventrale Bänder der Symphysis pubica.

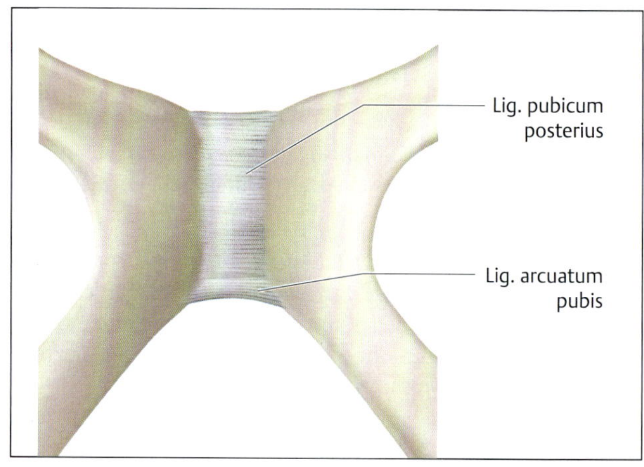

Abb. 2.51 Dorsale Bänder der Symphysis pubica.

KLINISCHER BEZUG

Instabilität der Symphyse – Symphysenlockerung
Die Symphysis pubica besteht aus Faserknorpel und Bändern und reagiert auf hormonelle Einflüsse. Deshalb ist vor allem während der Schwangerschaft eine Symphysenlockerung zu beobachten. Der Körper stellt sich auf die Geburt ein und schüttet das Hormon Relaxin aus. Es wirkt auf alle kollagene Strukturen im Becken und sorgt für Elastizität. Der Symphysenspalt wird weicher, flexibler und insgesamt breiter. Der funktionelle Nutzen ist eine Erweiterung des Beckens für eine möglichst einfache Geburt. Bedingt durch die Lockerung der Bänder sind sowohl die Symphyse als auch die Sakroiliakalgelenke anfällig für eine Instabilität.

Symptome: Starke Schmerzen im Bereich der Symphyse und des Sakrums mit ausstrahlenden Schmerzen in den Oberschenkel. Sie verstärken sich bei Bewegungen, beim Liegen auf der Seite, beim Umdrehen im Liegen, sowie beim Treppensteigen und Gehen.

Therapie: Die Beschwerden verschwinden in den meisten Fällen einige Wochen nach der Geburt, allerdings kann es auch ½ bis zu 1 Jahr dauern, bis sich das Bindegewebe neu organisiert hat. Die Physiotherapie kann durch spezielle Maßnahmen die Beschwerden lindern, und auch ein Symphysen-Beckengurt oder Stützkorsett sorgt für Stabilität des Beckenrings und eine deutliche Linderung der Beschwerden.

PRAXISTIPP

Untersuchung bei Dysfunktion der Symphyse

Durch folgende Untersuchungen kann eine Dysfunktion festgestellt werden:

- Palpation der Bauchmuskulatur und der Adduktoren hinsichtlich des Spannungszustands und myofaszialer Triggerpunkte
- Palpation des Lig. inguinale hinsichtlich Schmerzen und Spannungsänderung
- Stellungsuntersuchung der Ossa pubes hinsichtlich eines einseitigen Hochstands
- Beurteilung der Bewegungssymmetrie beim Herausschieben der Beine und bei Bewegungen der Hüftgelenke

Physiotherapie bei Symphysenlockerung

Tipps für die Patientinnen: Bei einer Symphysenlockerung ist die körperliche Schonung wichtig. Tätigkeiten oder Positionen, die das Becken belasten und bei denen Schmerzen auftreten, sollten nach Möglichkeit vermieden werden, z. B. Schneidersitz und große Schritte. Um die Symphyse zu entlasten, kann beim Schlafen ein großes Kissen zwischen die Beine gelegt werden.

Therapie: Ein Symphysen-Beckengurt (▸ **Abb. 2.52**) kann zur wesentlichen Linderung der Beschwerden beitragen. Er sitzt unterhalb des Babybauchs sehr stramm auf den Hüften und drückt dorsal die Ossa ilii mit dem dazwischen liegenden Sakrum, sowie ventral das Os pubis zusammen, sodass sowohl die Symphyse als auch die Sakroiliakalgelenke komprimiert, damit stabilisiert und entlastet werden.

Eine intensive Kräftigung der stabilisierenden Muskulatur des Beckenrings, wobei der Symphysen-Beckengurt als äußere Stabilisierung getragen wird, kann zur Beschwerdefreiheit führen. Außerdem sollte ein Übungsprogramm für zuhause eingeübt werden, sodass die Patientin alleine und regelmäßig weitermachen kann.

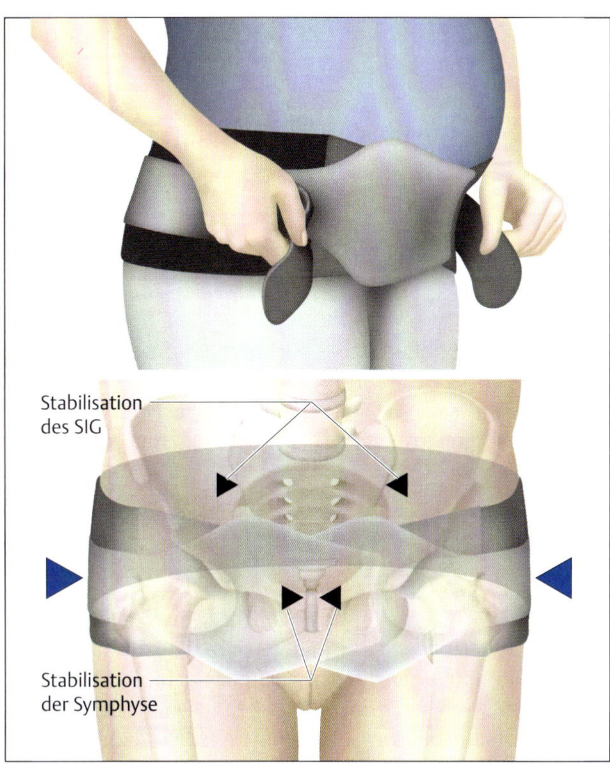

Abb. 2.52 Symphysengurt und seine Stabilitätsfunktion.

FUNKTIONELLER HINWEIS

Geschlechtsunterschiede am Becken ▸ Abb. 2.53

Weibliches Becken:

- Alae ossis ilii groß, nach lateral ausgezogen
- querovaler Beckeneingangsraum
- Beckenausgang breit
- Foramen obturatum dreieckig
- Symphyse breit und niedrig
- Rami inferiores ossis pubis bilden mit der Symphyse einen Bogen, ***Arcus pubis***, von etwa 90–100°

Männliches Becken:

- Alae ossis ilii steil
- herzförmige Öffnung
- Die Durchmesser des kleinen Beckens sind kleiner als bei der Frau.
- Foramen obturatum oval
- Symphyse hoch und schmal
- Rami inferiores ossis pubis bilden mit der Symphyse einen Winkel, ***Angulus subpubis***, von etwa 70–80°

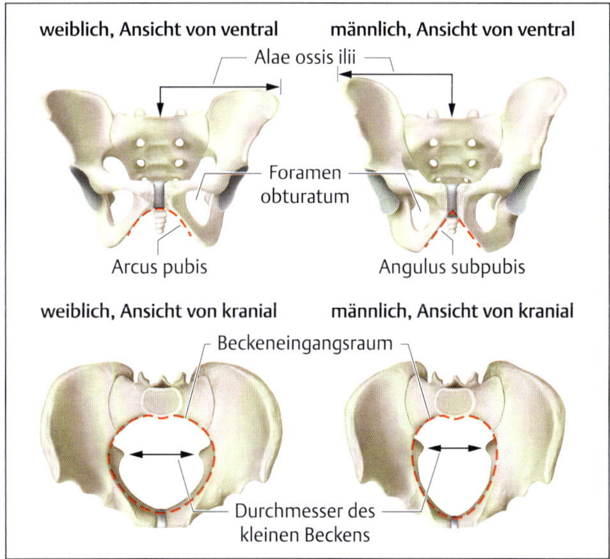

Abb. 2.53 Geschlechtsunterschiede in der Beckenform.

2.4 Art. sacrococcygealis

2.4.1 Knöcherne Strukturen und Gelenkflächen

Os coccygeum

▶ **Abb. 2.54**

Das Steißbein besteht aus 3–5 Wirbelresten, die zusammengewachsen sind. Der 1. Wirbel besitzt kurze Procc. transversi und ***Cornua coccygea***, die die Reste der Procc. articulares darstellen, jedoch nicht direkt mit dem Sakrum artikulieren, sondern mit diesem durch ein Band verbunden sind.

Gelenkflächen

Das Art. sacrococcygealis ist eine Synchondrose. An der kranialen Fläche des Os coccygis befindet sich die ***Facies articularis ossis sacri***, die mit einer dünnen Knorpelschicht überzogen ist. Mit der entsprechenden überknorpelten Gelenkfläche am Apex ossis sacri bildet sie das Gelenk. Häufig ist ein dünner Diskus zwischen den jeweils planen Gelenkflächen eingelagert.

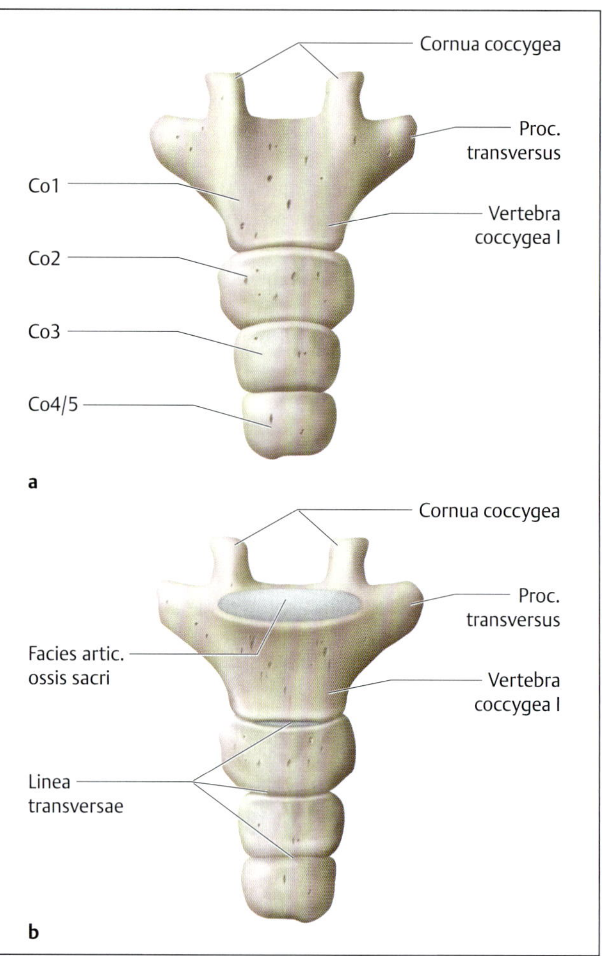

Abb. 2.54 Os coccygis, **a** von dorsal, **b** von ventral.

2.4.2 Bänder der Art. sacrococcygealis

Alle Bänder des Os coccygis haben die Funktion die gelenkige Verbindung zwischen Sakrum und Os coccygis zu stabilisieren.

Dorsale Bänder

▶ **Abb. 2.55**

Lig. sacrococcygeum posterius

Das Band kommt von der ventralen Begrenzung des Sakralkanals in Höhe von S 4/5 und zieht kaudal des Hiatus sacralis auf die Dorsalseite des Os coccygis. Es ist also die Fortsetzung des Lig. longitudinale posterius.

Es sind zwei Anteile zu unterscheiden:

- Die ***Pars superficialis*** besteht aus oberflächlich longitudinal verlaufenden Fasern entlang der Crista mediana, die bis zum letzten Kokzygealwirbel reichen.
- Die ***Pars profunda*** besteht aus zwei Zipfeln, die lateral der Pars superficialis nach distal ziehen, sie gehen in Höhe des 2. Kokzygealwirbels auseinander und setzen an der dorsolateralen Fläche des 3. Wirbels an.

Lig. sacrococcygeum articulare

Das Band hat kurze, longitudinal ausgerichtete Faserzüge und verläuft dorsolateral über das Gelenk.

Lig. sacrococcygeum laterale

Es verbindet die Procc. transversi mit dem inferioren lateralen Sakrumwinkel. Zwischen diesem Band und dem Knochen verläuft der N. coccygeus. Die Faserausrichtung ist diagonal von kaudal-medial nach kranial-lateral.

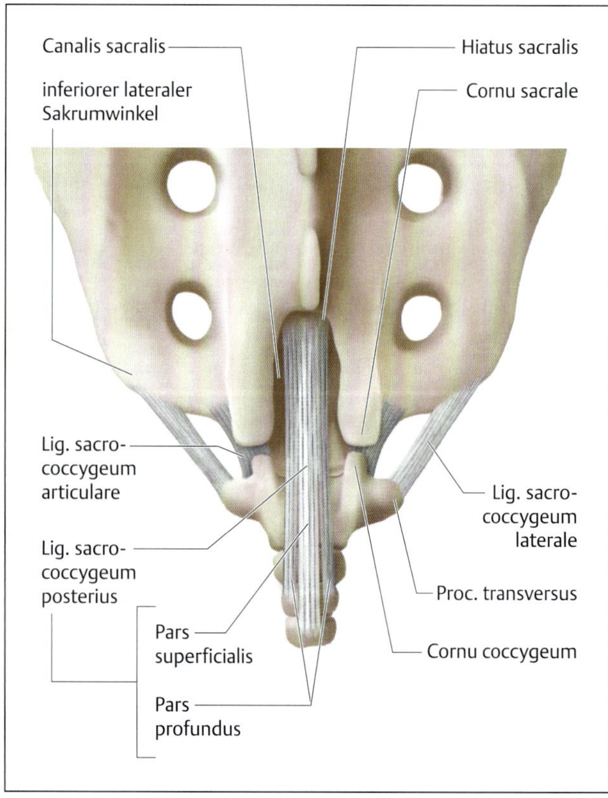

Abb. 2.55 Art. sacrococcygealis: dorsale Bänder.

Ventrale Bänder

▸ Abb. 2.56

Lig. sacrococcygeum anterius

Das Band ist quasi die Fortsetzung des Lig. longitudinale anterius allerdings zweigeteilt. In Höhe des 3.-4. Kokzygealwirbel überkreuzen sich die Fasern, um jeweils an der lateroventralen Kante der 4./5. Wirbel anzusetzen. An der proximalen Insertion verbindet es sich mit dem Lig. sacrospinale. Oberflächliche Fasern dieser zwei Zipfel setzen sich nach distal fort und verbinden sich mit dem M. pubococcygeus, Bestandteil des M. levator ani.

Lig. intercoccygeum

Dieses Band verbindet die laterale Kante des 2. Kokzygealwirbels mit den Cornu lateralis und stellt eine Fortsetzung des Lig. sacrococcygeum laterale dar.

Weitere wichtige Bänder, die eine Verbindung mit dem Os coccygis eingehen und damit Einfluss auf seine Stellung haben können, sind die ***Ligg. sacrotuberale et sacrospinale*** und das ***Lig. anococcygeum***, das von der Innenseite der Kokzygisspitze nach ventral und kaudal bis zum M. sphincter ani externus zieht. Es verbindet sich dorsal des Rektums mit diesem Muskel und dem M. levator ani.

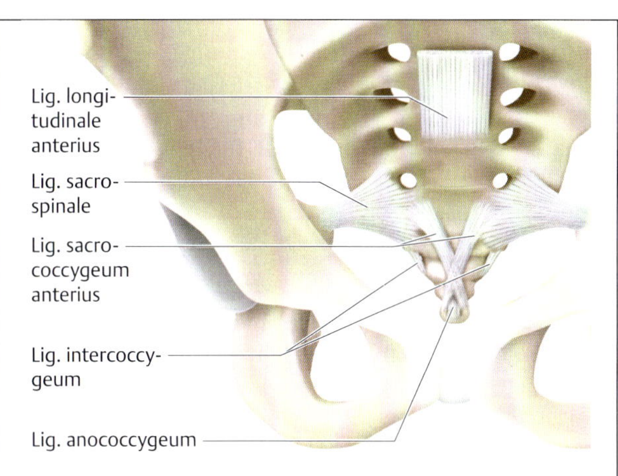

Abb. 2.56 Art. sacrococcygealis: ventrale Bänder.

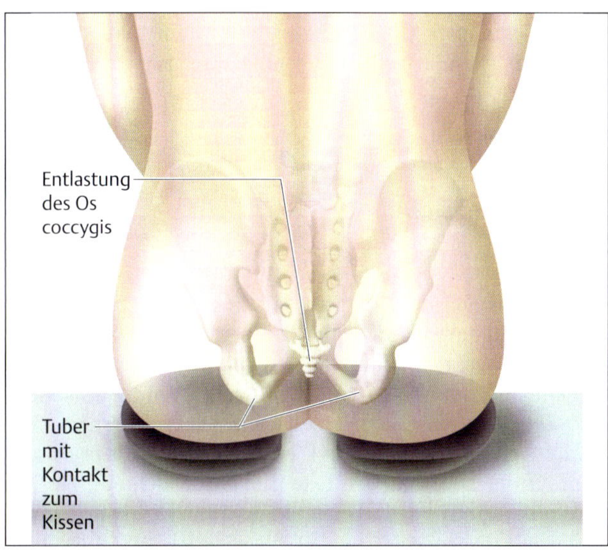

Abb. 2.57 Sitzkissen zur Entlastung des Os coccygis.

KLINISCHER BEZUG

Kokzygodynie

Die Kokzygodynie ist eine unspezifische Beschwerdesymptomatik im Bereich des Os coccygis. Am häufigsten sind Frauen betroffen. Sie kann sehr viele Ursachen haben:

- Verletzungen des Os coccygis durch Fraktur oder Prellung, z. B. nach einem Sturz auf das Gesäß
- chronische Mikrotraumen, die bei mechanischer Belastung z. B. durch sehr langes statisches Sitzen auf einer harten Unterlage oder auch sehr weiches Sitzen auf dem Sofa („television bottom") entstehen
- gynäkologische Erkrankungen/Entbindung
- mechanische Irritierung des Plexus coccygeus, vor allem des N. anococcygeus

Sehr häufig ist jedoch die beschwerdeauslösende Ursache nicht herauszufinden.

Symptome: Die Schmerzen werden als ziehend, stechend oder brennend rund um das Os coccygis mit Ausstrahlungen in die Anal- und Lumbalregion beschrieben. Die Betroffenen können wegen ihrer Schmerzen kaum Sitzen, wenn doch, sitzen sie auf einer Gesäßhälfte. Niesen, Husten und Pressen, z. B. beim Stuhlgang, verstärken den Schmerz.

Eine Provokation durch Druck auf die Kokzygisspitze und sakrokokzygealem Übergang verstärkt die Schmerzen. Um eine genaue Aussage über die Stellung und Beweglichkeit des Os coccygis zu machen, muss eine Untersuchung von rektal vorgenommen werden.

Therapie: Sie ist meist langwierig. Wichtig ist, die Schmerzen zu lindern, damit sie nicht chronifizieren. Dazu gibt es verschiedene Maßnahmen: Schmerzmittel, u. U. Infiltration des umliegenden Gewebes mit einem Lokalanästhetikum; Thermotherapie, leichte Massagen für Gesäß- und Rückenmuskulatur, Methoden aus der traditionellen chinesischen Medizin wie Akupunktur und Meridiantherapie, allgemeine Entspannungstechniken, Sitzen auf einem Sitzring, der dorsal offen ist und das Os coccygis gezielt entlastet (▸ **Abb. 2.57**).

Vorsichtige Mobilisation des Os coccygis bei Fehlstellung mit manualtherapeutischen Techniken durch Detonisierung der Bänder, Reponierung des Os coccygis und anschließender Dekompression des Sakrokokzygealgelenks, die meist von rektal erfolgen, versprechen eine deutliche Erleichterung. Anschließend wird, je nach Befund, verkürzte Muskulatur gedehnt und die Gesäß- und Beckenbodenmuskulatur gekräftigt.

Als Ultima ratio gilt die operative Entfernung des Os coccygis.

2.5 Gelenkmechanik

2.5.1 Kinematik des Hüftgelenks

Bewegungsachsen

▸ Abb. 2.58

Es handelt sich um ein Kugelgelenk mit drei Bewegungsachsen. Alle Achsen treffen sich, unter Bildung von rechten Winkeln, im Drehpunkt des Hüftgelenks, der im Zentrum des Femurkopfes liegt:

- frontale Achse für Flexion und Extension
- sagittale Achse für Ab- und Adduktion
- longitudinale Achse für Innen-und Außenrotation

Im Alltag werden nur selten Bewegungen um eine Achse durchgeführt, häufig handelt es sich um Kombinationsbewegungen um unendlich viele momentane Drehachsen.

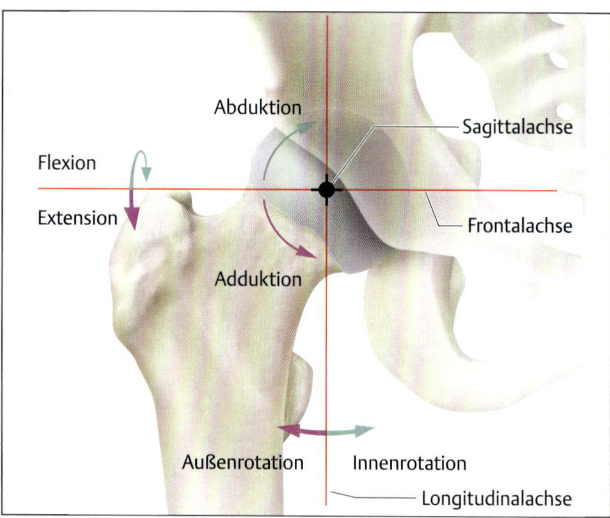

Abb. 2.58 Bewegungsachsen im Hüftgelenk.

Bewegungen

Flexion/Extension

130° - 0° - 10° aktiv/150° - 0° - 15° passiv

Die Untersuchung der Extension wird in der Regel in Rückenlage mittels Thomas-Griff (▸ **Abb. 2.59**) gemacht: Das Knie der gegenüberliegenden Seite wird so weit gebeugt, bis die Beckenkippung von 12° aufgehoben wird. Wenn der andere Oberschenkel flach auf der Unterlage liegen bleibt, ist eine Extension von 10° im Hüftgelenk erreicht. Weicht dagegen das Bein auf der zu prüfenden Extensionsseite Richtung Flexion aus und ist auch passiv keine Extensionsbewegung möglich, liegt eine Flexionskontraktur vor. Eine Bestätigung ist das Entstehen eines Hohlkreuzes, wenn das Bein passiv auf die Unterlage gedrückt wird.

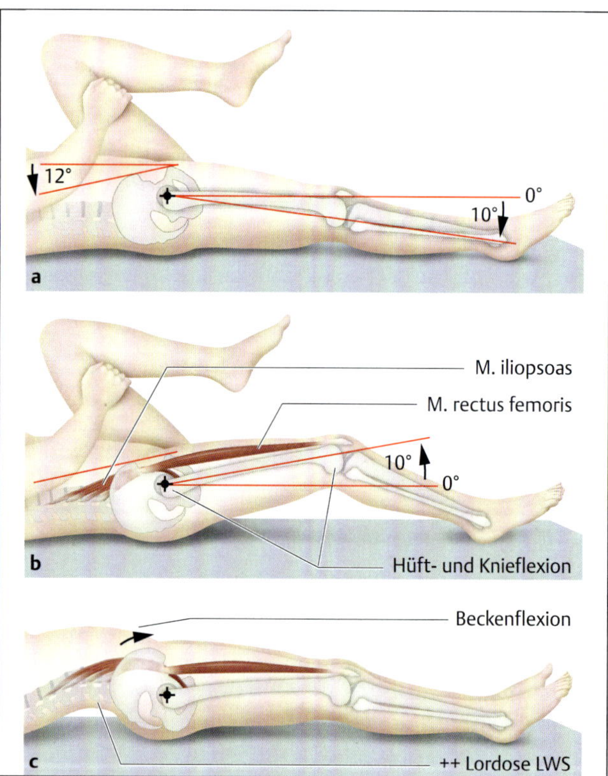

Abb. 2.59 Bewegungsausmaß im Hüftgelenk.
a Hüftextension durch Thomas-Griff.
b Maximale Extension.
c Flexionskontraktur.

FUNKTIONELLER HINWEIS

Physiologischer Unterschied zwischen Bewegung mit Knieflexion oder -extension

Flexion im Hüftgelenk
Mit Knieflexion ist die maximale Hüftflexion von ungefähr 130° zu erreichen (▸ **Abb. 2.60**), mit Knieextension verringert sie sich jedoch auf 90–100°. Das hängt mit der verminderten Dehnfähigkeit der ischiokruralen Muskulatur zusammen, denn über ihre Kniekomponente wurden sie gedehnt und lassen deshalb eine weitere Dehnung über das proximale Gelenk nicht im maximalen Ausmaß zu.

Extension im Hüftgelenk in Bauchlage
Bei der Prüfung der Extension in Bauchlage ist mit Knieextension eine maximale Extensionsfähigkeit von 15° zu erwarten. Dieses Ausmaß verringert sich, wenn das Knie gebeugt wird, denn dadurch wird der M. rectus femoris gedehnt, und eine weitere Dehnung über die Hüftextension lässt er nur bedingt zu.

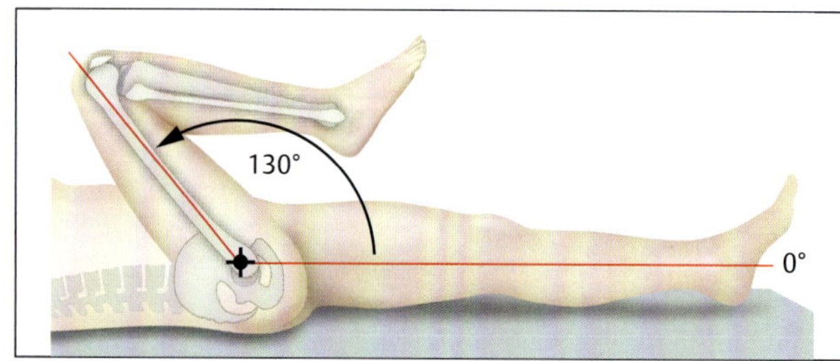

Abb. 2.60 Bewegungsausmaß im Hüftgelenk: Hüftflexion.

Abduktion/Adduktion

30°(–40°) – 0° – 20°(–30°) aktiv / + 10° je Bewegung passiv
▸ **Abb. 2.61**

Die Abduktion wird durch die zunehmende Spannung der ventralen Bänder, sowie durch die Adduktoren gebremst. Die Adduktionsfähigkeit wird bei Flexion besser, da die Bänder entspannter sind.

Außen-/Innenrotation

40°(–50°) – 0° – 30°(–40°) aktiv / + 10° je Bewegung passiv
▸ **Abb. 2.62**

Die Rotationen sind in Rückenlage und N-0-Position schwer zu bewerten, deshalb wird die Messung in 90° Hüft- und Knieflexion durchgeführt und der Unterschenkel als Zeiger beobachtet. In dieser Stellung sind die Bänder entspannt und lassen eine gute Beweglichkeit zu. Das heißt, die Messung kann entweder im Sitzen mit frei hängendem Unterschenkel oder in Rückenlage mit unterlagertem Unterschenkel durchgeführt werden.

Alternative: Bauchlage und 90° Flexion in den Kniegelenken, auch hier werden die Unterschenkel als Zeiger benutzt. In dieser Stellung (Hüftextension) ist wegen der Bandspannung weniger Bewegung möglich.

Voraussetzungen für eine normale Beweglichkeit

Die Voraussetzungen für harmonische und maximale Bewegungen sind ein gut dehnfähiger Kapsel-Band-Apparat, die Zentrierung des Hüftkopfs in der Pfanne und eine gute Koordination der umgebenden Muskulatur.

Messung der Beweglichkeit

Die Messung der Beweglichkeit, JROM (joint range of motion), erfolgt mit dem sog. Goniometer. Dabei wird das drehbare Scharnier an der Bewegungsachse angelegt, und die Längsachsen der Knochen dienen als Zeiger. Die Messungen werden dann entweder mit der gesunden Seite verglichen oder orientieren sich an der aktuellen Norm des Patienten.

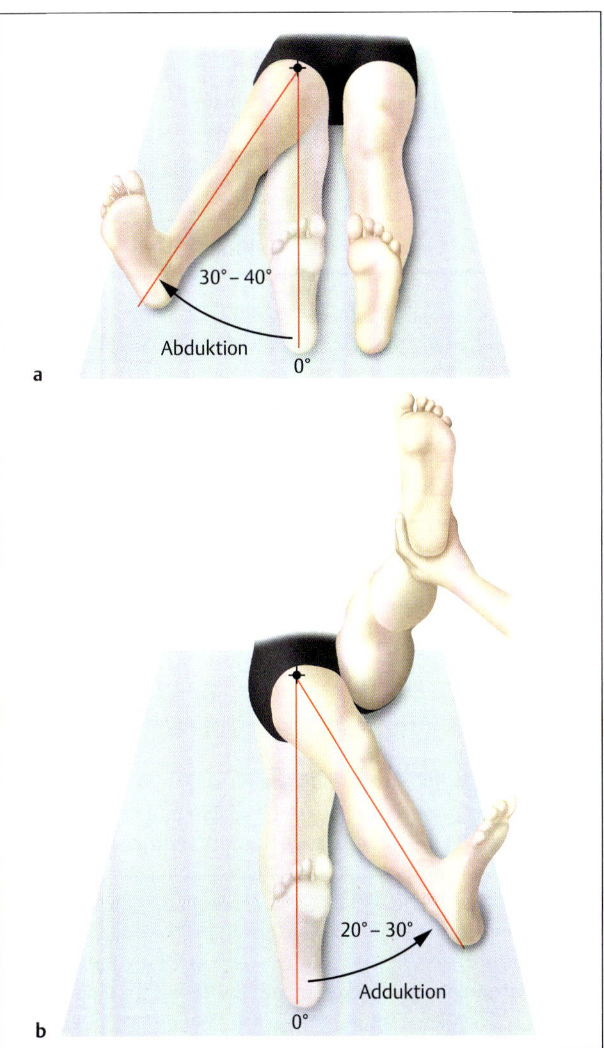

Abb. 2.61 Bewegungsausmaß im Hüftgelenk: **a** Abduktion, **b** Adduktion.

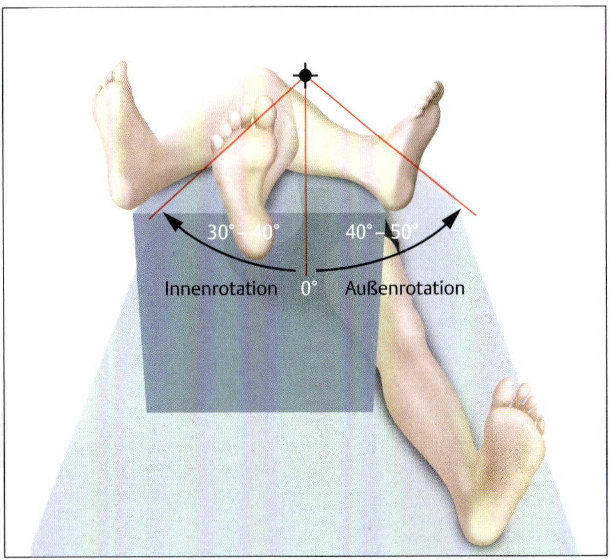

Abb. 2.62 Bewegungsausmaß im Hüftgelenk: Außen-/Innenrotation.

KLINISCHER BEZUG

Arthrose des Hüftgelenks (Koxarthrose)
Bei einer Arthrose können sich Kontrakturen in den Stellungen Flexion, Außenrotation und Adduktion entwickeln. Vor allem durch die Flexionskontraktur verändert sich die Schrittlänge, und die Abduktorenschwäche bewirkt einen Hinkmechanismus, sodass die Gangleistung insgesamt reduziert ist.

Zu Beginn wird die eingeschränkte Extension von den Patienten selten als störend empfunden, eher die daraus folgenden Kompensationen und die Schmerzen im LWS-SIG-Bereich. Mit zunehmender Arthrose wird die eingeschränkte Flexion im Hinblick auf Alltagsbewegungen, z. B. tiefes Sitzen oder Strümpfe anziehen, als sehr hinderlich empfunden.

Im Stadium III der Arthrose ist mit einer deutlichen Zunahme der Schmerzen und Bewegungseinschränkung zu rechnen.

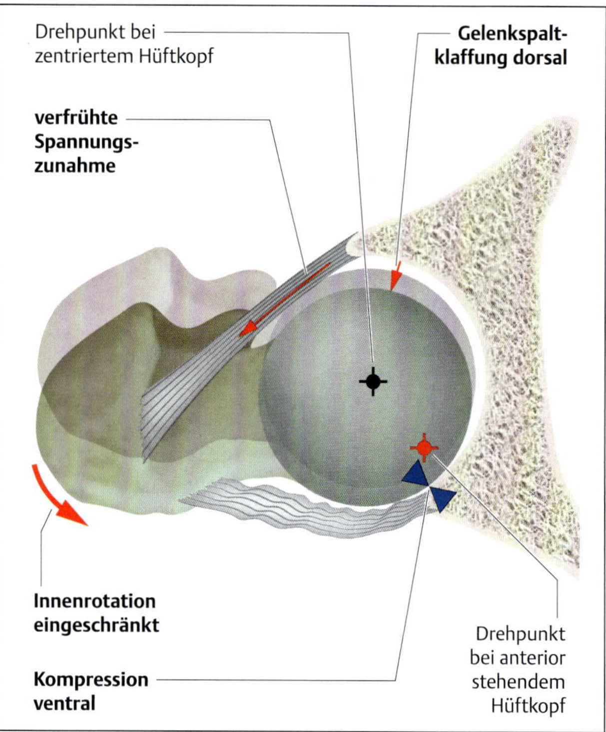

Abb. 2.63 Verschiebung der longitudinalen Achse bei Hüftkopfverlagerung nach anterior.

PRAXISTIPP

Behandlung von Bewegungseinschränkungen bei Koxarthrose
Ein wichtiges Prinzip der Behandlung einer Koxarthrose zur Erhalten der Beweglichkeit sind Aktivitäten und Bewegungen im Bereich der aktuellen Belastbarkeit des Hüftgelenks.

Eine spezielle Therapie zur Behandlung von Bewegungseinschränkungen liegt in Händen der Physiotherapeutin, die nach einer umfassenden Untersuchung einen individuellen Therapieplan erstellt. Dabei ist u. a. ein wichtiger Bestandteil die ***Zentrierung des Hüftkopfs***. Zum Beispiel ist bei einem anterior stehenden Caput femoris die Innenrotation eingeschränkt, da sich der Drehpunkt nach ventral verlagert hat und damit der dorsale Kapsel-Band-Apparat zu früh unter Spannung gerät. Außerdem kommt es im ventralen Gelenkbereich zu einer Kompression, während der Gelenkspalt dorsal auseinanderklafft (▶ **Abb. 2.63**) (Sohier, 1991 [256], beschreibt dies als Anteposition). Das bedeutet, dass eine Zentrierung des Hüftkopfs erforderlich ist, um die Beweglichkeit zu verbessern.

Dafür werden als Vorbereitung erst die reflektorischen Tonusveränderungen in der Umgebung des Gelenks mittels Muskel-Energie-, Faszien-Release- und High-Velocity-Low-Amplitude-Techniken (HVLA mit hoher Geschwindigkeit und kleiner Amplitude) behandelt. Dann erfolgt die eigentliche Zentrierung durch einen Schub nach dorsal über das Knie des 90° gebeugten Hüft- und Kniegelenks, verbunden mit einer Dekompression des Pfannendachs nach kaudal. Dieser Schub erfolgt intermittierend bis zum Nachgeben des Gewebes (▶ **Abb. 2.64**).

Nach der erfolgten Zentrierung ist das Bewegungsausmaß assistiv, aktiv und gegen Widerstand maximal zu nutzen. Um eine erneute Dezentrierung zu vermeiden, sollte ein individuell abgestimmtes Übungsprogramm für zuhause mit dem Patienten eingeübt werden.

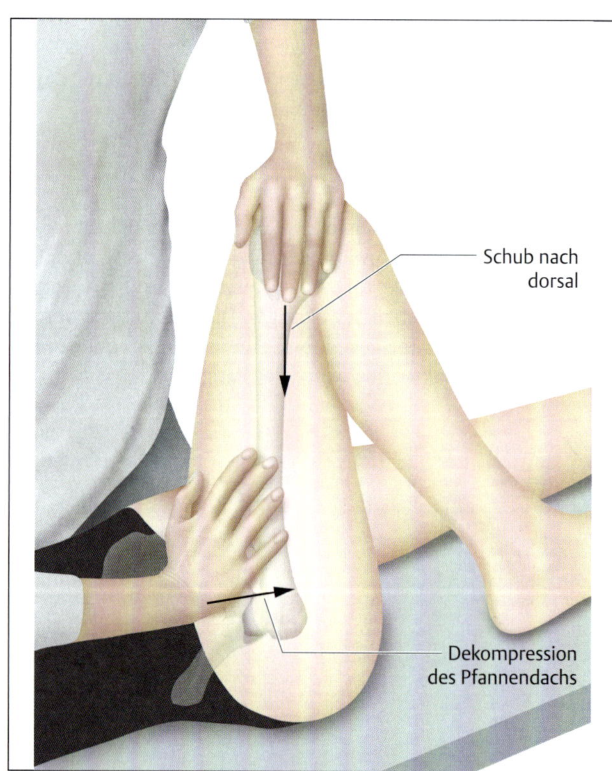

Abb. 2.64 Behandlung des Hüftgelenks: Zentrierung des Hüftkopfs bei anterior stehendem Caput.

2.5.2 Kinematik des Sakroiliakalgelenks (SIG)

Im Sakroiliakalgelenk (Art. sacroiliaca) ist keine aktive Bewegung möglich. Das Sakrum passt sich als zentraler Knochen im Beckenring an veränderte Haltungen, Bewegungen und Belastungen dreidimensional an. Diese Anpassung hinsichtlich seiner Position und Beweglichkeit um dreidimensionale Achsen ist physiologisch.

Bewegungsachsen

▸ Abb. 2.65

Frontale (bzw. frontotransversale) Achse

Diese Achse verläuft horizontal in Höhe von S 2. Es handelt sich um keine konstante Achse, denn sie bewegt sich bei Bewegungen geringfügig. Um sie finden die Nutations- und Gegennutationsbewegungen statt, die auch als Flexions- und Extensionsbewegungen bezeichnet werden.

Longitudinale (bzw. frontosagittale) Achse

Um diese Achse, die im Stand vertikal verläuft und das Sakrum in eine rechte und linke Hälfte teilt, dreht sich das Sakrum beim Gehen, es handelt sich um eine Rotationsbewegung, die nur minimal ist.

Sagittale (bzw. sagittotransversale) Achse

▸ Abb. 2.66

Sie verläuft von ventral nach dorsal durch S 2 und ist der Schnittpunkt der meisten Achsen. Um diese Achse steht das Sakrum im Gleichgewicht und ergeben sich lateralflektorische Abweichungen.

Diagonale Achsen

▸ Abb. 2.66

Greenman (2005) [93] beschreibt neben der horizontalen Achse zwei diagonal durch das Sakrum verlaufende Achsen, sie werden auch als Torsionsachsen bezeichnet. Die rechte Achse verläuft vom rechten oberen zum linken unteren Pol, also von rechts kranioventral nach links kaudodorsal, die linke Achse vom linken oberen Pol zum rechten unteren Pol. Um sie finden dreidimensionale Bewegungen, sog. Torsionsbewegungen, beim Gehen statt.

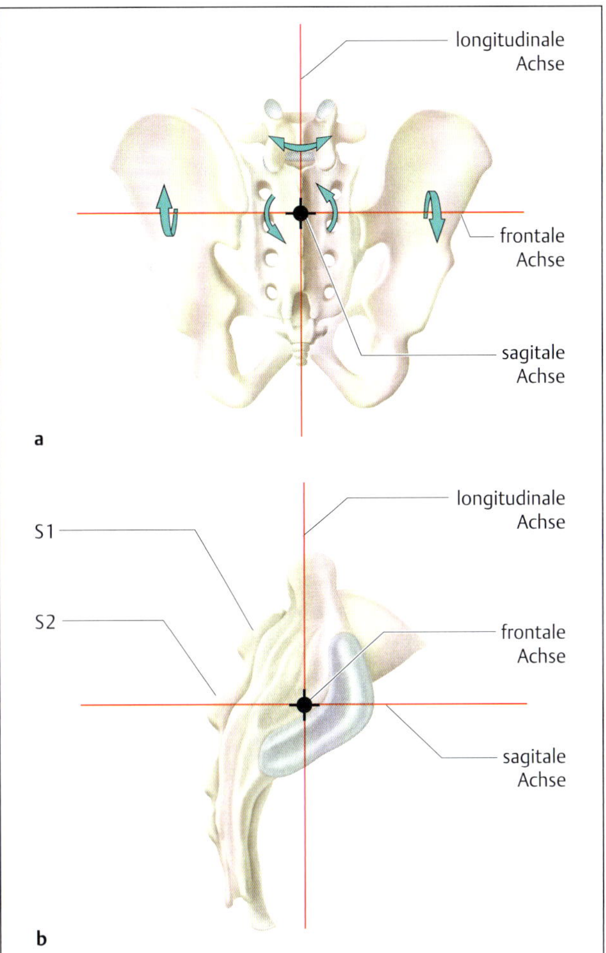

Abb. 2.65 Bewegungsachsen im Sakroiliakalgelenk.
a Ansicht von dorsal.
b Ansicht von lateral.

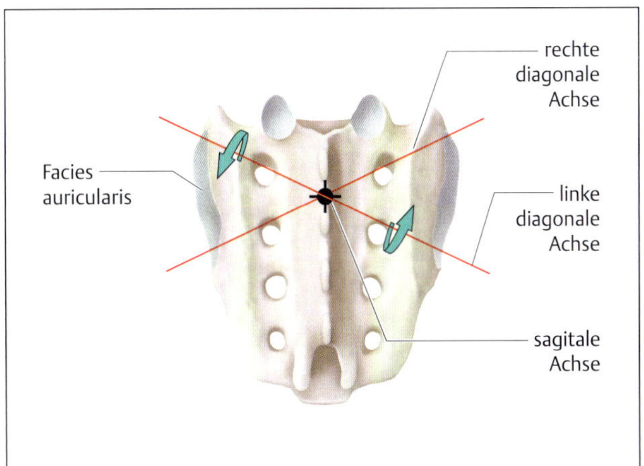

Abb. 2.66 Sagittale und diagonale Achsen im SIG.

Bewegungen

Nutation

Punctum mobile Sakrum (▸ **Abb. 2.67**): Das Promontorium verlagert sich nach ventral-kaudal und die Sakrumspitze nach dorsal-kranial. Im SIG findet im kranialen Gelenkanteil ein Gleiten nach kaudal, im kaudalen ein Gleiten nach dorsokaudal statt, sodass ein leicht bogenförmiger Gleitvorgang zustande kommt.

Punctum mobile Ilium (▸ **Abb. 2.68**): Die Iliumbewegung entspricht einer Extension des Beckens in den Hüftgelenken. Das Ilium bewegt sich gegenüber dem Sakrum nach dorsal (posteriore Rotation). Im SIG gleitet das Ilium im Verhältnis zum Sakrum nach ventrokranial.

Weiterlaufende Bewegungen (▸ **Abb. 2.69**):

- Bedingt durch die Spannungszunahme der kraniodorsalen Bänder nähern sich die Alae ossis ilii an und die Tubera ischiadica gehen auseinander = ***Inflare-Bewegung***.
- Die LWS bewegt sich extensorisch.

Begrenzung der Nutations-Inflare-Bewegung: Die Nutation wird durch die Anspannung der Ligg. sacrospinale et sacrotuberale, sowie Anteile der dorsalen und ventralen Ligg. sacroiliaca gebremst. Auch der M. rectus femoris, M. tensor fasciae latae, M. sartorius sowie die Beckenbodenmuskeln können die Nutationsbewegung begrenzen. Die Inflare-Bewegung wird durch die kleinen Glutäen und die medial verlaufenden ischiokruralen Muskeln gebremst.

Muskelaktivität bei Nutations-Inflare-Bewegung: Das Sakrum bzw. Ilium bewegt sich weiterlaufend oder wird durch Muskeln in Richtung Nutation gezogen, nämlich durch M. erector spinae, ischiokrurale Muskulatur, M. adductor magnus und M. rectus abdominis. Für die Inflare-Bewegung sind M. quadratus lumborum, M. pectineus, M. adductor brevis, M. adductor longus sowie die pelvitrochantäre Muskulatur verantwortlich.

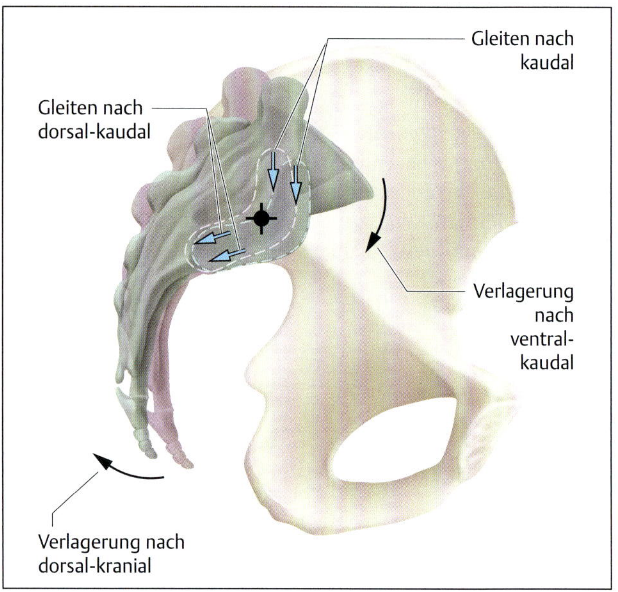

Abb. 2.67 Nutationsbewegung des Sakrums.

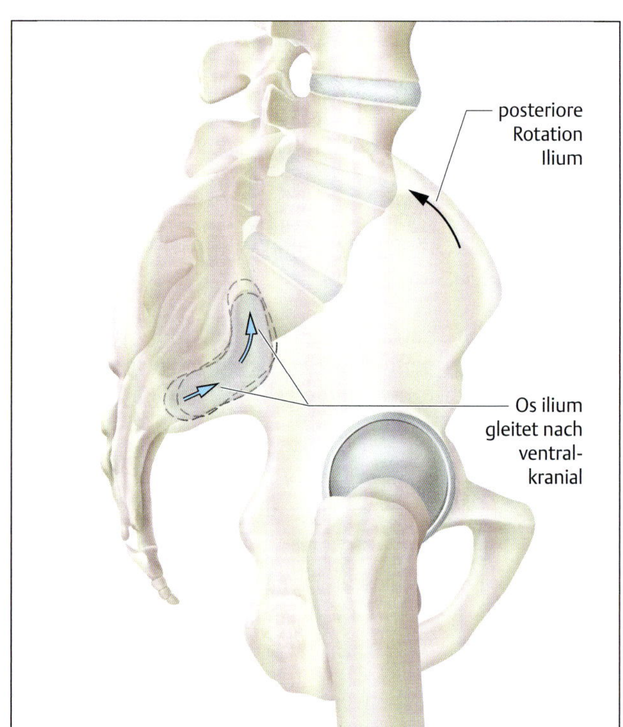

Abb. 2.68 Nutationsbewegung des Iliums.

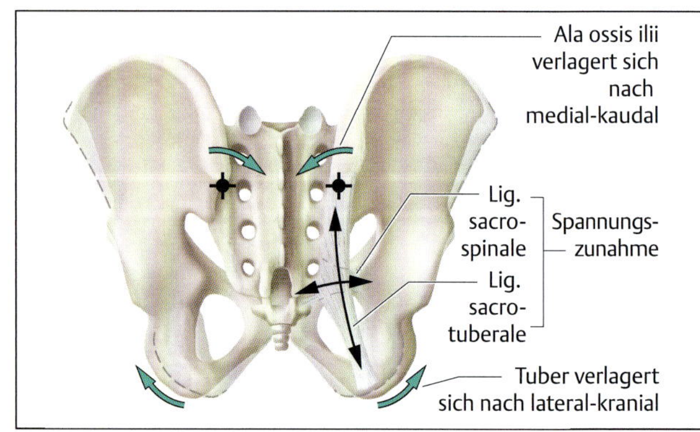

Abb. 2.69 Inflare-Bewegungen des Beckens bei Nutation.

Gegennutation

Punctum mobile Sakrum (▸ **Abb. 2.70**): Das Promontorium verlagert sich nach dorsokranial und die Sakrumspitze nach ventrokranial. Im SIG findet ein bogenförmiger Gleitvorgang nach ventral-kranial-dorsal statt.

Punctum mobile Ilium: Die Iliumbewegung entspricht einer Flexion des Beckens in den Hüftgelenken. Das Ilium bewegt sich gegenüber dem Sakrum nach ventral-kaudal, was einer anterioren Rotation entspricht. Im SIG gleitet das Ilium im Verhältnis zum Sakrum nach kaudodorsal.

Weiterlaufende Bewegungen (▸ **Abb. 2.71**):

- Bedingt durch die Keilform des Os sacrum in der Transversalebene schiebt es bei der Gegennutation die beiden Alae ossis ilii auseinander und die Tubera ischiadica nähern sich an = ***Outflare-Bewegung***.
- Die LWS bewegt sich flexorisch.

Begrenzung der Gegennutation-Outflare-Bewegung: Kaudale Anteile der Ligg. sacroiliaca dorsalia und kraniale Anteile der Ligg. sacroiliaca ventralia begrenzen die Gegennutation. Der Outflare-Bewegung sind durch die Einkeilung des Sakrums Grenzen gesetzt, außerdem werden Anteile des Lig. iliolumbale und der proximalen Adduktoren, Außenrotatoren und M. quadratus lumborum gespannt.

Muskelaktivität bei Gegennutation-Outflare-Bewegung: Das Sakrum bzw. Ilium bewegt sich weiterlaufend oder wird durch Muskeln in Richtung Gegennutation gezogen, nämlich durch M. latissimus dorsi, M. rectus femoris, M. sartorius, M. tensor fasciae latae und die Adduktoren. Bei der Outflare-Bewegung werden Mm. glutaeus medius und minimus, kraniale Fasern des M. glutaeus maximus, M. semimembranosus und M. semitendinosus aktiv.

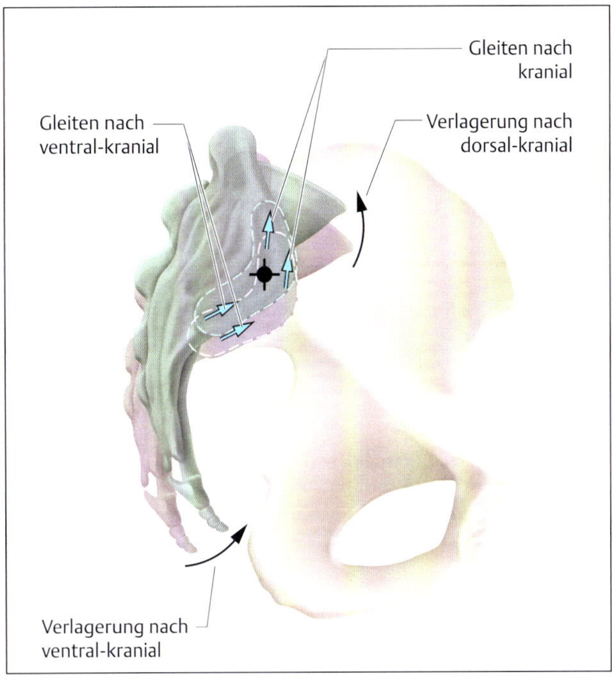

Abb. 2.70 Gegennutationsbewegung des Sakrums.

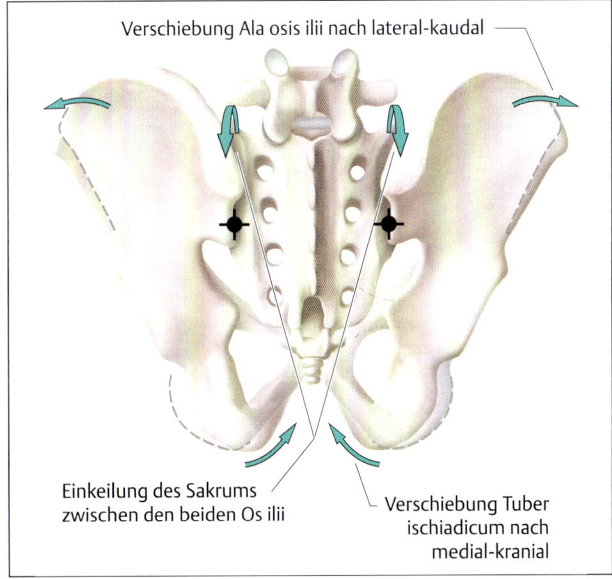

Abb. 2.71 Outflare-Bewegungen des Beckens bei Gegennutation.

Bewegungsausmaß

Das Ausmaß der Beweglichkeit ist sehr gering, und es gibt große individuelle Unterschiede, außerdem ist eine exakte Messung dieser komplizierten Mischbewegungen sehr schwer. Jedoch sind die Bewegungen palpierbar, sodass eine Beweglichkeit um jede Achse von ca. 2° angenommen werden kann.

Eine aktive Bewegung ist nicht möglich. Das Sakroiliakalgelenk wird als weiterlaufende Bewegung entweder von kaudal über Beinbewegungen oder kranial über die Wirbelsäule erfasst.

Bewegungstendenzen im Stand

Gewicht auf beiden Beinen

▶ **Abb. 2.72**

Beim Stand auf beiden Beinen wird durch die Krafteinwirkungen von kranial und kaudal die Nutationstendenz akzentuiert. Die Einwirkung der Körperlast liegt im ventralen Bereich der Basis ossis sacri und schiebt das Promontorium nach kaudal, was einer Nutationsbewegung entspricht.

Von kaudal her wirkt eine Kraft ein, die über die Femurköpfe das Becken in eine Extensionsstellung drückt. Die Bewegungsachse des Hüftgelenks liegt deutlich ventral der SIG-Achse und schiebt das Os ilium in eine posteriore Stellung, was im SIG wiederum einer Nutationsstellung gleichkommt.

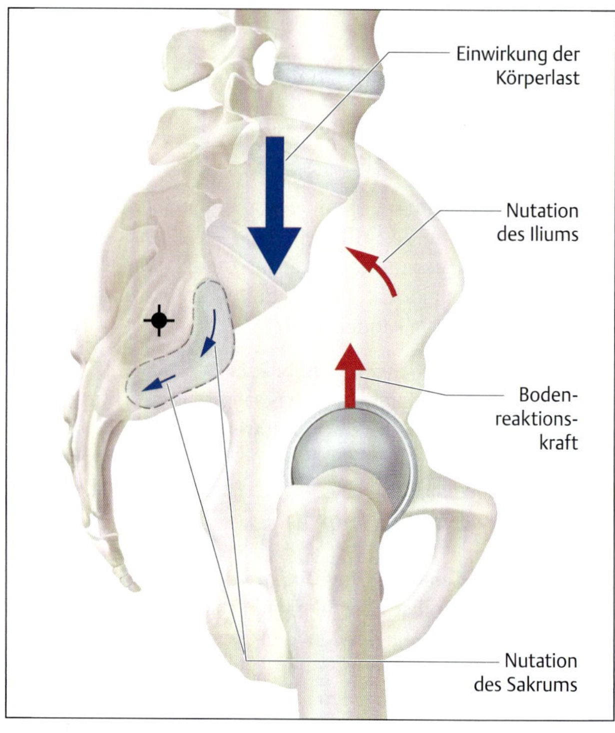

Abb. 2.72 Nutationstendenzen im Stand.

Einbeinstand

Beim Einbeinstand gibt es auf der Standbeinseite eine Inflare-Bewegung des Iliums durch die Schwerpunktverlagerung zum Standbein hin und eine Nutation vom Sakrum her durch das Körpergewicht. Auf der Spielbeinseite dagegen geht das Ilium in eine anteriore Rotation und es kommt zu einem Absinken nach kaudal. Durch die Einwirkung der Bodenreaktionskraft auf der Standbeinseite kommt es zu einem Schub des Os ilium nach kraniodorsal.

KLINISCHER BEZUG

SIG-Dysfunktion – Blockierung
Eine Dysfunktion des SIG ist ein Sammelbegriff vieler Probleme: Es kann sich um eine Hyper- oder Hypomobilität aufgrund von muskulofaszialen Dysbalancen handeln, die aufgrund von Fehlstellungen und ungünstigem Bewegungsverhalten im Wirbelsäulen- oder Becken-Bein-Bereich entstehen. Eine weitere Ursache können Traumata sein, denn vor allem nach Beckenringfrakturen kann das SIG nicht mehr optimal funktionieren und in einer Fehlstellung, z. B. in Nutation, festhängen.

Handelt es sich um eine Blockierung, kann diese durch eine Fehlstatik, während der Schwangerschaft und der Geburt, durch reflektorische Projektion innerer Organe, durch abruptes Aufkommen des Fußes bei einem Tritt ins Leere beim Übersehen einer Treppenstufe und vieles mehr entstanden sein.

Therapie: In manchen Fällen hilft ein Impuls, um diese Blockierung kurzfristig aufzulösen, jedoch sollte bedacht werden, dass wiederholtes „Einrenken" eines blockierten SIG den Knorpel schädigt. Deshalb sind die schonenden mobilisierenden Techniken aus der manuellen Therapie die richtige Wahl.

PRAXISTIPP

Diagnose bei SIG-Beschwerden

Der Verdacht auf das SIG als Schmerzauslöser lässt sich anhand der Anamnese der Betroffenen hinsichtlich der Beschwerden und auslösender Ereignisse sowie einer Untersuchung der Gelenkmechanik, der Muskelfunktionen und deren Bewegungskoordination stellen, bevor ein individueller Behandlungsplan festgelegt wird.

Symptome: Für eine SIG-Dysfunktion können tiefsitzende, meist unilateral ziehende Schmerzen im Bereich der unteren Lendenwirbelsäule sprechen, die bis zum Os coccygis, Gesäß, Oberschenkel und nach ventral zur Leiste ziehen. Die Schmerzen können sich nach längerem Sitzen, beim Aufstehen aus dem Sitzen sowie bei Abduktion und Außenrotation des Beines der betroffenen Seite verstärken.

Wichtig zu klären ist, ob die Beschwerden wirklich vom SIG verursacht werden. Bei der Untersuchung der SIG im Rechts-links-Vergleich sollte man bedenken, dass asymmetrische Gelenkverhältnisse und damit Unterschiede relativ häufig zu finden sind.

Schmerzprovokationstests des SIG gelten hinsichtlich der Diagnostik als aussagekräftig. Mit den folgenden Tests wird versucht, den von Patienten beschriebenen Schmerz zu reproduzieren: Distraktionstest, Thight Trust, Faber-Test (Patrick-Sign) und Kompressionstest (▶ **Abb. 2.73**). In der Regel werden 3–5 Tests durchgeführt, um eine Aussage darüber treffen zu können, ob das SIG-Dysfunktion als Schmerzauslöser infrage kommt.

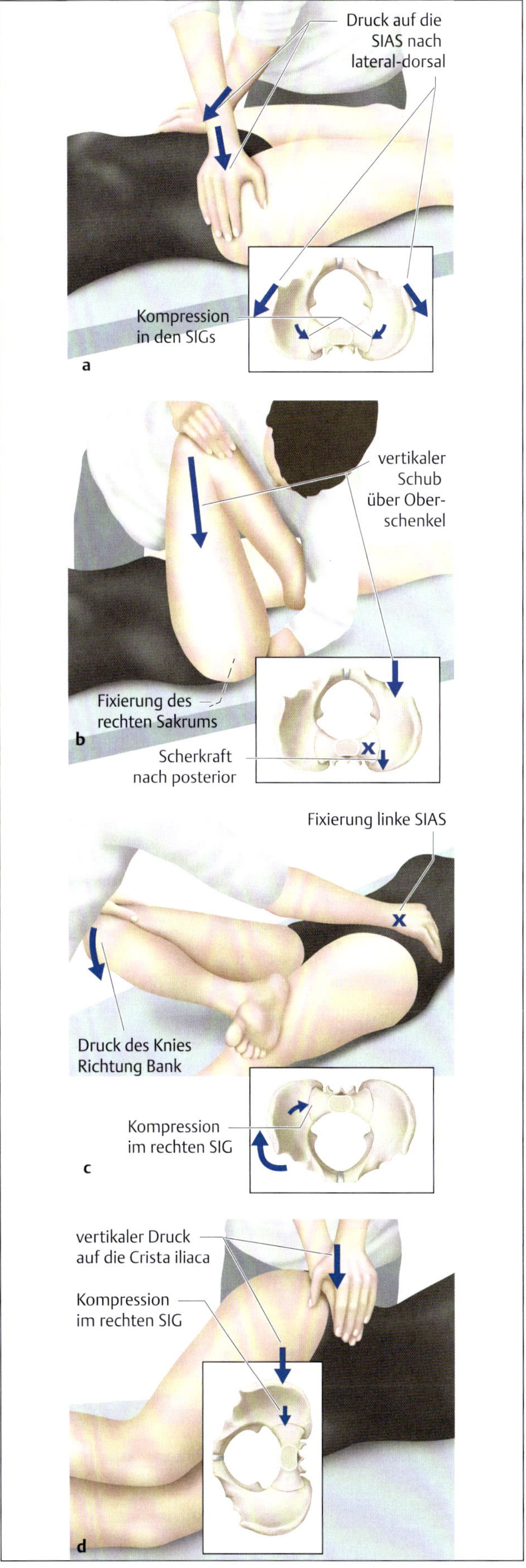

Abb. 2.73 Provokationstests:
a Distraktionstest.
b Thight Trust.
c Faber-Test (Patrick Sign).
d Kompressionstest.

PRAXISTIPP

Therapie bei SIG-Beschwerden

In manchen manualtherapeutischen Konzepten sowie der Osteopathie wird auf Basis von Palpation oft auch das Gelenkspiel überprüft und damit Aussagen getroffen, in welcher Stellung das SIG „blockiert“ ist. Diese Untersuchungsmethoden haben sich jedoch als schwer reproduzierbar herausgestellt. Es gibt Techniken aus der ***Manuellen Therapie***, die Schmerzen lindern und „Blockaden“ lösen sollen: Beispielsweise wird, um eine symmetrische Entlastung aller Gelenkanteile zu erreichen, eine Hand von ventral auf die Spina iliaca anterior superior und die Finger der anderen Hand dorsal in den Sakralsulkus gelegt. Ein leichter Zug nach lateral wird beibehalten, bis ein Nachgeben zu spüren ist (▸ **Abb. 2.74**).

Auch wenn die Beschwerden am SIG durch Mobilisation gelöst werden können, ändert sich nichts an den muskulären Dysbalancen, die u. U. zu Beschwerden an dem Gelenk geführt haben. Deshalb sind wichtige Ziele die ***Förderung von Kraft, Koordination und Ausdauer.*** Es sollen vor allem die Muskeln trainiert werden, die einen stabilisierenden Einfluss auf den Beckenring und lumbosakralen Übergang haben, z. B. mittels Kokontraktionen von M. transversus abdominis und Mm. Multifidi, sowie M. glutaeus maximus im Zusammenspiel mit M. latissimus dorsi.

Bei einer ***Hypomobilität*** kann dem Patienten eine ***Eigenmobilisation*** (▸ **Abb. 2.75**) gezeigt werden: Dazu im Vierfüßlerstand auf die Couch stellen und die Fußgelenke übereinander kreuzen. So weit an die Kante rutschen, dass das Knie der nicht betroffenen Seite frei in der Luft schwebt. Um das kontralaterale SIG zu mobilisieren, wird das hängende Bein mit dem Becken mehrfach gehoben, ohne den oberen Rumpf aufzudrehen und nach unten fallen gelassen.

Für den dauerhafte Erfolg ist es wichtig, dass das Training kontinuierlich weitergemacht wird. Dabei helfen Übungsanleitungen für zu Hause, die vorher mit dem Patienten durchgearbeitet werden. Auch eine Umstellung des Verhaltens im Alltag, mehr Bewegung und Gewichtsreduktion können meinen wichtigen Anteil an der erfolgreichen Therapie haben.

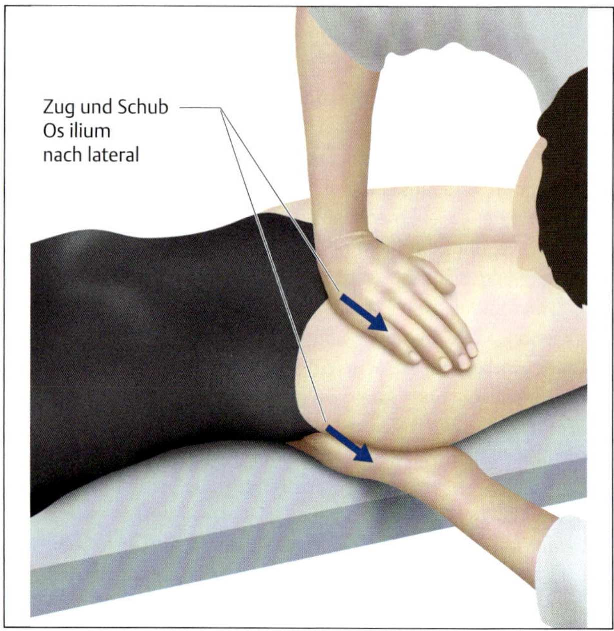

Abb. 2.74 Behandlung: Entlastung des rechten SIG.

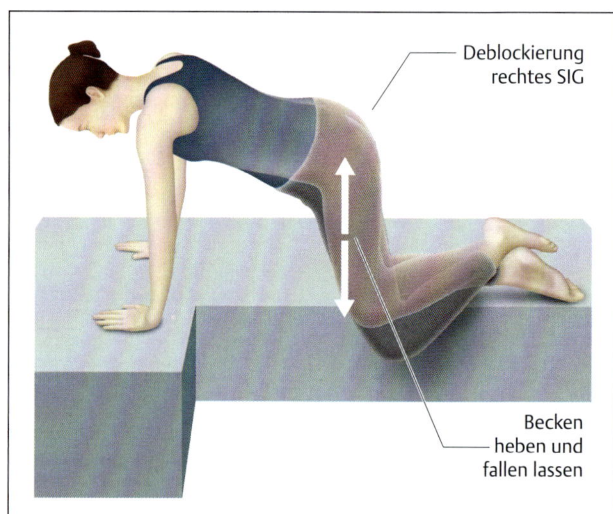

Abb. 2.75 Selbstmobilisation bei SIG-Hypomobilität rechts.

2.5.3 Kinematik der Symphysis pubica

Die Symphysis pubica gehört zur artikulären Bewegungskette des Beckens, d. h. Bewegungen des Beckens haben immer Einfluss auf die Symphyse und umgekehrt. Es handelt sich um eine Amphiarthrose, die durch die umgebenden straffen Bandstrukturen nur einen sehr geringes Bewegungsausmaß zulässt.

Bewegungsachsen und Bewegungen

▸ **Abb. 2.76**

Willkürliche Bewegungen um Bewegungsachsen sind nicht möglich, denn die Symphyse reagiert immer weiterlaufend auf Bewegungen der Beine oder des Rumpfes und Beckengürtels. Es handelt sich bei den Bewegungen eher um ein Gleiten nach superior und inferior sowie Separation, Kompression und Klaffungen im Gelenkspalt.

Bewegungsachsen lassen sich also nicht zuordnen, z. B. schiebt sich beim Stehen durch die Kraft, die über das Femur nach kraniomedial übertragen wird, der kraniale Gelenkteil der Symphysis pubica zusammen und bewirkt eine Kompression, während gleichzeitig der kaudale Gelenkteil auseinander weicht. Ähnliches geschieht bei der Nutationsbewegung des Sakrums mit Inflare-Bewegung der Ossa coxae.

Am weitesten sind Verschiebungen nach kranial und kaudal möglich, etwa bis zu 5 mm. Am extremsten wird die Symphyse unter der Geburt distrahiert. Um das zu ermöglichen, bewirken in den letzten Monaten der Schwangerschaft bestimmte Hormone eine Lockerung der Bänder sowohl am SIG als auch an der Symphyse.

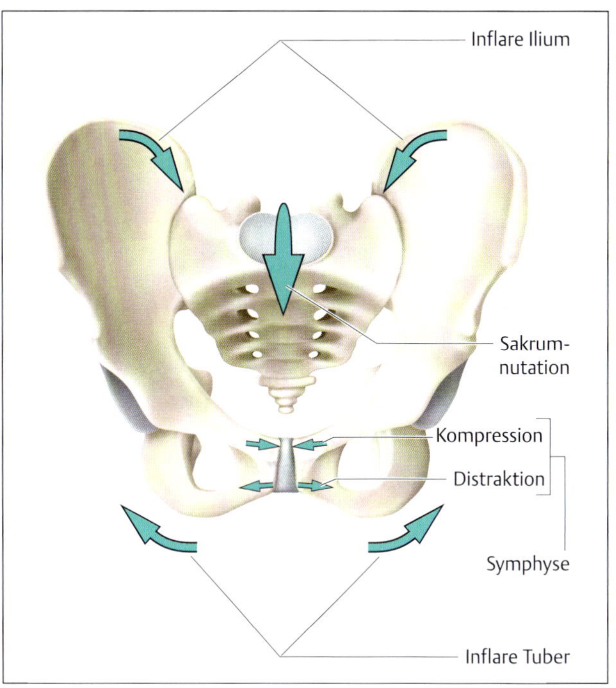

Abb. 2.76 Kinematik in der Symphyse bei Sakrumnutation.

FUNKTIONELLER HINWEIS

Beeinflussung der Symphysenstellung ▸ Abb. 2.77

Im Bereich der Symphyse setzen zahlreiche Muskeln an, die deren Stellung beeinflussen, denn sie können eine ungünstige Zugwirkung ausüben und zu Verschiebungen führen. M. adductor longus und M. gracilis können das Os pubis nach kaudal ziehen, während M. rectus abdominis sowie M. pyramidalis eine Verschiebung nach kranial und die Mm. obliqui schräg nach kraniolateral bewirken.

Zum anderen haben diese Muskeln eine stabilisierende Funktion, da ihre oberflächlichen Fasern diese Fuge longitudinal, quer und diagonal kreuzen und sich mit den Bändern verbinden.

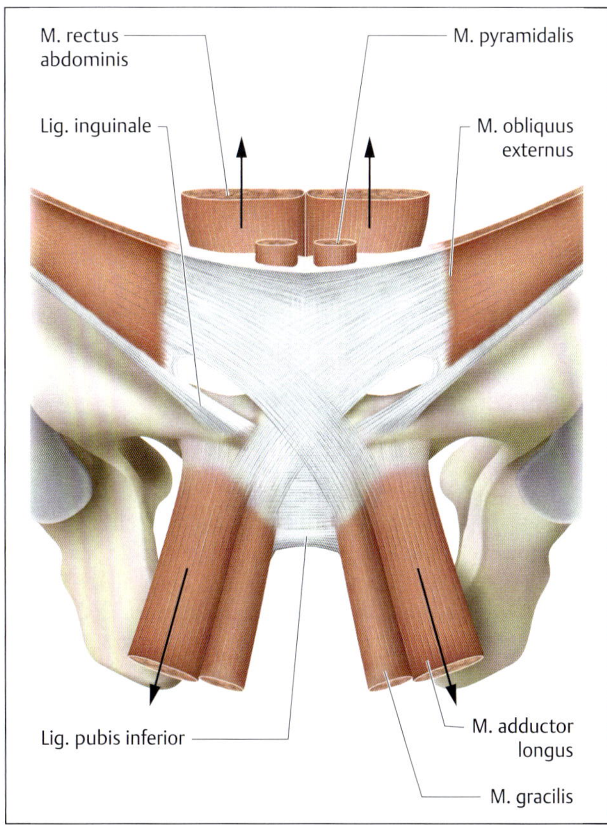

Abb. 2.77 Stellungsbeeinflussung der Symphyse durch Muskulatur.

KLINISCHER BEZUG

Ostitis pubis

Die Ostitis pubis ist eine Überlastungsreaktion am ventralen Beckenring, die meist aufgrund von Mikrotraumatisierungen entstanden ist. Auch Fehlstellungen der Hüfte und muskuläre Dysbalancen können die Ursache sein. So sind beispielsweise die Adduktoren, vor allem M. adductor longus und gracilis, bei Sportarten wie Fußball, Tennis, Fechten, Handball etc., plötzlich extremen Dehnungen und schnellen Richtungswechseln sowie Bewegungsstopps ausgesetzt und können als Überlastungsreaktion eine lokale Entzündung bewirken (▶ **Abb. 2.78**). Bauchmuskulatur und Faszien können ebenfalls eine Insertionstendinose verursachen.

Beim Röntgen deuten Erosionen und eine deutliche Erweiterung der Symphyse, größer als 10 mm, auf die Erkrankung hin.

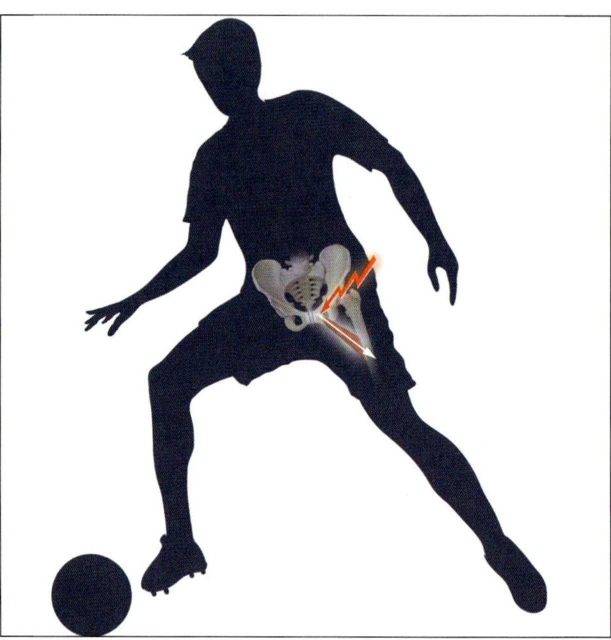

Abb. 2.78 Überlastung der Adduktoren beim Fußballer.

2.5.4 Kinematik der Art. sacrococcygealis

Bewegungsachsen und Bewegungen

▶ **Abb. 2.79**

Es handelt sich um eine Synchondrose, da Faserknorpel (ein Überbleibsel des Diskus) die beiden Gelenkflächen verbindet. Deshalb sind nur geringe Bewegungen möglich.

Um die ***transversale Achse*** finden Flexions- und Extensionsbewegungen statt, um die ***sagittale Achse*** Drehbewegungen im Sinne einer Lateralflexion, um die ***longitudinale Achse*** verdreht sich das Os coccygis im Sinne einer Rechts-links-Rotation.

Die häufigste Bewegung findet in der Sagittalebene statt, z. B. beim Vasalva-Manöver eine geringgradige Extension (4–6°) und bei Anspannung der Beckenbodenmuskulatur eine Flexion von etwa 8°. Ansonsten folgt das Os coccygis grundsätzlich den Bewegungen des Sakrums.

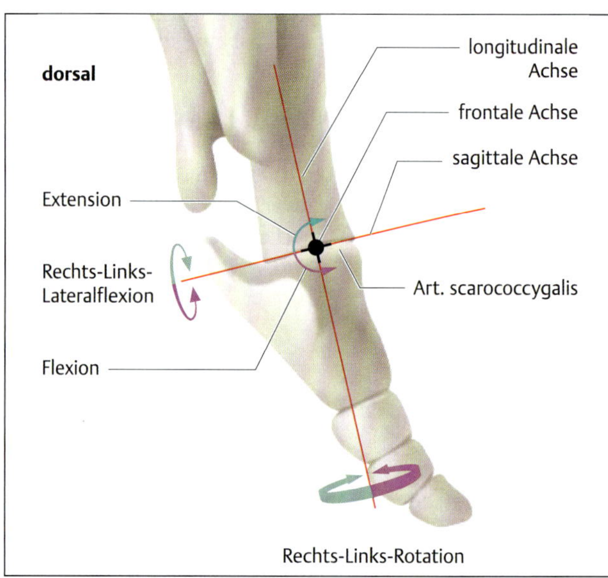

Abb. 2.79 Art. sacrococcygealis: Bewegungsachsen und Bewegungen.

FUNKTIONELLER HINWEIS

Einfluss der Beckenbodenmuskulatur auf die Stellung des Os coccygis ▶ **Abb. 2.80**

Die Beckenbodenmuskulatur hat großen Einfluss auf die Stellung des Os coccygis, da der M. coccygeus seinen Ursprung an dessen pelviner Seite, sowie pubokokzygeale und iliokokzygeale Anteile des M. levator ani hat. Eine indirekte Verbindung geht der M. sphincter ani externus über das Lig. anococcygeum mit dem Os coccygis ein (s. Kap. **2.7.7**). Das bedeutet, dass durch Spannungszunahme in der Beckenbodenmuskulatur das Os coccygis in eine anteriore Position gezogen werden kann.

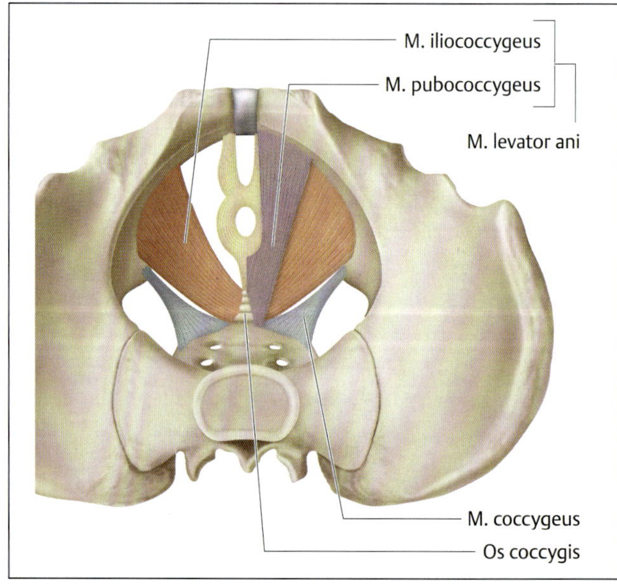

Abb. 2.80 Einfluss der Beckenbodenmuskulatur auf die Stellung des Os coccygis.

2.5.5 Kinematik beim Gehen

Bewegungen im Hüftgelenk

▶ Abb. 2.81

In der Sagittalebene finden Bewegungen mit dem Bein als distalem Hebel und dem Becken als proximalem Hebel statt, in der Transverslebene nur mit dem Becken als proximalem Hebel. In der Frontalebene sind minimale Bewegungen möglich, die als leichtes Auf- und Abschwingen des Beckens als proximalem Hebel wahrgenommen werden.

Bewegungsausmaße:
- initiale Standphase: 20–25° Fexion und 5° Außenrotation
- Stoßdämpferphase: Flexion bleibt erhalten, Rotation bewegt sich Richtung N-0-Stellung
- mittlere Standphase: in beiden Ebenen in N-0-Position
- terminale Standphase: 20° Extension + 5° Innenrotation
- Vorschwungphase: Verminderung der Extension auf 10° und auch der Innenrotation
- initiale Schwungphase: weitere Reduzierung der Extension und Rotation in Mittelstellung
- mittlere Schwungphase: bewegt sich bis etwa 15° Flexion und Richtung Außenrotation
- terminale Schwungphase: 20–25° Flexion und 5–10° Außenrotation

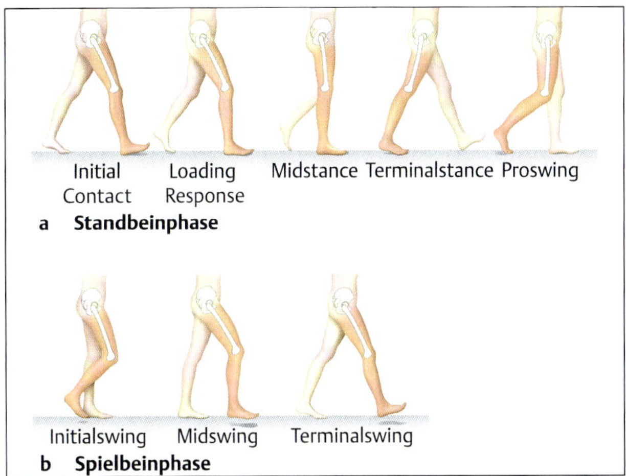

Abb. 2.81 Bewegungen im Hüftgelenk beim Gehen. **a** Standbeinphase, **b** Spielbeinphase.

Bewegungen im SIG

▶ Abb. 2.82

Während des Gehens finden minimale Torsionsbewegungen, eine Kombination aus Rotation und Lateralflexion, in den SIG statt, die ständig wechseln.

Bei einem ***Schritt mit dem rechten Bein*** findet nacheinander Folgendes statt:
- Das rechte Ilium bewegt sich nach posterior und rotiert um die longitudinale Achse nach links, das linke bewegt sich nach anterior. Gleichzeitig neigt sich die Sakrumbasis nach links, was einer kombinierten Seitneigungs-Rotations-Bewegung und damit Torsion entspricht.
- Ab der mittleren Standbeinphase bewegt sich das rechte Os coxae in anteriore Richtung, und das linke nach posterior, das Sakrum rotiert nach rechts, und die Basis senkt sich auf dieser Seite etwas ab [93].

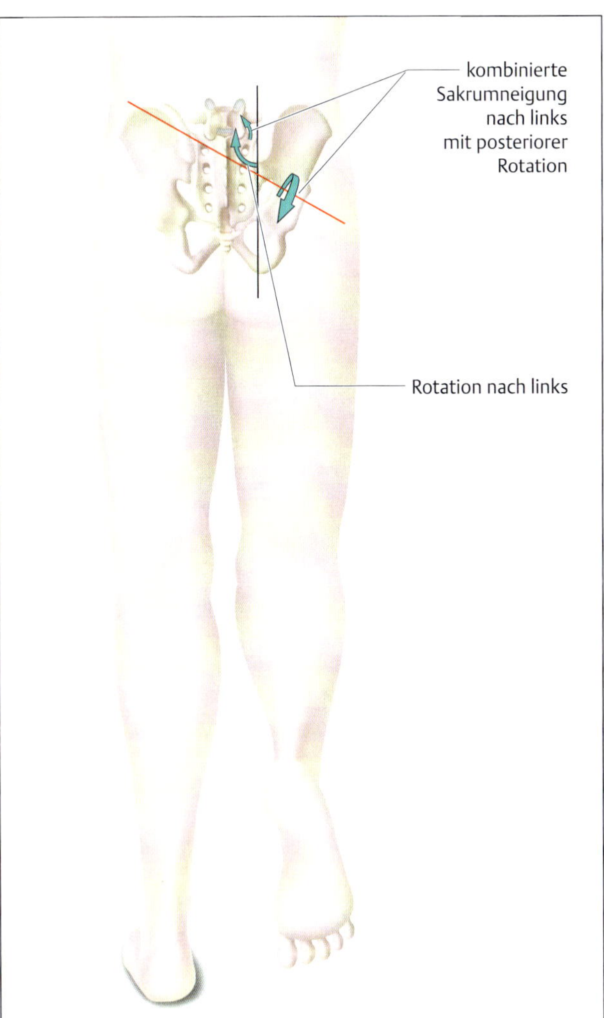

Abb. 2.82 Bewegungen im SIG bei Spielbein rechts.

Bewegungen in der Symphysis pubica beim Gehen

Beim Gehen folgt die Symphysis pubica auf der Spielbeinseite der posterioren Rotation der Iliumbewegung, sodass eine Distraktion und eine Verschiebung um etwa 1–2 mm nach kranial stattfinden.

2.6 Biomechanische Aspekte der Hüft- und Beckenregion

2.6.1 Knochenaufbau

Der Knochen besteht aus verschiedenen Schichten: von außen nach innen sind das ***Periost, Kompakta*** und ***Spongiosa***.

Periost

▸ **Abb. 2.83**

Das Periost überzieht den Knochen einschließlich der Ansatzstellen für Sehnen und Bänder mit Ausnahme von überknorpelten Gelenkflächen. Sie lässt sich in ***Stratum fibrosum***, außen und ***Stratum osteogenicum,*** innen unterteilen.

Das Stratum fibrosum ist eine zellarme kollagene Bindegewebsschicht, die durch ***Sharpey-Fasern***, die durch die zweite Schicht ziehen, in der Kompakta verankert ist. Durch bindegewebige Fasern des Stratum fibrosum zu den darüber liegenden Sehnen und Bändern stellen sie eine Verbindung zwischen Knochen und Muskulatur her.

Die innere Schicht ist zellreich und enthält Osteoblasten zur Regeneration des Knochens und ist von zahlreichen Blutgefäßen und Nerven durchzogen.

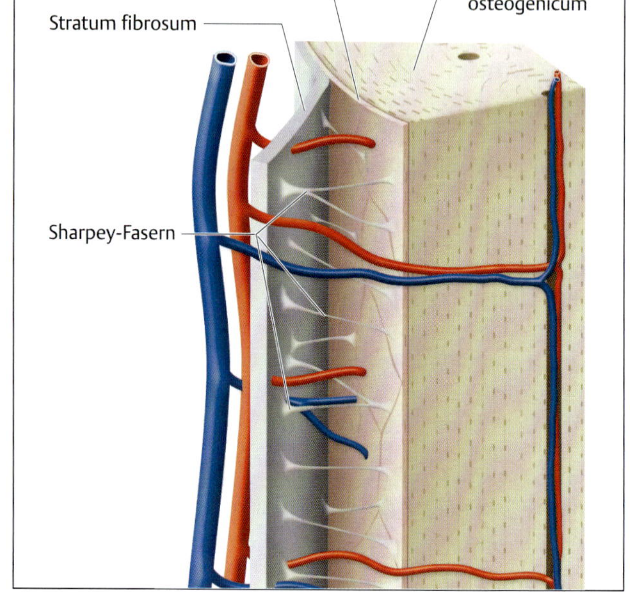

Abb. 2.83 Periost.

Substantia compacta

▸ **Abb. 2.84**

Die Substantia compacta, auch ***Kortikalis*** genannt, ist der direkt unterhalb des Periosts gelegene Teil des Knochens, der aus dichten Lamellenknochen zusammengesetzt ist. Die Begrenzung zum Periost ist eine aus 2–3 Lamellenschichten bestehende Generallamelle, in der sich an einigen Stellen kleine Öffnungen, ***Foramina nutricia***, befinden, durch welche die Blutgefäße ziehen, die den Knochen ernähren.

Das Grundbauelement der Substantia compacta sind kleine, kreisförmige Knochenstrukturen, ***Osteonen.*** Ein Osteon besteht aus einem zentralen Kanal, ***Havers-Kanal***, in dem Blutgefäße und Nerv verlaufen. Um diese Kanäle herum sind die Knochenzellen konzentrisch angelagert. Die Havers-Kanäle der einzelnen Osteone sind durch kurze, quer und schräg verlaufende ***Volkmann-Kanäle*** untereinander verbunden.

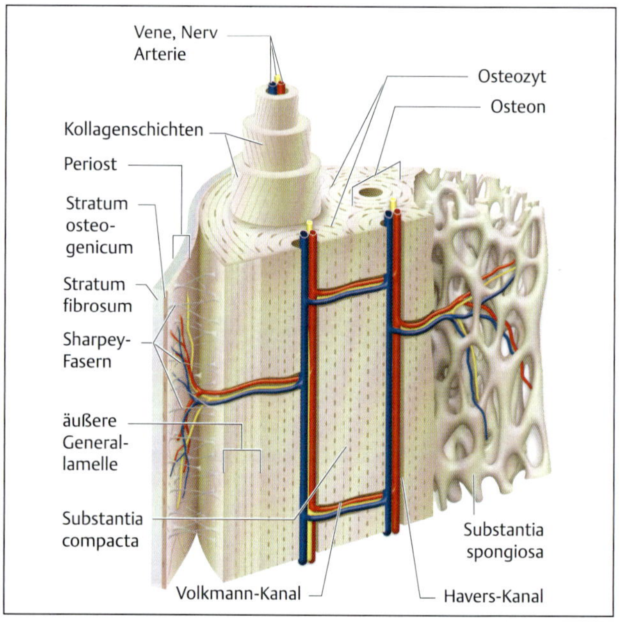

Abb. 2.84 Knochenaufbau.

FUNKTIONELLER HINWEIS

Anordnung und Anpassung der Kollagenfasern
Jede Schicht der schraubenförmig um die Achse des Osteons verlaufenden Kollagenfasern ist etwa ***5–10 µm*** dick und verläuft mit wechselndem Steigungswinkel zu der darunter liegenden. Die Anordnung der kollagenen Fasern ist abhängig von der mechanischen Belastung und richtet sich nach dieser aus. Ist der Steigungswinkel der kollagenen Fasern flach, ist das Osteon eher druckfest, ist er steil, ist das Osteon zugfest. Durch diese spezifische Anordnung der kollagenen Fasern und den hohen Gehalt an Mineralsalzen in der Extrazellulärmatrix erhält der Knochen seine hohe Formfestigkeit. Außerdem passt sie sich besonderen Druckverhältnissen an, denn dort, wo besonders hoher Druck übertragen wird, ist sie dicker, z. B. am medialen Collum femoris.

Substantia spongiosa

▸ Abb. 2.85, ▸ Abb. 2.86

Die Spongiosa ist ein dreidimensionales Gerüst aus gitterähnlich angeordneten, dünneren und dickeren Bälkchen, Stäbchen und Platten, den sog. Trabekeln. Dabei sind die meisten Bälkchen entlang der wichtigsten Belastungslinien des Knochens angeordnet. Die Architektur ist davon abhängig, ob der Abschnitt des Knochens Druck ausgesetzt ist oder Biege- und Torsionskräften, sodass entweder Druck- oder Zugtrabekel entstehen. In den Hohlräumen des Netzes, das die Spongiosabälkchen bilden, befindet sich Blutgefäße.

Durch diese Funktion ist der Knochen zeitlebens in der Lage sich strukturell der Funktion und den veränderten statischen Bedingungen anzupassen, denn durch diese Wachstums- und Umbauvorgänge werden alte Lamellensysteme ab- und neue aufgebaut. Der Abbau erfolgt durch die Osteoklasten, der Aufbau über die Osteoblasten.

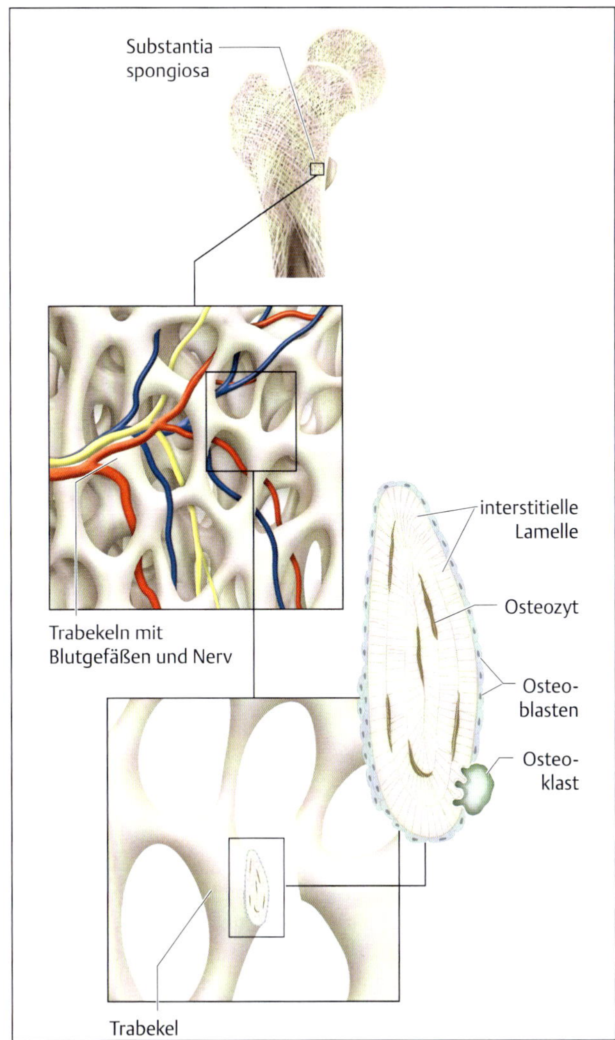

Abb. 2.85 Substantia spongiosa.

FUNKTIONELLER HINWEIS

Anpassung der Trabekel
Die Gitterstruktur der Substantia spongiosa passt sich lebenslänglich und dynamisch an neu entstehende Belastungen an. Sowohl eine zu geringe als auch eine zu hohe Spannung auf die auf Biegung beanspruchten Knochenbälkchen können zu Abbau bzw. Aufbau der Knochensubstanz führen. Haben sich die Trabekel der neuen Situation angepasst und ist die Sollspannung zwischen Druck und Zug erreicht, herrscht keine Biegespannung mehr. Damit entspricht die Funktion der Spongiosa vor allem der Knochenstabilisierung und der Knochenanpassung an veränderte Belastungen.

Trabekelstruktur am proximalen Femurende ▸ Abb. 2.86
Die Trabekelstruktur in der Spongiosa passt sich funktionell an unterschiedliche Drücke und Züge, die auf den Knochen wirken, an. Am proximalen Femur treffen Drucktrajektorien fast senkrecht auf die Gelenkfläche des Hüftkopfs und verlaufen zur medialseitigen Kortikalis des Collums, bilden damit den ***Adam-Bogen***.

Der Biegespannung, die auf der medialen Seite des Collums herrscht, wird durch eine Zugverspannung, die aufgrund von muskulärer Zuggurtung entsteht, deutlich reduziert. Dies bewirkt der Tractus iliotibialis mit dem M. tensor fasciae latae und M. glutaeus maximus. Es entstehen dadurch Zugtrabekel, die vom medialen Femurkopf kommen, dann die Drucktrabekel kreuzen und weiter bogenförmig nach kranial und entlang des Schenkelhalses nach kaudolateral ziehen. Sie werden von anderen Zugtrabekeln gekreuzt, die vom Trochanter major parallel zur Linea intertrochanterica zum Trochanter minor ziehen.

Im Röntgenbild kann zwischen Zug- und Drucktrabekeln eine Stelle verminderter Dichte dargestellt werden, sie wird als ***Ward-Dreieck*** bezeichnet.

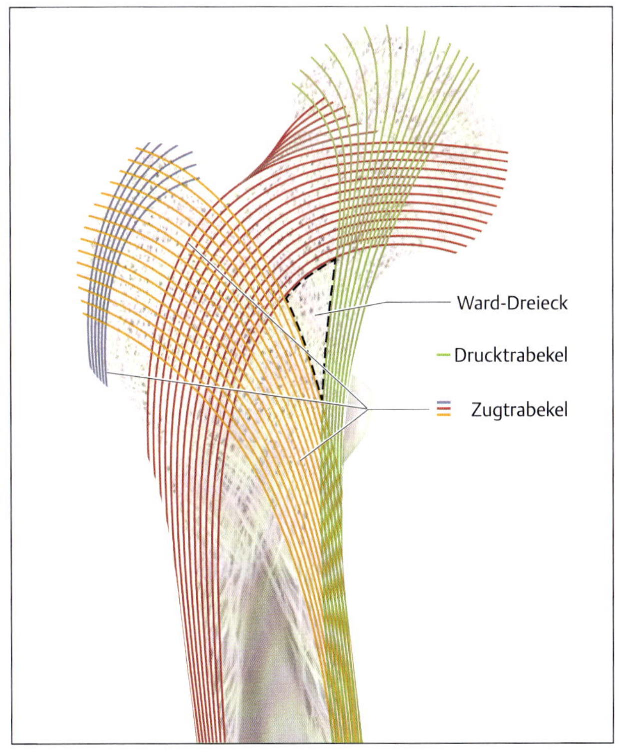

Abb. 2.86 Anordnung der Trabekelstruktur am proximalen Femur.

Trabekelstruktur am Becken ▸ **Abb. 2.87**
Vom medialen Femurhals ausgehend ziehen die Trajektorien zum inferioren Pol, während die Zugtrabekel ihre Fortsetzung über die Linea arcuata zum superioren Pol des Sakroiliakalgelenks nehmen. Die Linea arcuata weist die größte Dichte des gesamten Beckenrings auf. Von der Linea arcuata ziehen Trabekel über den Ramus superior ossis pubis zur Symphyse und nach lateral zum kranialen Bereich des Azetabulums.

Vom kranialen Teil der Facies auricularis ziehen Drucktrabekel nach außen zum dorsalen Rand der Incisura ischiadica major und in einer Linie zum Os ischii, einige zum Tuber und einige nach lateral bis zum kaudalen Azetabulum.

Die größte Dichte liegt am Azetabulum am äußeren Rand und zeigt die Größe der Kraftübertragung an. Mittels spezieller densitometrischer Röntgenaufnahmen können Struktur und Dichte dieser Trabekel am Femur und Becken deutlich gemacht werden [141].

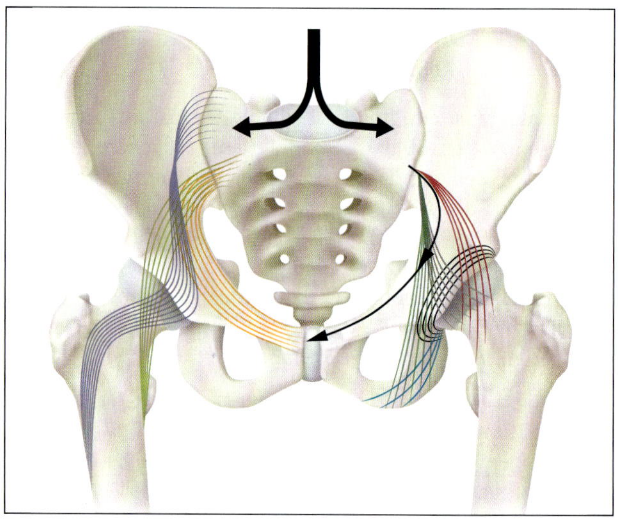

Abb. 2.87 Verlauf der Trajektorien am Becken.

2.6.2 Achsen und Winkel im Femurbereich

Traglinie des Beines (Mikulicz-Linie)

▸ **Abb. 2.88**

Diese Linie ist eine mechanische Längsachse in der Frontalebene, die durch die Mitte von Hüft-, Knie- und oberem Sprunggelenk geht. Das setzt voraus, dass es keine Achsenabweichungen in den Gelenken und Knochen gibt. Diese Linie ist gegenüber der Schwerkraftlinie um etwa 3° geneigt, sodass der proximale Teil etwas weiter lateral liegt. Zur Schaftachse des Femurs zeigt sie einen Winkel von etwa 6°.

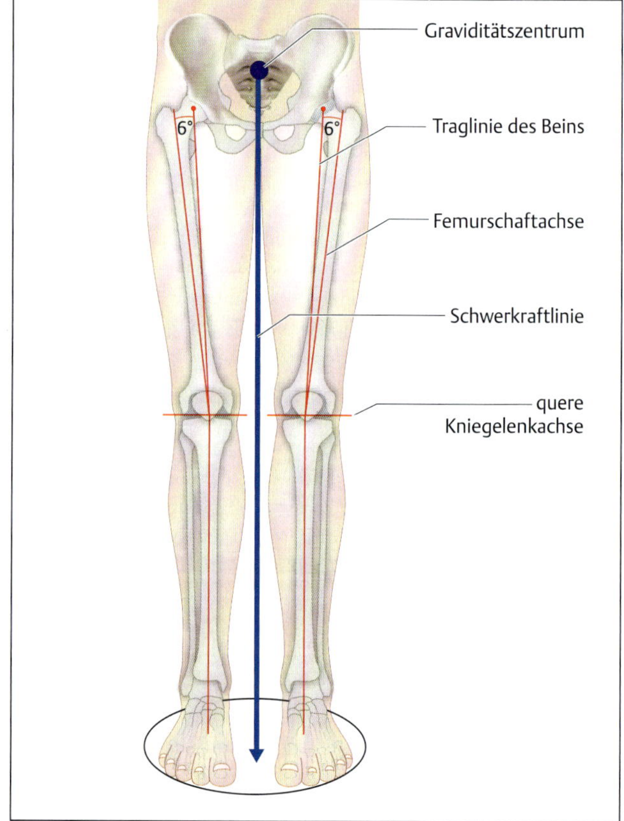

Abb. 2.88 Traglinie des Beines.

Schenkelhalsachse

▸ Abb. 2.89

Sie verläuft durch den Mittelpunkt des Caput femoris und hält zu den proximalen und distalen Konturen des Collum femoris den gleichen Abstand.

Schenkelschaftachse

▸ Abb. 2.89

Die Schenkelschaftachse verläuft annähernd im Markraum des Femurschafts.

CCD-Winkel

▸ Abb. 2.89

Der Collum-Diaphysen-Winkel ist der Winkel, der von Schenkelhals- und Schenkelschaftachse gebildet wird und medial liegt. Er sagt etwas über die Neigung des Schenkelhalses aus. Beim Neugeborenen beträgt er 150°, ab dem 2. Lebensjahr wird er kleiner. Gegen Ende des Wachstums hat er 125–130° erreicht. Mit zunehmendem Alter kann er weiter abnehmen. Diese Änderungen kommen durch den ständigen Umbau im Knochen zustande, der sich den ändernden Beanspruchungen im Laufe des Lebens anpasst.

FUNKTIONELLER HINWEIS

Einfluss auf Winkelveränderungen des CCD-Winkels
▸ **Abb. 2.90**
Verschiedene Faktoren können Einfluss auf die Veränderungen des CCD-Winkels haben:

Winkelverkleinernde (varisierende) Kräfte bewirken das Körpergewicht, der M. rectus femoris, die ischiokrurale Muskulatur und die langen Adduktoren, sowie die von kaudal kommende Bodenreaktionskraft.

Winkelvergrößernde (valgisierende) Kräfte bilden die Abduktoren, quer verlaufende Adduktoren, die beiden in den Tractus iliotibialis einstrahlenden Muskeln, M. glutaeus maximus und M. tensor fasciae latae, die pelvitrochantäre Muskulatur und die quer verlaufenden Fasern des M. iliopsoas.

Störungen im Kräftegleichgewicht können den Winkel verändern, je nachdem, welche Kräfte überwiegen.

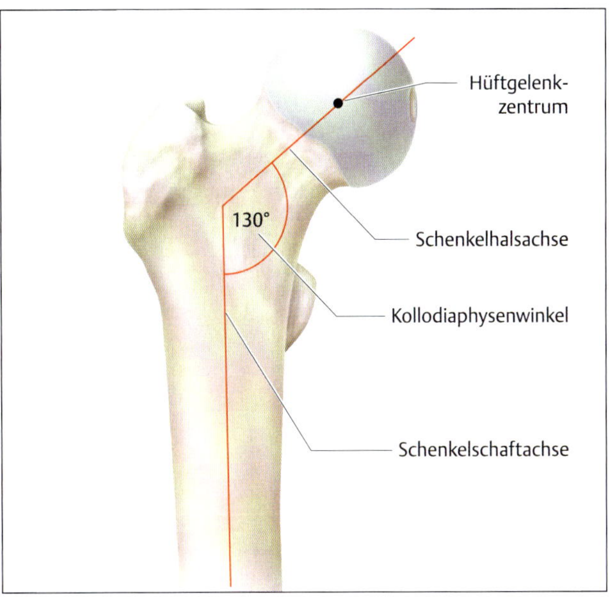

Abb. 2.89 CCD-Winkel.

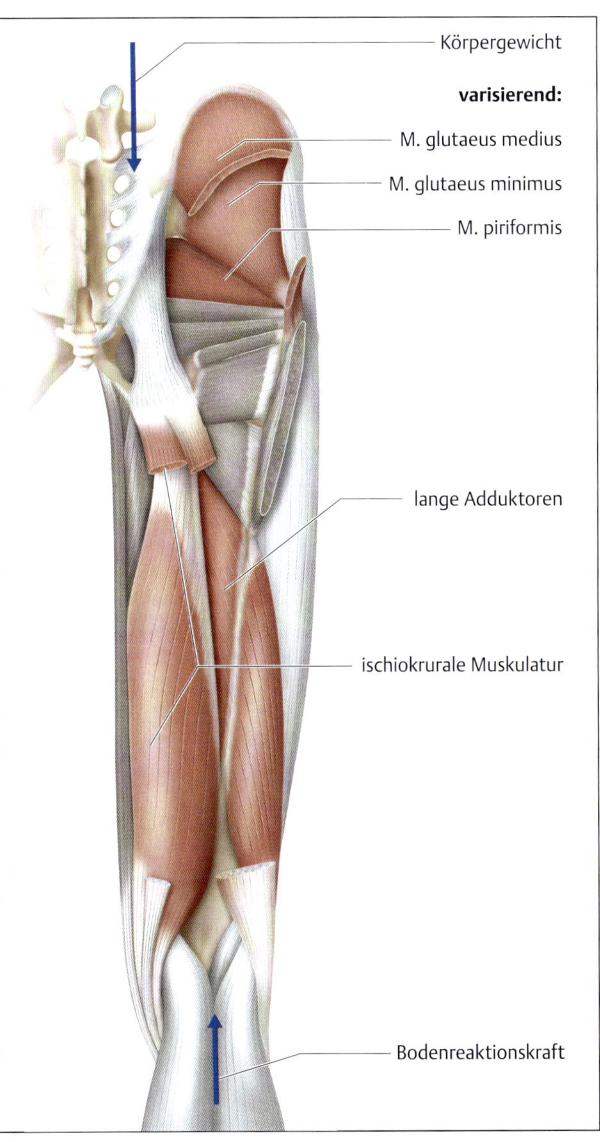

Abb. 2.90 Einfluss auf den CCD-Winkel: varisierende Kräfte.

KLINISCHER BEZUG

Abweichungen vom CCD-Winkel
Verschiedene Ursachen können zu einer Störung der physiologischen Entwicklung des Oberschenkelknochens und damit auch CCD-Winkels führen. Neben der primären Form, bei der die Säuglinge bereits mit einer Fehlstellung auf die Welt kommen, können verschiedene Erkrankungen zur Veränderung des Winkels führen: Muskeldysbalancen, Schädigungen im Bereich der Wachstumsfuge des Schenkelhalses oder des Trochanter major durch Trauma, Tumore oder Morbus Perthes. Nach Abschluss des Wachstums und im höheren Alter sind Osteoporose, Schenkelhalsbrüche und Hüftkopfnekrosen ursächlich.

Coxa valga ▸ Abb. 2.91
Bei der Coxa valga liegt eine Steilstellung des Schenkelhalses vor und der CCD-Winkel ist größer als 140°. Es kommt zu einer Veränderung der Gelenkbelastung, d. h. es entsteht ein deutlich erhöhter Druck am Pfannenerker, sodass der Gelenkknorpel an dieser Stelle weniger gut mit Nährstoffen versorgt wird. Deshalb gehört die Coxa valga zu den Erkrankungen, die als „präarthrotische Deformität" bezeichnet werden.

Durch den großen CCD-Winkel kommt es zu ungünstigen Zugrichtungen der Glutäalmuskulatur und deren vorzeitiger Erschöpfung, die schon beim normalen Gehen auffällt, denn die Patienten haben einen watschelnden Gang. Nur in seltenen Fällen löst die Coxa valga Beschwerden beim Patienten aus – manchmal im Kniebereich, da die Coxa valga ein Genu varum bedingen kann und sich dort die Belastungsverhältnisse verändern.

Therapie: Die konservativen Therapiemöglichkeiten können die Beschwerden verbessern, nicht jedoch das Problem in seiner Ursache bekämpfen. Sie orientieren sich an den Hauptsymptomen Schmerz, Bewegungseinschränkung und muskuläre Defizite. Zum Beispiel wird die glutäale Muskulatur trainiert und gekräftigt, damit sie die besonderen Anforderungen kompensieren können. Auch eine Beinachsenkorrektur und -training verbessern die Belastungsverhältnisse und lindern Beschwerden.

Nur bei ausgeprägten Beschwerden ist eine varisierende intertrochantäre Umstellungsosteotomie (▸ **Abb. 2.92**) erforderlich. Dabei wird medial zwischen Trochanter major und minor ein keilförmiges Knochenstück mit der Spitze nach lateral herausgetrennt, die beiden Schnittstellen werden zusammengeführt und mit einer speziellen Winkelplatten fixiert, um die erreichte Korrektur bis zur knöchernen Heilung zu sichern. Es ist mit einer Beinverkürzung von etwa 1 cm zu rechnen. Bedingt durch die funktionelle Verkürzung und damit fehlende Vorspannung der Glutäal- und von Teilen der pelvitrochantären Muskulatur vermindert sich die Muskelkraft.

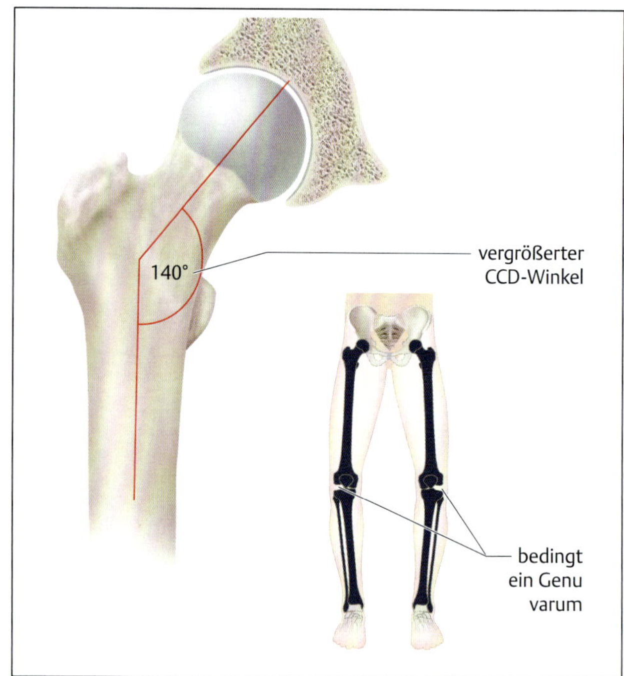

Abb. 2.91 Coxa valga.

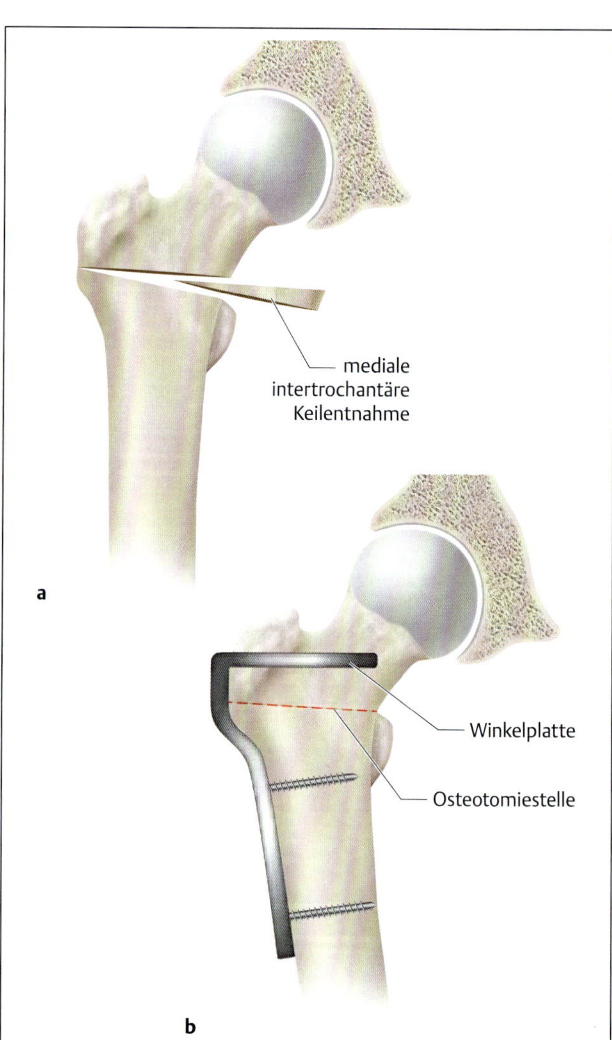

Abb. 2.92 Varisierende intertrochantäre Umstellungsosteotomie.
a Mediale Keilentnahme.
b Fixierung durch Winkelplatte.

Coxa vara ▶ **Abb. 2.93**

Bei der Coxa vara liegt der CCD-Winkel unter 120°.

Symptome: Kinder mit einer Coxa vara können durch Hinkmechanismen beim Laufen, schnellere Ermüdbarkeit der Glutäalmuskulatur und eine Einschränkung der Abduktionsfähigkeit auffallen. Der relative Hochstand des Trochanter major bedingt die funktionelle Verkürzung der Glutäalmuskulatur, was zu einer Abschwächung führt.

Das kann beim Trendelenburg-Test überprüft werden: Beim Stand auf dem betroffenen Bein sinkt das Becken auf der kontralateralen Seite ab. Dadurch kommt es zum Duchenne-Hinken, was als schwankender Gang sichtbar ist. Das heißt, der Oberkörper wird bei jeder Standbeinphase der betroffenen Seite mit Schwung zu dieser Seite hin verlagert.

Die Coxa vara bedingt immer ein kompensatorisches Genu valgum.

Therapie: In besonders schweren Fällen wird eine valgisierende Osteotomie durchgeführt.

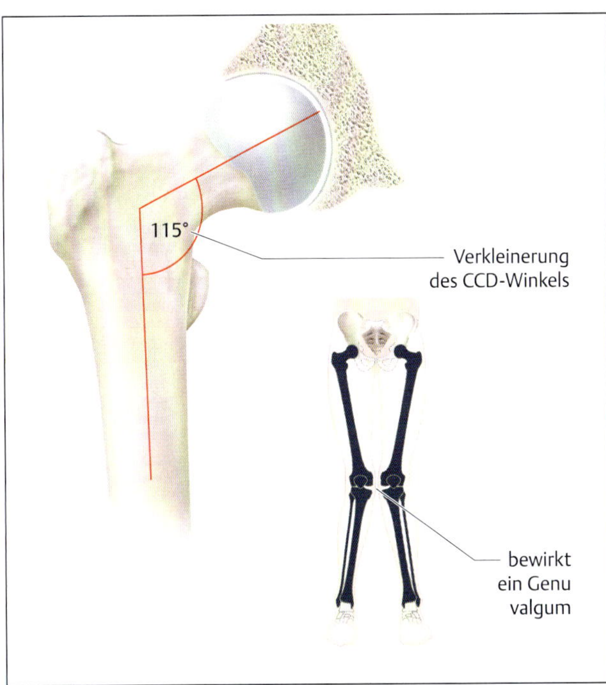

Abb. 2.93 Coxa vara.

Antetorsionswinkel

▶ **Abb. 2.94**

Der Antetorsionswinkel entsteht durch eine Torsion innerhalb der Femurdiaphyse in der Transversalebene. Durch die Projektion der Femurhalsachse und der queren Femurkondylenachse entsteht ein nach ventral zeigender Winkel.

Beim Neugeborenen beträgt die Antetorsion 30–40°. Nach der Geburt kommt es zu einer Rückbildung der Antetorsion, sodass dieser zwischen dem 10. und 14. Lebensjahr auf 18° gesunken ist. Der Normwert beim Erwachsenen beträgt etwa 12°.

Wenn die Antetorsion über dem Normwert liegt, ***Coxa antetorta***, führt das zu einer vermehrten Innenrotationsstellung des Beins.

Umgekehrt folgt aus einer ***Retrotorsion*** eine stärkere Außenrotationsstellung. Betroffene zeigen beim Gehen das Bild des „Toe out“, was bedeutet, dass der Fuß nach außen aufgesetzt wird. Knöcherne Kompensationen finden proximal im Bereich der Pfanne oder distal durch Tibiatorsion statt.

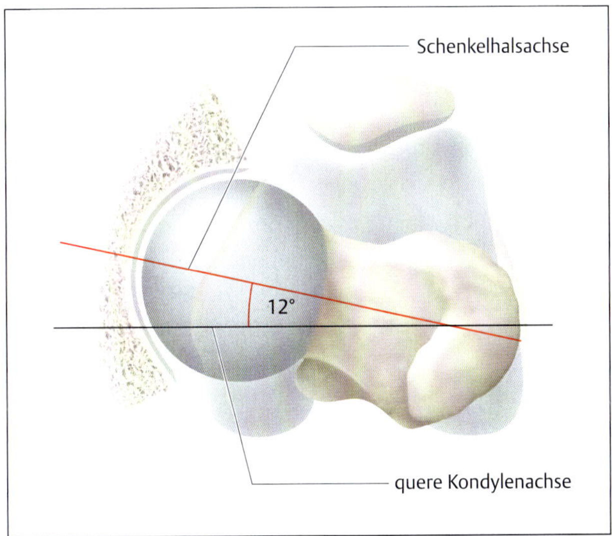

Abb. 2.94 Antetorsionswinkel.

PRAXISTIPP

Beobachtbare Rotationsstellung bei vermehrter Antetorsion ▶ Abb. 2.95

Ein Torsionsfehler im Femurbereich, z. B. + + Antetorsion, kann vermutet werden, wenn die Außenrotationsfähigkeit deutlich eingeschränkt ist, denn die Mittellage der Rotation hat sich verschoben. Bei der Inspektion des gesamten Beines fallen eine nach medial gerichtete Patella und Fußlängsachse auf.

Nicht immer, wenn der Fuß innenrotiert aufgestellt wird, liegt der Grund in einer vermehrten Antetorsion. Ist die Patella geradeaus gerichtet, aber eine deutliche Abweichung der Fußlängsachse nach medial zu sehen, könnte die Ursache eine verminderte Tibiatorsion sein (s. Kap. **4.10.2**).

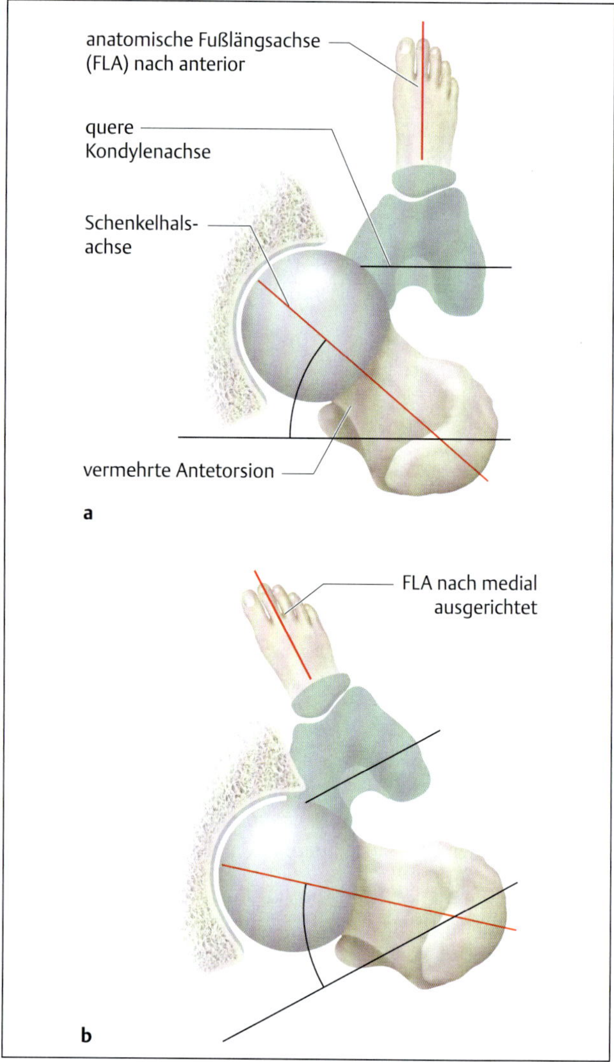

Abb. 2.95 Konsequenzen für die Beinstellung bei vermehrter Antetorsion bei dezentriertem Caput femoris (**a**) und bei zentriertem Caput femoris (**b**).

Wiberg-Winkel (Zentrum-Ecken-Winkel)

▶ **Abb. 2.96**

Der Wiberg-Winkel ist das Maß für die knöcherne Überdachung des Caput femoris. Die beiden Linien, die ihn bilden, sind die Senkrechte auf das Hüftgelenkzentrum und die Linie vom Zentrum zum kraniolateralen Rand des Azetabulums, dem sog. Pfannenerker.

Norm: beim Säugling 10°; bis Wachstumsende vergrößert er sich auf 25°; beim Erwachsenen beträgt er etwa 30–35°.

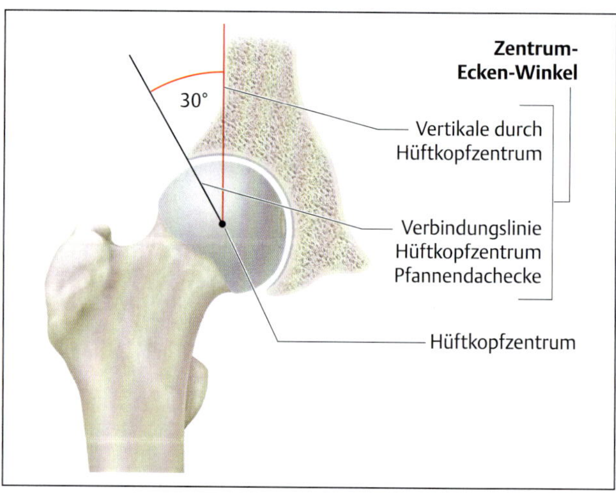

Abb. 2.96 Wiberg-Winkel.

2.6.3 Belastung des Hüftgelenks

Bei der Untersuchung der Auswirkung mechanischer Einflüsse auf das Hüftgelenk ist der Druck, der auf die tragende Gelenkoberfläche wirkt, die wichtigste Größe. Hierauf hat schon Pauwels 1965 [204] hingewiesen. Er machte auch deutlich, dass zwischen Belastung und Beanspruchung eines Gelenks unterschieden werden sollte. Er definierte Belastung als Summe aller auf einen Körper bzw. Gelenk einwirkenden Kräfte und Beanspruchung als Verteilung der Kraft auf die kraftübertragenden Fläche. Er bestimmte die Kräfteverhältnisse unter anderem anhand eines zweidimensionalen statischen Modells im Einbeinstand.

Belastung im Einbeinstand nach Pauwels

▶ **Abb. 2.97**

In der Frontalebene handelt es sich um ein Hebelgesetz Typ I, d. h. der Drehpunkt befindet sich zwischen Last- und Krafteinwirkung.

- ***Drehpunkt:*** Hüftgelenk
- ***Last:*** Körpergewicht, der Schwerpunkt versucht das Becken absinken zu lassen, deshalb etwas zur Spielbeinseite verschoben
- ***Kraft:*** Abduktoren der Standbeinseite, sie müssen das Becken im Gleichgewicht halten
- ***Lastarm:*** die direkte Verbindung des Drehpunkts zur Einwirkungslinie der Last
- ***Kraftarm:*** die direkte Verbindung des Drehpunkts zur Krafteinwirkung

Da der Kraftarm gegenüber dem Lastarm deutlich kleiner ist, muss die Kraft größer sein, um ein Momentengleichgewicht herzustellen, d. h. das Gelenk in dieser Ebene zu stabilisieren.

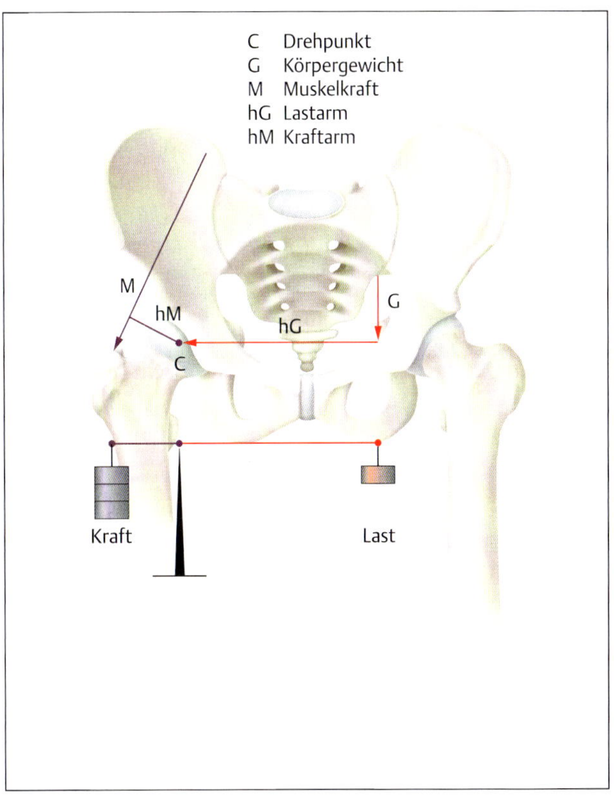

Abb. 2.97 Belastung des Hüftgelenks im Einbeinstand nach Pauwels.

Auch wenn inzwischen andere technische Voraussetzungen dafür sorgen, dass die eigentliche Belastung im Gelenk konkreter beurteilt wird, hat die einfache mathematische Berechnung immer noch ihre Berechtigung.

Aktuelle Belastungsanalysen

Biomechanische Belastungsanalysen des Muskel-Skelett-Systems können einmal durch direkte Messung unmittelbar an der betreffenden Struktur oder mittels modellbasierter Analyse auf Grundlage von mechanischen Bewegungsgleichungen durchgeführt werden [84].

Die Berechnung der Hüftgelenkkräfte kann mittels spezieller Software erfolgen. Das AnyBody Modeling System (Aalborg, Dänemark) ist ein muskuloskelettales Modell, mit dessen Hilfe Muskelkräfte und Gelenkkräfte für beliebige Bewegungen und Aufgaben ermittelt werden können. Die Modelle basieren auf anthropometrischen Daten von Humanpräparaten und aus bildgebenden Verfahren [3].

Die dreidimensionale Betrachtungsweise ist biomechanisch relevant, denn das Kugelgelenk weist drei Achsen auf und es müssen hinsichtlich des Gleichgewichtszustands drei Momente berechnet werden. Außerdem beeinträchtigen viele anatomische Parameter die tatsächliche Belastung. Genda und Mitarbeiter haben 2001 [81] aufgrund koxometrischer Analysen von über 50 a. p.-Aufnahmen einen Druck von etwa 1,60MPa errechnet, der auf die Kontaktflächen einwirkt. Diese Berechnung wurde anhand von mathematischen Modellen für die Belastung und deren Zusammenhänge mit Berücksichtigung anderer anatomischer Variablen im Einbeinstand vorgenommen [81].

Berechnung der Gelenkbelastung im Einbeinstand in der Frontalebene

▸ **Abb. 2.98**

Die eigentliche Belastung eines Gelenks wird durch die Gelenkresultierende bestimmt. Zur Berechnung der Größe und Richtung ist die geometrische Summe aus Muskelkraft und Körpergewicht mittels Kräfteparallelogramm zu ermitteln.

Das Körpergewicht ist der 1. Vektor, ***Last***, seine Größe ist bekannt und wird durch die entsprechende Pfeillänge dargestellt. Dabei ist die Wirkung des Gesamtschwerpunkts durch das angehängte Bein nach lateral verschoben. Der Lastvektor wird auf seiner Wirkungslinie nach oben verschoben, bis er auf die Wirkungslinie der Kraft stößt.

Die ***Kraft*** ist der 2. Vektor und liegt auf einer Aktionslinie, die durch einen proximalen und distalen Insertionspunkt definiert ist. Seine Größe ergibt sich aus dem Hebelarmgesetz (Kraft × Kraftarm = Last × Lastarm). Auch sie wird auf ihrer Wirkungslinie nach oben verschoben, bis sich die beiden Vektoren treffen und ein ***Kräfteparallelogramm*** angefertigt wird.

Die Diagonale in diesem Parallelogramm stellt die ***Resultierende*** dar, ihre Größe entspricht der Länge des Pfeils. Sie trifft das Azetabulum etwa in seiner Mitte und verteilt die Kraft nach kranial und medial.

Die Wirkungslinie der Resultierenden verläuft durch den Drehpunkt und beansprucht im weiteren Verlauf den Femurhals auf Biegung, vor allem nimmt die untere Hälfte des Halses den hohen Druck auf, während im oberen Drittel sogar leichter Zug herrscht.

Um ein Momentengleichgewicht herzustellen, müssen die Gelenk stabilisierenden Muskeln in der Frontalebene das Dreifache der Kraft aufwenden.

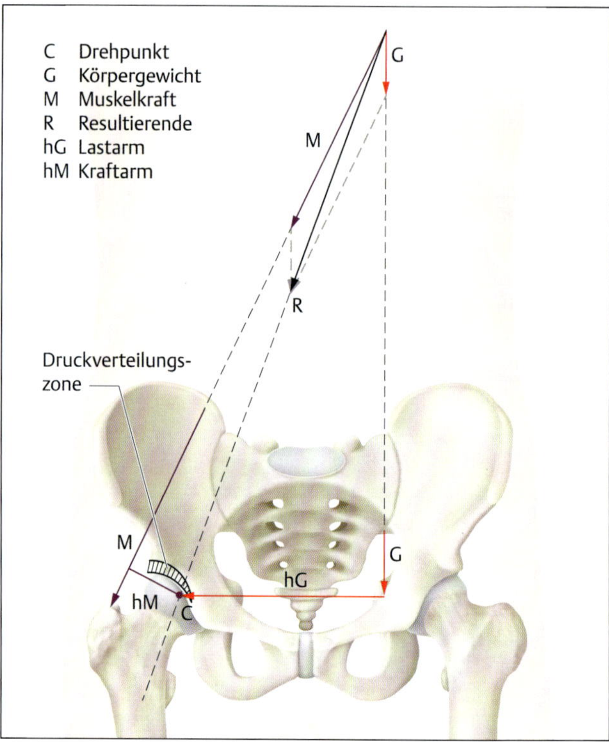

Abb. 2.98 Berechnung der Gelenkbelastung im Einbeinstand in der Frontalebene.

KLINISCHER BEZUG

In der Regel weist die Tragfähigkeit des Femurhalses beträchtliche Reserven auf, um kurzfristigen Druckspitzen gewachsen zu sein. Das kann sich jedoch ändern, wenn sich die Beanspruchung auf Dauer verändert, z. B. wenn der CCD-Winkel zu groß oder zu klein ist.

Coxa valga ▸ Abb. 2.99
Bei Coxa valga bleiben die Last und der Lastarm unverändert, während sich der Kraftarm verkürzt. Um ein Momentengleichgewicht herzustellen, muss mehr Muskelkraft aufgewendet werden. Das heißt, dass dieser Vektor größer wird, außerdem verläuft die Wirkungslinie der stabilisierenden Muskeln steiler. Dadurch ändert sich auch die Richtung der Resultierenden, sie verläuft ebenfalls steiler und verteilt sich auf eine kleinere kraniolaterale Fläche im Bereich des Pfannenerkers.

Die Gesamtbelastung im Gelenk wird größer und auf Dauer kommt es zu einer Überbeanspruchung und zu Schäden am Knorpel; in der Folge entsteht eine Arthrose.

Eine ***Kompensation*** für die stabilisierenden Muskeln geschieht durch eine Lastarmverkürzung, indem der Schwerpunkt Richtung Drehpunkt verschoben wird. Das bedeutet, dass der Rumpf über das Standbein gebracht wird, was dem ***Duchenne-Hinken*** entspricht. Dadurch müssen diese Muskeln weniger Kraft aufwenden und die Gelenkbelastung wird geringer.

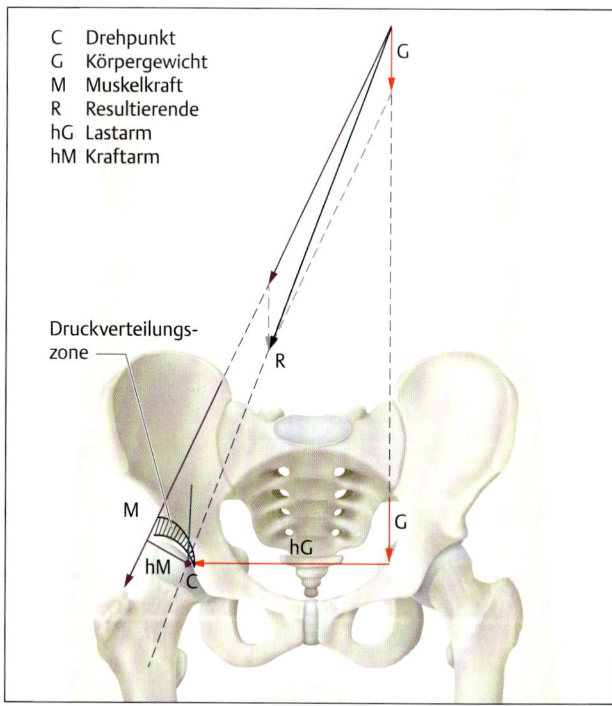

Abb. 2.99 Belastung des Hüftgelenks im Einbeinstand bei Coxa valga.

Coxa vara
Bei Coxa vara ist der Kraftarm verlängert, deshalb müssen die Abduktoren nicht so viel Kraft aufwenden, um das Becken im Gleichgewicht zu halten. Die Wirkungslinie der Abduktoren verläuft weniger steil. Fazit: Die Gelenkresultierende wird kleiner und orientiert sich nach medial. Dadurch wird das Gelenk zwar weniger belastet, dafür der mediale Schenkelhals umso mehr. Dort entsteht, bedingt durch den Verlauf der Resultierenden, eine erhöhte Biegebeanspruchung.

In-vivo-Messungen der Hüftgelenkbelastung

Eine Messendoprothese wurde in der FU Berlin von Bergmann (1989) [22] entwickelt und implantiert. In den Femurhals wurden drei Dehnungsmessstreifen für die dreidimensional einwirkenden Kräfte sowie ein Minisender eingebaut. Anschließend wurden Messungen bei verschiedenen physiotherapeutischen Übungen sowie bei Alltagsbewegungen durchgeführt.

Im Laufe der Jahre 1997 und 2001 untersuchten Bergmann und Mitarbeiter in mehreren Studien die vermessenen Belastungsprofile und errechneten einen Durchschnitt. Hier einige Beispiele (▸ **Abb. 2.100**):

- ***Abheben und Senken des gestreckten Beins:*** Beim Anheben des gestreckten Beins wurde im Hüftgelenk eine Kraft von 150 % BW (Körpergewicht) gemessen. Beim Absenken des gestreckten Beines traten sogar Kräfte bis zu 200 % BW auf.
- ***Übungen:*** Bei der Abduktion gegen Widerstand treten Kräfte bis zum Dreifachen des Körpergewichts auf, bei Innenrotation das Zweifache. Dagegen belastet das ***passive Bewegen*** das Gelenk mit nur 50 % BW gering. ***Bridging*** beidseitig belastet das Gelenk mit 200 % sehr hoch, einbeiniges Bridging sogar mit 300 %.
- ***Symmetrischer Stand auf beiden Beinen:*** Beim symmetrischen Stehen auf beiden Beinen wurden Kräfte um 80 % BW gemessen.
- ***Gehen mit Stützen/Stock:*** Das Gehen mit Stützen entlastet das Gelenk nicht wesentlich, es wurden Werte von 150–180 % BW gemessen. Durch einen Stock auf der kontralateralen Seite wird im Vergleich zum Gehen ohne Stützen eine Reduzierung der Belastung von ca. 20–25 % erreicht.
- ***Sitzen*** bedeutet mit 25 % BW die niedrigste Belastung, aber beim Aufstehen und Hinsetzen entstehen Drücke von 150 % bzw. 200 %.
- ***Treppensteigen:*** hinauf 175 %, hinunter 200 %
- ***Stolpern*** ist der Spitzenreiter mit bis zu 800 % BW.

FUNKTIONELLER HINWEIS

Nötige Konsequenzen für Verhaltensstrategien nach einer Operation

Nach einer Totalendoprothesen-Operation wird Teilbelastung verordnet, weil die Vorstellung herrscht, dass der Knochen rings um die Prothese mechanische Ruhe haben soll, um dichter und fester an das Implantat heranzuwachsen. Extrem hohe Gelenkkräfte könnten den in die poröse Oberfläche hineinwachsenden Knochen wieder abscheren. Die erwähnten Belastungen, z. B. das Abheben des gestreckten Beins, üben vor allem im Schaftbereich Torsionsmomente aus, die dazu führen können, dass sich die Prothese lockert. Werte um das Zwei- bis Dreifache des Körpergewichts sollten deshalb in der postoperativen Zeit vermieden werden.

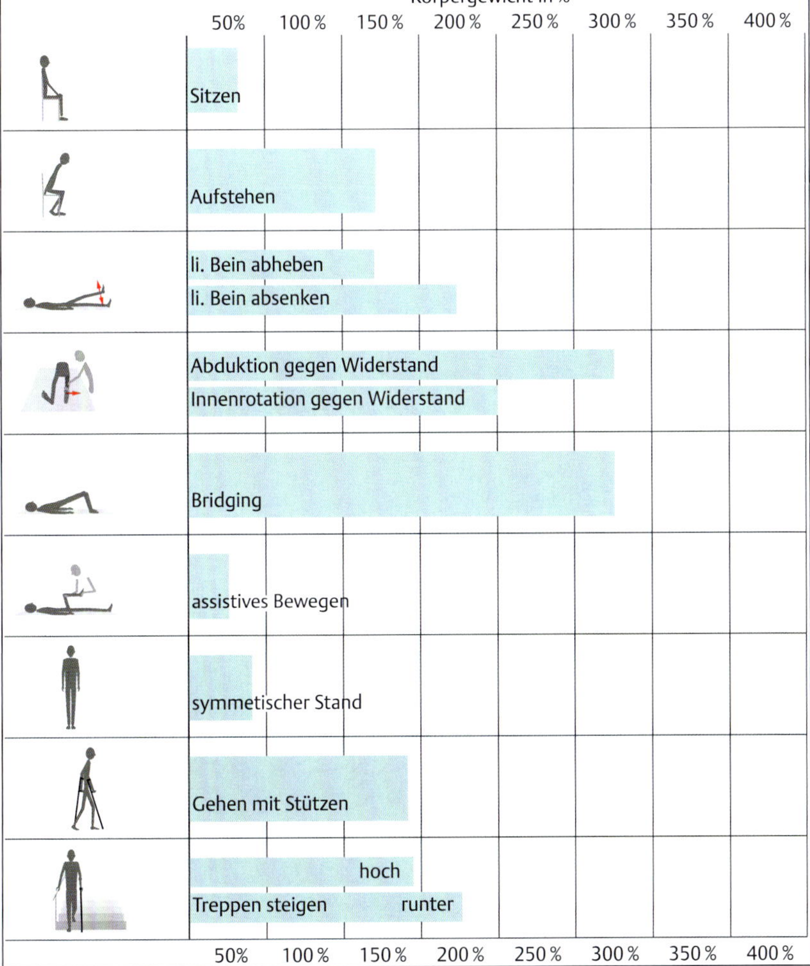

Abb. 2.100 Messung der Gelenkbelastung im Hüftgelenk mittels Messendoprothese.

PRAXISTIPP

Wirkung eines Gehstocks ▶ Abb. 2.101
Zur Vermeidung bzw. Reduzierung gelenkbelastender Faktoren sollte der Patient einen Gehstock auf der kontralateralen Seite benutzen. In der Standbeinphase beträgt der Abstand des Stockes zum Drehpunkt 40 cm, der Lastarm 15 cm und der Kraftarm 5 cm. Wird die Kraft des Stockes mit der Muskelkraft der Abduktoren verglichen, ist sie achtmal wirksamer. Das bedeutet, dass eine verhältnismäßig kleine Kraft Richtung Stock eine deutliche Reduzierung der Abduktorenkräfte und damit Druckentlastung im Gelenk bewirkt.

Gewichte tragen
Um die Gelenkbelastung nicht zu stark zu erhöhen, sollten Lasten, z. B. schwere Einkaufstaschen, nicht an den langen Lastarm gehängt werden, denn dann müssen die stabilisierenden Muskeln noch mehr Arbeit leisten und ermüden schnell. Das Lastmoment sollte verringert werden, indem die Last auf der betroffenen Seite getragen wird und der Gesamtkörperschwerpunkt sich Richtung Drehzentrum verlagert.

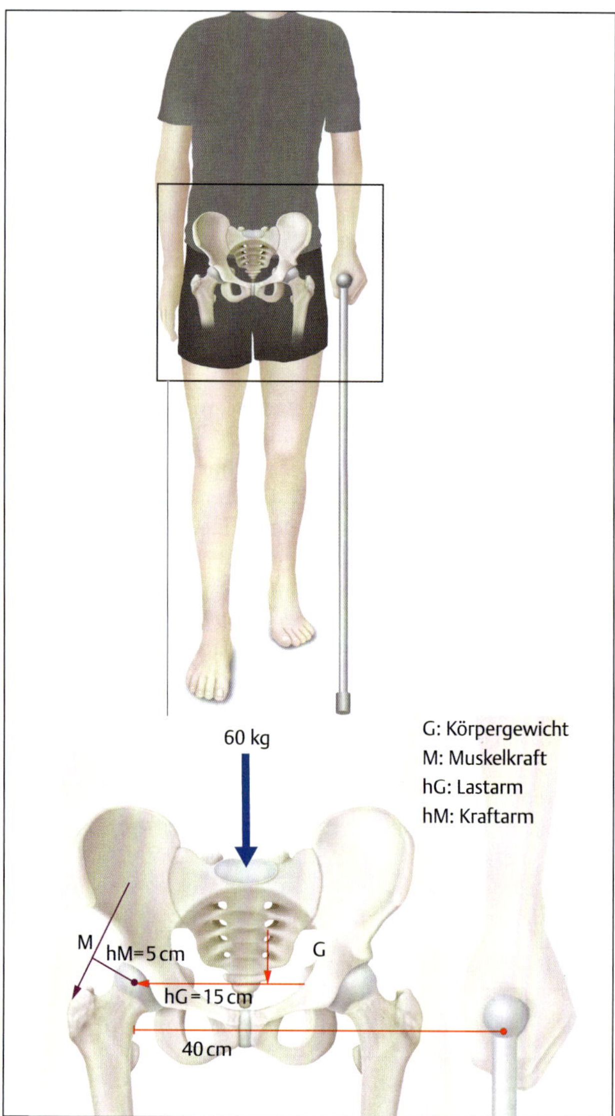

Abb. 2.101 Wirkung eines Gehstocks auf der kontralateralen Seite.

FUNKTIONELLER HINWEIS

Stabilisation des Hüftgelenks

Flächendeckung des Caput femoris
In N-O-Position wird der Femurkopf nicht völlig von der Pfanne bedeckt. Sein überknorpelter ventrokranialer Bereich ist frei. Bedingt ist dies durch die Antetorsion des Femurs und die Anteversion des Azetabulums. Das bedeutet, dass der Hüftkopf in dieser Stellung nicht optimal zentriert ist. Es sind drei Bewegungen nötig, um eine optimale Flächendeckung zu erzielen: Flexion von ca. 70°, leichte Abduktion und Außenrotation.

Gelenkschluss ▶ Abb. 2.102
Durch folgende Strukturen wird der Gelenkschluss gewährleistet:

Labrum acetabulare: Es gleicht die Unebenheiten des Limbus aus und umschließt mit seiner in das Gelenk ragenden Spitze den Femurkopf.

Gelenkkapsel: Sie ist dick und fest mit verstärkten Faserzügen im Stratum fibrosum, die verschiedene Zugrichtungen aufweisen.

Bänder: Alle extraartikulären Bänder tragen zur Stabilität bei. Auch die Zona orbicularis spielt durch ihre Verbindung zur Gelenkkapsel und zu den Bändern eine Rolle.

Muskulatur: Muskeln, deren longitudinale Komponente parallel zur Schenkelhalsachse verlaufen, ziehen den Hüftkopf nach kraniomedial und zentrieren ihn damit. Dies bewirken vor allem M. piriformis, die kleinen Glutaeen und der M. obturatorius externus. Auch die Zügel vom M. glutaeus maximus und M. tensor fasciae latae, die eine Verbindung mit dem Tractus iliotibialis eingehen, erfüllen die Zentrierungsfunktion. Der dorsale Gelenkanteil wird von der pelvitrochantären Muskulatur stabilisiert. Ventral erfüllt diese Funktion der M. iliopsoas, da er direkt über dem Hüftkopf verläuft.

Bänder und Muskeln sind für den Gelenkschluss sehr wichtig und ergänzen sich. Ventral sind die Bänder sehr kräftig, dafür die Muskeln nicht sehr zahlreich, dorsal hingegen dominieren die Muskeln.

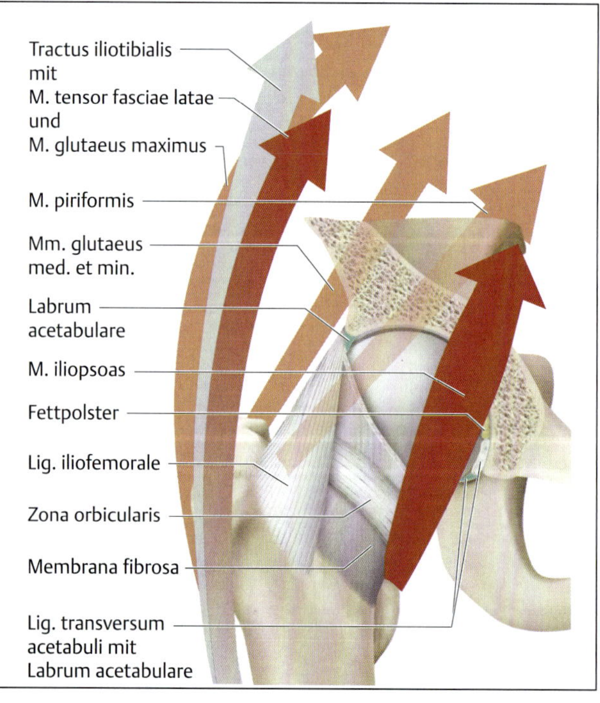

Abb. 2.102 Art. coxae: Gelenkschluss.

2.6.4 Winkel und Linien am Becken

Sakrumbasiswinkel

▸ **Abb. 2.103**

Der Sakrumbasiswinkel wird in der Ansicht von lateral beurteilt. Er besteht aus einer Linie, die auf die Sakrumbasis gelegt wird, in Bezug zu einer Horizontalen, und beurteilt die Neigung des Sakrums. Er beträgt bei einer Sakrummittelstellung etwa 45°.

Anlagebedingt kann er von der Mittelstellung abweichen: z. B. ein großer Winkel mit horizontal stehendem Sakrum, oder auch ein sehr kleiner Winkel mit einem steil stehendem Sakrum, was immer Konsequenzen für die Stellung des übrigen Beckenrings und die Wirbelsäule hat. Für die Wirbelsäulenform bedingt ein großer Winkel einen Hohlrundrücken und ein kleiner Winkel den Flachrücken.

Bei einem verminderten Neigungswinkel und dadurch bedingtem posteriorem Tilt des Beckens sind folgende Veränderungen zu beobachten:

- Der Neigungswinkel beträgt etwa 20°.
- Das Sakrum steht sehr steil und das Promontorium hoch zwischen den beiden Beckenkämmen.
- Die beiden SIAS stehen gegenüber dem Symhysenoberrand weiter dorsal.
- Die frontale Hüftgelenkachse steht deutlich vor dem Promontorium.
- Die Druckbelastung auf die 5. lumbale Bandscheibe ist sehr groß.

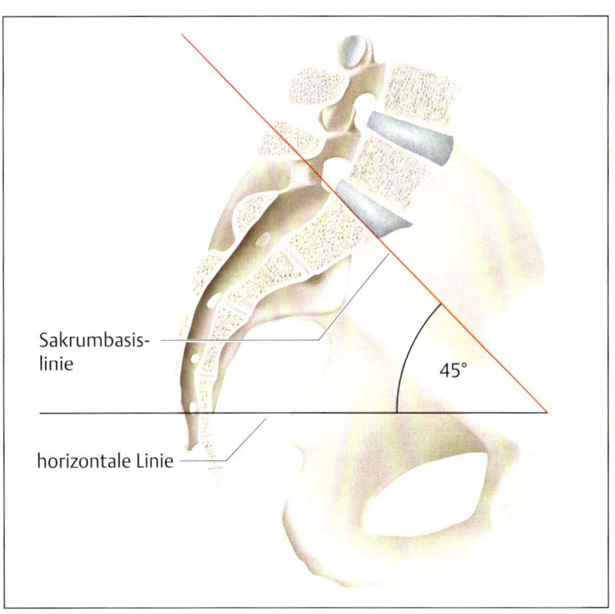

Abb. 2.103 Sakrumbasiswinkel.

Beckenmaße

In Anatomie und Geburtshilfe werden zur Beschreibung der Beckenform standardisierte Conjugatae in der Ansicht von lateral und Diameter in der Ansicht von kranial oder kaudal verwendet.

Äußere Beckenmaße

▸ **Abb. 2.104**

Diese Messungen gehören eigentlich nicht zu den direkten Beckenmaßen, lassen aber Rückschlüsse auf die Form des Beckens zu.

Mit dem Beckenzirkel können folgende Maße bestimmt werden:

- ***Distantia trochanterica:*** Abstand der am weitesten lateral liegenden Punkte am Trochanter major. Norm: ca. 31–32 cm.
- ***Distantia spinarum:*** Abstand zwischen beiden Spinae iliaca anterior superiores (SIAS). Norm: ca. 25 cm.
- ***Distantia cristarum:*** Abstand zwischen den lateralsten Punkten an den Cristae in der Frontalebene. Norm: ca. 28 cm.

Der Unterschied zwischen diesen drei Maßen beträgt in der Regel jeweils 3 cm. Liegt die Differenz deutlich darunter, handelt es sich um ein verengtes Becken, was für die Geburt von Bedeutung sein kann.

- ***Conjugata externa:*** Abstand zwischen Symphysenoberrand und Processus spinosus L 5. Norm: ca. 20 cm.

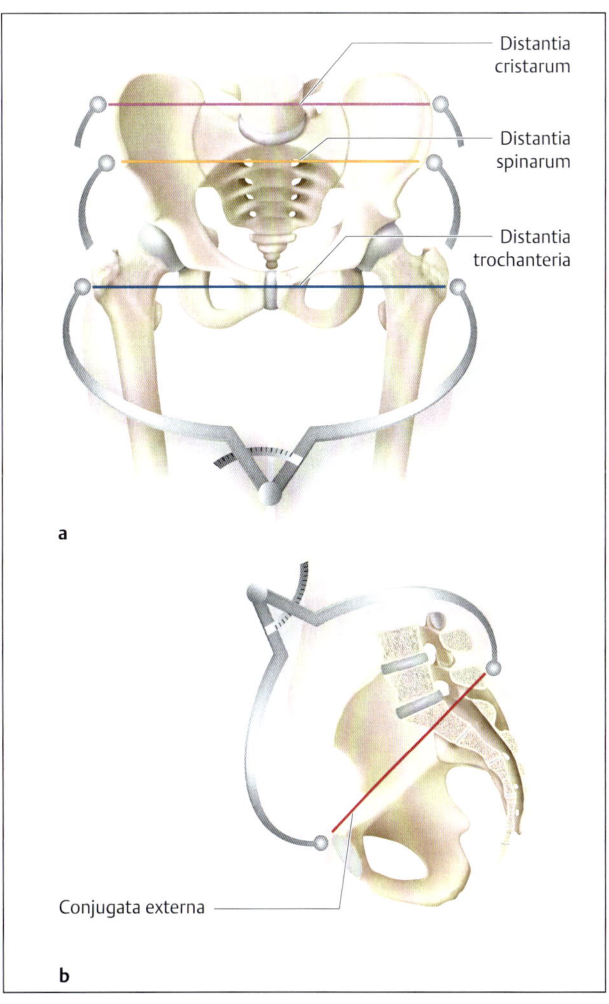

Abb. 2.104 Äußere Beckenmaße.
a Distantiae cristarum, spinarum et trochanterica.
b Conjugata externa.

Innere Beckenmaße

▶ Abb. 2.105

Mit Hilfe der Ultraschalluntersuchung können die inneren Beckenmaße bestimmt werden. Die Durchmesser des Beckeninnenraums sagen etwas über Durchmesser und Abstände des Beckeneingang und -ausgangs aus und sind für die Geburt von Bedeutung.

Der ***Beckeneingangsraum*** ist die engste Stelle des Geburtskanals und wird durch Extension der Beine größer.

- ***Conjugata vera:*** Abstand zwischen Promontorium und der inneren oberen Symphysenfläche. Norm: ca. 11 cm.
- ***Conjugata diagonalis:*** Verbindung vom Promontorium zum unteren Rand der Symphyse. Norm: ca. 13 cm.
- ***Diameter obliqua:*** schräger Beckendurchmesser; gemessen wird der Abstand zwischen SIG und Eminentia iliopectinea der Gegenseite.
- ***Diameter transversa der Beckeneingangsebene:*** ist der größte quere Durchmesser. Es wird der Abstand zwischen den Lineae terminales gemessen. Norm: ca. 13 cm.

Der ***Beckenausgang*** wird durch die Flexion der Beine größer; das ist wichtig für die Austreibungsphase, deshalb wird bei vielen Völkern die Geburt in Hockstellung ausgeführt.

- ***Conjugata recta:*** gerader Durchmesser des Beckenausgangs, ca. 9 cm. Aufgrund der Flexibilität des Os coccygis kann der Durchmesser bei der Geburt auf 11 cm vergrößert werden.
- ***Diameter transversa des Beckenausgangs:*** Abstand zwischen den Tubera ischiadica, ca. 11 cm.

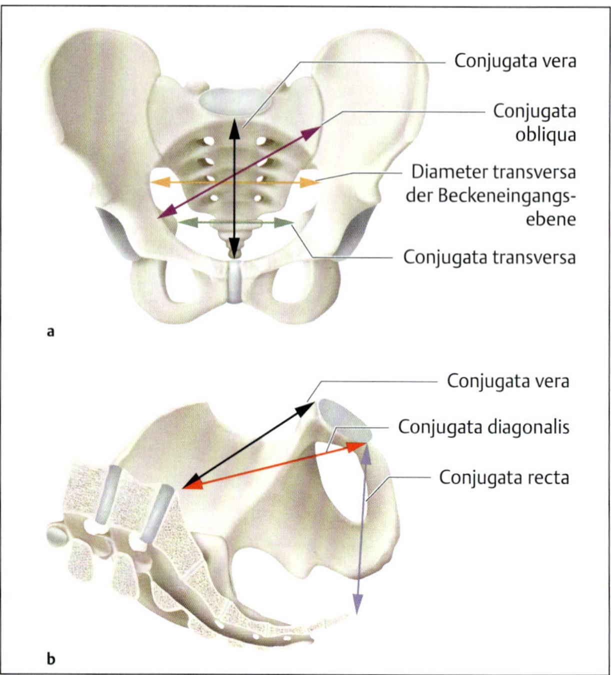

Abb. 2.105 Innere Beckenmaße.
a Ansicht von ventral.
b Ansicht von lateral.

2.6.5 Verteilung der Kräfte im Beckenring

Der Beckenring hat eine wichtige mechanische Funktion, denn er verteilt die Kräfte, die von kranial und kaudal einwirken.

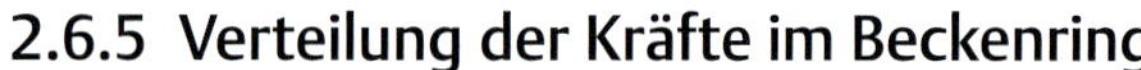

Krafteinwirkung

Druckverteilung im Stand

▶ Abb. 2.106a

Das Körpergewicht lastet auf dem Promontorium. Die Kraftübertragung wird fortgesetzt über die Sakroiliakalgelenke und weiter zu den Acetabuli. Werden die Kräfte im Bereich des Hüftgelenks zerlegt, ist eine größere kaudale Kraft (a) und eine kleine laterale Kraftkomponente (b) zu erkennen. Die nach kaudal gerichtete Kraft beansprucht das Hüftgelenk auf Druck, die laterale die Symphyse auf Zug.

Druckverteilung im Sitzen

▶ Abb. 2.106b

Im Sitzen lastet ebenfalls das Körpergewicht auf dem Promontorium und wird über die Sakroiliakalgelenke Richtung Tubera ischiadica fortgeleitet. Bei der Zerlegung der Kräfte ist eine horizontale und eine vertikale Kraftrichtung erkennbar. Die Vertikalkomponente belastet die Tubera auf Druck, die Horizontalkomponente die Symphyse auf Druck.

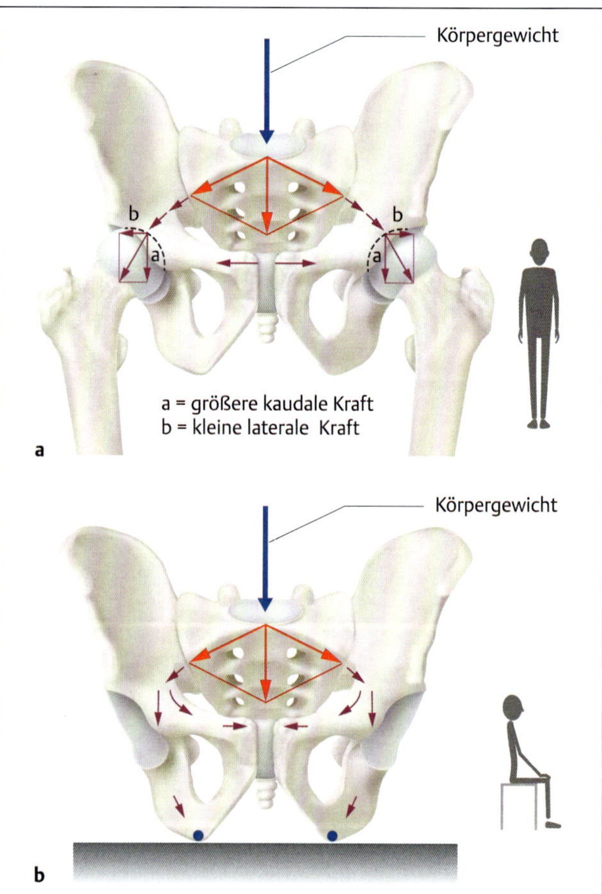

Abb. 2.106 Druckverteilung im Beckenring.
a Im Stand.
b Im Sitzen.

Einkeilung des Sakrums

▸ **Abb. 2.107**

Voraussetzung für die Übertragung des Köpergewichts auf die untere Extremität ist die Stabilität des Beckenrings. Sie ist durch die Einkeilung des Sakrums, sowie Bandverbindungen und Muskulatur gewährleistet.

Das Sakrum zeigt in der frontalen Ansicht eine Form, die nach kaudal hin schmaler wird und zwischen den beiden Os coxae eingekeilt wird.

Auch in der transversalen Ebene ist das Sakrum im Beckenring durch die kräftigen dorsalen Bänder, die über das SIG ziehen, und durch die Bandverbindungen der Symphysis pubica eingekeilt.

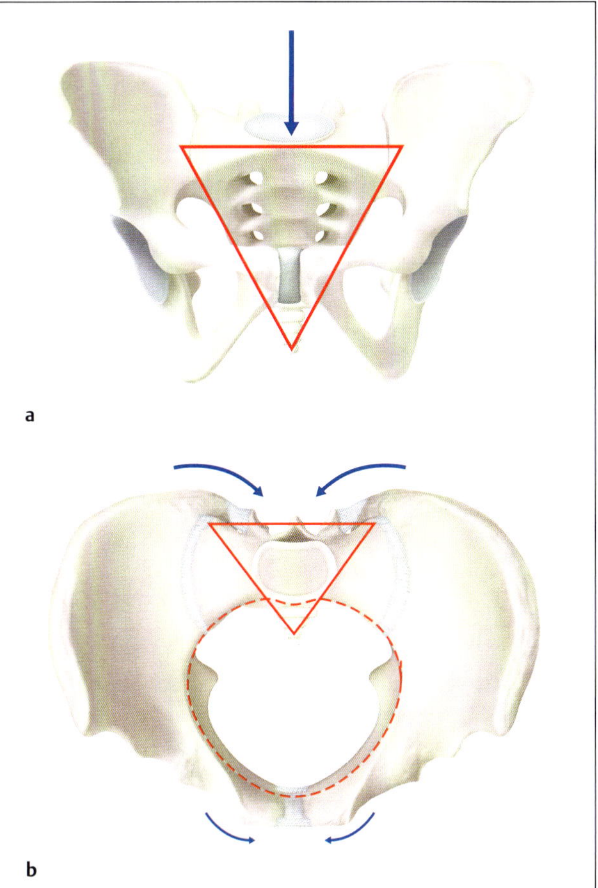

Abb. 2.107 Einkeilung des Sakrums.
a In der Frontalebene.
b In der Transversalebene.

Zug und Druck in der Symphysis pubica

Die Facies symphysiales der beiden Ossa pubes bestehen aus hyalinem Knorpel. Das deutet darauf hin, dass auf die Symphyse gleichermaßen Zug und Druck einwirken.

Beispielsweise wirkt beim Einbeinstand die Kraft über das Femur nach kranial und führt dazu, dass der kraniale Gelenkanteil Kompression erfährt, während der kaudale Bereich auf Zug beansprucht wird.

KLINISCHER BEZUG

Beeinträchtigung der Stabilität des Beckenrings
Aus verschiedenen Gründen kann die Stabilität des Beckenrings vermindert sein.

- ***Instabilität:*** Geht an einer Stelle die Stabilität durch die Bänder verloren, wird die Festigkeit im gesamten Beckenring beeinträchtigt (s. Kap. 2.5.2 + 2.3.2).
- ***Trauma:*** Bei einem Sturz auf die beiden Tubera werden die beiden Ossa ilia nach kranial verschoben und verkeilen damit das Sakrum. Durch Beckenfrakturen kann die Tragfähigkeit des Beckens aufgehoben sein und damit die Stabilität verlorengehen.
- ***Geburt:*** Bei der Geburt kann eine Symphysensprengung entstehen, wobei die Symphyse bis zu 5 cm auseinanderdriften kann. Folge ist die Aufhebung der Einkeilung des Sakrums in der Transversalebene (▸ **Abb. 2.108**).

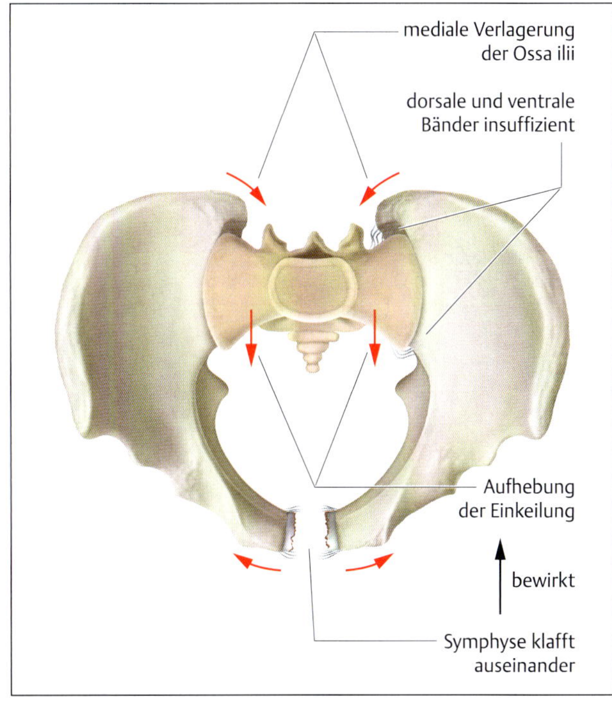

Abb. 2.108 Symphysensprengung und ihre Konsequenzen.

FUNKTIONELLER HINWEIS

Verbindung zwischen Sakrum und Kranium ▸ Abb. 2.109
In der Osteopathie stellen Os sacrum und Os coccygeum stellen das kaudale Ende des Kraniosakralsystems dar. Die Dura mater ist am Foramen magnum befestigt, die dorsale Dura mater spinalis in Höhe von C 2 und C 3. Eine ventrale durale Anheftung findet erst wieder in Höhe von S 2 statt und dorsal am Os coccygis.

Durch die begrenzte Dehnfähigkeit der Dura spinalis haben diesem Prinzip nach Stellungsänderungen im Beckenbereich Konsequenzen für das Kranium und umgekehrt, genauso wie Dysfunktionen, die durch die Geburt oder durch Traumen entstehen. Wenn z. B. ein Okziputkondylus nach anterior und kranial verschoben ist, wird sich das Sakrum auf der gleichen Seite nach posterior und kranial sowie auf der kontralateralen Seite nach anterior und kaudal verschieben.

PRAXISTIPP

Osteopathische Behandlungsansätze bei Störungen des Kraniosakralsystems
In der Osteopathie werden bei einer Funktionsstörung im SIG immer die obere Halswirbelsäule und der Schädel untersucht und behandelt, so kann für einen Ausgleich der Schädel-Becken-Aktivität gesorgt werden.

Außerdem können die zwischen dem Schädel und Becken liegenden Diaphragmen (Mundboden mit suprahyaler Muskulatur, zervikothorakales Diaphragma in Höhe der 1. Rippe, thorakolumbales Diaphragma und Beckendiaphragmen) untersucht und bei Bedarf „harmonisiert".

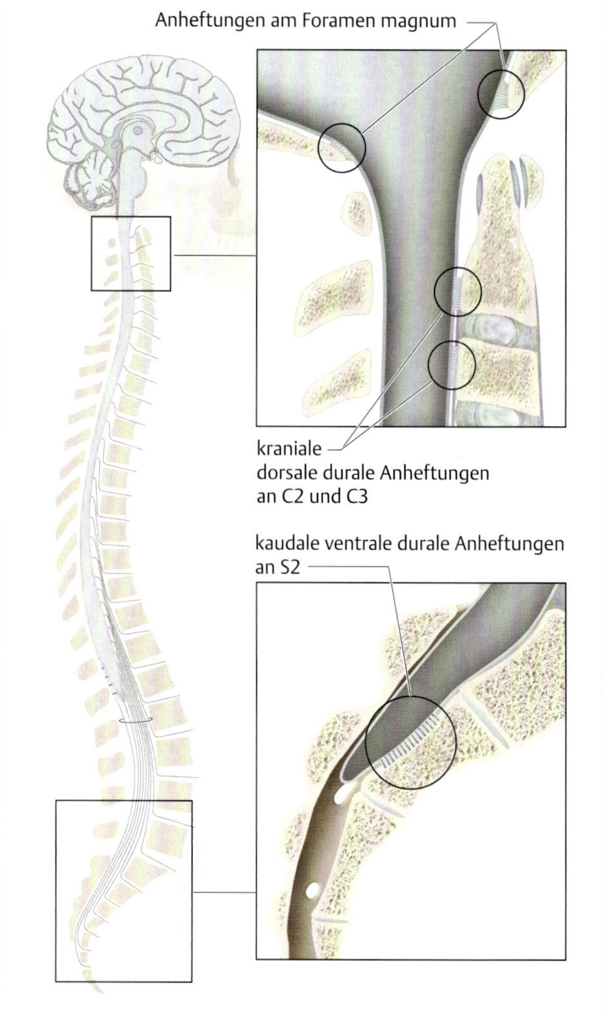

Abb. 2.109 Verbindung zwischen Sakrum und Kranium.

2.7 Muskeln und Faszien der Hüft- und Beckenregion

2.7.1 Flexoren des Hüftgelenks

M. iliopsoas

▸ **Abb. 2.110**

M. psoas major:

- ***Ursprung:*** laterale Fläche 12. BW- und 1.–4. LW-Körper, Bandscheiben bis L4 und ventrale Basis der Procc. costales der 1.–5. Lendenwirbel
- ***Ansatz:*** dorsaler Teil des Trochanter minor

M. iliacus:

- ***Ursprung:*** Fossa iliaca
- ***Ansatz:*** ventraler Teil des Trochanter minor

Innervation: N. femoralis, Plexus lumbalis (ThXII-LIII)

Segmentbezug:

- M. psoas major, minor: (Th XII), L I–III (IV)
- M. iliacus: LII–IV

Verlauf und Besonderheiten:

M. psoas major (▸ **Abb. 2.111**, ▸ **Abb. 2.112**): Durch seine oberflächliche Schicht, die von der lateralen Fläche der Wirbelkörper und den äußeren Fasern des Anulus fibrosus kommt, stellt er eine wichtige Verbindung zu den Bandscheiben her. Kraniale Fasern seiner tiefen Schicht entspringen von den Procc. costales und verflechten sich am Lig. arcuatum mediale mit dem Diaphragma. Der Plexus lumbalis zieht durch die Ursprungszacken des M. psoas major. Unter den Sehnenbögen verlaufen Rami communicantes des sympathischen Grenzstrangs und verbinden sich mit dem Plexus lumbosacralis. Außerdem durchbricht der N. genitofemoralis den Muskel etwa in Höhe von L3 und liegt im weiteren Verlauf bis zum Lig. inguinale ventral vom M. psoas major.

M. iliacus: Er besteht aus einer dicken Muskelplatte an der Innenseite des Beckens. An der Insertionsstelle am Trochanter minor inserieren die Fasern des M. iliacus, die von der SIAS kommen, distal am Trochanter minor und reichen u. U. bis zum Labium mediale der Linea aspera.

M. iliopsoas: Innerhalb des Beckens vereinen sich beide Muskelanteile und werden zum Ansatz hin immer schmaler. Er zieht durch die Lacuna musculorum unter dem Lig. inguinale nach distal und benutzt das Caput femoris als Hypomochlion, um nach dorsal zum Trochanter minor abzubiegen. In der Lacuna liegt der N. femoralis direkt medial zwischen Muskel und Arcus iliopectineus, der N. cutaneus femoralis lateralis proximal zwischen Muskel und Lig. inguinale.

Zwischen dem M. iliopsoas und dem Kapsel-Band-Apparat des Hüftgelenks liegt ein Schleimbeutel, ***Bursa iliopectinea***, ebenso eine Bursa zwischen dem Trochanter minor und der Insertionssehne, ***Bursa subtendinea iliaca***.

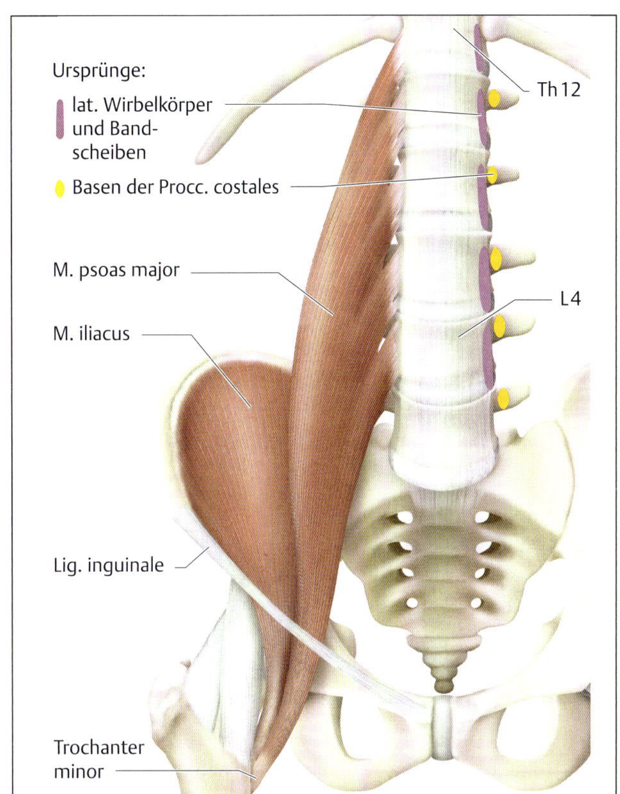

Abb. 2.110 M. iliopsoas.

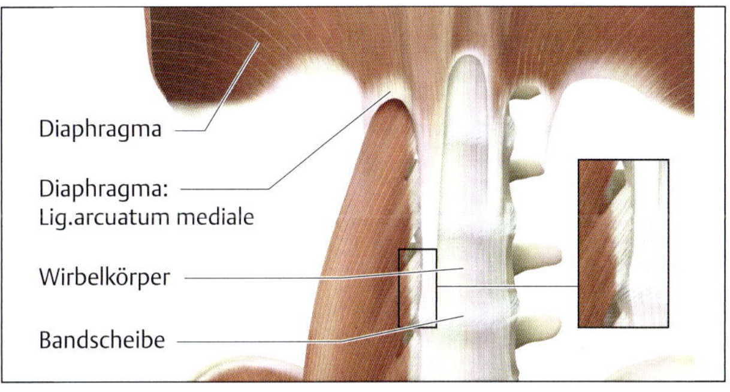

Abb. 2.111 Verbindungen des M. psoas major am Ursprungsbereich.

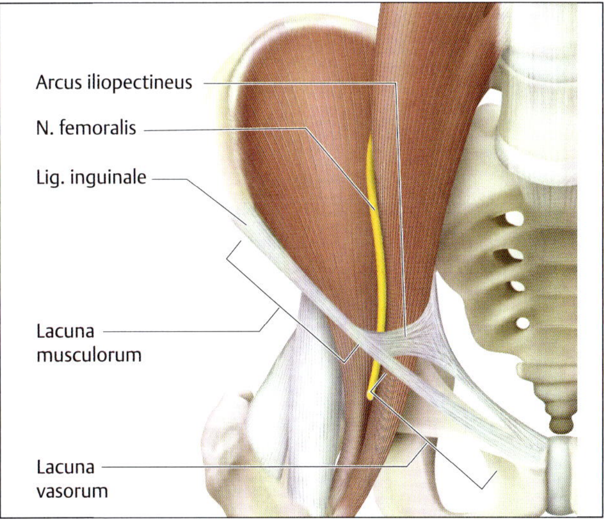

Abb. 2.112 Verlauf des Muskels in der Lacuna musculorum.

Triggerpunkte (▶ **Abb. 2.113**): Triggerpunkt 1 liegt in Höhe des 3. Lendenwirbels im Muskelbauch des M. psoas major mit Schmerzausstrahlungen ipsilateral und seitlich der lumbalen Wirbelsäule, die bis zum Sakroiliakalgelenk reichen können.

Triggerpunkt 2 liegt an der Innenseite der Crista iliaca etwa drei Querfinger von der Spina iliaca anterior superior entfernt. Er bewirkt Schmerzausstrahlungen in den unteren Lumbalbereich bis in das Gesäß.

Triggerpunkt 3 liegt in der Tiefe am seitlichen Rand des Trigonum femorale zwischen Lig. inguinale und Trochanter minor. Seine Schmerzausstrahlungen liegen distal der Leiste und werden zur proximalen anteromedialen Oberschenkelseite projiziert.

Funktionen: Der M. iliopsoas ist der kräftigste ***Flexor*** des Hüftgelenks und entfaltet seine Kraft vom Bewegungsbeginn bis zum -ende. Eine Abgrenzung seiner Kraftentfaltung gegenüber anderen Flexoren ist möglich, da ab 90° Flexion nur noch er tätig ist.

Die Meinung über seine ***rotatorische Funktion*** ist sehr uneinheitlich. Aufgrund seines Verlaufs im Verhältnis zur Rotationsachse (er kommt von ventral medial und zieht nach dorsal lateral) ist er Außenrotator, vor allem in vermehrter Flexionsstellung. Basmajian u. Greenlow (1968) [15] bestätigen die minimale Außenrotationsfunktion durch elektomyografische Untersuchungen.

Der M. iliopsoas kann die ***Gegennutation im Sakroiliakalgelenk*** vom Os ilium her unterstützen, da er das Ilium bei Punctum fixum Bein in eine anteriore Position zieht.

M. psoas major: Bei Punktum fixum der Beine macht der M. psoas major eine Extension der Lendenwirbelsäule, z. B. im Stand. Dagegen unterstützt er die Flexion der LWS, z. B. bei der Rumpfbeuge, wenn diese durch Bauchmuskulatur stabilisiert ist.

Bei einseitiger Kontraktion macht er eine ipsilaterale Lateralflexion und Rotation der Lendenwirbelsäule zur kontralateralen Seite.

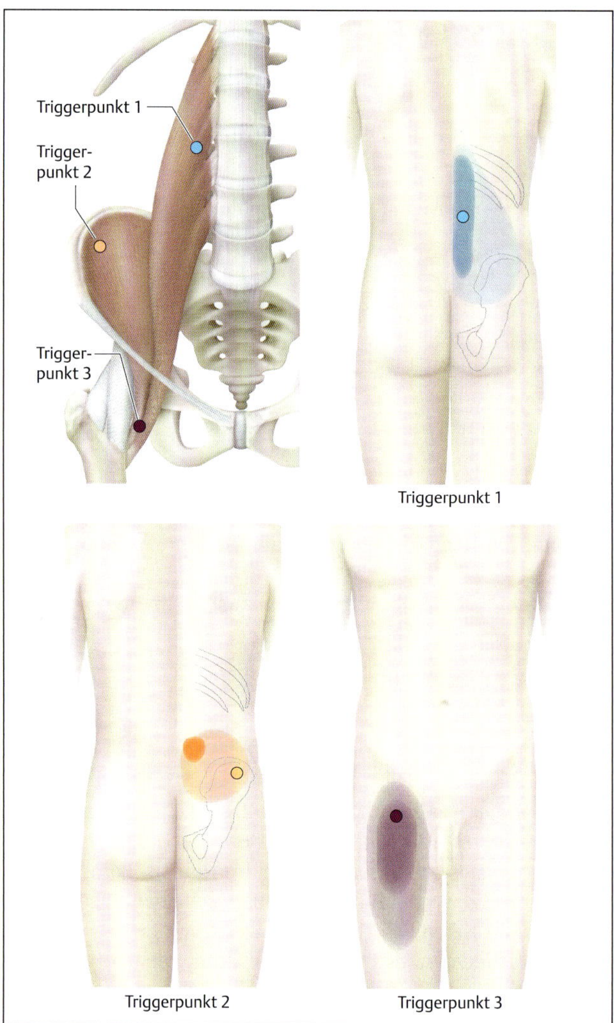

Abb. 2.113 M. iliopsoas: Triggerpunkte und Schmerzausstrahlungen.

Fascia iliaca

▸ Abb. 2.114

Diese Faszie entspringt medial an den Procc. costales und den Wirbelkörpern von Th 12 bis L 4 sowie am Sakrum. Sie umhüllt den M. iliopsoas von seinem Ursprung bis zum Ansatz, ist dabei nicht mit ihm verwachsen, sondern durch eine seröse Zellschicht getrennt. Sie steht mit den viszeralen Faszien der Organe in unmittelbarer Umgebung in Verbindung, z. B. Niere, Ureter und Teile des Kolons.

Die Fascia iliaca ist eine Abspaltung der Fascia abdominalis und kleidet im weiteren Verlauf nach ventral die Bauchhöhle aus. Sie tritt mit dem von ihr eingeschlossenen M. iliopsoas und dem N. femoralis unter dem Leistenbande hindurch in die Tiefe des ventralen Oberschenkels und ist während des Durchtritts mit der Rückseite des Lig. inguinale verflochten. Unmittelbar lateral der Femoralgefäße entsendet die Fascia iliaca Faserstränge nach dorsal und medial zur Eminentia iliopubica, ***Arcus iliopectineus***, der die Lacuna vasorum von der lateral gelegenen Lacuna musculorum trennt.

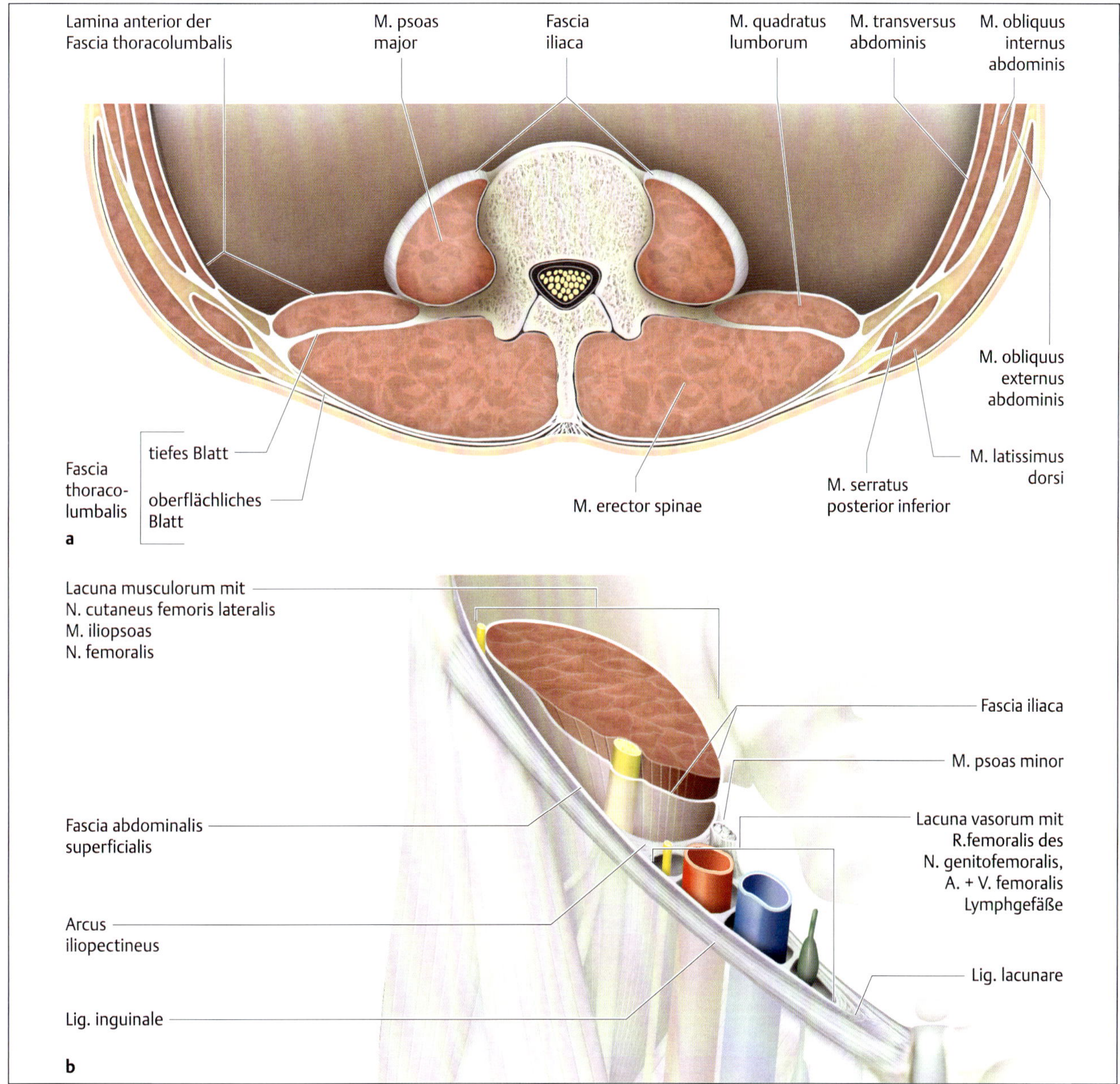

Abb. 2.114 Fascia iliaca, **a** im LWS-Bereich, **b** im Leistenbereich.

FUNKTIONELLER HINWEIS

Der M. iliopsoas hat einen großen physiologischen Querschnitt und damit gute Voraussetzungen, um als kräftigster Flexor des Hüftgelenks zu wirken.

Hebelberechnung des M. iliopsoas ▸ Abb. 2.115
Zur Berechnung der Kraftkomponenten des M. iliopsoas spielen Hebelarme und die Richtung der Kräfte eine Rolle.

Der Muskel hat zum Zentrum des Femurkopfs einen Abstand von 4 cm. Der Widerstand ist das Gewicht des Beines, dessen Schwerpunkt bei gestrecktem Knie etwa 40 cm distal des Hüftgelenks liegt. Um das liegende Bein abzuheben, bedeutet das Verhältnis dieser Hebelarme, dass ein Kraftaufwand vom Zehnfachen gegenüber dem Beingewicht aufzuwenden ist.

Das Beingewicht beträgt ein Sechstel des Körpergewichts bzw. 110N, und deshalb bedeutet das 1100N oder macht etwa das 1,5-Fache des Körpergewichts aus.

Wird das Bein weiter angehoben, ist der Hebelarm des Beingewichts reduziert und damit der Wirkungsgrad des M. iliopsoas verbessert, sodass die auf das Hüftgelenk einwirkenden Kräfte reduziert werden.

Der M. iliopsoas benutzt den Femurkopf als Umlenkrolle; er zieht nach ventral zur Leiste und dann über die Eminentia iliopubica und über das Caput femoris wieder nach dorsal zum Trochanter minor. Dadurch übt er Druck auf das Caput nach dorsal aus. Aus dem kleinen Winkel des Muskelzugs geht außerdem hervor, dass fast die gesamte Kraft eine Gelenkkompression bewirkt.

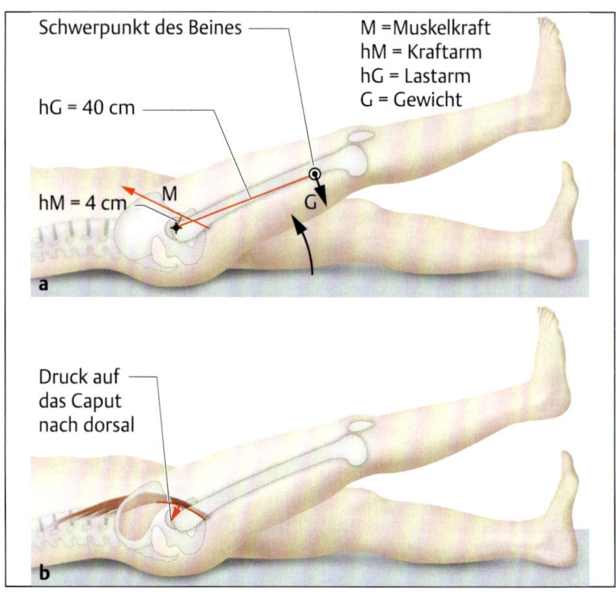

Abb. 2.115 Hebelberechnung des M. iliopsoas beim Beinheben.
a Kraftkomponenten.
b Druckkomponente nach dorsal.

M. psoas minor

▸ **Abb. 2.116**

Ursprung: seitlicher Wirbelkörper Th 12/L 1

Ansatz: Arcus iliopectineus

Innervation: Ast aus dem 1. lumbalen Spinalnerv

Verlauf und Besonderheiten: Dieser schmale Muskel mit seiner langen Endsehne liegt ventral auf dem M. psoas major. Er ist bei etwa 50 % aller Menschen vorhanden. Er verstärkt den Arcus iliopectineus und hat damit eine indirekte knöcherne Verbindung, da der Arcus an der Eminentia iliopectinea ansetzt.

Funktionen: Eine Funktion im Hüftgelenk besteht nicht, jedoch unterstützt er den M. psoas major bei der Extension der LWS.

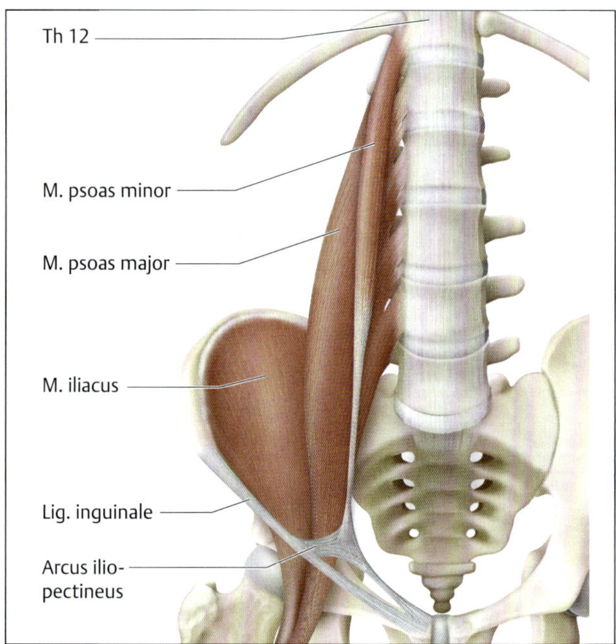

Abb. 2.116 M. psoas minor.

M. rectus femoris

Siehe Kap. **3.4.3**.

Besonderheiten im Hüftgelenkbereich (▸ **Abb. 2.117**): Der M. rectus femoris entspringt proximal mit dem ***Caput rectum*** an der ventralen Seite der Spina iliaca anterior inferior.

Mit seinem ***Caput reflexum*** entspringt er vom kranialen Limbusrand und geht dort eine Verbindung mit dem Kapsel-Band-Apparat ein.

Funktionen im Hüftgelenk:

- Flexion im Hüftgelenk ist seine wichtigste Aufgabe, diese ist umso wirkungsvoller, je mehr der Muskel über das Kniegelenk gedehnt, also in Flexion eingestellt ist.
- Abduktion: er unterstützt die Abduktion.

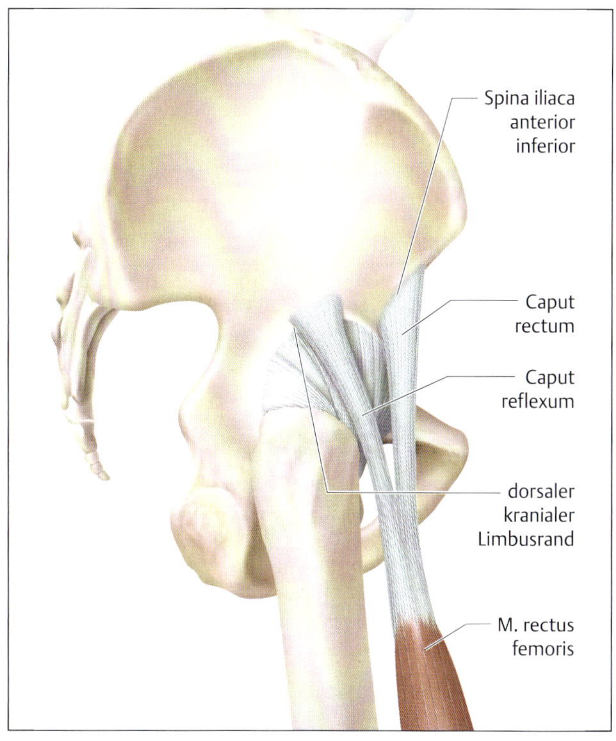

Abb. 2.117 M. rectus femoris.

M. tensor fasciae latae

▸ **Abb. 2.118**, ▸ **Abb. 2.119**

Ursprung: laterale Seite der Spina iliaca anterior superior an der Crista iliaca.

Ansatz: über den Tractus iliotibialis am Tuberculum Gerdy, (am lateroventralen Tibiakondylus). Anteriore Fasern ziehen in das Retinaculum longitudinale laterale.

Verlauf und Besonderheiten: Sein Ursprungsgebiet liegt lateral der SIAS und ist etwa 2½ Querfinger breit. Hier liegt er zwischen M. sartorius und M. glutaeus medius.

Sein Muskelbauch verläuft ventrolateral des Femurkopfs und ist etwa eine Handlänge lang. Dann zieht er mit einem flachen Sehnenanteil von ventral in den Tractus iliotibialis.

Er bildet zusammen mit dem M. rectus femoris das Trigonum femorale laterale.

Innervation: N. glutaeus superior (L4/L5).

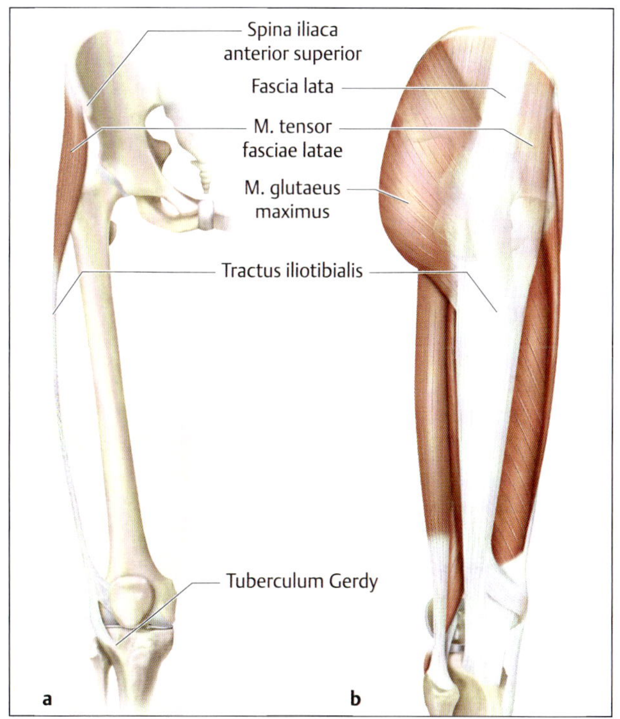

Abb. 2.118 M. tensor fasciae latae.
a Ventrale Ansicht.
b Laterale Ansicht.

Triggerpunkt (▸ **Abb. 2.119**): Ein Triggerpunkt liegt im Muskelbauch etwa zwei Querfinger breit distal des Ursprungs. Seine Schmerzausstrahlungen beginnen in Höhe des Trochanter major und ziehen entlang der Fascia lata am lateralen Oberschenkel und können bis zum Knie gehen. Besonders schmerzhaft ist die Umgebung des Trochanters.

Funktionen:

- Flexion/Innenrotation im Hüftgelenk.
- Abduktion, er unterstützt die kleinen Glutaeen bei der Stabilisation des Beckens in der Frontalebene, d. h. verhindert das Absinken des Beckens auf der kontralateralen Seite.
- Vor allem beim Gehen, Joggen und beim Sprint ist er in den Gangphasen Loading response bis zum Terminalstand aktiv.
- Durch die Verbindung zum Tractus iliotibialis ist er an der lateralen Stabilisierung des Kniegelenks beteiligt.
- Funktionsumkehr im Kniegelenk: von 0–40° Flexion unterstützt er die Extension des Kniegelenks, ab 40° die Flexion.

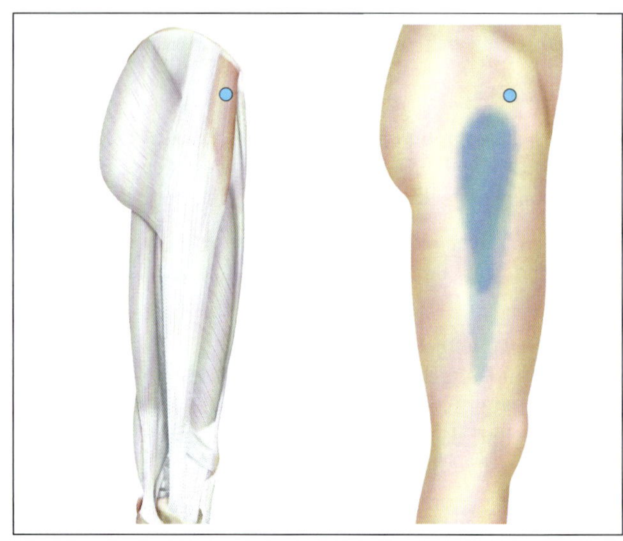

Abb. 2.119 Triggerpunkt und Schmerzausstrahlungen im M. tensor fasciae latae.

Fascia lata

▸ **Abb. 2.120**

Die Fascia lata ist das oberflächliche Blatt der Oberschenkelfaszie, eine feste Bindegewebshülle, die vom Lig. inguinale, sowie Sakrum und Os coccygis bis zum Knie reicht, wo sie am Condylus lateralis femoris, an der Patella, Gelenkkapsel und am Caput fibulae befestigt ist. Sie setzt sich weiter distal in der Fascia cruris fort.

Im Bereich des Trigonum femorale besteht die Faszie aus wenigen lockeren Bindegewebszügen, ***Fascia cribrosa***, und bildet eine Öffnung, ***Hiatus saphenus***, durch den die V. saphena magna und Lymphgefäße ziehen.

Proximal geht die Fascia lata teilweise in die Fascia glutaea über und entspringt mit ihrem proximalen Rand posterior an der Crista iliaca, der Rückseite des Os sacrum und Os coccygis sowie anterior am Lig. inguinale und am oberen R. superior ossis pubis und medial am R. inferior ossis pubis, am Tuber ossis ischii und am Unterrand des Lig. sacrotuberale.

Die Faszienhülle ist flexibel, obwohl sie aus weitgehend festem Material besteht. Ihre Spannung ist variabel, weil sie vom M. tensor fasciae latae über den Tractus iliotibialis und vom M. glutaeus maximus gespannt werden kann. Diese beiden Muskeln ziehen von ventral und dorsal in die Faszie, außerdem kommt ein mittlerer Faserzug von der Crista iliaca. Sie üben einen starken Zug auf die Fascia lata aus, sodass sie an der Außenseite des Oberschenkels wesentlich verstärkt ist, ***Tractus iliotibialis***. Diese Verstärkung ist häufig als Einziehung auf der lateralen Oberschenkelseite zu sehen und kann als sehr feste Struktur bis zum Tuberculum Gerdy am Knie palpiert werden.

Im proximalen dorsalen und medialen Bereich ist die Fascia lata dünner ausgeprägt, zum Kniegelenk hin wird sie wieder dicker.

Die oberflächliche Schicht umhüllt den M. sartorius, während Faszienteile, die in die Tiefe gehen, jeden Oberschenkelmuskel mit einer eigenen Faszienhülle umgeben.

Von der Fascia lata ziehen zwei große intermuskuläre Septen in die Tiefe. Das ***Septum intermusculare laterale*** zieht vom Tractus iliotibialis zwischen den Flexoren und dem M. vastus lateralis zum Labium laterale der Linea aspera, wo es fixiert ist.

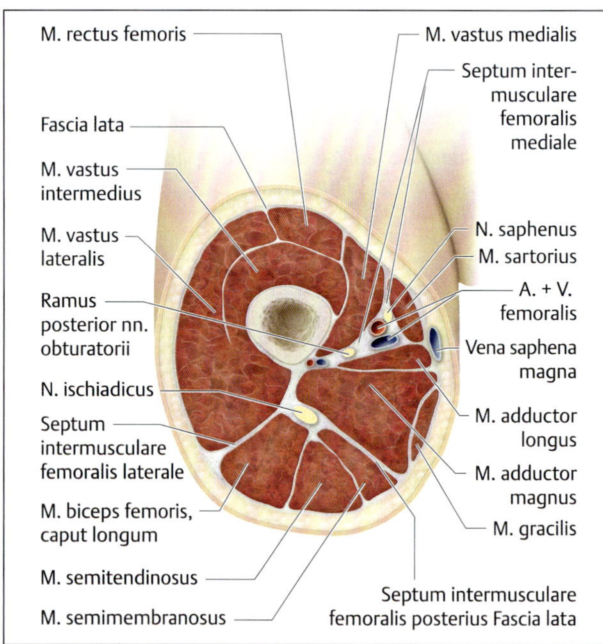

Abb. 2.120 Fascia lata.

Das ***Septum intermusculare mediale*** dringt zwischen dem M. vastus medialis und den Adduktoren in die Tiefe und ist am Labium mediale der Linea aspera fixiert.

Ein drittes dünneres Septum, ***Septum posterius***, schiebt sich zwischen Adduktoren und ischiokrurale Muskulatur. Damit werden drei große Muskelfächer gebildet.

FUNKTIONELLER HINWEIS

Zentrierung des Hüftkopfs durch den Tractus iliotibialis
▶ **Abb. 2.121**

Im oberen Drittel der Fascia lata ziehen der M. tensor fasciae latae von ventral und der M. glutaeus maximus von dorsal hinein und bilden damit einen aponeurotischen Längszug, der bis zur Tibia geht und sehr fest ist, den ***Tractus iliotibialis***. Mittlere Fasern des Tractus ziehen außerdem bis zur Crista iliaca. Durch diese Verbindungen zum Tractus wird der Hüftkopf in die Pfanne gepresst, und die beiden Muskeln haben eine Zügelfunktion. Außerdem spielt der Tractus iliotibialis als Halteseil bei der Verspannung und Stabilisation in der Frontalebene eine große Rolle.

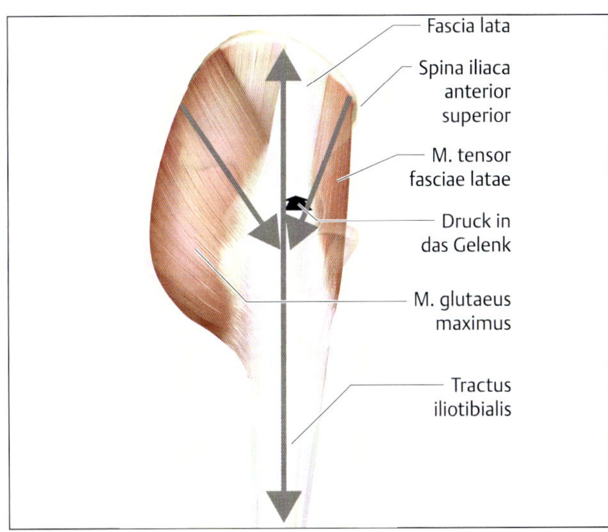

Abb. 2.121 Zentrierungsfunktion des Tractus iliotibialis.

KLINISCHER BEZUG

Coxa saltans

Zu viel Spannung auf der gesamten lateralen Faszie, vor allem im Tractus iliotibialis, kann zum Symptom der „schnappenden Hüfte" führen. Bei den Bewegungen Flexion und Extension rutscht der Tractus über den Trochanter major, und es gibt ein rezidivierendes schnappendes Geräusch. Die Coxa saltans ist häufig schmerzfrei und bedarf keiner besonderen Behandlung. Behandlungsbedarf besteht aber, wenn der feste Strang ständig über die Bursa trochanterica reibt und sich eine schmerzhafte Bursitis entwickelt.

M. sartorius

▶ **Abb. 2.122**, s. Kap. **3.5**.

Besonderheiten im Hüftgelenkbereich: Zusammen mit dem M. rectus femoris bildet er das ***Trigonum femorale laterale***, in dessen Tiefe der Ursprung des M. rectus femoris liegt.

Mit dem M. adductor longus und dem Lig. inguinale bildet er unmittelbar distal der Leistenbeuge das dreieckige ***Trigonum femorale mediale***, dessen Spitze nach kaudal weist. Es wird auch als ***Scarpa-Dreieck*** bezeichnet, in dem die Vasa femoralia und der N. femoralis, durch Fettgewebe gepolstert, nach distal verlaufen. Den Boden des Dreiecks bilden der M. iliopsoas und der M. pectineus, die dort die Fossa iliopectinea formen (▶ **Abb. 2.123**).

Der N. cutaneus femoris lateralis verläuft nach dem Austritt aus dem Becken fast rechtwinklig über den Muskel, gelegentlich perforiert er ihn.

Funktionen:

Hüftgelenk:

- Flexion, u. a. unterstützt er die anderen Flexoren bei der Hüftflexion in der Spielbeinphase und beim Fahrradfahren.
- Abduktion/Außenrotation

Kniegelenk:

- Flexion
- Innenrotation des Unterschenkels
- Stabilisierungsfunktion: seitliche und gegen die vordere Schublade

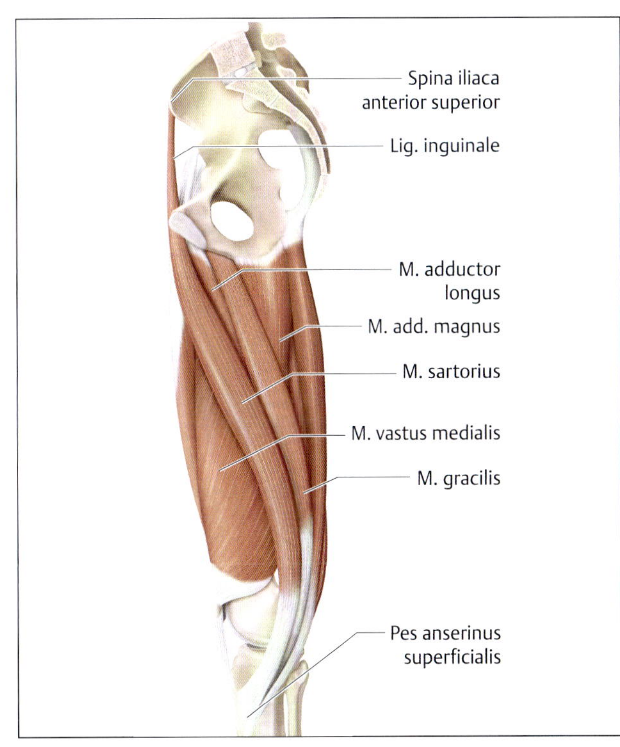

Abb. 2.122 M. sartorius.

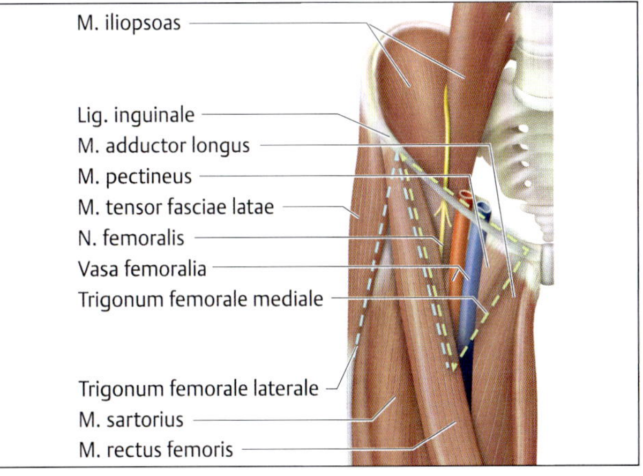

Abb. 2.123 Trigonum femorale laterale et mediale.

2.7.2 Extensoren des Hüftgelenks

M. glutaeus maximus

▶ Abb. 2.124

Ursprung:
- oberflächlicher Anteil: Os ilium direkt lateral der Spina iliaca posterior superior, dorsolateraler Rand der Crista iliaca, dorsolateraler Rand des Os sacrum und kraniolateraler Rand des Os coccygis, Fascia thoracolumbalis,
- tiefer Anteil: Lig.sacrotuberale, Ala ossis ilii dorsal der Linea glutaea posterior

Ansatz:
- Proximale Fasern ziehen in den Tractus iliotibialis.
- Distale Fasern enden an der Tuberositas glutaea, einige Fasern ziehen bis an die Linea aspera.
- Septum intermusculare laterale

Innervation: N. glutaeus inferior (L 5-S 2)

Verlauf und Besonderheiten:
- Er ist etwa 2–3 cm dick und macht die Wölbung des Gesäßes aus.
- An seinem Ursprung verbindet sich die Aponeurose des Muskels mit der Fascia thoracolumbalis.
- An der Übergangsstelle zwischen proximalem und distalem Muskelanteil ist eine Reliefstufe erkennbar.
- Bindegewebssepten spannen sich zwischen den Muskelbündeln aus und sorgen für eine Art Kammerung.
- Beim Gehen und im Stand liegt der distale Muskelteil über dem Tuber ischiadicum. Im Sitzen bildet die Fascia lata eine Art Sitzhalfter, die den distalen Rand des Muskels spannt und damit nach kranial zieht, sodass der Tuber dann nur noch durch Haut, Bindegewebe und einer Bursa abgepolstert ist.
- Zwischen dem Trochanter major und der Innenfläche des Muskels liegt ein großer Schleimbeutel, ***Bursa trochanterica***.

Triggerpunkte (▶ **Abb. 2.125**):
- Triggerpunkt 1: etwa in der Mitte und etwas oberhalb der Gesäßfalte, strahlt ausgeprägte Schmerzen Richtung Apex ossis sacri und Os coccygis sowie zum seitlichen Gesäßbereich aus und tief in das Gesäß hinein, unmittelbar proximal des Tuber ischiadicum. Weniger schmerzhaft ist die gesamte Gesäßhälfte.
- Triggerpunkt 2: an der medialen Gesäßkante nahe dem Os coccygis mit halbkreisförmigen Schmerzausstrahlungen um den Triggerpunkt herum von der Gesäß- bis zur Analfalte und zum Os coccygis.
- Triggerpunkt 3: am Sakrumursprung direkt distal des Sakroiliakalgelenks mit ausgeprägter Schmerzausstrahlung Richtung Sakroiliakalgelenk und distale Gesäßkante, weniger schmerzhafte Ausstrahlung zum proximalen dorsalen Oberschenkel.

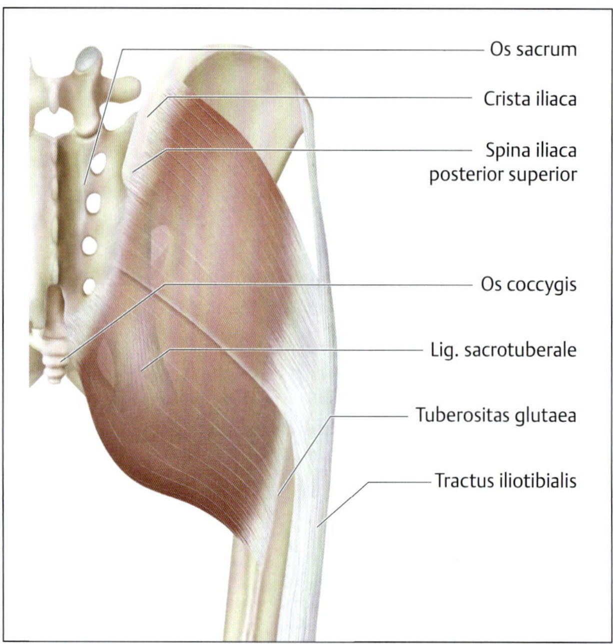

Abb. 2.124 M. glutaeus maximus.

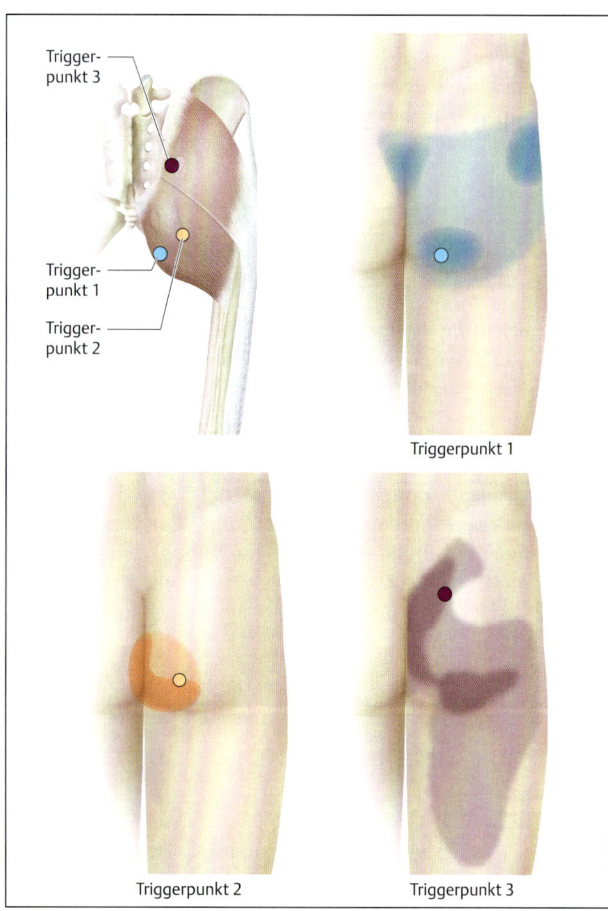

Abb. 2.125 Triggerpunkte und Schmerzausstrahlungen im M. glutaeus maximus.

Funktionen:

- Extension: Er braucht einen deutlichen Widerstand, etwa das Ein- bis Zweifache des Körpergewichts, um gut aktiviert zu werden und aus einer Flexion von über 90° ist er am besten wirksam. Beispielsweise wird er beim sog. Aufsteiger beim Hochgehen auf einen Kasten deutlich tätig (▸ **Abb. 2.126**).
- Bei Punctum fixum des Muskels am Femur ist er bei allen kraftfordernden Extensionsbewegungen beteiligt: beim Aufstehen aus dem Sitzen, aus der Hocke, beim Treppensteigen, Klettern und beim schnellen Laufen, sowie bei der Aufrichtung des nach vorne geneigten Rumpfes. Außerdem kontrolliert er das Treppabgehen und Bücken. Dagegen zeigt er im Stand und beim normalen Gehen wenig Aktivität.
- Außenrotation: Er ist ein kräftiger Außenrotator.
- Der Muskel hat einen ***Autoantagonismus*** in der Frontalebene: Durch seinen breitflächigen Verlauf befinden sich einige Faseranteile kranial und andere kaudal der sagittalen Achse, weshalb die kranialen Fasern eine Abduktion, die kaudalen Fasern die Adduktion verursachen (▸ **Abb. 2.127**).
- Durch die Verbindung mit dem Tractus iliotibialis nimmt er Einfluss auf die Zentrierung des Hüftkopfs und auf die Kniegelenkstabilisierung.

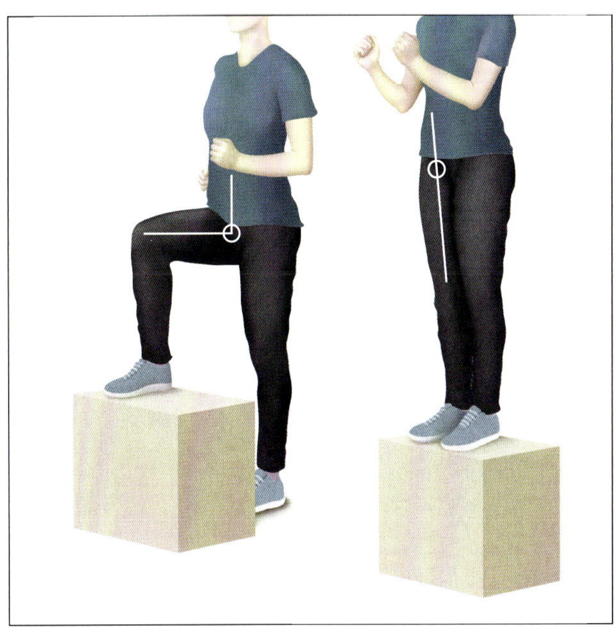

Abb. 2.126 Tätigkeit des M. glutaeus maximus: Extension aus 90° Hüftflexion.

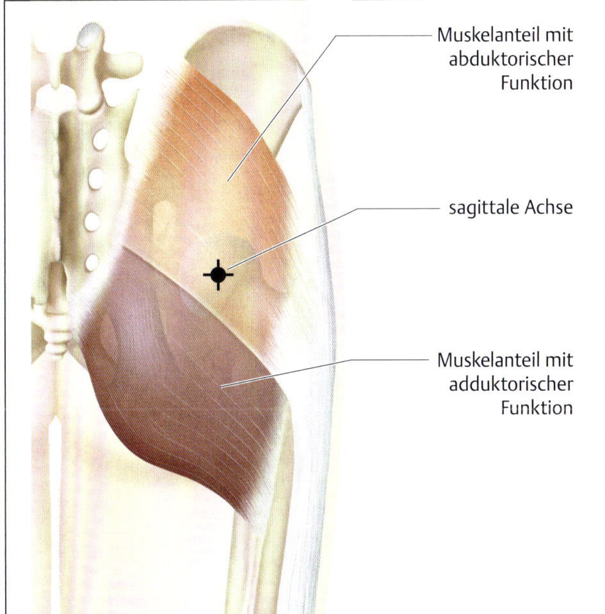

Abb. 2.127 Autoantagonismus des M. glutaeus maximus in der Frontalebene.

Ischiokrurale Muskulatur

▸ **Abb. 2.128**, s. Kap. **3.5**, Kap. **3.6**

- M. semitendinosus
- M. semimembranosus
- M. biceps femoris, Caput longum

Besonderheiten in der Hüftregion: Der M. semitendinosus und M. biceps femoris verbinden sich an ihrem Ursprungsbereich mit dem Lig. sacrotuberale, das weiter proximal mit longitudinalen Fasern der Ligg. sacroiliaca dorsalia verbunden ist.

Der M. semimembranosus liegt in der dorsalen Ansicht auf dem M. adductor magnus.

Direkt distal des Tuber ischiadicum kreuzen zwei Äste, Rr. perineales, des N. cutaneus femoralis posterior nach medial, dabei liegen sie auf den sehnigen Ursprüngen der oberflächlichen ischiokruralen Muskeln.

Funktionen: Die Arbeitsleistung der ischiokruralen Muskulatur entspricht etwa zwei Dritteln derjenigen des M. glutaeus maximus. Beim Gehen und schnellen Laufen sind sie jedoch aktiver als der M. glutaeus maximus.

- Extension durch alle Anteile der ischiokruralen Muskulatur, außerdem bewirken sie (durch exzentrische Arbeit) eine dorsale Stabilisation des Beckens in leichter bis deutlicher Flexionsstellung.
- Außenrotation durch M. biceps femoris, Innenrotation durch M. semitendinosus und M. semimembranosus.
- Posteriore Rotation des Iliums im Sakroiliakalgelenk.
- Knieflexion und Außenrotation des Unterschenkels durch M. biceps, Knieflexion und Innenrotation durch M. semitendinosus und M. semimembranosus.

FUNKTIONELLER HINWEIS

Stabilisation des Beckens in der Sagittalebene
▸ **Abb. 2.129**
In verschiedenen Stellungen des Beckens in der Sagittalebene reagieren unterschiedliche Muskeln fallverhindernd, um das Becken zu stabilisieren:

- Beim Stehen mit „posteriorem Tilt" des Pelvis liegt der Schwerpunkt hinter dem Hüftgelenkzentrum. Eine weitere Extension verhindern das Lig. iliofemorale und der M. tensor fasciae latae.
- Wenn das Lot auf das Hüftgelenkzentrum fällt, sind sowohl Flexoren als auch Extensoren entspannt, das bedeutet ein labiles Gleichgewicht.
- Steht das Becken in einer minimalen Flexionsstellung, werden die ischiokruralen Muskeln tätig, um das Becken zu stabilisieren.
- Erst bei weiterer Flexionsstellung wird zusätzlich der M. glutaeus maximus aktiv.

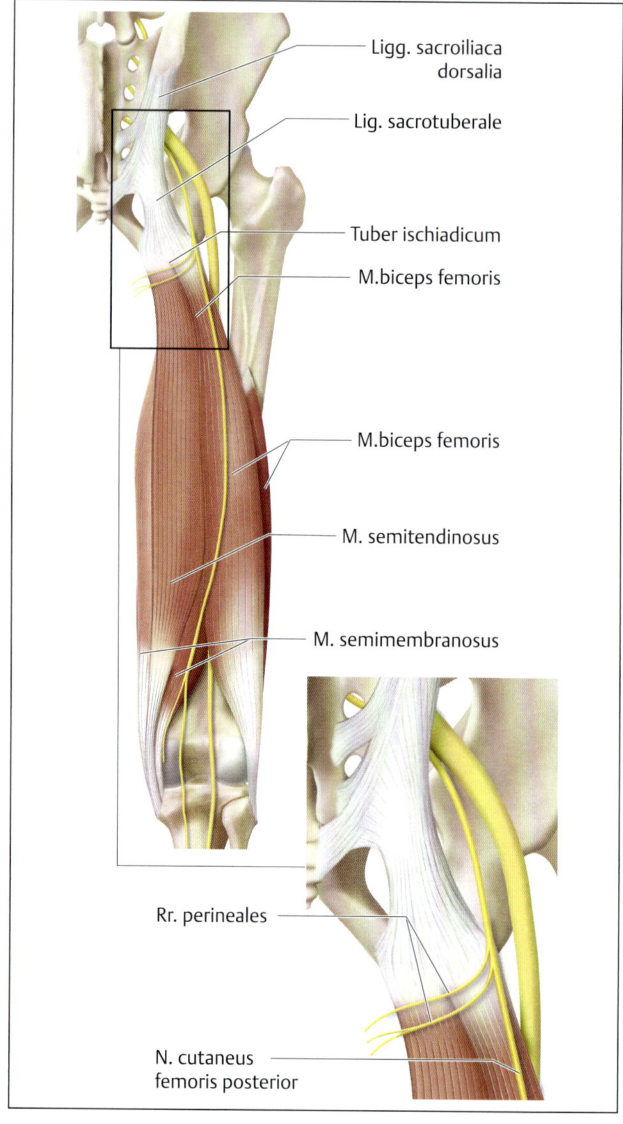

Abb. 2.128 Ischiokrurale Muskulatur.

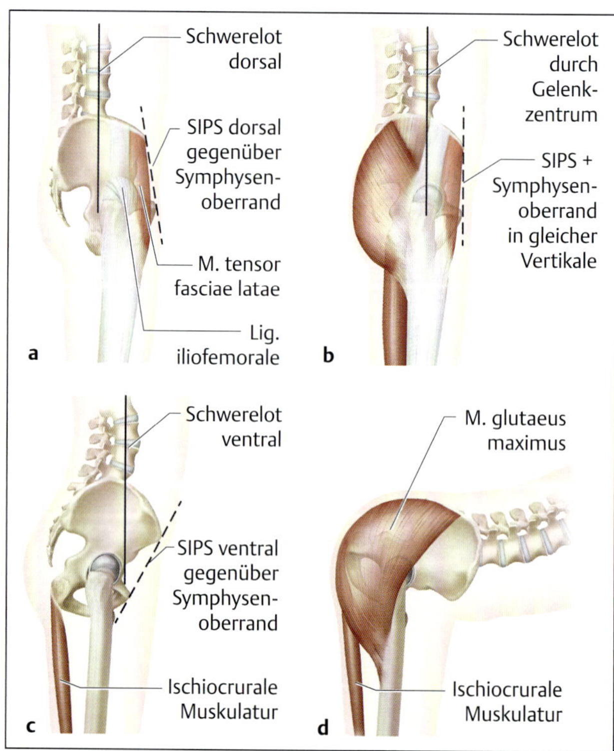

Abb. 2.129 Stabilisation des Beckens in der Sagittalebene. **a** Posteriorer Beckentilt, **b** Neutral-0-Stellung, **c** anteriorer Beckentilt, **d** vermehrte Hüftflexion.

2.7.3 Abduktoren des Hüftgelenks

M. glutaeus medius

▶ **Abb. 2.130**

Ursprung: Ala ossis ilii zwischen Linea glutaea anterior und Linea glutaea posterior, Labium externum der Crista iliaca sowie von der ihn teilweise bedeckenden Fascia latae.

Ansatz: laterale Fläche des Trochanter major.

Innervation: N. glutaeus superior (L 4-S 1).

Verlauf und Besonderheiten: Dieser kompakte Muskel hat eine dreieckige Form mit der Spitze nach distal.

Ventrale Fasern verlaufen oberflächlich und schräg nach dorsal-distal und liegen am Trochanter major über den dorsalen Faseranteilen, die schräg nach ventral-distal ziehen. Einige mittlere Fasern ziehen vertikal.

Der vordere Abschnitt wird vom M. tensor fasciae latae bedeckt, das dorsale Drittel vom M. glutaeus maximus.

Zwischen der Ansatzsehne des Muskels und dem Trochanter major liegt die Bursa trochanterica m. glutaei medii anterior, zwischen den Sehnen von M. piriformis und M. glutaeus medius die Bursa trochanterica m. glutaei medii posterior.

Triggerpunkte (▶ **Abb. 2.131**):

- Triggerpunkt 1 (blau): ventral etwa zwei Querfinger von der SIAS entfernt, überträgt seinen Hauptschmerz über das Os sacrum und den lumbosakralen Übergang, weniger schmerzhaft ist der Bereich entlang der Crista iliaca.
- Triggerpunkt 2 (orange): direkt distal und etwa in der Mitte der Crista iliaca. Er leitet Schmerzen zur lateralen Gesäßhälfte, weniger schmerzhaft sind die Ausstrahlungen zum dorsolateralen Oberschenkel.
- Triggerpunkt 3 (lila): am kranialen Rand des Muskels nahe der Crista iliaca mit Hauptschmerzausstrahlung zur dorsalen Crista iliaca, Spina iliaca posterior superior, zum Sakroiliakalgelenk und etwas weiter nach distal. Weniger schmerzhaft ist der gesamte Gesäßbereich.

Funktionen:

- Abduktion: Die kleinen Glutäen spielen eine wichtige Rolle bei der Körperbalance, denn bei distalem Punctum fixum verhindern sie in der Standbeinphase das Absinken des Beckens zur Spielbeinseite, dabei leisten sie exzentrische Arbeit. Ihre Aktivität wird durch Gewichttragen auf der ipsilateralen Seite reduziert. Bei Punctum fixum am Becken abduzieren sie das Bein.
- Die ventralen Fasern machen eine Innenrotation, vor allem bei zunehmender Flexion, die dorsalen eine Außenrotation.
- Beeinflussung der Beckenneigung in der Sagittalebene: Fasern, die ventral der frontalen Achse liegen, sind flexorisch tätig, Fasern, die dorsal davon liegen, bewirken eine Extension.

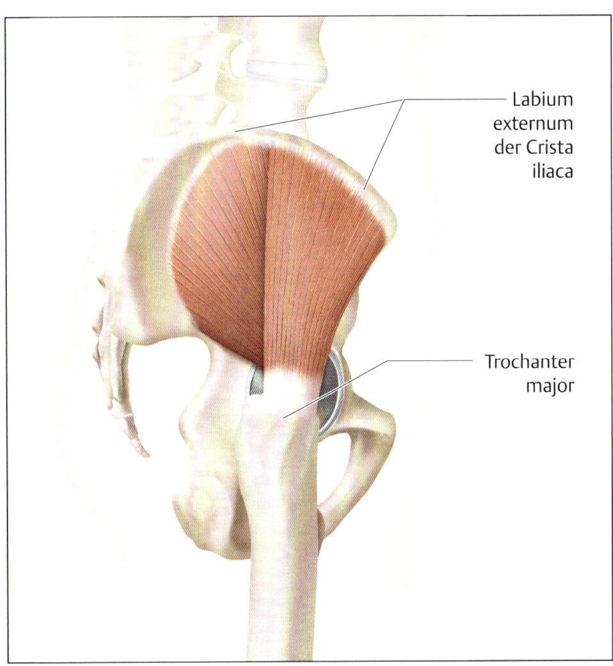

Abb. 2.130 M. glutaeus medius.

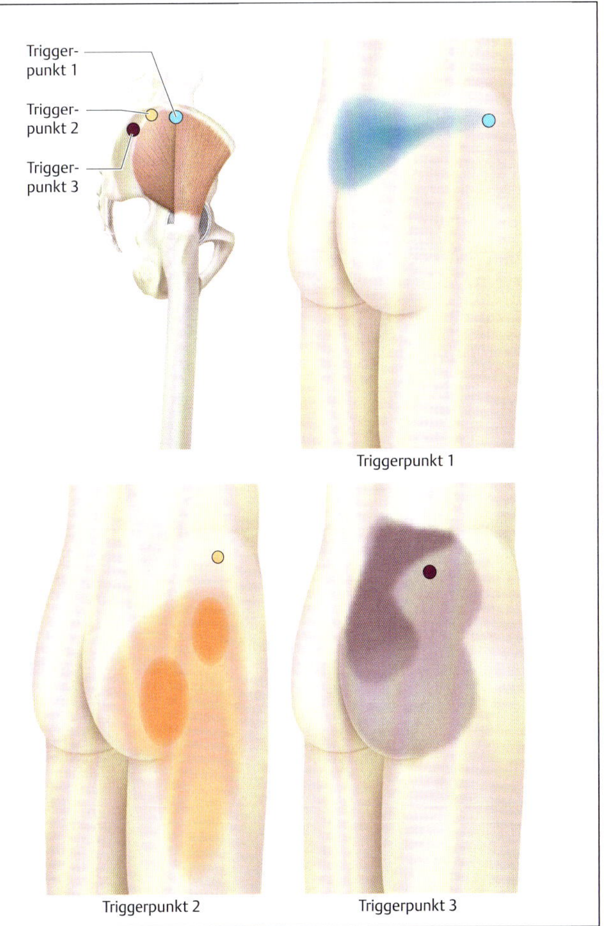

Abb. 2.131 Triggerpunkte und Schmerzausstrahlungen im M. glutaeus medius.

M. glutaeus minimus

▶ Abb. 2.132

Ursprung: Facies glutaea der Ala ossis ilii zwischen der Linea glutaea anterior und inferior.

Ansatz: ventraler Rand des Trochanter major.

Innervation: N. glutaeus superior (L 4-S 1)

Verlauf und Besonderheiten: Der Muskel ist kleiner als der medius und ebenfalls dreieckig geformt mit der Spitze des Dreiecks zum Ansatz hin. Er wird vollständig vom M. glutaeus medius bedeckt.

Zu Beginn des distalen Muskeldrittels geht er in die flache Ansatzsehne über.

Ein Schleimbeutel, Bursa trochanterica m. glutaei minimi, liegt zwischen der Spitze des Trochanters und der Sehne.

Triggerpunkte (▶ **Abb. 1.132**):

- Triggerpunkt 1: Mehrere Triggerpunkte (2–5), die zusammengehören, verteilen sich über den gesamten proximalen Ursprungsbereich. Sie bewirken tief sitzende und sehr intensive Schmerzausstrahlungen zum dorsalen Gesäß und Ischias-ähnlich zum dorsalen Oberschenkel bis zur Wade ausstrahlend.
- Triggerpunkt 2 und 3: Im ventralen Muskelanteil direkt distal der SIAS mit ausstrahlenden Schmerzen zur Gesäßmitte und in einem schmalen Streifen am lateralen Ober- und Unterschenkel bis zum lateralen Malleolus.

Funktionen :

- Abduktion, außerdem stabilisieren sie das Becken in der Frontalebene, d. h. sie verhindern in der Standbeinphase das Absinken des Beckens auf der Spielbeinseite
- ventrale Faseranteile: Flexion/Innenrotation
- dorsale Faseranteile (wenige): Extension/Außenrotation

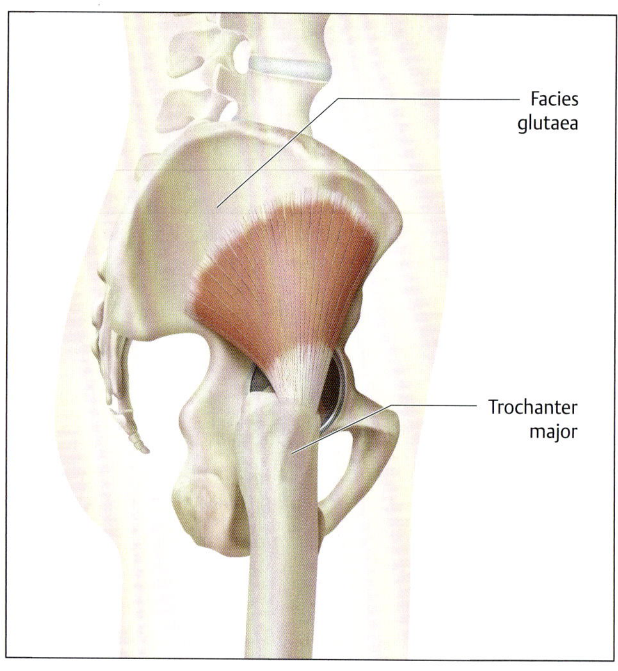

Abb. 2.132 M. glutaeus minimus.

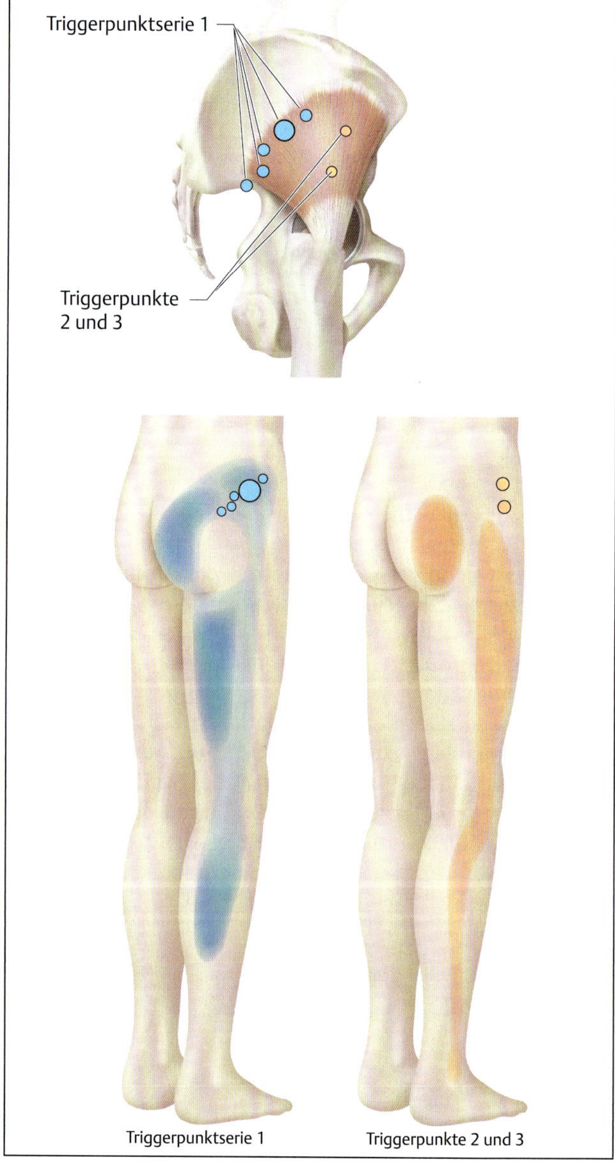

Abb. 2.133 Triggerpunkte und Schmerzausstrahlungen im M. glutaeus minimus.

Fascia glutaea

Diese Faszie beginnt an der Crista iliaca, am Sakrum, Os coccygis und Lig. sacrotuberale und überdeckt den M. glutaeus maximus. Sie teilt sich an seinem ventralen Rand in ein oberflächliches und ein tiefes Blatt.

Die ***Lamina superficialis*** ummantelt die Außenseite des M. glutaeus maximus, eine mittlere Abspaltung davon seine Innenseite.

Die ***Lamina profunda*** bedeckt den dorsalen Anteil des M. glutaeus medius und die Mm. piriformis, gemelli und quadratus femoris. Die Faszie zeigt zwei Lücken: die Foramina supra- und infrapirifome, durch die Nerven und Gefäße ziehen. Vom tiefen Blatt entstehen feinere Faszienblätter, die den M. glutaeus minimus und die Außenseite des M. glutaeus medius ummanteln.

Bedingt durch die vielen Faszienaufteilungen ist ein problemloses Gleiten der verschiedenen Muskeln gegeneinander möglich.

FUNKTIONELLER HINWEIS

Stabilisation des Beckens in der Frontalebene ▸ Abb. 2.134
In verschiedenen Flexionsstellungen des Hüftgelenks wird die Stabilisation des Beckens in der Frontalebene von unterschiedlichen Abduktoren gewährleistet. Beispielsweise verhindern sie beim Gehen in der Standbeinphase das Absinken des Beckens auf der Spielbeinseite.

In Hüftextension wird das Becken vom Lig. iliofemorale, dem M. tensor fasciae latae und ventralen Anteilen des M. glutaeus medius stabilisiert. In Neutral-0-Stellung und leichter Flexionsstellung wird das Becken vor allem durch den Tractus iliotibialis und M. piriformis stabilisiert, wobei sie von den kleinen Glutäen unterstützt werden. Bei zunehmender Flexion tragen die kranialen Anteile des M. glutaeus maximus zur Stabilisation bei.

Die kleinen Glutäen spielen also eine wichtige Rolle bei der Körperbalance, denn beim normalen Gehen werden sie bei der Stabilisation des Beckens in Neutral-0- bis leichter Flexionsstellung gefordert, wobei sie exzentrische Arbeit leisten (▸ **Abb. 2.134a**).

Bei einer Abschwächung der kleinen Glutäen können sie das Becken nicht mehr halten und es sinkt zur Spielbeinseite ab, was als ***Trendelenburg-Zeichen*** (▸ **Abb. 2.134b**) bekannt ist.

Meist kompensieren die Patienten diese Problematik mit einem „Shift" des Rumpfes über die Standbeinseite, dem ***Duchenne-Hinken***. Das bedeutet, dass die notwenige Kraft der kleinen Glutäen zur Stabilisation vermindert wird, denn der lange Lastarm wird verkürzt (▸ **Abb. 2.134c**).

Stabilisation bei Coxa valga/vara
Die Größe des CCD-Winkels beeinflusst die Wirkung der kleinen Glutäen: Eine Coxa valga verändert den Muskelfaserverlauf, der Kraftvektor wird steiler und der Kraftarm kürzer, was ungünstiger für die Abduktions- und Stabilisationsfunktion ist (s. Kap. 2.6.3).

Bei Coxa vara ziehen die Muskeln fast horizontal, ein sehr gutes Kraftmoment, was jedoch aufgehoben wird, da sich durch die Absenkung des Schenkelhalses eine Annäherung des Ansatzes zum Ursprung ergibt.

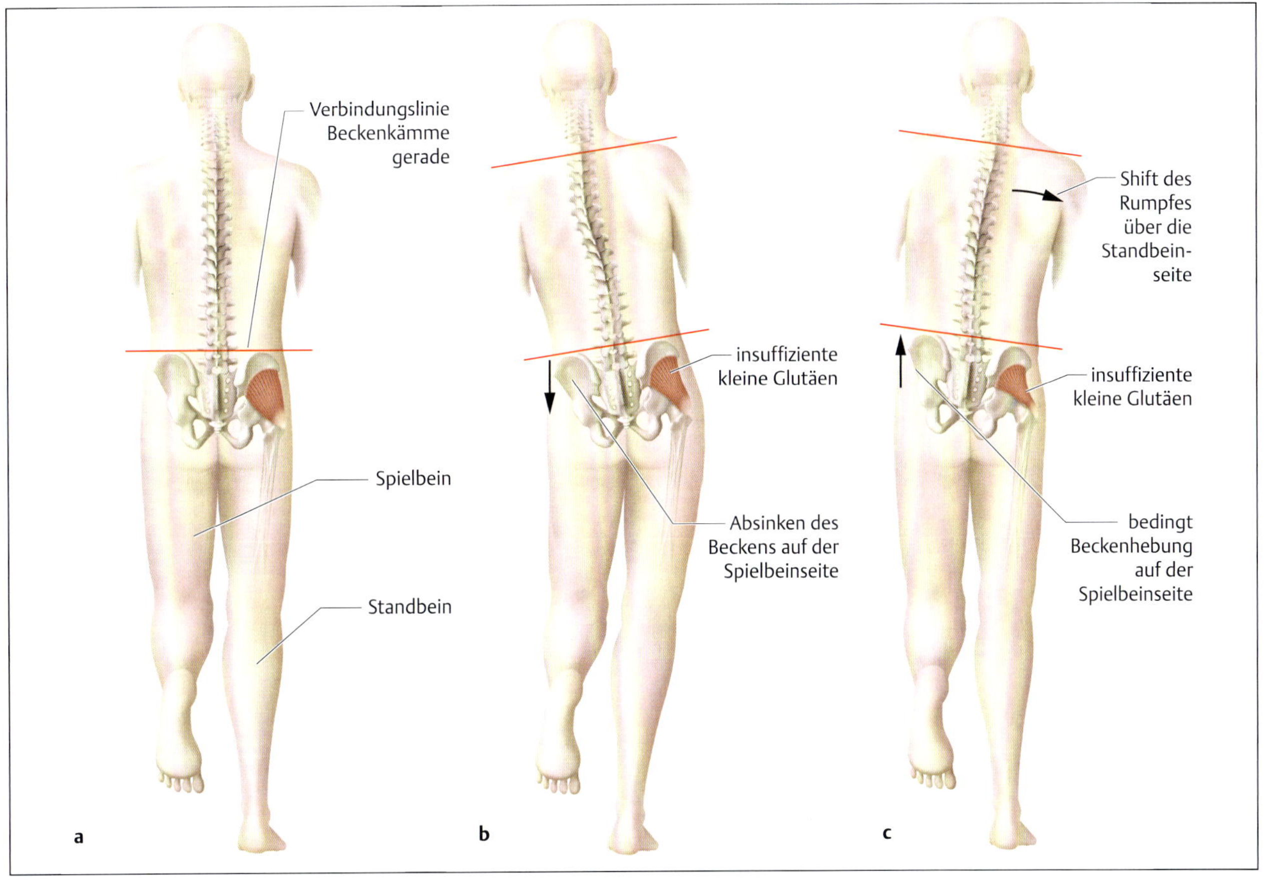

Abb. 2.134 Folgen einer Abschwächung der kleinen Glutäen. **a** Normal, **b** Trendelenburg Zeichen und **c** Duchenne Kompensation.

M. piriformis

▸ Abb. 2.135

Ursprung: Facies pelvina: laterale Ränder der 2.–4. Foramina sacralia pelvina.

Ansatz: Innenseite der dorsale Spitze des Trochanter major.

Innervation: Plexus sacralis (L 5-S 2).

Verlauf und Besonderheiten: Sein Verlauf ist leicht schräg von proximal-dorsal-medial nach distal-ventral-lateral. Seine proximalen Fasern ziehen fast horizontal über den distalen Bereich des Art. sacroiliaca. Einige distale Fasern können sich am Ursprungsbereich mit dem Lig. sacrotuberale, am Ansatz mit dem M.triceps coxae verbinden.

Er zieht durch das Foramen ischiadicum majus, das von ihm jedoch nicht vollständig ausgefüllt wird. Es entstehen oberhalb und unterhalb je eine Lücke zum Durchtritt von Gefäßen und Nerven:

Das ***Foramen suprapiriforme*** dient dem Durchtritt der Vasa glutaea superiora und des N. glutaeus superior, wobei diese Lücke mit Bindegewebe ausgefüllt ist.

Durch das ***Foramen infrapiriforme*** ziehen Vasa glutaea inferiora, Vasa pudendae interna, N. glutaeus inferior, N. pudendus und im lateralen Bereich der N. ischiadicus.

In manchen Fällen ziehen Teile des N. ischiadicus durch den Muskel und vereinigen sich erst distal davon zum eigentlichen N. ischiadicus.

Triggerpunkte (▸ **Abb. 2.136**):

- Triggerpunkt 1 (blau) liegt etwa im letzten Muskeldrittel, drei Querfinger von seiner Insertion entfernt. Er bewirkt Schmerzausstrahlungen um den dorsalen Trochanterbereich bis zur Gesäßfalte, weniger schmerzhaft ist der dorsale Oberschenkel.
- Triggerpunkt 2 (orange) liegt am lateralen Sakrumrand mit schmerzhaften Ausstrahlungen über das Sakroiliakalgelenk und dorsalen Gesäßbereich.

Funktionen:

- Abduktion
- Flexion/Außenrotation in N-0-Position. Sowohl die Bewegungen in der Sagittal- als auch Transversalebene werden durch die Flexionsstellung im Hüftgelenk beeinflusst. Bei 60° Hüftflexion findet eine ***Funktionsumkehr*** statt, denn der Muskelverlauf ändert sich im Verhältnis zur longitudinalen Achse; in Extensionsstellung verläuft er dorsal und ist damit Außenrotator, in Flexionsstellung ventral davon und er wird zum Innenrotator. Sein Verlauf zur frontalen Achse ändert sich ebenfalls, denn mit zunehmender Flexion verschiebt sich der Ansatz am Tuberculum major nach distal, sodass er Extensor wird.
- Unterstützt die Zentrierung des Hüftkopfs in die Pfanne.
- Stabilisation des Sakroiliakalgelenks durch seinen fast horizontalen Verlauf zu diesem Gelenk [178].
- Kaudale Fasern können bei Punctum fixum Bein eine ipsilaterale Gegennutation des Sakrums bewirken [224].

Weitere Muskeln, die die Abduktion unterstützen:

- M. tensor fasciae latae
- M. glutaeus maximus, kraniale Anteile

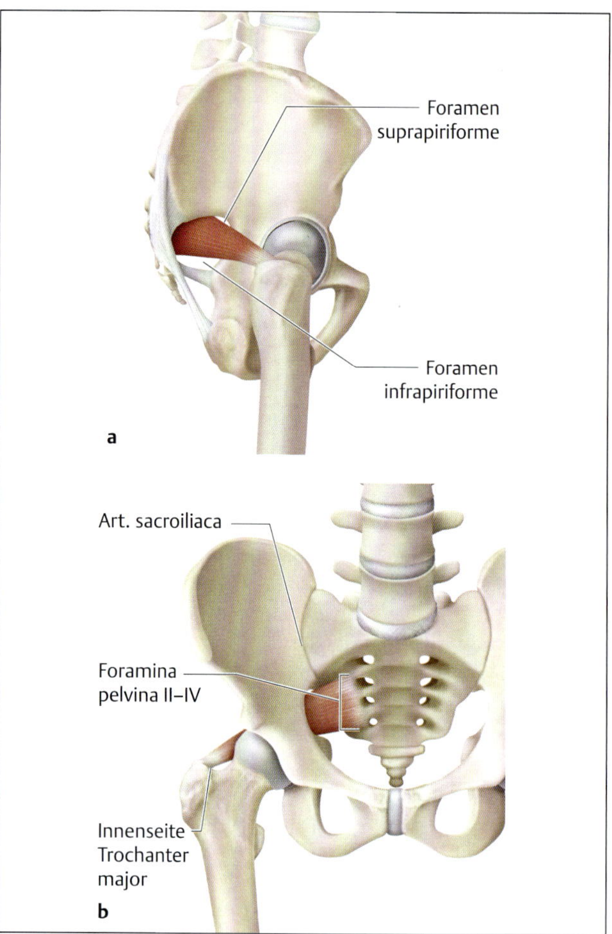

Abb. 2.135 M. piriformis.
a Ansicht von lateral.
b Ansicht von ventral.

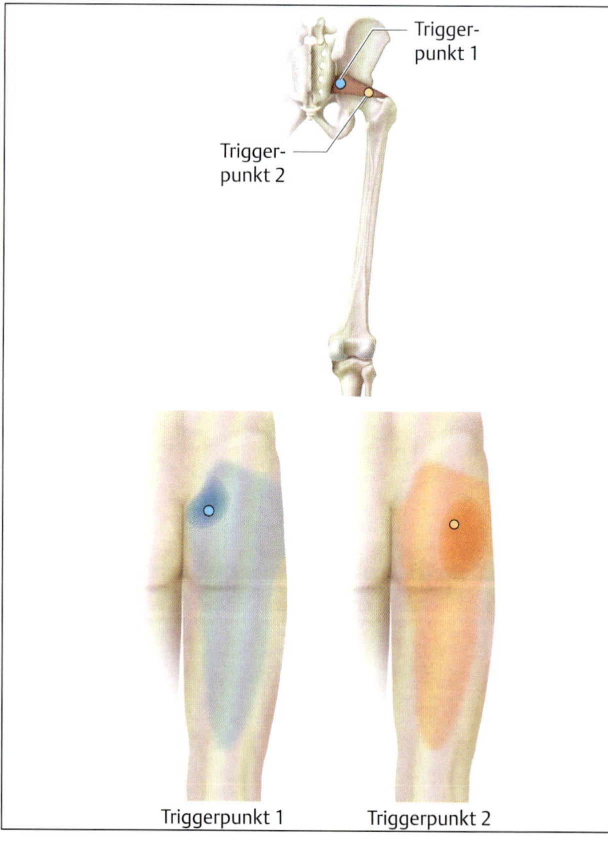

Abb. 2.136 Triggerpunkte und Schmerzausstrahlungen im M. piriformis.

KLINISCHER BEZUG

Piriformissyndrom ▸ Abb. 2.137
Das Piriformissyndrom, bei dem der Ischiasnerv irritiert wird, kann verschiedene Ursachen haben:

- Hämatom und dadurch bedingte Schwellung im Muskel bzw. umgebenden Gewebe durch einen Sturz auf das Gesäß
- Hypertonus des Muskels bedingt durch eintönige, andauernde Belastung, z. B. vornüber gebeugtes Arbeiten
- Wucherungen der Gefäße: Die V. glutaea inferior, die unter dem M. piriformis liegt, neigt zu Wucherungen, wodurch ein großes Knäuel entsteht, das auf den N. ischiadicus drücken kann. Wenn dieses längere Zeit besteht, kann sich ein ***Neurom*** bilden, das lange zur Rückbildung braucht.

Die Patienten klagen beispielsweise über helle, stechende Schmerzen im Gesäß mit Ausstrahlungen in den dorsalen Oberschenkel. Bei längerem Sitzen, Treppaufgehen, Bücken und/oder Radfahren verstärken sich die Schmerzen. Auch ein Kribbel- und Taubheitsgefühl kann in dieser Region auftreten.

Wichtig ist die Differenzialdiagnose, da eine Ischiasreizung viele andere Ursachen haben kann, z. B. Bandscheibenvorfall, Spondylarthrose, Funktionsstörung des Sakroiliakalgelenks, Hüftgelenkerkrankung und vieles mehr.

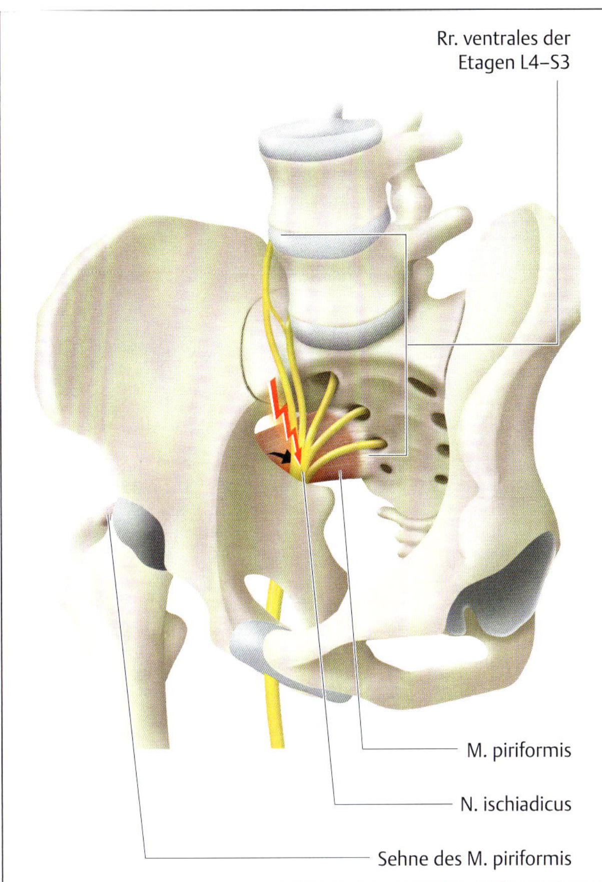

Abb. 2.137 Piriformissyndrom.

PRAXISTIPP

Untersuchung mit Straight Leg Raise ▸ Abb. 2.138
Eine Möglichkeit, die dabei helfen kann, herauszufinden, ob der M. piriformis für die Ischiasbeschwerden verantwortlich ist, wird das gestreckte Bein vorsichtig und trotz Schmerzen in ca. 70° eingestellt. Um den M. piriformis zu entspannen, wird in dieser Stellung das Bein in Innenrotation und Abduktion gebracht, der Schmerz nimmt ab und die Flexionsstellung kann vergrößert werden. Eine Außenrotation/Adduktion dagegen wird den Schmerz verstärken.

Behandlung des Piriformissyndroms
Häufig ist nicht der Muskel selbst das Problem, sondern eine durch Überforderung bedingte Fehlstellung. Um diesen Teufelskreis der muskulären Dysbalancen zu durchbrechen, sollten Fehlstellungen korrigiert werden, beispielsweise durch Erlernen der korrekten Körperhaltungen mit Stabilitätstraining. Erst dann kann langfristig eine Veränderung und ein Erfolg erzielt werden.

Um den Druck auf den Ischiasnerv zu verringern, muss der Tonus des M. piriformis reduziert werden, was durch eine Längsdehnung oder vorsichtige Druckinhibition erreicht werden kann. Auch die anschließende Mobilisation des N. ischiadicus sollte nicht vergessen werden.

Neben dem M. piriformis weisen häufig auch M. glutaeus medius, M. tensor fasciae latae und der kontralaterale M. quadratus lumborum einen Hypertonus auf.

Durch Deep Friction und Eigendehnungen der betroffenen Muskeln sowie Kräftigungsübungen besonders der Abduktoren kann der normale Tonus der Muskulatur wiederhergestellt werden. Sportliche Aktivitäten, die Beschwerden bereiten, sollten vorübergehend eingestellt werden.

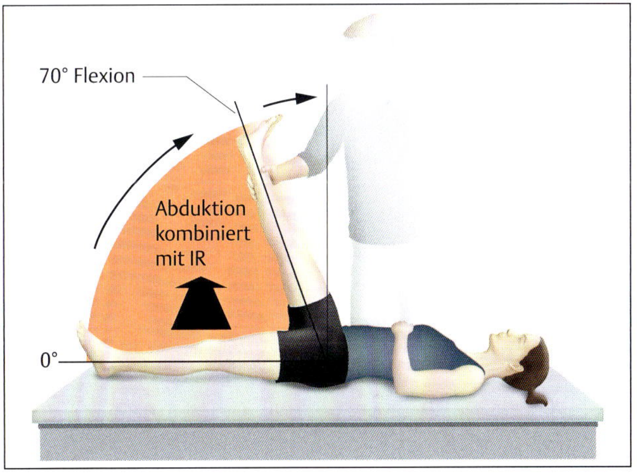

Abb. 2.138 Kombinierte Bewegungen beim Straight Leg Raise bei Piriformissyndrom.

2.7.4 Adduktoren des Hüftgelenks

M. pectineus

▸ Abb. 2.139

Ursprung: Eminentia iliopubica vom Pecten ossis pubis bis zum Tuberculum pubicum.

Ansatz: Linea pectinea zwischen Trochanter minor und proximalem Abschnitt der Linea aspera.

Innervation: N. femoralis (L2–3), evtl. zusätzlich N. obturatorius.

Verlauf und Besonderheiten: Die dorsale Fläche des Muskels hat Kontakt zu den ventralen Bändern des Hüftgelenks, dem M. adductor brevis und dem M. obturatorius externus.

Er bildet den Boden des Trigonum femorale mediale, sodass die Vasa femoralia auf diesem Muskel liegen.

Triggerpunkt (▸ **Abb. 2.140**): Ein Triggerpunkt befindet sich in der Muskelmitte, distal des Lig. inguinale am medialen Oberschenkel, mit tiefen und dumpfen Schmerzausstrahlungen in die Leiste, außerdem strahlen sie etwas zum anteromedialen Oberschenkel.

Funktionen: Adduktion und Flexion.

Aussagen über die Rotation sind uneinheitlich. Auch EMG-Studien konnten keine eindeutige Aussage machen [265]. Deshalb sollte seine Funktion um die longitudinale Achse in Frage gestellt werden.

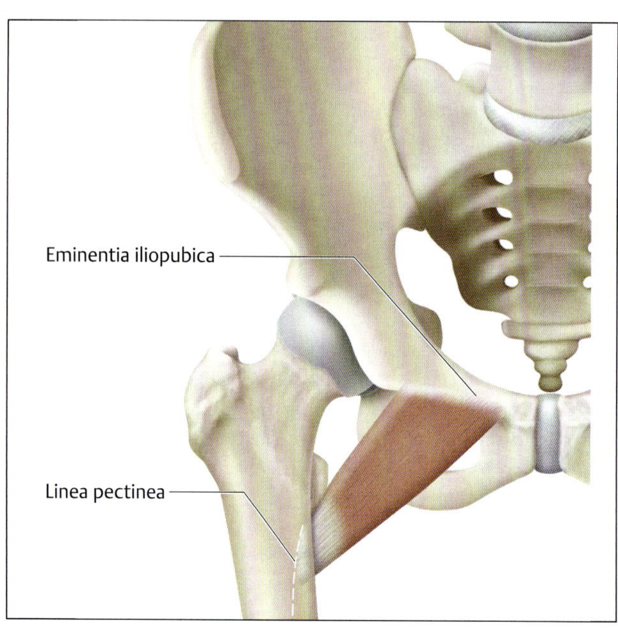

Abb. 2.139 M. pectineus.

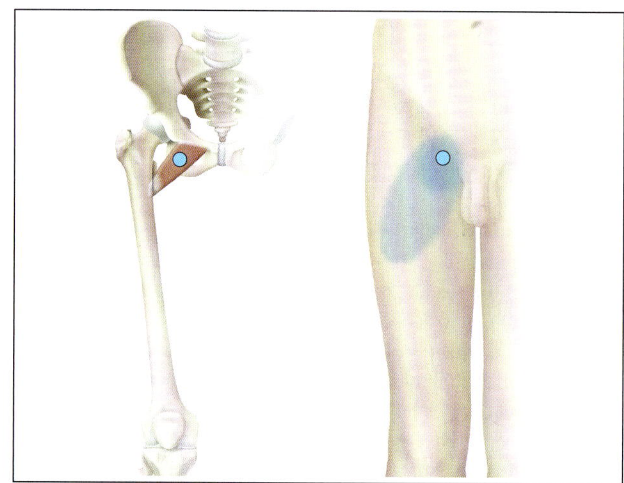

Abb. 2.140 Triggerpunkt und Schmerzausstrahlungen im M. pectineus.

M. adductor longus

▸ Abb. 2.141

Ursprung: Ramus superior ossis pubis direkt distal des Tuberculum pubicum, Ventralseite der Symphysis pubica.

Ansatz: mittleres Drittel des Labium mediale der Linea aspera.

Innervation: R. anterior des N. obturatorius (L2–4).

Verlauf und Besonderheiten: Der Muskel gehört zur oberflächlichen Schicht der Adduktoren, ist platt und wird zum Ansatz hin allmählich breiter. Bei Anspannung Richtung Adduktion tritt er am medialen Oberschenkel am stärksten hervor.

Er bildet zusammen mit dem M. sartorius und dem Lig. inguinale das ***Trigonum femorale mediale***, in der die Vasa femoralia liegen.

Er begrenzt den Eingang des ***Canalis adductorius***, der zwischen M. vastus medialis und M. adductor magnus liegt und durch den die A. und V. femoralis verlaufen.

Distal bildet er zusammen mit der Aponeurose des M. vastus medialis die Membrana vastoadductoria.

Triggerpunkt (▸ **Abb. 2.142**): Es gibt einen Triggerpunkt in der Mitte des Muskelbauchs mit deutlicher kreisförmiger Schmerzausstrahlung zum distalen Oberschenkel direkt proximal der Patella. Weniger schmerzhaft ist ein schmaler Streifen am anteromedialen Oberschenkel, der über das Knie und medialen Unterschenkel bis zum medialen Malleolus reichen kann.

Funktionen:
- Adduktion
- Funktionsumkehr in der Sagittalebene: Zunächst wird aus der N-0-Stellung eine Flexion bis etwa 70° verursacht, ab dann eine Extension.
- Innenrotation (EMG-Untersuchungen von [16]
- Er zeigt sowohl innen- als auch außenrotatorische Funktion, die von der jeweiligen Flexions-/Abduktions- oder Extensions-/Adduktionsstellung abhängig ist; z.B. bewirkt er eine Außenrotation in Flexion und Abduktion, eine Innenrotation in Extension und Adduktion [223].

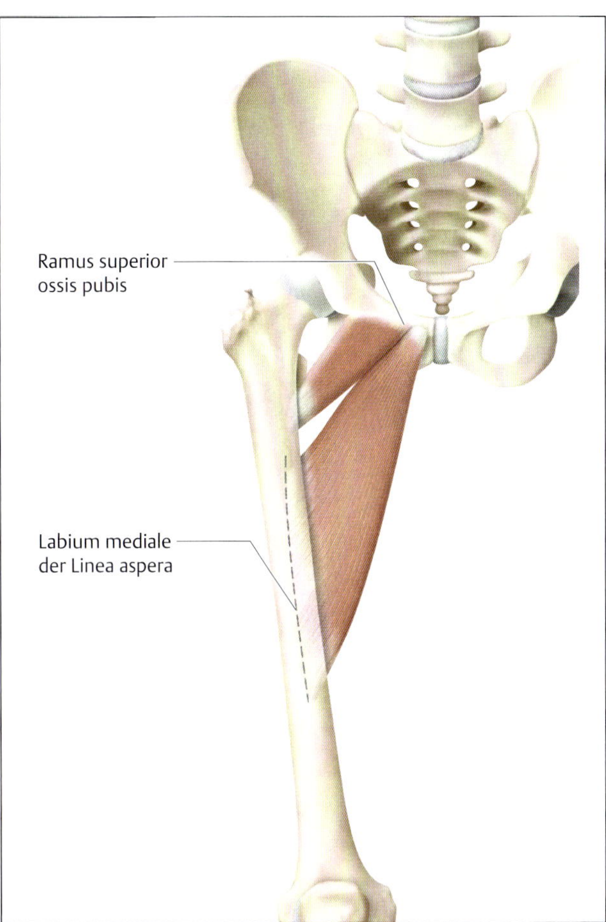

Abb. 2.141 M. adductor longus.

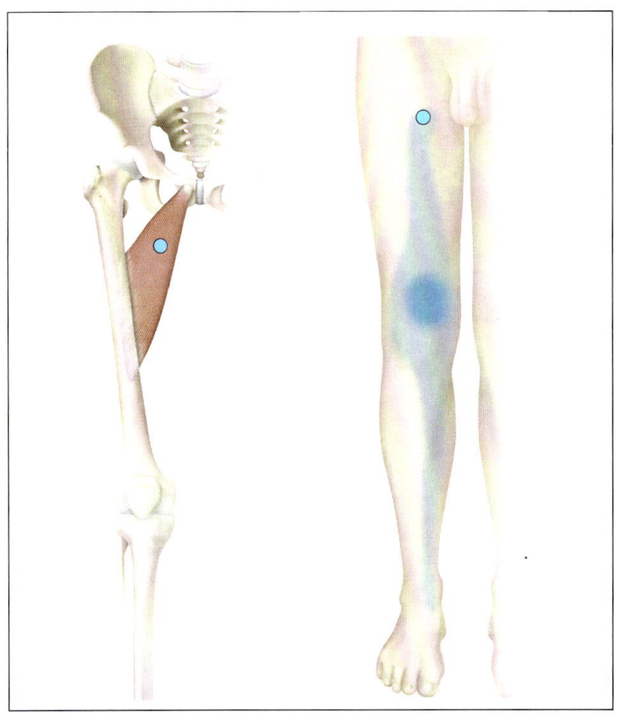

Abb. 2.142 Triggerpunkt und Schmerzausstrahlungen im M. adductor longus.

M. gracilis

▸ **Abb. 2.143**, s. Kap. **3.5**

Besonderheiten in der Hüftregion: Der M. gracilis ist der einzige Adduktor des Hüftgelenks, der zweigelenkig ist. Er liegt zwischen dem M. adductor longus und dem M. adductor magnus.

Funktionen:
- Adduktion
- Hüftflexion bis 50° Flexionsstellung, ab dann Hüftextension
- Knieflexion und -innenrotation

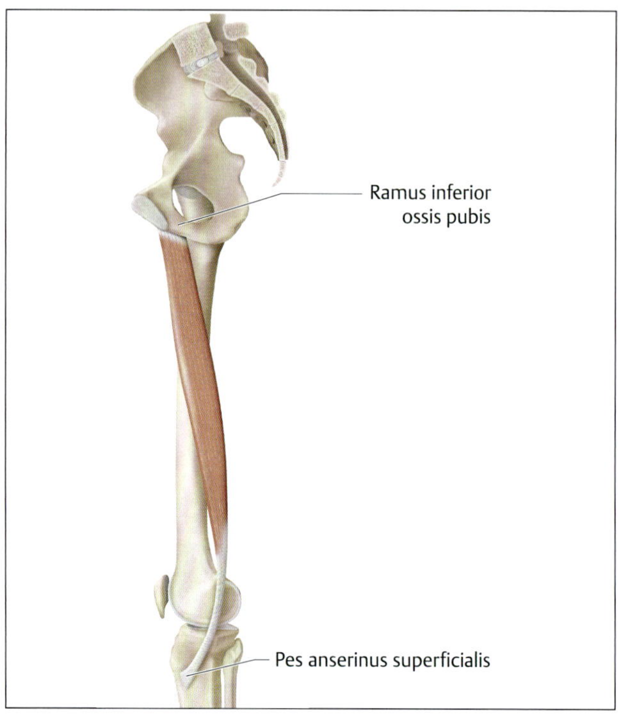

Abb. 2.143 M. gracilis.

M. adductor brevis

▸ **Abb. 2.144**

Ursprung: Ramus inferior ossis pubis.

Ansatz: proximales Drittel des Labium mediale der Linea aspera.

Innervation: N. obturatorius (L2–4).

Verlauf und Besonderheiten: Er wird vom M. pectineus und M. adductor longus bedeckt und gehört damit zur tiefen Schicht der Adduktoren.

Triggerpunkt (▸ **Abb. 2.145**): Der Triggerpunkt liegt in der Muskelmitte und bewirkt Schmerzausstrahlungen Richtung Leiste.

Funktionen:
- Adduktion
- Flexion aus N-0-Stellung bis ca. 50°, ab dann Extension
- Innenrotation aus N-0-Position, bei zunehmender Flexionsstellung Außenrotation

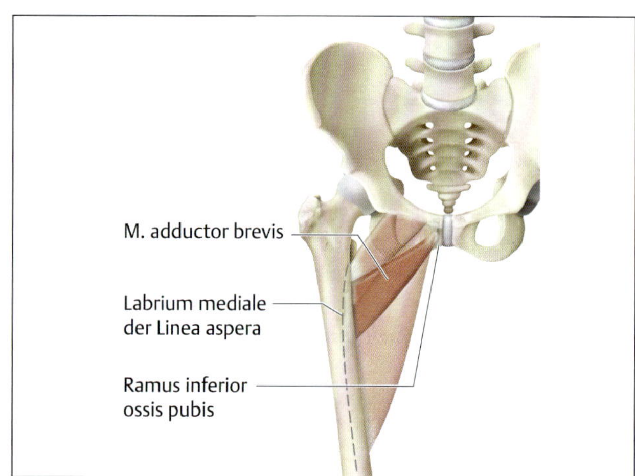

Abb. 2.144 M. adductor brevis.

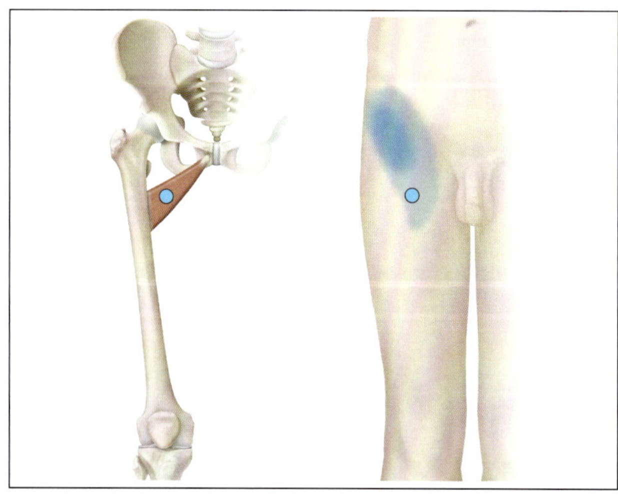

Abb. 2.145 Triggerpunkt und Schmerzausstrahlungen im M. adductor brevis.

M. adductor magnus

▸ Abb. 2.146

Ursprung:

- Pars adductoris minima: Grenze zwischen R. inferior ossis pubis und R. superior ossis ischii
- Pars medialis: R. superior ossis ischii
- Pars ischiocondylaris: R. inferior ossis ischii, Tuber ischiadicum

Ansatz:

- Pars adductoris minima: hinter M. pectineus und M. adductor brevis am proximalen Labium mediale der Linea aspera
- Pars medialis: größter Teil des Labium mediale der Linea aspera, Linea supracondylaris medialis
- Pars ischiocondylaris: Epicondylus medialis femoris

Innervation: Doppelinnervation: proximale und mittlere Anteile: R. posterior des N. obturatorius (L3-L4); distaler Anteil: Pars tibialis des N. ischiadicus (L4-L5).

Verlauf und Besonderheiten: Der Muskel ist großflächig und breitet sich fächerförmig aus, indem die proximalen Fasern schräg nach lateral und distal, die distalen beinahe vertikal nach distal verlaufen.

Er liegt am weitesten dorsal, seine Rückfläche hat Kontakt zur ischiokruralen Muskulatur. Er wird in drei Abschnitte unterteilt:

- Der proximale Teil verläuft quer und wird auch als ***M. adductor minimus*** bezeichnet.
- Der mittlere Teil verläuft diagonal und hat die breiteste Insertion an der gesamten Linea aspera.
- Der distale Teil ist der vertikal ziehende, längste Abschnitt zum Tuberculum adductorium am medialen Femurkondylus.

Der mittlere Teil des M. adductor magnus hat kurz vor seinem Ansatzbereich zahlreiche kleine Schlitze, durch welche die Rr. perforantes der A. profunda femoris nach dorsal gelangen.

An der Grenze des mittleren und unteren Drittels des Oberschenkels besitzt die Sehne des M. adductor magnus eine Lücke, den Adduktorenschlitz, ***Hiatus tendineus adductorius***, durch welchen die Vasa femoralia zur Dorsalfläche des Oberschenkels gelangen. Proximal des Schlitzes verlaufen diese Gefäße im Adduktorenkanal, der von den Mm. vastus medialis, adductor longus und magnus begrenzt wird.

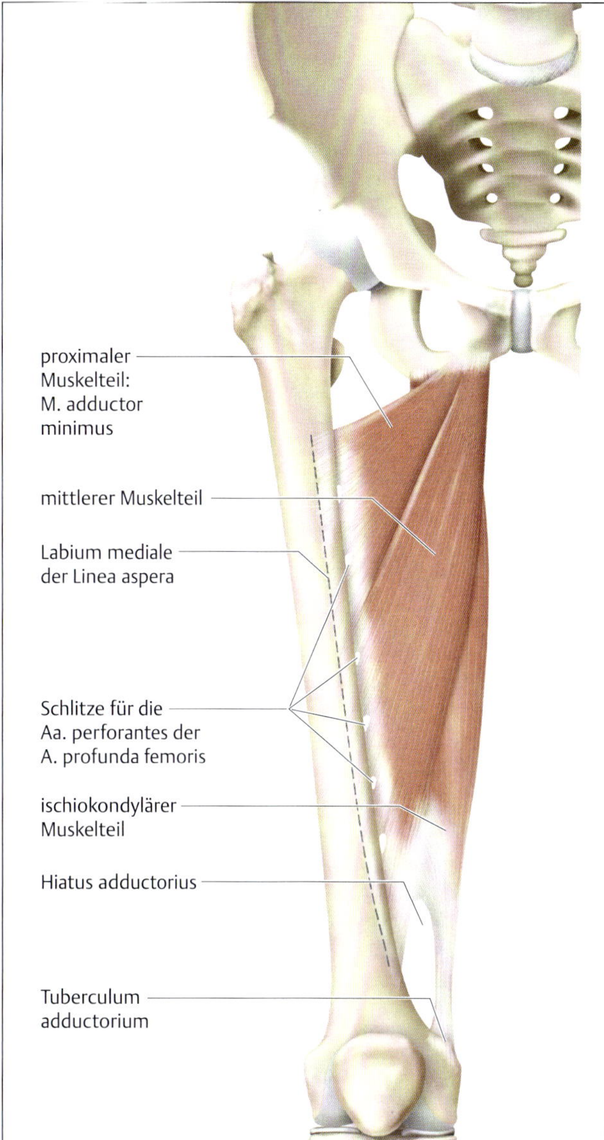

Abb. 2.146 M. adductor magnus.

Triggerpunkte (▶ **Abb. 2.147**):

TP 1 und ***TP 2*** (blau) liegen nebeneinander in der Tiefe unmittelbar distal des Tuber ischiadicum im ischiokondylären Muskelanteil und bewirken Schmerzausstrahlungen in den Leistenbereich bis zum Os pubis und zur Vagina, sowie in die Tiefe des Beckens bis zum Rektum.

TP 3 (orange) liegt in der Mitte des mittleren Muskelteils am anteromedialen Oberschenkel und strahlt Schmerzen in die mediale Leistengegend und im breiten Streifen von dort am anteromedialen Oberschenkel bis zum proximalen Knie aus.

Funktionen:
- proximaler und mittlerer Muskelanteil: Adduktion/Flexion
- ischiokondylärer Anteil: Adduktion/Innenrotation; Extension über den gesamten Bewegungsablauf, er ist vor allem zu Beginn der Standbeinphase aktiviert und beim Treppensteigen.

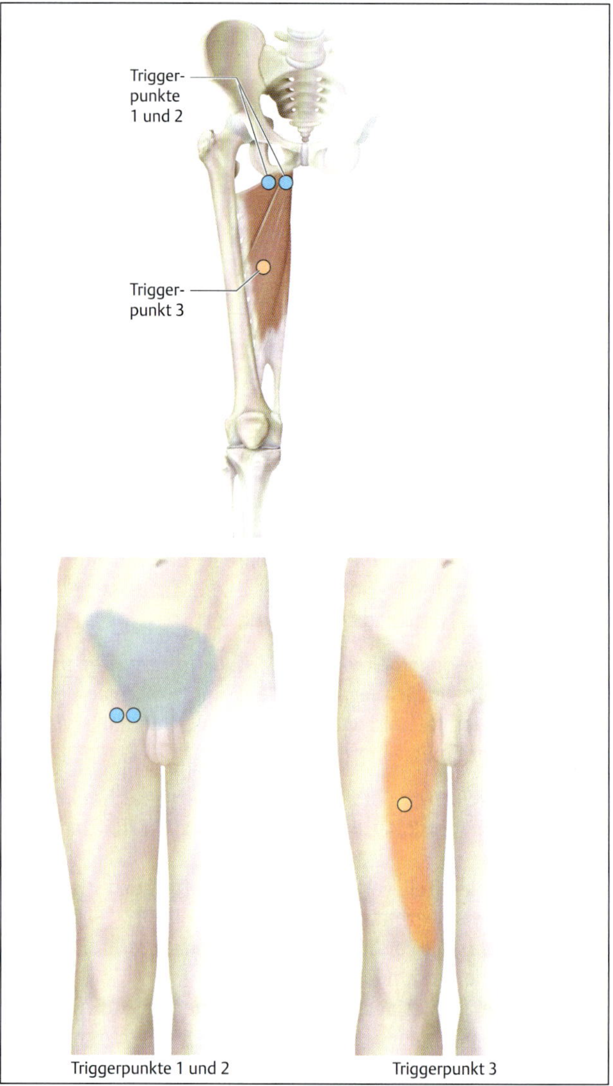

Abb. 2.147 Triggerpunkt und Schmerzausstrahlungen im M. adductor magnus.

KLINISCHER BEZUG

Adduktorenverletzung

Eine Adduktorenverletzung ist meist eine Zerrung der Ursprungssehnen der Adduktoren im Symphysenbereich, wie sie bei einer plötzlichen und unkontrollierten Abduktion, z. B. einer Grätsche im Fußball, auftreten kann.

Je nach Ausprägung werden drei Schweregrade unterschieden:
- ***1. Grad:*** Dabei handelt es sich um eine Überdehnung. Nur wenige Muskelfasern der Adduktoren sind betroffen. Die Beschwerden, Schmerzen im Bereich der Sehneninsertionen und in der Symphysenregion, die bis zum Hoden gehen, sind gering und oft nur bei Belastung zu spüren. Adduktion gegen Widerstand ist schmerzhaft, ebenso deren Dehnung.
- ***2. Grad:*** Hier sind kleinere Teile der Muskelfasern bereits gerissen. Die Beschwerden sind ausgeprägt, Bewegungen sind stark eingeschränkt, vor allem Abduktion und Innenrotation.
- ***3. Grad:*** Sind mehr Adduktorenfasern gerissen, handelt es sich um den 3. Grad. Die Schmerzen sind sehr ausgeprägt, treten häufig krampfartig auch in Ruhe und Entlastung auf, und es treten Hämatome und Schwellungen im Bereich der betroffenen Muskelgruppe auf. Eine Bewegung des Beines ist kaum noch möglich, das Gehen nur noch mit Unterarm-Gehstützen.

Eine Sonografie gibt Klarheit über das Ausmaß der Verletzung (s. Kap. **2.5.3**).

Die Versorgung solcher Verletzungen kann nach dem sog. **„Peace&Love“**-Schema erfolgen: **P**(rotection), **E**(levate), **A**(void: Entzündungshemmer vermeiden), **C**(ompression), **E**(ducation) und in der späteren Phase **L**(oad), **O**(ptimism), **V**(ascularisation), **E**(xercise).

Physiotherapie nach dem Akutstadium mit dem Ziel der Regeneration der Sehnen bzw. Muskeln mittels Thermo- und Elektrotherapie, sowie leichte Massagen, mit vorsichtig steigernder Dosierung bei Muskelenergietechniken zur Detonisierung der Adduktoren, anschließendes Kraft-, Koordinations- und Ausdauertraining. Ein elastischer Tapeverband unterstützt die Muskelfunktion und stabilisiert gleichzeitig.

Wichtig ist, dass die Verletzung vollständig ausgeheilt sein sollte, ehe wieder mit sportlichen Aktivitäten begonnen wird.

FUNKTIONELLER HINWEIS

Canalis adductorius ▸ **Abb. 2.148**

Etwa eine Handbreit vom medialen Kniegelenk entfernt liegt der Adduktorenkanal, ***Canalis adductorius***. Er wird lateral vom M. vastus medialis, medial vom M. adductor magnus und proximal vom M. adductor longus begrenzt. Es entsteht eine Art Muskelrinne, die durch sehnige Querfasern, ***Membrana vastoadductoria***, die die Endsehnen dieser Muskeln verbindet, zu einem Kanal geformt wird.

Der M. sartorius zieht über den Eingang des Kanals. Der Kanal ist distal durch eine schlitzförmige Öffnung, ***Hiatus tendineus adductus***, die sich zwischen der tiefen und oberflächlichen Schicht des M. adductor magnus befindet, begrenzt.

Im Kanal verlaufen die A. und V. femoralis und gelangen über den Hiatus adductorius in die Fossa poplitea. Der N. saphenus zieht ebenfalls durch den Kanal, aber dann auf der medialen Seite unter dem M. sartorius nach distal-medial, ebenso eine Arterie, ***A. descendens genicularis***, die im Adduktorenkanal aus der A. femoralis entspringt.

Weitere Muskeln, die adduktorisch tätig sind:

- ischiokrurale Muskulatur
- M. glutaeus maximus
- kaudale Fasern M. quadratus femoris

2.7.5 Außenrotatoren des Hüftgelenks

Die Außenrotatoren liegen am kaudalen Gesäß und sind als ***pelvitrochantäre Muskulatur*** bekannt. Von proximal nach distal handelt es sich um folgende Muskeln (▸ **Abb. 2.149**):

- M. gemellus superior
- M. obturatorius internus
- M. gemellus inferior
- M. obturatorius externus
- M. quadratus femoris

Zur pelvitrochantären Muskulatur gehört außerdem der M. piriformis, der jedoch kein eindeutiger Außenrotator ist.

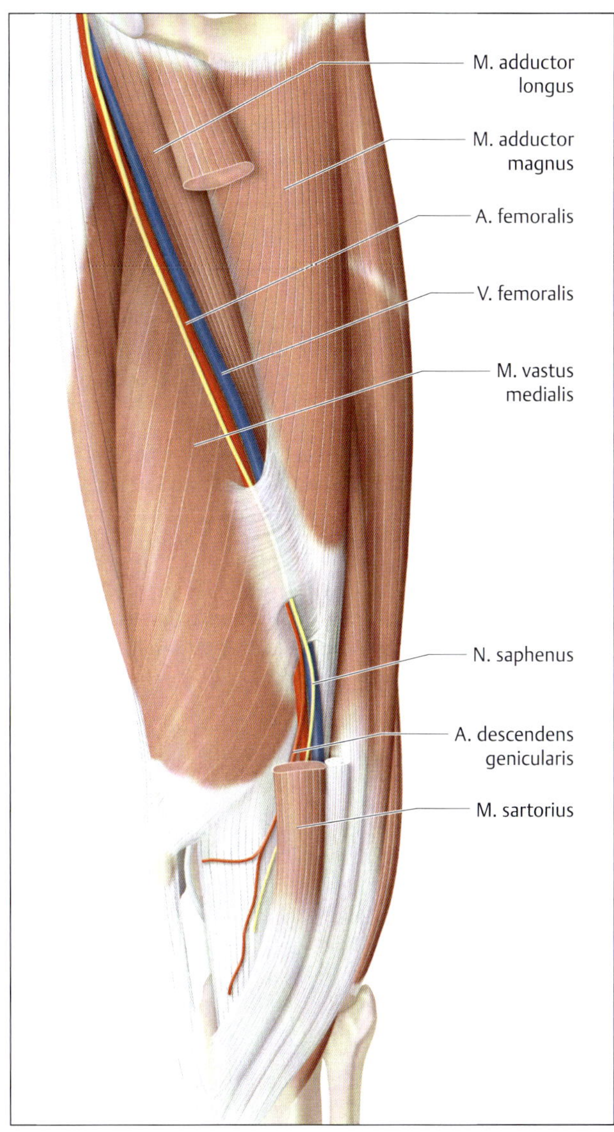

Abb. 2.148 Adduktorenkanal.

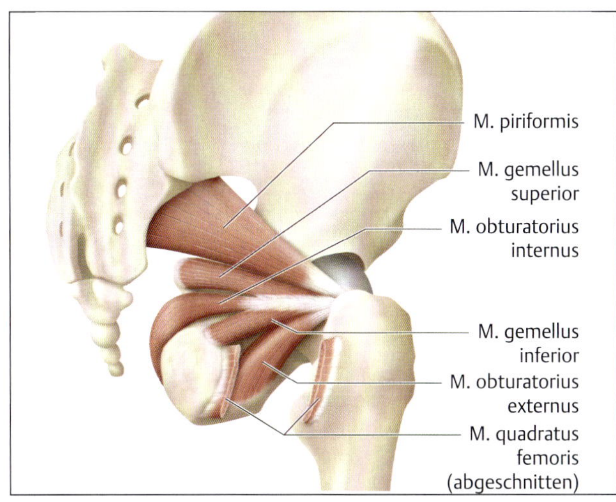

Abb. 2.149 Pelvitrochantäre Muskulatur.

M. obturatorius internus

▸ Abb. 2.150

Ursprung: Innenseite des knöchernen Rahmens vom Foramen obturatum, Innenfläche der Membrana obturatoria.

Ansatz: medial-dorsale Kante des Trochanter major in der proximalen Fossa trochanterica.

Innervation: Plexus sacralis (L 5-S 2).

Verlauf und Besonderheiten: Der M. obturatorius internus besteht aus einem kurzen, breiten muskulären Teil und einer langen Endsehne. Am Ursprung verbindet er sich mit dem Diaphragma pelvis.

An seinem knöchernen Ursprung am Foramen obturatum bildet er eine Lücke und zusammen mit dem knöchernen Sulcus den ***Canalis obturatorius***, der von kraniolateral nach kaudomedial verläuft, durch ihn verlaufen A. und V. obturatoria sowie der N. obturatorius.

Intrapelvin bildet seine Faszie eine sehnenartige, bogenförmig verlaufende Verstärkung, ***Arcus tendineus m. levatoris ani***. Dieser bildet den Ursprung des M. levator ani.

Eine Faszienduplikatur im kaudalen Drittel bildet den ***Canalis pudendalis*** (Alcock-Kanal) für den N. pudendus und begleitende Gefäße.

Der Muskel zieht durch das Foramen ischiadicum minus aus dem Becken und mit einem spitzen Knick um die Incisura ischiadica minor nach lateral-ventral, dabei benutzt seine Endsehne diese als Hypomochlion. Hier liegt eine Bursa, und die Incisura ist überknorpelt. Nach der Umbiegung begleiten ihn die beiden Mm. gemelli in enger Nachbarschaft, häufig verbindet er sich mit ihnen, weshalb sie zusammen auch als ***M. triceps coxae*** bezeichnet werden.

Triggerpunkte (▸ **Abb. 2.151**): In der Tiefe liegen zwei Triggerpunkte kurz nach seinem Ursprung in der Mitte des Muskelbauchs, die man in der Regel nur von anal her palpieren kann. Sie machen Schmerzausstrahlungen im Bereich des Os coccygis und Analbereich, weniger schmerzhaft ist der dorsale proximale Oberschenkel.

Funktionen:

- Außenrotation
- unterstützt die Flexion bis etwa 80°
- geringe gelenkzentrierende Funktion

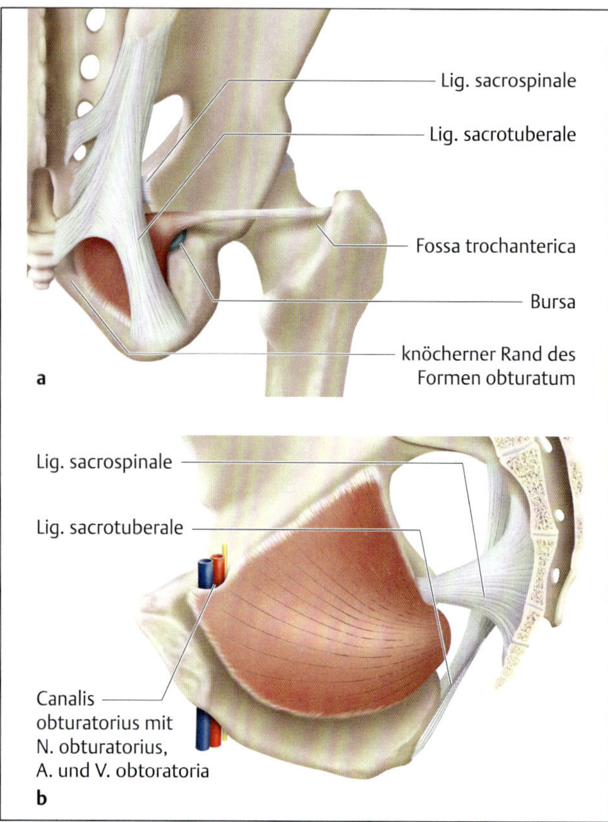

Abb. 2.150 M. obturatorius internus.
a Ansicht von dorsal.
b Intrapelvine Ansicht.

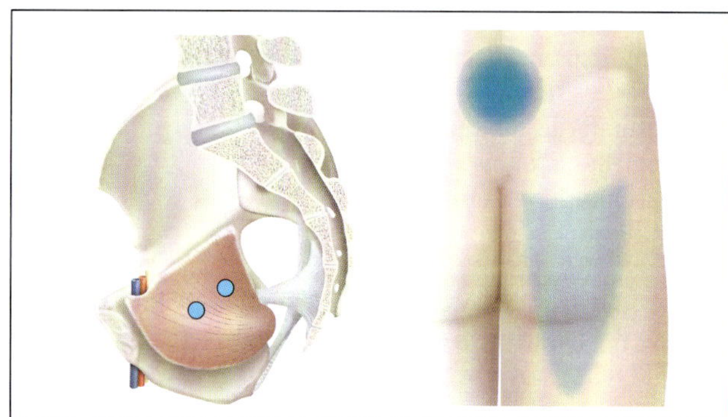

Abb. 2.151 Triggerpunkt und Schmerzausstrahlungen im M. obturatorius internus.

Mm. gemelli

▶ Abb. 2.152

Ursprung:
- M. gemellus superior: Spina ischiadica
- M. gemellus inferior: kranialer Rand des Tuber ischiadicum

Ansatz: Beide Sehnen strahlen in die Sehne des M. obturatorius internus ein und setzen mit ihr gemeinsam in der Fossa trochanterica an.

Innervation: variiert; Plexus sacralis (L5-S3), N. glutaeus inferior (L5-S2), evtl. N. pudendus (S3–4)

Verlauf und Besonderheiten: Die Mm. gemelli verlaufen parallel kranial und kaudal des M. obturatorius internus ab seiner Umknickstelle und gehören ursprünglich zum M. obturatorius internus, deshalb heißen diese drei zusammen M. triceps coxae. Bei der Verschmelzung der Sehnen mit dem M. obturatorius internus laufen die Fasern in einem spitzen Winkel auf diesen zu.

Funktionen:
- Außenrotation
- Adduktion; ab ca. 90° Hüftflexion können sie auch abduktorisch wirken
- Extension aus N-0-Position
- unterstützen die Zentrierung des Hüftkopfs in die Pfanne

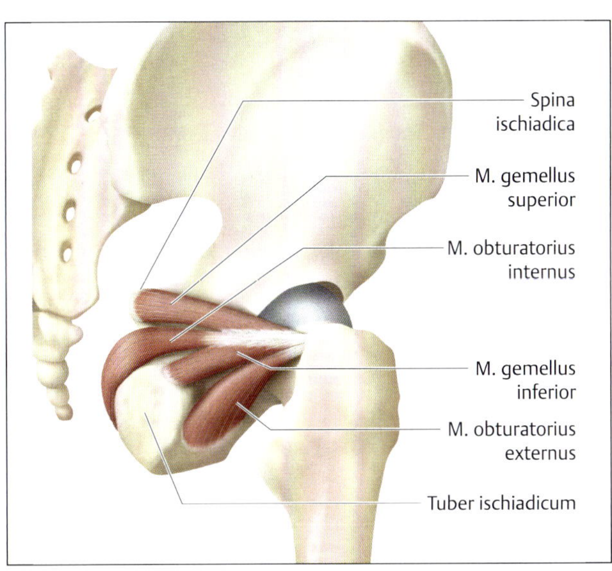

Abb. 2.152 Mm. gemelli, M. obturatorius externus.

M. obturatorius externus

▶ Abb. 2.152

Ursprung: Außenflächen der Membrana obturatoria und des R. ossis ischii

Ansatz: proximale Fossa trochanterica

Innervation: N. obturatorius (L2–4)

Verlauf und Besonderheiten: Der Muskel kommt von ventral-medial, kreuzt dorsal das Collum femoris und bildet einen Bogen um den Schenkelhals herum. Er gibt im Ansatzbereich einige Fasern an die Zona orbicularis ab. Er liegt in der Tiefe, wird vom M. quadratus femoris überdeckt.

Triggerpunkt (▶ **Abb. 2.153**): Sein Triggerpunkt liegt so tief, dass er nur sehr schwer palpiert werden kann, evtl. von ventral zwischen M. adductor brevis und magnus Richtung Foramen obturatum. Er bewirkt tiefsitzende Schmerzen medial und distal des Trochanter major mit Ausstrahlung Richtung Leiste.

Funktionen:
- Außenrotation; allerdings wird er in deutlicher Innenrotationsstellung zum Innenrotator
- Unterstützung der Adduktion und Flexion
- Unterstützung der Zentrierung des Hüftkopfs in die Pfanne

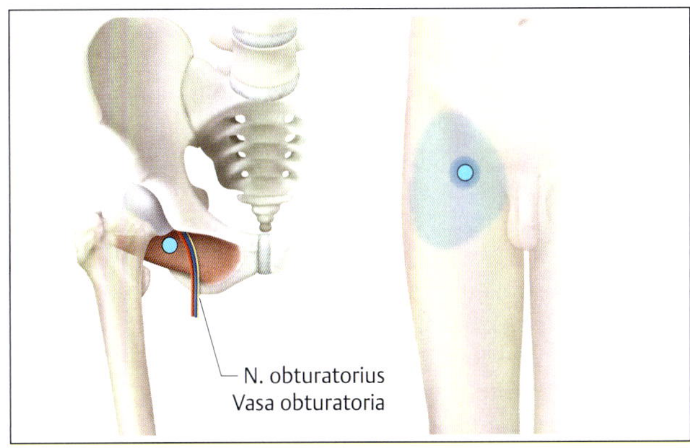

Abb. 2.153 Triggerpunkt und Schmerzausstrahlungen des M. obturatorius externus.

M. quadratus femoris

▸ Abb. 2.154

Ursprung: lateraler Anteil des Tuber ischiadicum.

Ansatz: lateraler Rand der Crista intertrochanterica bis zum Trochanter minor.

Innervation: N. m. quadratus femoris des Plexus sacralis und tibiale Anteile des N. ischiadicus (L 5-S 1).

Verlauf und Besonderheiten: Er hat eine viereckige Form mit horizontalem Muskelfaserverlauf und ist der distalste Muskel der pelvitrochantären Gruppe. Er liegt unmittelbar distal des M. gemellus inferior und kann mit diesem verwachsen sein. In Ansatznähe verläuft der N. ischiadicus auf seiner dorsalen Fläche nach distal.

Triggerpunkt (▸ **Abb. 2.155**):

Im kaudalen Muskelteil nahe der Insertion liegt der Triggerpunkt und verursacht Schmerzausstrahlungen zum Gesäß und zur dorsalen Hüftregion der gleichen Seite.

Funktionen:

- Außenrotation
- Adduktion
- Er kann das Bein aus der Flexion in Extension bringen und umgekehrt.
- Zusammen mit M. obturatorius externus und den Mm. gemelli unterstützt er die Zentrierung des Hüftkopfs in die Pfanne.

Weitere Außenrotatoren sind:

- M. glutaeus maximus, ist der kräftigste Außenrotator, übt etwa ein Drittel der Gesamtkraft aus.
- dorsaler Anteil der kleinen Glutäen
- großer Teil der Adduktoren
- M. sartorius
- ischiokrurale Muskulatur
- M. iliopsoas

FUNKTIONELLER HINWEIS

Kraftkomponenten der Außenrotatoren ▸ Abb. 2.156

Werden die Kraftkomponenten der Außenrotatoren zerlegt, so finden sich in Neutral-0-Stellung folgende Unterschiede:

- M. piriformis, M. obturatorius internus, M. glutaeus maximus sowie die kleinen Glutäen bewirken vor allem eine Außenrotation und mit einer geringen Kraft eine Gelenkzentrierung. Dabei ist die größte Kraftentfaltung Richtung Außenrotation in ca. 60° Flexion zu erwarten.
- Beim M. pectineus, M. quadratus femoris und M. obturatorius externus überwiegt die Gelenkschlusskomponente, und ihre Kraftentfaltung Richtung Außenrotation ist geringer.

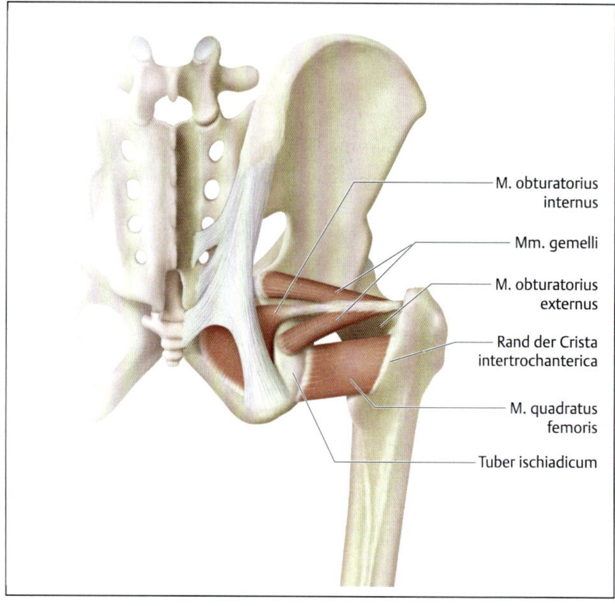

Abb. 2.154 M. quadratus femoris.

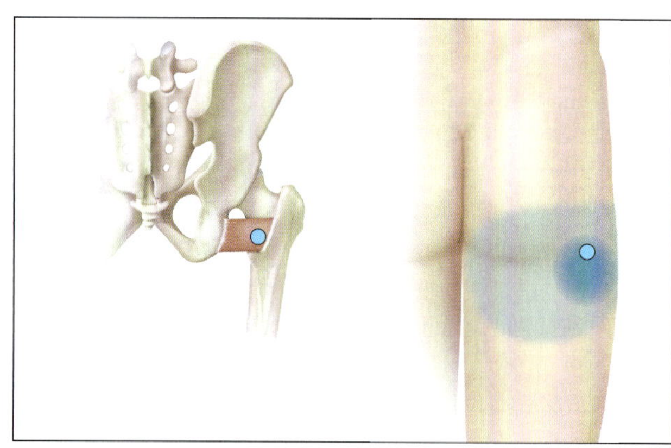

Abb. 2.155 Triggerpunkt und Schmerzausstrahlungen des M. quadratus femoris.

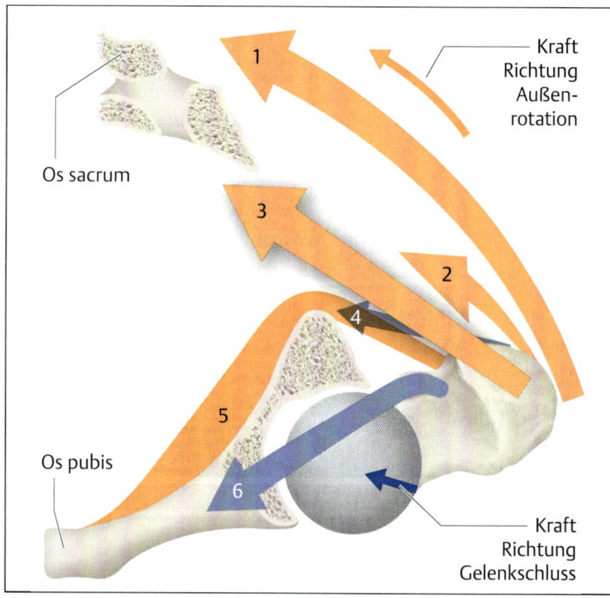

Abb. 2.156 Kraftwirkung der Hüftgelenk-Außenrotatoren.
1: M. glutaeus maximus;
2: Mm. glutaeus med. et min.;
3: M. piriformis;
4: M. quadratus femoris;
5: M. obturatorius internus;
6: M obturatorius externus.

2.7.6 Innenrotatoren des Hüftgelenks

Es gibt nur wenige Muskeln, die eine Innenrotation bewirken, und ihre Kraftentfaltung ist deutlich geringer als die der Außenrotatoren:
- Mm. glutaeus medius et minimus, vordere Fasern
- M. tensor fasciae latae
- Mm. adductor longus et brevis
- M. adductor magnus, distale Fasern

2.7.7 Beckenbodenmuskulatur

Die Beckenbodenmuskulatur begrenzt den Bauchraum nach kaudal und bildet eine dynamische Aufhängevorrichtung und Stütze für die Organe des kleinen Beckens.

Diaphragma pelvis

Das Diaphragma im Becken besteht aus M. levator ani, M. sphincter ani externa und M. coccygeus.

M. levator ani

▸ Abb. 2.157

Dieser Muskel ist sehr dünn und breit, er schließt den Beckenausgang nach dorsal und lateral ab.

Innervation: Nn. sacrales 3–4 aus dem Plexus sacralis, teilweise N. pudendus (S 3–4).

Funktionen: Der Muskel hat grundsätzlich einen Ruhetonus und hält den Anus verschlossen. Er verschmälert den Hiatus urogenitalis und die Vagina.

Es lassen sich drei teilweise übereinander liegende Anteile unterscheiden:
- M. pubococcygeus
- M. puborectalis
- M. iliococcygeus

M. pubococcygeus

▸ Abb. 2.157a

Ursprung: Innenseite des Os pubis, zwischen Symphyse und Foramen obturatum.

Ansatz: Innenseite des kaudalen Os sacrum und kranialen Os coccygis, Lig. anococcygeum.

Verlauf und Besonderheiten: Faserzüge der Membrana obturatoria und des M. obturatorius internus strahlen in den Muskel ein. Er verbindet sich mit der Faszie der Prostata oder Vaginalwand und hat damit Einfluss auf deren Tonus. Einige dorsale Fasern verbinden sich dorsal des Rektums mit kontralateralen Faserbündeln.

Funktionen:
- Er hat eine Art ***Gurtfunktion***, denn er sichert die regelrechte Stellung der Beckenorgane, was eine wichtige Voraussetzung der Stuhl- und Harnkontinenz ist.
- Er bewirkt eine elastische ***Rückfederung*** beim Husten.
- Er spannt sich beim Orgasmus an.

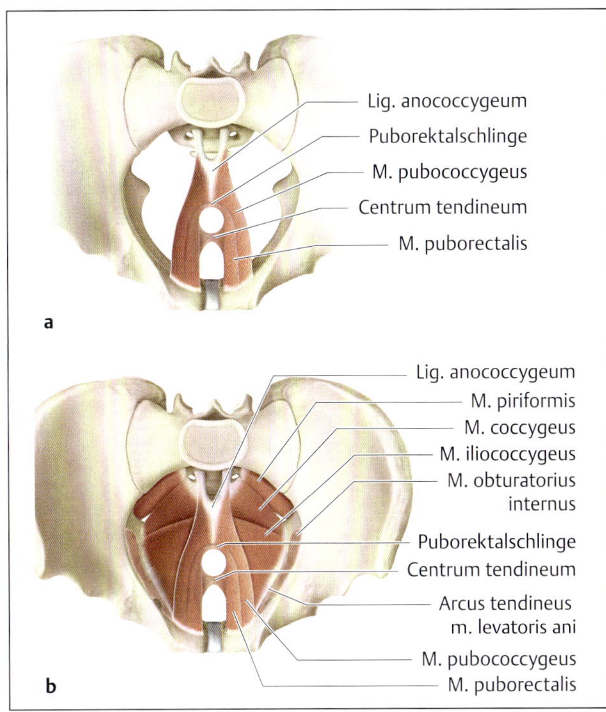

Abb. 2.157 M. levator ani, Ansicht von kranial in das Becken.
a M. pubococcygeus.
b M. puborectalis und M. iliococcygeus.

M. puborectalis

▶ Abb. 2.157b

Ursprung: Innenfläche des R. inferior ossis pubis, neben der Symphyse.

Ansatz: kein knöcherner Ansatz; der Muskel bildet mit dem der kontralateralen Seite dorsal des Rektums eine Muskelschlinge, ***Puborektalschlinge***..

Verlauf und Besonderheiten: Die beiden Schenkel des Muskels kreuzen sich dorsal des Rektums und begrenzen dieses. Dabei bleibt ventral eine Öffnung, ***Hiatus urogenitale***, durch die bei der Frau Urethra und Vagina verlaufen.

Funktionen:
- verschließt den Anus bei Husten und Stuhldrang
- sichert zusammen mit dem M. sphincter urethrae externus durch Kompression die Harnkontinenz
- verengt die Scheide

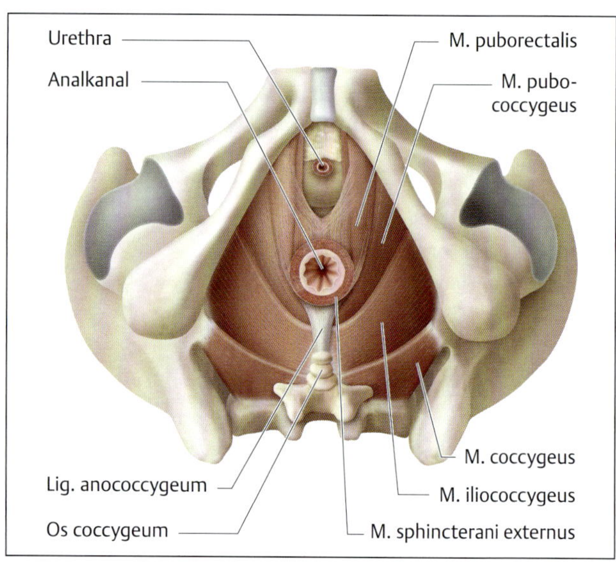

Abb. 2.158 M. sphincter ani externus, Ansicht von kaudal.

M. iliococcygeus

▶ Abb. 2.157b

Ursprung: kein knöcherner Ursprung; er kommt von einer Verdickung der Faszie des M. obturatorius internus, ***Arcus tendineus m. levatoris ani***, der sich zwischen dem Vorderrand des Foramen obturatum und der Spina ischiadica erstreckt.

Ansatz: lateraler Rand des Os coccygis

Funktionen:
- Verspannung und Anhebung des Beckenbodens
- Tragen der Beckeneingeweide

M. sphincter ani externus

▶ Abb. 2.158, ▶ Abb. 2.159

Ursprung: Centrum tendineum perinei

Ansatz: über das Lig. anococcygeum am Os coccygis

Innervation: Nn. rectales inferiores des N. pudendus (S 3–4)

Verlauf und Besonderheiten: Er besteht aus 3 Anteilen:
- ***Pars subcutanea***, ein oberflächlicher Anteil, der in die Lederhaut vor und hinter dem Anus einstrahlt.
- ***Pars superficialis***, Faseranteile, die sich zwischen Centrum tendineum und Lig. anococcygeum ausspannen.
- ***Pars profunda***, ringförmige Muskelmanschette etwa 3–4 cm vom distalen Rektusende entfernt.

Er geht ventral eine Verbindung mit den Mm. bulbocavernosus, puborectalis und Mm. transversus perinei ein, die Pars superficialis mit der Fascia perinealis superficialis.

Funktionen:
- Verschluss des Rektums, eine Art Schnürfunktion
- Pars subcutanea kann die Haut des Afters in den Analkanal ziehen

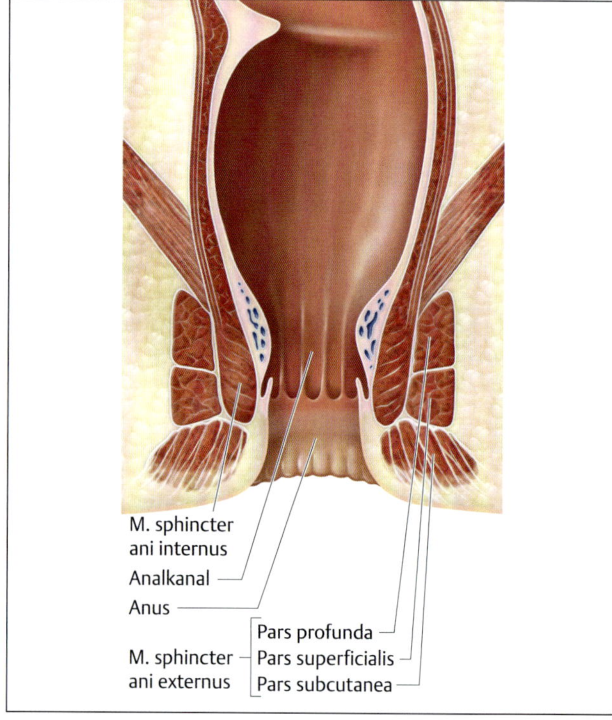

Abb. 2.159 Anteile des M. sphincter ani externus, Längsschnitt durch die Analregion.

M. coccygeus (ischiococcygeus)

▸ **Abb. 2.160**

Ursprung: Spina ischiadica, Lig. sacrospinale.

Ansatz: Innenfläche des Os sacrum in Höhe von S 3–5, kraniales laterales Os coccygis

Innervation: N. coccygeus (S 5-Co2)

Verlauf und Besonderheiten: Sein kranialer Rand bildet mit dem kaudalen des M. piriformis einen Spalt, ***Foramen infrapiriforme***, durch den der N. ischiadicus und ihn begleitende Gefäße ziehen.

Funktionen:

- muskulärer Verschluss der dorsalen Beckenwand
- Gegennutation des Sakrums

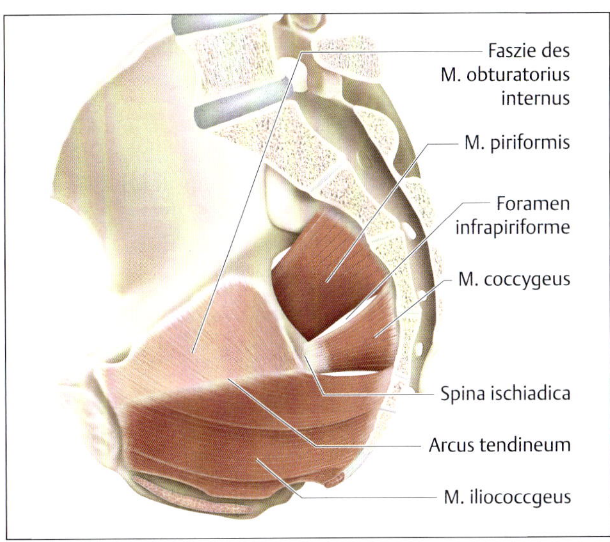

Abb. 2.160 M. coccygeus.

PRAXISTIPP

Konsequenzen von veränderter Muskelspannung

Ein Hypertonus des M. coccygeus kann die Nutation des Sakrums behindern. Daraus können sich eine Funktionsstörung des SIG und über den Durasack eine ungünstige Zugwirkung auf die Membransysteme des Kraniums ergeben.

Eine veränderte Stellung des Os pubis, z. B. durch Hypertonus der Bauchmuskulatur, kann Einfluss auf die Spannung des Diaphragma pelvis haben (s. Kap. **2.5**).

PRAXISTIPP

Beckenbodentraining

Nach einer Operation im Urogenitaltrakt sollte frühzeitig und als Prophylaxe für eine Inkontinenz mit dem Beckenbodentraining begonnen werden, da es die Durchblutung und venöse Tätigkeit fördert, eine Innervationsschulung bedeutet und Einfluss auf die Lage der urogenitalen Organe hat. Die Blasenkapazität steigt, die Entleerungsintervalle werden verlängert und die Sphinkterkraft verbessert sich.

Die Übungen sollten allerdings nicht aus Zusammenkneifen des Gesäßes in verschiedenen Ausgangsstellungen bestehen, sondern aus einer Wahrnehmungsschulung für Beckenbewegungen. Zum Beispiel sollte das Übungsprogramm verschiedene Druckaktivitäten auf die Tubera im Sitzen, das Einüben des vorsichtigen Einschnürens im Atemrhythmus, die „Fahrstuhlfahrt" oder die PNF-Muster anteriore Elevation sowie posteriore Depression beinhalten.

Diaphragma urogenitale

▶ Abb. 2.161

Das urogenitale Diaphragma besteht aus Faszien und Muskulatur und setzt sich aus einer tiefen und oberflächlichen Schicht zusammen. Sie sind zwischen rechtem und linkem Os pubis und Os ischii ausgespannt.

M. transversus perinei profundus

Ursprung: Ramus ossis ischii.

Ansatz: Dammkörper.

Innervation: Nn. perineales des N. pudendus (S 3–4).

Verlauf und Besonderheiten: Er verläuft trapezförmig als tiefe Schicht quer im ventralen Diaphragmabereich. Er lässt Durchtrittsstellen für die Urethra und die Vagina und verbindet sich dort mit dem M. bulbospongiosus.

Funktionen: Er stützt durch seine flächige Ausbreitung die Blase. Zusammen mit dem M. compressor urethrae verschließt er die Urethra.

M. transversus perinei superficialis

Ursprung: Innenseite des Tuber ischiadicum

Ansatz: Centrum tendineum perinei

Innervation: Nn. perineales des N. pudendus (S 3–4)

Verlauf und Besonderheiten: schmaler Muskel, der auf dem dorsalen Rand der tiefen Schicht liegt und über das Centrum tendineum perinei die Tuber miteinander verbindet.

Funktionen: Verspannung der Dammregion.

M. ischiocavernosus

Ursprung: Ramus ossis ischii.

Ansatz: kein knöcherner Ansatz; Tunica albuginea des Crus und Dorsum penis bzw. Rückseite der Klitoris

Innervation: Nn. perineales des N. pudendus (S 3–4)

Funktionen: unterstützt die Blutfüllung der Schwellkörper bei der Erektion des Penis oder der Klitoris.

M. bulbospongiosus (bulbocavernosus)

Ursprung: Centrum tendineum perinei.

Ansatz: Membrana perinei und Dorsum penis, Bulbus vestibuli und Unterfläche der Klitoris.

Innervation: N. pudendus (S 3–4).

Funktionen: unterstützt die Blutfüllung der Schwellkörper bei der Erektion des Penis. Entleerung der Glandulae bulbourethrales und Tonussteigerung des Scheideneingangs. Verhindert, dass sich die Blase bei sexueller Erregung entleert.

Centrum tendineum perinei

Diese kleine Muskelplatte liegt zwischen Vagina und Analkanal und wird durch sich kreuzende Fasern der Mm. transversus perinei profundus, bulbocavernosus und levator ani gebildet. Dieses Sehnenzentrum des Dammes ist mit der Prostatakapsel bzw. Vagina verwachsen und gibt diesen Halt.

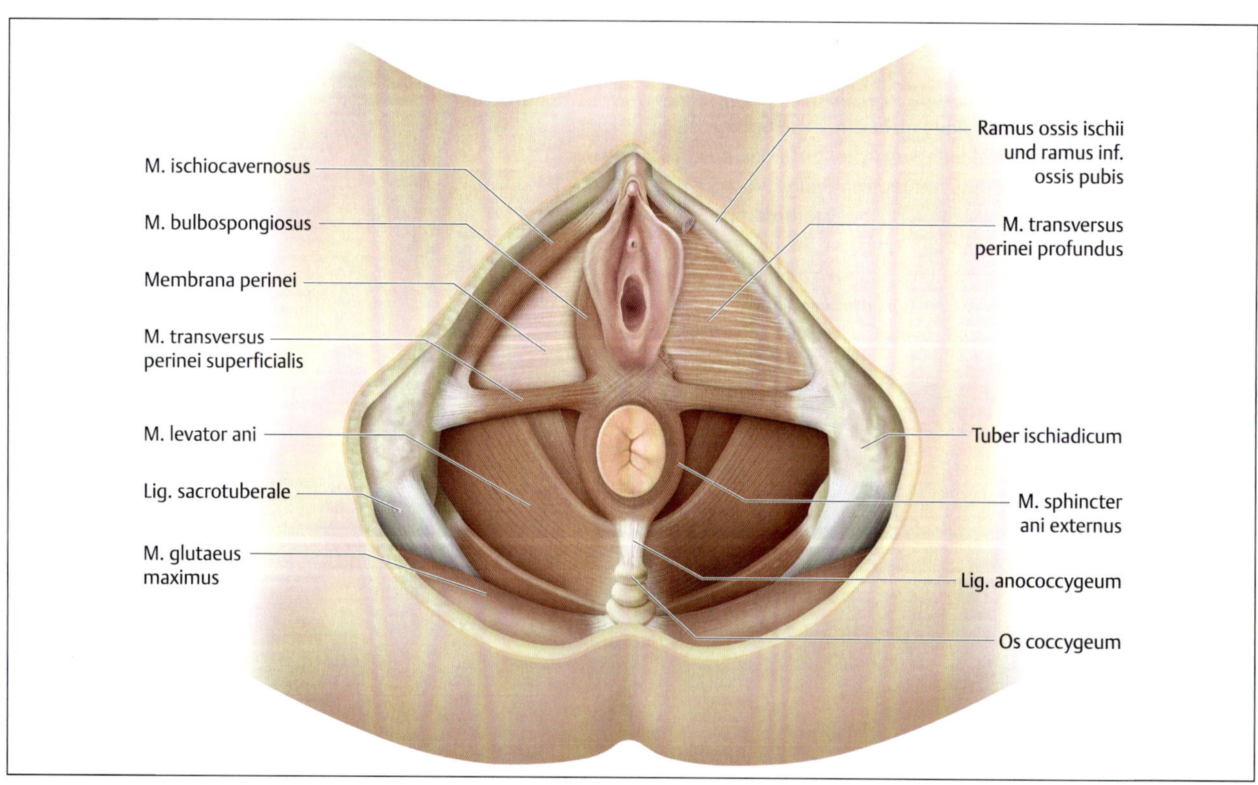

Abb. 2.161 Diaphragma urogenitale.

FUNKTIONELLER HINWEIS

Funktionen der Diaphragmen:

- Die Kontraktion bewirkt eine Hebung des Beckenbodens.
- Sie nehmen zusammen mit dem Diaphragma thoracolumbalis an der Bauchpresse teil.
- Sie dienen den Organen im kleinen Becken als Hängematte, denn sie verhindern ein Absinken der Organe.
- Sie spielen eine Rolle bei der Übertragung von Kräften nach kaudal.
- Sie dienen als Verschlussmechanismus von Rektum und Blase.
- Sie haben Einfluss auf die Fortpflanzung und sind bei der Geburt beteiligt.
- Sie haben Einfluss auf die Beweglichkeit und Stellung von Os sacrum, Os coccygis und Os pubis. Deshalb können deren Stellungsveränderungen den Tonus des Beckenbodens beeinflussen.

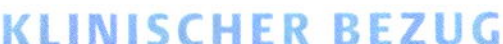

KLINISCHER BEZUG

Beckenbodeninsuffizienz und Harninkontinenz
▸ **Abb. 2.162**
Die Aufhängung der Blase, des Rektums und der weiblichen Geschlechtsorgane erfolgt mittels Bandstrukturen. Diese verbinden die Organe mit den Innenseiten von Os sacrum, Os coccygis, Os ilium und Os pubis. Eine Erschlaffung dieser Bänder überfordert die Beckenbodenmuskulatur auf Dauer und begünstigen eine Senkung.

Durch das Absinken des Uterus Richtung Vertikale drückt dieser auf die Blase und verändert die Stellung der Urethra. Der Verschlussmechanismus der Blase ist gestört, was sich als Blasenschwäche zeigen kann (▸ **Abb. 2.163**).

Andere Ursachen der Inkontinenz finden sich nach Operationen im Urogenitaltrakt, denn durch verminderte Drainagetätigkeit der Venen werden die Ödeme nicht ausreichend abtransportiert und können die Verschlüsse einengen. Außerdem ist aufgrund der Überdehnung häufig die Innervation der Beckenbodenmuskulatur gestört.

Prostatahypertrophie
Bei der Behinderung der Harnentleerung spielt die Prostatahypertrophie eine Rolle, da sie unmittelbar kaudal der Blase liegt und durch das Anschwellen der Prostata das Ostium urethrae (Abschlussöffnung) einengen kann.

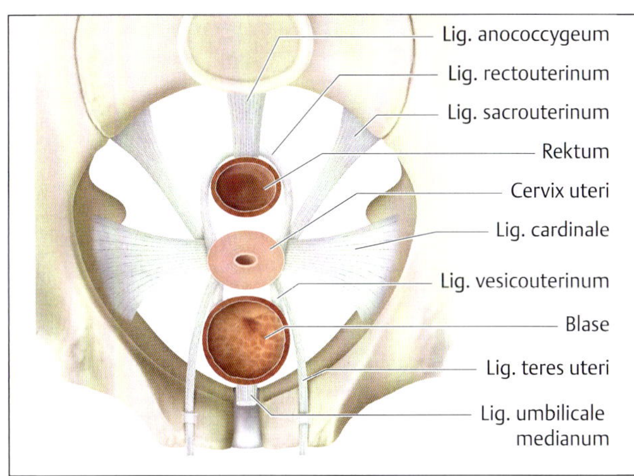

Abb. 2.162 Verhältnis von Organen und Beckenbodenmuskulatur.

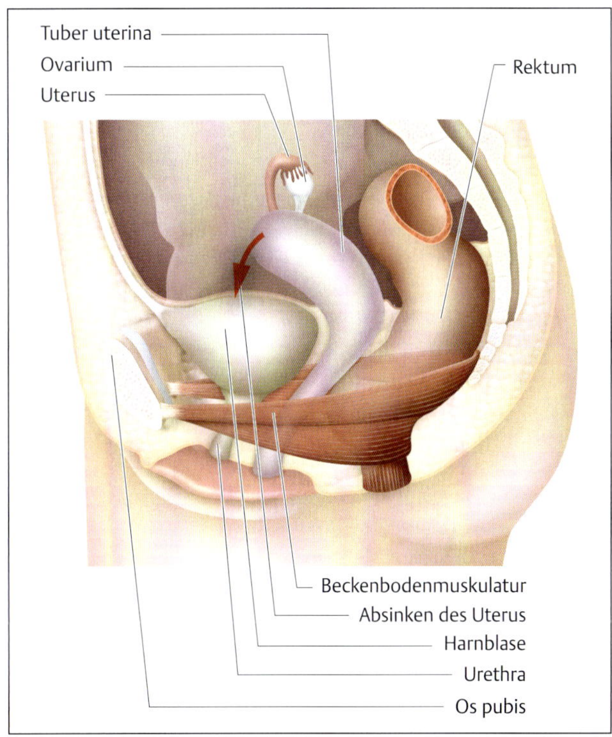

Abb. 2.163 Bandstrukturen des Beckenbodens.

2.7.8 Muskeln, die den Beckenring bewegen

Muskeln, die eine Nutation – posteriorer Beckentilt – bewirken und die Gegennutation bremsen (▶ **Abb. 2.164**):

- ***M. erector spinae:*** Er zieht mit seinen distalen Fasern über S 2 hinaus und bewirkt damit eine posteriore Bewegung der Sakrumspitze sowie eine anteriore Bewegung der Sakrumbasis.
- ***Ischiokrurale Muskulatur*** und ***M. adductor magnus:*** Sie ziehen die Tubera nach kaudal, dadurch entsteht eine posteriore Bewegung des Iliums gegenüber dem Sakrum.
- ***M. rectus abdominis:*** Er zieht das Os pubis nach kranial und bewirkt damit eine posteriore Bewegung des Iliums gegenüber dem Sakrum.

Muskeln, die eine Inflare-Bewegung bewirken:

- ***M. quadratus lumborum:*** zieht die Ala ossis ilii nach medial, was einer Inflare-Bewegung entspricht.
- ***Mm. pectineus, adductor brevis, adductor longus:*** ziehen die Ossa pubis nach lateral.
- ***Pelvitrochantäre Muskulatur:*** zieht den kaudalen Beckenabschnitt nach lateral.

Muskeln, die eine Gegennutation – anteriorer Beckentilt – bewirken und die Nutation bremsen (▶ **Abb. 2.165**):

- ***M. latissimus dorsi:*** durch seine Ursprungsfasern am Os ilium zieht er dieses nach anterior.
- ***M. rectus femoris***, ***M. sartorius***, ***M. tensor fasciae latae*** und die ***Adduktoren***: ziehen das Becken nach ventral und kaudal. Auch die Beckenbodenmuskeln unterstützen diese Bewegung.

Muskeln, die eine Outflare-Bewegung bewirken:

- ***Mm. glutaeus medius et minimus***, kraniale Fasern des ***M. glutaeus maximus***: ziehen die Ala ossis ilii nach lateral.
- ***M. semimembranosus***, ***M. semitendinosus***: ziehen die Tubera nach medial.

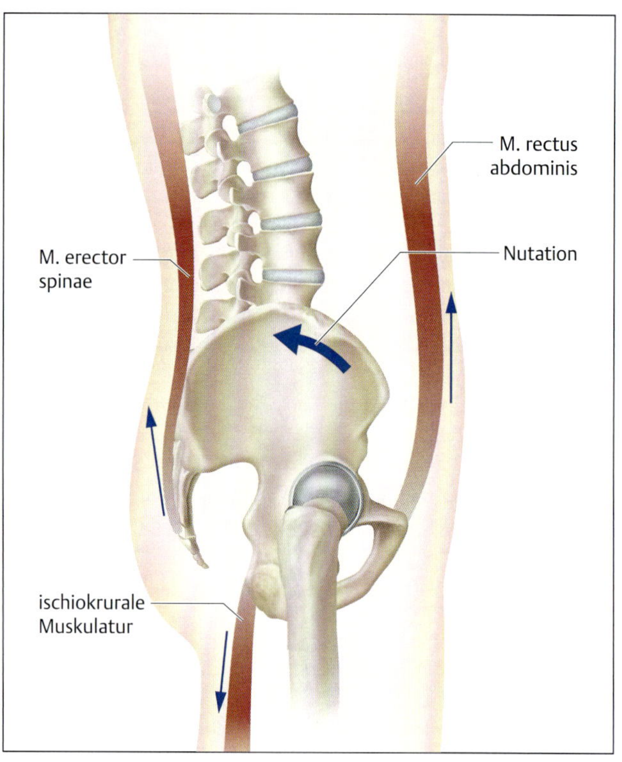

Abb. 2.164 Muskulatur für die Nutationsbewegung im SIG.

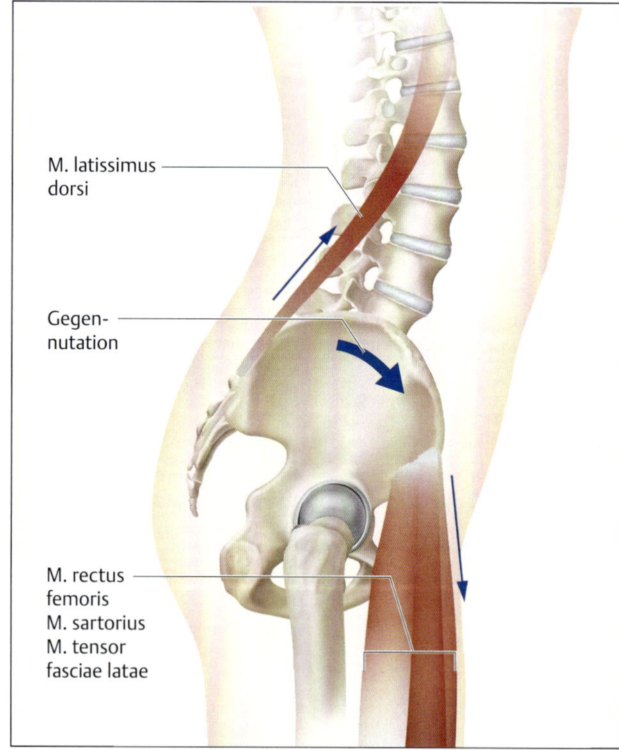

Abb. 2.165 Muskulatur für die Gegennutationsbewegung im SIG.

2.7.9 Muskuläre Aktivitäten beim Gehen

▸ Abb. 2.166, ▸ Tab. 2.3

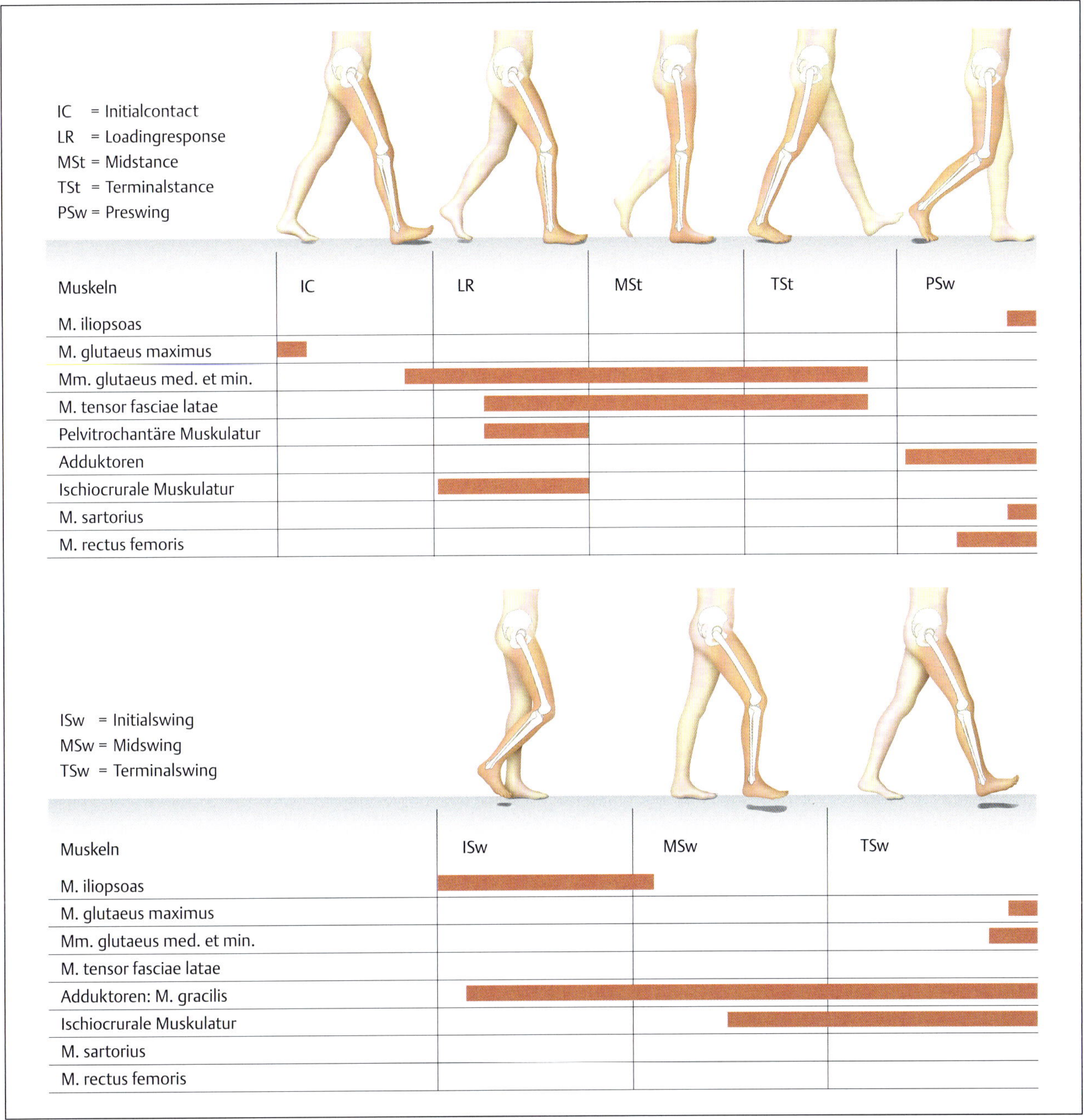

Abb. 2.166 Muskuläre Aktivitäten im Becken-Hüft-Bereich beim Gehen.

Tab. 2.**3** Muskuläre Aktivitäten im Becken-Hüft-Bereich beim Gehen.

Gangphase	Muskelaktivität in der Frontalebene und Sagittalebene
Initial Contact	M. iliopsoas, geringe Tätigkeit des M. glutaeus maximus
Loading Response	Hüftextensoren, M. tensor fasciae latae, Teile der pelvitrochantären Muskeln, kleine Glutäen
Mid-Stance	Drehpunkt liegt über dem Standbein, deshalb keine große Muskelaktivität, exzentrische Kontrolle der Beckenstellung durch Abduktoren
Terminal-Stance	M. tensor fasciae latae; beide Füße haben Bodenkontakt, deshalb keine besonderen Aktivitäten in der Frontalebene
Pre-Swing	M. rectus femoris und M. adductor magnus geringe Aktivität am Ende der Phase
Initial-Swing	M. gracilis, M. sartorius, M. adductor longus, M. iliacus
Mid-Swing	weiterhin Tätigkeit der Flexoren
Terminal Swing	Bremsende Tätigkeit der Hüftextensoren, auch M. adductor magnus. Am Ende der Phase Aktivierung der kleinen Glutäen und M. glutaeus maximus

2.8 Vaskuläre Aspekte der Hüft- und Beckenregion

2.8.1 Arterien

Die arterielle Versorgung des Hüftgelenks erfolgt über die A. iliaca externa und des Beckens über die A. iliaca interna, die jeweils aus der A. iliaca communis dextra et sinistra entstehen.

A. iliaca interna

▸ Abb. 2.167, ▸ Abb. 2.168

Sie zieht medial vom M. psoas major in das kleine Becken und teilt sich etwa in Höhe von S 1/2, kurz nach dem Abgang aus der A. iliaca communis, in einen Truncus posterior et anterior. Der ***Truncus posterior*** besteht aus Aa. sacrales laterales, A. iliolumbalis und A. glutaea superior, der ***Truncus anterior*** aus zahlreichen Ästen zu den Organen des kleinen Beckens, sowie Aa. obturatoria, pudenda interna und glutaea inferior.

Aa. sacrales laterales

Sie ziehen durch die Foramina sacralia ventralia nach dorsal und versorgen diese und den Sakralkanal, sowie den mittleren und distalen Teil des Sakroiliakalgelenks.

Sie bilden Anastomosen mit der ***A. sacralis mediana***, die in Höhe von L4 direkt aus der Aorta kommt.

A. iliolumbalis

Sie zieht dorsal des M. psoas major und versorgt ihn und andere Muskeln in der Umgebung.

Mit einem ***Ramus lumbalis*** versorgt sie das letzte Bewegungssegment und gibt auf diesem Weg Äste zum proximalen ventralen Teil des SIG ab.

Ein ***Ramus iliacus*** versorgt den M. iliacus und die Glutealmuskulatur.

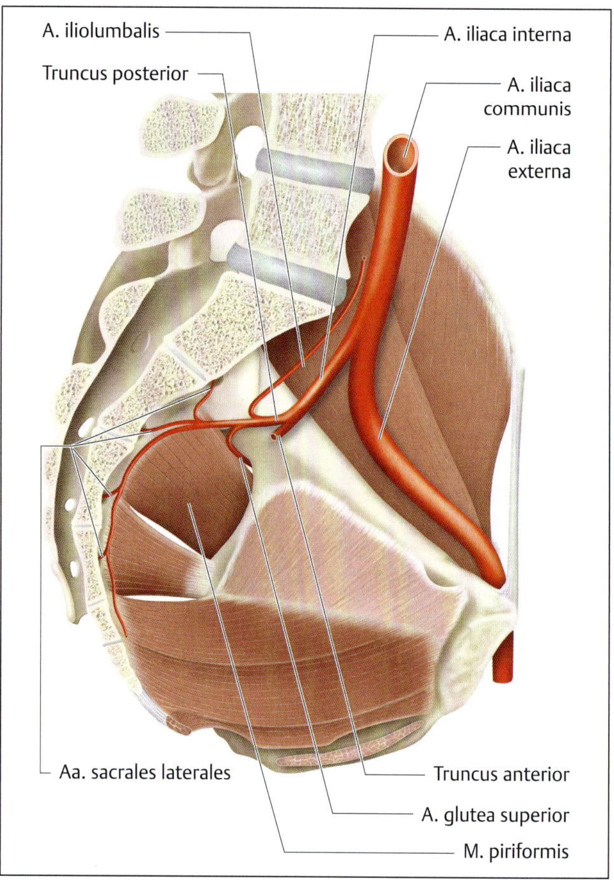

Abb. 2.167 Truncus posterior der A. iliaca interna.

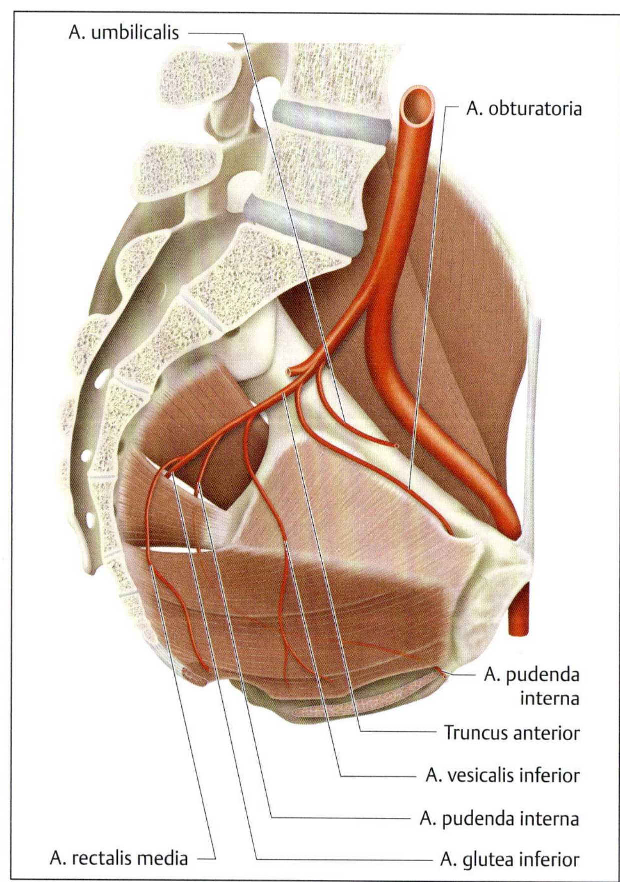

Abb. 2.168 Truncus anterior der A. iliaca interna.

A. obturatoria

▶ Abb. 2.169

Sie verläuft schräg an der Seitenwand des Beckens nach distal-ventral. In der Fossa iliaca gibt sie Äste zur Versorgung des Os ilium und des M. iliacus ab. Kurz danach geht ein Ramus vesicalis zur Versorgung der Harnblase und ein Ramus pubicus zum Os pubis ab.

Gemeinsam mit N. und V.obturatoria zieht die A. obturatoria durch das Foramen obturatorium und verlässt damit das kleine Becken. Dorsal des M.pectineus teilt sie sich in einen Ramus anterior zur Versorgung der proximalen Adduktoren und einen Ramus posterior für Teile der pelvitrochantären Muskulatur. Aus dem Ramus posterior entsteht der ***Ramus acetabularis***, der über die Incisura acetabuli in das Gelenkinnere zieht und im Lig. capitis femoris als A. capitis femoris zum Caput femoris verläuft. Die A. obturatoria versorgt die Gelenkpfanne, den Fettkörper und den Femurkopf.

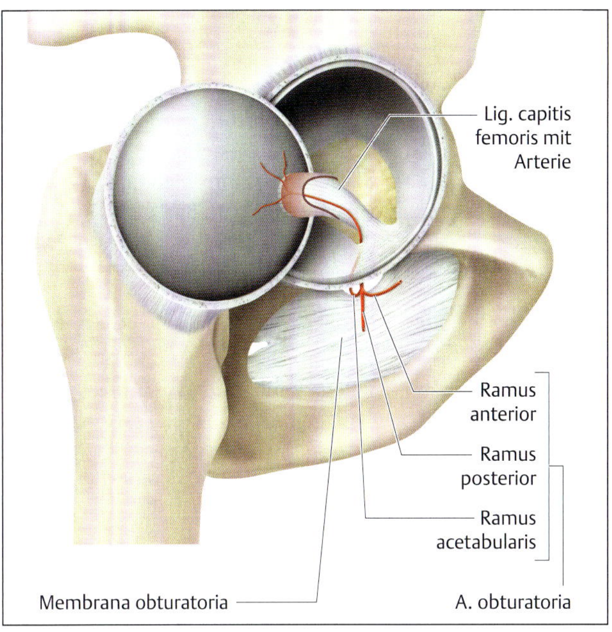

Abb. 2.169 Aufzweigungen der A. obturatoria.

A. pudenda interna

▶ Abb. 2.170

Sie verlässt das Becken über das Foramen infrapiriforme, zieht dorsal um die Spina ischiadica herum und tritt durch das Foramen ischiadicum minus hindurch wieder in das Becken. Von dort zieht er in der seitlichen Wand der Fossa ischiorectalis ventralwärts, wobei sie, zusammen mit der Vene und dem N. pudendus, innerhalb der Faszie des M. obturatorius internus verläuft, die dort eine Duplikatur bildet, sodass ein Kanal, ***Canalis Alcock***, entsteht.

Die Arterie versorgt mit den verschiedenen Ästen, die teilweise schon im Alcock-Kanal abgehen, das Rektum und die Geschlechtsorgane.

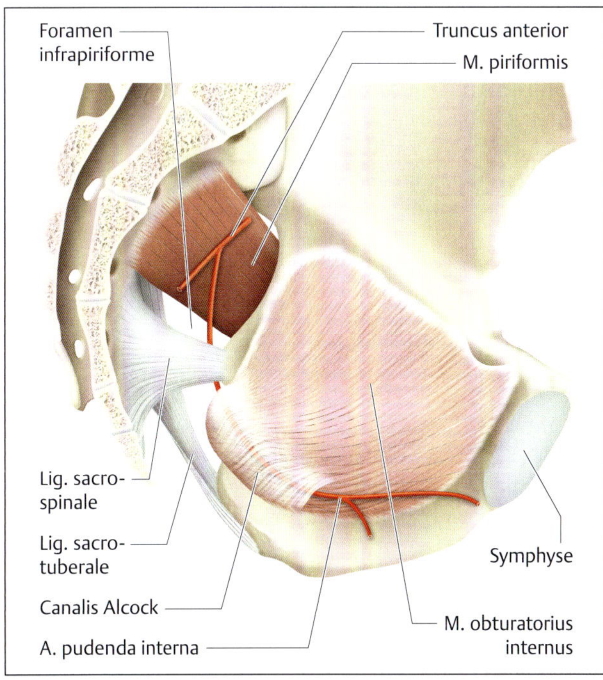

Abb. 2.170 Verlauf der A. pudenda interna.

A. glutaea superior

▶ Abb. 2.171

Sie verlässt das kleine Becken über das Foramen suprapiriforme nach dorsal. Sie versorgt mit einigen Ästen den dorsolateralen und distalen Teil des Sakroiliakalgelenks sowie die Glutäalmuskulatur.

A. glutaea inferior

▶ Abb. 2.171

Sie zieht durch das Formen infrapiriforme nach dorsal und versorgt den kaudalen Teil des M. glutaeus maximus, sowie mit einem Ramus articularis einen Teil des Azetabulums und dorsale Kapsel-Band-Anteile des Hüftgelenks.

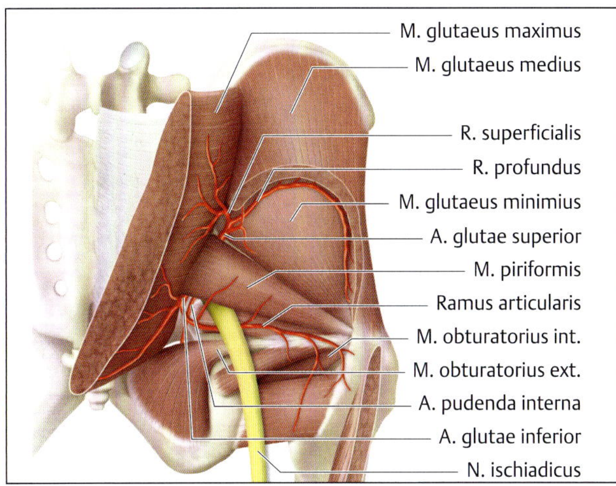

Abb. 2.171 Aa. glutaeae superior et inferior.

A. iliaca externa

▸ **Abb. 2.172**

Kurz vor der Leiste geht die ***A. epigastrica inferior*** nach medial und die ***A. circumflexa iliaca profunda*** nach lateral ab. Sie versorgen die vordere Bauchwand, Bauchmuskulatur und Bauchorgane. Ihre Fortsetzung findet die A. iliaca externa in der A. femoralis.

A. femoralis

Sie beginnt als Fortsetzung der A. iliaca externa innerhalb der ***Lacuna vasorum***, die von Lig. inguinale, Pecten ossis pubis und Arcus pectineus begrenzt wird. Zur Abgrenzung der tiefen A. femoris profunda wird sie als A. femoralis superficialis bezeichnet.

Kurz nach dem Lig. inguinale gibt sie die ***A. circumflexa iliaca superficialis*** zur Versorgung des Iliums nach lateral und die ***Aa. pudendae externae*** ab. Letztere versorgen vor allem die Leisten- und Genitalregion.

A. femoralis superficialis

▸ **Abb. 2.172**

Am proximalen Oberschenkel zieht sie im ***Trigonum femorale mediale***, das von M. pectineus, M. sartorius und dem Lig. inguinale gebildet wird, nach distal. In der Oberschenkelmitte liegt sie auf den Adduktoren, die mit dem Septum intermusculare vastoadductorium den ***Canalis adductorius*** bilden, durch den die Arterie nach distal verläuft. Als A. poplitea verlässt sie diesen durch den ***Hiatus adductorius*** nach dorsal.

A. femoralis profunda

▸ **Abb. 2.173**

Etwa drei Querfinger distal des Leistenbands gibt die A. femoralis die A. femoralis profunda nach dorsolateral ab. Von dieser ziehen bald die ***Aa. circumflexae femoris lateralis et medialis*** nach lateral zur Versorgung der proximalen Femurregion.

Die Oberschenkelrückseite wird mit ***3–4 Aa. perforantes*** versorgt, die wiederholt durch kleine Lücken zwischen Femur und M. adductor magnus nach dorsal ziehen.

Die Innenseite des Oberschenkels wird durch die ***A. descendens genicularis*** versorgt.

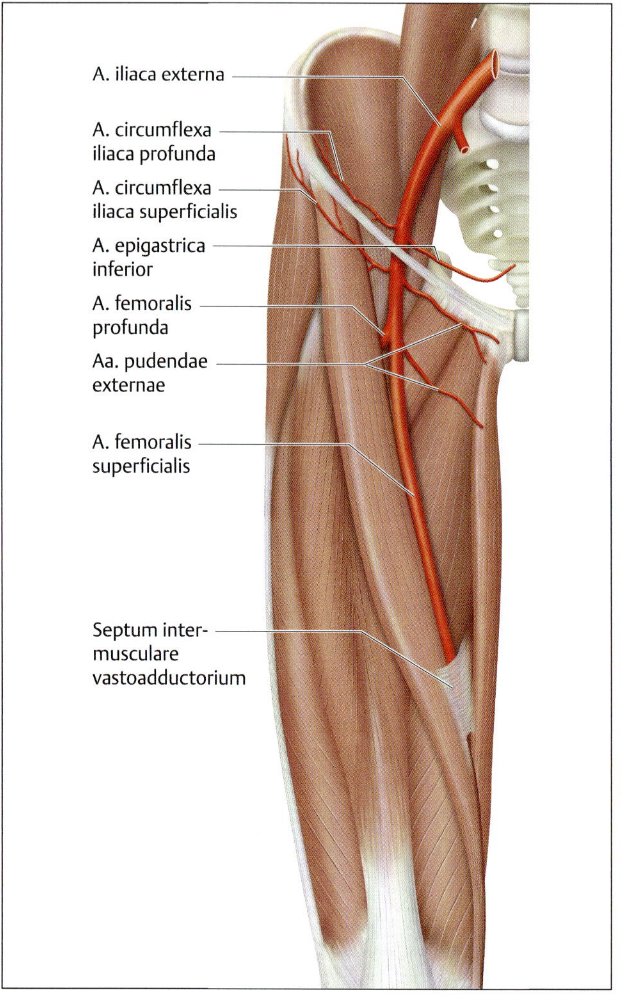

Abb. 2.172 A. iliaca externa und A. femoralis superficialis.

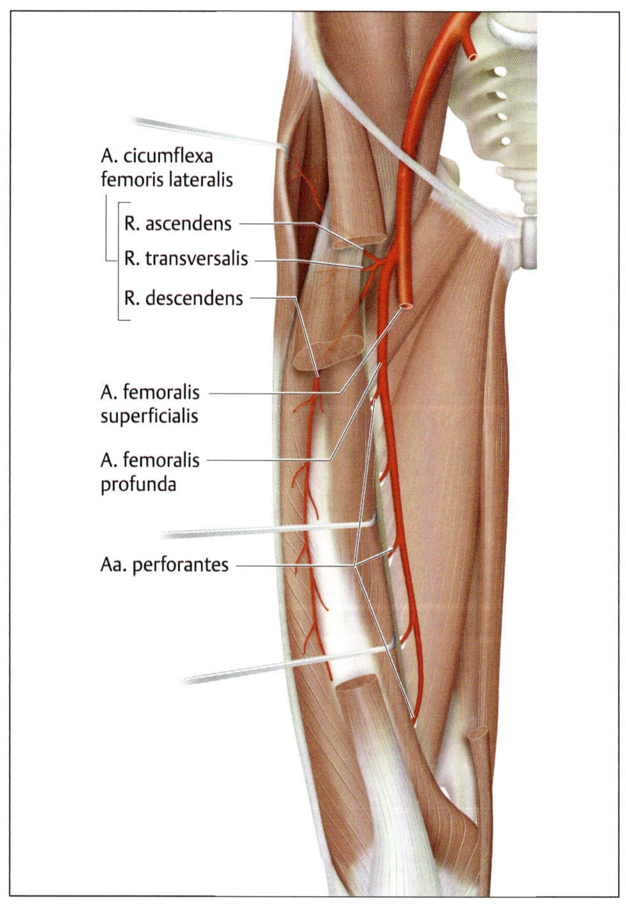

Abb. 2.173 A. femoralis profunda.

A. circumflexa femoris lateralis

▶ Abb. 2.174

Die A. circumflexa femoris lateralis zieht proximal des Trochanter minor aus der A. femoralis profunda nach lateral. Als erstes verlässt der ***Ramus descendens*** diese Arterie und zieht am medialen Femurschaft entlang nach distal bis zum Kniegelenk.

Bald danach zieht der ***Ramus transversus*** nach lateral und versorgt den Bereich des Trochanter major.

Der ***Ramus ascendens*** verläuft entlang der Linea intertrochanterica nach proximal lateral und gibt mehrere Äste Richtung Femurhals ab, die subsynovial verlaufen. An der Knochen-Knorpel-Grenze treten sie durch kleine Gefäßkanäle in das Caput femoris.

Der Ramus ascendens anastomosiert am kranialen Bereich der Fossa trochanterica mit dem Ramus profundus der A. circumflexa femoris medialis.

A. circumflexa femoris medialis

▶ Abb. 2.174

Sie entspringt in gleicher Höhe wie die A. circumflexa femoris lateralis aus der A. femoralis profunda, verläuft medial des Collum femoris und biegt um die Ansatzsehne des M. iliopsoas nach dorsal.

Der ***Ramus profundus*** zieht nach kranial und gibt Äste zum Trochanter major und Collum femoris ab, er bildet kranial mit dem Ramus ascendens der A. circumflexa femoris lateralis eine Anastomose.

Der ***Ramus acetabularis*** zieht kaudal des Collum, anastomosiert mit der A. obturatoria und gibt Äste zum ventralen Azetabulum ab.

KLINISCHER BEZUG

Hüftkopfnekrose nach Schenkelhalsfraktur

Liegt die Frakturlinie bei der medialen Schenkelhalsfraktur intrakapsulär, ist die Gefahr der Zerreißung der lateralen Epiphysenfugengefäße groß, denn die Blutzufuhr zum Hüftkopf ist unterbrochen. Die Ernährung wird nur noch über die A. capitis femoris, die im Lig. capitis femoris verläuft, gewährleistet und da diese im Alter verkümmert, kann es wegen mangelnder Ernährung zu einer Hüftkopfnekrose kommen. Deshalb ist vor allem bei älteren Patienten eine endoprothetische der osteosynthetischen Versorgung vorzuziehen.

Ist die Frakturlinie extrakapsulär, sind die Ernährungsbedingungen günstiger.

Verlauf der Gefäße im Leistenbereich

▶ Abb. 2.175

Das Lig. inguinale bildet mit dem Ramus superior ossis pubis und der ventralen Seite des Os ilium einen Tunnel, der in der Mitte durch ein Band, ***Arcus iliopectineus***, das vom Lig. inguinale zum Pecten ossis pubis zieht, in die Lacuna vasorum und musculorum geteilt wird.

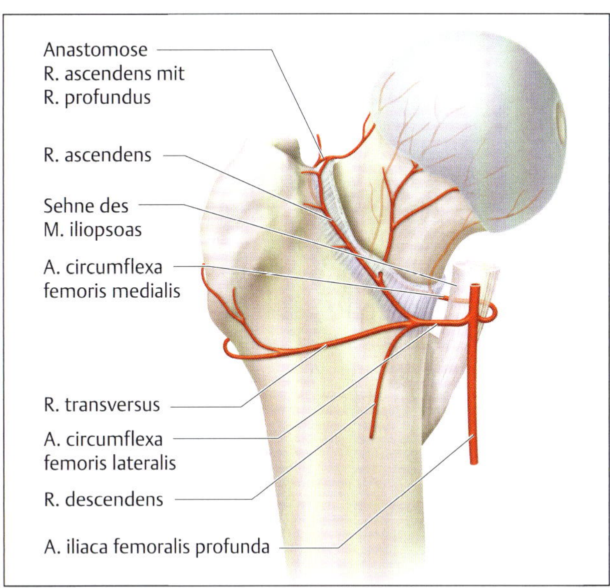

Abb. 2.174 Aa. circumflexa femoris medialis et lateralis.

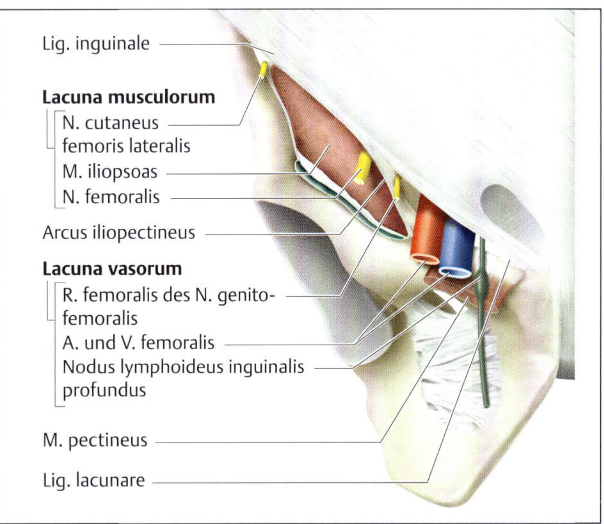

Abb. 2.175 Verlauf der Gefäße im Leistenbereich.

Durch die medial liegende Kammer, ***Lacuna vasorum***, ziehen, eingepolstert in Fettgewebe, im kraniolateralen Bereich der Ramus femoralis des N. genitofemoralis sowie mittig die A. und V. femoralis. Medial liegen Lymphknoten und Lymphgefäße. Der Arcus iliopectineus, eine diagonal verlaufende Faszienstruktur, bildet die Begrenzung zur Lacuna musculorum, das ***Lig. lacunare*** die mediale Begrenzung dieser Kammer.

2.8.2 Venen

Die Arterien werden von den gleichnamigen Venen begleitet.

V. femoralis

▸ **Abb. 2.176**

Die V. femoralis ist die Fortsetzung der V. poplitea nach proximal und beginnt am Hiatus adductorius. Sie verläuft zusammen mit der A. femoralis superficialis durch den Adduktorenkanal und zieht auf den Adduktoren liegend bis zum Lig. inguinale, wo sie zusammen mit der A. femoralis durch die Lacuna vasorum verläuft.

Etwa in Höhe des Trochanter minor ziehen die ***Vv. circumflexae mediales et lateralis femorales*** in die V. femoralis. Sie sind zur Drainage des proximalen Femurs wichtig und verlaufen jeweils parallel zu den gleichnamigen Arterien. Etwas weiter proximal mündet auch die ***V. saphena magna*** in die V. femoralis.

Kurz vor dem Lig. inguinale gelangen von medial die ***V. pudenda externa*** aus den äußeren Genitalien, von lateral die ***V. circumflexa ilium superficialis*** und von ventral die ***V. epigastrica superficialis*** in die A. femoralis. Die letzteren sind jeweils Begleitvenen der gleichnamigen Arterien.

In die tiefer gelegene ***V. profunda femoris*** ziehen Vv. perforantes von dorsal nach ventral und durchbohren zusammen mit den Arterien den M. adductor magnus. Sie mündet in Höhe der Vv. circumflexae in die V. femoralis.

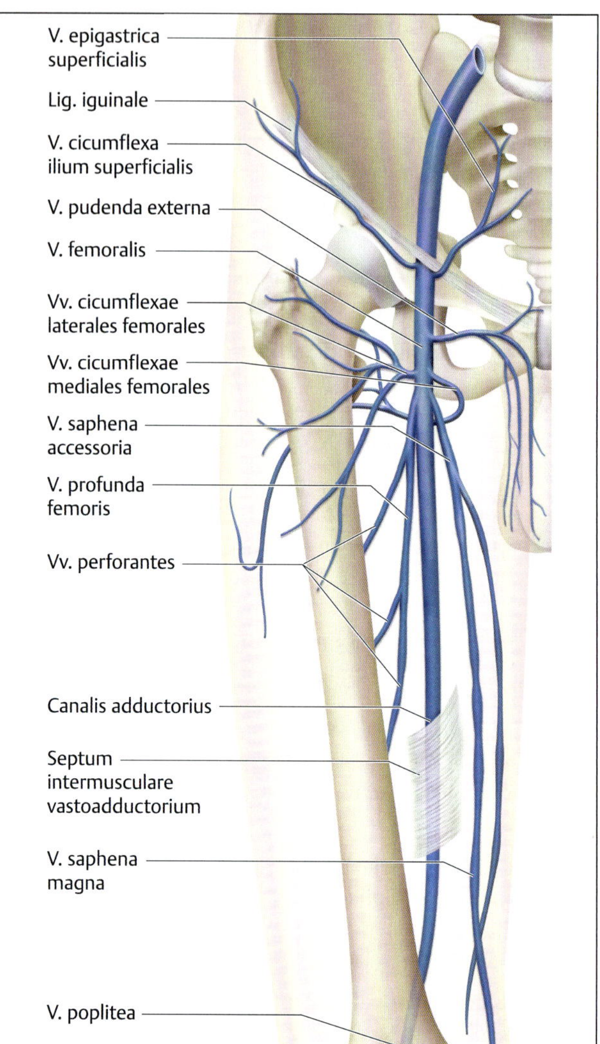

Abb. 2.176 V. femoralis.

V. iliaca externa

▸ **Abb. 2.177**

Ab dem Lig. inguinale ist die Fortsetzung der V. femoralis die V. iliaca externa. Sie zieht Richtung Sakroiliakalgelenk, wo sie zusammen mit der V. iliaca interna zur V. iliaca communis dextra et sinistra wird. Aus diesen entsteht dann die V. cava inferior.

Kurz nach dem Leistenband nimmt sie die ***V. epigastrica inferior*** und die ***V. circumflexa iliaca profundus*** auf. Diese kommen aus der unteren Bauchwand und Organen des kleinen Beckens.

V. iliaca interna

▸ **Abb. 2.177**

Sie ist etwa 4 cm lang und geht vom Foramen ischiadicum major nach kranial bis vor das Os sacrum, in Höhe der Sakroiliakalgelenke trifft sie die V. iliaca externa und sie finden gemeinsam ihre Fortsetzung in der V. iliaca communis. Sie besitzt keine Venenklappen. Aus der Gesäß- und Dammregion nimmt sie die ***Vv. gluteales superiores et inferiores***, ***V. obturatoria*** und ***V. pudenda interna***, die ***Vv. sacrales laterales*** aus der Kreuzbeingegend, sowie die ***Vv. vesicales, uterina et rectalis media*** aus den Beckenorganen auf. Die Letzteren bilden ein engmaschiges Geflechte um die Organe, ***Plexus venosi***, um einen optimalen Abfluss zu gewährleisten.

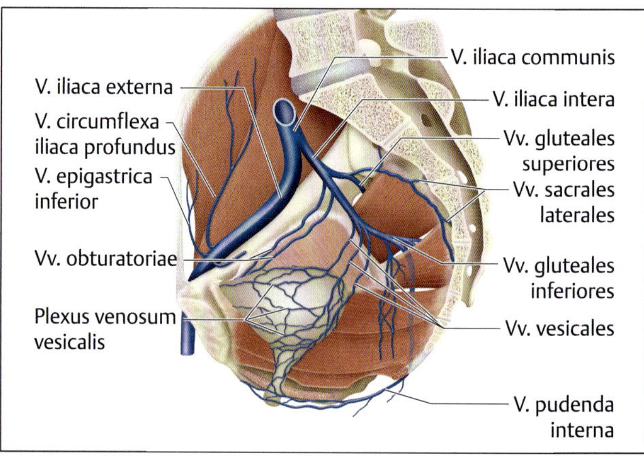

Abb. 2.177 V. iliaca externa et interna.

2.8.3 Lymphgefäßsystem

Lymphgefäße des Beins

▶ **Abb. 2.178**

Am Oberschenkel werden vier Drainagegebiete bzw. -territorien unterschieden, jeweils das Territorium des ventromedialen, ventrolateralen, dorsolateralen und dorsomedialen Bündels. Beispielsweise drainiert das ventromediale Bündel (VMB) die Haut des Unterschenkels und die Streckseite des Beins sowohl vom medialen Malleolusbereich bis zur Leiste als auch vom Fußrücken über den ventralen Unterschenkel und Oberschenkel bis in die Leiste. Es ist das bedeutungsvollste Bündel, da die Kollektoren alle in die inguinalen Lymphknoten münden.

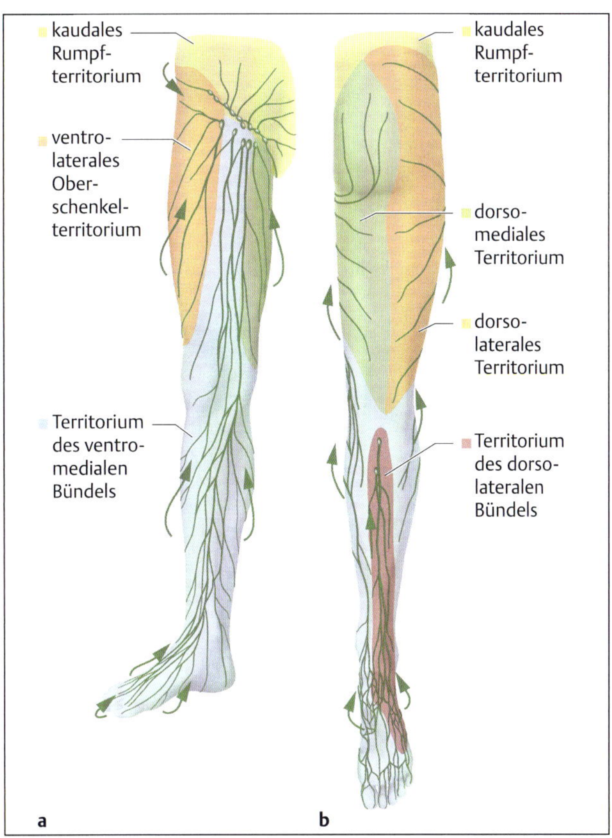

Abb. 2.178 Drainageterritorien am rechten Bein. **a** Ansicht von ventromedial, **b** Ansicht von dorsal.

Lymphgefäße im Leistenbereich

Nodi lymphatici superficiales

▶ **Abb. 2.179**

Nodi lymphatici superficiales superiores liegen kaudal und parallel zum Lig. inguinale, sie verlaufen fast horizontal. Mediale Nodi erhalten den Zufluss aus den Lymphgefäße der vorderen Rumpfwand, unterhalb des Bauchnabels, der Urethra und des äußeren Genitalbereichs. Die lateralen Nodi drainieren den Leisten- und Glutealbereich.

Nodi lymphatici superficiales inferiores sind um die V. saphena magna und vertikal angeordnet. Die Lymphgefäße ziehen durch den ***Hiatus saphenus*** in der Schenkelfaszie und enden in den tiefen Leistenlymphknoten. Sie drainieren bis auf die laterale Fuß- und Beinseite die gesamte untere Extremität.

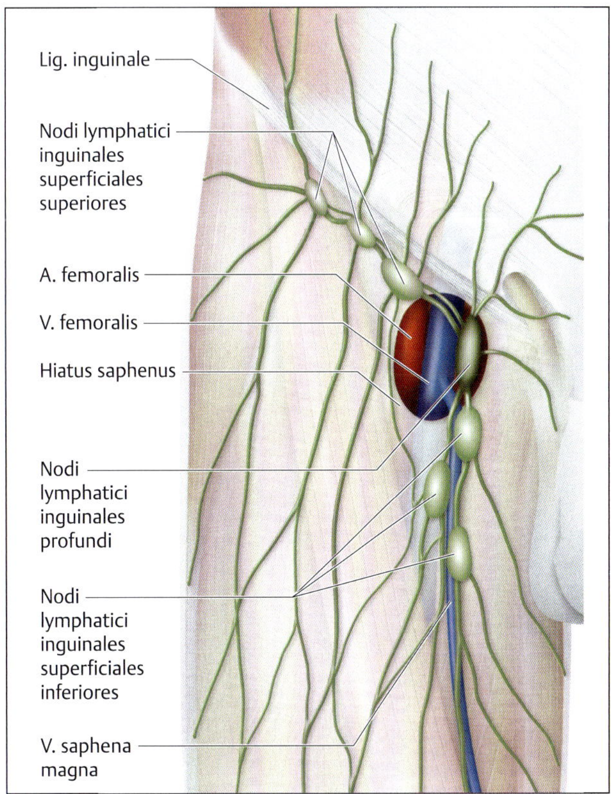

Abb. 2.179 Nodi lymphatici inguinales superficiales.

Nodi lymphatici profundi

▸ Abb. 2.180

Tiefe Leistenlymphknoten sind an der medialen Seite der V. femoralis in Höhe des Hiatus saphenus angeordnet. Der kranialste kann besonders groß sein. Diese Lymphknoten sind Einzugsgebiet des gesamten Beines, da auch die oberflächlichen Lymphgefäße der Leiste hineinziehen. Ihre Fortsetzung sind die Lymphgefäße und Nodi, die um die V. und A. iliaca externa angeordnet sind.

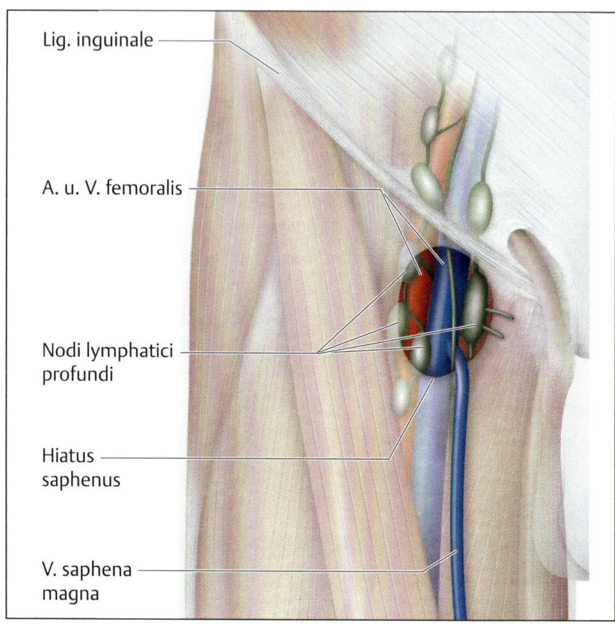

Abb. 2.180 Nodi lymphatici inguinales profundi.

Lymphknoten im Beckenbereich

▸ Abb. 2.181

Nodi lymphatici iliaci externi

Sie sind medial, dorsal und lateral der Vasa iliaca externa angeordnet. Teilweise münden hier die Lymphgefäße aus den Nodi lymphatici viscerales, die die Organe des kleinen Beckens drainieren.

Nodi lymphatici iliaci interni

Die Lymphgefäße folgen dem Verlauf der Vasa iliaca interna und ihren zuleitenden Ästen. Lymphknotengruppen von etwa 2–3 Knoten existieren als Nn. lymphatici gluteales superiores an der medialen Seite der A. glutealis superior. Das Gleiche gilt für die Nn. lymphatici gluteales inferiores und Nn. lymphatici obturatorii, die jeweils entlang der gleichnamigen Arterie liegen. Außerdem sind ventral des Sakrums die Nn. lymphatici sacrales um die Vasa sacrales laterales angeordnet. Sie führen die Lymphe aus der Gluteal- und Sakrumregion sowie aus Urethra, Rektum, Prostata bzw. Uterus.

Die Lymphe fließt von den Beckenlymphknoten in die Nodi lymphatici iliaci communes und dann weiter in den Truncus lumbalis.

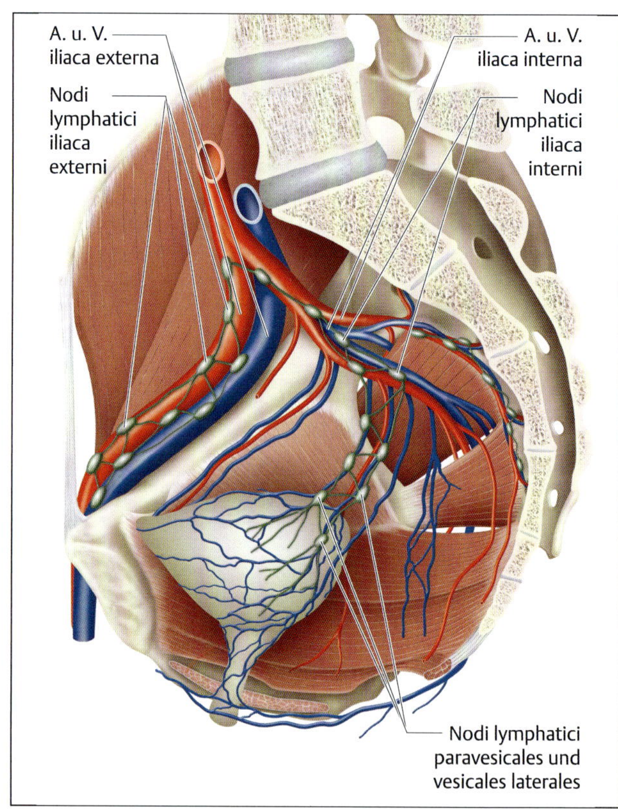

Abb. 2.181 Nodi lymphatici iliaci.

KLINISCHER BEZUG

Lymphödem

Kann das Lymphsystem aus verschiedenen Gründen die Lymphflüssigkeit nicht genügend abtransportieren, kommt es zu einem Rückstau von Gewebeflüssigkeit im Interstitium. Es entsteht ein Ödem, das meist in der Leiste beginnt und sich nach distal ausbreitet, sodass das Bein säulenartig anschwillt und die Gelenke ihre Konturen verlieren.

Beim ***primären Lymphödem*** handelt es sich um eine angeborene Fehlbildung des Lymphsystems, z. B. erweiterte Lymphsammelgefäße mit Störungen der Klappen, zu enge Lymphgefäße oder eine Fehlanlage der Nodi. Die Ödeme können beidseitig auftreten.

Das ***sekundäre Lymphödem*** ist erworben, z. B. durch einen Tumor, Bestrahlungen nach Karzinom, nach ausgeprägten Weichteilverletzungen, Wundrose oder Insektenstichen.

Vier Stadien des Lymphödems (▸ Abb. 2.182)

- 0: kein Ödem sichtbar, jedoch zeigt das Lymphszintigramm einen pathologischen Befund.
- I: Schwellung sichtbar, Haut gespannt, weiche Schwellung, Delle eindrückbar, durch Hochlagerung des Beins Rückbildung der Schwellung.
- II: irreversibles Ödem, Verdickung des Bindegewebes, nur noch schwache Delle eindrückbar, kein Rückgang der Schwellung durch Hochlagerung, Haut derb.
- III: Elephantiasis, ausgedehnte Einlagerung von mehreren Litern Lymphflüssigkeit im Gewebe, das Bein ist unförmig geschwollen, ausgedehnte fibrosklerotische Veränderungen, die Haut ist rissig evtl. mit Ekzemen überzogen, stark eingeschränkte Beweglichkeit.

Lymphflüssigkeit besteht aus vielen gelösten Stoffen, darunter vor allem Eiweiße. Wenn diese länger in hoher Konzentration im Gewebe bleiben, kommt es zu einer Entzündungsreaktion im umgebenden Gewebe und das Bindegewebe verfestigt sich, es wird dicker. Die Folge ist eine mangelnde Durchblutung und auch der Abtransport aus der Haut in die Venen ist erschwert. Das Gewebe wird schlechter mit Sauerstoff und Nährstoffen versorgt, sodass die oberflächlichsten Zellen der Haut absterben können und Geschwüre entstehen.

Therapie: Die wichtigste Therapie ist die konservative Behandlung mit einer Entstauungstherapie. Bei der manuellen Lymphdrainage wird durch spezielle Massage- und Behandlungsgriffe die Verschiebung der Lymphe in ödemfreie Gebiete gefördert, von wo aus sie durch Lymphkollektoren abtransportiert werden kann (▸ **Abb. 2.183**). Die Grifffrequenz ist mit 1–2 s Druck und anschließender gleich langer Pause sehr niedrig, bedingt durch die Trägheit der Lymphgefäße. Es werden erst Körpergebiete behandelt, die zentral liegen und intakt sind und dann erst die Ödemregion.

Die anschließende Kompressionstherapie übt von außen Druck aus und regt damit den Rückfluss in die Lymphgefäße und Venen an. Der Kompressionsverband (▸ **Abb. 2.184**) wird in mehreren Lagen, teilweise mit Polstern, Polsterbinden sowie einer wenig elastischen Binde angelegt. Später kann er durch Kompressionsstrümpfe ersetzt werden. Eine Gewichtsreduktion, ausgewogene Ernährung, regelmäßige Hautpflege, sowie das Tragen von lockerer Kleidung und sportliche Aktivitäten in Maßen, sorgen für eine Erleichterung. Krankhaft vermehrtes Fett kann durch Liposuktion entfernt werden.

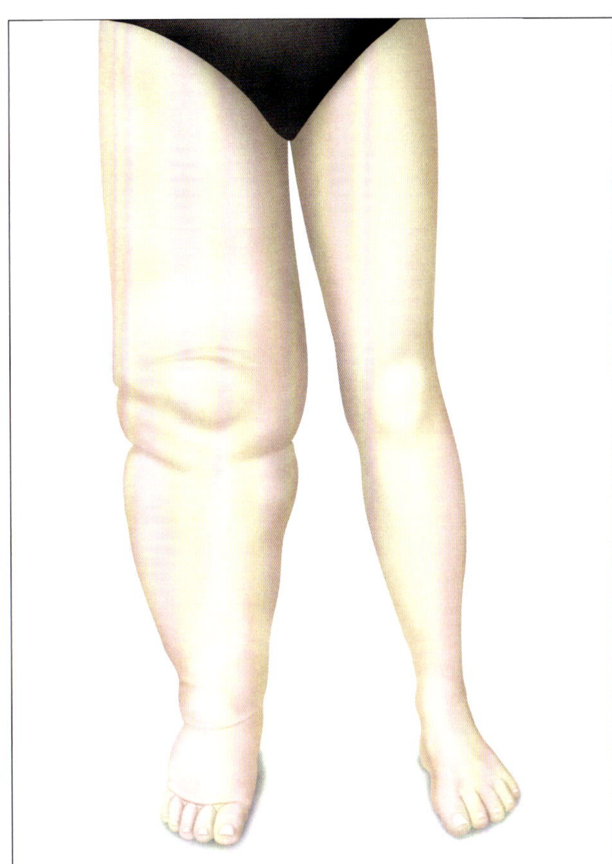

Abb. 2.182 Lymphödem am rechten Bein, Stadium II.

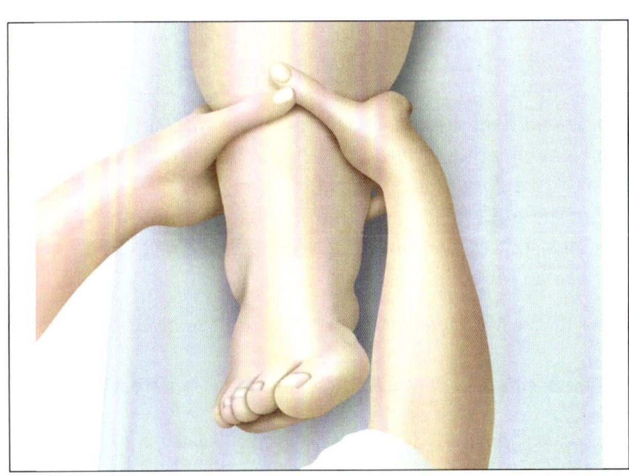

Abb. 2.183 Manuelle Lymphdrainage.

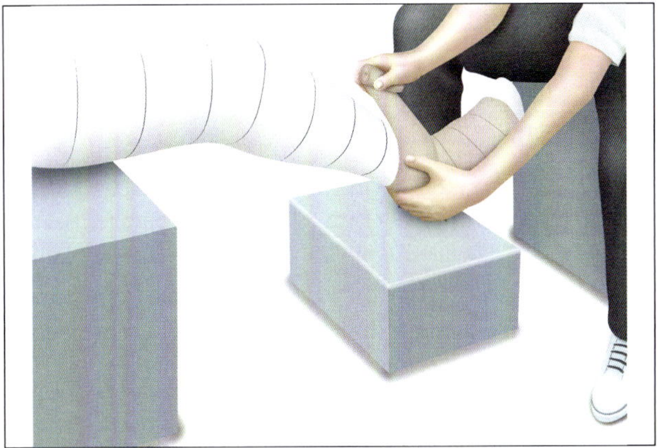

Abb. 2.184 Kompressionsverband bei Lymphödem an der unteren Extremität.

2.9 Nervenversorgung

2.9.1 Plexus lumbalis (Th 12-L 4)

▸ **Abb. 2.185**

Dieses Nervengeflecht entsteht aus den Rami anteriores der Nervenwurzeln der Segmente L 1-L 4 und mit kleiner Abzweigung aus Th 12. Er versorgt motorisch die kaudalen Bauchwandmuskeln, ventrale Oberschenkelmuskeln, sowie die Adduktoren und sensibel den Unterbauchbereich, die Genitalregion und Teile des proximalen Oberschenkels.

Die Rami ventrales verflechten sich untereinander und bilden die folgenden peripheren Nerven:

- Mehrere ***Rami musculares*** aus den Rami ventrales von Th 12-L 3 versorgen den M. quadratus lumborum und aus L 1-L 5 den M. psoas major und M. psoas minor.
- Ramus ventralis L 1 mit Anastomose zum ***12. Interkostalnerv*** und zum Ramus ventralis L 2 teilt sich weiter distal in ***N. iliohypogastricus*** und ***N. ilioinguinalis***.
- Aus der Vereinigung von Ästen aus L 1 und L 2 geht der ***N. genitofemoralis*** hervor.
- Aus den Anastomosen von L 2-L 3 entsteht der ***N. cutaneus femoris lateralis .***
- Aus der Verflechtung der Rr. ventrales von L 2-L 4 werden ***N. femoralis*** und ***N. obturatorius*** gebildet.

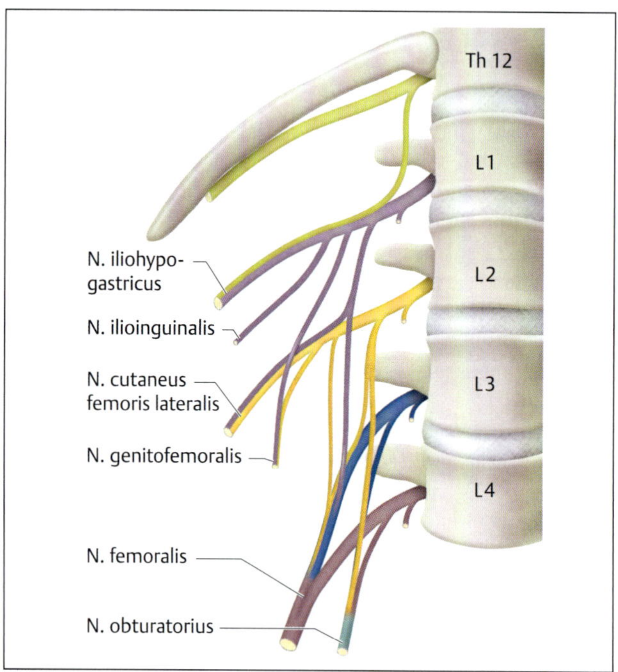

Abb. 2.185 Plexus lumbalis.

N. iliohypogastricus (Th 12-L 1)

▸ **Abb. 2.186**

Dieser Nerv stammt aus dem Ramus ventralis der Wurzel Th 12 und L 1. Er durchbohrt in Höhe von L 1/2 den M. psoas major und liegt dem M. quadratus lumborum auf. Weiter verläuft er dorsal der Niere im Fettgewebe, durchbricht den M. transversus abdominis und zieht entlang der Crista iliaca zwischen diesem Muskel und dem M. obliquus internus abdominis. Hier gibt er zwei motorische Äste in die kaudalen Anteile der beiden Muskeln ab.

Etwa in der Mitte der Crista teilt er sich in seine beiden Endäste:

- ***Ramus cutaneus lateralis***, für ein ovales Hautareal distal der SIAS,
- ***Ramus cutaneus anterior***, der weiter nach ventral parallel zum Lig. inguinale verläuft, die Aponeurose des M. obliquus externus unmittelbar ventral der SIAS durchbricht und ein ovales Hautareal kranial des Leistenbereichs bis zur Symphyse versorgt.

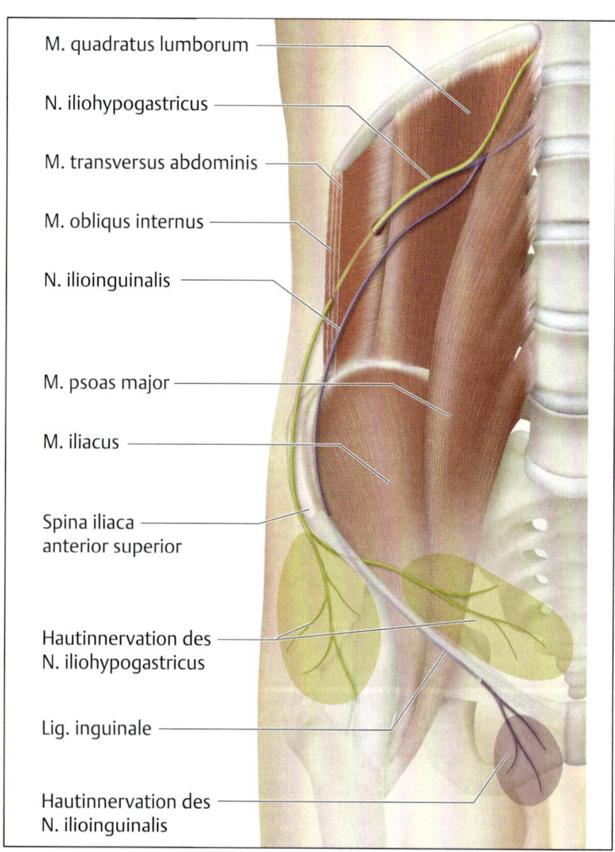

Abb. 2.186 N. iliohypogastricus, N. ilioinguinalis.

N. ilioinguinalis (L 1)

▸ **Abb. 2.186**

Er kommt zusammen mit dem N. iliohypogastricus aus der Etage L 1, verläuft jedoch etwas kaudaler und parallel zu ihm, entlang der Crista iliaca zwischen M. transversus und M. obliquus internus abdominis, die er ebenfalls innerviert.

In der Nähe der SIAS durchbricht sein sensibler Endast, ***Ramus cutaneus anterior***, die Aponeurose des M. obliquus externus und verläuft im Leistenkanals nach medial, den er durch den äußeren Leistenring verlässt. Hier versorgt er sensibel die Haut neben der Symphyse und mit weiteren Ästen das Skrotum bzw. die Labia majora sowie ein kleines Areal am medialen Oberschenkel.

N. genitofemoralis (L 1–2)

▸ **Abb. 2.187**

Der Nerv entsteht aus den ***Rami ventrales*** der Etagen L 1 und L 2 und zieht fast vertikal nach distal, etwa in Höhe des 3. Lendenwirbels tritt er durch den M. psoas major und zieht dann ventral des Muskels und innerhalb seiner Faszie nach distal.

Schon hier teilt er sich in seine zwei Endäste auf:

Der ***Ramus femoralis*** tritt als lateral verlaufender sensibler Ast durch die Lacuna vasorum und versorgt ein kleines halbovales Hautareal direkt kaudal des mittleren Lig. inguinale.

Der ***Ramus genitalis*** zieht über das Leistenband, durch den Leistenkanal mit dem Samenstrang zum Skrotum bzw. mit Lig. teres uteri zu den Labia majora und teilt sich in seine Endäste zur motorischen Versorgung des M. cremaster, sowie für Hautareale des Genitalbereichs und ein kleines Oval am medialen Oberschenkel direkt kaudal der medialen Leiste.

N. cutaneus femoris lateralis (L 2-L 3)

▸ **Abb. 2.187**

Er durchbricht den M. psoas major und zieht ventral des M. quadratus lumborum fast horizontal nach lateral-distal Richtung Crista iliaca, wo er im weiteren Verlauf ventral des M. iliacus liegt. Medial der Spina iliaca anterior superior biegt er in eine vertikale Verlaufsrichtung um, durchbricht das Leistenband lateral der Lacuna musculorum und zieht zum ventralen Oberschenkel. Hier teilt er sich in mehrere sensible Äste zur Versorgung eines großen ovalen Hautbezirks am ventrolateralen Oberschenkel bis in Höhe des Kniegelenks.

KLINISCHER BEZUG

Inguinaltunnelsyndrom (Meralgia paraesthetica)
▸ **Abb. 2.188**
Taubheitsgefühl, Kribbeln sowie brennende Schmerzen am ventrolateralen Oberschenkel, die sich bei Hüftflexion lindern, sprechen für ein Kompressionssyndrom des N. cutaneus femoris lateralis beim Durchtritt durch das Lig. inguinale. Im Laufe der Zeit kann es zu einer Hypästhesie kommen, wobei die Haut so überempfindlich wird, dass das Tragen von Kleidung kaum ertragen wird. Das Syndrom entsteht durch mechanisch bedingten Druck auf das Leistenband oder auch Druck- oder Zugeffekte im Nervenverlauf. Dies kann durch Tragen eines zu engen Gürtels oder Jeans ausgelöst werden, oder durch ein ausgeprägtes ventrokaudales Gewicht, z. B. bei der Schwangerschaft oder beim sog. "Hängebauch", kann der Nerv komprimiert werden.

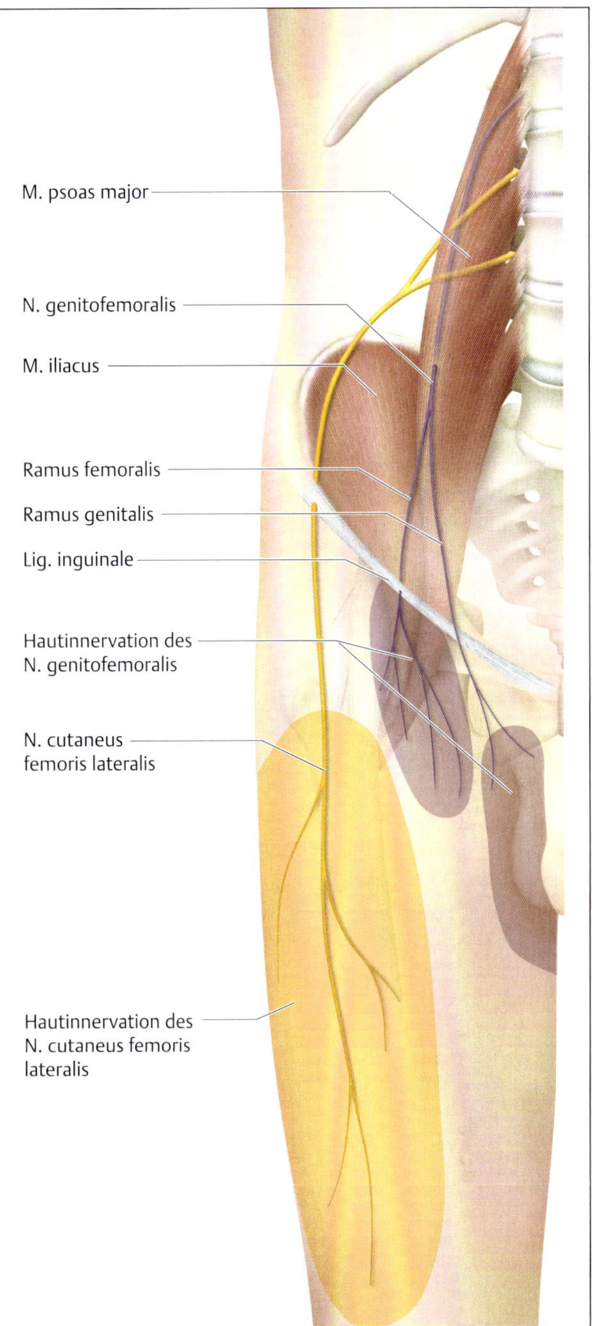

Abb. 2.187 N. genitofemoralis, N. cutaneus femoris lateralis.

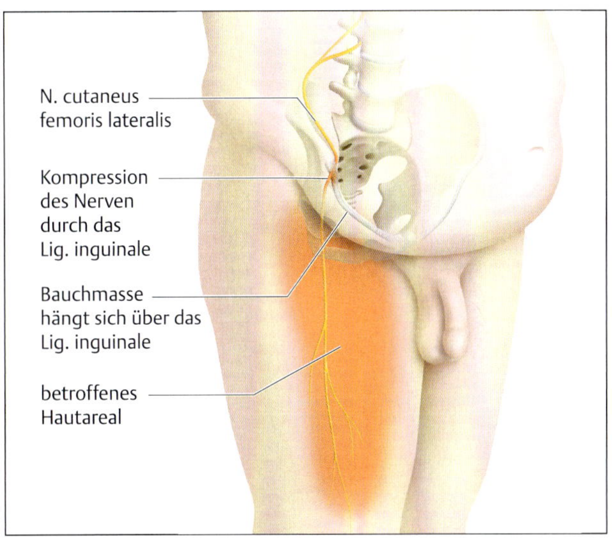

Abb. 2.188 Inguinaltunnelsyndrom (Meralgia paraesthetica).

N. femoralis (L 2-L 4)

▶ **Abb. 2.189**

Der N. femoralis ist der Kennmuskel für das Segment L 3 des Rückenmarks. Er verläuft dorsal des lateralen Randes vom M. psoas major nach kaudal und ist dort zwischen dem M. psoas major und dem M. iliacus von der Psoasfaszie bedeckt. Proximal vom Lig. inguinale gibt er ***Rami musculares*** für den M. iliopsoas ab. Mit dem M. iliopsoas zieht er durch die Lacuna musculorum, wobei er ventral von diesem verläuft und direkt am Arcus iliopectineus liegt.

Distal des Lig. inguinale teilt er sich in eine laterale, eine mediale und eine tiefe Gruppe von Endästen:

- ***Rami musculares*** für den M. sartorius ziehen nach lateral.
- ***Rami cutanei anteriores*** sind Verzweigungen sensibler Äste zu den Hautarealen des medialen Oberschenkels.
- ***Rami musculares*** gehören zur tiefen Gruppe und bestehen aus sehr vielen und unterschiedlich langen motorischen Ästen für die Versorgung des M. quadriceps femoris, ein weiterer Ramus muscularis gelangt unter den Vasa femoralia zum M. pectineus.
- Der ***N. saphenus*** gehört auch zur tiefen Gruppe. Als größter und längster Ast geht er im Trigonum femorale aus dem N. femoralis hervor. Er zieht an der medialen Oberschenkelseite nach distal, zusammen mit der A. femoralis durch den Canalis adductorius, durchbricht die Membrana vastoadductoria und folgt anschließend dem dorsalen Rand des M. sartorius. In Kniegelenkhöhe gibt er den R. infrapatellaris zum ventralen Kniebereich ab. Danach liegt er oberflächlich und begleitet die V. saphena magna am medialen Unterschenkel nach distal bis zum medialen Fußrücken und zur Fußsohle. Auf diesem Weg gibt er zahlreiche kleine Rami cutanei cruris mediales ab (s. Kap. 3.11).

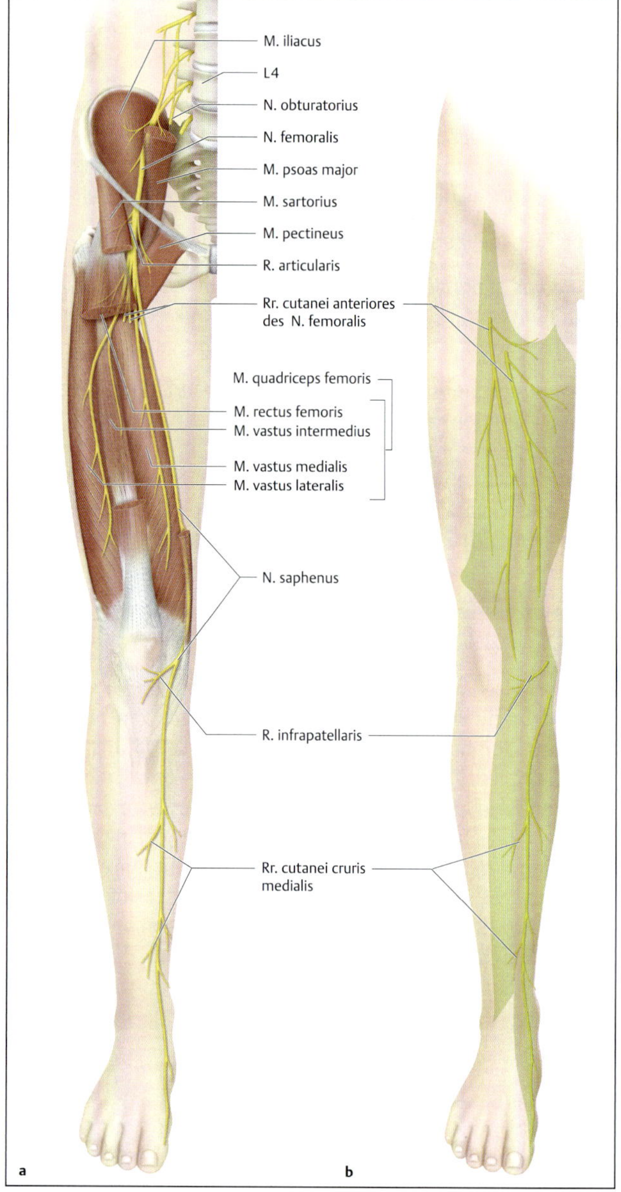

Abb. 2.189 N. femoralis. **a** Verlauf und Aufzweigungen, **b** Hautinnervation.

KLINISCHER BEZUG

Läsion des N. femoralis (Femoralisparese)
Eine Femoralisparese kann durch kraftvolle Hyperextension des Hüftgelenks bei einem Unfallmechanismus, bei Tänzern infolge von wiederkehrenden Hyperextensionen, sowie bei raumfordernden Prozessen, z. B. Blutungen im Bereich der Psoasfaszie, entstehen. Auch in Verbindung mit einer OP in der Nähe der Leiste, z. B. Leistenhernie, Totalendoprothese des Hüftgelenks, sowie OPs an der Beckenarterie kann eine Parese auftreten.

Bei einem Komplettausfall des N. femoralis ist vor allem die Streckung im Kniegelenk beeinträchtigt. Durch den Ausfall des M. quadriceps femoris kann der Patient sich nicht mehr aus der Hocke aufrichten und keine Treppen mehr steigen. Aufgrund der inkompletten Parese des M. iliopsoas fällt es dem Betroffenen schwer, sich aus dem Liegen aufzurichten.

Zusätzlich tritt Gefühllosigkeit am ventralen Oberschenkel, medialen Knie und Unterschenkel auf. Der Patellarsehnenreflex ist erloschen bzw. abgeschwächt. Die Patella steht in der Regel tiefer als auf der gesunden Seite. Auffallend ist die sehr deutliche Atrophie des M. quadriceps.

N. obturatorius (L 2-L 4)

▸ **Abb. 2.190**

Der N. obturatorius zieht am medialen Rand des M. psoas major nach distal und über das Iliosakralgelenk in das kleine Becken. An der Oberseite des M. obturatorius internus zieht er zum Canalis obturatorius. Im Inneren des Kanals verlaufen der Nerv, die Arterie und die Vene nach distal. Innerhalb des Kanals verzweigt er sich in einen Ramus anterior und posterior.

Der ***Ramus posterior*** bricht durch den M. obturatorius externus und gibt einen Ast zu seiner Innervation ab. Dann verläuft er zwischen dem M. adductor brevis und M. adductor magnus und gibt motorische Äste für den M. adductor magnus ab. Ein langer, dünner Ast, ***Ramus articularis genus***, tritt am distalen Rand des M. adductor magnus hervor und zieht durch den Adduktorenkanal nach dorsal zum Kniegelenk.

Der ***Ramus anterior*** verläuft ventral des M. obturatorius externus und des M. adductor brevis und dorsal der Mm. pectineus und adductor longus. Hier gibt er einen Gelenkast zum Hüftgelenk ab. Außerdem gibt er Rami zur Innervation der Mm. pectineus, adductor longus, adductor brevis und gracilis ab. Der Ramus anterior endet mit dem sensiblen ***Ramus cutaneus***, dieser versorgt ein ovales Hautareal am distal-medialen Oberschenkel.

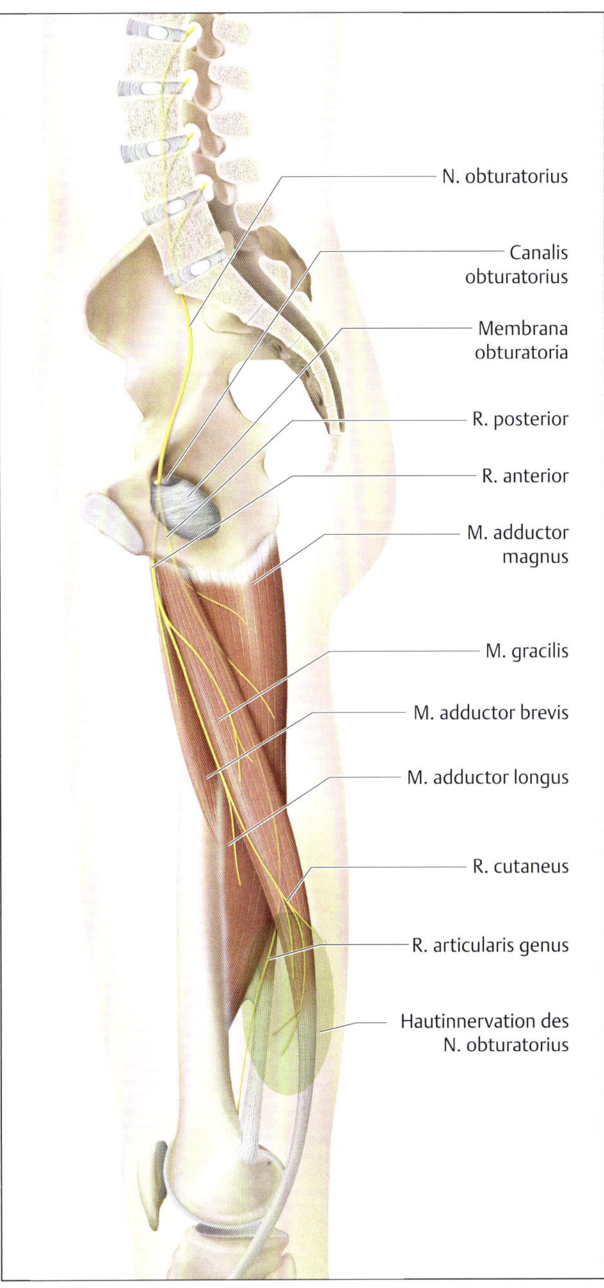

Abb. 2.190 N. obturatorius.

2.9.2 Plexus sacralis (L 5-S 3/S 4)

▸ Abb. 2.191

Zusammensetzung (▸ **Abb. 2.191a**): Der Plexus sacralis entsteht aus den Rami anteriores der Nervenwurzeln der Segmente (L4) L5 bis S3. Gemeinsam mit dem Plexus lumbalis bildet er die Nerven des Beckens und der unteren Extremität und wird zum Plexus lumbosacralis zusammengefasst.

Untergliedert wird der Plexus sacralis in fünf Hauptäste: N. gluteus superior (L4-S1), N. gluteus inferior (L5-S2), N. ischiadicus (L4-S3), N. cutaneus femoris posterior (S2-S3), N. pudendus (S2-S4). Außerdem gibt er mehrere motorische Äste zur Innervation der pelvitrochanteren Muskulatur ab.

Verlauf (▸ **Abb. 2.191b**): Die Rami anteriores von L4 und L5 bilden den Truncus lumbosacralis, der in das kleine Becken zieht und sich hier in präaxiale, anterior verlaufende, und postaxiale, posterior verlaufende Rami unterteilt. Die Rami anteriores von S1-S3 ziehen durch die Foramina sacralia anteriora in das Becken. Sie vereinen sich zum Plexus, der ventral des Os sacrum liegt, und seine peripheren Nerven setzen sich hier aus den verschiedenen Etagen zusammen. Sie verlaufen auf der pelvinen Seite des M. piriformis und ziehen, bis auf wenige Ausnahmen, durch das Foramen infrapiriforme nach distal.

Versorgungsgebiete: Zu den Aufgaben des Plexus sacralis gehört die motorische Versorgung der pelvitrochantären, Glutäal- und ischiokruralen Muskulatur, sowie der gesamten Unterschenkel- und Fußmuskulatur. Außerdem entstehen aus ihm sensible Fasern, die große Hautareale am dorsalen Oberschenkel, sowie Unterschenkel und Fußbereich versorgen.

KLINISCHER BEZUG

Plexus-sacralis-Parese

Die Ursachen einer Läsion des Plexus sind vielseitig: Frakturen des Os sacrum, vor allem mit Einbeziehung der Foramina sacralia, können zur Überdehnung, evtl. sogar Zerreißung von Plexusteilen führen und damit zu neurologischen Ausfällen. Auch Uterus-, Protstata- und kolorektale Tumore können Druck auf den Plexus ausüben. Außerdem kann bei der Gravidität der Kopf oder das Gesäß des Kindes so ungünstig liegen, dass der Plexus komprimiert wird.

Die Patienten klagen über starke Schmerzen und sensomotorische Ausfälle im Versorgungsgebiet des Plexus. Besonders auffällig sind die motorische Ausfälle, denn die Hüftextensoren und -abduktoren, sowie die gesamte Muskeln des Unterschenkels und Fußes können ausgefallen sein.

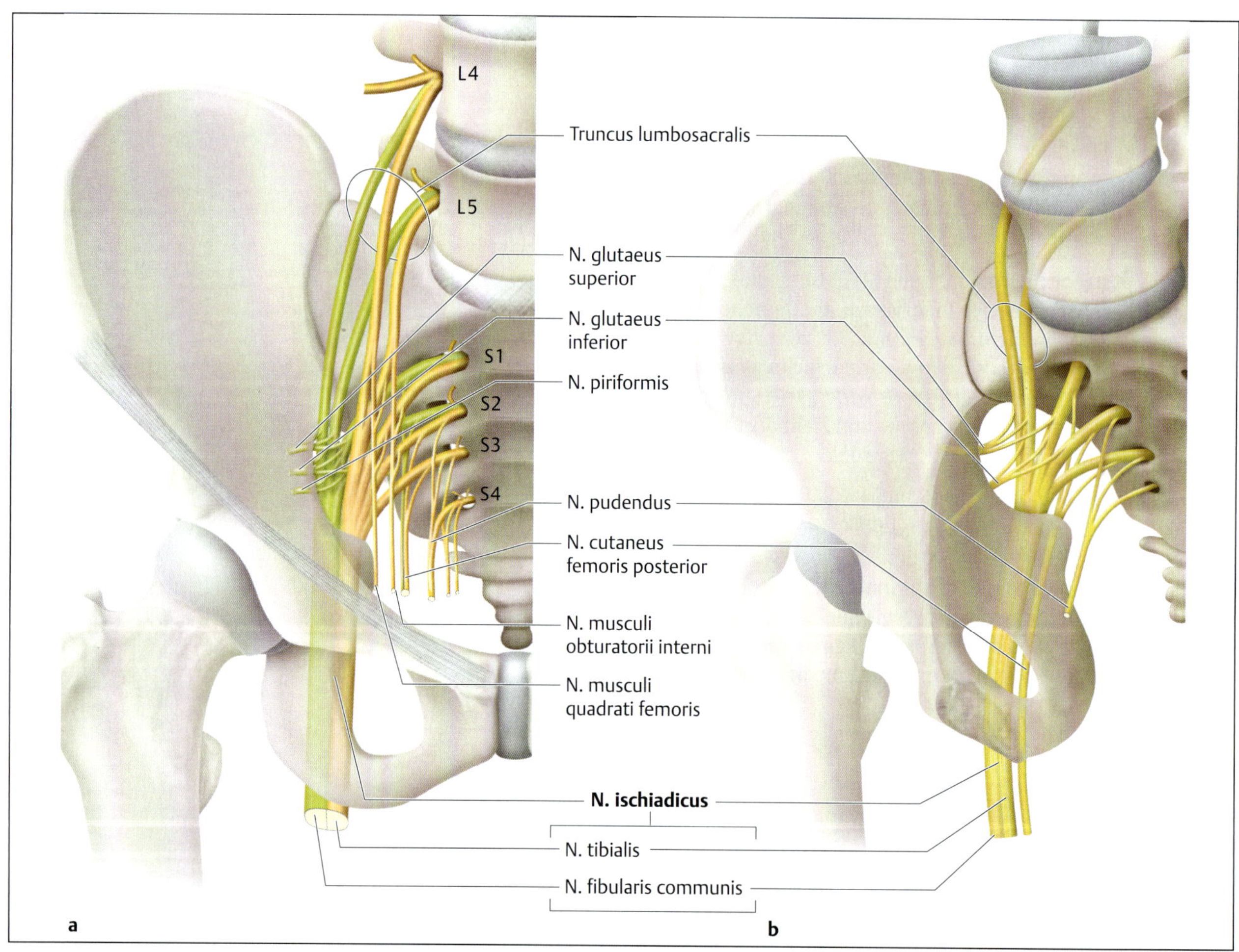

Abb. 2.191 Plexus sacralis.
a Zusammensetzung der peripheren Nerven.
b Verlauf.

2.9.3 Äste des Plexus sacralis

N. glutaeus superior (L 4-S 1)

▸ **Abb. 2.192**

Er entsteht aus den Rami posteriores von L 4-S 1, zieht durch das Foramen suprapiriforme und verläuft in der Bindegewebeschicht, ***Spatium intergluteale***, zwischen M. glutaeus medius und minimus nach ventral. Er innerviert die kleinen Glutäen und gibt einen längeren Ast in den M. tensor fasciae latae und einen Gelenkast zum dorsalen Hüftgelenk ab.

N. glutaeus inferior (L 5-S 2)

▸ **Abb. 2.192**

Er entsteht aus den Rami posteriors von L 5-S 2 und verlässt das Becken durch das Foramen infrapiriforme dorsomedial vom N. ischiadicus. Er innerviert mit mehreren Ästen den M. glutaeus maximus und zieht dabei von der Unterseite des Muskels in diesen hinein.

N. m. quadrati femoris (L 4-S 1)

▸ **Abb. 2.192**

Er entsteht aus den ventralen Ästen der Spinalnerven aus L 4-S 1 und verläuft unter dem M. piriformis, M. gemellus superior und M. obturatorius internus nach distal, wo er den M. gemellis inferior und M. quadratus femoris innerviert. Außerdem gibt er einen Gelenkast zum dorsalen Hüftgelenk ab.

N. m. obturatorii interni (L 5-S 2)

▸ **Abb. 2.192**

Er entsteht aus den ventralen Ästen der Etagen L 5-S 2 und zieht medial sowie zusammen mit dem N. ischiadicus durch das Foramen infrapiriforme. Danach überquert er den M. gemellus superior, an den er einen Ast abgibt, und endet mit Ästen für den M. obturatorius internus.

N. m.piriformis (S 1-S 2)

Nach der Vereinigung der ventralen Äste aus S 1 und S 2 zieht der Nerv direkt von der pelvinen Seite in den M. piriformis.

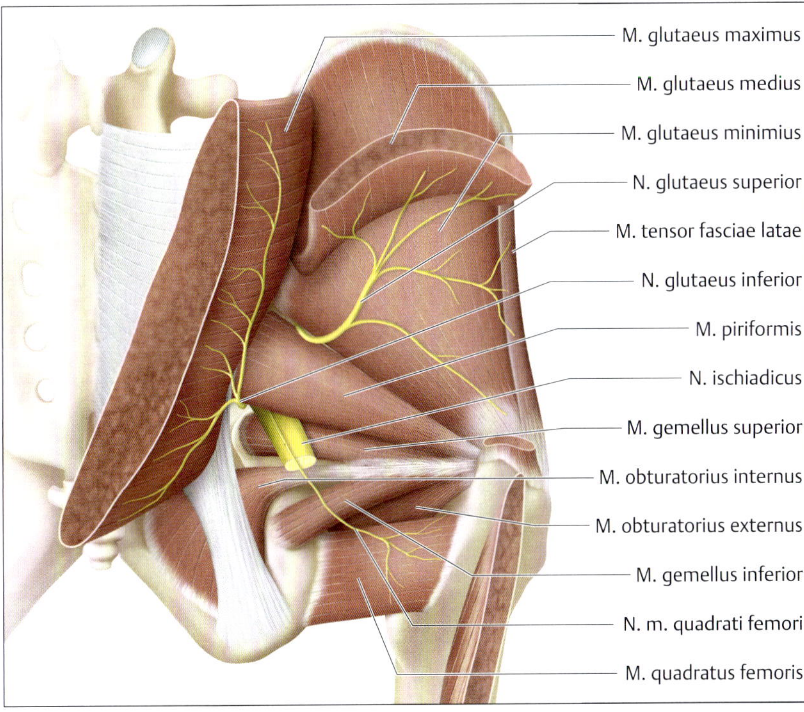

Abb. 2.192 Nn. glutaeus superior et inferior, N. m. quadrati femoris.

N. ischiadicus (L 4-S 3)

▶ **Abb. 2.193**

Der N. ischiadicus entsteht aus den Rami anteriores der Segmente L 4-S 3, die schon hier den tibialen und peronaealen Anteil bilden. Er ist der längste und mit 1,5–2 cm kräftigste periphere Nerv.

Er liegt unter dem M. piriformis und verlässt das Becken durch das Foramen infrapiriforme. Im weiteren Verlauf nach distal und etwas lateral überkreuzt er die Mm. obturatorius internus, gemelli et quadratus femoris. Hier liegt er unter dem M. glutaeus maximus in einem Raum, der mit Fettgewebe und Gefäßen ausgefüllt ist, ***Spatium subgluteale***.

Am dorsalen Oberschenkel verläuft er in der Flexorenloge, liegt dabei auf dem M. adductor magnus und wird vom Caput longum des M. biceps femoris überkreuzt. Etwa in Höhe der Fossa poplitea teilt er sich in seine beiden Endäste, ***N. tibialis*** und ***N. peroneus communis***, die alle Muskeln des Unterschenkels und Fußes innervieren.

Schon vor der Teilung in seine Endäste ist der N. ischiadicus in einen Peroneus- und Tibialisanteil zu untergliedern, denn die tibialen Anteile innervieren die Mm. semitendi- und membranosus, sowie das Caput longum vom M. biceps femoris und die tiefen Anteile des M. adductor magnus, während der peroneale Anteil das Caput breve des M. biceps femoris innerviert.

Sensibel versorgt der N. ischidicus den dorsalen und dorsolateralen Unterschenkel sowie den gesamten Fußbereich (s. Kap. 4.12.1).

KLINISCHER BEZUG

Läsion des N. ischiadicus

Meist befindet sich die Schädigung im Bereich der Glutealregion beim Durchtritt durch das Foramen infrapiriforme. Die Ursachen einer Läsion sind Operationen in unmittelbarer Nähe, Tumore, Hämatome nach Frakturen und Unfallmechanismen oder auch Entzündungen im Spatium subglutaeale, die sich ausbreiten können.

Injektionsschäden können eine Nervenkompression durch ein Hämatom bewirken, wenn der Einstich in unmittelbarer Nähe des Nervs Gefäße verletzt hat. Zwischen Injektion und Symptombeginn können Stunden bis Tage vergehen. Auch kann der Nerv durch Medikamente irritiert werden, denn periphere Nerven reagieren toxisch auf Analgetika, Antirheumatika und Antibiotika, d. h. sie reagieren mit einer Entzündung. Die Patienten beschreiben einen sofort auftretenden Schmerz mit sensomotorischen Ausfällen.

Befund: Es ist die Frage, wo der Ischiadikusstamm geschädigt wird und ob peroneale Anteile oder tibiale Anteile oder sogar der ganze Nerv geschädigt sind. Beim vollständigen Ausfall des N. ischiadicus bleiben als Beuger im Kniegelenk nur die vom N. femoralis innervierten Muskeln, Mm. sartorius und gracilis, funktionsfähig.

Bei der Ganganalyse fällt eine fehlende Stabilität des Fußes auf, während Hüft- und Kniegelenk teilweise durch die von den Nn. glutaei und N. femoralis innervierten Muskeln stabilisiert werden können (s. Kap. 4.12).

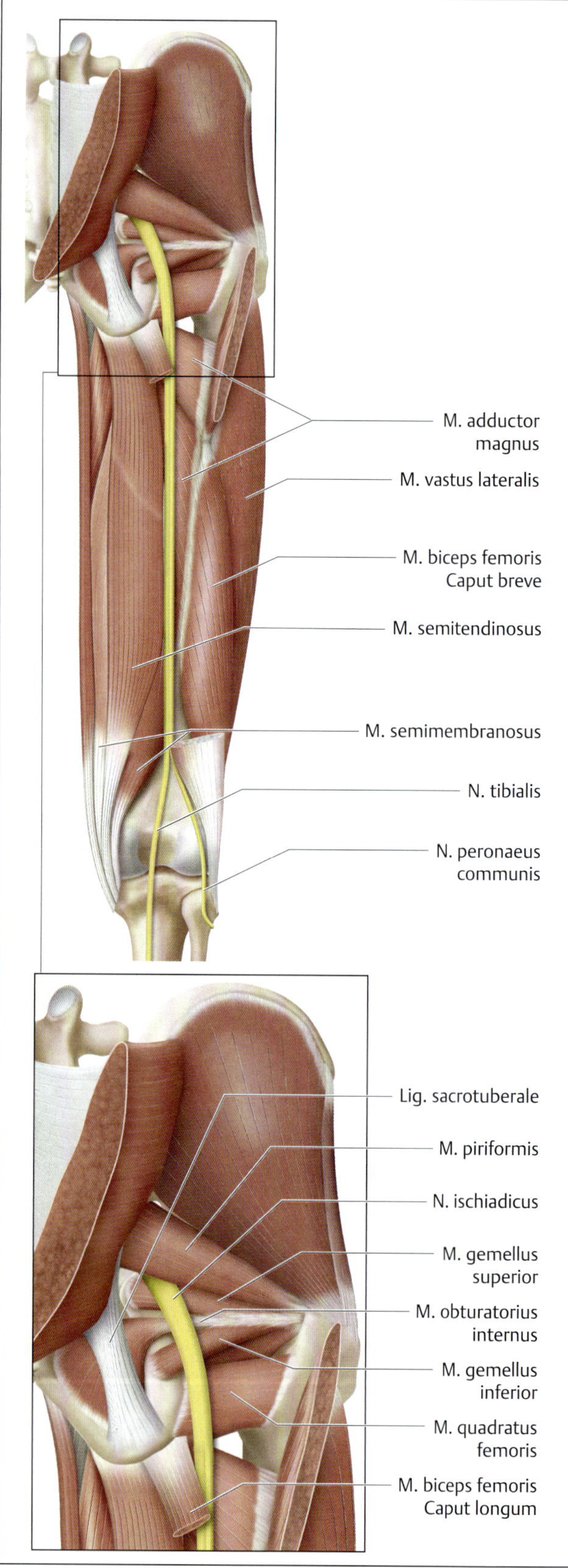

Abb. 2.193 N. ischiadicus.

N. pudendus (S 1-S 4)

▸ Abb. 2.194

Der N. pudendus führt Fasern der sakralen Rückenmarksegmente S 2-S 4, teilweise auch S 1 und seltener S 5, die aus den ***Foramina sacralia anteriora*** ziehen, und hat sowohl motorische, sensible als auch vegetative Anteile. Er ist von besonderer Bedeutung für die Funktion der Beckenbodenmuskulatur, Schließmuskeln und Genitalien.

Er verlässt das Becken durch das Foramen infrapiriforme, zieht dorsal um die Spina ischiadica herum und tritt durch das Foramen ischiadicum minus hindurch in das Becken zurück. Von dort zieht er zusammen mit der A. pudenda interna und V. pudenda interna im ***Canalis pudendalis***, ***Alcock-Kanal***, der in der seitlichen Wand der Fossa ischiorectalis liegt, ventralwärts. Dieser Kanal wird von den Mm.levator ani und obturatorius internus eingefasst und ist aus der Duplikatur der Fascia obturatoria interna gebildet.

Der N. pudendus gibt innerhalb des Alcock-Kanals einige Äste in Richtung Beckenboden und Damm ab, die für die Innervation des M. sphincter ani externus sowie der Analhaut zuständig sind. Sein Endast ist für die sensible Versorgung des Penis bzw. der Klitoris verantwortlich.

- Die ***Nn. rectales inferiores*** ziehen durch das Fettgewebe in der Fossa ischiorectalis zum M. spincter ani externus und zur Haut der Analregion.
- Die ***Nn. perineales et scrotales posteriores (labiales)*** innervieren die Haut des Skrotums bzw. der Labia majora. Die ***Rami musculares*** des N.perinealis versorgen folgende Muskeln: die Mm. transversi perinei superficialis und profundus, den M. bulbospongiosus und den M. ischiocavernosus.
- Der ***N. dorsalis penis*** bzw. ***clitoris*** ist der tiefste Ast. Er dringt ins Diaphragma urogenitale ein, durchbricht es und verläuft am unteren Schambeinast entlang bis zum Lig. arcuatum pubis und von dort an das Dorsum penis bzw. die Clitoris.

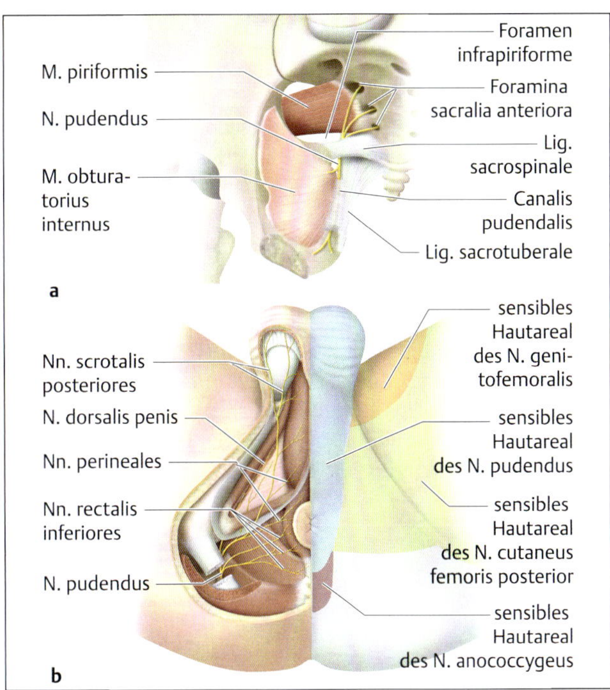

Abb. 2.194 N. pudendus.
a Verlauf im Becken.
b Aufzweigungen und Versorgungsareale.

KLINISCHER BEZUG

Läsion des N. pudendus
Die Ursachen einer isolierten Läsion des N. pudendus können Frakturen im Beckenbereich, z. B. im Bereich des Os ischii, gynäkologische Operationen, Druckeinwirkungen vom Becken her, z. B. bei Tumoren, sein. Aber auch bei Radfahreren können durch den Druck des Sattels einige medial verlaufende Äste komprimiert werden. Durch eine Einklemmung des N. pudendus, sog. Engpasssyndrom, kann der Nerven geschädigt werden, denn auf seinem Weg nach distal zieht er durch einige enge Stellen: Im Foramen infrapiriforme, im Bereich der Spina ischiadica, im Canalis pudendalis sowie im Bereich des M. obturatorius internus. Das häufigste Engpasssyndrom ist das ***Pudenduskanal-Syndrom*** im Canalis pudendalis.

Symptome: Die Patienten klagen über brennenden Schmerzen im Dammbereich, die dem Versorgungsgebiet des N. pudendus zugeordnet werden können, sich im Sitzen verstärken und häufig einseitig auftreten. Außerdem können sensorische Missempfindungen, meist in Form von Hypästhesien oder Hyperästhesien, z. B. Kribbeln oder verstärkte Berührungsempfindlichkeit, vorkommen. In einigen Fällen können weitere neurologische Störungen wie Inkontinenz und Miktionsstörungen sowie bei Männern Erektionsstörungen bis hin zur Impotenz auftreten, vor allem bei beidseitigem Befall.

N. cutaneus femoris posterior (S 1–4)

▸ Abb. 2.195

Er entsteht aus den Rami posteriores der Etagen S 1 und S 2 und Rami anteriores von S 2 und S 3. Er zieht mit dem N. glutaeus inferior durch das Foramen infrapiriforme, dann weiter dorsal, parallel zum N. ischiadicus in der Mitte des Oberschenkels bis zur Fossa poplitea.

In Höhe der Glutealfalte gibt er ***Rami perineales*** zur sensiblen Hautversorgung der Damm- und Scrotumregion ab, und ***Nn. clunium inferiores***, die nach kranial-medial und lateral ziehen, zur Versorgung eines querovalen Hautareals in der kaudalen Gesäßregion. Im weiteren Verlauf nach distal versorgt der N. cutaneus femoris posterior die Haut des gesamten dorsalen Oberschenkelbereichs bis zur Fossa poplitea.

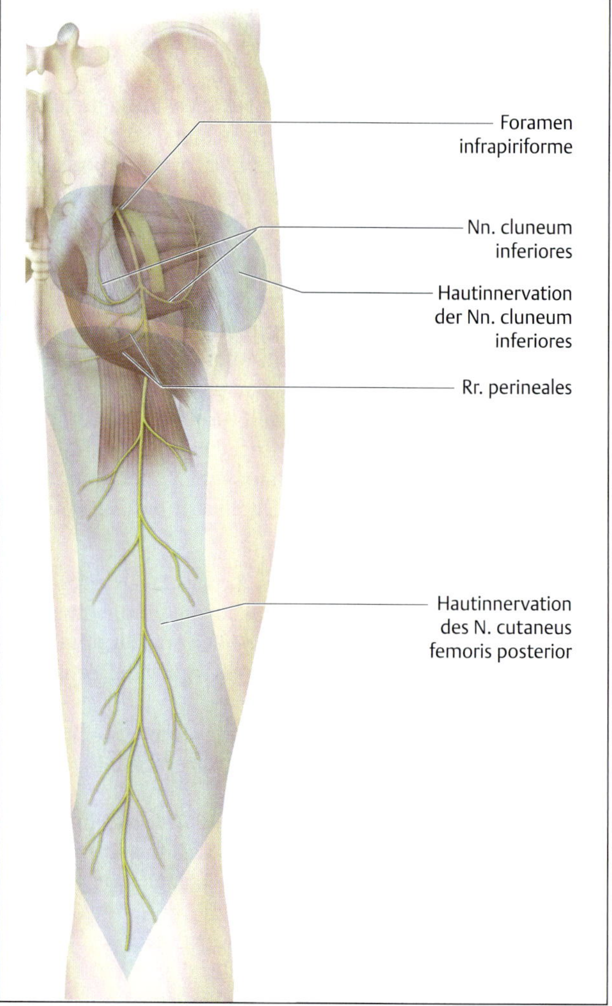

Abb. 2.195 N. cutaneus femoris posterior.

2.9.4 Plexus coccygeus (S 4-Co1)

▸ Abb. 2.196

Der Plexus wird aus den Fasern des vierten und fünften Sakral- und des ersten Kokzygealnerven gebildet. Aus ihm entstehen folgende Nerven:

Nn. anococcygei entstehen aus allen Etagen des Plexus und sind sehr dünne Nerven. Sie durchbrechen das Lig. sacrotuberale und innervieren ein Hautareal dorsal des Anus und über dem Os coccygis.

Der ***N. coccygeus*** ist der Ramus anterior des Spinalnerven Co1. Er verlässt den Canalis sacralis in Höhe des Conus medullaris superior und biegt um das Os coccygis herum nach ventral-lateral ab, wo er auf der Innenfläche des M. coccygeus liegt. Er innerviert diesen Muskel und Teile des M. levator ani.

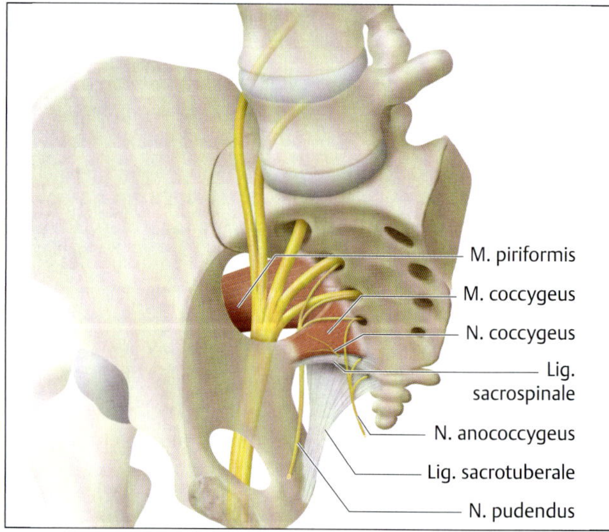

Abb. 2.196 Plexus coccygeus.

2.9.5 Innervation des Hüftgelenks

Der anteriore und posteriore Hüftbereich werden von unterschiedlichen Nerven innerviert:

- Der posteriore Kapsel-Band-Apparat wird vom Ramus acatabularis coxae aus dem N. ischiadicus, der kurz vor dem Foramen infrapirforme abgeht, innerviert. Außerdem gibt der N. m. quadrati femoris Äste zum distal-dorsalen Hüftgelenk ab.
- Der anteriore Kapsel-Band-Apparat wird von Rr. articulares aus dem N. femoralis versorgt, der ventral-mediale Bereich von Ästen des N.obturatorius.
- Der posterolaterale Bereich wird vom N. glutaeus superior versorgt.

2.9.6 Innervation des Sakroiliakalgelenks

Der ventrale Teil des Sakroiliakalgelenks wird Ästen der Rami ventrales der Spinalnerven L 2-S 2 sowie Rami dorsales von L 4-S 3 innerviert.

In die kranialen und kaudalen Gelenkbereiche ziehen Äste der Rami ventrales der Etagen L 3-S 1 und des N. gluteus superior.

Die Versorgung des dorsalen Gelenkbereichs wird durch Äste der Rami dorsales der Etagen S 1-S 2 gewährleistet. Aus den Segmenten S 3-S 4 werden die Ligg. sacrotuberale und sacrospinale versorgt [26].

Kissling et al. (1997) beschreiben viele dicke, markhaltige Fasern, die auf eine intensive Rezeptorendichte im Kapsel-Band-Apparat schließen lassen.

2.10 Bildgebende Verfahren

Zu den Standardaufnahmen des Hüftgelenks gehören die anterior-posteriore und laterale oder axiale Projektion.

Es werden Veränderungen an der Kortikalis- und Spongiosastruktur, knöcherne Absprengungen und Frakturen, degenerative Veränderungen, sowie Achsenfehlstellungen beurteilt.

2.10.1 Röntgenuntersuchung

Anterior-posteriore (a. p.) Becken-Bein-Übersicht

Die Aufnahme wird in der Ausgangsstellung Stand oder in Rückenlage gemacht, dabei sind die Beine leicht innenrotiert, sodass die Patella frontalisiert ist. Der Zentralstrahl richtet sich auf die Mitte einer Verbindungslinie zwischen Spina iliaca anterior superior und Oberrand der Symphse, etwa zwei Querfinger kaudal davon.

Beurteilung der Knochenstrukturen am Hüftgelenk

Zur Beurteilung der regelrechten Darstellung des Hüftgelenks werden die verschiedenen knöchernen Strukturen hinsichtlich ihrer normalen anatomischen Form beurteilt (▶ **Abb. 2.197**, ▶ **Abb. 2.198**).

Artic ulatio coxae:

- Der Gelenkspalt stellt sich frei einsehbar dar.
- Die Gelenkspaltbreite beträgt 4–5 mm.
- Die Gelenkflächen sind glatt.

Acetabulum:

- ***Pfannendach und -erker*** mit klarer Linie, vor allem kranial.
- Die ***Köhler-Tänenfigur*** wird medial durch die innere Beckenwandkortikalis auf Höhe des hinteren Beckenrands und lateral vom medialen Teil des Azetabulums gebildet.
- ***Ventraler und dorsaler Pfannenrand*** sind als feine Linien erkennbar, die ventrale verläuft kranial und medial von der dorsalen Linie. Beide Linien gehen am Pfannenerker ineinander über.
- Die ***iliopektinale Linie*** entspricht der Linea arcuata und ist ein sehr heller Bereich, da hier der Knochen sehr dicht ist.
- Die ***ilioischiale Linie*** stellt die Verbindung von der Incisura ischiadica major nach vertikal-medial zum medialen Rand des Ramus ossis ischii her. Sie ist als feine, helle Linie zu erkennen und verläuft etwas lateral des medialen Pfannenrands (beim Mann ist der Abstand etwa 3 mm, bei der Frau um 5 mm). Dieser Abstand dient zur Beurteilung der Pfannentiefe.
- Die ***Pfanneneingangsebene*** beurteilt die Stellung des Azetabulums und Überdachung des Caput femoris. Zur Winkelbeurteilung wird eine horizontale Linie durch die kaudale Begrenzung beider Köhler-Tränenfiguren und einer Linie, die von der knöchernen kranialen Pfannendachbegrenzung zum Unterrand der gleichseitigen Köhler-Tränenfigur gezogen. Norm: beim Neugeborenen 60°, beim 10-Jährigen ca. 45–50°, beim Erwachsenen ca. 40°.

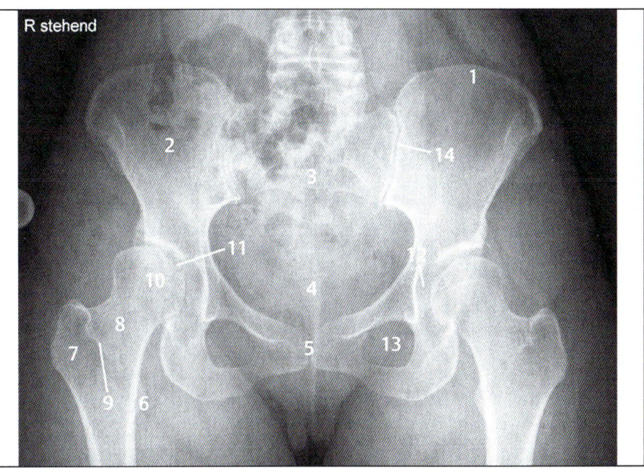

Abb. 2.197 Röntgenbild des Beckens: Bezeichnungen der Strukturen in der a. p.-Aufnahme. Beckenübersichtsaufnahme mit eingezeichneten Landmarks.
1 = Crista iliaca
2 = Ala ossis ilium
3 = Os sacrum
4 = Os coccygis
5 = Symphyse
6 = Trochanter minor
7 = Trochanter major
8 = Collum femoris
9 = Linea intertrochanterica
10 = Caput femoris
11 = Fovea capitis femoris
12 = Fossa acetabuli
13 = Foramen obturatorium
14 = Sakroiliakalgelenk

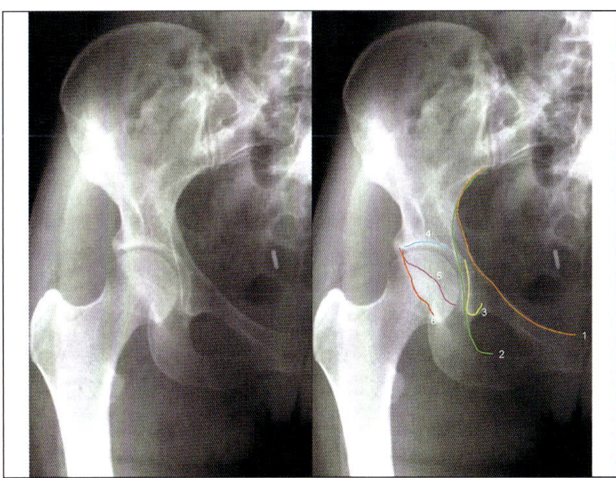

Abb. 2.198 Röntgenbild des Beckens: Beurteilungshilfen in der a. p.-Aufnahme für das Hüftgelenk und die Symphyse. Kennlinien der Beckenübersichtsaufnahme.
1 = Linea iliopectinea
2 = Linea ilioischiadica
3 = Köhler-Tränenfigur
4 = Pfannendach
5 = vorderer Pfannenrand/Vorderwand
6 = hinterer Pfannenrand/Hinterwand

Proximales Femur:

- Das Caput femoris ist kugelförmig und scharf abgrenzbar ohne Konturunterbrechung.
- Die Trabekelstruktur der Spongiosa ist regulär angeordnet, und die Kompaktadicke liegt am medialen Schenkelhals bei 4 mm, sonst weniger.
- Der ***CE-Winkel nach Wiberg*** (▸ **Abb. 2.199**) beurteilt die Überdachung des Caput femoris. Der Winkel wird durch eine Linie vom Zentrum des Hüftkopfes zum Pfannenerker und einer Senkrechten durch das Zentrum des Hüftkopfes gebildet. Er beträgt beim Erwachsenen etwa 30°.

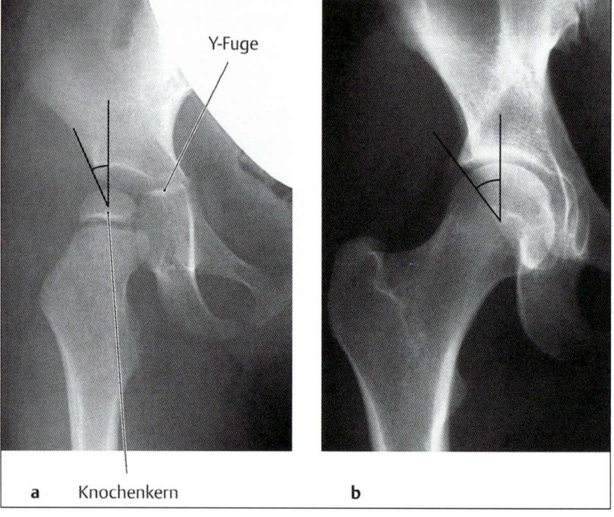

Abb. 2.199 Röntgenbild: CE-Winkel nach Wiberg. Anterior-posteriorer Strahlengang.
a Zwei Jahre, männlich. *Beachte:* Der Knochenkern im Femurkopf ist bereits sichtbar (vgl. **b**).
b 25 Jahre, männlich.

Beurteilung der Knochenstrukturen des Beckens

▸ **Abb. 2.200**

Sakroiliakalgelenk: Seine komplizierte Form erschwert die Beurteilung. Eine a. p.-Aufnahme kann nur einen Teilaspekt zeigen. Die dorsalen Gelenkanteile sind besser in der Frontalprojektion, Gelenkspaltbreite ca. 3 mm mit glatten Gelenkkonturen, die mittleren und kaudalen Anteile in einer schrägen Projektion von ca. 30° einzusehen. Computertomografie (CT) und Magnetresonanztomografie (MRT) geben ein klareres Bild des SIG ab.

Os ilium: symmetrische Beckenschaufeln

Symphyse:

- keine Stufenbildung oder Randausziehungen
- Symphysenspaltbreite: Norm bis 6 mm
- glatt begrenzte Symphysenfuge

Foramen obturatum: leicht ovale Form, etwa seitengleich

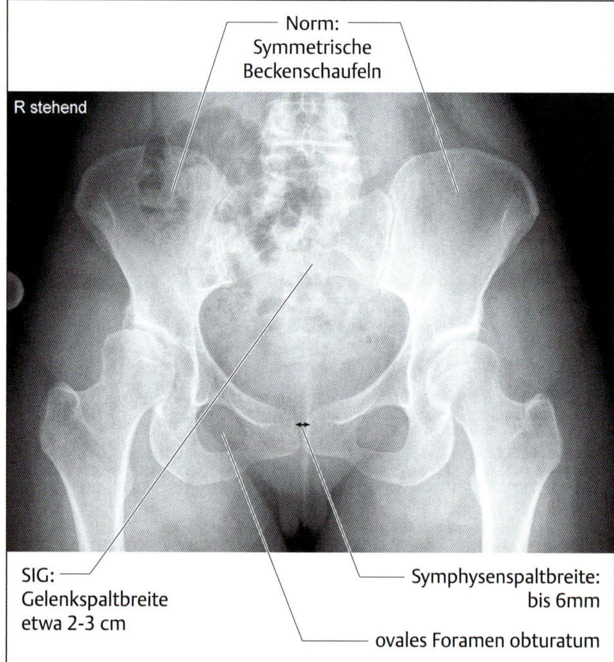

Abb. 2.200 Röntgenbild: Beurteilung der Knochenstrukturen des Beckens in der a. p-Aufnahme.

Achsen und Winkel am proximalen Femur

Femurhalsachse (▸ **Abb. 2.201**): Die Schenkelhalsachse verläuft durch den Kopfmittelpunkt und hält von den gegenüberliegenden Konturen des Schenkelhalses ungefähr gleichen Abstand. Der Hüftkopfmittelpunkt wird mittels Kreisschablone bestimmt. Diese nimmt als Bezugspunkte die Rundung des Caputs, den lateralsten Punkt an der Epiphyse und medialsten Punkt am Collum. Am Collum wird an der schmalsten Stelle ein lateraler und medialer Punkt markiert, und diese werden miteinander verbunden. Zur Feststellung der Femurhalsachse wird von der Mitte dieser Linie eine Linie zum Hütkopfmittelpunkt gezogen.

Femurschaftachse (▸ **Abb. 2.201**): Die Schaftachse des Femurs verläuft in der Markhöhle des Corpus femoris und ist die Mittellinie zwischen den Schaftkonturen. Um diese zu bestimmen, wird in unterschiedlichen Höhen je ein Punkt am medialen und lateralen Schaft markiert. Sie sollten auf gleicher Höhe liegen. Sie werden miteinander verbunden, und die Mitte dieser Linie wird mit einem Punkt markiert. Dies wird ein Stück weiter distal wiederholt. Die Verbindung der mittleren Punkte ergibt die Schaftachse.

Kollodiaphysenwinkel (CCD-Winkel; ▸ **Abb. 2.202**): Im Röntgenbild ist der Winkel zwischen der vom Hüftkopfzentrum ausgehenden Schenkelhalsachse und der Diaphysenachse als projizierter Schenkelhalsneigungswinkel zu sehen, denn durch die Antetorsion erscheint der Winkel größer, als er in Wirklichkeit ist. Deshalb wird zur Berechnung der wahren Schenkelhalsneigung eine Tabelle zuhilfe genommen. Der Mittelwert beträgt beim Erwachsenen zwischen 125° und 130° (s. Kap. **2.7.6**).

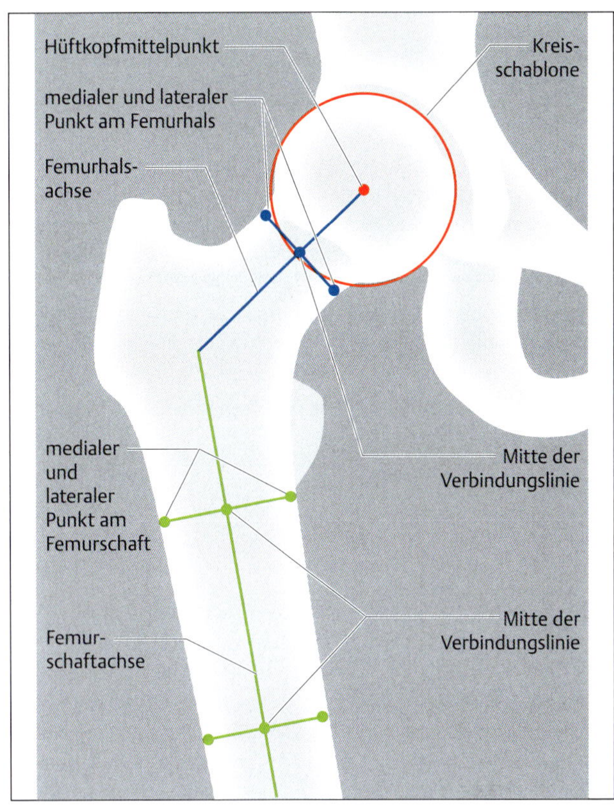

Abb. 2.201 Röntgenbild: Punkte und Linien zur Bestimmung der Femurhals- und -schaftachse.

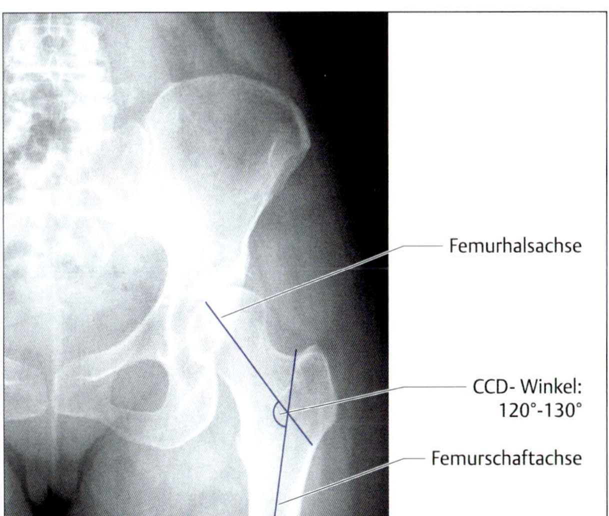

Abb. 2.202 Röntgenbild: CCD-Winkel beim Erwachsenen.

KLINISCHER BEZUG

Röntgenologische Veränderungen

Frakturen am proximalen Femur und Becken ▸ Abb. 2.203
Klassische Frakturzeichen sind [126]:
- Kortikalisunterbrechung: Die Unterbrechung der Knochenkontinuität ist bei den meisten Frakturen gut zu erkennen.
- Achsenabweichungen
- Frakturspalt, vor allem gut, wenn die Fragmente auseinanderstehen, u. U. fehlt er.
- Bei der medialen Schenkelhalsfraktur liegt der Bruchspalt intrakapsulär, bei der lateralen extrakapsulär dicht am Trochantermassiv.
- Azetabulumfrakturen können das Hüftgelenk instabil machen, wichtig ist deshalb die Darstellung der Fragmentposition im Raum; evtl. bessere Darstellung im CT.

Koxarthrose ▸ Abb. 2.204
Mittels Röntgenaufnahme kann die Koxarthrose sicher festgestellt werden. Typische Veränderungen sind:
- Gelenkspaltverschmälerung durch Knorpelschwund, beginnend im kranialen Gelenkabschnitt.
- Verbreiterung des Pfannendachs durch Osteophyten am Pfannenrand.
- Kongruenz des Hüftkopfs ist aufgehoben, u. U. wird der Hüftkopf abgebaut.
- Eine Verstärkung der Knochenschicht durch Überlastung ist als subchondrale Sklerosezone zu sehen mit zystischen Aufhellungen, wo Knochen über Hohlräumen eingebrochen ist = Geröllzysten.
- Ist der Trochanter minor deutlich zu sehen, steht das Hüftgelenk in vermehrter Außenrotation.

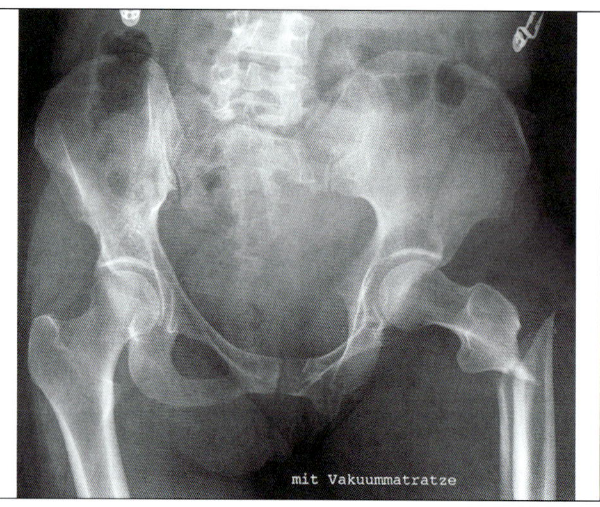

Abb. 2.203 Röntgenbild: proximale Femurschaftfraktur.

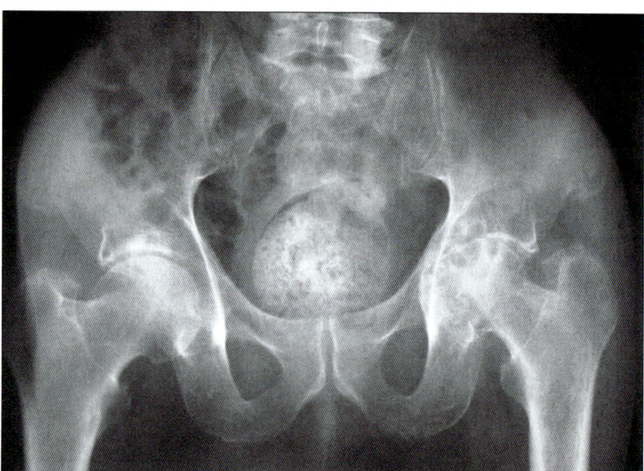

Abb. 2.204 Röntgenbild: Koxarthrose. 77-jähriger Mann mit Schmerzen in der linken Hüfte: Der Gelenkspalt am linken Hüftgelenk ist kranial, zentral und medial vollständig aufgebraucht, der Hüftkopf ist nach medial und zentral dezentriert. Auch am rechten Hüftgelenk sind degenerative Veränderungen mit walzenförmiger Deformierung des Femurkopfes, vermehrter Sklerose des Pfannendaches (Superzilium) und eine beginnende Gelenkspaltverschmälerung erkennbar. Beidseits besteht eine Coxa vara, die obere Begrenzung des Trochanter major befindet sich über dem Zentrum des Femurkopfes beidseits.

Morbus Perthes ▸ Abb. 2.205

Bei der Klassifikation nach Catteral (1973) stehen das Ausmaß des Hüftkopfbefalls und eine prognostische Einschätzung hinsichtlich des Krankheitsverlaufs im Vordergrund. Als ungünstige Zeichen gelten:

- Lateralisation des Hüftkopfs
- laterale Kalzifikation der Epiphyse
- metaphysäre Beteiligung
- horizontale Ausrichtung der Epiphysenfuge
- V-förmiges osteolytisches Segment an der lateralen Epiphysengrenze (***Gage-Zeichen***)

Die ***Epiphysiolysis capitis femoris*** stellt sich im Röntgenbild mit einer Verbreiterung und Unschärfe der Wachstumsfuge, relativem Höhenverlust der Epiphyse und Stufenbildung des Hüftkopfs im Verhältnis zum Schenkelhals dar.

Veränderungen des CCD-Winkels ▸ Abb. 2.206

Im Röntgenbild lassen sich Abweichungen der Trabekelstruktur nachweisen, die aufgrund von veränderten Belastungen entstanden sind. Zum Beispiel finden sich bei ***Coxa valga*** im proximalen Schenkelhalsbereich ausgeprägte Drucktrabekel, die steil nach distal verlaufen, während die horizontalen Zugtrabekel deutlich vermindert sind. Außerdem fällt der steil stehende Femurhals auf und die Messung des Winkels ergibt einen Wert über 135°.

Bei der ***Coxa vara*** ist die Biegebeanspruchung des Schenkelhalses sehr groß und die Zugtrabekel sind auf der lateralen Seite stark ausgebildet. Dagegen verlaufen die Drucktrabekel sehr nah am inneren Schenkelhals in einem ausgeprägten Bogen nach distal. Die Messung des CCD-Winkels ergibt einen Wert unter 120°.

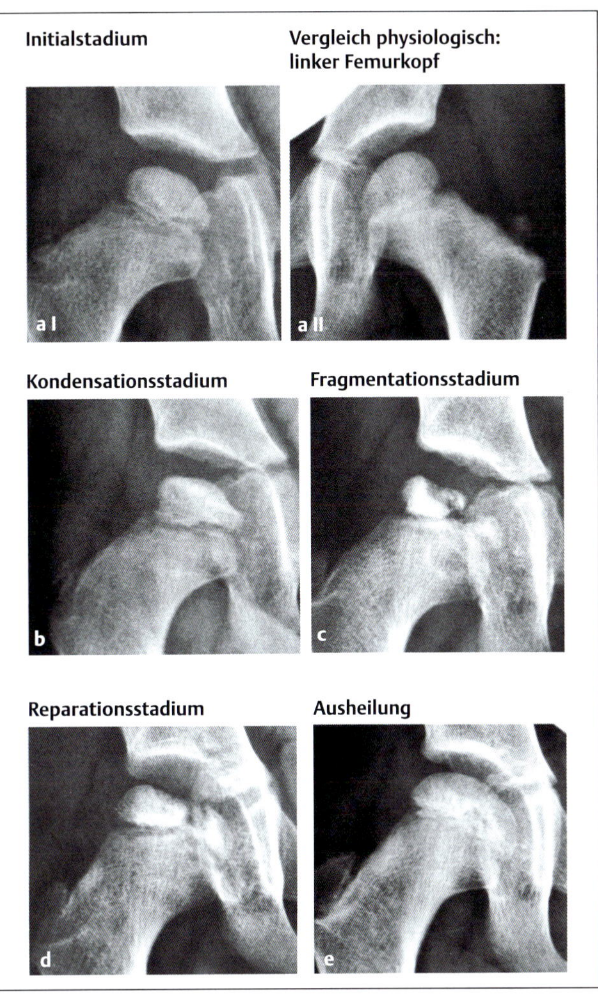

Abb. 2.205 Röntgenbefund: Morbus Perthes, radiologischer Verlauf über 3 Jahre.

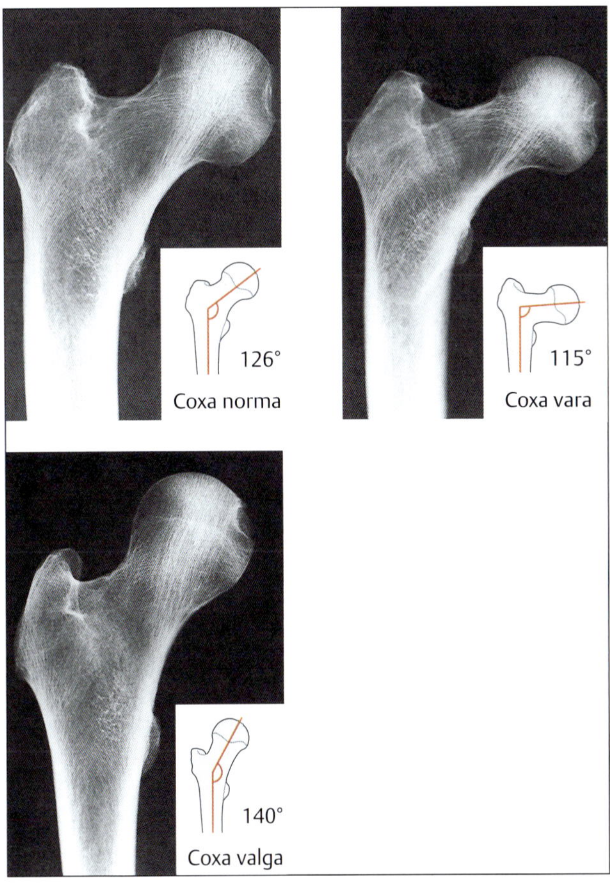

Abb. 2.206 Röntgenbild in der ap-Aufnahme: Beurteilung einer Coxa valga und vara.

Beurteilung von Beinlängenunterschieden und Beckenschiefstand

▶ Abb. 2.207

Es können die folgenden Linien zur Hilfe genommen werden. Sie sollten horizontal und parallel zueinander verlaufen:

- ***Hüftkopflinie*** durch die obere Begrenzung beider Femurköpfe
- ***Beckenkammlinie*** durch die obersten Punkte beider Beckenkämme und durch den 4. Lendenwirbelkörper
- ***Kreuzbeinebene*** = Linie durch die obere Sakrumbegrenzung
- ***Medianlinie*** durch die Mitte des Sakrums und die Symphyse

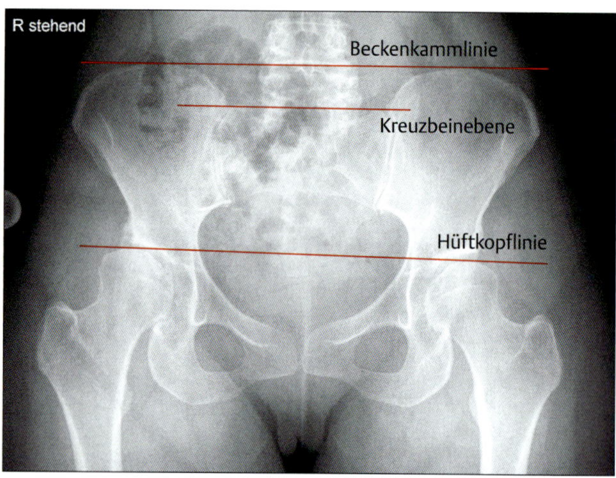

Abb. 2.207 Röntgenbild: Hilfslinien zur Beurteilung von Beinlänge und Beckenschiefstand.

Linien und Winkel zur Bestimmung einer Hüftdysplasie- bzw. -luxation

▶ Abb. 2.208

Als Standardmethode zur Bestimmung einer Veränderung im Beckenbereich bei einem Säugling hat sich die Ultraschallaufnahme durchgesetzt. Röntgenologisch kann die Beurteilung erst nach dem dritten Lebensmonat erfolgen, da zu diesem Zeitpunkt die Ossifikation für die Diagnosestellung ausreicht.

Pfannendachwinkel (AC): Eine fehlende Überdachung des Hüftkopfs lässt sich durch den Pfannendachwinkel feststellen. Er entsteht aus der Verbindung beider Y-Fugen und einer Verbindungslinie von der Y-Fuge des betroffenen Beins zur Pfannendachecke. Norm: Neugeborenes 29°, 3–4 Jahre 15°, ab 15 Jahre unter 10°.

Ombredann Kreuz: Die horizontale Linie des Kreuzes ist die ***Hilgenreiner Linie***, eine Verbindungslinie durch beide Y-Fugen. Die senkrechte Linie ist die ***Erlacher Linie***, die jeweils durch die Pfannendachecke gezogen wird. Diese Linien ergeben auf beiden Seiten ein Kreuz, in dem vier Quadranten erkennbar sind. Zur Beurteilung einer Luxation wird festgestellt, in welchem Quadrant der Hüftkopfkern steht. Norm: Er befindet sich im inneren unteren Quadranten. Subluxiert ist der Hüftkopf, wenn er sich im äußeren unteren Quadranten befindet, im äußeren oberen verliert der Hüftkopf den Pfannenkontakt (= Luxation).

Menard-Shenton-Linie: Normalfall ist ein harmonischer Bogen, der von der medialen Kontur des Collum femoris und der Crista obturatoria des Os pubis gebildet wird. Bei einer Dislokation des Femurkopfs oder verändertem CCD-Winkel hat dieser Bogen eine Stufenbildung oder ist zum Teil nicht erkennbar.

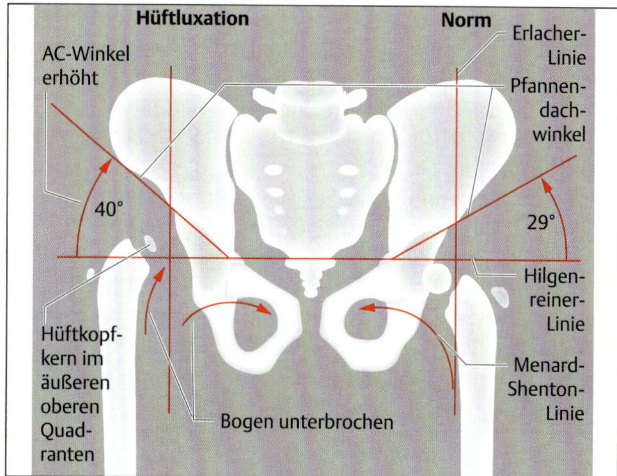

Abb. 2.208 Röntgenbild bei Hüftdysplasie, rechte Seite pathologische Veränderungen, linke Seite physiologisch.

Laterale Becken-Bein-Übersicht

Zur Beurteilung der regelrechten Darstellung von Hüftgelenk und Becken werden die verschiedenen knöchernen Strukturen hinsichtlich ihrer normalen anatomischen Form beurteilt (▸ **Abb. 2.209**):

- L5 ist trapezförmig und dorsal niedriger.
- Der ***Kreuzbeinbasiswinkel*** wird durch die Horizontale und eine Linie, die auf der Sakrumbasis liegt, gebildet. Norm: 45°.
- Die Hüftgelenkquerachse verläuft ventral vom Promontorium.
- Die SIAS (Spina iliaca anterior superior) und der Oberrand der Symphyse stehen in einer Frontalebene.

KLINISCHER BEZUG

Veränderungen bei anteriorem Beckentilt

Bei einer Veränderung der Beckenstellung, z. B. in Richtung anteriorer Beckentilt bzw. horizontalem Sakrum, sind folgende Veränderungen zu beobachten (▸ **Abb. 2.210**):

- Zunahme der Keilform des 5. Lendenwirbels und der Bandscheibe
- vermehrte LWS-Lordose
- Promontorium tief im Becken
- Kreuzbeinbasiswinkel größer als 45°, da das Sakrum fast horizontal steht
- Symphysenoberrand steht gegenüber den SIAS deutlich dorsal

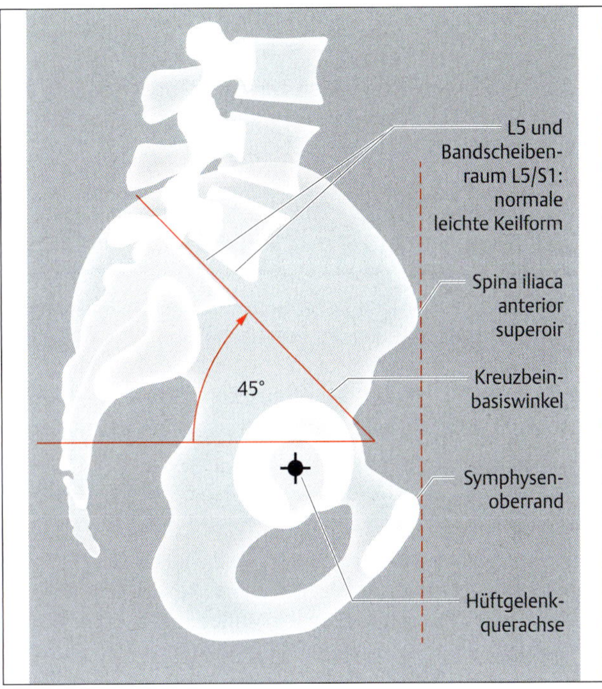

Abb. 2.209 Röntgenbild: Laterale Becken-Bein-Aufnahme.

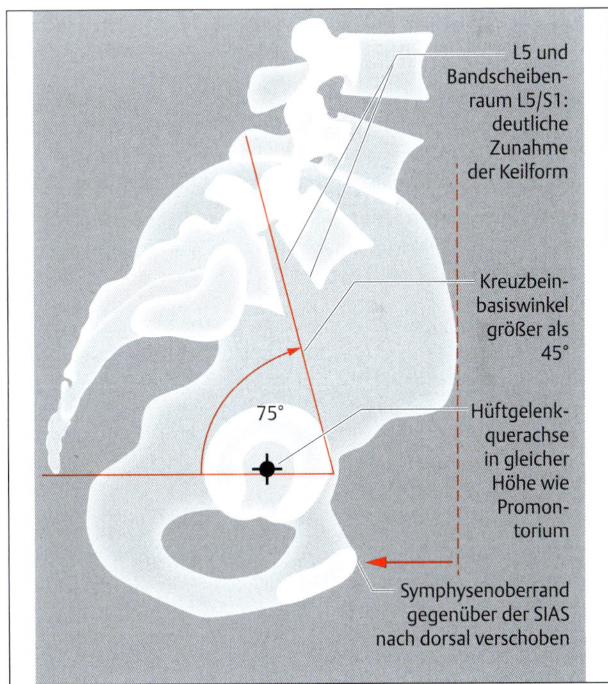

Abb. 2.210 Röntgenbild: anteriorer Beckentilt – horizontales Sakrum in der seitlichen Aufnahme.

Spezielle Aufnahmen

Weitere Aufnahmeprojektionen zur besseren Darstellung von verschiedenen Teilen des Gelenks werden bei Verdacht auf Dislokationen oder dysplastischen Veränderungen gemacht.

Rippstein-II-Aufnahme

▸ Abb. 2.211

Diese Aufnahme dient zur Darstellung des Antetorsionswinkels (AT-Winkel). Auf eine horizontale Ebene projiziert bildet die Femurhalsachse mit der distalen queren Femurkondylenachse einen Winkel. Er beträgt beim Neugeborenen ca. 30–40° und nimmt mit dem Wachstum ab, beim Erwachsenen nur noch 12°.

Ausgangsstellung: Unterlagerung des Unterschenkels, sodass das Hüftgelenk in 90° Flexion steht, dazu 20° Abduktion zur Darstellung des projizierten Antetorsionswinkels. Der Zentralstrahl richtet sich in die Leiste. Der reelle Winkel muss mit Hilfe einer Umrechnungstabelle nach Müller (1957) [184] ermittelt werden.

Lauenstein-Aufnahme

Dies ist eine axiale Aufnahme. Ausgangsstellung: Rückenlage Hüftgelenk in 45° Flexion und 45° Abduktion, Zentralstrahl ventrodorsal und senkrecht in die Leiste.

Obturator-Projektion

▸ Abb. 2.212

Die Obturator-Projektion stellt dorsalen Pfannenrand, beckenseitigen Pfannengrund, dorsalen Rand des Os ilium und Ala ossis ilii dar. Sie wird vor allem bei Verdacht auf Beckenring- und Hüftgelenkfrakturen angefertigt.

Ausgangsstellung: Rückenlage, Beine gestreckt, die zu untersuchende Körperseite in 45° unterpolstert gelagert, was dazu führt, dass der Röntgenstrahl senkrecht auf das Foramen obturatum trifft. Zentralstrahl ventrodorsal und senkrecht auf die Leistenmitte.

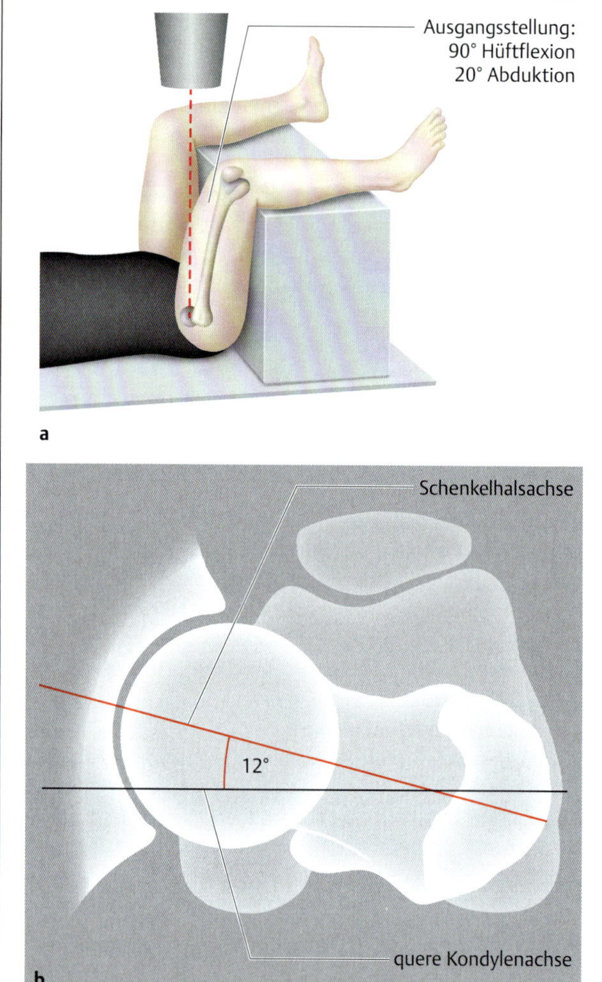

Abb. 2.211 Röntgenbild: Rippsteinaufnahme.
a Aufnahmestellung.
b Normaler Antetorsionswinkel.

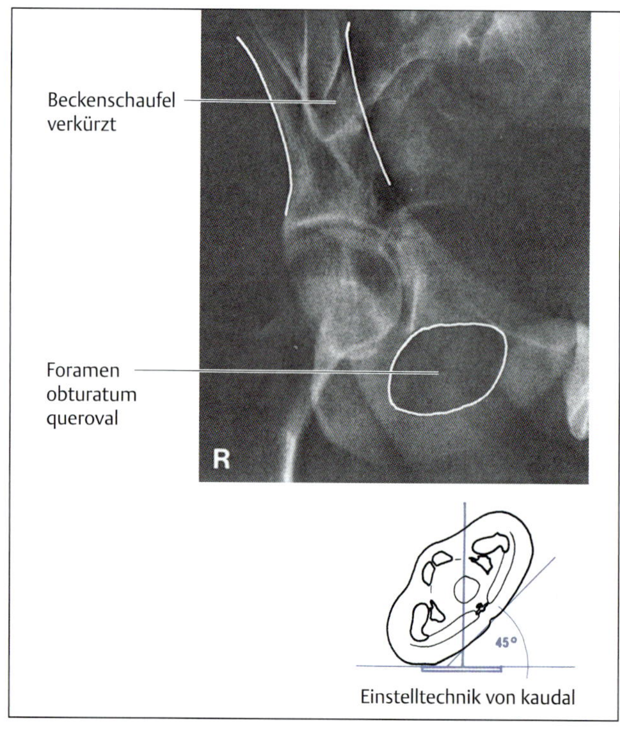

Abb. 2.212 Röntgenbild: Obturator-Aufnahme.

Ala-Aufnahme

▸ Abb. 2.213

Zur Beurteilung des dorsalen Pfeilers, des Pfannendaches und der Linea terminalis sowie des Beckeneinganges wird die Ala-Aufnahme gemacht. Dabei wird die gegenüberliegende Körperseite um 45° angehoben. Dies führt dazu, dass der Röntgenstrahl senkrecht auf die Beckenschaufel auftrifft. Zentralstrahl ventrodorsal auf das Becken etwa vier Querfinger medial und kaudal des Beckenkamms.

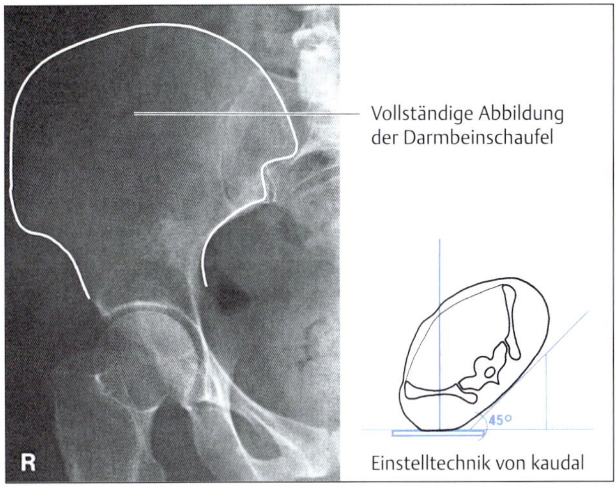

Abb. 2.213 Röntgenbild: Ala-Aufnahme.

2.10.2 Computertomografie (CT)

▸ Abb. 2.214

Die Computertomografie ermöglicht eine überlagerungsfreie Darstellung von Strukturen in Transversalschnittbildern. Dabei durchdringen die Röntgenstrahlen fächerförmig die Hüfte und werden auf der gegenüberliegenden Seite von einem Detektor aufgenommen. Die daraus gewonnenen Daten können für die Erzeugung einer 3D-Rekonstruktion eingesetzt werden. Aufgrund der unterschiedlichen Durchlässigkeit von Gewebe können mit verschiedenen Dichteeinstellungen Weichteile oder Knochen hervorgehoben werden, sodass sie in unterschiedlichen Graustufen im CT-Bild zu sehen sind.

Die CT wird bei Verdacht auf Lockerung einer Hüftprothese, Veränderungen am Knochen bei Arthrose oder Tumoren sowie Frakturen im Femur- und Beckenbereich eingesetzt. Vor allem in der Notfallmedizin ermöglicht sie eine schnelle und klare Beurteilung von Verletzungsausmaß und Begleitverletzungen. Zur konkreten Beurteilung einer Veränderung bei der Anteversion der Pfanne oder Antetorsion des Femurs liefern axiale CT-Schnitte eine genauere Messung als das konventionelle Röntgenbild. Der Nachteil der CT ist die hohe Strahlenbelastung.

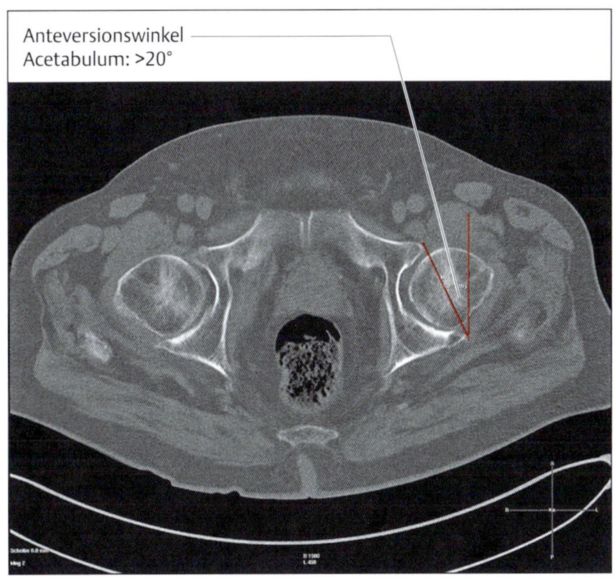

Abb. 2.214 Normalbefund Pfannenanteversion (CT).

2.10.3 Magnetresonanztomografie (MRT)

▸ Abb. 2.215

Die Magnetresonanztomografie ersetzt zunehmend die CT, da sie, ohne Strahlenbelastung, eine bessere Differenzierung der Weichteile ermöglicht, z. B. bei der Darstellung von Knorpel und dem muskuloskelettalen System. Das MRT erzeugt Schnittbilder, wobei eine beliebige Ebene direkt ausgesucht werden kann. Durch eine bestimmte Dichte, Protonendichte T 1 und T 2, kann das Gewebe gut differenziert werden und ist im Bild mit unterschiedlichem Gewebekontrast sichtbar.

T 1-gewichtete Bilder eignen sich zur Darstellung von fetthaltigem Material und proteinhaltiger Flüssigkeit, sie sind hell, während sich Knochen, Bänder, Sehnen und Wasser hellgrau bis schwarz darstellen.

T 2-gewichtete Aufnahmen zeigen raumfordernde Prozesse auf, z. B. bei der Tumordiagnostik und Entzündungen, geben aber auch Aufschluss über Frakturen und Luxationen des Femurs, Labrumabrisse und Hüftkopfnekrose.

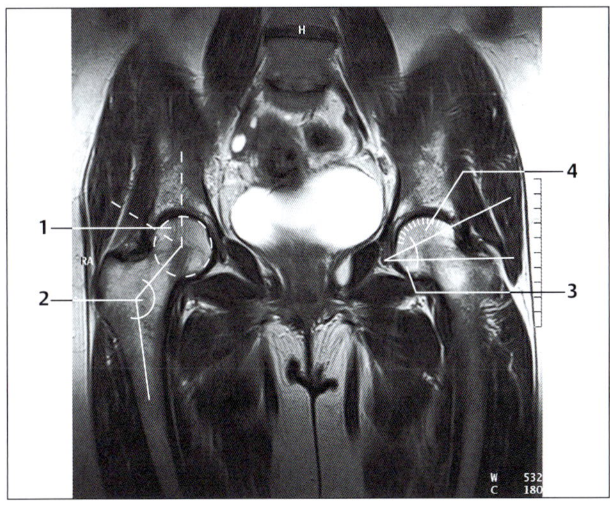

Abb. 2.215 MRT: Normalbefund Hüftgelenk.
1 Zentrum-Ecken-Winkel nach Wiberg: 26–30°
2 CCD-Winkel: ca. 125–135°
3 Pfannendachneigung: < 10°
4 Pfannendeckung: ca. 70 % der Gelenkfläche

KLINISCHER BEZUG

Bei der ***Koxarthrose*** (▸ **Abb. 2.216**) kann die MRT strukturelle Veränderungen der Hüfte, z. B. am Knorpel, schon im Anfangsstadium zeigen. In einem späteren Stadium dringt durch den Abbau des Knorpels Gelenkflüssigkeit in den Knochen und zeigt als zystischen Veränderungen eine niedrigere Signalintensität. Sklerosezonen dagegen sind sehr dicht und stellen sich dunkel im Bild dar, ebenso osteophytäre Ausziehungen.

Die ***Femurkopfnekrose*** ist eine der wichtigsten Indikationen für ein MRT. Es stellt als charakteristisches Zeichen ein wellenförmiges Band im Femurkopf dar, erst im Spätstadium ist die deutliche Sklerosierung zu sehen.

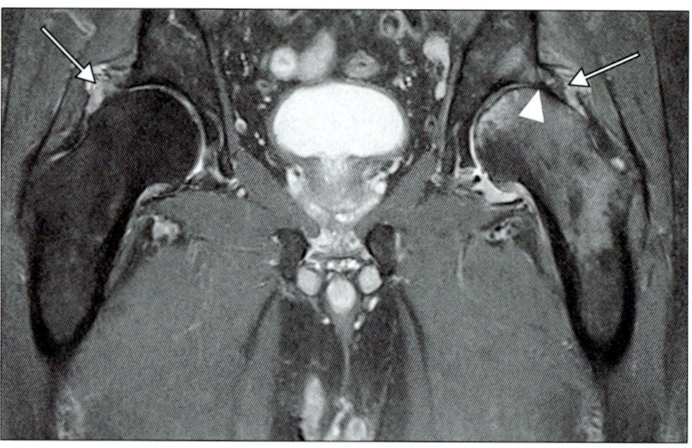

Abb. 2.216 MRT: pathologischer Befund. Schwere Koxarthrose links aktiviert, mäßige Koxarthrose rechts. Koronare PDw fatsat Aufnahme. Beidseits liegen deutliche osteophytäre Anbauten der Gelenkpfanne und der lateralen Gelenkpfanne vor (*Pfeile*). Vor allem links ist der Gelenkknorpel in der Belastungszone aufgebraucht (*Pfeilspitze*), und es zeigt sich ein diffuses Knochenmarködem als Zeichen der Aktivierung. Des Weiteren bestehen deutliche reaktive synoviale Proliferationen.

2.10.4 Sonografie

Mittels Sonografie können Strukturen überlagerungsfrei abgebildet werden. Mit dem Transducer, der als Sender und Empfänger fungiert, werden hochfrequente Schallwellen eingestrahlt und im Gewebe verschieden stark reflektiert sowie zu einem Schnittbild verarbeitet. Vor allem Weichteile sind gut darstellbar, z. B. bei Gelenkerguss und Bursitis.

Die Sonografie wird beim Erwachsenen zur Diagnostik einer Hüftgelenkveränderung eher selten eingesetzt. Beim Neugeborenen hat dagegen diese Untersuchung bei der Abklärung der Hüftdysplasie eine große Bedeutung. Die mangelnde Ausbildung des Azetabulums, die geringe Überdachung des Hüftkopfs und Luxation des Kopfes nach kranial, lateral oder dorsal, sowie Veränderungen des CCD-Winkels sind gut zu erkennen.

2.11 Palpation der Hüft-Becken-Region

2.11.1 Dorsaler Hüft-Becken-Bereich

Die Ausgangsstellung für die dorsale Palpation ist die Bauchlage, entweder stehen die Füße am Bankende über, oder der distale Unterschenkel wird durch eine Halbrolle unterlagert; die Hände werden unter die Stirn gelegt.

Topografische Orientierung der dorsalen Hüft-Becken-Region

▸ **Abb. 2.217**

Den Hauptteil der dorsalen Beckenregion macht der große M. glutaeus maximus aus, er überdeckt einige Strukturen, weshalb er teilweise weggeschoben oder durch ihn hindurch palpiert wird.

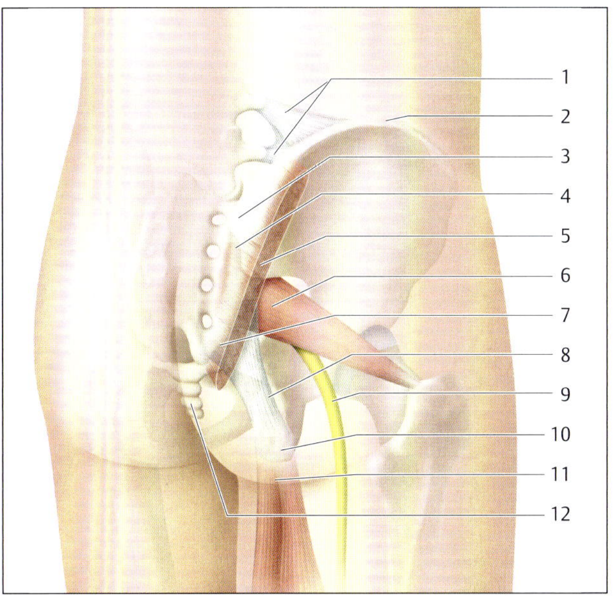

Abb. 2.217 Topografische Orientierung der dorsalen Becken-Hüft-Region.
1: Crista iliaca;
2: Spina iliaca posterior superior;
3: Lig. iliolumbale;
4: Sakralsulkus;
5: kaudaler lateraler Sakrumwinkel;
6: Os coccygis;
7: Tuber ischiadicum;
8: Lig. sacrotuberale;
9: ischiokrurale Muskulatur;
10: M.glutaeus maximus;
11: M. piriformis;
12: N. ischiadicus.

Crista iliaca

▸ **Abb. 2.218**

Die Crista wird als obere verbreiterte Kante des Beckens mit der radialen Zeigefingerkante oder den drei langen Fingerspitzen palpiert. Sie biegt dorsal nach kaudal ab und endet dort als Spina iliaca posterior superior.

Folgende Insertionen der Muskulatur an der Crista iliaca sind von der lateralen Kante nach medial zu palpieren:

- ***M. obliquus externus abdominis*** direkt auf dem Beckenkamm
- ***M. latissimus dorsi*** etwa zwei Querfingerbreit am posterioren Anteil der Crista
- ***M. obliquus internus abdominis*** oberflächlich am dorsalen Ende zwischen dem lateralen Rand des M. latissimus und dem dorsalen Rand des M. obliquus externus abdominis

Alle anderen Muskelinsertionen liegen in der Tiefe und können kaum voneinander unterschieden werden.

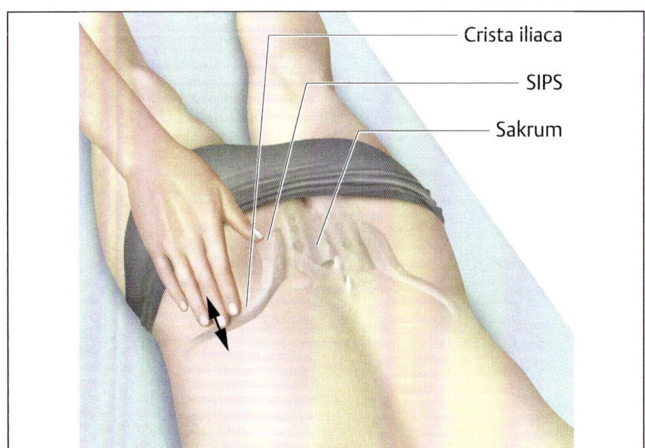

Abb. 2.218 Palpation: Crista iliaca.

Lig. iliolumbale

▶ Abb. 2.219

Die Crista biegt etwa in Höhe des 4.-5. Lendenwirbels nach kaudal um und endet dann in Höhe des 2. Sakralwirbels als Spina iliaca posterior superior. An dieser Abbiegestelle geht das Band Richtung 5. Lendenwirbel und in die Tiefe ab. Die Palpation erfolgt parall zum Cristawinkel und direkt an der Knochenkante. Der Palpationsdruck muss deutlich sein, allerdings vorsichtig gesteigert werden, denn viele Menschen sind an dieser Stelle sehr schmerzhaft und bei plötzlichem Druck kann ein sog. Jump Sign ausgelöst werden.

Die Pars superior des Lig. iliolumbale ist als feste, etwa 1 cm breite Struktur zu palpieren. Sie zieht nach medial, etwas kaudal und in die Tiefe und kann nur ein kleines Stück Richtung Lendenwirbelsäule identifiziert werden.

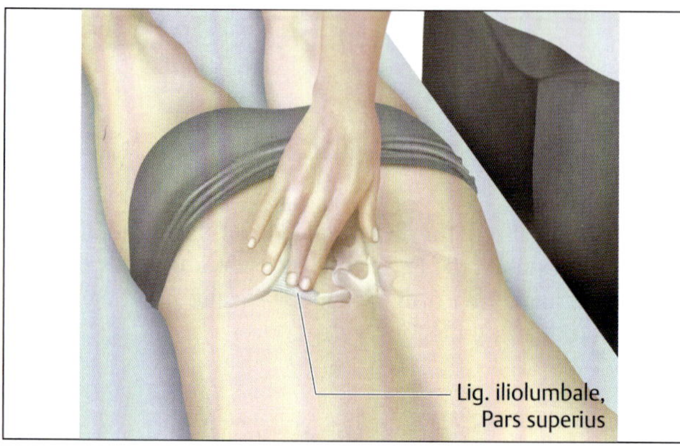

Abb. 2.219 Palpation: Lig. iliolumbale, Pars superius.

Spina ilaca posterior superior (SIPS)

▶ Abb. 2.220

Sie befindet sich am dorsokaudalen Ende der Crista iliaca, die sich hier verbreitert. Um sie zu finden, werden die Fingerspitzen seitlich auf die Crista gelegt und der Daumen wird so weit wie möglich nach unten abgespreizt. In unmittelbarer Umgebung des Daumens ist die SIPS als oberflächlicher vorspringender Knochenpunkt zu finden.

Die Palpation erfolgt rund um die Spina, um schmerzhafte oder aufgequollene Bereiche zu finden. Oberflächliche Fasern des ***Lig. sacroiliacum dorsale longissimum*** ziehen von der Spina nach distal-medial und können direkt neben der Spina quer zum Faserverlauf identifiziert werden.

Um Höhenveränderungen festzustellen, werden außerdem beide Daumen von distal gegen die Spinaspitzen gelegt und diese im Seitenvergleich beurteilt, allerdings im Stand.

Wenn Beckengrübchen vorhanden sind, befinden sich die Spinae meist etwas kaudal der Grübchen.

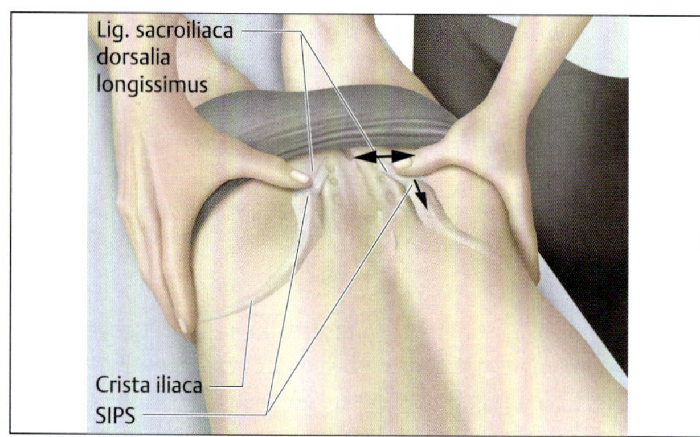

Abb. 2.220 Palpation: Spina iliaca posterior superior.

Sakralsulkus

▶ Abb. 2.221

Von der SIPS ausgehend nach kranial und medial liegt der Sulkus. Quer über ihn ziehen die kurzen ***Ligg. sacroiliaca interossea*** vom Os ilium zum Sakrum und in der Tiefe liegt das Sakroiliakalgelenk, das selbst nicht zu palpieren ist.

Um den Spannungszustand dieser Bänder zu beurteilen, wird quer zum Faserverlauf palpiert.

Zur Bestätigung, ob die Finger im Sulkus liegen, kann der sog. ***Hebetest*** durchgeführt werden: Die Fingerspitzen werden so in den Sakralsulkus gelegt, dass die Fingerkuppen den Rand des Iliums berühren. Die andere Hand gibt von der Spina iliaca anterior superior der gleichen Seite einen leicht federnden Impuls nach dorsal, sodass das Ilium gegen das Sakrum verschoben wird, was an den Fingerspitzen zu spüren ist.

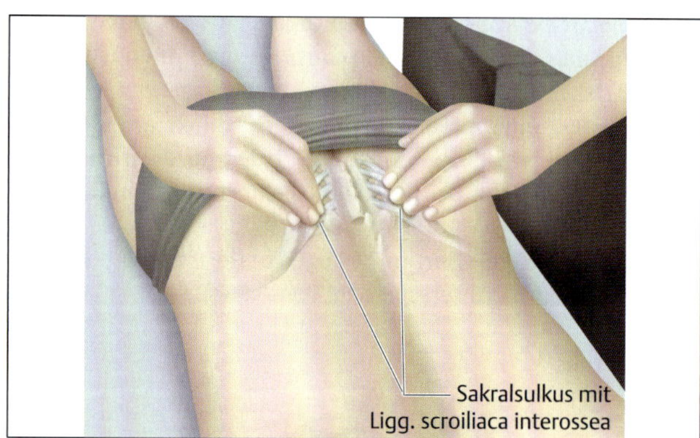

Abb. 2.221 Palpation: Sakralsulkus.

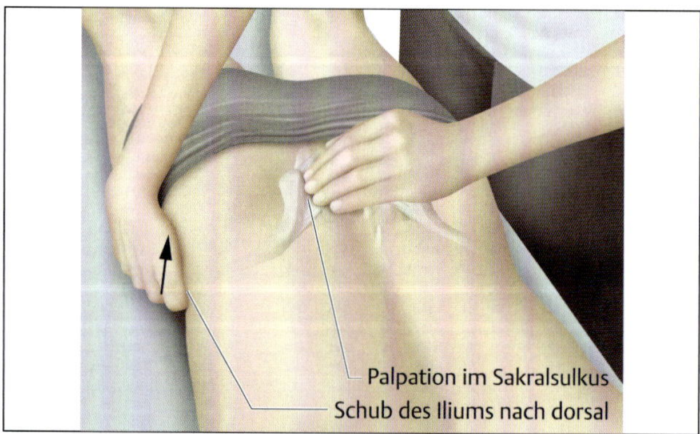

Abb. 2.222 Hebetest.

Kaudaler lateraler Sakrumwinkel

▶ Abb. 2.223

In Höhe des Analfaltenbeginns werden Mittel- und Zeigefinger gespreizt und jeweils ca. 1,5 cm von der Falte entfernt kaudal- und lateralwärts aufgesetzt. Unter den Fingern bzw. in unmittelbarer Umgebung sind diese Winkel als abgepolsterte Knochenkanten zu palpieren.

Beurteilt werden unterschiedliche Höhen der Winkel und Kippstellungen des Sakrums.

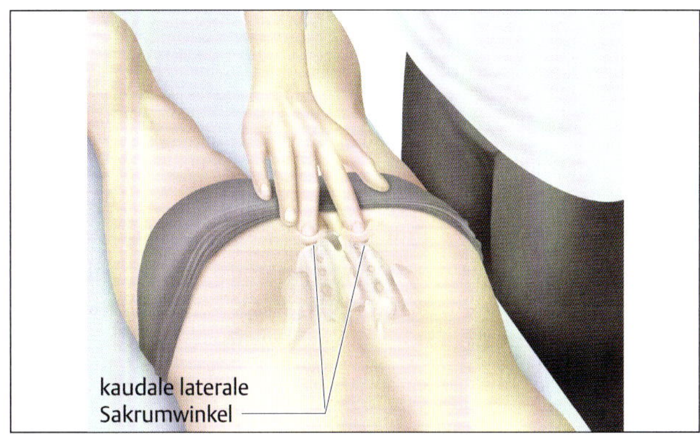

Abb. 2.223 Palpation: kaudaler lateraler Sakrumwinkel.

Os coccygis

▶ Abb. 2.224

Der Zeigefinger wird von kranial kommend entlang der Analfalte aufgelegt, um die konvexe Krümmung des Os coccygis zu beurteilen. Vor allem Abknickungen bzw. Schrägstellungen sind zu beurteilen, u. U. ist eine Palpation von rektal erforderlich.

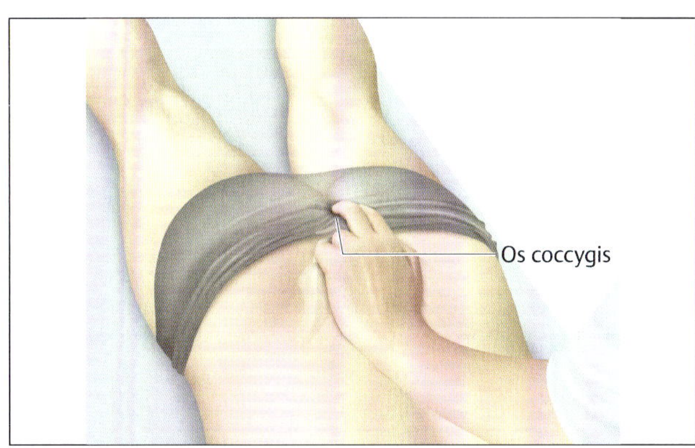

Abb. 2.224 Palpation: Os coccygis.

PRAXISTIPP

Abknickung des Os coccygis
Eine durch einen Sturz auf das Gesäß verursachte ventrale Abknickung des Os coccygis kann bei der Palpation von dorsal her festgestellt werden, eine Untersuchung von rektal bestätigt die Diagnose.

Tuber ischiadicum

▶ Abb. 2.225

Das Tuber befindet sich im medialen Drittel der Glutealfalte. Entweder wird mit dem Daumen oder Zeige-und Mittelfinger palpiert. Die Orientierung geht von der Glutealfalte aus, indem mit Druck weiter nach medial palpiert wird. Das Tuber ist als dicker Wulst zu fühlen.

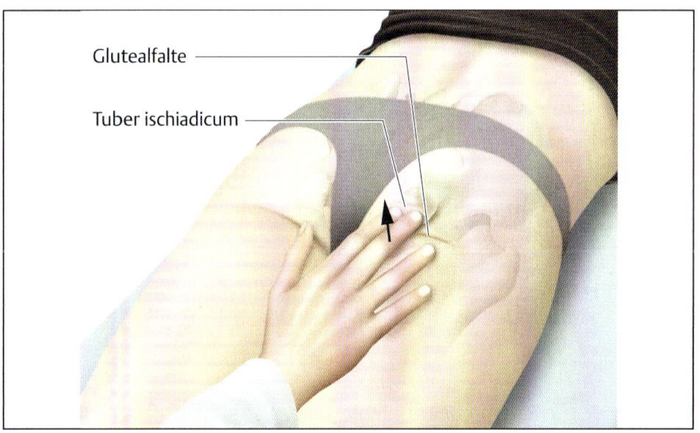

Abb. 2.225 Palpation: Tuber ischiadicum.

Lig. sacrotuberale

▶ Abb. 2.226

Der Palpierfinger wird am kranial-medialen Tuberrand angelegt. Da viel Druck ausgeübt werden muss, kann der Mittelfinger auf den Zeigefinger gelegt werden, um diesen zu verstärken. Die Palpierrichtung ist von kranial-lateral nach kaudal-medial, damit quer zu den Fasern des Bandes, und in der Tiefe. Es ist an dieser Stelle als sehr feste und breite Struktur zu identifizieren, kann aber nur ein kleines Stück Richtung Sakrum verfolgt werden, da es in die Tiefe zieht und von Weichteilen bedeckt ist.

Bei einer gleichzeitigen Palpation beider Bänder können Spannungsunterschiede beurteilt werden. Zum Beispiel kann bei einer einseitigen Nutationsfehlstellung des Sakrums eine deutliche Spannungszunahme des gleichseitigen Bandes palpiert werden.

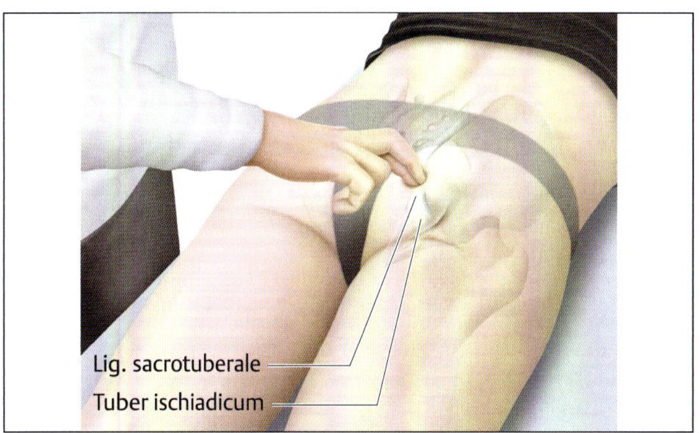

Abb. 2.226 Palpation: Lig. sacrotuberale.

Ischiokrurale Muskulatur

▶ Abb. 2.227

An der distalen Tuberkante werden die Palpierfinger von medial kommend flächig aufgelegt und etwas Druck in die Tiefe ausgeübt. Eine nach distal-lateral verlaufende runde und längliche Struktur ist oberflächlich gut zu fühlen, die bei Abheben des Unterschenkels gegen die Schwere noch deutlicher hervortritt. Das ist das ***Caput longum des M.biceps femoris***, der am weitesten lateral liegende und oberflächlichste Teil der ischiokruralen Muskulatur.

Die Palpierfinger rutschen etwas nach medial und finden eine nach distal-medial ziehende feste Struktur, den ***M. semimembranosus*** . Auch hier lässt die Knieflexion durch Anheben des Unterschenkels den Muskel deutlich hervortreten und die Palpierfinger werden regelrecht angehoben.

Der ***M. semitendinosus*** liegt unter diesen beiden Muskeln und kann im Ursprungsbereich nicht isoliert palpiert werden.

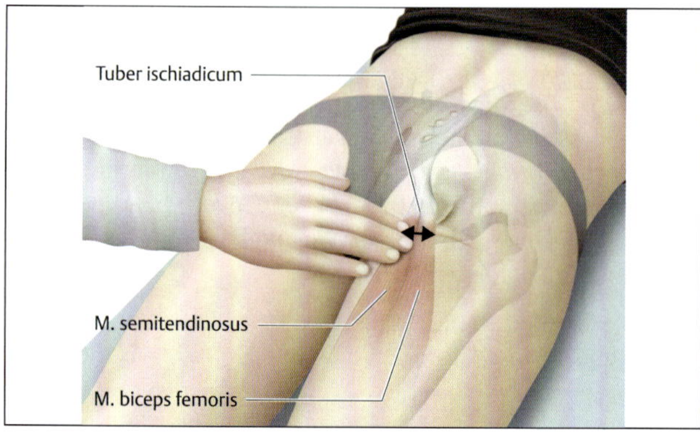

Abb. 2.227 Palpation: ischiokrurale Muskulatur.

M. glutaeus maximus

▶ Abb. 2.228

Beim Auffinden der kranialen Begrenzung des Muskels kann die Verbindung eines Punktes, der 3–4 Querfinger kranial der Spina iliaca posterior superior und am äußeren Rand der Crista liegt, zum Trochanterpunkt helfen. Der kaudale Rand des M. glutaeus maximus befindet sich in der Nähe der Glutealfalte und kreuzt diese etwa in der Mitte leicht schräg nach lateral-distal. Beim Abheben des Beins spannt sich der Muskel an und die jeweiligen Ränder sind gut zu identifizieren.

Die Palpierhand wird oberhalb des Tuber ischiadicum, von distal-medial kommend auf das Gesäß gelegt und eine flächige Verschiebung der Finger von distal-medial nach proximal-lateral durchgeführt. Proximal des Tuber ischiadicum und lateral des SIG entwickeln sich häufig Triggerpunkte, deshalb sollte hier sorgfältig abpalpiert werden.

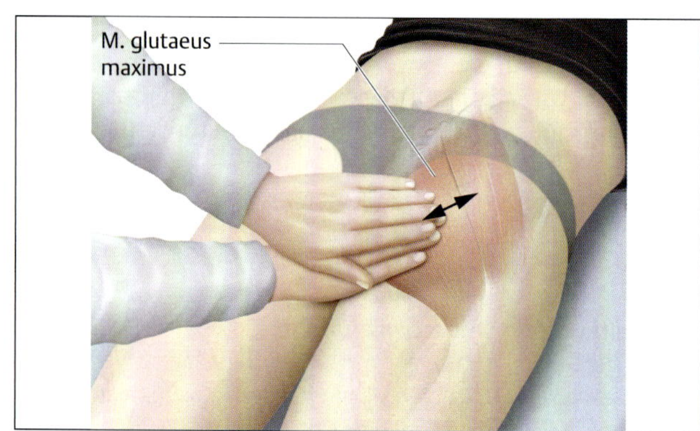

Abb. 2.228 Palpation: M. glutaeus maximus.

M. piriformis

▶ Abb. 2.229

Da der M. piriformis in der Tiefe liegt und nicht direkt palpiert werden kann, wird er mit Hilfe von Linien lokalisiert: von der Spina iliaca anterior superior zum unteren lateralen Winkel des Sakrums und von der Spina iliaca posterior superior zur Oberkante des Trochanter majors. Am Kreuzungsbereich werden Zeige- und Mittelfinger angelegt und gehen mit langsamem Druck in die Tiefe und weiter nach distal. Der Muskel ist feste Struktur, die nach distal-lateral verläuft.

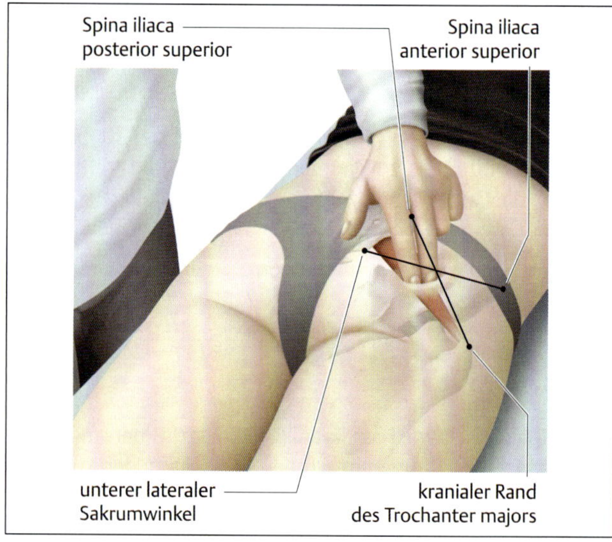

Abb. 2.229 Palpation: M. piriformis.

N. ischiadicus

▶ Abb. 2.230

Der N. ischiadicus überquert die Sehne des M. obturatorius internus, die beiden Mm. gemelli und am Übergang zum Oberschenkel den M. quadratus femoris fast im rechten Winkel. An dieser Stelle liegt er etwa in der Mitte der Verbindungslinie zwischen Tuber ischiadicum und Trochanter major.

Die Palpation erfolgt mit Zeige- und Mittelfinger und viel Druck. Der Nerv ist als sehr fester, fingerdicker Strang, der nach distal zieht, zu identifizieren.

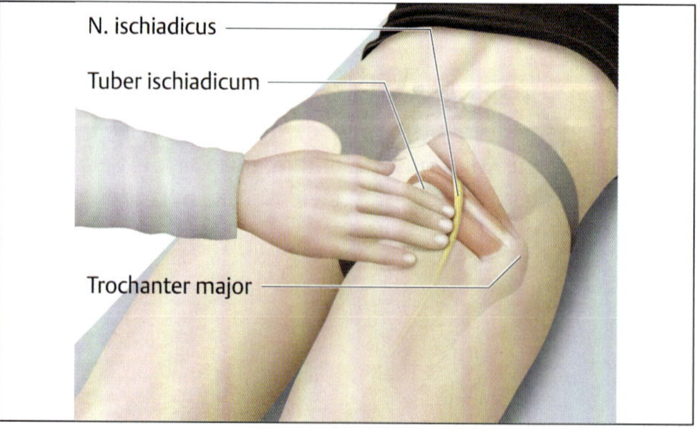

Abb. 2.230 Palpation: N. ischiadicus.

2.11.2 Lateraler Hüft-Becken-Bereich

Die Ausgangsstellung ist die Seitlage, die Beine liegen übereinander mit leicht gebeugten Hüft- und Kniegelenken. Der obere Arm wird vor dem Körper, die untere Hand unter den Kopf gelegt.

Topografische Orientierung der lateralen Hüft-Becken-Region

▸ **Abb. 2.231**

Auf der lateralen Seite ist der Trochanter major ein zentraler Punkt, denn von ihm geht die Palpation aus. Es werden hauptsächlich Muskeln palpiert.

Trochanter major

▸ **Abb. 2.232**

Es gibt verschiedene Möglichkeiten, wie der Trochanter zu finden ist, eine Hilfestellung kann z. B. eine Linie, die von der Spina iliaca anterior superior zum Tuber ischiadicum gezogen wird, sein. Gehen die Palpierfinger von der Mitte dieser Linie nach proximal, ist in der Regel der dorsale Trochanterrand zu finden. Bestätigt wird das, indem ventraler und dorsaler Trochanterrand zwischen Zeigefinger und Daumen eingeklemmt werden. Um zu fühlen, wie bei Rotationen im Hüftgelenk die Trochanterränder gegen die Palpierfinger drehen, umgreift der Therapeut mit der anderen Hand den distalen Unterschenkel und hebt und senkt ihn.

Am Trochanter major können die folgenden Muskelinsertionen palpiert werden.

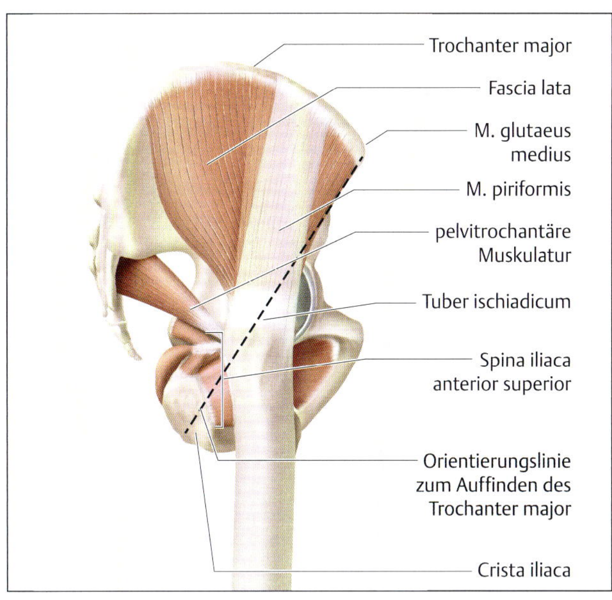

Abb. 2.231 Topografische Orientierung der lateralen Becken-Hüft-Region.

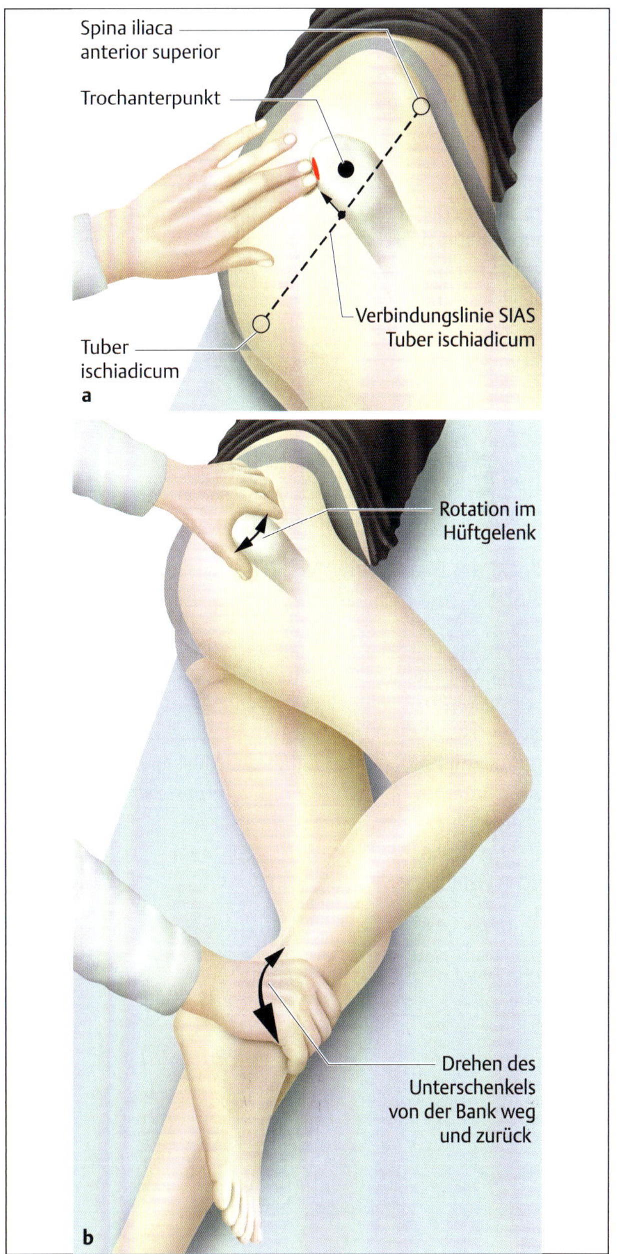

Abb. 2.232 Palpation: Trochanter major.
a Orientierung mittels Hilfslinie.
b Bestätigung der Lage durch Bewegung.

M. glutaeus medius

▶ Abb. 2.233

Die Insertion des Muskels befindet sich lateral an der Trochanterspitze und ist ca. 2–3 Querfinger breit. Die Palpation erfolgt mit Zeige- und Mittelfinger quer zu den Muskelfasern an der Trochanterspitze. Hier können sowohl der ventrale als auch der dorsale Rand gut identifiziert werden. Der ventrale Muskelrand grenzt an den M.tensor fasciae latae, hier ist ein Spalt zu fühlen.

Außerdem sollte der Muskel, der sich nach kranial fächerförmig verbreitert, insgesamt flächig abpalpiert werden, vor allem direkt distal der Crista, da hier die meisten Triggerpunkte zu finden sind.

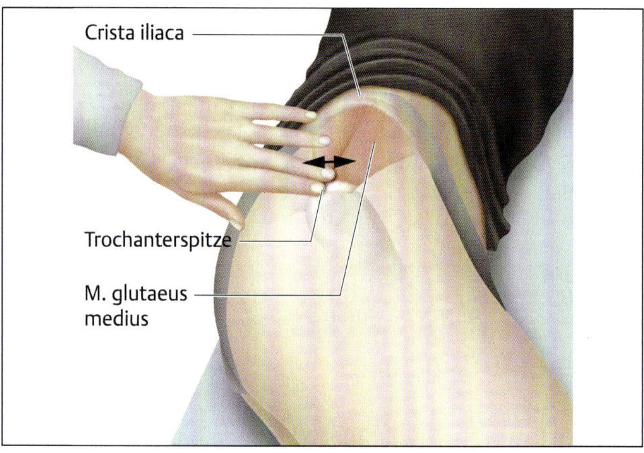

Abb. 2.233 Palpation: Ansatzbereich des M. glutaeus medius.

M. glutaeus minimus

Der Ursprungsbereich ist ungefähr eine Handbreit kaudal der Crista iliaca und sein Ansatz unter dem M. glutaeus medius an der Trochanterspitze zu finden.

M. piriformis

▶ Abb. 2.234

Sein Ansatz ist an der dorsalen Spitze des Trochanters Richtung Fossa trochanterica zu finden. Der Sehnenverlauf ist von hier aus nach medial-kranial. Die Palpierfinger werden von kranial kommend an die dorsokraniale Kante des Trochanters gelegt. Die Palpation erfolgt quer zum Faserverlauf, die sich in der Tiefe sehr fest anfühlen. Es wird mit viel Druck gearbeitet, weshalb die andere Hand auf die Palpierhand gelegt wird, das heißt die unteren Finger fühlen und die oberen üben den Druck aus.

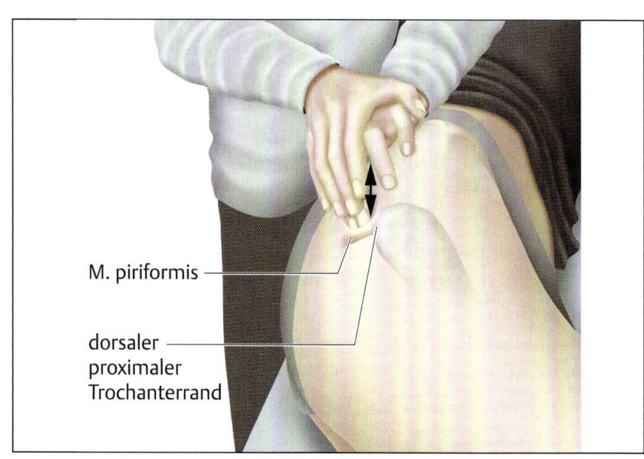

Abb. 2.234 Palpation: Ansatzbereich des M. piriformis.

Pelvitrochantäre Muskulatur

▶ Abb. 2.235

Direkt distal des M. piriformis schließt sich die pelvitrochantäre Muskulatur mit ihren Insertionen an der Crista intertrochanterica an.

Von der Trochanterspitze ausgehend werden die Fingerspitzen an der dorsalen Trochanterkante angelegt und es wird quer zum Faserverlauf der Muskulatur, kraniokaudalwärts palpiert. In folgender Reihenfolge sind dabei die Muskeln zu finden: ***M. obturatorius internus, M. obturatorius externus, Mm. gemelli und M. quadratus femoris***. Sie sind nicht einzeln zu identifizieren, da sie im Insertionsbereich eng miteinander verbunden sind und gleiche Funktionen haben.

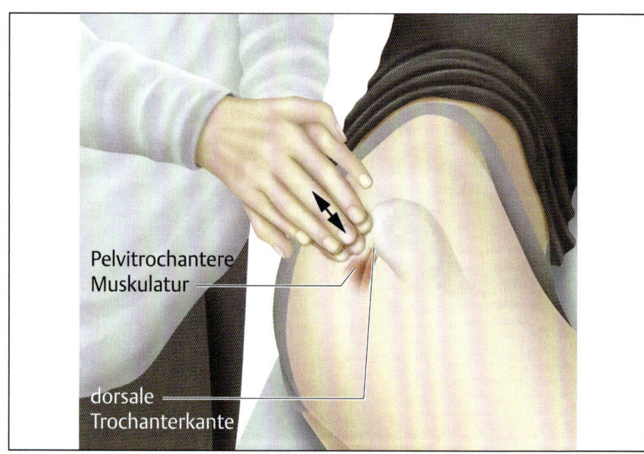

Abb. 2.235 Palpation: Ansatzbereich der pelvitrochantären Muskulatur.

2.11.3 Ventraler Hüft-Becken-Bereich

Die Ausgangsstellung ist die Rückenlage mit einer größeren Rolle unter der Kniekehle, um die ventrale Oberschenkelfaszie zu entlasten. Der Palpierer steht auf der Seite, die palpiert wird.

Topografische Orientierung der ventralen Hüft-Becken-Region

▸ Abb. 2.236

Bei der Orientierung helfen zwei Dreiecke, die größtenteils von Muskeln gebildet werden, ***Trigonum femorale mediale et laterale***.

Spina iliaca anterior superior (SIAS)

▸ Abb. 2.237, ▸ Abb. 2.238

Die Fingerspitzen beider Hände werden auf die Beckenkämme gelegt, die Daumen weit abgespreizt und ventral aufgelegt. Annähernd in dieser Höhe sind die oberen ventralen Spinae als wulstige Enden der Cristae zu finden.

Zur Beurteilung der Beinlängen werden in der ASTE Standdie Daumen von kaudal gegen die Spinae gelegt, um bei Gleichstand der Malleoli und Kniegelenke einen Höhenunterschied festzustellen. Allerdings sollten zusätzlich die beiden Spinae iliaca posteriores superiores in ihrer Höhe beurteilt werden.

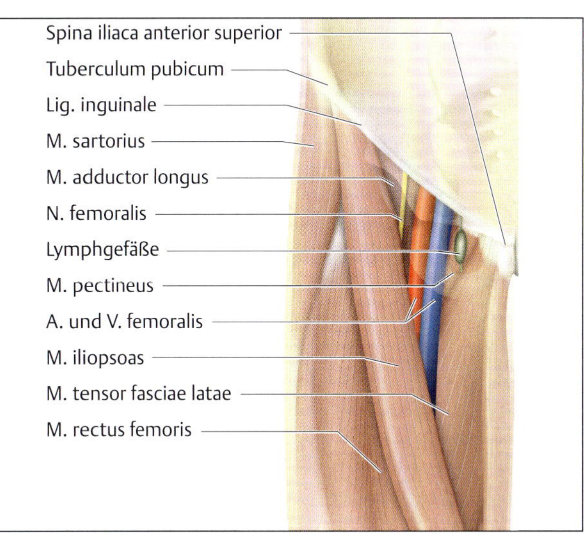

Abb. 2.236 Topografische Orientierung der ventralen Hüft-Becken-Region.

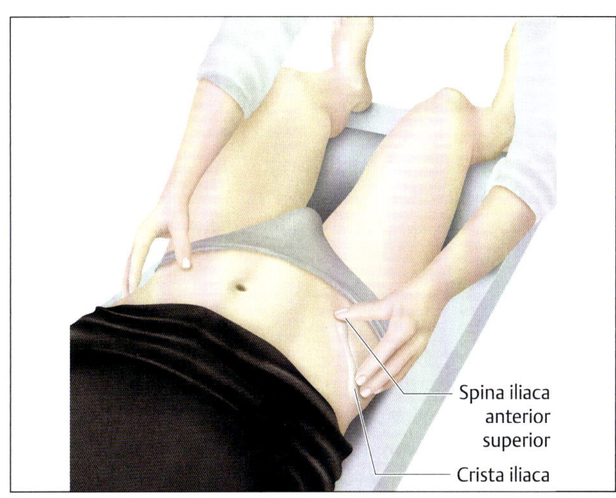

Abb. 2.237 Palpation: Spina iliaca anterior superior.

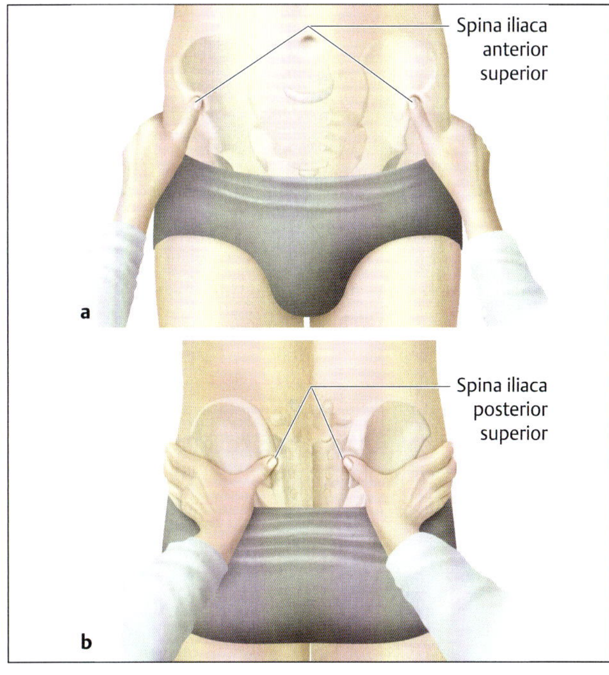

Abb. 2.238 Beurteilung einer Beinlängendifferenz.
a Höhe der SIAS.
b Höhe der SIPS.

PRAXISTIPP

Differenzierung von Beinlängenunterschied und Funktionsstörung im Sakroiliakalgelenk ▶ **Abb. 2.239**
In der Osteopathie ist die Beurteilung der SIPS und SIAS hinsichtlich Höhenunterschiede ist eine wichtige Untersuchung zur Differenzierung von Beinlängenunterschied und Funktionsstörung im Sakroiliakalgelenk. Die Messung erfolgt im Stand.

Stehen z. B. auf der linken Seite sowohl die SIPS als auch die SIAS um die gleiche Strecke höher, so handelt es sich um ein längeres Bein. Sind dagegen die rechte SIPS tiefer und die rechte SIAS höher als die jeweils linken Spinae, deutet das auf eine Fehlstellung des Sakroiliakalgelenks hin.

Beinlängenmessungen, die nur von ventral vorgenommen werden und auch nur die SIAS oder die Crista berücksichtigen, reichen für eine genaue Beurteilung nicht aus.

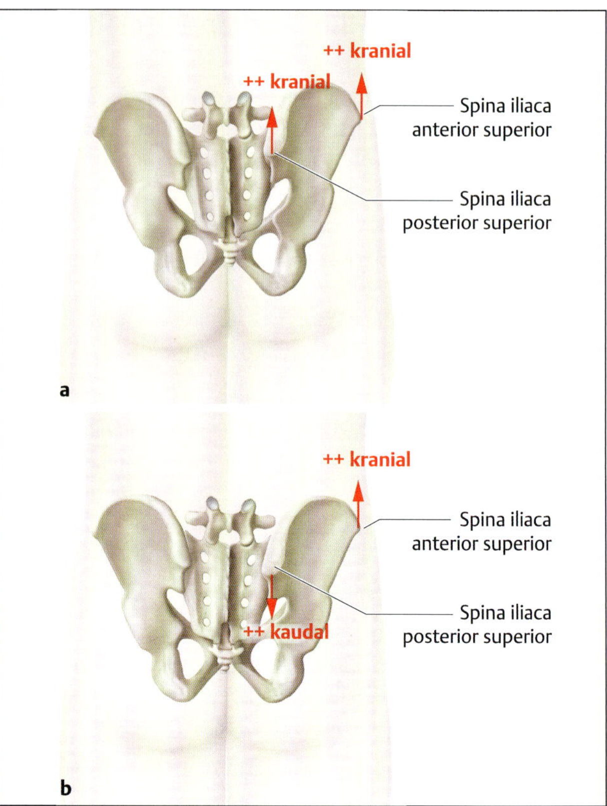

Abb. 2.239 Differenzierung von Beinlängenunterschied und Fehlstellung des Iliums im SIG.
a Rechtes Bein ist länger.
b Fehlstellung des rechten Os ilium in posteriorer Position.

Tuberculum pubicum

▶ **Abb. 2.240**

Für die Palpation des sympyhysalen Bereichs wird die Hand von kranial kommend auf den Unterbauch gelegt und vorsichtig Druck ausgeübt, während Zeige- und Mittelfinger leicht auseinandergespreizt nach kaudal auf den Symphysenoberrand rutschen. Die Tuberculi sind als kleine Knochenerhebungen zu identifizieren.

Beurteilt werden:

- eine mögliche Höhendifferenz, denn normalerweise befinden sich beide Tuberculi auf gleicher Höhe.
- die symmetrische Beweglichkeit, dabei wird der Patient aufgefordert, im Wechsel das rechte und linke gestreckte Bein aus der Hüfte heraus nach unten zu schieben, wobei die symmetrische Beweglichkeit beurteilt wird. Eine einseitige Blockierung kann die Symmetrie aufheben.
- mögliche schmerzhafte Insertion des M. rectus abdominis, es wird quer zum Faserverlauf palpiert, auch weiter Richtung Lig. inguinale.

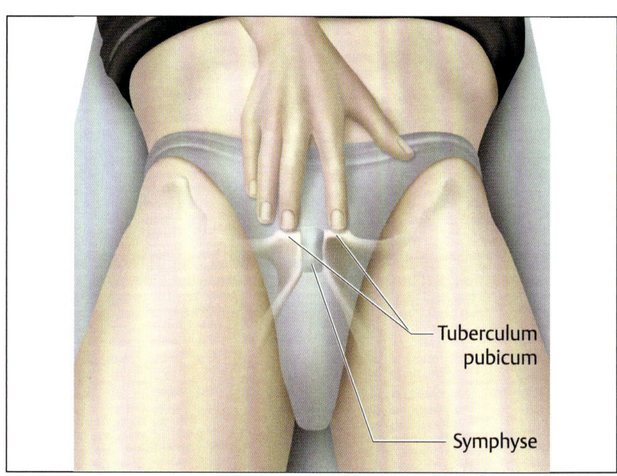

Abb. 2.240 Palpation: Tuberculum pubicum.

Lig. inguinale

▶ **Abb. 2.241**

Von der medial-ventralen Spitze der Spina iliaca anterior superior zieht das Leistenband nach distal-medial zum Tuberculum pubicum.

Die Palpation erfolgt mit 2–3 Fingern quer zur Faserrichtung. Das Band gibt elastisch nach und ist nicht als ein einheitlicher Strang fühlbar, sondern es sind mehrere Faseranteile zu palpieren, die durch kleine Bindegewebsbrücken verbunden sind. Diese entstehen durch die Verbindung zur Aponeurose der Bauchmuskulatur, die sich von kranial mit dem Band verflechten, und durch die von kaudal kommende Schenkelfaszie.

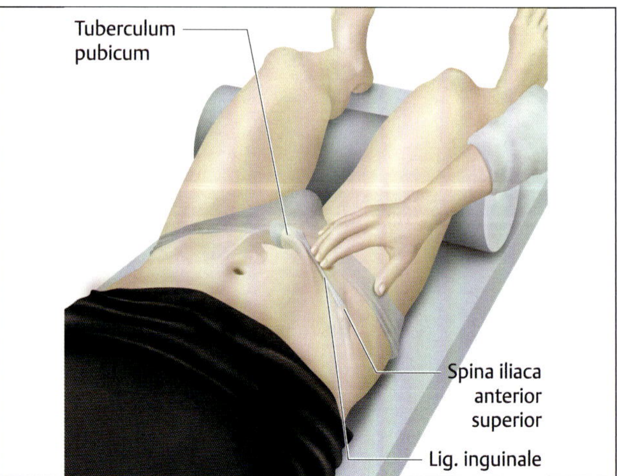

Abb. 2.241 Palpation: Lig. inguinale.

Trigonum femorale mediale

Dieses Dreieck wird kranial vom Lig. inguinale, lateral vom M. sartorius und medial vom M. adductor longus gebildet. In seiner Mitte sind ein Gefäß-Nerven-Strang und Muskeln zu palpieren (s. Kap. **2.7.1**).

A. femoralis

▸ **Abb. 2.242**

Die A. femoralis ist ein wichtiger Orientierungshilfe für das Auffinden von Muskeln und anderen Strukturen. Sie unterkreuzt das Lig. inguinale ungefähr in dessen Mitte.

Die Palpation wird erleichtert, indem das Bein in leichter Außenrotation gelagert und an dieser Stelle Druck in die Tiefe ausgeübt wird. Die Pulsation bestätigt die richtige Lokalisation.

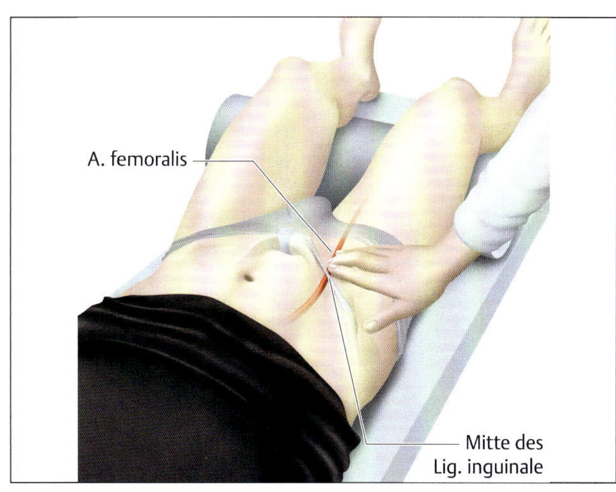

Abb. 2.242 Palpation: A. femoralis.

Hüftgelenk

Der Femurkopf befindet sich unter der A. femoralis. Um ihn besser zu finden, kann das Bein in Innen- und Außenrotation gedreht werden, da sich bei Außenrotation das Caput femoris nach ventral gegen die in der Leiste liegenden Finger dreht.

V. femoralis

Die Vene ist weich und schwer zu identifizieren, sie verläuft medial neben der A. femoralis. Hier befindet sich einer der Thrombosedruckpunkte der unteren Extremität.

Lymphknoten

▸ **Abb. 2.243**

Die oberflächlichen Lymphknoten befinden sich im subkutanen Fettgewebe medial in der Leiste sowie der A. und V. femoralis.

Die Palpation sollte mit den flach aufgelegten Fingern erfolgen. Da sie groß sind, sind sie als kleine, nicht schmerzhafte und oberflächliche Verdickungen zu fühlen, die sich hin- und herschieben lassen.

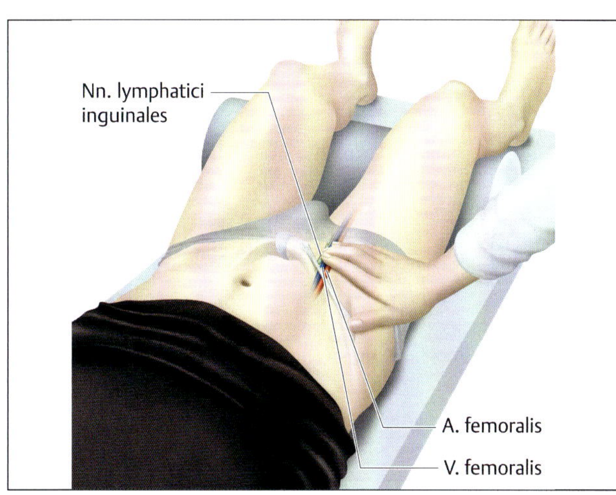

Abb. 2.243 Palpation: Lymphknoten im Leistenbereich.

N. femoralis

Der Nerv verläuft lateral von der A. femoralis in der Lacuna musculorum und liegt auf dem medialen Anteil des M. iliopsoas. Zur Entspannung der Schenkelfaszie sollte das Bein bei dieser Palpation mehr gebeugt und nach außen rotiert werden. Die Palpierfinger schieben sich von der Arterie kommend nach lateral, bis sie einen sehr festen Strang fühlen. Da hier viele Patienten sehr empfindlich sind, sollte die Notwendigkeit einer Palpation des Nervs gut überlegt werden.

M. ilipsoas

▸ **Abb. 2.244**

Der M. iliopsoas verläuft in der Lacuna musculorum unter dem Lig. inguinale und lateral der A. femoralis.

Das Bein sollte mehr gebeugt werden, um die Schenkelfaszie zu entlasten. Die Palpierfinger werden von lateral kommend zwischen M. sartorius und Lig. inguinale gelegt und üben Druck in die Tiefe aus. Der Muskel ist als feste Struktur zu fühlen und wölbt sich bei Anspannung Richtung Hüftflexion hervor (s. Kap. **1.8**).

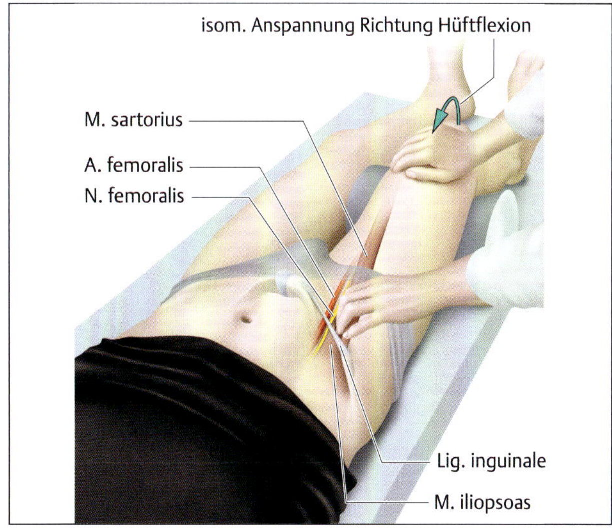

Abb. 2.244 Palpation: M. iliopsoas.

M. pectineus

▸ **Abb. 2.245**

Medial der A. femoralis und kaudal des Lig. inguinale hat der M. pectineus seinen breiten Ursprung am Pecten ossis pubis.

Die Palpierfinger orientieren sich von lateral kommend am Puls der A. femoralis und gehen von dort nach medial und in die Tiefe. In der Regel ist hier die Kante des Pecten ossis pubis palpierbar und damit auch der flächige, feste Muskel. Bestätigt wird die Lokalisation durch Anspannung Richtung Adduktion.

KLINISCHER BEZUG

Leistenschmerz

Schmerzen im Leistenbereich können viele Ursachen haben:

- Fortgeleiteter Schmerz: Organe des urogenitalen Traktes verursachen Schmerzen im Bereich der Leiste, gynäkologisch bedingte Schmerzen zyklusabhängig, andere Organe machen eher kolikartige Beschwerden.
- Kompression einzelner Nervenäste z. B. durch einen dicken Bauch, der sich über das Lig. inguinale hängt und Nerven komprimiert. Dies kann auch bei verschiedenen Operationen im Nieren-, Leisten- und Hüftbereich geschehen.
- Auch Irritationen der Nerven in Höhe des Plexus lumbalis können Ursachen für Leistenschmerzen sein. Das Dermatom über der Leiste wird von Th 12/L 1 versorgt.
- Mögliche Ursachen von Leistenschmerzen, die Richtung Tuberculum pubicum ziehen, sind: viel Stehen auf einem Bein, häufige Mikrotraumen an den Adduktoren, Dysbalance der Bauch-, Becken- und Beinmuskulatur, veränderte Statik und vieles mehr.

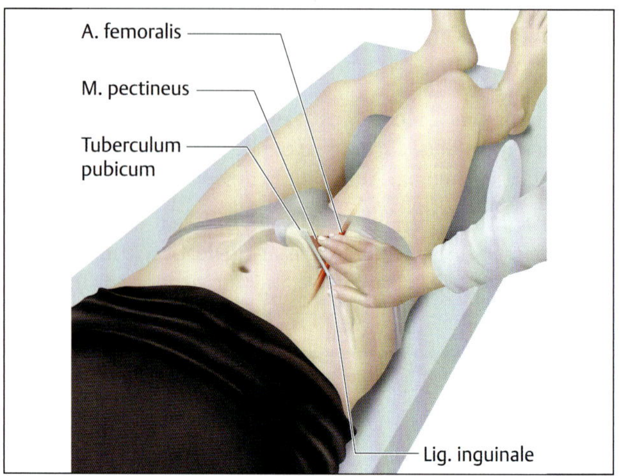

Abb. 2.245 Palpation: M. pectineus.

Trigonum femorale laterale

M. sartorius und M. tensor fasciae latae stellen ein auf dem Kopf stehendes V dar, mit dem Tensor als lateralem und Sartorius als medialem Schenkel. Dieses nach distal offene Dreieck wird als Trigonum femorale laterale bezeichnet. In der Tiefe liegt der Ursprung des M. rectus femoris, hier verlaufen A. und V. profunda femoris sowie der N. cutaneus femoralis lateralis.

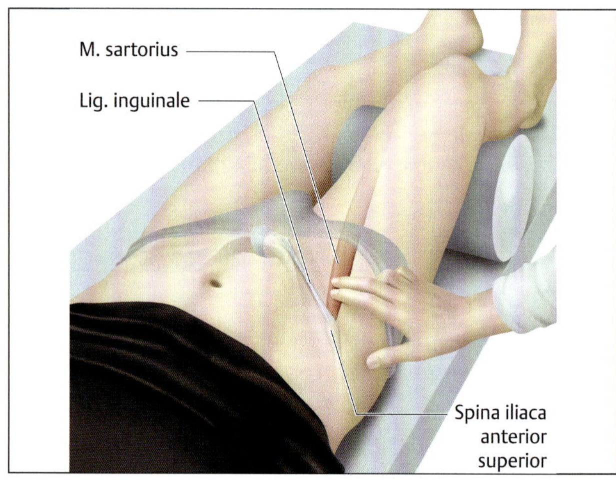

Abb. 2.246 Palpation: M. sartorius.

M. sartorius

▸ **Abb. 2.246**

Der M. sartorius geht von der Spitze der Spina iliaca anterior superior nach distal medial ab und ist schon im entspannten Zustand gut palpierbar. Die Palpierfinger werden quer zur Spina am distalen Rand, die Palpation erfolgt leicht schräg von lateral-distal nach medial-proximal und damit quer zum Faserverlauf. Bei isometrischer Hüftflexion tritt der Muskel deutlich hervor und kann im weiteren Verlauf diagonal über den Oberschenkel nach distal verfolgt werden.

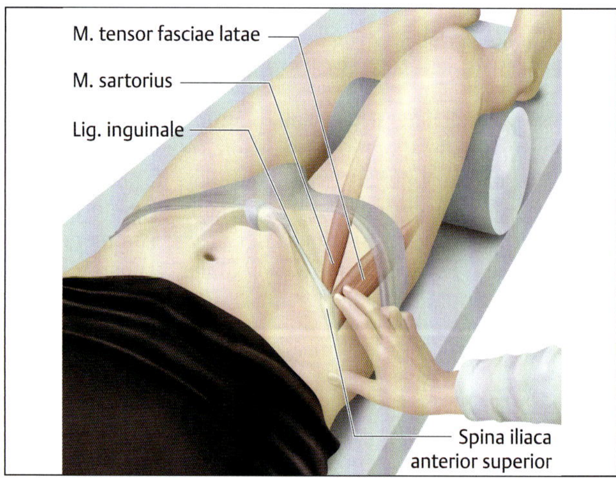

Abb. 2.247 Palpation: M. tensor fasciae latae.

M. tensor fasciae latae

▸ **Abb. 2.247**

Die Palpierfinger werden proximal-lateral der SIAS an die Crista gelegt und parallel dazu verschoben. Es wird ein dort abgehender fester, etwa 2–3 Querfinger breiter Muskel fühlbar. Vor allem der ventrale Rand des M. tensor fasciae latae ist fest und damit gut zu finden, der dorsale Rand etwas weicher und in die Fascia lata übergehend. Eine Anspannung Richtung Abduktion stellt ihn noch besser dar.

Tractus iliotibialis

▸ **Abb. 2.248**

Die Fortsetzung des M. tensor fasciae latae nach distal ist der Tractus. Auch dieser wird quer zum Faserverlauf, also von lateral nach medial, bis zum Tuberculum Gedy am Knie mit flächig aufliegenden Fingern abpalpiert. Die Fasern der Faszie werden durch Anspannung des M. tensor fasciae latae sehr fest und zeigen sich als eine deutliche Einziehung an der lateralen Oberschenkelseite.

Nach proximal hin setzt sich die Faszie als schmale und sehr dünne Platte bis zur Crista iliaca fort.

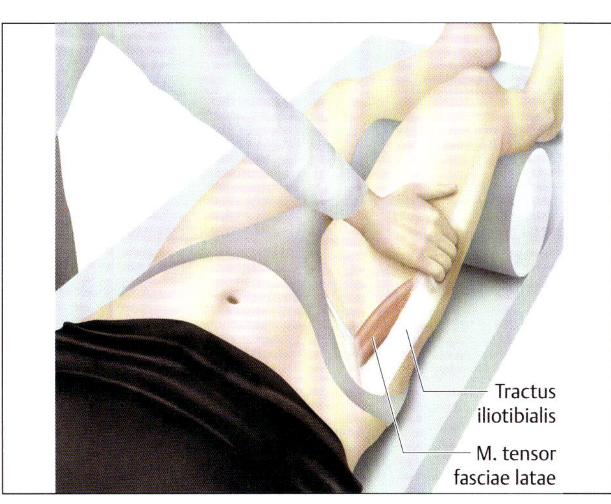

Abb. 2.248 Palpation: Tractus iliotibialis.

M. rectus femoris

▸ **Abb. 2.249**

Orientierungshilfe sind M. tensor fasciae latae und M. sartorius. Wenn die Finger V-förmig abgespreizt beide Muskelverläufe darstellen, kann unmittelbar kaudal der proximalen Interphalangealgelenke dieser Finger der M. rectus in der Tiefe palpiert werden. Diese Stelle befindet sich ca. 2–3 Querfinger kaudal der SIAS. Zur Bestätigung sollte der M. rectus femoris über die Knieextension angespannt werden, denn bei Hüftflexion spannen alle anderen Muskeln in der Umgebung an und damit ist die Palpation schwierig.

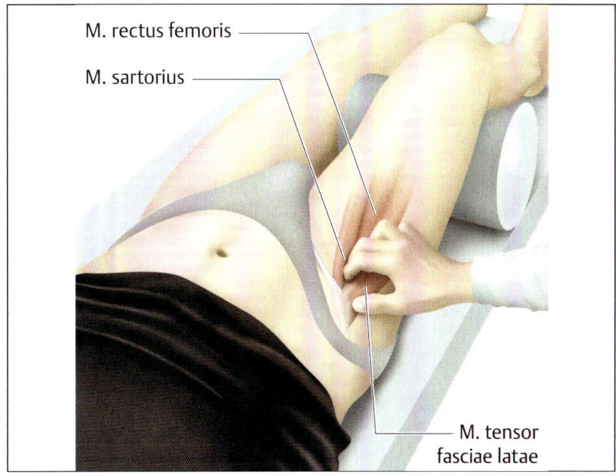

Abb. 2.249 Palpation: Ursprungsbereich des M. rectus femoris.

PRAXISTIPP

In dem V-förmigen Raum, ***Trigonum femorale laterale***, der von M. sartorius und M. tensor fasciae latae gebildet wird, verläuft der N. cutaneus femoris lateralis. Er ist ein sensibler Ast und kann bei zu starker Palpation einen brennenden Schmerz am lateralen Oberschenkel bis zum Knie verursachen.

2.11.4 Medialer Becken-Bein-Bereich

Topografische Orientierung der medialen Oberschenkelregion

▸ **Abb. 2.250**

Bei der Orientierung hilft der M. sartorius, der oberflächlich diagonal über den Oberschenkel verläuft.

Um den medialen Bereich zu palpieren, sollte das Bein gebeugt und der Fuß aufgestellt werden, wobei der Patient das Knie gegen den Therapeuten lehnt. Der Therapeut steht in Kniehöhe und palpiert, von lateral kommend, die mediale Oberschenkelseite.

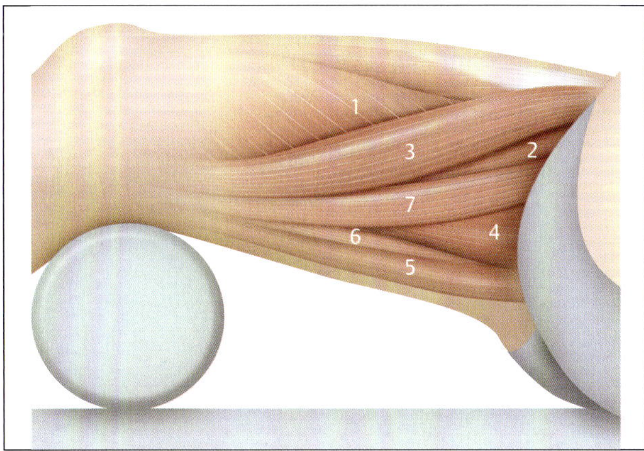

Abb. 2.250 Topografische Orientierung des medialen Becken-Bein-Bereichs.
1: M. vastus medialis;
2: M. adductor longus;
3: M. sartorius;
4: M. adductor magnus;
5: M. semitendinosus;
6: M. semimembranosus;
7: M. gracilis.

Ursprünge der Adduktoren am Becken

▸ **Abb. 2.251**

Die Ursprünge der Adduktoren vom Pecten ossis pubis bis zum Os ischii können in folgender Reihenfolge palpiert werden:

1. M. **p**ectineus: medial-kranial der Symphyse
2. M. adductor **l**ongus: kaudal des Tuberculum pubicum
3. M. **g**racilis: kaudal-medial des Ursprungs vom M.add.longus
4. M. adductor **b**revis: kaudal-lateral des Ursprungs vom M. adductor longus
5. M. adductor **m**agnus: kaudal-dorsal Richtung Tuber ischiadicum

Mit dem Spruch „**P**eter **l**iegt **g**erne **b**ei **M**arie“ ist die Reihenfolge der Muskelursprünge von kranial nach kaudal gut zu merken, dabei entsprechen die ersten Buchstaben der Wörter denen der Muskeln.

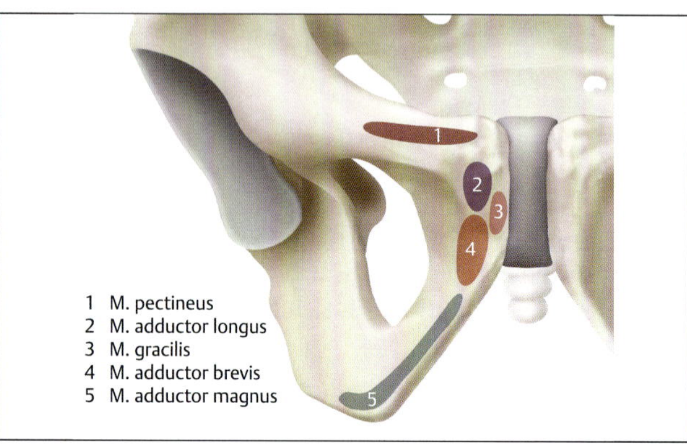

Abb. 2.251 Ursprünge der Adduktoren am Becken.

M. adductor longus

▸ **Abb. 2.252**

Beim Anspannen in Adduktion ist der Muskel als runder, hervortretender Strang im medialen Oberschenkelbereich zu sehen und zu palpieren. Die Finger werden von ventral kommend quer zum Faserverlauf des Muskels aufgelegt und palpieren den gesamten Muskelverlauf von proximal nach distal ab.

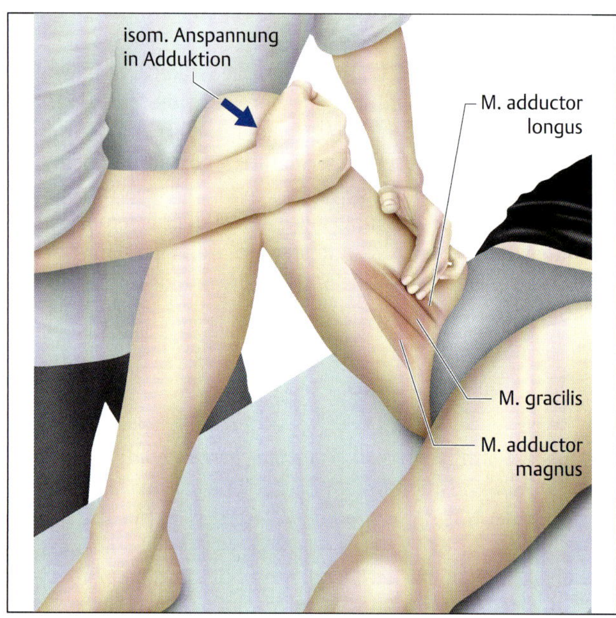

Abb. 2.252 Palpation: M. adductor longus im Verlauf.

M. gracilis

▸ **Abb. 2.253**

Die Palpierfinger rutschen vom M. adductor longus aus nach dorsal, wo der M. gracilis etwas flächiger zu fühlen ist. Da er als einziger der Adduktoren über das Kniegelenk zieht, kann er durch die Anspannung Richtung Knieflexion von den anderen Adduktoren gut unterschieden werden.

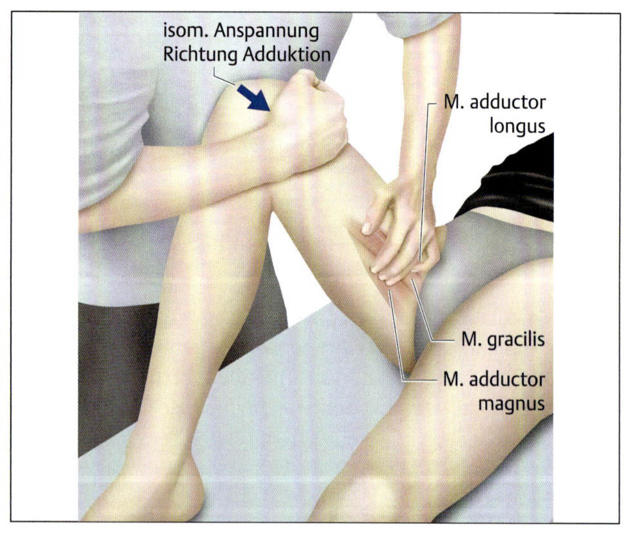

Abb. 2.253 Palpation: M. gracilis.

M. adductor brevis

Der Muskel verläuft dorsokranial des M. gracilis und kann kaum isoliert identifiziert werden.

M. adductor magnus

▸ Abb. 2.254

Der M. adductor magnus ist palpatorisch schwer zu erfassen, da er breitflächig vom Ramus inferior ossis pubis und Tuber ossis ischii kommt. Die beste Palpierstelle ist dorsomedial neben der ischiokruralen Muskulatur in der Tiefe.

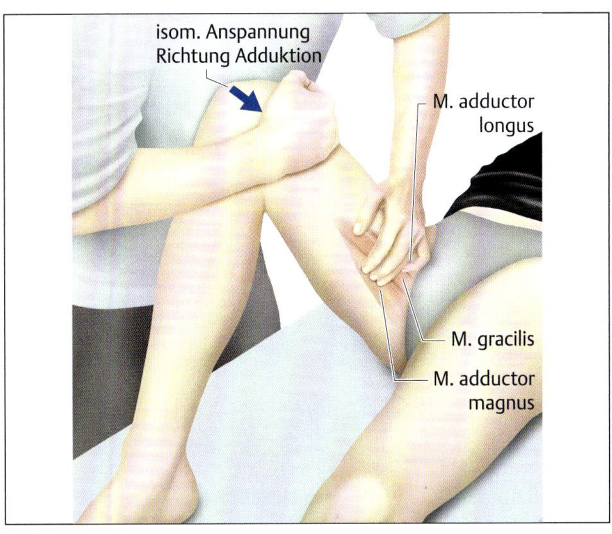

Abb. 2.254 Palpation: M. adductor magnus.

KLINISCHER BEZUG

Adduktorenzerrung

Bei einer Adduktorenzerrung sind die Leiste und die mediale Oberschenkelmuskulatur sehr druckschmerzhaft. Schwellungen sowie ein Bluterguss geben Hinweise auf die Verletzung. Die resistive Adduktion sowie dehnende Abduktion führen zur Schmerzauslösung an der Oberschenkelinnenseite bzw. Leistenregion. Bei Männern können die Schmerzen bis zum Hoden gehen, bedingt durch die räumliche Nähe der Muskelursprünge zum Leistenkanal. Außerdem kann der N. genitofemoralis, der durch den Leistenkanal zum Hoden zieht, durch die Schwellung komprimiert werden und im Verlauf sowie in seinem Innervationsgebiet Schmerzen verursachen.

Trochanter minor

▸ Abb. 2.255

Bei der Palpation muss das Bein deutlich flektiert, in Außenrotation und völlig entspannt sein. Die Insertion des ***M. iliopsoas*** am Trochanter minor ist zu finden, indem ca. eine Handbreit kaudal der medialen Leiste die vier Finger mit flächiger Palpation zwischen den Adduktoren in die Tiefe Richtung Femur gehen. Der Trochanter ist als eine Erhebung zu fühlen, deutlich wird sie bei Anspannung des M. iliopsoas Richtung Hüftflexion.

Bei kompakten Patienten ist diese Palpation äußerst schmerzhaft und damit fragwürdig. Es bietet sich eher die Palpation des Muskels in der Leistengegend an.

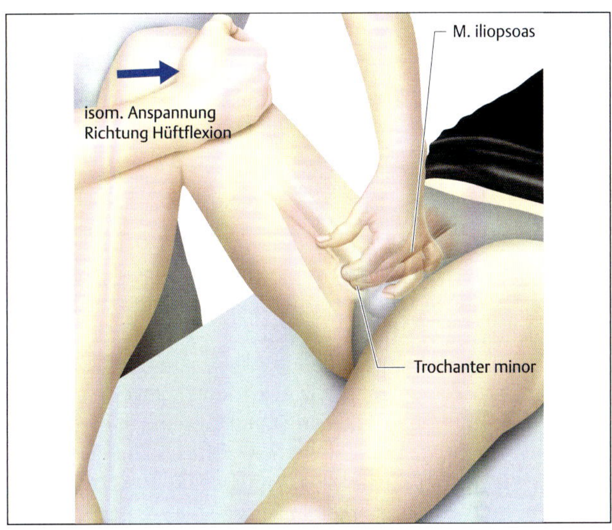

Abb. 2.255 Palpation: Trochanter minor.

2.12 Fragen zum Thema Hüftgelenk-Becken

Knöcherne Strukturen und Gelenkflächen

1. Beschreiben Sie das Azetabulum.
2. Worin unterscheidet sich das proximale Femur von ventral und dorsal?
3. Welche Stelle am Caput femoris ist nicht überknorpelt und warum?

Gelenkkapsel und Bänder

1. Beschreiben Sie, wodurch sich die beiden Membranen der Gelenkkapsel unterscheiden.
2. Das Lig. transversum acetabuli hat eine stabilisierende Wirkung, bitte erklären Sie diese.
3. Bitte beschreiben Sie die wichtigsten stabilisierenden Bänder des Hüftgelenks und begründen, in welcher Stellung sich die Bänder entspannen und welches die verriegelte Stellung ist.
4. Begründen Sie, welches Hüftgelenkband die beste Zentrierungsfunktion hat.

Stabilisierung des Hüftgelenks

1. Nennen Sie die Faktoren, die das Caput femoris in die Pfanne zentrieren und begründen Sie, warum sie das bewirken.
2. Erklären Sie das Duchenne-Hinken.
3. Kann ein Momentengleichgewicht durch angepasst arbeitende Abduktoren auf der Standbeinseite oder auf der Spielbeinseite hergestellt werden? Bitte erklären Sie.
4. Wie sieht die Belastung des Hüftgelenks bei Coxa valga/Coxa vara aus? Bitte erklären Sie, wie man diese Belastung berechnet.

Bewegungen im Hüftgelenk

1. Wie verlaufen die Bewegungsachsen im Hüftgelenk? Bitte diese und die entsprechenden Bewegungen und das Bewegungsausmaß dazu benennen.
2. Nennen Sie die wichtigsten Voraussetzung für eine maximale Bewegungsfähigkeit.

CCD-Winkel

1. Welche Achsen bestimmen den Winkel, was sagt dieser Winkel aus, wodurch normalisiert er sich im Laufe des Wachstums?
2. Nach dem Wachstumsende gibt es keine Winkelveränderung mehr, ja oder nein? Bitte begründen Sie.
3. Welche Konsequenzen hat eine Coxa vara/valga für den Verlauf der Trabekelstruktur und die Belastung im Hüftgelenk und warum?

Pfanneneingangsebene

1. Wie wird sie gemessen?
2. Was sagt sie aus?

AT-Winkel

1. Welche Achsen bestimmen diesen Winkel, wie ist die Norm beim Erwachsenen?
2. Was bedeutet eine vermehrte Antetorsion für das Gehen? Bitte begründen.

Sakroiliakalgelenk

1. Beschreiben Sie bitte Gelenkflächen, Oberflächenrelief, Ausdehnung, Stellung.
2. Welche Bänder stabilisieren das Gelenk? Welche von ihnen besonders die Nutationsbewegung?
3. Durch welche Faktoren ist das Sakrum im Beckenring sowohl in der transversalen als auch in der frontalen Ebene stabilisiert?
4. Wie steht die Bewegungsachse für Nutation/Gegennutation? Erklären Sie die Nutationsbewegung.
5. Was ist eine Outflare-Bewegung? Bitte erklären Sie.
6. Welche Muskeln begrenzen die Nutation?
7. Welche Muskeln sollten Sie auftrainieren, um das SIG zu stabilisieren und warum?

M. iliopsoas

1. Aus wie vielen Anteile besteht er?
2. Beschreiben Sie seinen Verlauf.
3. Was sagt Ihnen die Bezeichnung Lacuna musculorum im Zusammenhang mit diesem Muskel?
4. Er kann Strukturen des nervalen Bahnungssystems komprimieren! Welche, wo und warum? Welche Verbindungen geht der Muskel ein?
5. Begründen Sie bitte die wichtigste Funktion des M. iliopsoas.

Mm. glutaea medius et minimus

1. Wo setzen die ventralen Fasern des M. glutaeus medius an, wo die dorsalen? Bitte beschreiben.
2. Benennen Sie den Nerv, der beide Muskeln innerviert, und wie dieser zu den Muskeln kommt.

M. tensor fasciae latae

1. Wo liegt dieser Muskel, wie verläuft er zu den drei Achsen des Gelenks, und welche Funktionen hat er damit?
2. Er hat keinen knöchernen Ansatz! Stimmt das? Bitte erklären.
3. Hat er eine Funktion im Kniegelenk, wenn ja welche und warum?

M. glutaeus maximus

1. Mit welchen Weichteilen verbindet sich dieser Muskel?
2. Warum haben M. glutaeus maximus und M. tensor fasciae latae eine Zentrierungsfunktion im Hüftgelenk? Bitte begründen Sie.
3. In welcher Stellung im Hüftgelenk wird der Muskel maximal gefordert?

M. biceps femoris, M. semimembranosus, M. semitendinosus

1. Mit welchen Weichteilstrukturen verbinden sich diese Muskeln?
2. Was versteht man darunter: „bildet ein Caput commune"?
3. Diese Muskeln stabilisieren das Becken in der Sagittalebene. Was ist damit gemeint? Bitte erklären.
4. Beschreiben Sie Unterscheidungsmerkmale dieser Muskeln.
5. Machen sie Innen- oder Außenrotation im Hüftgelenk, unterstützen sie die Abduktion oder Adduktion, bitte erklären Sie das aufgrund des Verlaufs.

Pelvitrochantäre Muskulatur

1. M. obturatorius internus: Er zeigt eine deutliche Umlenkung im Verlauf. Bitte beschreiben. Wie endet er? Begründen Sie seine Zentrierungsfunktion.
2. M. obturatorius externus: Er hat zwei Ursprungareale, einmal knöchern, einmal an Weichteilen, wie heißen diese? Beschreiben Sie bitte, wie er im Verhältnis zum Hüftgelenk und zur übrigen pelvitrochantären Muskulatur verläuft.
3. M. piriformis: Er ist an der Bildung von zwei Foramina beteiligt. Wie heißen Sie? Was läuft durch diese Foramina? Über wieviele Gelenke zieht der Muskel und wie zieht er über das/die Gelenk/e? Beschreiben Sie seine Funktionsumkehr.
4. M. gemellus superior/inferior: Worin unterscheiden sich die beiden Mm. gemelli? Mit welchem Band gehen sie eine Verbindung ein?
5. M. quadratus femoris: Was unterscheidet ihn von den anderen pelvitrochantären Muskeln? Wie liegt er zum Verlauf des N. ischiadicus?

Adduktoren

1. M. pectineus: Beschreiben Sie, wo er liegt.
2. M. adductor longus: Begründen Sie seine rotatorische Funktion. Was hat das Trigonum femorale mediale mit diesem Muskel zu tun, und was verläuft dort? Er ist an der Bildung des Canalis adductorius beteiligt. Beschreiben Sie diesen und nennen die Strukturen, die dadurch ziehen.
3. M. gracilis: Beschreiben Sie Unterscheidungsmerkmale zu den anderen Adduktoren.
4. M. adductor magnus: Begründen Sie seine Funktion in der Sagittalebene. Er besteht aus unterschiedlichen Anteilen, welche sind das, und welche unterschiedlichen Funktionen haben diese? Wie liegt er im Verhältnis zu den anderen Adduktoren?

Gefäße und Nerven

1. Durch welche Gefäße werden das Collum und Caput femoris versorgt?
2. Erklären Sie, wie folgende Strukturen im Leistenbereich verlaufen: N. femoralis, A. und V. femoralis, Lymphgefäße.
3. Beschreiben Sie den Verlauf des N. femoralis ab seiner Bildung aus den Etagen L 2–4 bis zum Kniegelenk, und wo er komprimiert werden kann.

Röntgenbild

1. Beschreiben und begründen Sie typische Koxarthrosezeichen in der a. p.-Aufnahme.

Palpation

1. Beschreiben Sie, wie Sie vorgehen, um folgende Strukturen zu identifizieren: Spina iliaca posterior superior, Sakralsulkus, Lig. sacrotuberale, ischiokrurale Muskulatur, Tuberculum pubicum, Lig.inguinale, A. femoralis.
2. Welche Strukturen und in welcher Reihenfolge von dorsal nach ventral finden Sie rund um den Trochanter?

3 KNIEGELENK (ARTICULATIO GENUS)

3 Kniegelenk (Articulatio genus)

Das Kniegelenk ist ein zusammengesetztes Gelenk, in dem Femur und Tibia in der ***Art. femorotibialis***, sowie Femur und Patella in der ***Art. femoropatellaris*** miteinander artikulieren.

3.1 Knöcherne Strukturen und Gelenkflächen

3.1.1 Femur

▸ **Abb. 3.1**, ▸ **Abb. 3.2**, ▸ **Abb. 3.3**

Corpus ossis femoris

Der Femurschaft ist Teil der Diaphyse. Er ist in der Sagittalebene leicht nach ventral gebogen. Seine Ventralfläche ist glatt.

Auf der Dorsalseite steht eine longitudinal verlaufende Leiste, ***Linea aspera***, vor. Die beiden ausgebildeten Ränder sind das ***Labium mediale*** und ***laterale***, an denen viele Oberschenkelmuskeln ansetzen bzw. entspringen. Etwa in Höhe des distalen Drittels des Oberschenkels weichen Labium mediale und laterale auseinander und enden kurz vor den Epikondylen. Die distale Grenze ist eine Leiste, die die Kondylen miteinander verbindet, ***Linea intercondylaris***.

FUNKTIONELLER HINWEIS

Anatomischer distaler lateraler Femurwinkel

Die schräge Stellung des Femurs ist am anatomischen distalen lateralen Femurwinkel zu erkennen. Hier wird der äußere Winkel zwischen Femurschaftachse und Femurkondylentangente gemessen, der in der Regel 81° ± 2° beträgt.

Wird das Femur vertikal gestellt, ragt in der frontalen Ansicht der mediale Kondylus etwas weiter nach distal (1–2 cm) als der laterale. Dadurch findet im Stand ein Ausgleich des Winkels zwischen Femurschaft und Kondylenebene statt.

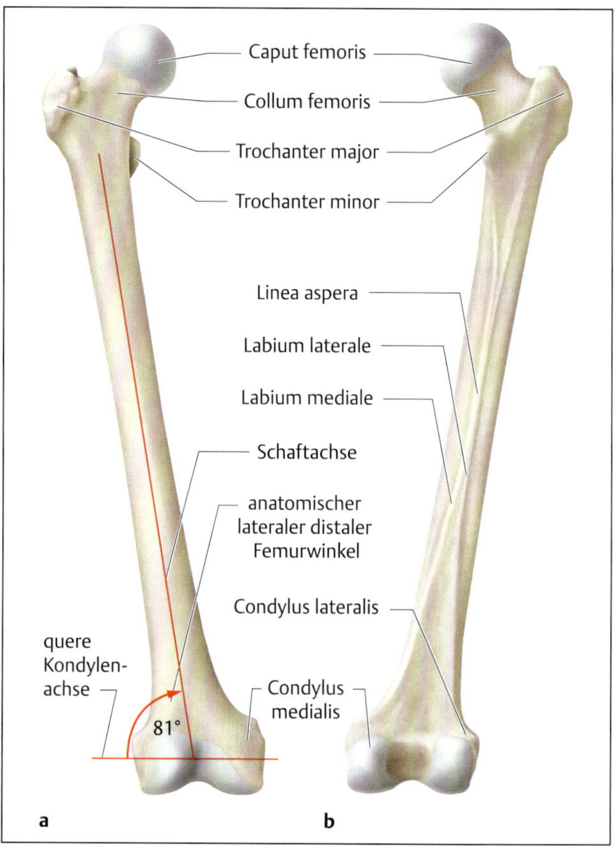

Abb. 3.1 Femur.
Ansicht von **a** ventral, **b** dorsal.

Condylus medialis et lateralis femoris

Distal verbreitert sich das Femur zu den Kondylen, ***Condylus femoris medialis et lateralis***, die konvex gekrümmt sind. Der mediale Kondylus ist kräftiger als der laterale. In anterior-posteriorer Ausrichtung ist der laterale Femurkondylus länger als der mediale.

Die distale Fläche der Kondylen ist von einer dicken Knorpelschicht bedeckt, die ventral-kranial in die flächige ***Facies patellaris***, das Gleitlager für die Patella, übergeht.

An den seitlichen Flächen der Kondylen befinden sich kleine Vorsprünge, ***Epicondylus medialis et lateralis***, die den Kollateralbändern als Insertion dienen. Unmittelbar distal des Epicondylus femoris lateralis verläuft der Sulcus popliteus schräg von ventral proximal nach dorsal distal.

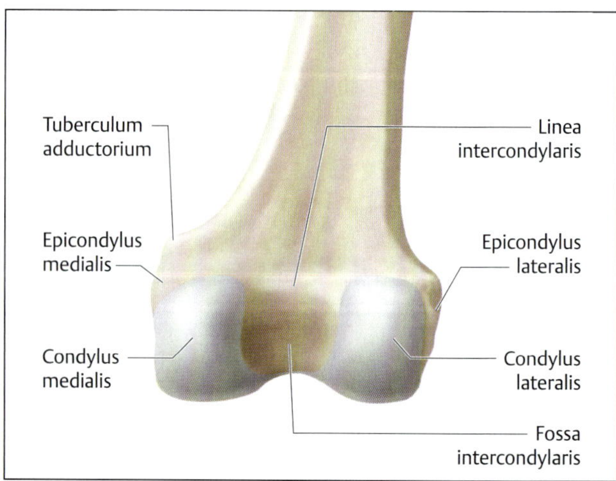

Abb. 3.2 Distales Femur von dorsal.

Am dorsalen Femur werden die beiden Kondylen durch die ***Fossa intercondylaris***, eine tiefe und breite Rinne getrennt.

Am dorsalen proximalen Ende des medialen Kondylus sitzt das ***Tuberculum adductorium***, das der Insertion der oberflächlichen Fasern des M. adductor magnus dient.

Trochlea femoris

Ventral laufen die Kondylen in die ***Facies patellaris*** aus. Dieses überknorpelte Patellagleitlager besitzt eine annähernd vertikale Rinne in der Mitte. Es handelt sich um eine Führungsrinne, denn in dieser gleitet der First der retropatellaren Fläche der Patella bei Bewegungen nach proximal und distal. Der Verlauf der Rinne ist um 6° gegenüber der Femurschaftachse nach medial ausgerichtet. Der tiefste Einschnitt der Rinne liegt distal, nach proximal hin ist sie immer weniger ausgeprägt [98].

Die seitlichen Begrenzungen der Gleitrinne sind die Kondylenwangen, von denen die laterale steiler und prominenter ist als die mediale.

FUNKTIONELLER HINWEIS

Evolute ▸ Abb. 3.4
Eine Darstellung der Kondylen im Profil zeigt, dass die Krümmung nach dorsal hin zunimmt. Das bedeutet, dass der Krümmungsradius am medialen Kondylus von ventral, 38 mm, nach dorsal, 17 mm, beim lateralen von 60 mm auf 12 mm abnimmt. Werden die Krümmungszentren aneinandergereiht, ergibt sich eine bogenförmige Linie, ***Evolute*** [171], [66].

Überknorpelte Gelenkflächen

▸ **Abb. 3.5**

Die Kondylen haben in der gesamten Ausbreitung von dorsal, beidseits der Fossa intercondylaris, bis nach ventral-proximal einen dicken Knorpelüberzug von 5–7 mm. Die ***Facies patellaris*** beginnt distal an den Kondylen und biegt nach ventral um, dabei dehnt sich die laterale Fläche weiter nach proximal aus als die mediale. An der Stelle, wo die überknorpelten Flächen der Kondylen in die Facies patellaris übergehen, haben sich Knorpelleisten ausgebildet, ***Linea condylopatellaris medialis et lateralis***. Sie entstehen durch den randständigen Druck der Meniskusvorderhörner bei maximaler Extension. Die Linea condylopatellaris medialis verläuft proximaler als die laterale.

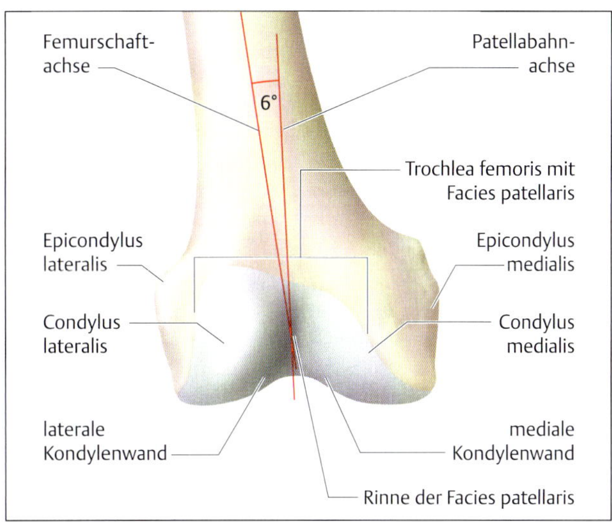

Abb. 3.3 Distales Femur von ventral.

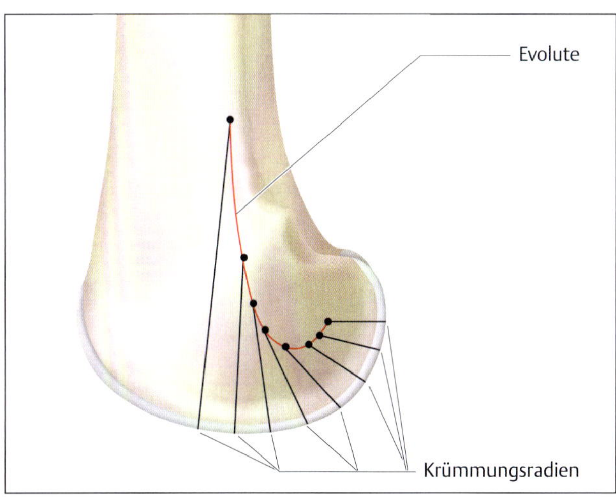

Abb. 3.4 Evolute am distalen Femurkondylus, Ansicht von medial.

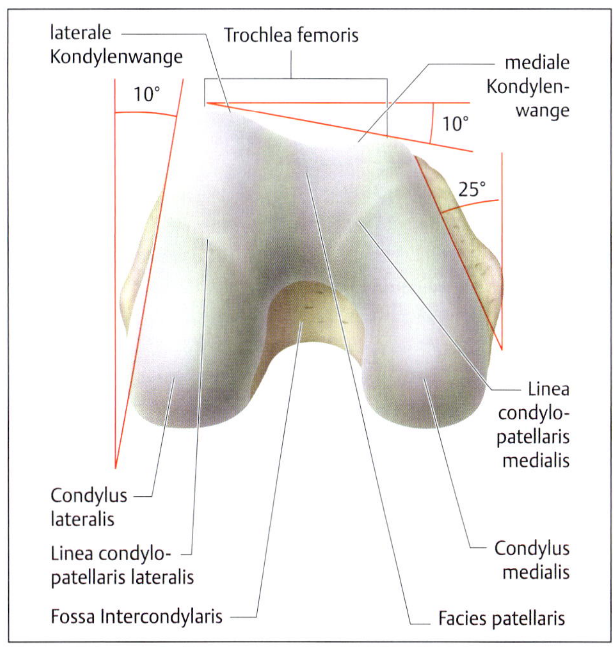

Abb. 3.5 Überknorpelte Flächen am distalen Femur.

KLINISCHER BEZUG

Osteochondrosis dissecans (OD) ▸ **Abb. 3.6**
Die aseptische Nekrose des subchondralen Knorpels findet vor allem an der Innenseite des medialen Kondylus statt. Als Ursache der Osteochondrosis dissecans können genetische und hormonelle Faktoren eine Rolle spielen, aber auch eine erhöhte biomechanische Belastung des Kniegelenks, z. B. durch rezidivierende Mikrotraumen und Achsenfehlstellungen.

Die Erkrankung verläuft in ***4 Stadien***: Im I. Stadium kommt es zu einer Osteonekrose des subchondral gelegenen Knochens. Durch Reparationsvorgänge im umgebenden Knochen entsteht eine zunehmende Sklerosierung des betroffenen Areals (Stadium II). Im Stadium III löst sich das Dissekat stellenweise vom subchondralen Knochen. Im Stadium IV kommt es zur Auslösung des Dissekats und dessen Dislokation in den Gelenkbinnenraum. Das Dissekat kann Einklemmungserscheinungen verursachen.

Therapie: Im Stadium I und II konservative Behandlung, z.B körperliche Schonung und Entlastung des betroffenen Kniegelenks. Stadium III und IV sowie die meisten adulten OD benötigen eine operative Versorgung, z. B. Anbohrung der erkrankten Region zur Förderung der Heilung, Wiederanheftung eines abgelösten Knorpel-Knochen-Stückchens bzw. Entfernung des zerstörten Gewebes und Auffüllung des entstandenen Defekts durch körpereigenes Knorpel- und/oder Knochengewebe.

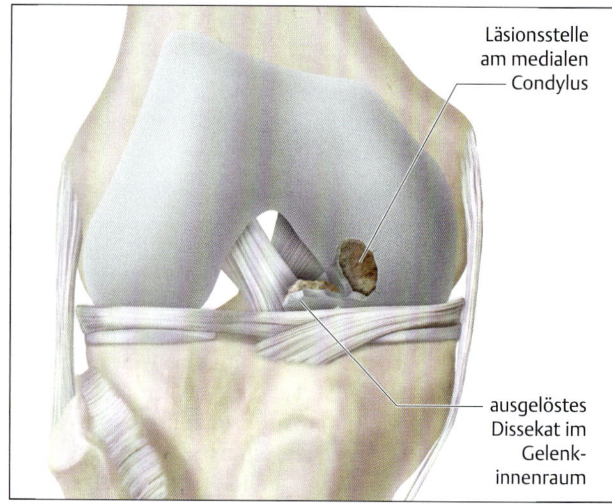

Abb. 3.6 Osteochondrosis dissecans, Stadium IV.

KLINISCHER BEZUG

Distale Femurfrakturen ▸ **Abb. 3.7**
Die Frakturen des distalen Femurs mit möglicher Gelenkbeteiligung sind meist sog. Dashboard-Injuries, wie sie durch direkte Gewalteinwirkung auf das gebeugte Knie bei einem Auffahrunfall passieren. Häufig finden sich begleitende Weichteilschäden.

Die Klassifizierung erfolgt nach der Arbeitsgemeinschaft Osteosynthese – ***AO-Klasifikation***:

- Typ A1 extrakondylär, einfach/A2- u. A3-Mehrfachfraktur
- Typ B1 + B2 partiell artikulär, monokondylär
- Typ C1 vollständig artikulär, einfach C2 + C3 Mehrfachfraktur

Therapie: operative Versorgung mit Plattenosteosynthese oder Zugschraubenosteosynthese. Bei intraartikulären Frakturen werden die Frakturfragmente mittels Spongiosazugschrauben untereinander verbunden, oder die Wiederherstellung der Gelenkflächen erfolgt durch interfragmentäre Zugschrauben und winkelstabile Platten (LISS-Platte) [299].

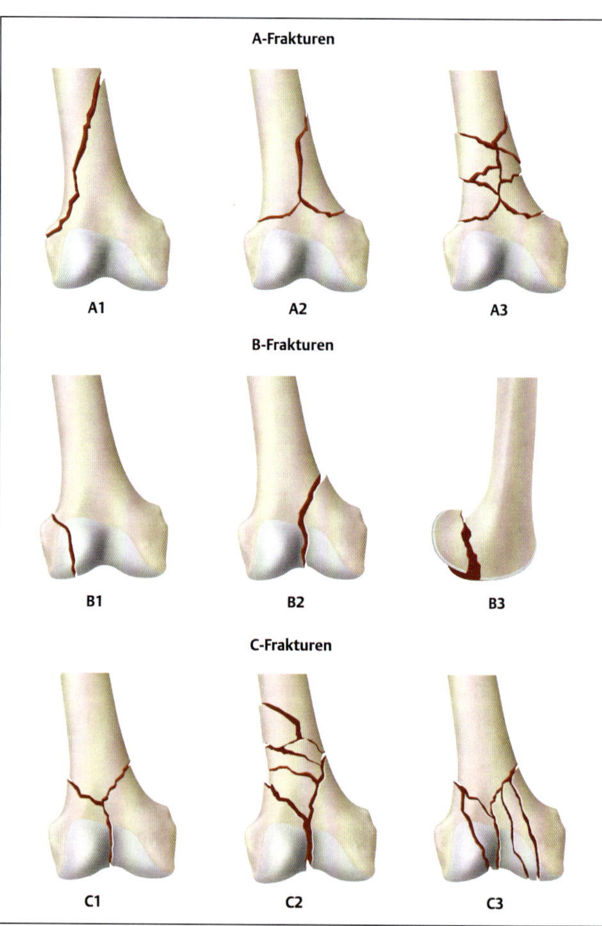

Abb. 3.7 AO-Klassifizierung der distalen Femurfrakturen.

3.1.2 Tibia

▸ **Abb. 3.8**, ▸ **Abb. 3.9**, ▸ **Abb. 3.10**

Tibiaplateau

Der nach kranial gerichtete Teil der Tibia wird als Tibiaplateau bezeichnet. Die Sagittalkippung dieses Plateaus nach dorsal, ***Tibia Slope***, beträgt etwa 5–9°.

Die ***Facies articularis superior*** ist die Gelenkfläche auf dem Plateau und artikuliert mit den Femurkondylen. Sie wird in eine laterale und mediale Gelenkfacette unterteilt, deren Trennung durch einen nicht überknorpelten Bereich, ***Eminentia intercondylaris***, erfolgt. Sie ist eine deutliche Erhebung, die nach ventral und dorsal flacher wird, ***Area intercondylaris anterior*** und ***Area intercondylaris posterior***. Besonders ausgeprägt ist die Erhebung am Übergang der Facette zur Eminentia, das ***Tuberculum intercondylare mediale et laterale***.

Beide Gelenkfacetten haben eine ovale Form, die medial bikonkav in der Sagittal- und Frontalebene ausgerichtet ist und lateral im Frontalschnitt konkav, im Sagittalschnitt konvex.

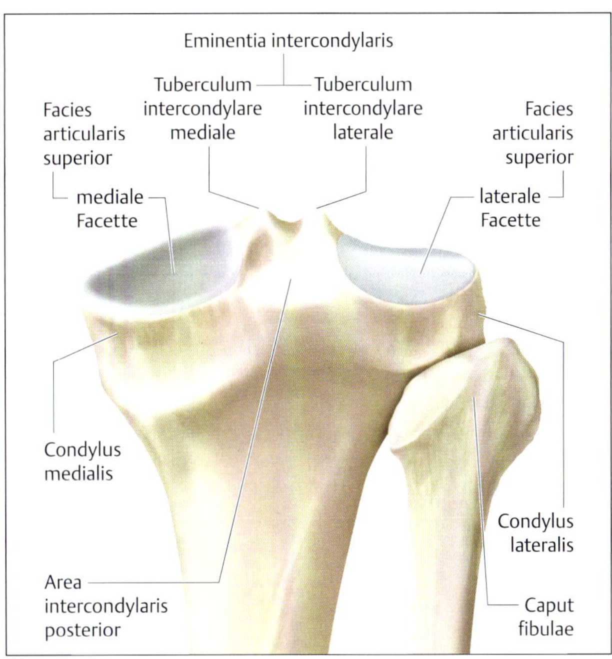

Abb. 3.8 Proximale Tibia von dorsal.

Condylus medialis et lateralis tibiae

Das proximale Ende der Tibia sind die ***Condylus medialis et lateralis***. Ventral am Condylus lateralis befindet sich das deutlich vorstehende ***Tuberculum Gerdy***, das einem Teil des Tractus iliotibialis als Ansatz dient. Vom Tuberculum Gerdy weiter zur Tibiamitte und am Übergang zum Corpus tibiae liegt die ***Tuberositas tibiae***, hier inseriert das Lig. patellae.

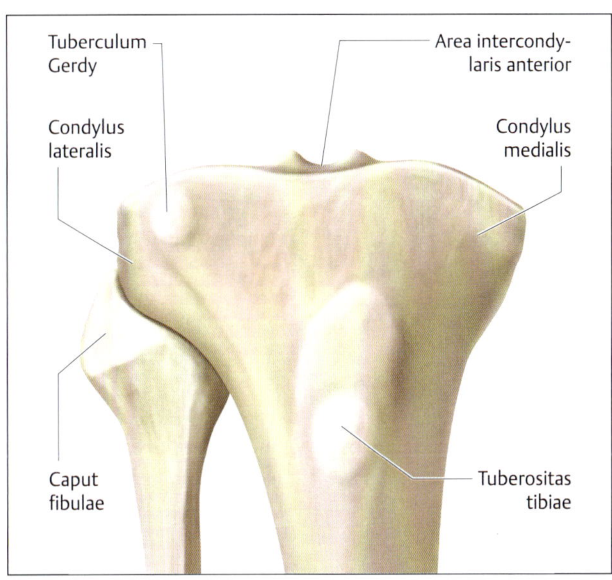

Abb. 3.9 Caput tibiae von ventral.

Überknorpelte Gelenkflächen an der Tibia

Die Knorpelschicht der ***Facies articularis superior*** auf dem Tibiaplateau ist bis zu 5 mm dick, wobei die laterale Facette einen etwas dickeren Knorpelüberzug als die mediale besitzt. Nach dorsal setzt sich der Gelenkknorpel der lateralen Facette etwas über die Plateaukante fort, bedingt durch die vermehrte Verschiebung des laterale Meniskus bei Knieflexion.

Dorsal-lateral unter dem lateralen Tibiakondylus liegt die ***Facies articularis fibularis***, eine leicht konvex geformte Gelenkfläche für das Caput fibulae.

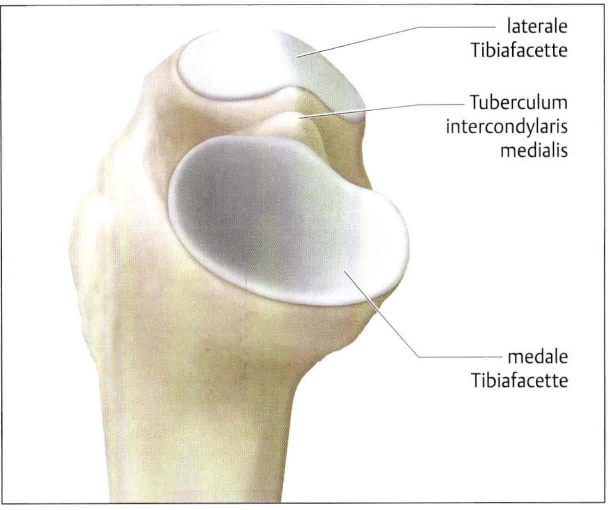

Abb. 3.10 Überknorpelte Gelenkflächen an der Tibia, Ansicht von proximal-medial.

KLINISCHER BEZUG

Tibiakopffraktur ▶ **Abb. 3.11**
Die Tibiakopffraktur entsteht durch ein Trauma, z. B. Sturz aus großer Höhe, wobei große Stauchungskräfte entlang der Längsachsen von Femur und Tibia entstehen oder direkte Gewalteinwirkung auf das Kniegelenk, z. B. bei Autounfällen. Sie gehen häufig mit Begleitverletzungen, z. B. Peroneusschaden oder Gefäßverletzungen, und Weichteilschäden wie Kollateral- und/oder Kreuzbandruptur einher.

Einteilung der Frakturen nach der AO-Klassifikation:

- ***A-Frakturen:*** Ausrissfrakturen der Eminentia (A1) sowie extraartikuläre Frakturen (A2, A3)
- ***B-Frakturen:*** partielle Gelenkfrakturen: einfache Spaltbrüche (B1), Impressionsfrakturen (B2) und Spalt-Impressions-Brüche (B3)
- ***C-Frakturen:*** vollständige Gelenkfrakturen: intraartikulär einfache (C 1, C 2) komplexe artikuläre Frakturen (C 3)

Therapie: Alle dislozierten Frakturen werden operativ behandelt, meist mittels winkelstabilem Schrauben-Platten-System (LISS-PLT). Impressionsfrakturen über 3 mm werden angehoben bzw. mit Spongiosa unterfüttert und mit zwei Abstützschrauben oder einer T-Platte versorgt.

Gonarthrose ▶ **Abb. 3.12**
Die Gonarthrose ist meist die Folge einer altersbedingten Abnutzung des Gelenkknorpels. Ursachen für die Abnutzung können Verschleiß durch körperliche Belastungen, Fehlbelastungen durch O- oder X-Bein, alte Verletzungen oder Entzündungen im Kniegelenk sein. Je nach Ursache wird der Meniskus zerstört und Knorpelveränderungen manifestieren sich am medialen, lateralen oder retropatellaren Gelenk.

Die Patienten klagen über Schmerzen, erst Anlauf- später Ruheschmerz, die mit Reibegeräuschen und Gelenkblockaden verbunden sein können. Im akuten Stadium ist das Kniegelenk geschwollen, gerötet und überhitzt.

Therapie: Heilbar ist eine Arthrose nicht, weshalb sich die Maßnahmen auf Schmerzlinderung, Erhöhung von Beweglichkeit und Gehleistung sowie darauf, das Fortschreiten der Arthrose zu bremsen, beschränken.

Bei den Operationen besteht die Wahl, je nach Vorerkrankung, zwischen gelenkerhaltender OP in Form einer Umstellungsosteotomie, gelenkversteifender Operation oder gelenkersetzender OP mittels Endoprothese. Bei einer Totalendoprothese wird das komplette Gelenk durch Metall- und Kunststoffkomponenten ersetzt, bei einem partiellen Gelenkersatz, z. B. einer Schlittenprothese, nur der betroffene innere oder äußere Gelenkanteil durch ein Implantat.

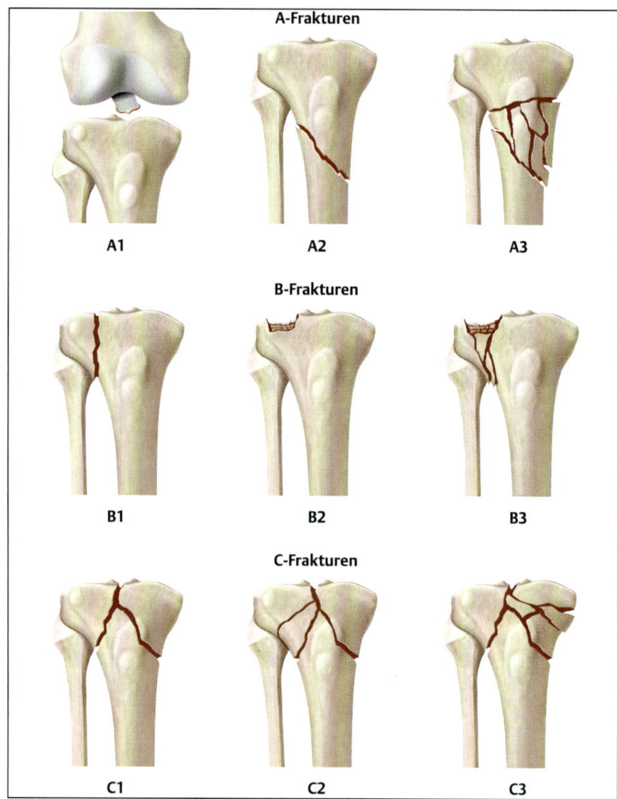

Abb. 3.11 AO-Klassifikation der Tibiakopffrakturen.

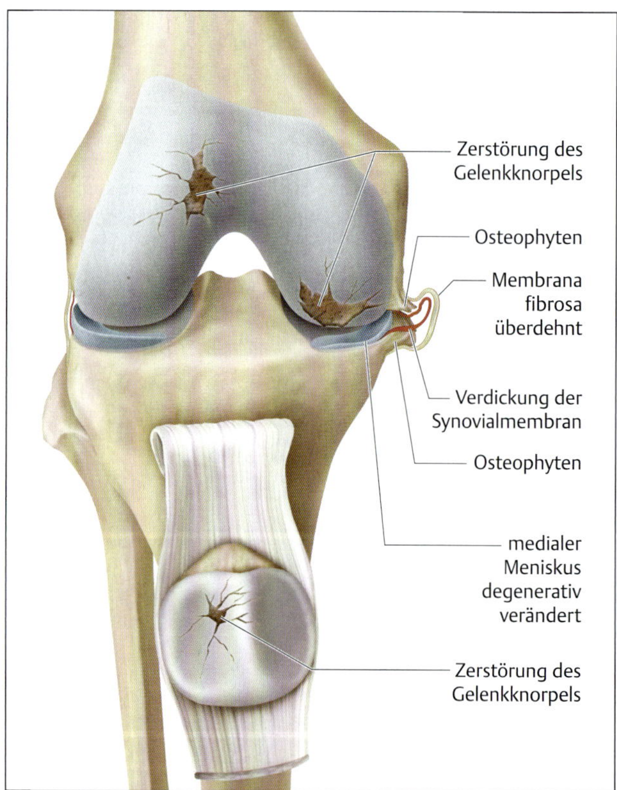

Abb. 3.12 Gonarthrose.

3.1.3 Patella

▶ **Abb. 3.13**, ▶ **Abb. 3.14**

Die Kniescheibe ist das größte Sesambein des menschlichen Skeletts. Die Form variiert sehr stark von oval bis rund oder herzförmig.

Sie ist in der Regel nach kaudal hin spitz zulaufend, ***Apex patella***, und proximal breiter, ***Basis patellae***. Von proximal zieht der M. quadriceps an die Basis und mit einigen langen Fasern über sie hinweg, seine Fortsetzung ist das ***Lig. patellae***, das vom Apex patellae zur Tuberositas tibiae zieht.

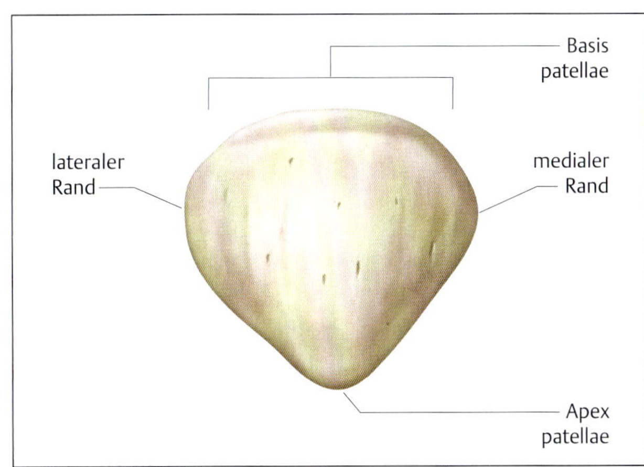

Abb. 3.13 Patella, Facies anterior.

Facies anterior patellae

Die Ventralfläche der Patella ist in allen Ebenen leicht konvex. Ihre Oberfläche ist rau mit vertikal verlaufenden Vertiefungen, die durch Einstrahlungen der Rektussehne gebildet werden, außerdem ist sie von vielen Gefäßkanälen durchzogen.

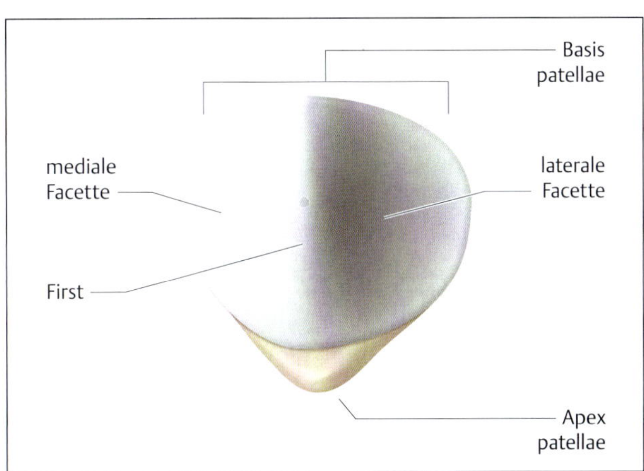

Abb. 3.14 Patella, Facies articularis patellae.

Facies articularis patellae

Die retropatellare Gelenkfläche artikuliert mit der Facies patellaris am Femur. Sie besitzt einen vertikalen First, ***Crista mediana retropatellaris***, der sie in eine breite laterale und schmale mediale Hälfte unterteilt. Die ***laterale Facette*** ist leicht konkav, die ***mediale Facette*** flach bis leicht konvex ausgebildet.

Patella im Transversalschnitt

▶ **Abb. 3.15**

Im Transversalschnitt zeigt die Patella eine dreieckige Form, wobei die Spitze in das Gelenk schaut. Die Zentrierung der Patella ist gut, wenn der First der Patellarückfläche in der Rinne der Trochlea femoris liegt.

Die seitlichen Ränder sind unterschiedlich dick, denn der mediale Rand ist stärker ausgebildet als der laterale, dafür ist der laterale Anteil etwas länger.

In der Horizontalebene bilden die Gelenkoberflächen der medialen und lateralen Facette den ***Facettenwinkel*** bzw. Patellaöffnungswinkel. Er beträgt normalerweise zwischen 120° und 140°. Dieser Winkel kann mithilfe der Defilé-Aufnahme (tangentiales Röntgenbild) bestimmt werden (s. Kap. **Patella in tangentialer Aufnahme**).

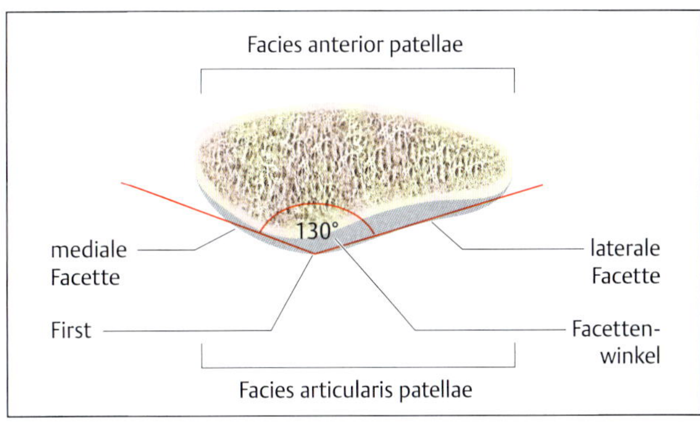

Abb. 3.15 Patella im Transversalschnitt.

Überknorpelte Gelenkflächen

Der mittlere Bereich der retropatellaren Gelenkfläche hat mit ca. 6 mm eine sehr dicke hyaline Knorpelschicht, dagegen ist der Apex patellae nicht überknorpelt. Die retropatellare Gelenkfläche bildet zusammen mit der Facies patellae am Femur das ***Femoropatellargelenk***:

- Sie schützt die Rektussehne vor zu großer Reibung gegen das Femur.
- Durch die dicke hyaline Knorpelschicht in Verbindung mit der Schmierfunktion der Synovialflüsigkeit wird die Reibung im Femoropatellargelenk wesentlich reduziert.
- Sie schützt das Femur, denn sie vergrößert die Kontaktfläche mit diesem.
- Sie zentralisiert die Kräfte der vier Köpfe des M. quadriceps femoris und überträgt sie reibungsarm nach distal auf das Lig. patellae und Tuberositas tibiae.

Funktionen der Patella

- Sie hat eine stabilisierende Wirkung, da sie den Vorschub der Femurkondylen bei Flexion reduziert. Dadurch entlastet sie das hintere Kreuzband und die dorsalen Kapsel-Band-Strukturen.
- Sie verbessert durch ihre Lage im Streckapparat das Drehmoment, da sie den Abstand des Kraftvektors vom M. quadriceps zum Drehmoment vergrößert. Es ergibt sich eine Hebelverlängerung, aus der eine Kraftersparnis von bis zu 44 % resultiert.

KLINISCHER BEZUG

Patelladysplasie und -hypoplasien ▸ Abb. 3.16
Die Patelladysplasie ist eine asymmetrische Form der Patella. Die Ursachen können entweder traumatisch oder angeboren sein. Eine genetisch bedingt Fehlbildung erfasst sowohl die Patella als auch die Trochlea femoris. Beispielsweise ist bei der sog. Jägerhut-Patella die laterale Patellafacette sehr lang und flach, die mediale kurz und sehr steil verlaufend. Der Sulcus in der Trochlea ist deutlich abgeflacht, vor allem medial. Aufgrund der asymmetrischen Druckbelastung kann retropatellar eine einseitige Knorpelschädigung auftreten.

Die Symptome treten meist spät auf, die Patienten klagen über Schmerzen beim Treppab- und Bergabgehen, also jedes Mal, wenn die retropatellare Fläche Druck bekommt. Die Schmerzlokalisation wird hinter der Patella angegeben. Wenn die Hand lose auf der Patella liegt, ist bei Bewegungen häufig eine Krepitation zu palpieren.

Mittels tangentialer Röntgenaufnahme kann die Dysplasie von Patella und Trochlea diagnostiziert werden. Die Einteilung der Dysplasien erfolgt mit der Klassifikation nach Wiberg (s. Kap. **3.12**).

Therapie: Verbessern der Patellabalance im femoralen Gleitlager, um das Fortschreiten der degenerativen Veränderungen zu verhindern, z. B. durch Physiotherapie mit Übungen zur Detonisierung der lateralen Strukturen und Kräftigung vor allem des M. vastus medialis. Operativ kann ein „Lateral Release" mit Spaltung des lateralen Retinaculums zur Entlastung der asymmetrischen Stellung der Patella helfen.

Patellaluxation ▸ Abb. 3.17

Traumatische Patellaluxation
Sie ist selten und entsteht durch direkte Gewalteinwirkung von medial auf die Patella, die aus ihrer Gleitbahn verschoben wird.

Habituelle rezidivierende Patellaluxation
Eine Dysplasie der Patella und der Trochlea femoris führen zur Patellainstabilität mit wiederholten Subluxationen oder Luxationen der Patella nach lateral. Die Folge ist eine Drucküberlastung der Knorpelflächen des lateralen Gleitlagers und später eine femoropatellare Arthrose.

Die Patienten beschreiben eine Giving-way-Symptomatik bei einer rasch ausgeführten Bewegung. Häufig kommt es direkt nach der Luxation zu einer spontanen Reposition.

Therapie: Die konservative aktive Zentrierung der Patella ist das wichtigste Ziel der Behandlung. Durch Herstellen eines Muskelgleichgewichts, z. B. mittels detonisierender Maßnahmen der lateralen Seite, sowie Quadrizeps- und Beinachsentraining unter Entlastung und Belastung kann die Patellastellung beeinflusst werden.

Eine Rezentrierung und Druckentlastung der betroffenen Knorpelregionen ist das Ziel jeder Operation. Zum Beispiel: Medialisierung des Streckapparates nach Insall (1983) [118], Rekonstruktion des Lig. patellofemorale mediale durch Naht und Raffung des Bandes oder Versetzung der Semitendinosussehne nach Ostermeier et al. (2007) [194] oder Anteromedialisierung der Tuberosits tibiae nach Fulkerson (2004) [78].

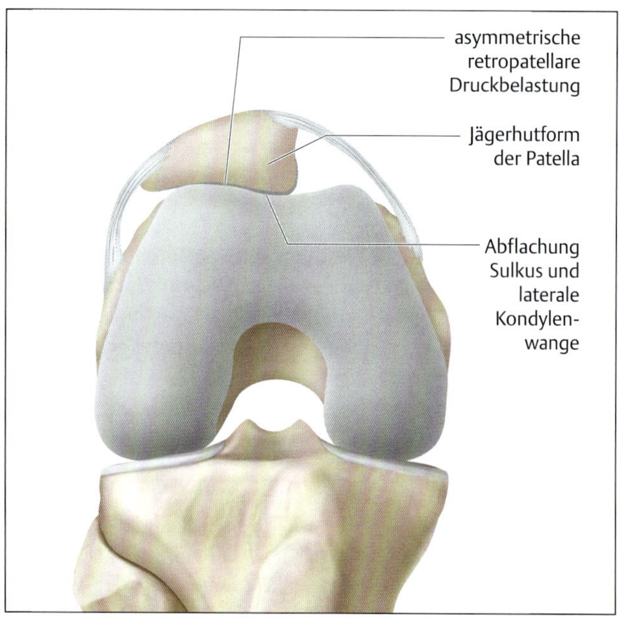

Abb. 3.16 Patelladysplasien.

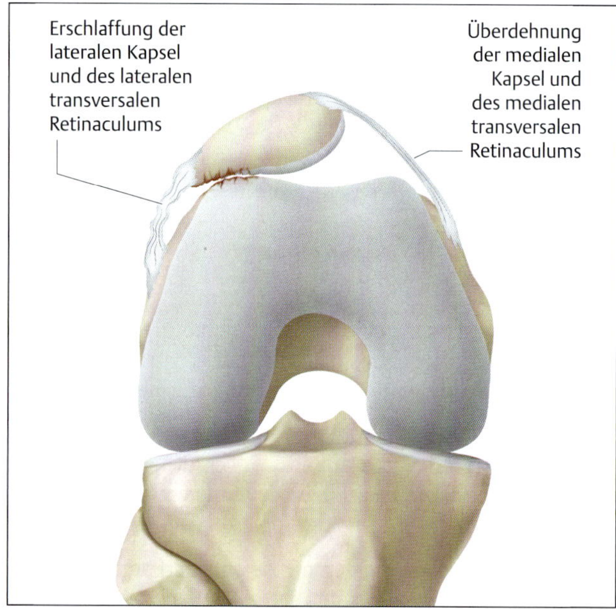

Abb. 3.17 Patellaluxation.

Patellafrakturen ▸ **Abb. 3.18**
Die Patellafraktur geschieht meist durch ein direktes Trauma, z. B. durch Sturz auf das Knie oder Anprall gegen das Amaturenbrett im Auto.

Klinik: Die Weichteile um das Kniegelenk sind stark geschwollen, häufig mit einem Hämatom. Die Flexion ist Schmerz- und Frakturbedingt kaum möglich, es kann eine Reststreckfunktion erhalten sein, je nach Schwere der Verletzung ist sie aufgehoben.

Die Klassifikation unterscheidet Quer-, Längs- und Mehrfragmentfrakturen. Außerdem werden dislozierte von nichtdislozierten Frakturen unterschieden und die Beteiligung des Streckapparats. Bei dislozierten Frakturen kann die Diastase und Stufenbildung mehr oder weniger ausgepägt sein.

Therapie: Bei erhaltener Streckfähigkeit kann eine nichtdislozierte Fraktur konservativ mit Orthese und Entlastung des Kniegelenks behandelt werden. Zugschrauben-, Schrauben- oder Plattenosteosynthese sind die Wahl bei dislozierten und Mehrfachfrakturen. Nur in Ausnahmefällen wird eine Patellektomie durchgeführt.

Retropatellare Knorpelläsion
Die Arthrose beginnt in der Regel mit einer Knorpelläsion. Knorpelschäden werden nach der Klassifikation der International Cartilage Repair Society (ICRS) 1999 in 4 Schweregrade unterteilt:

- Grad 1: Erweichung des Knorpels
- Grad 2: Aufrauung der Knorpeloberfläche
- Grad 3: kraterförmiger Defekt des Knorpels
- Grad 4: Fehlen der gesamten Knorpelschicht bis zum Knochen

Therapie: Je nach Schweregrad der Knorpelläsion wird eine arthroskopische Gelenkreinigung, sowie Knorpelglättung, Anbohrung des subchondralen Knochens, Pridie-Bohrung, zur Bildung eines faserknorpeligen Regenerats durchgeführt. Der Nachteil dieser Operationen ist, dass nie hyaliner Knorpel nachwächst, sondern immer nur eine Ersatzknorpelbildung angeregt wird. Deshalb sollte eine Knorpeltransplantation, z. B. von autologen Chondrozyten, oder die sog. Allograft-Transplantation, eine Rekonstruktion mittels Knorpel-Knochen-Zylinder, der an an einer weniger belasteten Stelle im Gelenk entnommen und an der geschädigten Stelle eingepflanzt wird, in Betracht gezogen werden. Durch diese Transplantationen kann sich wieder ein elastischer Knorpel bilden.

PRAXISTIPP

Physiotherapie bei Knorpelläsion
Die Ziele jeder physiotherapeutischen Behandlung bei Knorpelläsionen sind ggf. die Entlastung des Gelenks, Verbesserung der Knorpelernährung und Erhalten sowie Verbessern von Kraft und Koordination. In der klassischen Manuellen Therapie wird beispielsweise zur Knorpelregeneration eine Kompressionstherapie durchgeführt; dabei wird das Bein in der Stellung gelagert, in der unter Belastung die Schmerzen auftreten. Dann wird intermittierend soviel Druck auf die Patella ausgeübt, dass kein Schmerz auftritt, und dies im Wechsel mit passiven Bewegungen mehrmals durchgeführt. Anschließend bewegt der Patient das Bein aktiv und gegen leichten Widerstand [262].

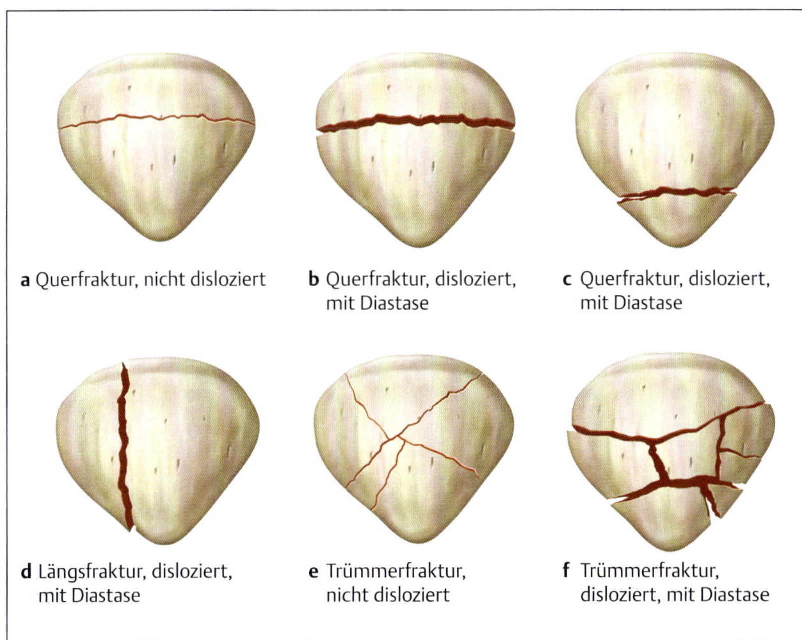

Abb. 3.18 Patellafrakturen.

3.2 Gelenkkapsel

Die Gelenkkapsel ist weit und besteht aus der außen liegenden Membrana fibrosa und der das Cavum articulare auskleidenden Membrana synovialis.

3.2.1 Membrana synovialis

Histologie

Die Membrana synovialis besteht aus mehreren Lagen ***Synovialozyten***. Es handelt sich um ein lockeres Bindegewebe, bei dem die Zellen flächig ausgebreitet liegen. A-Synovialozyten können durch Phagozytose Nahrungspartikel aufnehmen und sind für die Resorption verantwortlich. B-Synovialozyten hingegen produzieren Glykoproteine und sind für die Bildung der Synovia verantwortlich. Dieses Zusammenspiel von Produktion und Resorption der Synovia bewirkt, dass das Gelenk von Abfallprodukten gereinigt wird. Zahlreiche feine Nervenfasern und Rezeptoren durchziehen die Membran.

Insertionen

▶ **Abb. 3.19**

Am Femur liegt die Insertion nahe der Knochen-Knorpel-Grenze. Von den seitlichen Kondylen zieht die Synovialmembran an den Meniskusoberrand und verbindet sich mit der oberflächlichen Meniskusschicht. Ventral inseriert sie etwa 1 cm proximal der Facies patellaris und bildet eine große Aussackung nach proximal, ***Recessus suprapatellaris***. Das tiefe Blatt des Recessus ist durch Fettgewebe gegen das Femur abgepolstert, das oberflächliche Blatt zieht zur Basis patellae an die Knochen-Knorpel-Grenze. Von der Knochen-Knorpel-Grenze der medialen und lateralen Kondylen zieht die Membrana synovialis an die seitlichen Ränder der Patella. Vom unteren Patellarand zieht sie über den Fettkörper zum oberen Rand der Meniskusvorderhörner. Dorsal verläuft die Insertionslinie um den proximalen Rand der Kondylen gleich unterhalb der Ursprünge des M. gastrocnemius und bildet Recessus.

An der Tibia (▶ **Abb. 3.20**) setzt die Membrana synovialis medial, lateral und ventral an der Knochen-Knorpel-Grenze des Tibiaplateaus an. Dorsal setzt sich die Insertionslinie entlang der Knochen-Knorpel-Grenze der medialen und lateralen Tibiafacette nach ventral fort und biegt um die Area intercondylaris herum. Da die Kreuzbänder entwicklungsgeschichtlich von dorsal in das Kniegelenk gewandert sind, sind sie nur ventral von der Membrana synovialis überzogen. Sie liegen daher extrasynovial. Von der Knochen-Knorpel-Grenze am Tibiaplateau zieht die Membran an die plane distale Fläche der Menisci und verbindet sich mit der oberflächlichen Meniskusschicht.

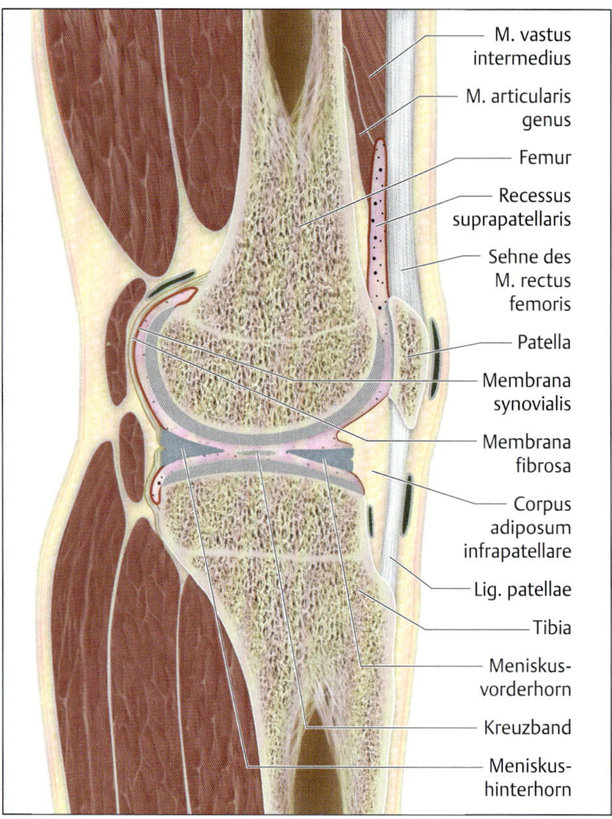

Abb. 3.19 Gelenkkapsel: Membrana synovialis.

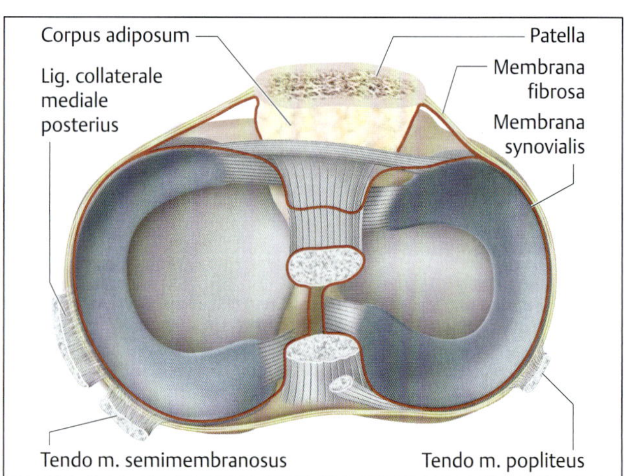

Abb. 3.20 Gelenkkapsel: Insertionen der Membrana synovialis an der Tibia.

3.2.2 Membrana fibrosa

Histologie

Die außen gelegene Membrana fibrosa besteht aus straffem kollagenem Bindegewebe (Kollagen Typ I). Sie geht im Ansatzbereich der Gelenkkapsel in das Periost über. In der Membrana fibrosa befinden sich zahlreiche Rezeptoren für die propriozeptive Wahrnehmung und Nozizeptoren für die Schmerzreize.

Insertionen

▸ **Abb. 3.21**

In fast allen Bereichen inseriert die fibröse Kapselschicht zusammen mit der Membrana synovialis an der Knochen-Knorpel-Grenze. Ausnahmen sind:

- Am Tibiaplateau verläuft die Insertionslinie etwa ½–1 cm distal der Plateaukante.
- Dorsal überbrückt sie die Area intercondylaris, folgt also nicht der Synovialmembran nach ventral.
- Von der Insertion an den seitlichen Kondylen ziehen die Fasern der Membrana fibrosa an den oberen, äußeren Rand der Meniskusbasen, von der Tibiainsertion ziehen sie von distal an den unteren, äußeren Meniskusrand. Dadurch wird die Gelenkhöhle in einen meniskofemoralen und -tibialen Abschnitt unterteilt.

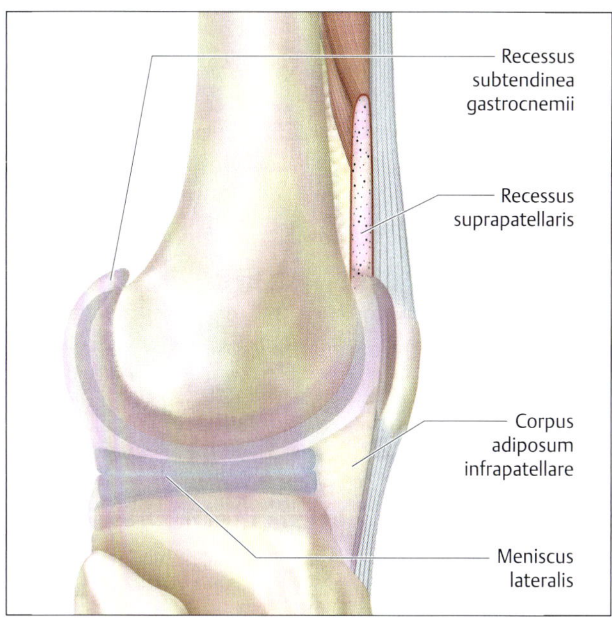

Abb. 3.21 Gelenkkapsel: Insertionen der Membrana fibrosa.

3.2.3 Recessus und Bursae

Die Kapsel bildet an verschiedenen Stellen Recessus als Reserveräume, um maximale Bewegungen durchführen zu können, ohne dass Kapselanteile zerreissen. Bursae degegen haben die Aufgabe Strukturen gegen Druck oder Reibung abzupolstern. Von diesen gibt es sehr viele im Kniebereich.

Recessus suprapatellaris

▸ **Abb. 3.22**

Ventral-kranial der Patella ist der große Recessus suprapatellaris ausgebildet. Beginnend am proximalen Rand der Facies patellae, zieht das tiefe Blatt des Recessus nach proximal. Etwa 10–12 cm oberhalb der Patellabasis schlägt es nach distal um und bildet das oberflächliche Blatt. Dieses ist an der Patellabasis fixiert.

Der Recessus liegt direkt unter der Rektussehne. Zur Abpolsterung ist im distalen Abschnitt zwischen unterem Blatt und Femur fettreiches Bindegewebe angelagert. Proximal davon ziehen die Fasern des M. articularis genus, eine Abspaltung des M. quadriceps, in den Recessus hinein.

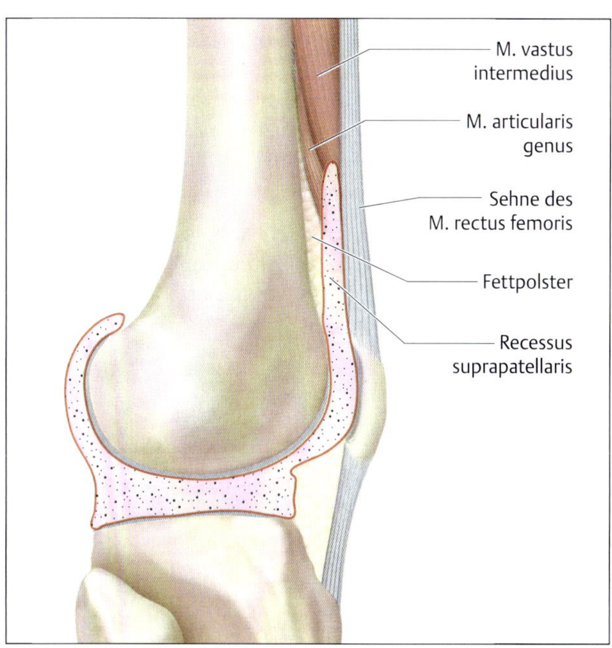

Abb. 3.22 Recessus suprapatellaris.

FUNKTIONELLER HINWEIS

Verbindung des M. quadriceps zum Recessus
Durch den M. articularis genus hat der M. quadriceps eine direkte Bewegungseinwirkung auf den Recessus, denn bei Kontraktion bzw. Dehnung werden die beiden Blätter gegeneinander verschoben.

Entfaltung des Recessus suprapatellaris ▶ Abb. 3.23
Bis zu 80° Knieflexion muss sich der Recessus kaum entfalten und es gibt nur wenig Spannungsänderungen im Rezessusgewebe. Jedoch ist bei weiterer Flexion die Gleitfähigkeit des oberen gegen das untere Blatt erforderlich, und der Recessus muss vollständig entfaltbar sein, um eine maximale Flexion zu erreichen.

Recessus parapatellaris: Zwischen den seitlichen Knochen-Knorpel-Grenzen am Femur und den Patellaseitenflächen bildet die Kapsel kleine Recessus (▶ **Abb. 3.24**).

Recessus subpopliteus: Unter der Ursprungssehne des M. popliteus polstert er diese gegen die Tibiakante ab. Er kommuniziert immer mit der Gelenkhöhle (▶ **Abb. 3.24**).

Recessus subtendinea m. gastrocnemii medialis: Zwischen den Gastroknemiusköpfen und den Kondylen des Femurs bildet die Kapsel Aussackungen, die als Polkappen bezeichnet werden. Unter dem Ursprung des medialen Gastroknemiuskopfes schließt sich dieser Recessus der medialen Polkappe an (▶ **Abb. 3.24**).

Bursa subtendinea gastrocnemii lateralis: liegt dorsal unter dem Ursprungsbereich des lateralen Gastroknemiuskopfes und der Gelenkkapsel. Sie ist klein und kommuniziert nicht mit der Gelenkhöhle.

Bursa subtendinea prepatellaris: liegt zwischen der Facies anterior der Patella und der Haut (▶ **Abb. 3.24**).

Bursa infrapatellaris pofunda: liegt zwischen dem Lig. patellae und der Tibia, direkt proximal der Insertion an der Tuberositas tibiae. Nach proximal schließt sich das Corpus adiposum an (▶ **Abb. 3.24**).

Bursa infrapatellaris superficialis: liegt zwischen dem Lig. patellae und der Haut (▶ **Abb. 3.24**).

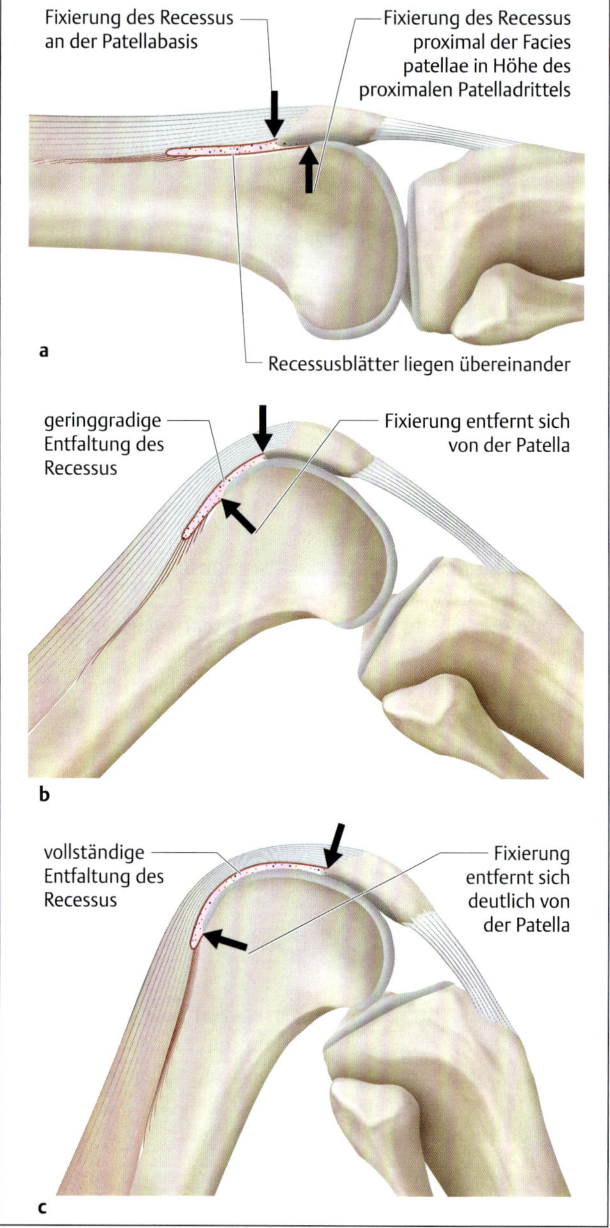

Abb. 3.23 Recessus suprapatellaris.
a Lage des Recessus in N-0-Position.
b Recessusentfaltung bei 80° Flexion.
c Recessusentfaltung bei 135° Flexion.

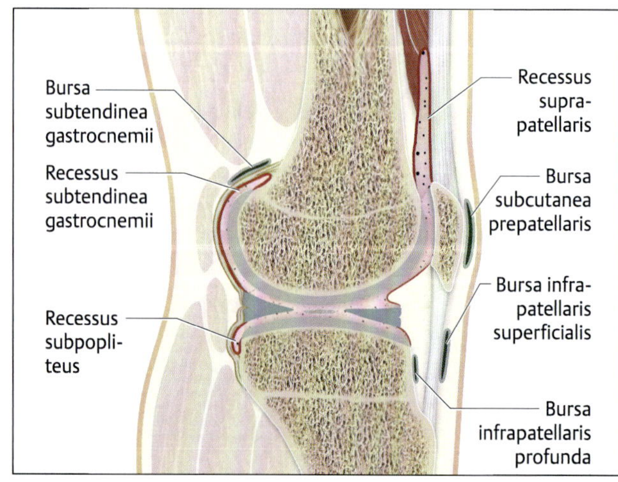

Abb. 3.24 Recessus und Bursae am Kniegelenk.

KLINISCHER BEZUG

Gelenkerguss ▸ **Abb. 3.25**
Aufgrund von Fehlbelastungen, Arthrose, Verletzungen und Entzündungsreizen produziert die Synovialmembran mehr Flüssigkeit. Es entsteht ein Gelenkerguss mit einer Überdehnung der Kapsel. Die dadurch bedingte Kompression der Gelenkkapillaren führt zu einer Schädigung des Stoffwechsels der Membrana synovilais.

Es wird ein ***Hämarthros*** (blutige Flüssigkeit) von einem ***Gelenkempyem*** (Ansammlung von Eiter) und ***Hydrarthros*** (vermehrte Synoviamenge in ihrer normalen Zusammensetzung) unterschieden. Als Folge der Synovialitis können Leukozyten in das Gelenk treten und lysosomale Enzyme freisetzen, die den Knorpel angreifen und zu einer Knorpeldestruktion führen.

Die Therapie des Gelenkergusses hängt von der Ursache des Gelenkergusses und seiner Grunderkrankung ab. Durch eine Punktion wird der Druck reduziert und die Schmerzen gelindert. Häufig bildet sich jedoch der Erguss wieder, da die Ursache für die Erkrankung weiter bestehen bleibt und der Erguss eine Begleiterscheinung einer anderen Erkrankung ist. Eine mehrfache Punktion ist wegen der erhöhten Infektionsgefahr ein Risiko.

Baker-Zyste ▸ **Abb. 3.26**
Die Baker-Zyste entwickelt sich als Folge von älteren Meniskusschäden, Rheuma und ähnlichen chronischen Erkrankungen. Es wird mehr Synovia produziert und der Druck im Gelenk steigt, mit der Folge einer Ausstülpung an Schwachstellen der Kapsel, z. B. in der Fossa poplitea, zwischen den Insertionen des M. gastrocnemius und dem M. semimembranosus.

Die Größe der Zyste variiert, unter Belastung schwillt sie meist an. Die Schwellung ist in der Kniekehle gut sicht- und palpierbar und die Patienten beschreiben ein Druckgefühl in der Kniekehle. Je nach Ausprägung ist die endgradige Extension und Flexion nicht möglich. Eine Komplikation stellt die Kompression der Zyste auf umliegende Gefäße und/oder Nerven dar, was sich als Taubheitsgefühl und im Extremfall als Lähmung äußern kann.

Therapie: Kleinere Zysten, die keine Probleme machen, müssen nicht behandelt werden. In der Regel ist die kausale Therapie die Wahl, d. h. es wird die eigentliche Ursache der Erkrankung behandelt und die Zyste geht von alleine zurück. Nur in Ausnahmefällen muss sie entfernt werden.

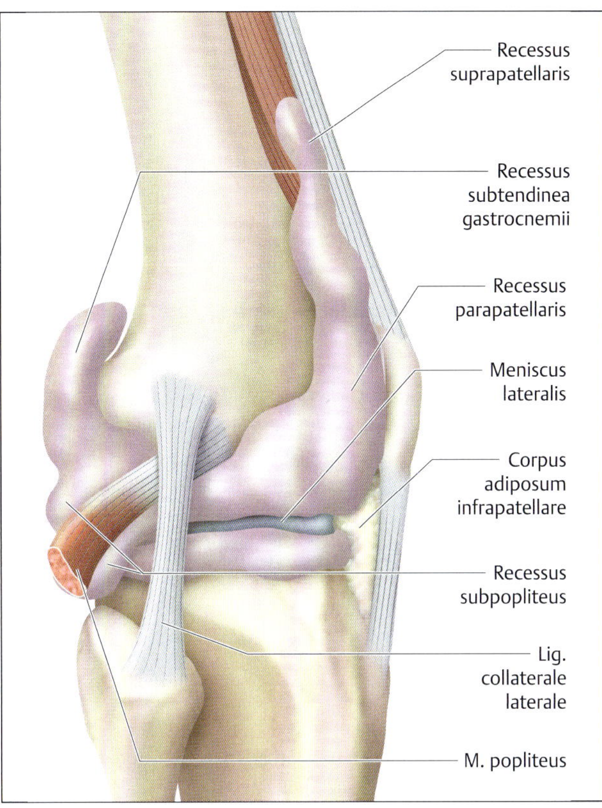

Abb. 3.25 Kniegelenkerguss: Flüssigkeitsverteilung.

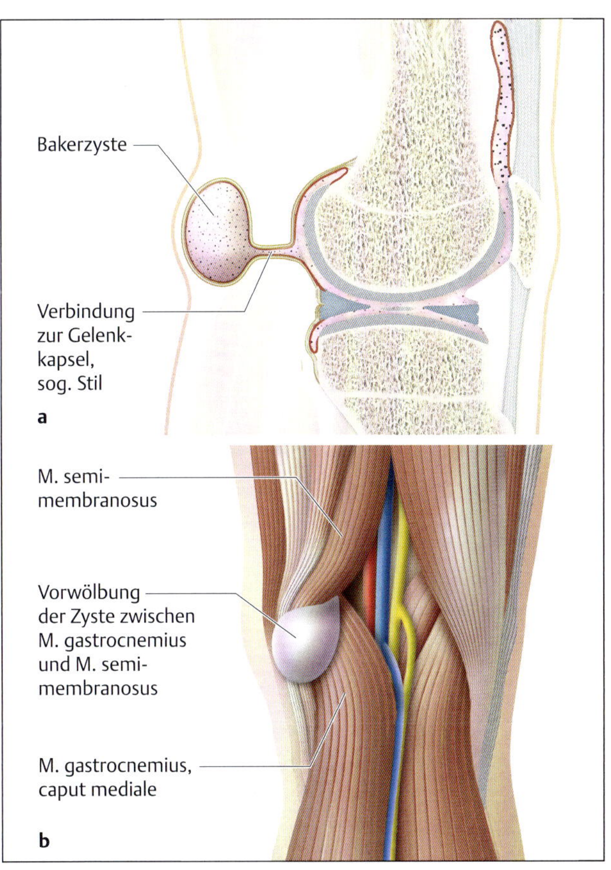

Abb. 3.26 Bakerzyste.
a Ansicht von lateral, **b** Ansicht von dorsal.

PRAXISTIPP

Kniegelenkerguss ▶ **Abb. 3.27**
Bei einem Erguss hält der Patient das Bein in leichter Flexionsstellung, um die Kapsel zu entspannen. Beim Bewegen verlagert sich die Flüssigkeit. In Extension werden die Polkappen durch passive Dehnung der Gastroknemiusköpfe ausgepresst und die Flüssigkeit wird nach ventral gedrängt. Bei Flexion verlagert sich die Flüssigkeit vor allem nach dorsal, da durch die Dehnung des M. quadriceps der Recessus suprapatellaris ausgestrichen wird.

Test bei Kniegelenkerguss: Tanzende Patella ▶ **Abb. 3.28**
Bei einem Gelenkerguss kann die Ergussflüssigkeit innerhalb des Gelenks verschoben werden. Durch Ausdrücken der Flüssigkeit in der proximalen Gelenkkapsel (hier mit der rechten Hand) und Extension des Kniegelenks sammelt sich die Flüssigkeit unter der Patella an. Die linke Hand schiebt von proximal die Flüssigkeit aus dem Recessus suprapatellaris und übt Druck mit dem Zeigefinger der gleichen Hand auf die Patella aus. Diese sinkt ein und federt beim Loslassen wieder in ihre vorherige Position = „Tanzende Patella".

Therapie bei Kniegelenkerguss
Das „RICE-Protokoll" kann bei Vorliegen eines Gelenkergusses angewendet werden. Es schlägt vor: Rest, Ice, Compression and Elevation.

Rest: bedeutet Schonung und Ruhe für das Gelenk.

Ice: Das Anlegen von Eispacks über einen längeren Zeitrum sollte vermieden werden, denn es behindert die Lymphdrainage und verlangsamt damit die Resorption. Kurzzeiteisanwendungen zur Schmerzlinderung sind dagegen bedenkenlos.

Compression: Wiederholte isometrische Anspannungen des M. quadriceps in Extensionsstellung übt von außen Druck auf die mit Flüssigkeit gefüllte Gelenkkapsel aus (▶ **Abb. 3.29**). Es kommt durch den Pumpeffekt zu einer Flüssigkeitsverschiebung in die umgebenden Weichteile und dort zu einer schnelleren Resorption der Flüssigkeit. Ein Knieverband mit elastischer Binde erfüllt ebenfalls diesen Zweck, denn es wird ein gleichmäßiger Druck von allen Seiten auf das Kniegelenk ausgeübt. Hierbei muss beachtet werden, dass ein Schaumstoffkranz um die Patella gelegt wird, damit nicht direkter Druck auf die Patella ausgeübt wird.

Elevation: Hochlagerung des Beins regt die Resorption des Ergusses an. Außerdem sind Lymphdrainage und Elektrotherapie als resorptionsfördernde Maßnahmen wirkungsvoll.

Flexionseinschränkung durch Verklebung des Recessus suprapatellaris
Nach längerer Ruhigstellung des Kniegelenks kann es passieren, dass der Recessus suprapatellaris verklebt. Das bedeutet, dass mit einer Flexionseinschränkung ab etwa 80° zu rechnen ist, denn erst dann entfaltet sich der Recessus.

Frühe postoperative Bewegungen sind ein Mittel, um das Verkleben des ventralen mit dem dorsalen Recessusblatt zu verhindern oder zumindest zu erschweren. Außerdem hilft das isometrische Quadrizepstraining, denn dabei verschieben sich die beiden Recessusblätter gegeneinander.

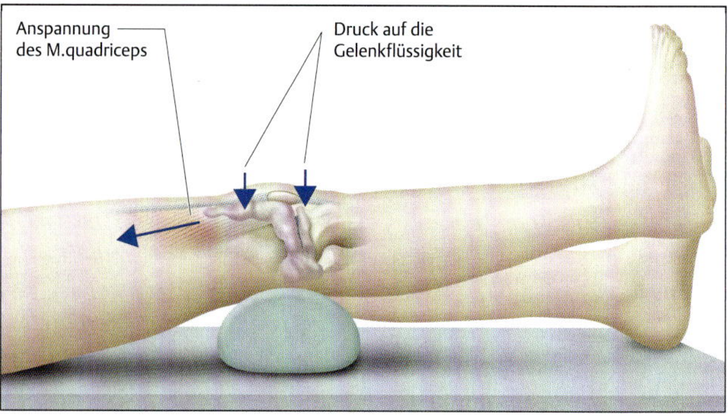

Abb. 3.27 Kniegelenkerguss: Inspektion des Knies.

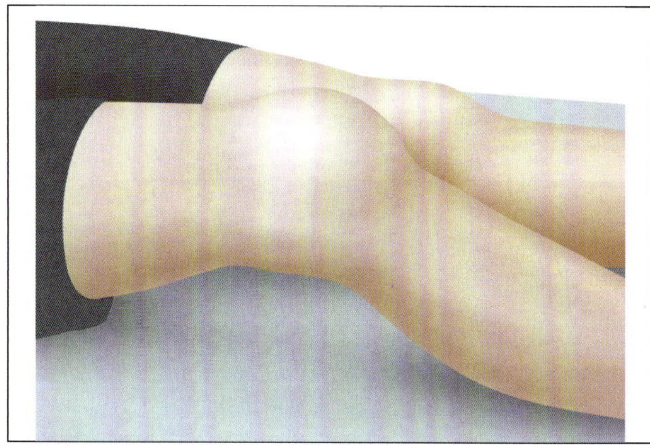

Abb. 3.28 Kniegelenkerguss: Test „Tanzende Patella".

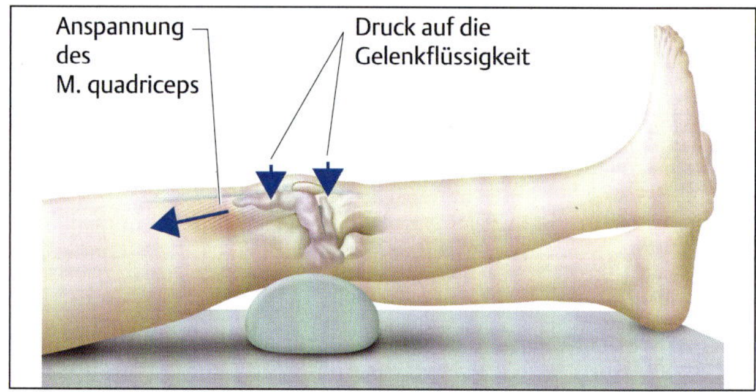

Abb. 3.29 Quadricepstraining.

3.3 Zentraler Funktionskomplex des Kniegelenks

3.3.1 Menisci

▸ Abb. 3.30, ▸ Abb. 3.31

Durch die Menisci wird das Gelenk zwischen Femur und Tibia in ein femoromeniskales und meniskotibiales Gelenk geteilt.

Die Menisci sind C- bzw. fast ringförmige Faserknorpelteile, wobei der äußere Bereich, ***Meniskusbasis***, etwa 3–5 mm dick ist. Der in das Gelenk ragende Teil wird schmaler, etwa 0,5 mm, sodass die Menisci einen keilförmigen Querschnitt haben.

Ein Meniskus wird unterteilt in ein ***Vorder- und Hinterhorn*** und eine ***Pars intermedialis***, die dazwischen liegt. Der innere Abschnitt ragt in das Cavum articulare und die ***Meniskusbasis***, die etwa 6–7 mm hoch ist, zeigt nach außen. Bis auf die Spitzen von Voder- und Hinterhorn ist sie seitlich mit der Membrana fibrosa verwachsen. Die nach kranial gerichtete Fläche ist konkav und im Kontakt mit den Femurkondylen, die kaudale Fläche annähernd plan und dem jeweilige Tibiaplateau aufliegend.

Die Enden von Meniskusvorder- und hinterhorn sind jeweils mit kurzen Bändern am Tibiaplateau befestigt, ***Ligg. meniscotibiale anteriores et posteriores***.

Das ***Lig. transversum genus*** verbindet die Vorderhörner untereinander.

Beide Meniskusvorderhörner stellen durch das dünne ***Lig. patellomeniscalia*** eine Verbindung zur jeweiligen Seitenfläche der Patella her. Dabei handelt es sich um eine tiefe Schicht des transversalen Retinaculums.

Meniscus medialis

Der mediale Meniskus ist C-förmig. Sein Vorderhorn ist durch das ***Lig. meniscotibiale anterior*** am ventralen Bereich der Area intercondylaris anterior und das Hinterhorn durch das ***Lig. meniscotibiale posterior*** am dorsalen Bereich der Area intercondylaris posterior fixiert.

Im Bereich der Pars intermedialis ziehen ***Kapselzüge*** von proximal und distal kommend an die Meniskusbasis und verflechten sich dort mit der äußersten Schicht. Das ***Lig. collaterale mediale posterius*** zieht von dorsomedial in den Meniskus und der ***M. semimembranosus*** in das Hinterhorn.

Der dorsale Meniskusteil ist mit 13–15 mm doppelt so breit wie der ventrale Teil mit etwa 5–8 mm.

Meniscus lateralis

Der laterale Meniskus ist ringförmig. Sein Vorder- und Hinterhorn sind durch ***Ligg. meniscotibiale anterius et posterius*** annähernd in der Mitte des Tibiaplateaus fixiert, sodass die Insertionszonen wesentlich dichter zusammenliegen als beim medialen Meniskus.

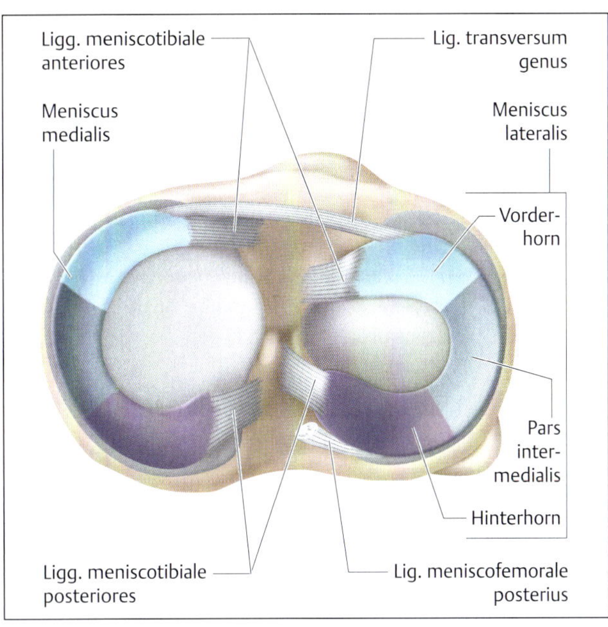

Abb. 3.30 Zentraler Funktionskomplex: Medialer und Lateraler Meniskus.

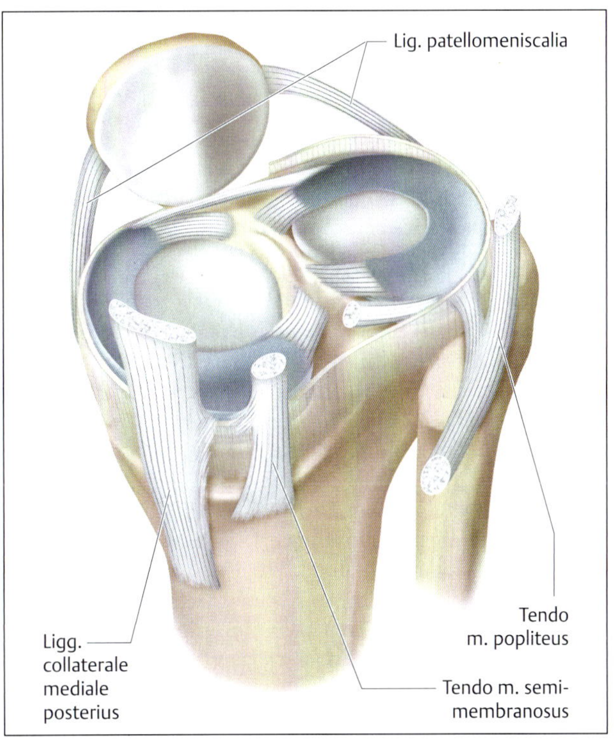

Abb. 3.31 Verbindungen der Menisci.

Das mittlere Meniskusdrittel ist mit der Membrana fibrosa verwachsen, jedoch nicht die Spitzen von Vorder- und Hinterhorn.

Vom Hinterhorn des lateralen Meniskus zieht ein Band, ***Lig. meniscofemorale posterius***, zur Innenseite des medialen Kondylus und verläuft damit parallel zum hinteren Kreuzband. Einge Fasern des ***M. popliteus*** stellen eine Verbindung zum Hinterhorn her.

Histologie

▶ Abb. 3.32

Die Menisci bestehen hauptsächlich aus kollagenen Fasern vom Typ I und nur sehr wenig elastischen Fasern. Zwischen den Kollagenfibrillen sind Knorpelzellen eingelagert. In der rasterelektronenmikroskopischen Darstellung können drei Schichten unterschieden werden [209]:

- ***1. Schicht:*** Die Meniskusoberfläche wird von einem Netzwerk dünner Fibrillen bedeckt ohne besondere Ausrichtung. Zwischen den Kollagenfibrillenbündeln liegen Knorpelzellen.
- ***2. Schicht:*** Die Anordnung der lamellenartigen Faserbündel ist gitterartig, die Fasern überkreuzen sich in unterschiedlichen Winkeln. Einige tief gelegene Fasern der Membrana fibrosa verflechten sich mit dieser Schicht.
- ***3. Schicht:*** Die dickste Schicht, Anteil etwa 60–70 %, besteht aus zirkulär angeordneten Fibrillenbündeln, die von wenigen radiär verlaufenden Faserzügen, „tie-fibers", gekreuzt werden. Zwischen ihnen sind Fibrochondrozyten eingelagert. Am äußeren Rand bestehen die Fasern aus straffem Bindegewebe. Hier ziehen lockere Bindegwebsfasern der Membrana fibrosa hinein [10].

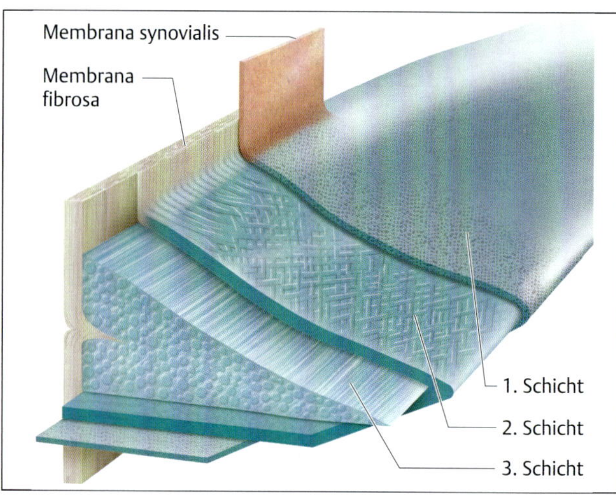

Abb. 3.32 Histologischer Aufbau eines Meniskus.

Ernährung der Menisci

▶ Abb. 3.33

Vom Zeitpunkt der Geburt bis zum 2. Lebensjahr sind die Menisci insgesamt von Blut- und Lymphgefäßen durchzogen. Erst durch die vermehrte Gelenkbelastung bilden sich diese zurück, sodass beim Erwachsenen nur noch das äußere Drittel sowie im hohen Lebensalter das äußere Viertel versorgt ist [209].

Von der Ernährungssituation sind die Menisci in drei verschiedene Zonen zu unterteilen.

- ***1. Zone:*** Die Meniskusbasis wird über Gefäße ernährt, die aus der Membrana fibrosa kommen. Beim medialen Meniskus gelangen weitere Gefäße über das Lig. collaterale mediale posterior in die Basis, beim lateralen durch das Lig. meniscofemorale posterius. Hier finden sich auch Venen- und Lymphgefäße. Sowohl das Vorder- als auch das Hinterhorn sind über die Ligg. meniscotibiale vaskularisiert.
- ***2. Zone:*** Der innere Anteil der Menisci, das sind etwa zwei Drittel, wird durch die Synovialflüssigkeit mithilfe der Diffusion ernährt. Es wurden 10–200 µm große Öffnungen beschrieben, die eine Diffusion auch in tiefere Meniskusschichten ermöglichen [28].
- ***3. Zone:*** Ein keilförmiger zentraler Meniskusanteil liegt am weitesten entfernt von den Ernährungsquellen und hat damit die schlechteste Ernährungslage.

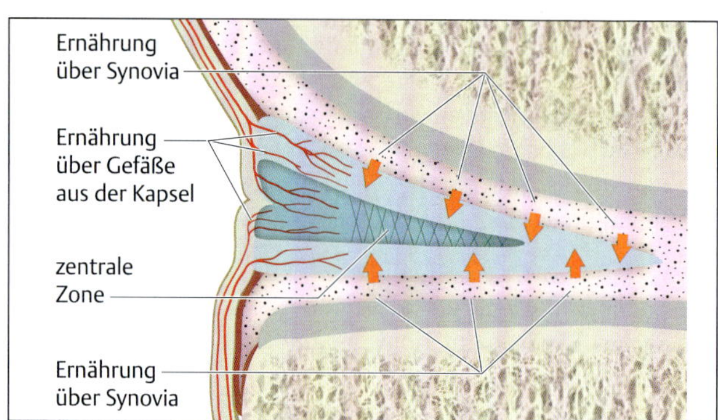

Abb. 3.33 Ernährung des Meniskus.

Rezeptoren in den Menisci

▶ Abb. 3.34

Im basisnahen Drittel und an den Vorder- und Hinterhörnern der Menisci befinden sich Propriozeptoren und freie Nervenendigungen, die Informationen an das ZNS weitergeben [201].

- ***Vater-Pacini-Körperchen*** sind Vibrationssensoren, die den Wechsel von Druck und Entlastung und Veränderungen der Gelenkstellung melden.
- ***Ruffini-Rezeptoren*** nehmen intraartikuläre Spanungsveränderungen, vor allem Zugbeanspruchungen wahr. Sie melden Veränderung der Richtung, Amplitude und Geschwindigkeit.

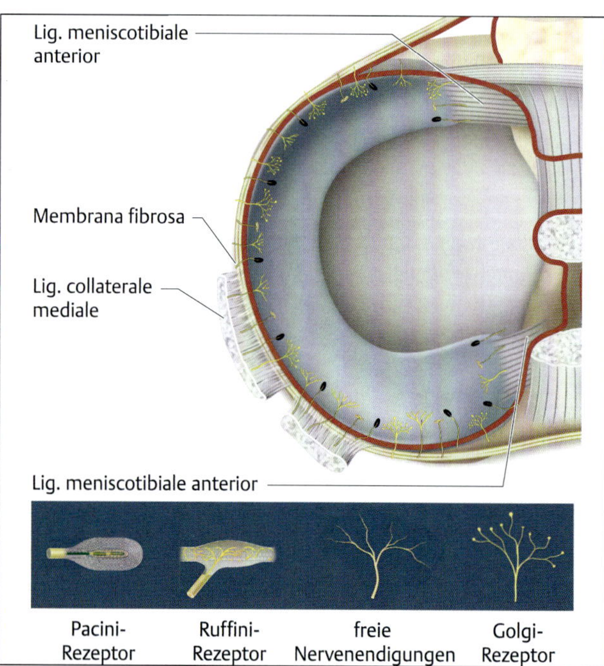

Abb. 3.34 Sensorische Innervation des Meniskus.

- ***Golgi-Organe*** leiten ebenfalls Spannungsveränderungen weiter. Sie lösen Ib-Afferenzen aus, die die Motoneurone hemmen, um für einen gleichmäßig gesteuerten Bewegungsablauf zu sorgen.
- ***Freie Nervenendigungen*** nehmen chemische Reize wahr und geben einen elektrischen Impuls weiter, den das Gehirn als Schmerz interpretiert.

Verlagerung der Menisci bei Bewegungen

Während der gesamten Bewegungsamplitude des Kniegelenks von 0–120° verschiebt sich der mediale Meniskus um etwa 5–6 mm, der laterale, als der weniger fixierte, um etwa 11 mm in anterior-posteriore Richtung. Bedingt durch die Fixierung der Vorder- und Hinterhörner und Beweglichkeit der übrigen Anteile verformen sie sich bei Bewegungen.

Flexion

Die Menisci werden durch die Femurkondylen nach dorsal geschoben. Zu Beginn ist diese Verlagerung nur gering, erst ab etwa 60° Flexion verschieben sich die Menisci deutlich. Dabei legen die Vorderhörner die größte Strecke zurück, die Hinterhörner verlagern sich nur geringgradig. Aktive Faktoren bei der Verlagerung sind M. semimembranosus auf der medialen und M. popliteus auf der lateralen Seite. Begrenzt wird diese Verlagerung durch die Ligg. meniscotibiale anteriores, die eine hohe Reißfestigkeit besitzen [99].

Extension

▸ **Abb. 3.35**

Die Menisci werden durch die Femurkondylen auf dem Tibiaplateau nach ventral verschoben. Aus N-0-Stellung ist diese Verschiebung nur minimal.

Rotation

▸ **Abb. 3.36**

Die Menisci folgen den Bewegungen der Femurkondylen, z. B. verschiebt sich bei Innenrotation der Tibia der mediale Meniskus auf dem Tibiaplateau nach ventral, der laterale nach dorsal. Bei Außenrotation der Tibia umgekehrt.

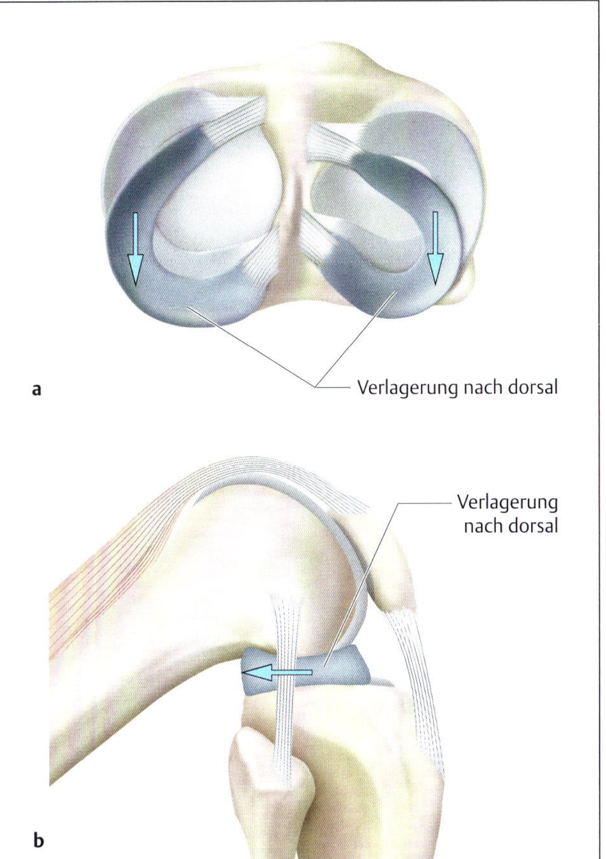

Abb. 3.35 Verlagerung der Menisci bei Flexion.
a Transversale Ansicht.
b Seitliche Ansicht.

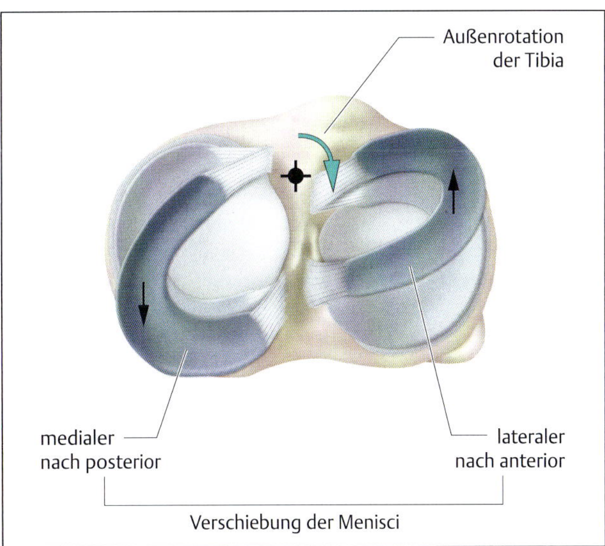

Abb. 3.36 Verlagerung der Menisci bei Außenrotation der Tibia.

Funktionen der Menisci

- Sie gleichen die Inkongruenz zwischen den Femurkkondylen und dem Tibiaplateau aus. Dabei passen sie sich den Femurkondylen an und folgen diesen bei Bewegungen. Dadurch erhöht sich die Stabilität des Gelenks.
- Sie fangen Belastungsspitzen durch Verminderung des punktuellen Kontaktstresses auf. Sie nehmen etwa 50–70 % der auf das Gelenk einwirkenden Druckspannungen auf und wandeln diese Kräfte in zirkuläre Zugspannungen um, d. h. sie absorbieren Stöße [207].
- Bei axialer Belastung werden sie nach außen gedrückt und es entstehen zirkuläre Zugspannungen bedingt durch die Fixierug der Vorder- und Hinterhörnern. Dadurch und durch die Straffung der Membrana fibrosa wird diese Verlagerung begrenzt.
- Bedingt durch die Fixierungen der Meniskusvorder- und hinterhörner begrenzen sie extreme Flexion und Extension und bremsen Rotationsbewegungen ab.
- Sie verteilen die Synovialflüssigkeit und verbessern damit die Ernährung des Gelenkknorpels.
- Über ihre Propriozeptoren geben sie Informationen über pathologische Veränderungen im Gewebe weiter, melden Schmerzen und nehmen Einfluss auf die muskuläre Kontrolle, Bewegungskoordination und Gelenkstellung [201].

FUNKTIONELLER HINWEIS

Verformung der Menisci bei Bewegungen ▸ Abb. 3.37
Bei den Bewegungen erfahren die Menisci eine starke Verformung. Zum Beispiel wird bei jeder Flexion das Vorderhorn unter starke Zugspannung gesetzt, denn es verlagert sich am deutlichsten. Dagegen erfährt der äußere Rand des Hinterhorns eine starke Druckbelastung, da er auf die Tibiakante gedrückt wird.

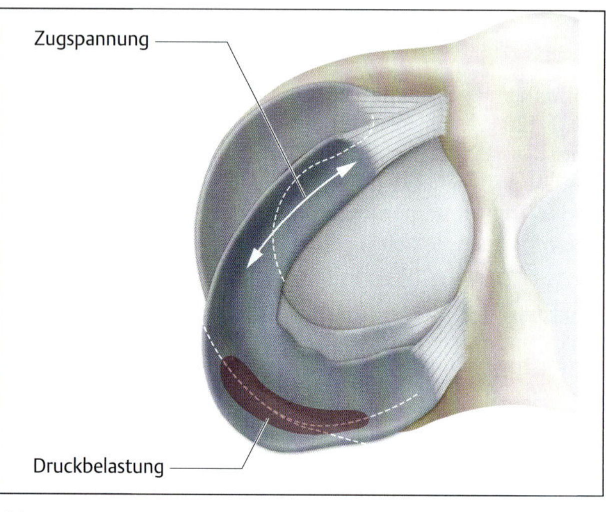

Abb. 3.37 Kritische Zonen des medialen Meniskus.

KLINISCHER BEZUG

Meniskusverletzung ▸ Abb. 3.38
Meist entstehen Meniskusläsionen durch indirekte Traumen. Der Verletzungsmechanismus ist häufig eine Rotationsbewegung des flektierten und belasteten Kniegelenks, wobei Kompressions- und Scherkräfte am Meniskus auftreten und zu Rissen in der Kollagenstruktur führen.

Je nach Rissform unterscheidet man Längs-, Horizontal- oder Radiärruptur. Der Längsriss z. B. geschieht entlang der longitudinalen Fasern und kann den gesamten Meniskus oder nur oberflächliche Faseranteile erfassen. Eine besondere Form des Längsrisses ist der sog. ***Korbhenkelriss***. Hierbei kann sich der Riss nach ventral ausdehnen und es entsteht ein großes Loch im Meniskus, sodass der innere Anteil luxieren und wie ein Korbhenkel hochstehen kann.

Eine weitere Klassifikation der Meniskusverletzungen richtet sich nach ihrer Lokalisation, z. B. Vorderhorn- oder Hinterhornlappenriss. Auch dieser entwickelt sich aus einem Längsriss in der kritischen Zone, reißt aber Richtung Gelenkinneres weiter.

Ein häufiges Symptom bei Meniskusverletzungen ist die schmerzhafte Streckhemmung. Dabei klemmt sich ein abgerissener Meniskusteil im femorotibialen Gelenkspalt ein und verursacht eine Gelenksperre.

Therapie: Bei den aktuellen OP-Techniken stehen vor allem meniskuserhaltende Verfahrenstechniken, z. B. die arthroskopisch durchgeführte Meniskusnaht oder eine partielle Resektion im Vordergrund. Auch bioresorbierbare Schrauben oder Klammern, die nach 12–18 Monaten abgebaut sind, können verwendet werden. Nur im Ausnahmefall wird der Meniskus vollständig entfernt.

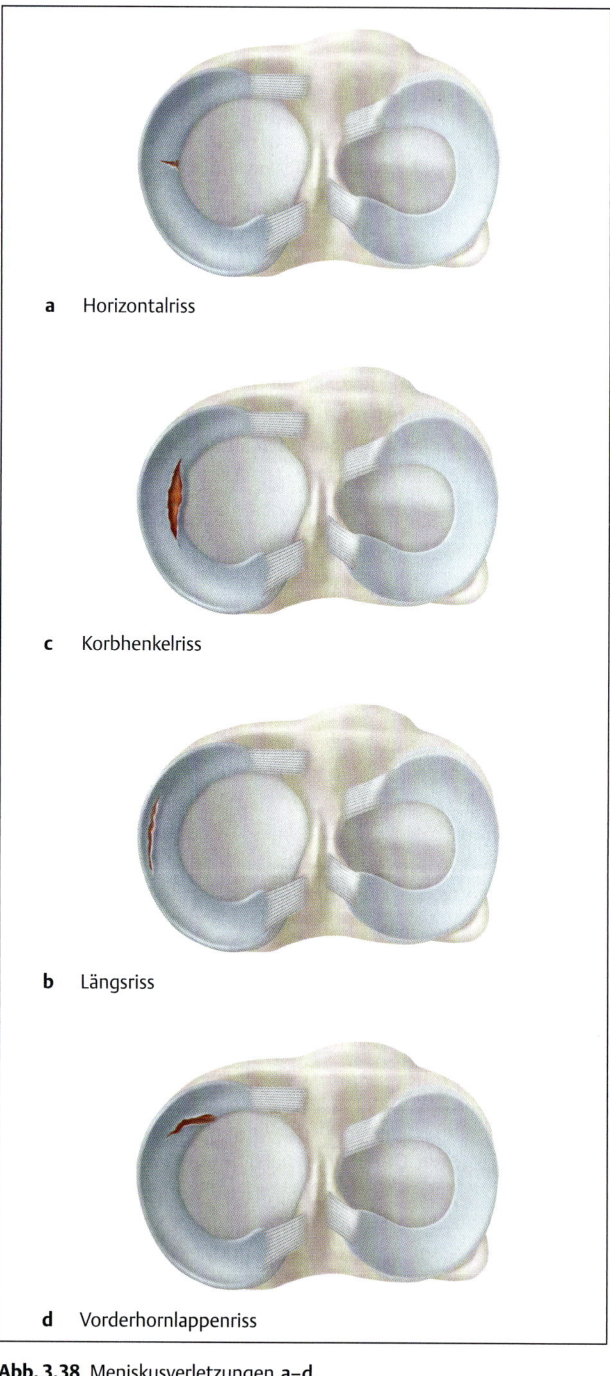

Abb. 3.38 Meniskusverletzungen **a–d**.

PRAXISTIPP

Meniskustests

Es gibt zahlreiche Meniskustests, die die Diagnostik einer Meniskusverletzung erleichtern, denn in der Regel reicht ein Test für die genaue Diagnostik nicht aus.

Drei Aussagen, die auf eine Meniskusverletzung hinweisen:

- Druckschmerz im Gelenkspalt, der bei Flexion nach doral wandert
- ***Payr-Zeichen*** (▸ **Abb. 3.39**): Im Schneidersitz treten bei einer Läsion des medialen Meniskushinterhorns Schmerzen im medialen Gelenkspalt auf. Die Schmerzen verstärken sich beim Herunterdrücken des Knies Richtung Unterlage.
- ***Apley-Test*** (▸ **Abb. 3.40**): Axiale Kompression in Bauchlage in verschiedenen Flexionsstellungen. 90° spricht für eine Läsion im mittleren Meniskusabschnitt, mehr Flexion für die der Hinterhörner.

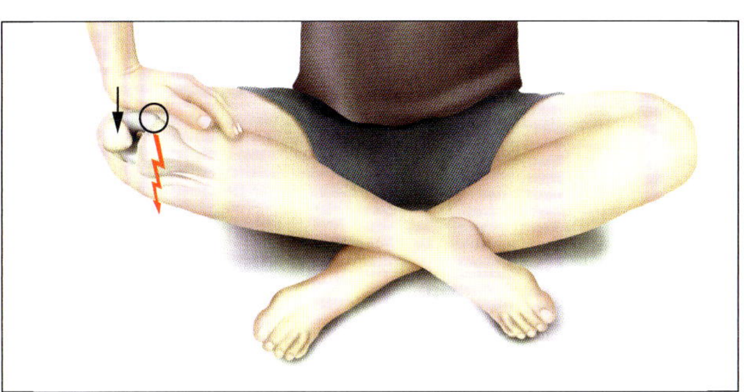

Abb. 3.39 Meniskustest: Payr-Zeichen.

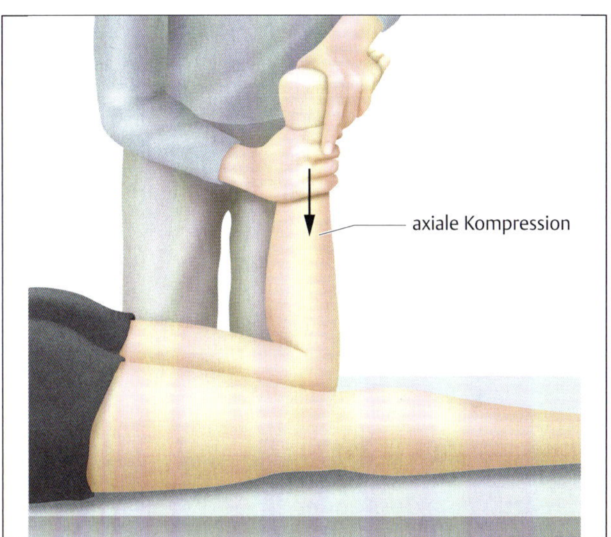

Abb. 3.40 Meniskustest: Apley-Test.

Therapie bei Meniskusläsionen

Konservativ werden nur kleine Einrisse behandelt. Besonders Verletzungen in der gut durchbluteten Außenzone des Meniskus können von alleine heilen. In der ersten Phase müssen Schonung und Entlastung konsequent durchgeführt werden, denn es spielen sich Entzündungs- und Regenerationsvorgänge ab. Um einer Muskelatrophie vorzubeugen, und zur Knorpelerhaltung sollten die Übungen das Gelenk wenig belasten. Dazu bieten sich aktive Maßnahmen in entlastenden Ausgangsstellungen an, z. B. Übungen im Wasser, im Schlingentisch, hubfreies und hubarmes Üben, sowie isometrisches Krafttraining.

Zur Wiedererlangung der vollen Leistungsfähigkeit des verletzten oder operierten Gelenks werden ein muskuläres Aufbau- und Koordinationstraining, sowie Maßnahmen zur Gelenkmobilisation durchgeführt. Die Ausführung von Übungen in geschlossener kinematischer Kette bietensich dazu an, z. B. Fahrradergometer und mit medizinischen Trainingsgeräten. Ein Koordinations- oder Propriozeptionstraining, bei dem die Schwierigkeit langsam gesteigert wird, beispielsweise mit dem Sportkreisel teilbelastet, dann im Einbeinstand statisch und später in verschiedenen Winkelstellungen und mit Zusatzbewegungen bereitet auf die Gelenkkontrolle beim Gehen und Laufen vor.

Oft dauert es mehrere Monate, bis der gesamte Meniskusriss durch neues, funktionell umgebautes Gewebe geheilt ist.

3.3.2 Lig. cruciatum anterius

▸ Abb. 3.41, ▸ Abb. 3.42

Der etwa 1,5 cm lange und 1 cm breite ovale Ursprungsbereich des vorderen Kreuzbands liegt am dorsalen, inneren Condylus lateralis femoris. Das Band zieht nach distal-ventral-medial, verläuft parallel zum Dach der Fossa intercondylaris und inseriert mit einem dreieckigen Ansatzbereich in der mittleren Area intercondylaris tibialis anterior.

Es werden zwei parallel zueinander angeordnete Faserzüge unterschieden, das anteromediale und das posterolaterale Bündel.

Das ***anteromediale Faserbündel*** entspringt am weitesten proximal, inseriert ventral medial am Tibiaplateau und besteht damit aus den längsten Fasern. Ventrale Faseranteile verbinden sich mit dem Lig. meniscotibiale anterius des medialen Meniskus.

Das ***posterolaterale Faserbündel*** entspringt distaler und verläuft in der N-0-Position dorsal der anteromedialen Fasern. Es ist kürzer und inseriert am Tibiplateau direkt ventral vom Tuberculum intercondylaris medialis.

Die Faserbündel sind miteinander verwachsen und verwringen sich bei Bewegungen.

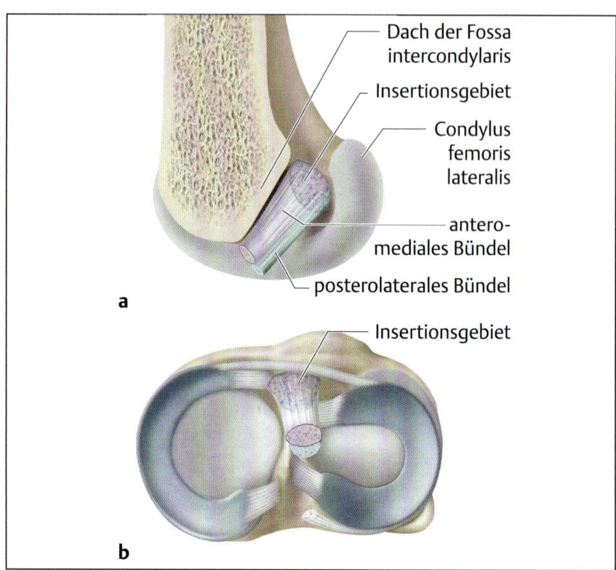

Abb. 3.41 Insertionsgebiete des Lig. crucitum anterius.
a am lateralen Femurkondylus (Ansicht von Knieinnenseite),
b am Tibiaplateau.

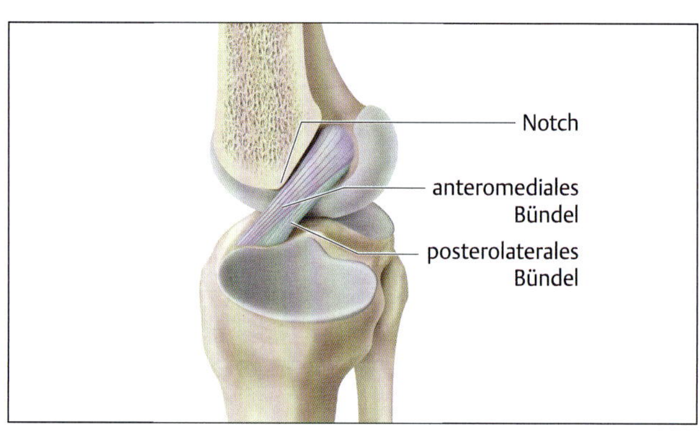

Abb. 3.42 Faserzüge des Lig. cruciatum anterius.

Funktionen des vorderen Kreuzbands

Begrenzung von Bewegungen

▸ Abb. 3.43

Das anteromediale Bündel ist in Extension gespannt, da es gegen die ventrale knöcherne Dachkante der Fossa intercondylaris, ***Notch***, gepresst wird.

Mit zunehmender Flexion verdrehen sich die Fasern umeinander, bedingt durch die Verschiebung des Insertionsbereich der posterolateralen Fasern am Femur nach ventral-kranial und die Verlagerung dieser Fasern unter dem anteromedialen Bündel nach ventral. Aus der vorher flachen und gefächerten Faseranordnung entsteht ein runder Strang, und das Band gerät unter starke Spannung.

Das Band begrenzt die Innenrotation, da es sich um das hintere Kreuzband schlingt. Durch Anstoßen an das interkondyläre Dach, ***Notch***, wird es auch bei maximaler Außenrotation gedehnt.

Stabilisation: Das Band verhindert die Subluxation der Tibia nach ventral bzw. das Dorsalgleiten des Femurs gegenüber der Tibia. Es unterstützt als sekundärer Stabilisator, zusammen mit dem hinteren Kreuzband, die mediale und laterale Stabilität, wenn die Kollateralbänder als primäre Stabilisatoren ausfallen.

Koordination der Roll-Gleit-Bewegung: Zusammen mit dem hinteren Kreuzband ist es an der Koordination der Roll-Gleit-Bewegung beteiligt (s. Kap. 3.8).

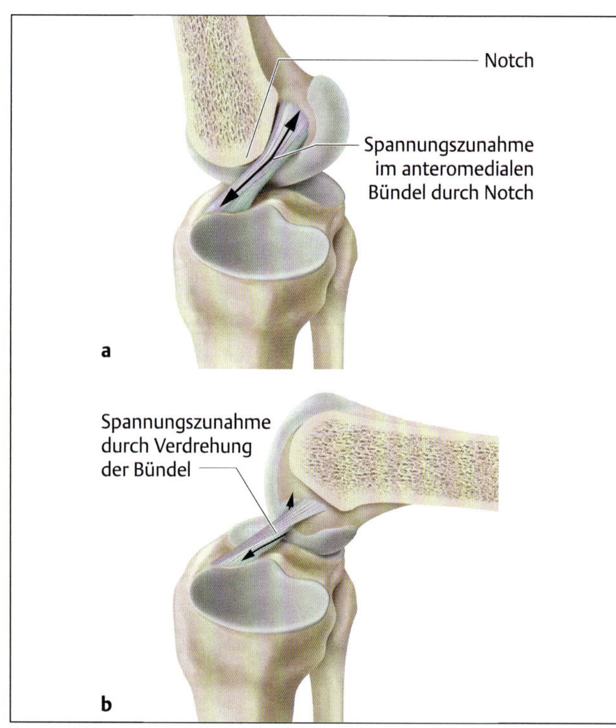

Abb. 3.43 Spannungszustand im Lig. cruciatum anterius bei
a Extension,
b Flexion.

KLINISCHER BEZUG

Ruptur des vorderen Kreuzbandes ▸ **Abb. 3.44**
Der häufigste Verletzungsmechanismus ist die Kombination aus Verdreh und Einknicktrauma des Kniegelenks, meist bei Sportarten mit schnellem Richtungswechsel wie Fußball etc. Immer wieder kommt es dabei zu Begleitverletzungen, z. B. des Innenbands und Innenmeniskus („unhappy triad“).

Es werden partielle von vollständigen Rupturen unterschieden, ein knöcherner Ausriss des Bandes an der Tibia ist ebenfalls möglich.

Befund: rasch auftretende Schwellung, Hämarthros, mit deutlichen Schmerzen und Bewegungs sowie Belastungseinschränkung. Die Patienten beschreiben ein Instabilitätsgefühl nach Abklingen der akuten Schmerzsymptomatik. Test: vordere Schublade positiv (die Tibia zeigt einen Vorschub nach ventral).

Therapie: Die Hauptindikation einer Kreuzbandopertion ist die Instabilität des Gelenks, denn sie schränkt die Belastungsfähigkeit des Gelenks erheblich ein. Rekonstruktionen des vorderen Kreuzbands werden z. B. mit dem mittleren Pa-ellarsehnendrittel mit je einem kleinen Knochenblock aus Patella und Tibi gemacht. Alternativ kann ein Semitendinosus- oder Gracilistransplantat entnommen werden. Die Fixation erfogt durch resorbierbare Schrauben oder Stifte. In manchen Fällen ist eine Abmeißelung am Dach der Fossa intercondylaris, ***Notchplastik***, notwendig, um ein Impingement des Transplantats am Dach zu verhindern. In der Regel ist eine sehr gute Reißfestigkeit direkt nach der Operation zu erwarten. Durch Umbauvorgänge nimmt sie jedoch nach ca. sechs Wochen deutlich ab und erst nach einem Jahr ist die volle Belastungsfähigkeit erreicht.

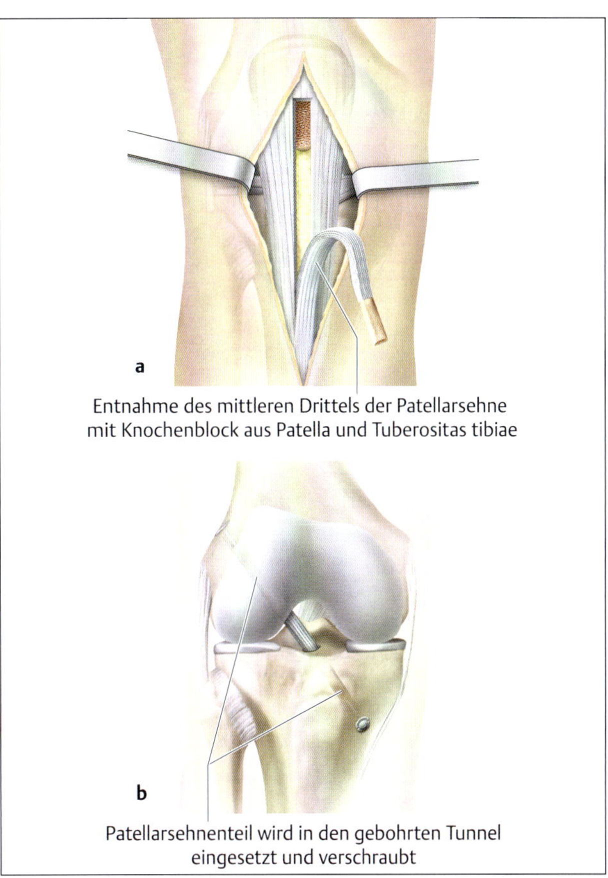

Abb. 3.44 Kreuzbandoperation.

FUNKTIONELLER HINWEIS

Veränderung der Propriozeption durch Kreuzbandriss
Durch die Verletzung des Kreuzbands bzw. die Entfernung der Gelenkrezeptoren bei der Kreuzband-OP kommt es zu einer Störung des Stellungs-, Bewegungs- und Kraftsinns. Die fehlende Rückmeldung aus den benötigten Rezeptoren führt zu einer verminderten Koordination und in der Folge zu einer dynamischen Instabilität.

PRAXISTIPP

Laterales Pivot-Shift-Phänomen ▸ **Abb. 3.45**
Bedingt durch die Verlagerung des Tractus iliotibialis bei zunehmender Flexion (ab 40°) hinter die Flexions-Extensionsachse kann bei einem Riss des vorderen Kreuzbands das laterale Pivot-Shift-Phänomen beobachtet werden.

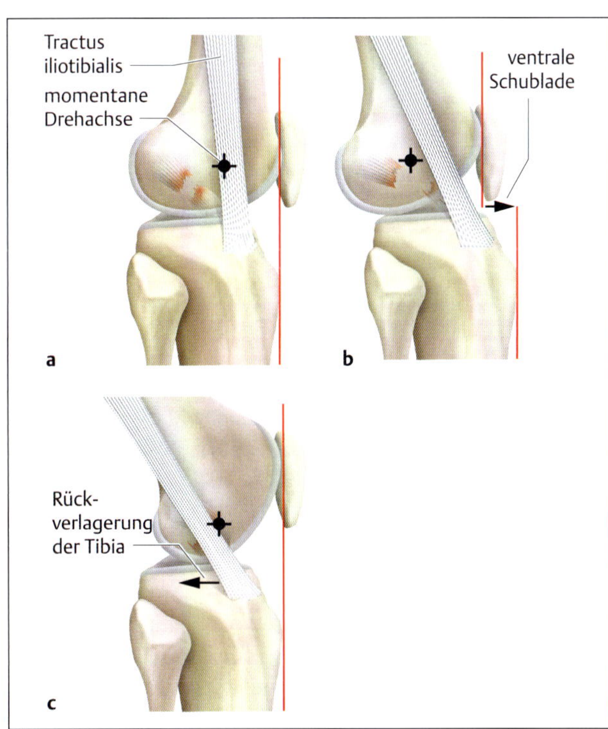

Abb. 3.45 Laterales Pivot-Shift-Phänomen.
a In der Neutral-0-Stellung ist keine Verschiebung der Tibia sichtbar.
b Mit zunehmender Flexion rollt das Femur vermehrt nach dorsal, und die Tibia verschiebt sich in eine vordere Schubladenposition. In diese Phase verläuft der Tractus iliotibialis ventral der horizontalen Achse.
c Ab etwa 40° Flexion verlagert sich der Tractus hinter die Flexionsachse und zieht die Tibia ruckartig aus ihrer Vorschubposition in die normale Position zum Femur zurück.

Tests bei Ruptur des vorderen Kreuzbandes ▶ **Abb. 3.46**
Zur Überprüfung der Instabilität des vorderen Kreuzbands wird der ***Lachmann-Test*** durchgeführt. In 20–30° Flexionsstellung wird das Femur mit einer Hand ventral am distalen Oberschenkel fixiert, während die andere Hand von dorsal kommend die Tibia nach ventral schiebt. Bei einer Ruptur gibt es ein sog. softes Endgefühl, denn die Tibia lässt sich deutlich nach ventral verschieben (= vordere Schublade), während bei einem intakten Kreuzband die Tibia stehen bleibt und es ein festes Endgefühl gibt.

Rehabilitation nach Kreuzbandoperation
Es gibt sehr viele unterschiedliche Behandlungskonzepte nach Kreuzbandoperation. Wichtig bei der Dosierung der Rehabilitation sind die Kenntnisse über den Heilungsverlauf und die Wirkung von Übungen auf das Tranplantat, denn es sollte in der Heilungsphase keinem Stress ausgesetzt sein.

Assistive und aktive Bewegungen vor allem zwischen 35–90°, Patellamobilisation, Trationen und Gleiten in der Stufe 1 zum Erhalten bzw. Verbessern der Beweglichkei und je nach Befund detonisierende und schmerzlindernde Maßnahmen sind das Ziel der ersten Phase.

Ein weiteres wichtiges Ziel ist die Beseitigung der Defizite der neuromuskulären Leistung. Deshalb nimmt das propriozeptive Training einen immer wichtigeren Stellenwert in der Nachbehandlung ein. Es trainiert physiologische Bewegungsabläufe und erhöht die Bewegungsqualität und Kniegelenkstabilität. Zunehmende Belastung beim Beinachsentraining und zusätzliches Kraftausdauer- und Maximalkrafttraining unter Einbeziehung der Rumpf- und Gesäßmuskulatur. Das Lauf- und Sprungtraining bereiten auf ein stabiles Knie mit Bewegungskontrolle bei allen sportlichen Aktivitäten vor.

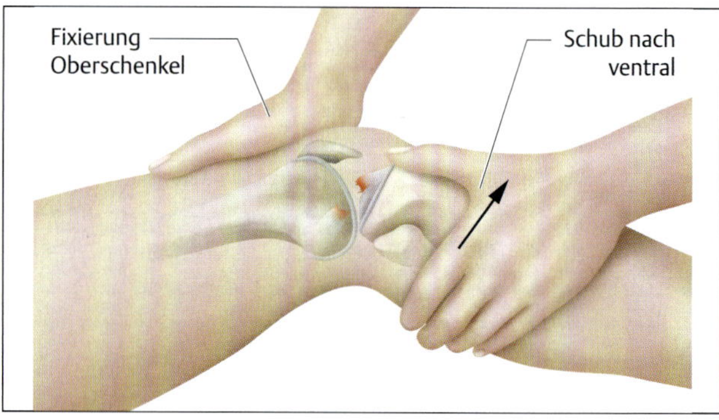

Abb. 3.46 Test bei Kreuzbandruptur: Lachmann-Test.

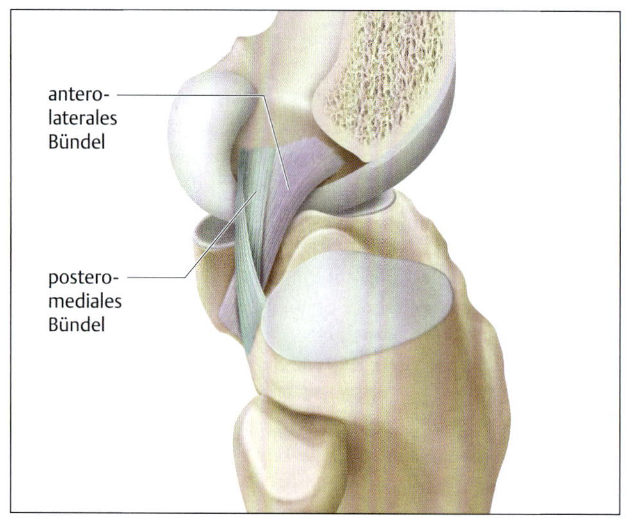

Abb. 3.47 Lig. cruciatum posterius.

3.3.3 Lig. cruciatum posterius

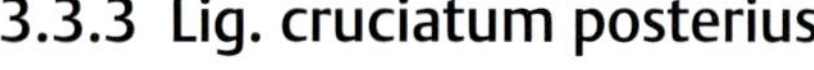

▶ **Abb. 3.47**, ▶ **Abb. 3.48**

Das hintere Kreuzband ist das kräftigste Band des Kniegelenks. Es entspringt an der Innenseite des Condylus medialis femoris. Dieses Ursprungsareal ist etwa 2 cm lang und 1 cm breit und hat in N-0-Stellung eine horizontale Ausrichtung. Das Band verläuft steil und schräg nach distal-dorsal-lateral und setzt posterior an der Area intercondylaris tibiae posterior und der dorsalen Tibiakante an. Es ist zwischen 30 und 39 mm lang, bei einer Breite von etwa 13 mm.

Das Band ist proximal dick und nimmt in seinem Verlauf nach distal hin ab. Es besteht aus zwei Hauptzügen, einem posteromedialen und anterolateralen Bündel:

Das ***posteromediale Faserbündel*** entspringt am posterioren Bereich der femoralen Ursprungszone und inseriert an der tibialen Ansatzzone am weitesten medial und dorsal in der Aea intercondylaris posterior und an der dorsalen Tibiakante.

Das ***anterolaterale Faserbündel*** nimmt 85 % des gesamten Bandes ein und ist länger. Es entspringt am anterioren Bereich der femoralen Ursprungszone und inseriert lateral und dorsal in der Aea intercondylaris posterior und an der dorsalen Tibiakante.

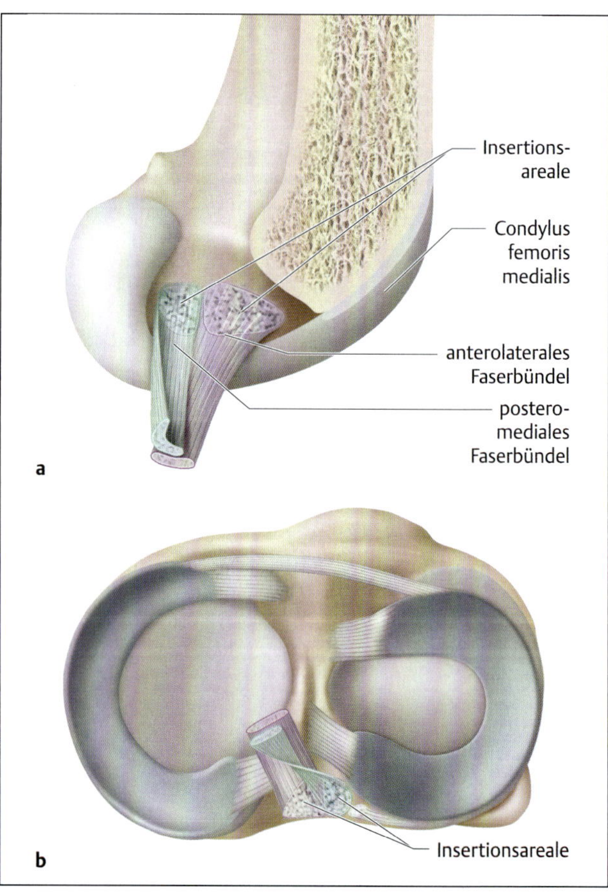

Abb. 3.48 Insertionen des hinteren Kreuzbandes.

Funktionen des hinteren Kreuzbands

Begrenzung von Bewegungen: Es gibt Spannungsunterschiede der beiden Faserbündel: das posteromediale Bündel gerät vor allem bei Extension unter Spannung. Bei Flexion gerät das anterolaterale Bündel unter Spannung, dabei verwringt es sich um das andere Bündel (▸ **Abb. 3.49**). Zusammen mit dem vorderen Kreuzband begrenzt es die Innenrotation.

Stabilisierung: Das hintere Kreuzband verhindert eine Verschiebung des Tibiaplateaus nach dorsal. Oder umgekehrt verhindert es, gemeinsam mit dem Streckapparat, das Ventralgleiten des Femurs gegenüber der festgestellten Tibia, z. B. in der Standbeinphase.

Koordination: Es hilft bei der Koordinierung der Roll-Gleit-Bewegung.

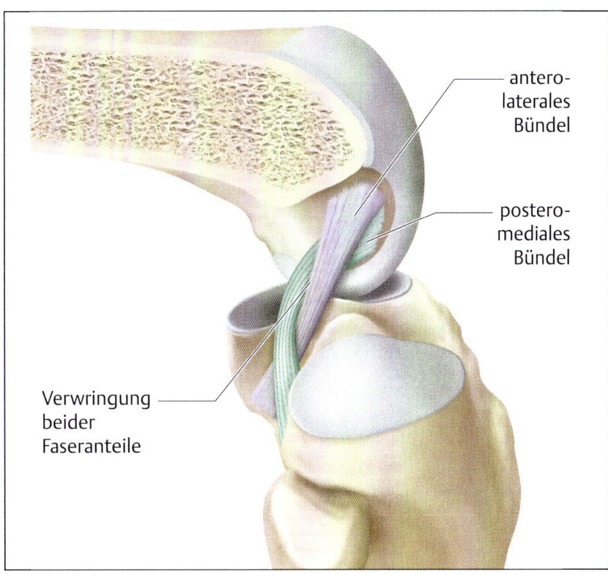

Abb. 3.49 Spannungszunahme des Lig. cruciatum bei Flexion.

KLINISCHER BEZUG

Ruptur des hinteren Kreuzbands ▸ Abb. 3.50
Die Ruptur des hinteren Kreuzbands ist eine sehr seltene, aber schwerwiegende Verletzung. Der häufigste Unfallmechanismus ist das direkte Knieanpralltrauma, z. B. die „Dashboard"-Verletzung, wobei das Armaturenbrett den Schienbeinkopf bei gebeugtem Knie nach dorsal drückt und so zum Zerreißen des hinteren Kreuzbands führt.

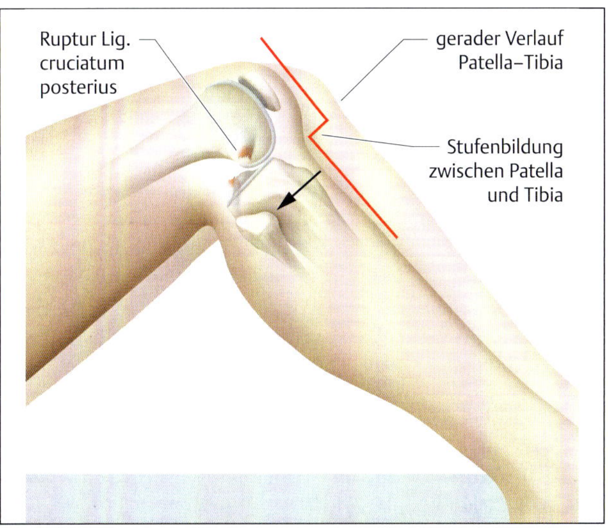

Abb. 3.50 Test bei Ruptur des hinteren Kreuzbandes: Gravity-sign.

FUNKTIONELLER HINWEIS

Hintere Schublade
Ein Riss des hinteren Kreuzbands hat bei Flexionsbewegung eine hintere Schublade zur Folge, die durch Zug der ischiokruralen Muskulatur ausgelöst wird. Die Tibia ist dezentriert, was ein frühes Beenden der Extension durch harten Kontakt an den Meniskusvorderhörnern und ein eingeschränktes Verschieben der Menisci nach ventral zur Folge hat.

FUNKTIONELLER HINWEIS

Ausrichtung der Kreuzbänder
Die beiden Kreuzbänder haben einen unterschiedlich geneigten Verlauf:

In sagittaler Ansicht (▸ **Abb. 3.51**) sind sie in Extension nur gering zu einer Horizontalen geneigt. Das vordere Kreuzband zeigt einen Neigungswinkel von etwa 40° in Bezug zur Horizontalen, das hintere Kreuzband von etwa 20°. In Flexion verändert sich die Ausrichtung des hinteren Kreuzbands sehr deutlich, es steht fast vertikal, während der Verlauf des vordere Kreuzband weniger steil steht.

In frontaler Ansicht überkreuzen sich die Bänder in Extension und Rotationsmittelstellung. Das ändert sich auch nicht bei zunehmender Flexion. Bei Innenrotation der Tibia wird dies noch deutlicher, denn sie wickeln sich umeinander und werden gespannt. Dadurch nähern sich auch die tibialen und femoralen Gelenkflächen. In Außenrotationsstellung dagegen verlaufen sie parallel zueinander.

In transversaler Ansicht verlaufen die Kreuzbänder parallel zueinander.

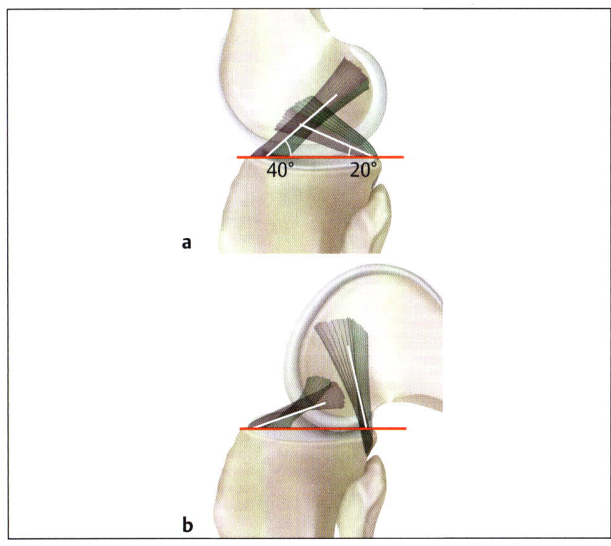

Abb. 3.51 Ausrichtung der Kreuzbänder in sagittaler Ansicht
a in Extension,
b in Flexion.

Blutversorgung der Kreuzbänder

Über Endäste der A.media genus werden die proximalen Teile der Kreuzbänder versorgt, über die Aa. inferiores medialis et lateralis genus die distalen Anteile. Der zentrale Kreuzbandbereich ist gefäßfrei.

Rezeptoren in den Kreuzbändern

Die ***Mechanorezeptoren***, Ruffini- und Vater-Pacini-Körpercherchen, die im vorderen und hinteren Kreuzband zu finden sind, sichern als neurophysiologischer Feedback-Mechanismus den physiologischen Bewegungsablauf des Kniegelenks

Nozizeptoren in den Kreuzbändern reagieren vor allem auf thermische und chemische Reize und melden Schmerzen weiter.

3.3.4 Corpus adiposum und Plicae synovialis

Corpus adiposum infrapatellare

▶ **Abb. 3.52**

Der Raum zwischen Area intercondylaris anterior und der Innenseite des Lig. patellae wird von einem großen Fettkörper eingenommen. Dieses Corpus adiposum, auch ***Hoffa-Fettkörper*** genannt, hat die Gestalt einer vierseitigen Pyramide mit der Basis an der Innenseite des Lig. patellae. An der in das Gelenk ragenden Seite weist das Corpus adiposum einen synovialen Überzug auf.

Der Fettkörper besteht aus Fettballen mit lockeren Bindegewebszügen. Er ist gut durchblutet, und seine Gefäße sorgen gemeinsam mit denen des Retinaculums für die Durchblutung des Lig. patellae und des vorderen Kreuzbands. Er besitzt Propriozeptoren und ist damit in die Funktion der Steuerung des Kniegelenks integriert. Außerdem dient er dem Druckausgleich im Kniebinnenraum.

KLINISCHER BEZUG

Hoffa-Erkrankung

Eine Vergrößerung des Fettkörpers kommt als Begleiterscheinung bei verschiedenen Kniegelenkerkrankungen, z. B. Meniskusverletzung oder Entzündung im Gelenk vor. In der Regel bildet sich die Schwellung zurück, wenn die Grunderkrankung ausgeheilt ist. Bei Immobilisierung des Kniegelenks ist mit einer Proliferation des Fettkörpers zu rechnen. Dieser büßt seine Verschiebe- und Verformbarkeit ein, da er fibrosieren und vernarben kann. Da sich eine totale Entfernung wegen der wichtigen Funktionen des Fettkörpers sehr ungünstig auf das Gelenk auswirkt, wird eine partielle Resektion einer totalen Entfernung vorgezogen.

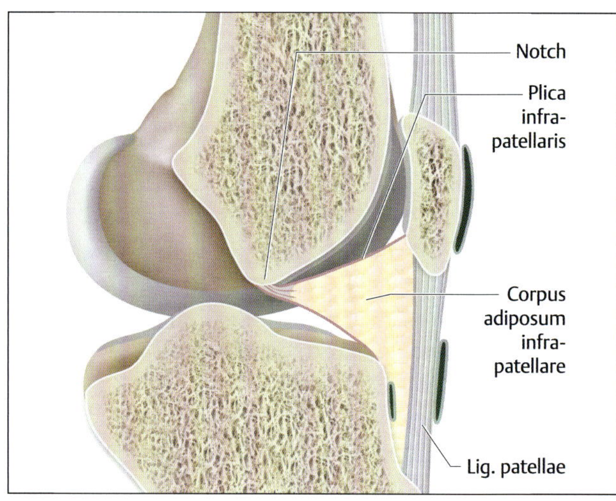

Abb. 3.52 Corpus adiposum infrapatellare.

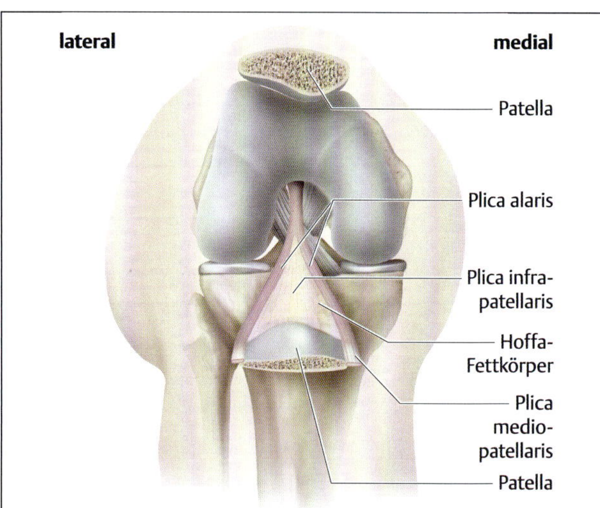

Abb. 3.53 Plicae synoviales.

Plicae synoviales

▶ **Abb. 3.53**

Die Plicae sind Rudimente der fetalen Teilungssepten des Kniegelenks und bestehen aus synovialem Gewebe, das den Fettkörper umgibt.

Plica mediopatellaris: ist eine an der Medialseite der Patella senkrecht verlaufende Synovialfalte, die eine meniskoide Funktion für das Femoropatellargelenk hat und in den Synovialüberzug des infrapatellaren Fettkörpers übergeht.

Plica infrapatellaris: Vom Apex patellae zieht, die Oberfläche des Fettkörpers verstärkend, ein fibröser Strang in die Tiefe der Fossa intercondylaris und ist dort fixiert. Er kann ventral mit der Synovialmembran der Kreuzbänder verwachsen sein.

Plicae alares: haben ihren Ursprung an den Seitenflächen der Patella und grenzen den Fettkörper seitlich ab.

Plica suprapatellaris: eine Synovialfalte, die am oberen Patellarand einen sichelförmigen Verlauf von medial nach lateral zeigt. Sie ist inkonstant und kann als Septum den Recessus suprapatellaris vom übrigen Gelenkraum abtrennen, in diesem Fall endet die Gelenkkapsel etwa 2 cm proximal der Patellabasis.

KLINISCHER BEZUG

Plikasyndrom
Eine Hyperthrophie der Synovialfalten wird als Plikasyndrom oder Medial-Shelf-Syndrom bezeichnet. Es tritt gehäuft bei Leistungsschwimmern auf, denn sie beanspruchen durch ihren Beinschlag vor allem den medialen Kniekomplex, und das führt zu einer Verdickung und Vernarbung der Strukturen. Es kann sich z. B. die Plica mediopatellaris bei Knieflexion wie eine Bogensehne spannen und unter der medialen Facette der Patella eingeklemmt werden. Die Folgen sind Druckschäden am Knorpel. Die Patienten klagen über ein schmerzhaftes Schnappen bei den Bewegungen. Die Therapie ist das arthroskopische Durchtrennen der Plica oder Resektion.

3.4 Ventraler Funktionskomplex des Kniegelenks

▸ **Abb. 3.54**

Viele Strukturen gehen eine Verbindung mit der Patella ein und bestimmen damit ihre Position. Nur wenn alle im Gleichgewicht sind und die Patella zentriert in der Gleitrinne sitzt, kann sie sich optimal verschieben.

- Von kranial zieht der M. rectus femoris an die Patellabasis und mit einigen Fasern über die Patella. Sie finden ihre Fortsetzung im Lig. patellae, dessen Hauptteil eine Verbindung von der Tuberositas tibiae zur Patellaspitze herstellt.
- Kranial-medial und kranial-lateral ziehen die Mm. vasti an die Patella.
- Vom lateralen und medialen Rand ziehen die Retinacula transversaria zu den Epikondylen und zur Tibia. Lateral finden sich dazu Fasern des Tractus iliotibialis.
- Als tiefste Schicht stellen unter dem transversalem Retinaculum die Ligg. patellomeniscalia eine Verbindung von den Patellarändern zu den Menisci her.

3.4.1 Retinaculum patellae

Es werden eine oberflächliche, longitudinal verlaufende und eine tiefer liegende, transversale Faserschicht unterschieden.

Retinaculum longitudinale mediale et laterale

▸ **Abb. 3.55**

Die longitudinalen Retinacula sind sehr dünne Faserplatten medial und lateral der Patella.

Das mediale Retinakulum wird hauptsächlich aus Fasern der Aponeurose des M. vastus medialis gebildet. Die Fasern setzen am medialen Tibiakondylus an, unmittelbar distal der Kapselinsertion.

Das laterale longitudinale Retinakulum entsteht aus Fasern des M. vastus lateralis und des Tractus iliotibialis. Die Insertion liegt am ventralen lateralen Tibiakondylus, zwischen Tuberculum Gerdy und Tuberositas tibiae.

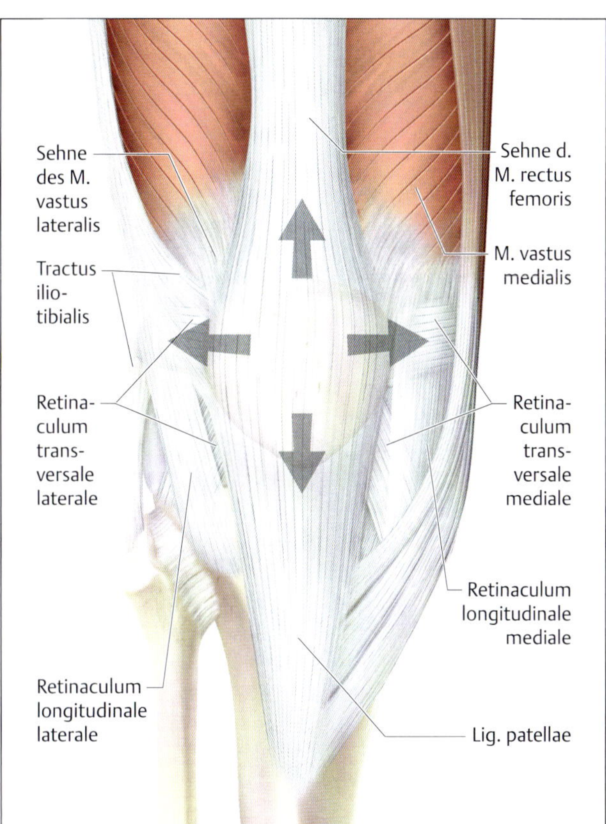

Abb. 3.54 Ventraler Funktionskomplex: Zügelung der Patella.

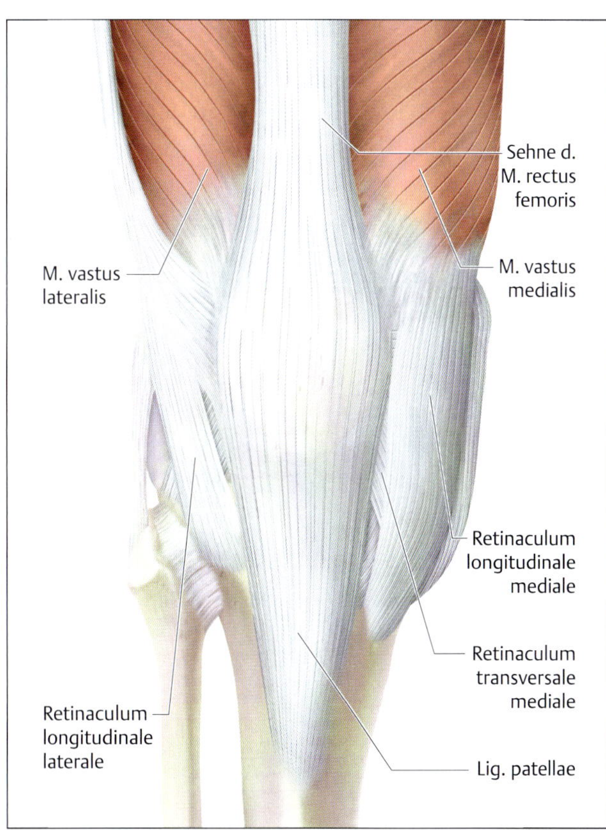

Abb. 3.55 Retinaculum longitudinale mediale et laterale.

Funktionen: Die longitudinalen Retinakula verstärken die ventrale Kapsel zwischen Lig. patellae und Kollateralband und liegen vor der Flexions-Extensions-Achse, weshalb sie die ventrale Stabilisation unterstützen. Allerdings sind sie ohne die Dynamisierung über die Vasti wirkungslos.

Retinaculum transversale mediale et laterale

▶ Abb. 3.56

Das transversale mediale Retinakulum besteht aus eigenständigen Fasern, die in zwei Anteile unterteilt werden. Das ***Lig. patellofemorale mediale*** zieht vom proximalen medialen Patellarand zum Epicondylus medialis. Das ***Lig. patellotibiale mediale*** zieht vom distalen medialen Patellarand zur Ventralfläche des medialen Tibiakondylus und gibt Fasern zum medialen Meniskusvorderhorn ab.

Auch die transversalen Fasern des lateralen Retinakulums sind eigenständig und bestehen aus zwei Anteilen. Das ***Lig. patellofemorale laterale*** zieht vom proximalen lateralen Patellarand zum Epikondylus und das ***Lig. patellotibiale laterale*** vom proximalen lateralen Patellarand nach distal-lateral zum ventralen Tibiakondylus. Es setzt unmittelbar unter und neben den longitudinalen Fasern an.

Funktionen: Die transversalen Retinakula sind mit der Gelenkkapsel verwachsen und helfen bei der Zügelung der Patella in der Transversalen.

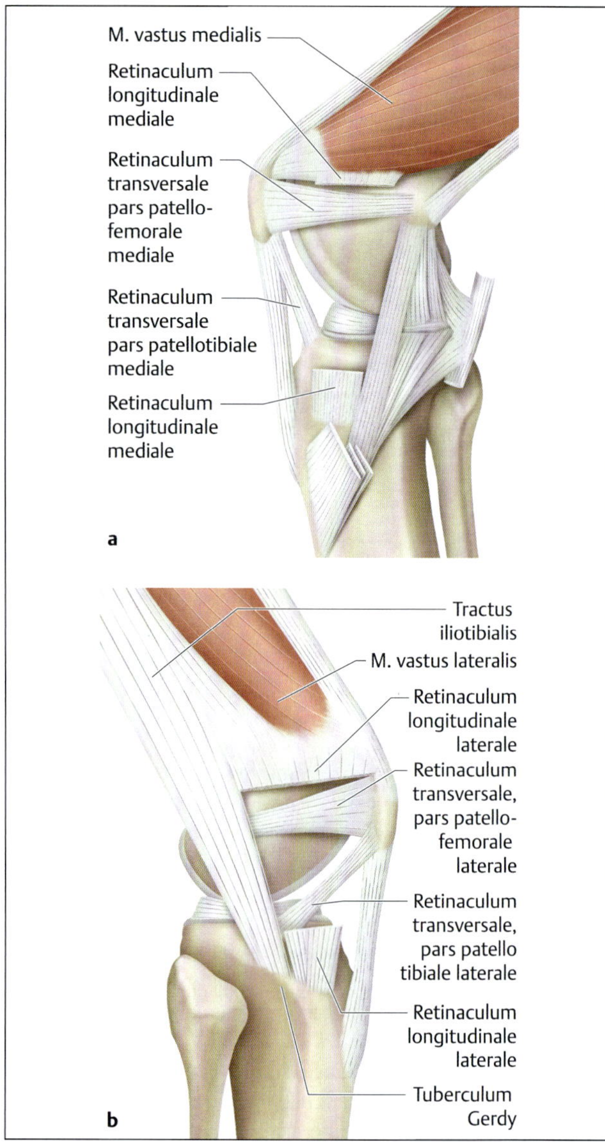

Abb. 3.56 Retinaculum transversale mediale et laterale.
a Retinaculum transversale mediale,
b Retinaculum transversale laterale.

3.4.2 Lig. patellae

▶ Abb. 3.57

Das Band zieht von der Patellaspitze zur ***Tuberositas tibiae***, ein deutlicher Knochenvorsprung, der sich etwa 3–4 Querfingerbreit distal der Apex patellae befindet. Das Band ist ca. 5 mm dick, die Breite beträgt proximal 3 cm und distal 2 cm. Es zieht schräg von proximal-medial nach distal-lateral. Die lateralen Faseranteile setzen etwa 2 cm tiefer an als die medialen.

Zwischen Lig. patellae und Tibia liegt unmittelbar distal des Hoffa-Fettkörpers ein Schleimbeutel Bursa, ***Bursa infrapatellaris profunda***. Ein weiterer, die ***Bursa infrapatellare superficialis***, liegt ventral auf dem Band.

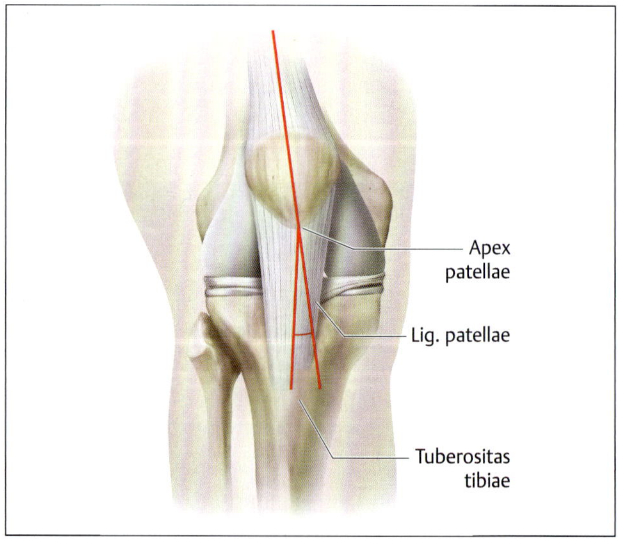

Abb. 3.57 Lig. patellae.

Funktioneller Hinweis

Ungleichgewicht der stabilisierenden Strukturen ▶ Abb. 3.58

Bedingt durch den schrägen Verlauf des Lig. patellae und die Stärke der lateralen stabilisierenden Strukturen des Patellofemoralgelenks hat die Patella die Neigung sich nach lateral zu verlagern. Dagegen wirken die prominentere laterale Wange des Patellagleitlagers und die Zugrichtung der distalen Fasern des M. vastus medialis.

Wenn ein Ungleichgewicht von auf das Knie einwirkenden Kräften vorhanden ist, z. B. ein erhöhter Tonus von Tractus iliotibialis und M. vastus lateralis, sowie eine Abschwächung des M. vastus medialis besteht, wird die Patella nach lateral verschoben als ***lateraler Patella-Shift*** oder gekippt als ***Patella-Tilt*** [78].

Eine vergrößerte Valgusstellung oder eine vermehrte Innenrotationsstellung des Hüftgelenks können den gleichen Effekt auf die Patella haben.

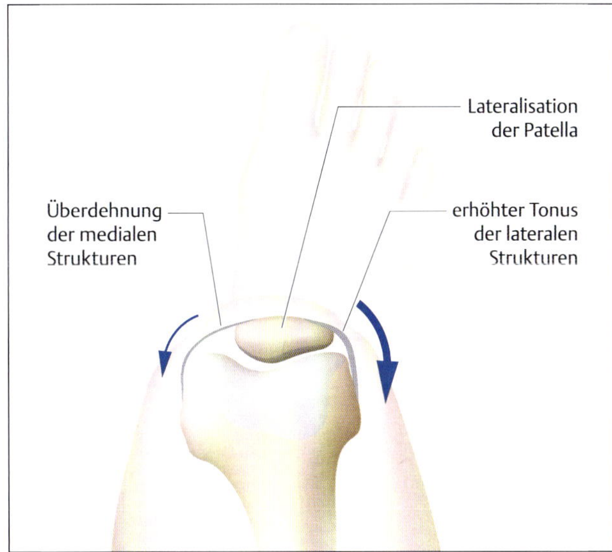

Abb. 3.58 Ungleichgewicht der stabilisierenden Strukturen in der Transversalen.

Klinischer Bezug

Laterales Hyperkompressionssyndrom

Durch den lateralen Patella-Shift wird die Patella gegen die laterale Kondylenwange gepresst, und es kommt auf Dauer zu Knorpelschädigungen. Wenn diese Dysbalance nicht physiotherapeutisch beseitigt werden kann, sollte der laterale Bereich operativ entlastet werden, z. B. durch eine Spaltung des Retinaculums (Lateral Release).

Praxistipp

Passiver Patellatilt-Test ▶ Abb. 3.59

Zum Test der vermehrten Spannung auf der lateralen Seite wird ein Kipptest der Patella durchgeführt. Dazu wird die Patella seitlich mit spitzen Fingern medial und Daumen am lateralen Patellarand gefasst. Die Finger üben Druck in das Patellofemoralgelenk und der Daumen Zug am lateralen Patellarand aus, sodass die Patella kippt. Dabei sollte sich der laterale Rand gegenüber der Ausgangsstellung deutlich abheben und der mediale Rand absenken. In Gradzahl sind das etwa 10–15° [65].

Therapie bei lateralem Hyperkompressionssyndrom ▶ Abb. 3.60

Die lateralen straffen Haltestrukturen der Patella müssen durch Dehn-, Faszien- und Mobilisationstechniken detonisiert werden. Das Quadrizepstraining, vor allem des Vastus medialis, sollte unter Kontrolle der optimalen Unterschenkel- und Beckenstellung durchgeführt werden. Auch ein statisches und dynamisches Beinachsentraining sind wichtig.

Um die Stellung der Patella zu optimieren und damit den retropatellaren Druck zu reduzieren, wird ein unelastisches Korrekturtape angelegt. In leichter Flexionsstellung wird das Tape lateral der Patella aufgeklebt und dort mit dem Daumen fixiert. Gleichzeitig schiebt dieser Daumen die Patella nach medial und das Tape wird über die Patella nach lateral gezogen und so fixiert, wobei sich die Haut medial der Patella in Falten legt. Das Tape sollte nicht länger als 12–24 Stunden getragen werden [173].

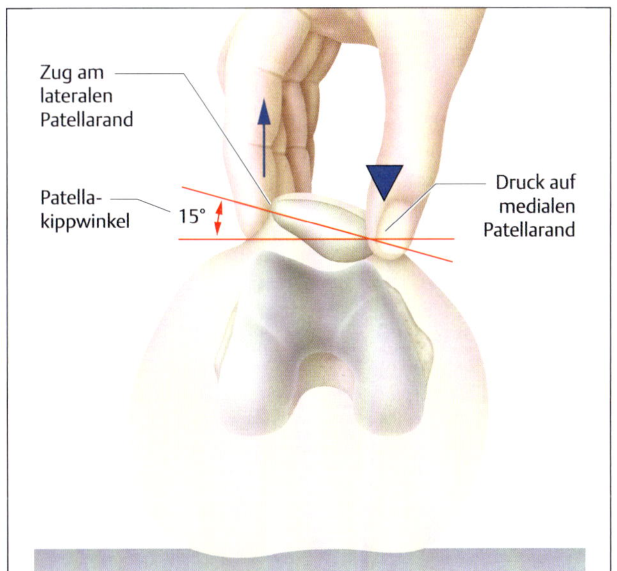

Abb. 3.59 Passiver Patellakipptest.

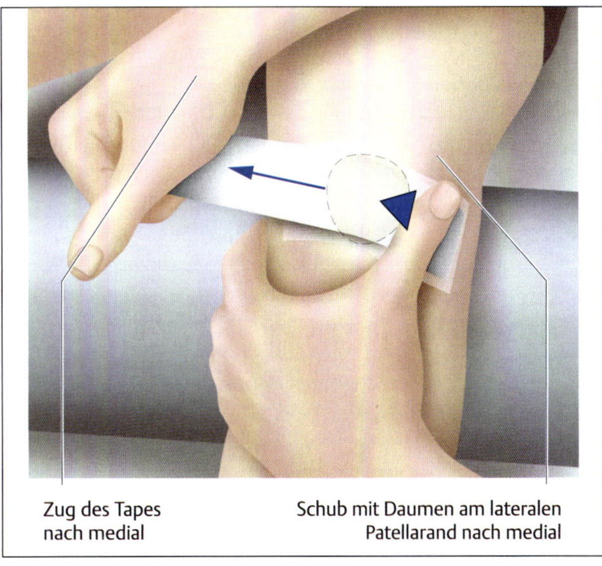

Abb. 3.60 Taping bei Lateralisation der Patella.

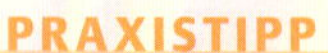

KLINISCHER BEZUG

Patellaspitzensyndrom (PSS) ▸ **Abb. 3.61**
Das PSS, auch als ***Jumper's Knee*** bekannt, ist eine lokale Überlastung des Lig. patellae an ihrem Ursprung am Apex patellae. Beispielsweise entstehen bei Sprungbelastungen kurzzeitige Kraftspitzen, ebenso durch raschen Richtungswechsel und abruptes Abbremsen bei sportlichen Aktivitäten. Dadurch wird das Band extrem belastet und es kommt zu Mikroverletzungen. Die Summation von Mikrotraumen über Wochen ohne Erholungszeiten führt zur Degeneration der Sehne mit Zerreißen von Kollagenfasern und Ausfransen der Unterseite des Bandes. Auf Dauer entsteht eine mukoide Degeneration.

Beim Patellaspitzensyndrom treten Schmerzen am Apex patellae auf, sobald diese mit stärkerem Druck belastet wird, z. B. bei Treppabsteigen oder Kniebeugen. Die Palpation bestätigt diese Schmerzhaftigkeit, außerdem kann das Band verdickt sein.

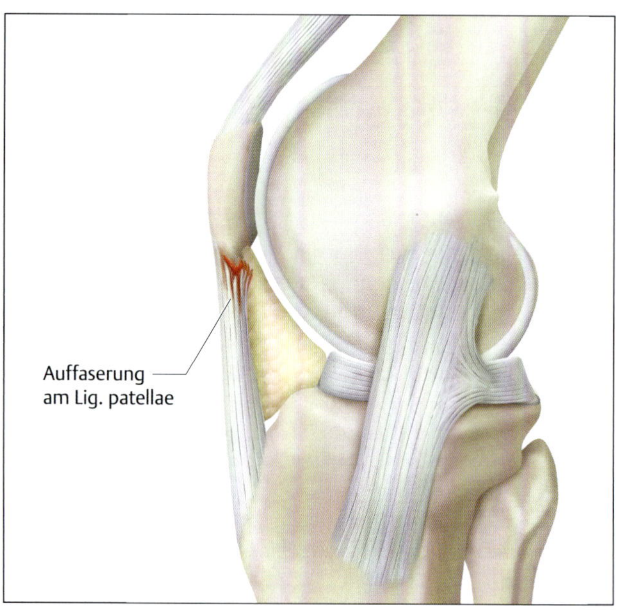

Abb. 3.61 Patellaspitzensyndrom.

PRAXISTIPP

Therapie bei Patellaspitzensyndrom
Damit sich das Gewebe regenerieren kann, sollte das Training reduziert werden, u. U. ist eine zeitweise Ruhigstellung und Entlastung des Kniegelenks nötig. Um eine weitere Überlastung des Lig. patellae zu vermeiden, sollte durch eine Analyse der Trainingsgewohnheiten, von Bewegungsabläufen wie Sprung- und Landetechniken, Kontrolle der Schuhe, aber auch Fehlstellungen von Becken- und Fußgelenken die Ursache abgeklärt werden.

Taping (▸ **Abb. 3.62**): Um die Zugbelastung auf das Lig. patellae und die Sehne des M. quadriceps zu verringern, wird ein Tape direkt quer über die Pastellaspitze und Lig. patellae angelegt. In 80° Flexion wird ein elastisches Y-Tape mit der Basis distal auf die Tuberositas tibiae gesetzt. Die beiden schmalen Streifen werden C-förmig medial und lateral der Patella unter maximalem Zug nach proximal aufgeklebt, das zweite Tape quer über das Lig. patellae in Apexhöhe. Dieses Tape kann bis zu einer Woche getragen werden.

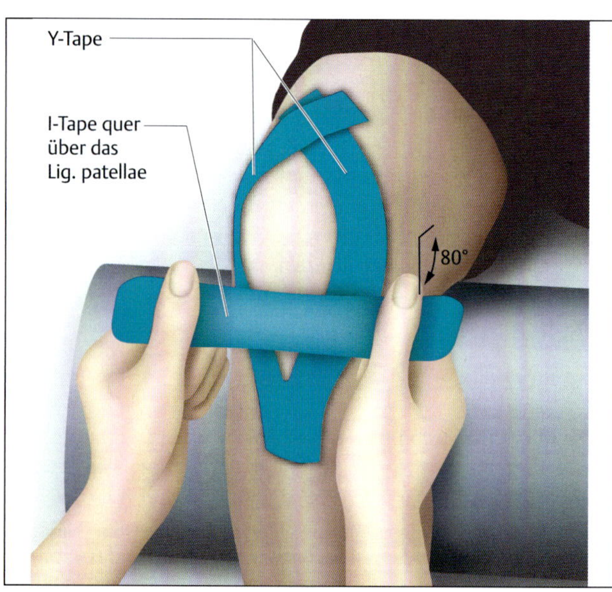

Abb. 3.62 Taping bei Patellaspitzensyndrom.

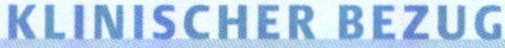

KLINISCHER BEZUG

Morbus Osgood-Schlatter ▸ **Abb. 3.63**
Morbus Osgood Schlatter ist eine aseptische Knochennekrose am Ansatzbereich des Lig. patellae, die bei Jugendlichen im Alter zwischen 8 und 15 Jahren auftreten kann. Es wird angenommen, dass durch Mikroverletzungen, basierend auf wiederholter Überbeanspruchung der Sehne, die noch nicht voll ausgereifte Tuberositas tibiae überlastet und die Ossifikation gestört wird. Im Verlauf der Erkrankung können sich kleine Knochenstücke aus der Tuberositas tibiae herauslösen und mit der Zeit absterben, da diese nicht mehr ernährt werden.

Die Zone zwischen der abgelösten Tuberositas tibiae und dem Schienbein kann sich bindegewebig umformen und/oder verknöchern, wodurch eine Vergrößerung der Tuberositas entsteht.

Die Jugendlichen klagen über belastungsabhängige Schmerzen im ventralen Tibiabereich, vor allem nach Treppensteigen und Belastungen für das Kniegelenk. Die Tuberositas tibiae ist druckdolent und stark vorspringend.

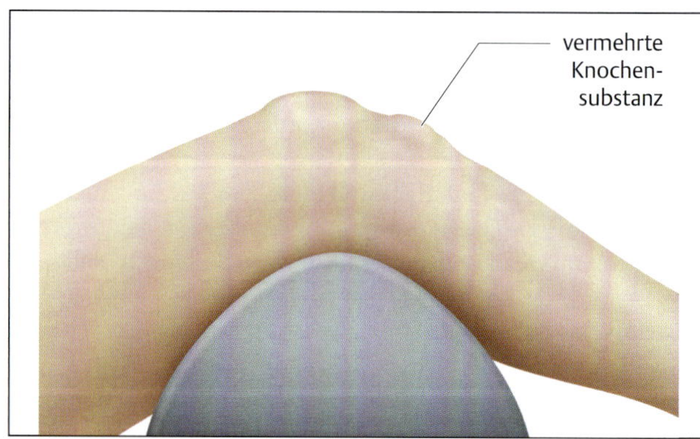

Abb. 3.63 M. Osgood-Schlatter.

Die Behandlung des Morbus Osgood Schlatter ist in der Regel konservativ, im akuten Stadium muss das Gelenk geschont und der Sport reduziert werden.

3.4.3 M. quadriceps femoris

▸ Abb. 3.64

Auf der Ventralseite bedeckt der M.quadriceps mit seinen fünf Anteilen den gesamten Oberschenkel. Die verschiedenen Anteile dieses Muskels stellen eine Besonderheit dar, denn sie weisen unterschiedliche Fasern, Faserverläufe, Insertionswinkel und Querschnitte auf.

M. rectus femoris

Ursprung: mit runder Sehne von der Spina iliaca anterior inferior. Mit breiter und flacher Sehne vom proximalen Acetabulumrand und Gelenkkapsel des Hüftgelenks zwischen Ligg. pubo- und iliofemorale.

Ansatz: Patellabasis und über das Lig. patellae an der Tuberositas tibiae.

Innervation: N. femoralis (L2–4).

Verlauf und Besonderheiten:

- Durch seinen Ursprungsbereich stellt der M.rectus femoris eine Verbindung zwischen Becken und Kniegelenk her.
- Er liegt auf dem M.vastus intermedius, seitlich wird er von den anderen Vasti eingerahmt.
- Sein Mukel-Sehnen-Übergang befindet sich etwa 10 cm proximal der Patellabasis. Seine Endsehne ist sehr flach und die längste dieses Komplexes.
- Der größte Sehnenanteil inseriert an der Patellabasis, einige oberflächliche Fasern ziehen über die Patella und finden ihre Fortsetzung bis zur Tuberositas tibiae.
- Das ventrale Blatt des Recessus ist mit der Rektussehne verwachsen und verschiebt sich bei Dehnung oder Kontraktion des Muskels.
- Er ist ein Muskel mit Ausdauerleistung zur Sicherung der Tragsäule Bein und einer Dominanz an ST-Fasern. Er neigt zur „Verkürzung“.
- Er hat einen großen physiologischen Querschnitt.

Triggerpunkt (▸ Abb. 3.65): ***TP1*** etwa 2 Querfinger von der Spina iliaca anterior superior entfernt nach distal, mit Schmerzausstrahlungen in die Umgebung der Patella und tief in das Kniegelenk hinein.

Funktionen:

Am Kniegelenk:

- Extension. Da er ein zweigelenkiger Muskel ist, hat er bei Hüftflexion eine geringere Extensionskraft als bei gestrecktem Hüftgelenk, denn seine Verkürzungsfähigkeit ist durch die Annäherung von Ursprung und Ansatz schnell erreicht.
- Er kontrolliert, zusammen mit den Vasti, durch exzentrische Kontraktion die Knieflexion in der frühen Standbeinphase, bei Treppabgehen und beim Treppaufgehen, wenn das andere Bein angehoben wird.
- Er presst die Patella in ihr Gleitlager und bewirkt eine Zugverspannung der Patella. Dieser Anpressdruck ist in Flexionsstellung besonders hoch.
- Er hat eine Pumpwirkung auf den Recessus suprapatellaris bei jeder Kontraktion.

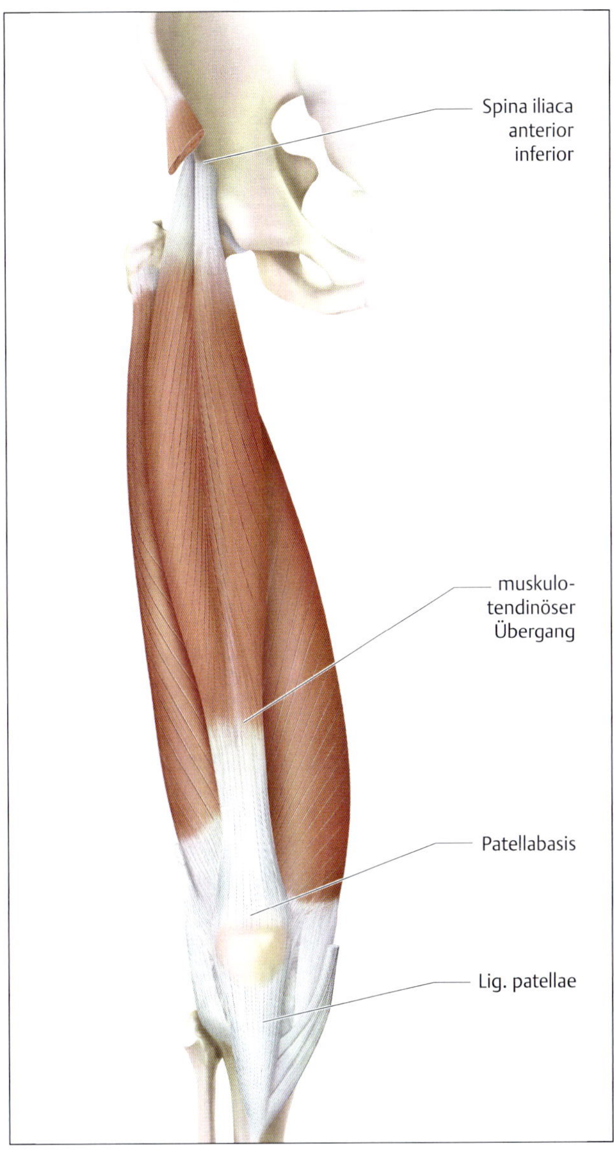

Abb. 3.64 M. rectus femoris.

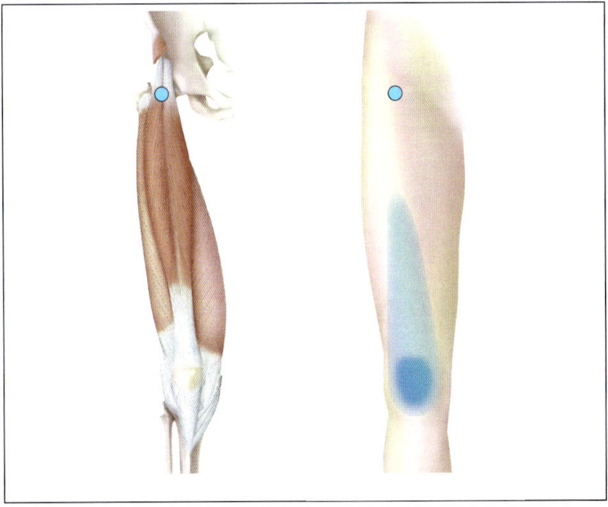

Abb. 3.65 Triggerpunkt und Schmerzausstrahlungen im M. rectus femoris.

M. vastus lateralis

▸ Abb. 3.66

Ursprung:

- distale laterale Fläche des Trochanter major
- Linea intertrochanterica
- Labium laterale der Linea aspera
- Septum intermusculare femoris laterale

Ansatz:

- proximaler lateraler Patellarand
- über das Retinaculum longitudinale laterale am Condylus lateralis tibiae

Innervation: N. femoralis (L 2–4).

Verlauf und Besonderheiten:

- Er ist der größte der Quadrizepsanteile.
- An seinem Ursprungsbereich am Labium laterale der Linea aspera verbindet er sich mit Fasern des M. glutaeus maximus und bildet mit diesem die sog. Vastoglutealschlinge.
- Einige Fasern verbinden sich mit dem Tractus iliotibialis, der ihn seitlich überdeckt.
- Seine Endsehne beginnt ca. vier Querfinger kranial-lateral der Patellabasis.
- Die meisten Fasern enden am kranial-lateralen Patellarand, andere Faseranteile ziehen in das Retinaculum longitudinale laterale.
- Dieser Muskel besteht überwiegend aus tonischen Anteilen, kann also über einen längeren Zeitraum anspannen und neigt zur sog. Verkürzung bzw. passiven Insuffizienz.

Triggerpunkte (▸ **Abb. 3.67**): Der M.vastus lateralis hat viele Triggerpunkte mit ausstrahlenden Schmerzen hauptsächlich auf der dorsolateralen Oberschenkelseite.

TP1 im proximalen Muskel, direkt distal lateral des Trochanter major und mit Schmerzausstrahlungen in seine unmittelbare Umgebung an der lateralen Hüfte.

TP2 im mittleren dorsalen Muskelbauch mit einer schmalen Schmerzausstrahlung am dorsolateralen Oberschenkel bis zur lateralen Kniekehle.

TP3, 4 und 5 dicht beieinander in der Mitte des Muskels, die Schmerzausstrahlungen direkt um die TP herum bewirken, und zum lateralen Oberschenkelbereich von der Crista iliaca bis zum Apex patellae.

TP6 und 7 im distalen ventralen Muskeldrittel mit einer halbkreisförmigen Schmerzausstrahlung um die laterale Patella.

TP8 und 9 im distalen dorsalen Muskeldrittel mit Schmerzausstrahlungen zum gesamten dorsolateralen Oberschenkel vom Trochanter bis zum proximalen Unterschenkel.

Funktionen:

- Knieextension
- ventrale Stabilisation des Kniegelenks in der Sagittalebene
- Zugverspannung der Patella nach lateral proximal

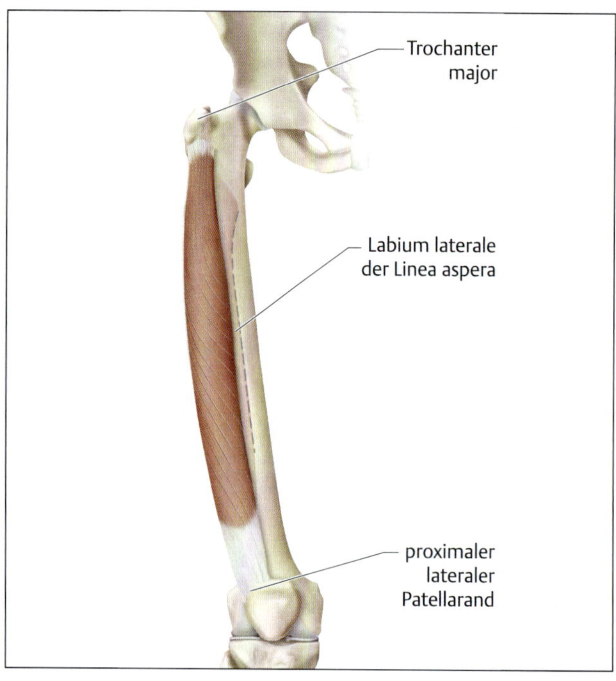

Abb. 3.66 M. vastus lateralis.

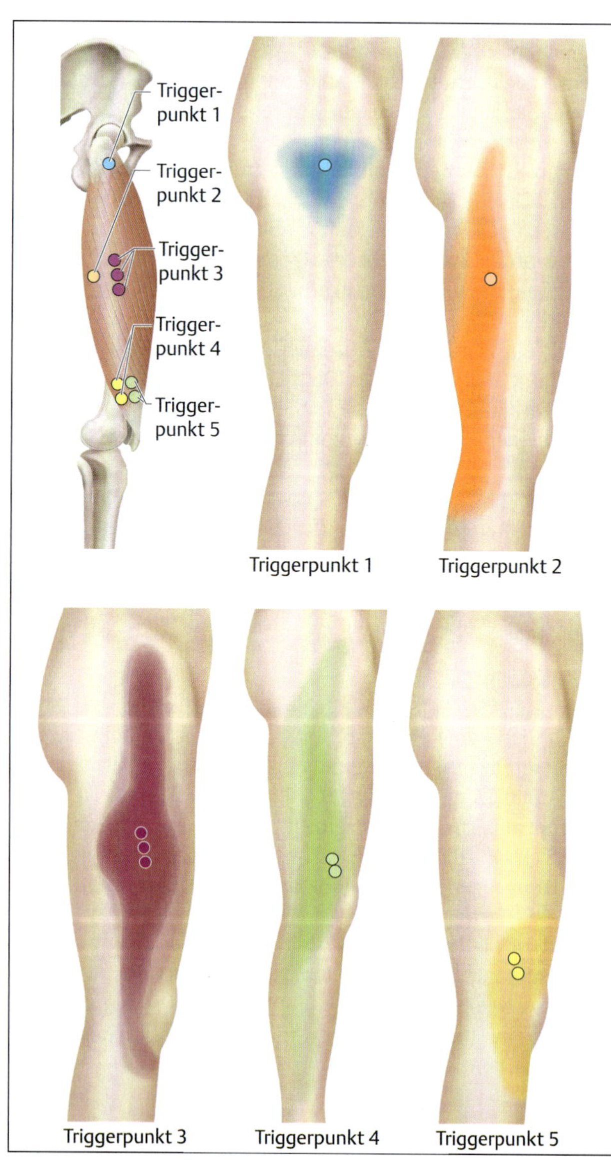

Abb. 3.67 Triggerpunkte und Schmerzausstrahlungen im M. vastus lateralis.

M. vastus medialis

▸ Abb. 3.68

Ursprung: Labium mediale der Linea aspera, distaler Teil der Linea intertrochanterica, Septum intermusculare femoris mediale.

Ansatz: proximaler medialer Rand der Patella, über das Lig. patellae an der Tuberosits tibiae und über das Retinaculum longitudinale patellae mediale am Condylus medialis tibiae.

Innervation: N. femoralis (L2–4)

Verlauf und Besonderheiten: Er ist ein sog. phasischer Muskel mit Schnellkraftfunktion und Überwiegen der Fast-Twitch-Fasern. Er neigt zur Ermüdung und damit Abschwächung, vor allem bei Inaktivität kann er sehr stark atrophiren.

Er wird hauptsächlich von steil nach distal ziehenden Muskelfasern gebildet, die am kranialen medialen Patellarand ansetzen. Einige Fasern ziehen in das Retinaculum patellae, und damit hat er eine Verbindung bis zum medialen Tibiakondylus. Einige dünnere Faseranteile ziehen schräg, teilweise über die Patella in das Lig. patellae.

Die untersten, quer verlaufenden Faserbündel werden als ***M. vastus medialis obliquus*** bezeichnet. Sie haben kaum extensorische Funktion, sondern ziehen die Patella nach medial und zentrieren sie damit im Gleitlager gegen die nach lateral gerichteten Kräfte. Jede Atrophie des M. vastus medialis vermindert die Patellazügelung mit der Folge eines Übergewichts des M.vastus lateralis und verstärkter Lateralisation der Patella.

Außerdem gibt der M.vastus medialis einige Fasern an die Gelenkkapsel ab.

Triggerpunkte (▸ **Abb. 3.69**):

TP1 etwa in der Mitte des Muskelbauchs mit Schmerzausstrahlungen zum anteromedialem Kniegelenk und zwei Dritteln des Oberschenkels.

TP2 im distalen Musklbauch, etwa 3 Querfinger proximal der Patellabasis. Schmerzübertragung über der Patella und ein kleiner Bereich im distalen medialen Oberchenkelbereich.

Funktionen:

- Knieextension, während der gesamten Extensionsbewegung aktiv, vor allem wirkungsvoll am Ende der Extension [296]
- ventrale Stabilisation des Kniegelenks in der Sagittalebene
- Medialisierung der Patella, damit an deren Zugverspannung beteiligt
- Die Pars obliqua spielt eine wichtige Rolle bei der Steuerung der Patellabewegungen in allen Phasen der Kniebewegung [86].

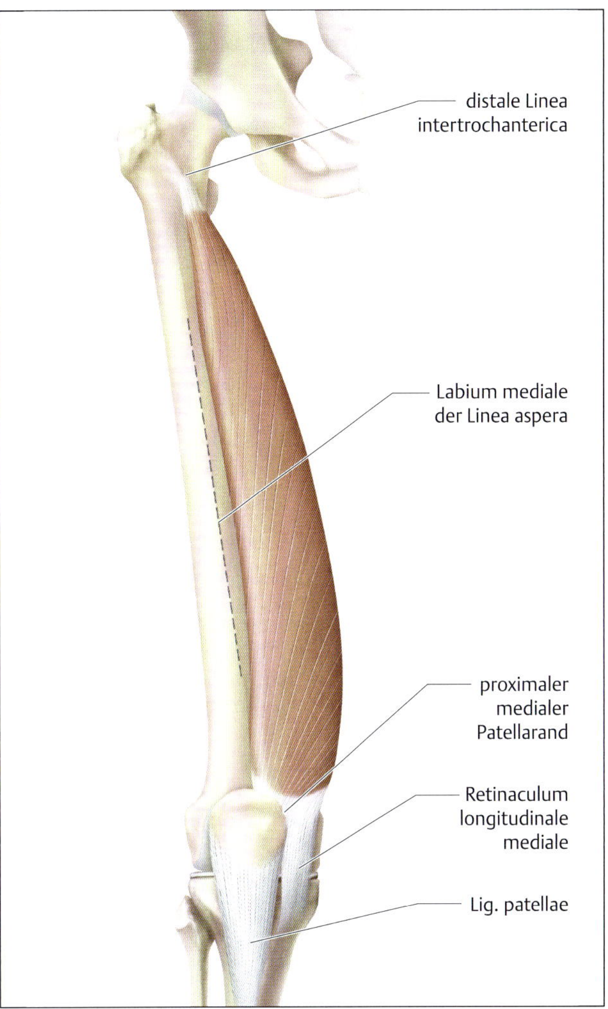

Abb. 3.68 M. vastus medialis.

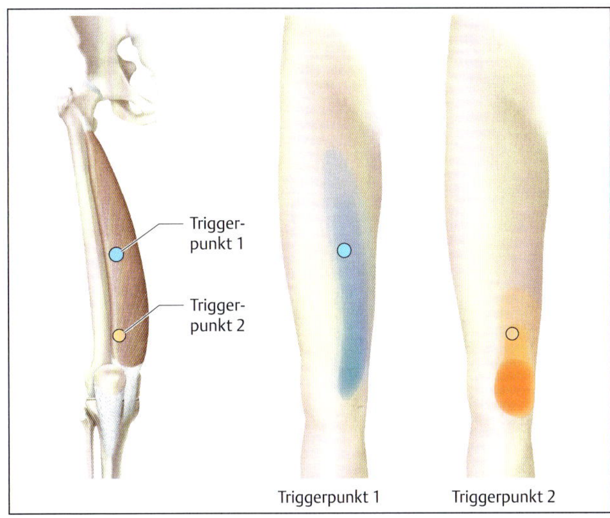

Abb. 3.69 Triggerpunkte und Schmerzausstrahlungen im M. vastus medialis.

M. vastus intermedius

▶ Abb. 3.70

Ursprung: proximale, ventrale u. laterale Femurfläche bis zur Linea intertrochanterica.

Ansatz: zieht von dorsal in die Sehne des M. rectus femoris und zieht mit ihm zusammen an die Patellabais und über das Lig. patellae an die Tuberositas tibiae. Zieht mit einigen Fasern an den Recessus suprapatellaris.

Innervation: N. femoralis (L2–4).

Verlauf und Besonderheiten: Dieser Teil bildet die tiefste Schicht des Qadrizepskomplexes. Tiefe Faseranteile sind mit dem Recessus suprapatellaris verbunden, die anderen Anteile ziehen zusammen mit der Rektussehne an die Patellabasis.

Triggerpunkte (▶ **Abb. 3.71**): Der M. vastus intermedius bildet zahlreiche Triggerpunkte aus, die jedoch nicht direkt palpierbar sind, da der M. rectus femoris darüber liegt.

TP1 ist der häufigste Triggerpunkt und liegt unmittelbar distal seines proximalen Ursprungs mit ausstrahlender Schmerzhaftigkeit zum medialen und lateralen Oberschenkel und im Muskelverlauf, bis etwa eine Handbreit proximal der Patella.

Funktionen:

- Knieextension
- ventrale Stabilisation des Kniegelenks in der Sagittalebene
- longitudinale Zugverspannung der Patella

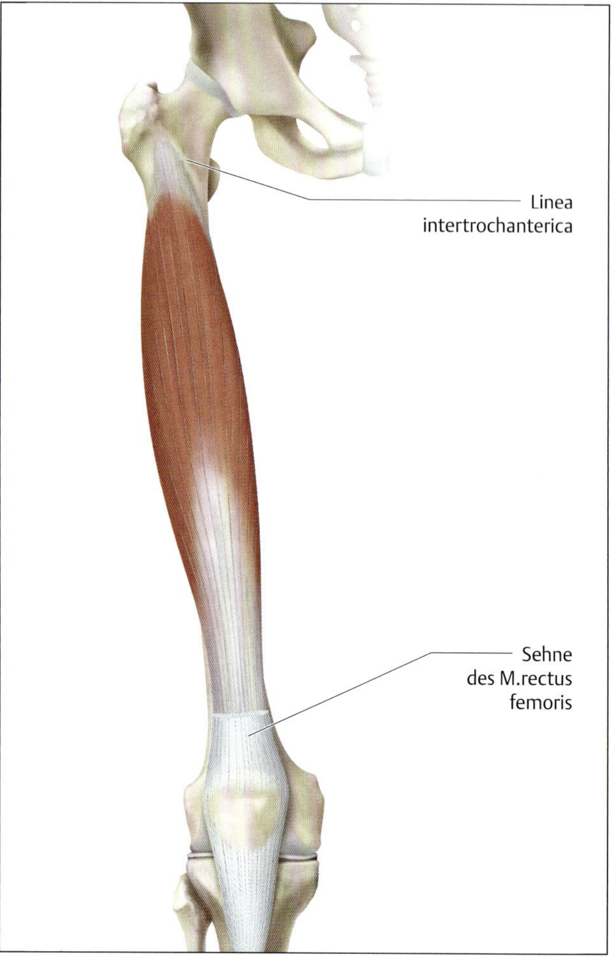

Abb. 3.70 M. vastus intermedius.

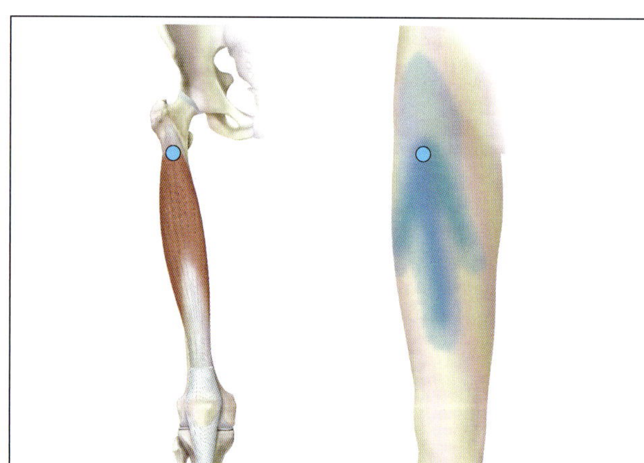

Abb. 3.71 Triggerpunkte und Schmerzausstrahlungen im M. vastus intermedius.

M. articularis genus

▸ **Abb. 3.72**

Ursprung: distaler ventraler Femurschaft.

Ansatz: Recessus suprapatellaris.

Innervation: N. femoralis (L2–4).

Verlauf und Besonderheiten: Dieser Muskelteil ist mit dem tiefen Blatt des Recessus suprapatellaris verwachsen. Seine Fasern bestehen aus Anteilen des M. vastus intermedius, sind aber auch teilweise eigenständige Fasern, die ihren Ursprung am ventralen Femur, einige Zentimeter oberhalb der Kapselumschlagfalte, haben.

Funktionen: zieht den Recessus suprapatellaris in die Länge und verhindert das Einklemmen der Kapsel bei Extension.

FUNKTIONELLER HINWEIS

Verbindungen des M. quadriceps ▸ Abb. 3.73
Die Endsehnen der M. vasti medialis et lateralis bilden mit ihren distalsten Fasern sowie deren Aponeurosen die Retinacula longutudinales patellae medialis et lateralis, die parallel zu den Patellarändern verlaufen und an der Ventralseite der Tibia inserieren. Einige wenige mittlere Fasern von beiden Vasti ziehen über den jeweiligen Patellarand und verbinden sich mit dem Lig. patellae.

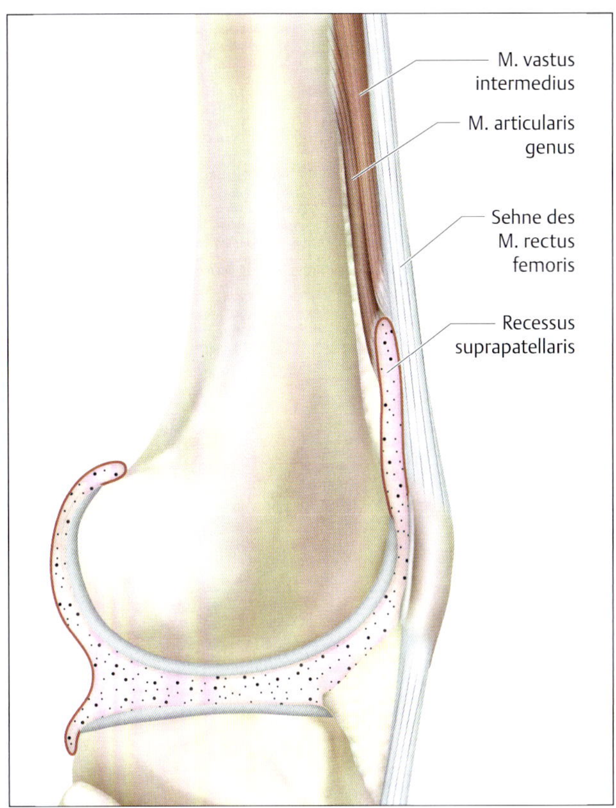

Abb. 3.72 M. articularis genus.

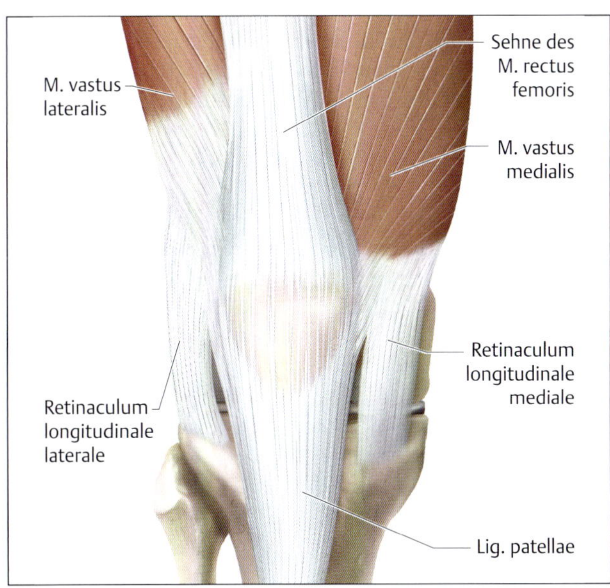

Abb. 3.73 Quadrizepskomplex und seine distalen Verbindungen.

Wirkung der Endsehne des M. quadriceps ▶ Abb. 3.74, ▶ Abb. 3.75
Bei der Quadrizepsendsehne kann bei einer Kräftezerlegung eine ***Spurt-Wirkung***, Bewegung Richtung Extension, von einer ***Shunt-Wirkung*** als gelenkzentrierende Komponente unterschieden werden. Bei zunehmender Flexion im Einbeinstand gleiten die Femurkondylen durch die Hangabtriebskraft nach ventral-kaudal, denn das Tibiaplateau hat sich schräg nach kaudal eingestellt und entspricht damit einer schiefen Ebene. Dieser Schubtendenz wirkt der M. quadriceps entgegen, denn sein Kraftvektor schiebt die Femurkondylen nach dorsal.

Q-Winkel nach Brattström (1964) ▶ Abb. 3.76
In der Neutral-0-Stellung wird der Q-Winkel gemessen. Er wird gebildet von einer Verbindungslinie von der Spina iliaca anterior inferior zur Patellamitte und die weiter nach distal verlängert wird und einer Geraden von der Patellamitte zur Tuberositas tibiae. Es entsteht ein Winkel von etwa 10° bei Männern, bei Frauen 15° ± 5°.

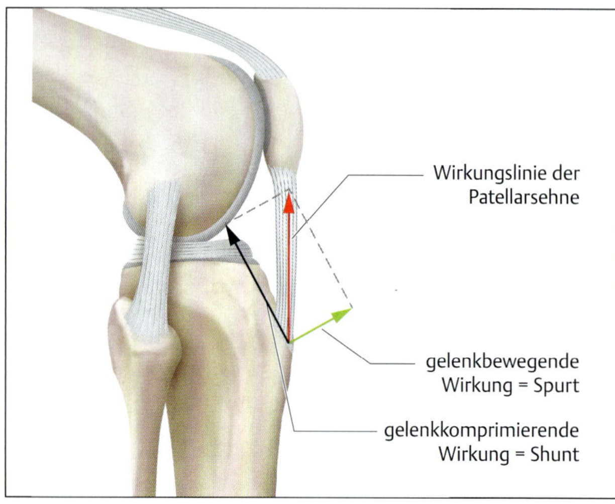

Abb. 3.74 Kräfteparallelogramm der Patellasehne.

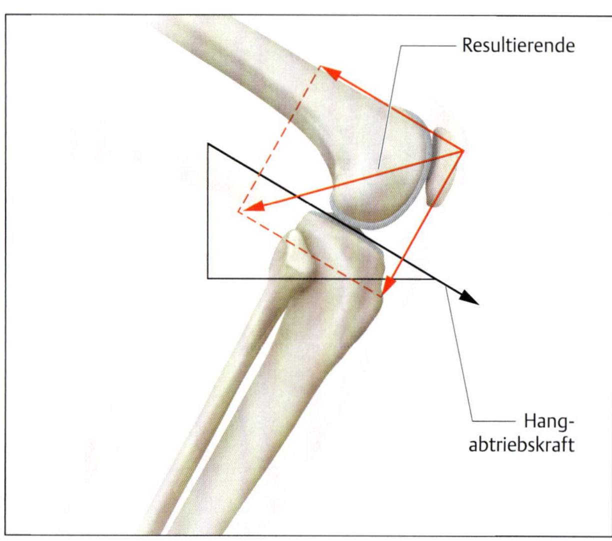

Abb. 3.75 Wirkung der Patellasehne (rote Pfeile) gegen die Hangabtriebskraft (schwarzer Pfeil).

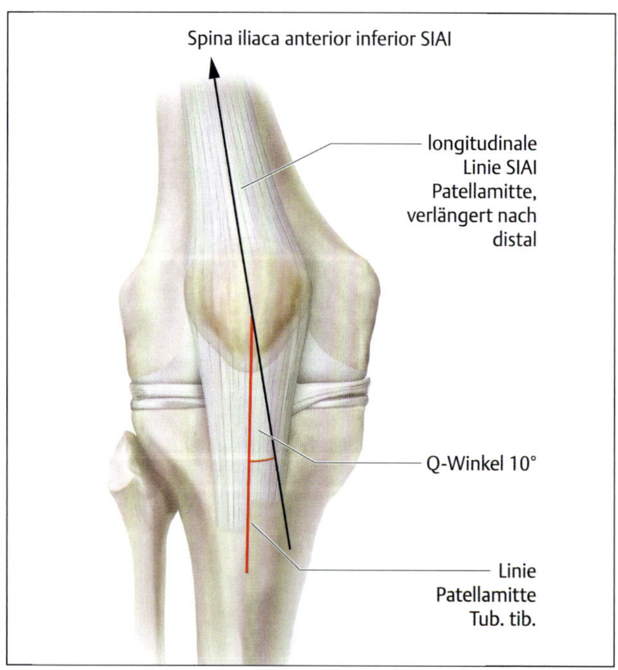

Abb. 3.76 Q-Winkel nach Brattström.

PRAXISTIPP

Atrophie des M. quadriceps
Bei Verletzungen ist über einen längeren Zeitraum eine Atrophie des M. quadriceps sichtbar, auch wenn keine Beschwerden mehr vorhanden sind. Sie ist Zeichen für eine Störung des propriozeptiven Feedbackmechanismus und für die Schonung des Gelenks. Zur Zeit der Störung im Gelenk ist eine Hemmung dieser Muskulatur sinnvoll, nicht aber nach Behebung der Störung. Deshalb ist es sinnvoll möglichst bald, d. h. wenn das Gelenk übungs- bzw. belastungsstabil ist, ein propriozeptives Training zu absolvieren, z. B. Stabilisationsübungen auf einem Balancebrett, Sportkreisel und Posturomed.

Quadrizepstraining
Der M. quadriceps, vor allem die Mm. vasti haben eine Haltefunktion. Daher werden sie im Ausdauerbereich mit 10 × 10 s Kontraktion und 20–30 % der Maximalkraft trainiert [64].

Ein koordinatives Training in der geschlossenen kinematischen Kette (Punctum fixum ist distal) hat großen Einfluss auf die Propriozeptoren und damit auf Stellung, Bewegung und Kraft. Die Informationen durch das Üben in geschlossener Kette sind gangtypisch und damit auch an die Belastungen des täglichen Lebens angepasst. Beispielsweise Kniedips bis 30° Flexion mit unterschiedlicher Oberkörperneigung etc.

3.5 Medialer Funktionskomplex des Kniegelenks

▸ Abb. 3.77

Der mediale Kniebereich wird sowohl von Bändern als auch von Muskeln stabilisiert. Das sind folgende Strukturen: Lig. collaterale mediale, Retinacula patellae mediale und die Pes-anserinus-Gruppe.

3.5.1 Lig. collaterale mediale Art. genus

▸ Abb. 3.78

Das Band hat unterschiedlich lange Fasern, die in verschiedene Richtungen ziehen.

Ein longitudinales Faserbündel kommt vom Epicondylus medialis und zieht schräg nach distal ventral an die Facies medialis der Tibia. Es ist 9–11 cm lang und wird im Ansatzbereich an der Tibia vom Pes anserinus superficialis überdeckt. Ventral verbinden sich die Fasern mit dem longitudinalen Retinakulum.

Unter den langen Fasern verlaufen kurze Anteile des Bandes, die vom Epicondylus zum medialen Meniskus und vom Meniskus zur Tibia ziehen, dementsprechend werden als ***Pars meniscofemorale*** und ***Pars meniscotibiale*** bezeichnet.

Außerdem gehören zum Kollateralband Faserzüge, die vom dorsalen Teil des Epicondylus femoris, dicht beim Tuberculum adductorium, schräg nach distal und dorsal zum Hinterhorn des medialen Meniskus und zur Kapsel ziehen. Von kaudal kommend, stellen schräg von der Tibia nach proximal dorsal ziehende Fasern ebenfalls eine Verbindung zum Meniskus und zur Kapsel her. Diese Anteile sind unter dem Namen ***Lig. collaterale mediale posterius*** bekannt. Sie stellen eine Verbindung zur Sehne des M. semimembranosus her und sind am Lig. popliteum obliquum beteiligt.

Am Ursprungsbereich ziehen Fasern des M. adductor magnus in das Kollateralband.

Funktionen des medialen Kollateralbands:

- Das Band ist ein wichtiger Stabilisator.
- Es wirkt gegen Valgus- und Außenrotationsstress.
- In Extension sind alle Anteile gespannt.
- Bei Flexion entspannen sich die ventralen langen Fasern, während das Lig. collaterale mediale posterius seine Spannung behält, da sich der Meniskus nach dorsal verlagert und durch seine Verbindung zur Sehne des M. semimembranosus, der bei Flexion am Meniskus zieht.
- Die meniskofemoralen und -tibialen Anteile entspannen sich erst bei Flexion, geraten jedoch bei zunehmender Flexion unter Spannung, da sich ihre Insertionen voneinander entfernen und sich der Meniskus nach dorsal verschiebt.
- Das Band wird in Extension durch die Pes-ansernius-Gruppe und dem M.semimembranosus in seiner stabilisierenden Funktion in der Frontalebene unterstützt.

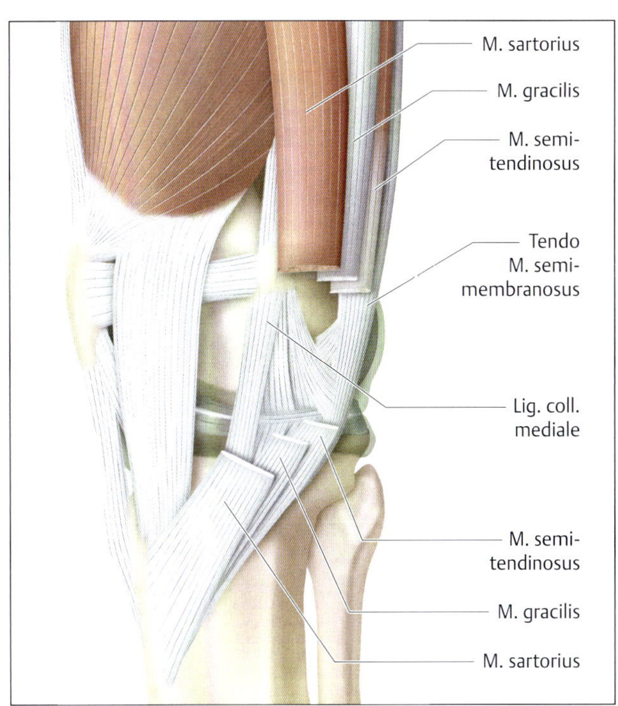

Abb. 3.77 Medialer Funktionskomplex des Kniegelenks.

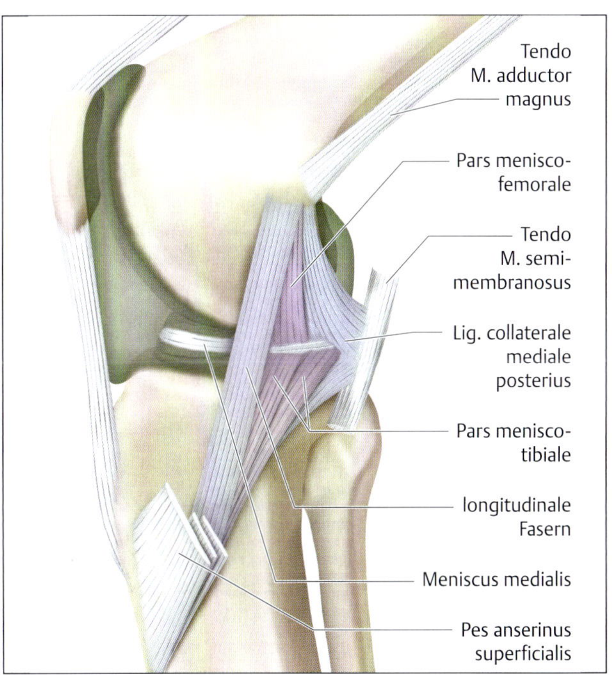

Abb. 3.78 Lig. collaterale mediale.

KLINISCHER BEZUG

Riss des medialen Kollateralbands am Kniegelenk

Ein Riss des medialen Kollateralbands kommt vorwiegend bei Kontaktsportarten vor und dort, wo schnelle Richtungswechsel erfolgen, z. B. Basketball, alpines Skilaufen, Fußball, Tennis. Der typische Verletzungsmechanismen ist die Rotation bei belastetem Kniegelenk, aber auch ein direktes Trauma auf die Außenseite des Knies, wodurch dieses in Valusstellung abknickt, ist möglich.

Innenbandläsionen lassen sich in drei Schweregrade einteilen:

- Grad I: Teilruptur, einige Bandfasern sind erhalten, die Gelenkstabilität ist erhalten
- Grad II: Teilruptur mit Instabilität bei bestimmten Bewegungen unter Belastung
- Grad III: Komplettruptur mit deutlicher Instabilität

Therapie: Läsionen ersten und zweiten Grades sowie isolierte Innenbandrisse werden nicht operativ behandelt. Erst wenn eine deutliche Instabilität bestehen bleibt, ein knöcherner Ausriss oder eine Kombination mit einem vorderen Kreuzbandriss und Innenmeniskverletzung (unhappy triad) vorliegt, ist eine Operation nötig. Dabei wird in einem minimalinvasiven Eingriff das Band wiederhergestellt bzw. refixiert oder mit einem körpereigenen Transplantat ersetzt.

PRAXITIPP:

Stabilitätstest: Valgus-Stress-Test ▸ Abb. 3.79

Zur Diagnostik ist die Beurteilung der Stabilität wichtig. Ist das Innenband gerissen, kann das Gelenk bei einem Stresstest an der Innenseite „aufgeklappt" werden. Dabei hebt eine Hand, die distal medial am Unterschenkel liegt, das gestreckte Bein ab und fixiert den distalen Unterschenkel. Die andere Hand liegt mit dem Handballen über dem lateralen Gelenkspalt und schiebt das Knie nach innen. Bei einem stabilen Knie ist eine mediale Aufklappbarkeit nicht möglich. Gibt das Band nach, ist das Band entweder überdehnt oder sogar gerissen.

Mobilitätstest des medialen Kollateralbands ▸ Abb. 3.79

Um festzustellen, ob das mediale Kollateralband bei Extension genügend nachgibt, wird der Valgus-Stress-Test in leichter Flexion durchgeführt. In 20° Knieflexion und etwas Außenrotation fixiert eine Hand den distalen Unterschenkel von medial, während die andere Hand das Knie nach medial schiebt. In dieser Stellung muss eine elastische Aufklappbarkeit möglich sein. Ist dies nicht der Fall, kann der Grund einer Extensionseinschränkung an der verminderten Dehnfähigkeit des Bandes liegen.

Therapie bei Riss des Kollateralbands

Anwendung des RICE-Protokolls: Schonung, evtl. Immobilisation des Knies mittels Schiene, Eisbeutel, Kompression und Hochlage. Es ist nur Teilbelastung erlaubt, Gehhilfen werden jedoch nur für die ersten Tage benötigt. Nach Abklingen der Symptome Übungsprogramm zum Wiedererlangen der Muskelkraft und -koordination. Dabei sind vor allem die Synergisten zum medialen Kollateralband zu beachten. Je nach Instabilität kann eine Stabilisationshilfe durch Kniebandage oder Orthese erfolgen.

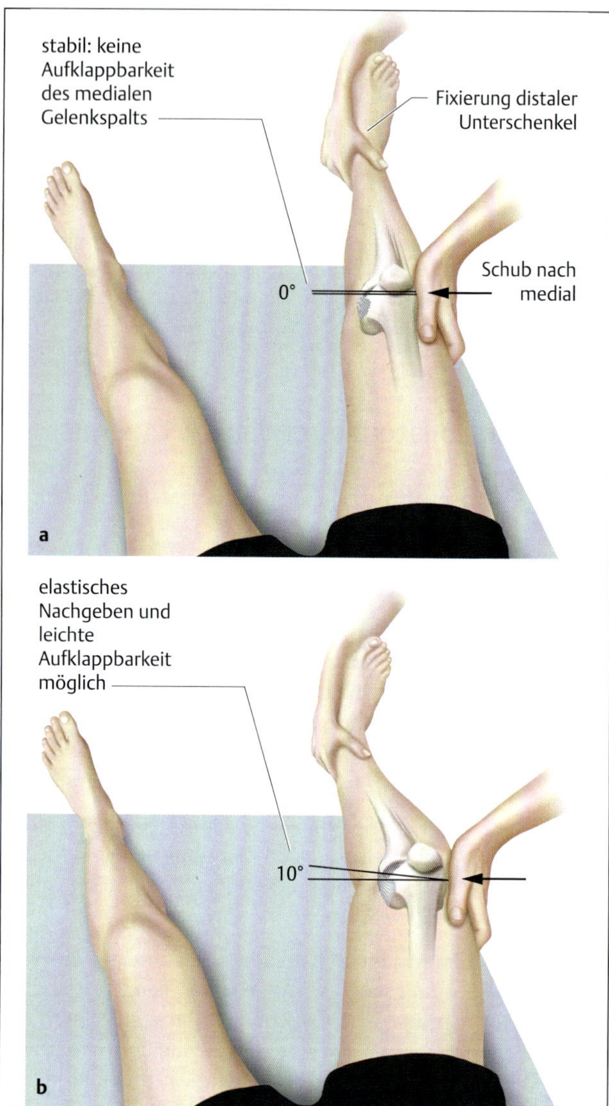

Abb. 3.79 Tests für das mediale Kollateralband.
a Stabilitätstest durch Valgustress in Neutral-0-Stellung.
b Mobilitätstest in leichter Flexion.

3.5.2 Muskulatur am Kniegelenk

Pes anserinus superficialis

▸ **Abb. 3.77**

Die Pes-Gruppe ist eine Muskelgruppe, die aus zweigelenkigen Muskeln bestehen, vom ventralen und dorsalen Becken entspringen und im Pes anserinus, an der ventralen Tibia, gemeinsam ansetzen. Zu dieser Muskelgruppe gehören:

- M. semimtendinosus als tiefste Sehne
- M. gracilis
- M. sartorius, der oberflächlich liegt

M. semitendinosus

▸ **Abb. 3.80**

Ursprung: Tuber ischiadicum, ein Drittel seiner Fasern vom Lig. sacrotuberale. Bildet mit dem M. biceps femoris ein Caput commune.

Ansatz: medialer Tibiakondylus neben der Tuberositas tibiae (Pes anserinus, tiefster Muskel).

Innervation: tibialer Ast des N. ischiadicus (L5-S2).

Verlauf und Besonderheiten:

- Er verläuft dorsal am Oberschenkel in einer Rinne, die vom M. semimembranosus gebildet wird.
- Die oberflächlichen Fasern bilden zwischen proximalen und mittleren Drittel eine Zwischensehne, Insectio tendinea, die schräg von proximal-medial nach distal-lateral verläuft.
- Er wird nach zwei Dritteln seiner Länge sehnig.
- Zwischen dem Pes anserinus und dem medialen Kollateralband liegt eine Bursa, ***Bursa anserina***.

Triggerpunkte (▸ **Abb. 3.81**):

TP1 liegt im lateralen Muskelbauch, etwa in der Mitte des Oberschenkels.

TP2 befindet sich medial am Muskelrand zu Beginn des distalen Muskeldrittels.

TP3 liegt direkt distal vom TP 2.

Alle TP bewirken Schmerzausstrahlungen vor allem Richtung Gesäß, weniger schmerzhaft zur Kniekehle und medialen Wade.

Funktionen:

Am Kniegelenk:

- Flexion/Innenrotation der Tibia
- In Flexion zieht er den medialen Tibiakondylus nach dorsal (Synergismus zum vorderen Kreuzband) und begrenzen die Außenrotation.
- Stabilisation gegen Valgusstress in Extension, ist damit Synergist zum medialen Kollateralband.

Am Hüftgelenk:

- Extension/Stabilisation des Beckens in der Sagittalebene bei Rumpfbeuge

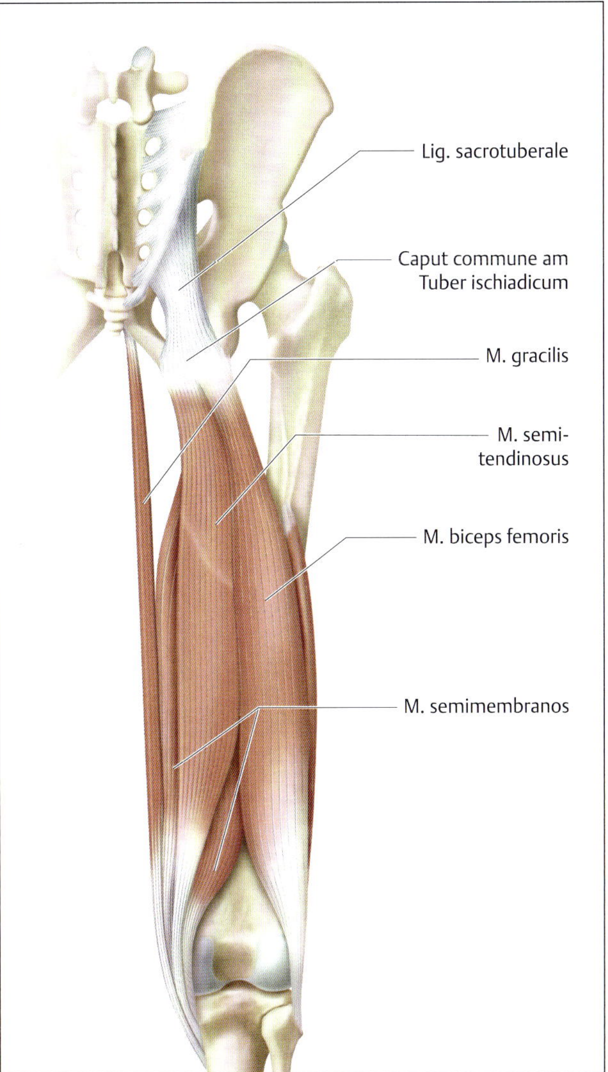

Abb. 3.80 M. semitendinosus.

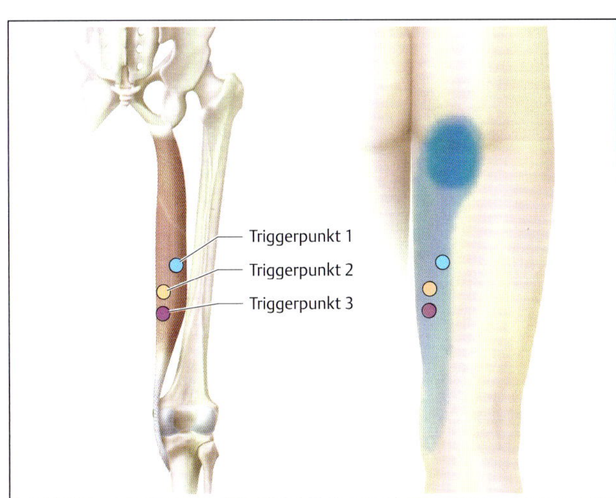

Abb. 3.81 Triggerpunkte und Schmerzausstrahlungen im M. semitendinosus.

M. gracilis

▶ Abb. 3.82

Ursprung: Übergang Corpus und Ramus inferior ossis pubis.

Ansatz: medialer Tibiakondylus neben der Tuberositas tibiae (Pes anserinus).

Innervation: R. anterior des N. obturatorius (L2–4).

Verlauf und Besonderheiten:

- Sein Verlauf ist fast vertikal an der Innenseite des Oberschenkels, Umbiegung nach ventral erst in Kniegelenkhöhe.
- Sein Muskel-Sehnen-Übergang befindet sich in Höhe des unteren Oberschenkeldrittels.
- Am Pes anserinus liegt die Sehne zwischen dem M. sartorius und M. semitendinosus.
- Er ist der einzige Adduktor des Hüftgelenks der zweigelenkig ist.

Triggerpunkte (▶ **Abb. 3.83**):

- ***TP1*** am medialen Oberschenkel etwa eine handbreit vom Ursprung entfernt.
- ***TP2*** in der Mitte des medialen Oberschenkels.

Die Schmerzausstrahlungen beider Triggerpunkte befinden sich am medialen Oberschenkel bis zum Kniegelenk.

Funktionen:

Am Kniegelenk:

- Flexion
- Innenrotation der Tibia, Begrenzung der Außenrotation
- in Flexion Synergist zum vorderen Kreuzband, da er die Tibia nach dorsal zieht und hält
- in Extension Synergist zum medialen Kollateralband hinsichtlich der seitlichen Stabilisierungsfunktion (gegen Valgusstress)

Am Hüftgelenk:

- Adduktion
- Funktionsumkehr in der Sagittalebene: Flexion aus N-0-Stellung bis 50° Flexionsstellung, bei weiterer Flexion Extensionsfunktion

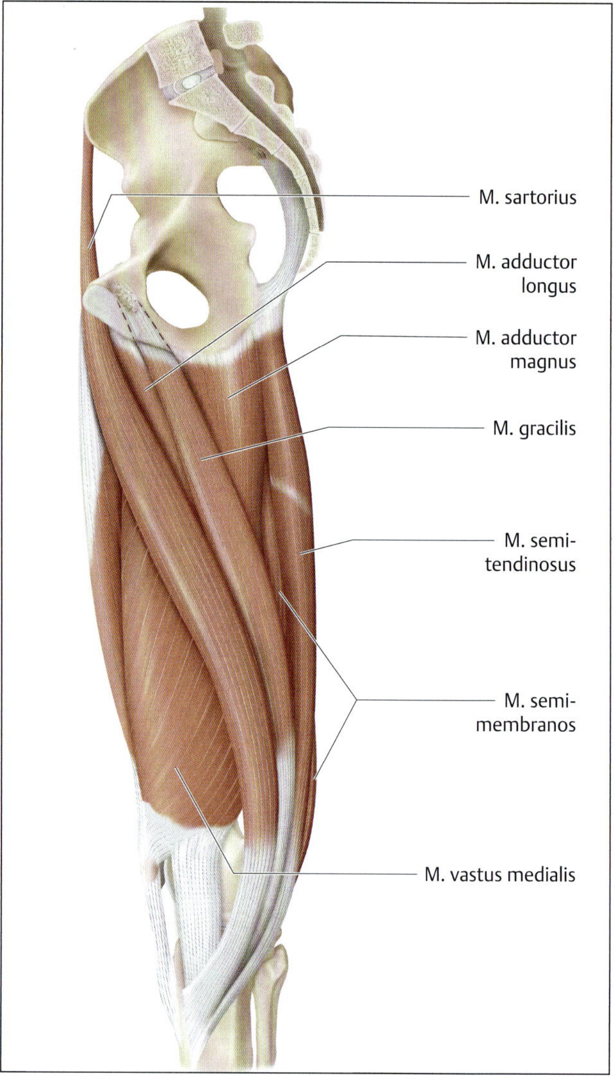

Abb. 3.82 M. gracilis.

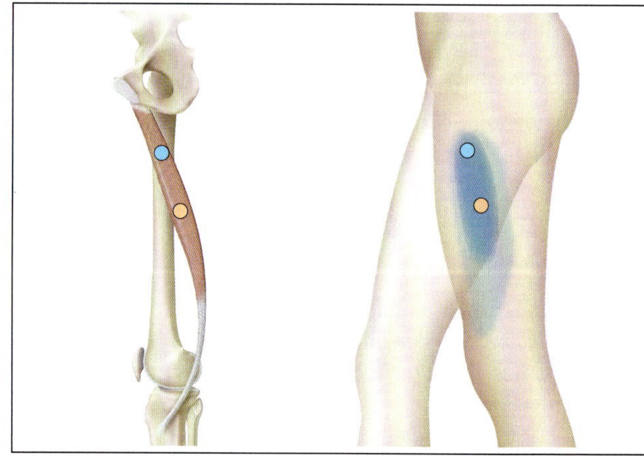

Abb. 3.83 Triggerpunkte und Schmerzausstrahlungen im M. gracilis.

M. sartorius

▶ Abb. 3.84

Ursprung: Spina iliaca anterior superior (SIAS)

Ansatz: medialer Tibiakondylus neben der Tuberositas tibiae (Pes anserinus)

Innervation: N. femoralis (L 1–3)

Verlauf und Besonderheiten:

- Zieht von lateral schräg über den ventralen Oberschenkel nach distal medial. Im distalen Drittel ändert sich sein Verlauf nach vertikal und biegt in Kniegelenkhöhe nach ventral ab.
- Hat mit durchschnittlich 42 cm die längsten Fasern des menschlichen Körpers.
- Am medialen Oberschenkel überdeckt er den Adduktorenkanal, in dem A. und V. femoralis verlaufen.
- Bildet im Ansatzbereich den oberflächlichen Teil der Pes-anserinus-Gruppe.
- Zwischen seinem Ansatz und dem der anderen Sehnen liegt die ***Bursa subtendinea m. sartorii***.

Triggerpunkte (▶ **Abb. 3.85**):

- ***TP1*** am Ende des proximalen Muskeldittels etwas mehr als eine Handbreit von der Spina iliaca anterior superior entfernt. Er bewirkt Schmerzausstrahlungen über den Muskel nach proximal bis zur SIAS.
- ***TP2*** in der Mitte des Muskels mit Schmerzausstrahlungen über den mittleren Muskelbereich.
- ***TP3*** im letzten Drittel des Muskels, etwa Handbreit proximal der Patella. Die Schmerzausstrahlungen reichen bis zum Knie.

Alle Schmerzausstrahlungen werden als oberflächlich und stechend beschrieben.

Funktionen:

Am Kniegelenk:

- Flexion/Innenrotation der Tibia
- In Flexion ziehen sie den medialen Tibiakondylus nach dorsal und begrenzen die Außenrotation.
- In Flexion Synergist zum vorderen Kreuzband hinsichtlich der Stabilisierung der vorderen Schublade.
- In Extension Synergist zum medialen Kollateralband hinsichtlich der seitlichen Stabilisierungsfunktion (gegen Valgusschub).

Am Hüftgelenk:

- Flexion/Abduktion/Außenrotation
- beim Gehen: in der Mitte der Spielbeinphase aktiv

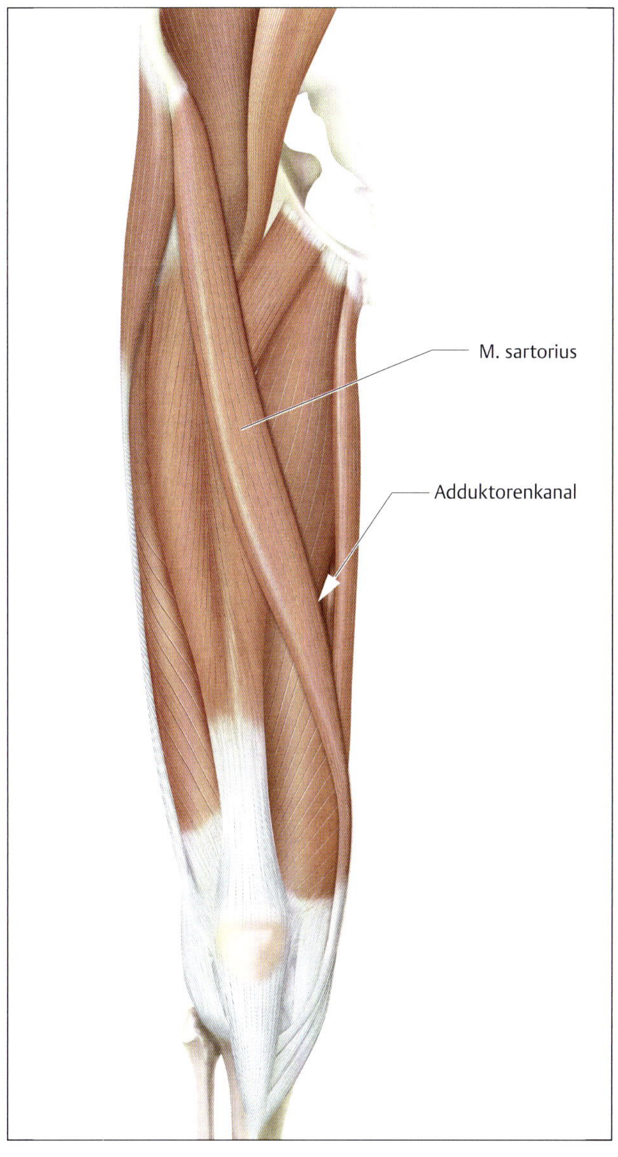

Abb. 3.84 M. sartorius.

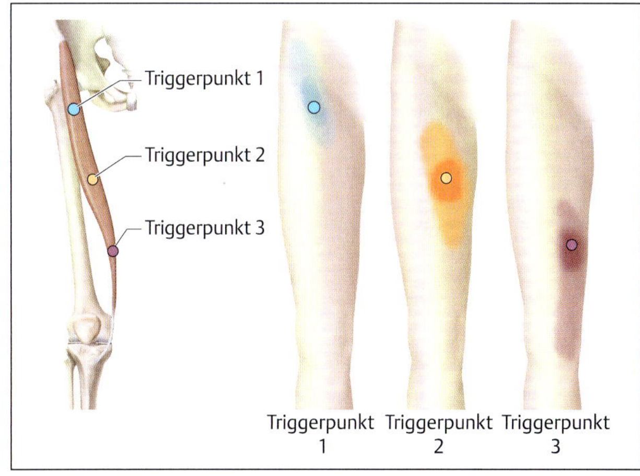

Abb. 3.85 Triggerpunkte und Schmerzausstrahlungen im M. sartorius.

Funktioneller Hinweis

Mediale Stabilisation des Kniegelenks ▸ **Abb. 3.86**
In der seitlichen Ansicht liegen die Sehnen in Neutral-Null-Position direkt auf dem Kollateralband und verlaufen wie dessen longitudinale Fasern. Deshalb stabilisieren sie gemeinsam den medialen Bereich vor allem gegen Valgusstress. In Flexion verändern sie ihren Verlauf und ziehen fast rechtwinklig auf die Tibia zu. Dadurch ziehen sie die mediale Tibia nach dorsal, wenn das Punctum fixum am Becken liegt. Damit werden sie Synergisten zum vordere Kreuzband.

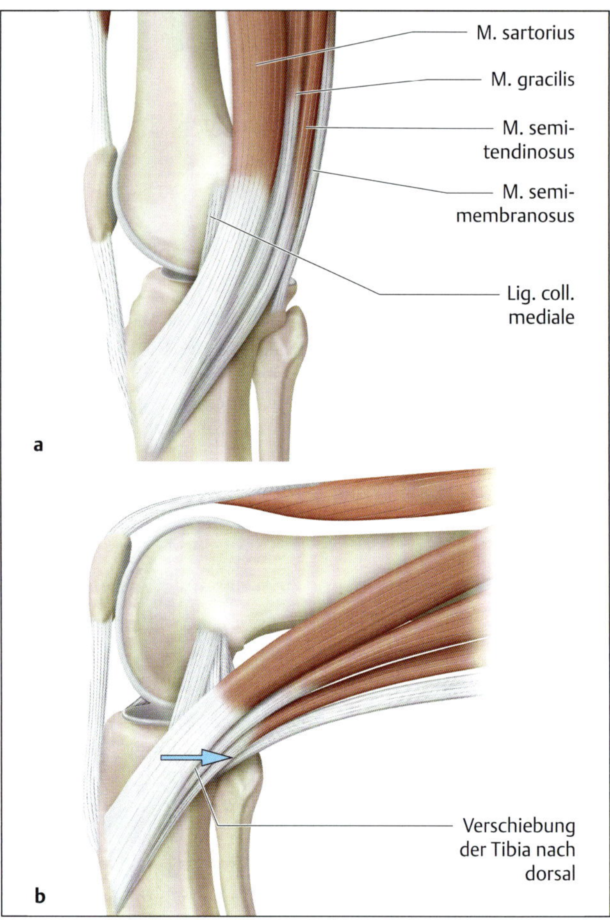

Abb. 3.86 Stabilisationsfunktion der Pes-anserinus-Gruppe in verschiedenen Stellungen
a in Flexion,
b in Extension.

Klinischer Bezug

Pes-anserinus-Syndrom
Zwischen der Aponeurose ihrer Sehnen und dem medialen Kollateralband befindet sich die Bursa anserina. Überlastungen durch rezidivierende Reibephänomene oder direkte Traumata können daher sowohl zu einer Tendinitis, als auch zu einer Bursitis führen.

Häufig verstärken sich Schmerzen bei Aktivitäten wie Treppensteigen, Aufstehen aus der Sitzposition oder Hockstellung, sowie nach Laufen und Springen. Eine Druckschmerzhaftigkeit etwa 3–4 Fingerbreit distal des medialen Gelenkspalts sowie eine tastbare Schwellung sprechen eher für eine Bursitis anserina, Schmerzzunahme bei Knieflexion und Innenrotation gegen Widerstand für eine Tendinitis. Die Beschwerden lassen im Ruhezustand nach, kehren aber durch erneute Belastung zurück.

Therapie: In erster Linie besteht die Behandlung in der akuten Phase aus Pausieren reizauslösender Aktivitäten, Eis- bzw. Wärmeanwendungen, Ultraschall, transkutaner elektrischer Nervenstimulation (TENS) und antiphlogistischer Medikation.

Das Muskelaufbautraining sollte vorsichtig durchgeführt werden. Ein Kinesiotape kann den Heilungsprozess beschleunigen.

Erst nach vollständiger Ausheilung sollte die sportliche Aktivität wiederaufgenommen werden, um eine Chronifizierung zu vermeiden [17].

3.6 Lateraler Funktionskomplex des Kniegelenks

▸ **Abb. 3.87**

Der laterale Funktionskomplex ist in drei Schichten aufgebaut. In der Tiefe liegt die Gelenkkapsel mit dem Retinaculum transversum laterale und der Sehne des M. popliteus. In der mittleren Schicht befindet sich das Lig. collaterale laterale, und die oberflächliche Schicht besteht aus dem Tractus iliotibialis und dem M. biceps femoris.

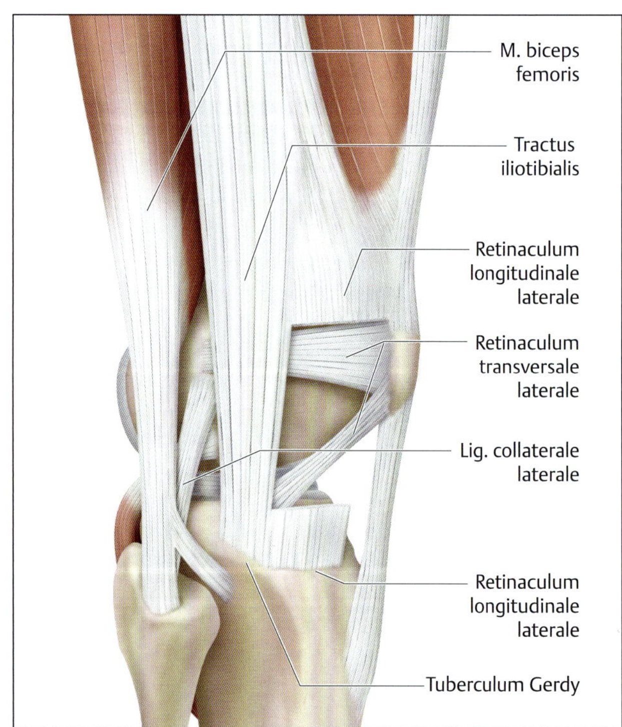

Abb. 3.87 Lateraler Funktionskomplex des Kniegelenks.

3.6.1 Lig. collaterale laterale Art. genus

▶ Abb. 3.88

Das Band zieht vom Epicondylus lateralis femoris nach distal dorsal zum Caput fibulae. Zwischen Band und Kapsel liegt ein etwa 1 cm breiter Spalt, der mit Bindegewebe, Blutgefäßen, der Sehne des M. popliteus und einer kleinen Bursa ausgefüllt ist.

Dorsale Faseranteile können sich mit dem Lig. popliteum arcuatum verbinden und werden als kurzes fibulares Kollateralband bezeichnet.

Funktionen: Gemeinsam mit dem Tractus iliotibialis, der Popliteussehne, Teilen der Bizepssehne und dem Lig. popliteum arcuatum verhindert es eine Varusinstabilität. In Extension steht es unter Spannung, ab etwa 20° Flexion entspannt es sich und die dynamischen Stabilisatoren gewinnen zunehmend an Bedeutung.

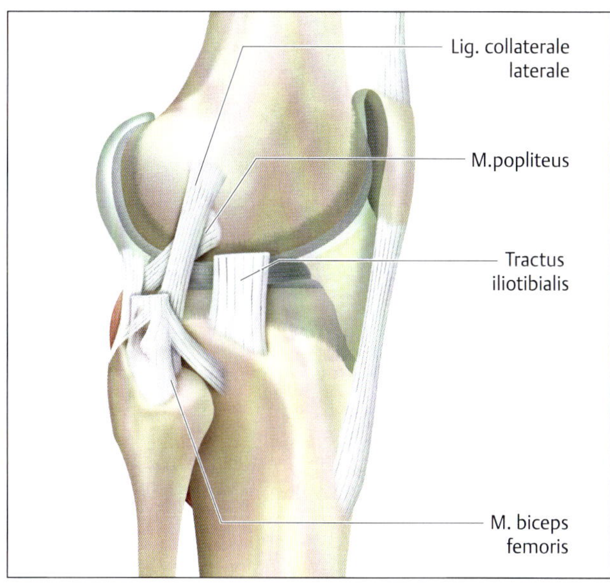

Abb. 3.88 Lig. collaterale laterale des Kniegelenks.

FUNKTIONELLER HINWEIS

Rotatorische Stabilisierungsfunktion der Kollateralbänder des Kniegelenks ▶ Abb. 3.89

In Neutral-Null-Position ziehen die longitudinalen Fasern des medialen Kollateralbandes nach distal ventral, das laterale Kollateralband nach distal und etwas dorsal, sodass sie sich von der Seite gesehen überkreuzen.

Durch die Außenrotation der Tibia entfernen sich die dortigen Insertionen von denen am Femur, und die Bänder werden gespannt. Das bedeutet, dass in einer Stellung, in der die Kreuzbänder entspannt sind, die Kollateralbänder für eine Rotationsstabilität sorgen.

Bei Innenrotation ist der Verlauf der Bänder fast parallel, sie sind entspannt und die Stabilisierung liegt bei den Kreuzbändern.

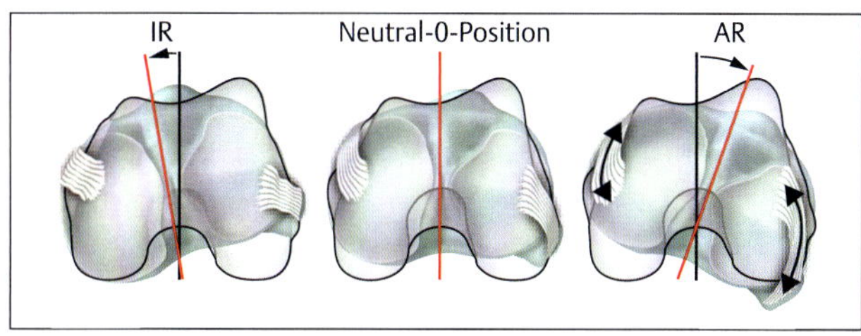

Abb. 3.89 Rotatorische Stabilisierungsfunktion der Kollateralbänder des Kniegelenks.

KLINISCHER BEZUG

Außenbandriss am Kniegelenk

Mögliche Traumata des Lig. collaterale fibulare können durch Varusstress, bei dem das Knie nach lateral abgeknickt wird, erfolgen. Das Lig. collaterale fibulare kann dabei entweder stark überdehnt werden oder reißen. Wenn eine Überdehnung des Bandes besteht, sollte das Knie geschient und ruhiggestellt werden. Nur komplizierte Außenbandrisse, bei denen zusätzlich Knochenanteile abgesprengt sind, oder wenn eine deutlichen Instabilität im Kniegelenk besteht, werden operativ versorgt.

3.6.2 Muskulatur und Faszien am Kniegelenk

Tractus iliotibialis

▸ **Abb. 3.90**

Ursprung: anteriore Drittel der Crista iliaca, etwa 2 Querfinger breit, direkt dorsal des M. tensor fasciae latae. Über den M. tensor fasciae latae an der anterioren Crista iliaca neben der Spina iliaca anterior superior.

Ansatz: Tuberculum Gerdy (Tuberositas tractus iliotibialis).

Verlauf und Besonderheiten:

Im proximalen Drittel gibt der Tractus dorsale Fasern in die Aponeurose des M. glutaeus maximus ab und verflechtet sich mit dieser.

In Höhe der Verbindung zum M. glutaeus maximus sind einige tiefe Fasern an der Tuberositas glutaea fixiert.

Im mittleren Drittel der Faszie sind dorsale Faszienteile an der Linea aspera und am Septum intermuskulare laterale fixiert [274].

Breitflächig verbindet er sich mit der Aponeurose des M. vastus lateralis.

In Höhe der Patellabasis sind anteriore Fasern an der Bildung des longitudinalen Retinaculums beteiligt und posteriore Fasern verbinden sich mit der lateralen Kniegelenkkapsel.

Die meisten Fasern ziehen zum ***Tuberculum Gerdy***, wovon einige eine Fortsetzung in die Aponeurose des M. tibialis anterior haben.

Triggerpunkte (▸ **Abb. 3.91**): Der Tractus selbst entwickelt keine Triggerpunkte, jedoch kann der Triggerpunkt, der im proximalen Muskeldrittel des M. tensor fasciae latae liegt, Schmerzausstrahlungen im gesamten Tractusverlauf verursachen.

Funktionen:

- Er ist ein wichtiger Stabilisator im anterolateralen Kniebereich.
- Er verhindert, dass sich das laterale Tibiaplateau nach ventral verschiebt und stabilisiert damit die Innenrotation.
- Durch seinen Verlauf im Verhältnis zur Flexions-Extensions-Achse unterstützt er die ventrale Stabilität. Bei einer Stellung von 0–40° liegt er vor dieser Achse und verhindert eine Flexion. Bei weiterer Flexion verlagert er sich hinter die Achse und liegt dann dorsal. In dieser Stellung verhindert er eine ventrale Verschiebung der Tibia.

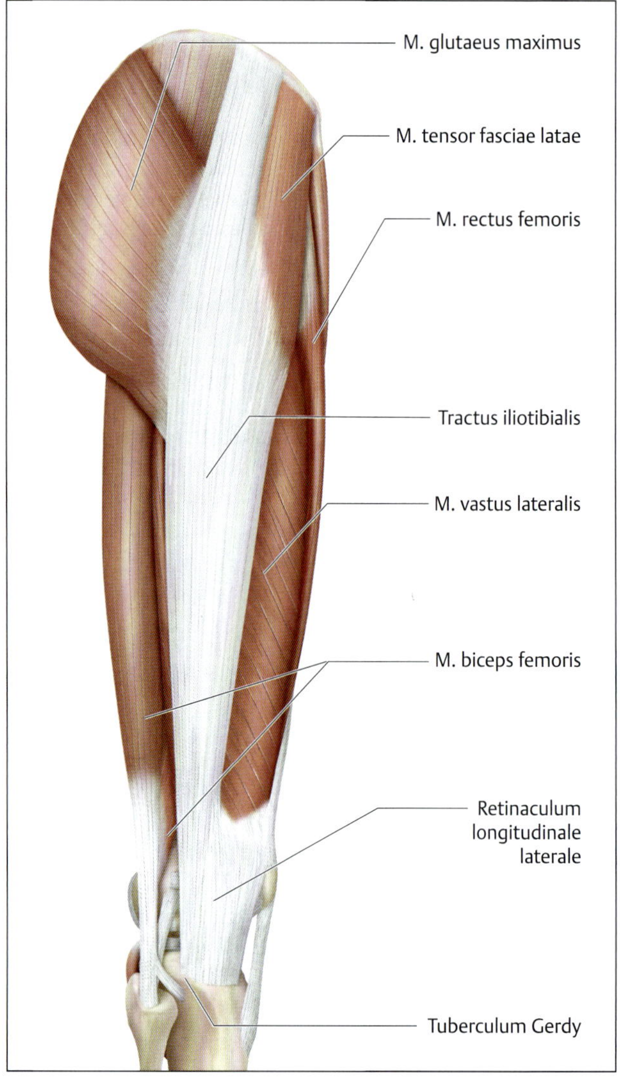

Abb. 3.90 Tractus iliotibialis.

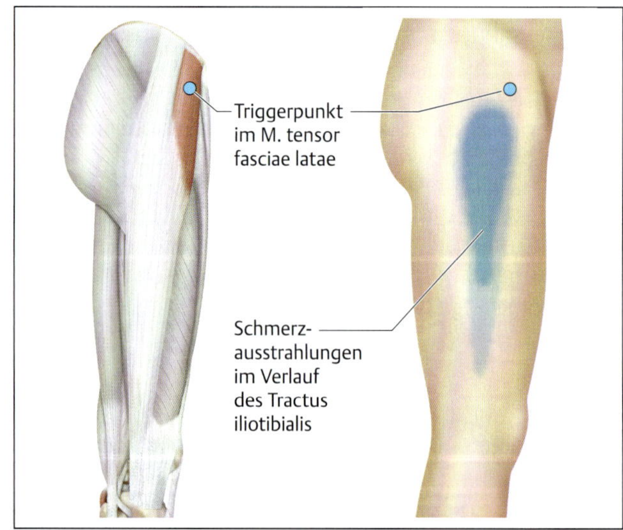

Abb. 3.91 Triggerpunkt und Schmerzausstrahlungen im Tractus iliotibialis.

KLINISCHER BEZUG

Iliotibialband-Syndrom – „Runners Knee"
Hohe Trainingsintensität, Achsenfehlstellungen (z. B. Genu varum), aber auch eine Abschwächung der Glutealmuskulatur bedingen eine Tonuserhöhung im Tractus iliotibialis. Dadurch springt der Tractus bei zunehmender Flexion über den Epicondylus femoris lateralis nach dorsal, und die distalen posterioren Anteile der Faszie werden gereizt und zeigen Entzündingsreaktionen [69].

Die Symptome des Runners Knee sind Schmerzhaftigkeit im lateralen Kniebereich, vor allem rund um den Condylus femoris, häufig erst nach einiger Belastung, vor allem beim Treppensteigen. Der Tractus ist distal deutlich verdickt und der Tonus erhöht.

Therapie: Belastungsreduktion, Kontrolle der Schuhe und Fußstellung, Interferenzstrom, TENS, Behandlung mit Faszientechniken, mehrmals täglich vorsichtige Tractusdehnung und Krafttraining für die Glutealmuskulatur.

M. biceps femoris

▸ **Abb. 3.92**

Ursprung:

Caput longum: Tuber ischiadicum, Lig. sacrotuberale. Bildet zusammen mit dem M. semitendinosus ein Caput commune.

Caput breve: Lamina laterale der Linea aspera, Septum intermusculare femoris laterale.

Ansatz (▸ **Abb. 3.93**): Sein Ansatzbereich teilt sich in drei Teile auf:

- Oberflächliche Anteile inserieren am Caput fibulae, dies ist sein Hauptinsertionsgebiet.
- Die mittlere Schicht verläuft unmittelbar über dem Kollateralband nach ventral zum Condylus lateralis tibiae.
- Die tiefe Schicht besteht aus kurzen Fasern, die dorsal-medial vom Kollateralband an die Gelenkkapsel und Tibia ziehen.

Innervation:

Caput longum: tibialer Anteil des N. ischiadicus (L 5-S 2)

Caput breve: N. peroneus communis (S 1-S 2)

Verlauf und Besonderheiten:

- Das Caput longum verläuft am dorsalen Oberschenkel oberflächlich und leicht diagonal von proximal-medial nach distal-lateral.
- Das Caput breve liegt in der Tiefe und beginnt etwa in der Mitte des Femurschaftes, sein Verlauf ist longitudinal.
- Beide Köpfe vereinigen sich unmittelbar proximal der Kniekehle zu einer gemeinsamen Endsehne und bilden dort die laterale Begrenzung der Fossa poplitea.
- Zwischen den beiden distalen Ansätzen und dem lateralen Kollateralband liegt eine kleine Bursa, ***Bursa subtendinea musculi biceps femoris inferior***.
- Unmittelbar am dorsalen Rand des Muskels verläuft der N. peroneus communis.

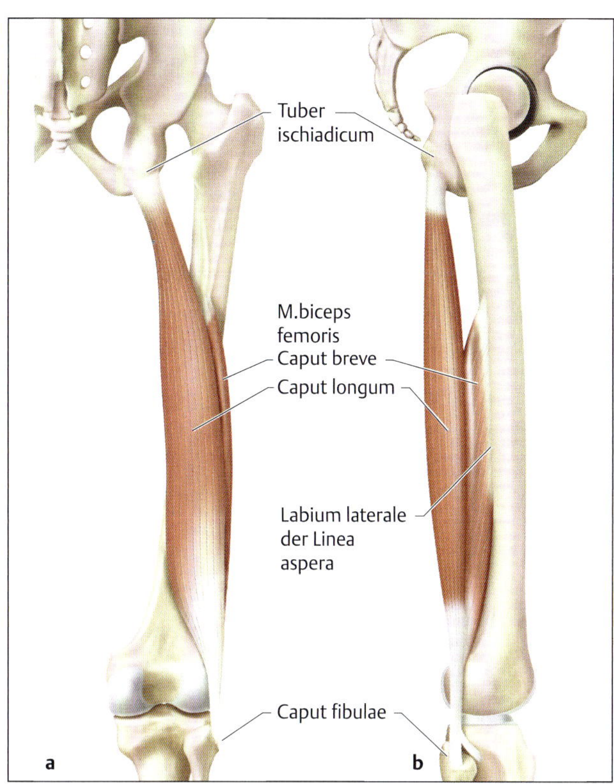

Abb. 3.92 M. biceps femoris.
a Ansicht von dorsal.
b Ansicht von lateral.

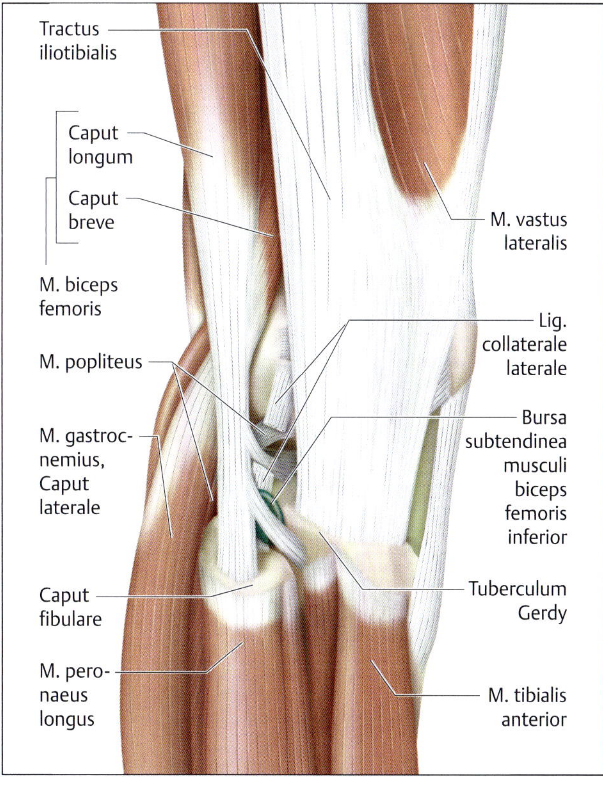

Abb. 3.93 Ansatzbereiche des M. biceps femoris.

Triggerpunkte (▶ **Abb. 3.94**): Insgesamt vier Triggerpunkte befinden sich in der distalen Muskelhälfte und vor allem am lateralen Muskelrand des Caput longum. Dumpfe und ausgeprägte Schmerzen strahlen vor allem in die Kniekehle aus, weniger schmerzhaft Richtung dorsolateralen Oberschenkel und Gesäß.

Funktionen:

- Am Kniegelenk: Flexion und Außenrotation der Tibia bei gebeugtem Kniegelenk. Er stabilisiert den posterolateralen Kniebereich und verhindert eine ventrale Verlagerung der Tibia. Damit arbeitet er synergistisch zum vorderen Kreuzband. Außerdem hemmt er die Innenrotation.
- Am Caput longum im Hüftgelenk: Extension, Außenrotation, unterstützt die Adduktion. Stabilisiert das Becken in der Sagittalebene, denn es verhindert, dass das Becken in Flexion kippt und bremst diese Bewegung, wenn sich der Oberkörper nach vorne neigt.

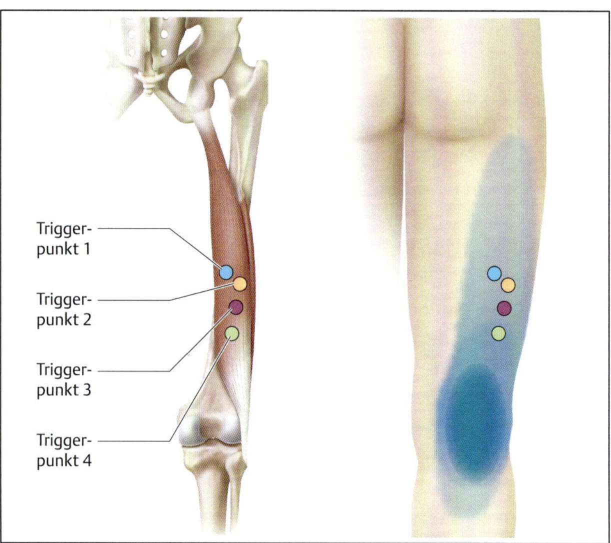

Abb. 3.94 Triggerpunkte und Schmerzausstrahlungen im M. biceps femoris.

3.7 Dorsaler Funktionskomplex des Kniegelenks

▶ **Abb. 3.95**

Der dorsale Funktionskomplex wird in drei Schichten unterteilt. In der Tiefe liegt die Gelenkkapsel mit den flächigen Bändern Lig. popliteum obliquum und arcuatum, die mit der Kapsel verwachsen sind. Die mittlere Schicht wird vom M. popliteus und den nach dorsal ziehenden Fasern des M. semimembranosus gebildet, und in der oberflächlichen Schicht befinden sich die Gastroknemiusköpfe sowie der M. plantaris.

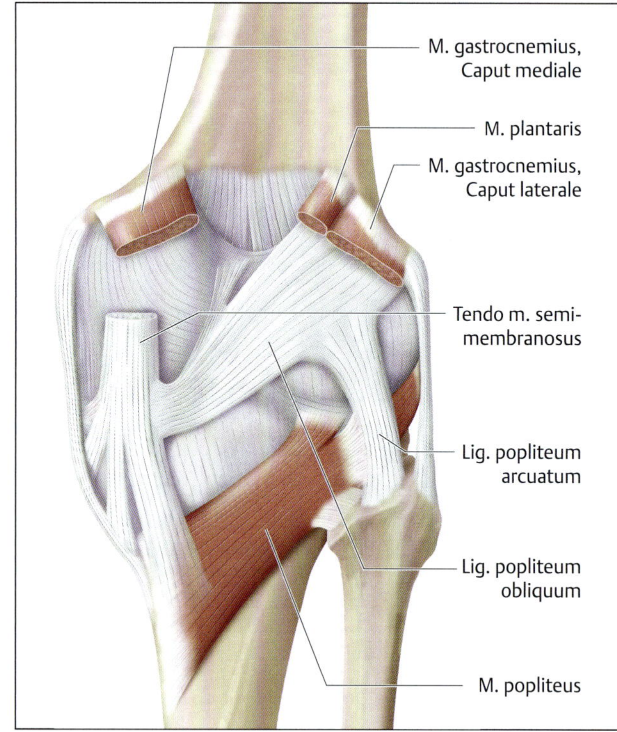

Abb. 3.95 Dorsaler Funktionskomplex.

3.7.1 Bänder am dorsalen Kniegelenk

Lig. popliteum obliquum

▸ **Abb. 3.96**

Das Band entsteht aus dem medialen Ansatzzipfel des M.semimembranosus, zieht zur Innenseite des lateralen Femurkondylus, wobei einige Fasern schräg nach kranial bis unter den Ursprungsbereich des Caput laterale mm. gastrocnemii reichen.

Das Band hat zahlreiche Durchtrittslöcher für Gefäße und Nerven. Es ist eine wichtige Verstärkung der dorsalen Kapsel und an vielen Stellen mit dieser verwachsen. In Extension und Innenrotation wird es gespannt, in Flexion und Außenrotation entspannt.

Lig. popliteum arcuatum

▸ **Abb. 3.96**

Das Band spannt sich zweigeteilt im dorsolateralen Gelenkbereich aus. Es zieht vom Caput fibulae über die Sehne des M.popliteus zur posterolateralen Kapsel und verflechtet sich mit dem Lig. popliteum obliquum.

Wenn eine Fabella vorhanden ist, gibt es eine schmale Abspaltung des Lig. popliteum arcuatum zu diesem Sesambein und zur Kapsel, ***Lig. fabellofibulare***. Die Fabella ist ein Sesambein, das im Ursprungsbereich des lateralen Gastroknemiuskopfs eingebettet ist.

Das Band stabilisiert den posterolateralen Kniebereich, vor allem schützt es vor Hyperextension.

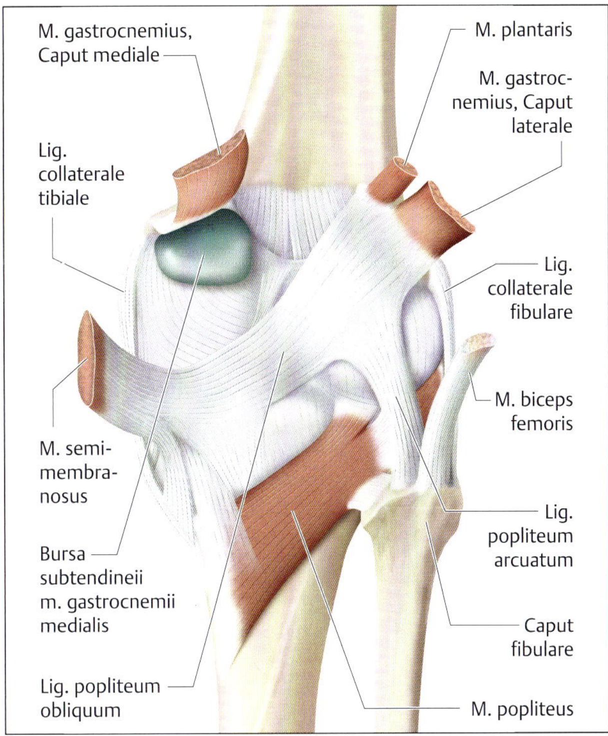

Abb. 3.96 Lig. popliteum obliquum, Lig. popliteum arcuatum.

KLINISCHER BEZUG

Genu recurvatum

Das Genu recurvatum ist eine Überstreckung im Kniegelenk mit vielen Ursachen: Eine geringe Überstreckung kann durch eine Bindegewebsschwäche entstehen, die meist durch das kontrollierende muskuläre System begrenzt wird. Eine deutliche Hyperextension wird durch eine Quadrizepslähmung hervorgerufen, da hier die muskuläre Kontrolle bei der Stabilisierung entfällt. Außerdem kann das Genu recurvatum angeboren (Genu recurvatum congenitum) oder durch knöchern bedingte Ursachen erworben werden, z. B. posttraumatisch aufgrund einer in Fehlstellung verheilten Fraktur.

Sie wird besonders beim Gehen sichtbar, wenn das betroffene Bein in der Standbeinphase belastet wird. Ein überstrecktes Knie beansprucht den dorsalen Kapsel-Band-Apparat auf Zug. Dagegen werden die Vorderhörner der Menisci auf Druck belastet. Auf Dauer kann sich eine Gonarthrose entwickeln.

Die Behandlung ist meist konservativ, z. B. mit einer stabilisierende Schiene. Bei einer knöchern bedingten Fehlstellung wird eine Umstellungsosteotomie durchgeführt.

PRAXISTIPP

Physiotherapie bei Genu recurvatum

Ein Muskelaufbau- und Koordinationstraining gehört zur konservativen Behandlung, z. B. für den M. quadriceps zur besseren Stabilitätskontrolle und Verhinderung des Durchschlagens des Kniegelenks. Zur Unterstützung können auch Methoden aus der Elektrostimulation eingesetzt werden.

Beim Koordinationstraining stehen das reaktive funktionelle Stabilitätstraining für den ganzen Körper im Vordergrund sowie komplexe einbeinige Stabilisierungsübungen für das Knie in vielen Varianten und auf unterschiedlichen Unterlagen.

Alle diese Maßnahmen setzen voraus, dass noch eine Funktion der Muskeln vorliegt. Bei einer kompletten Lähmung wird das Gelenk eher mit einer Schiene bzw. Orthese stabilisiert.

3.7.2 Muskulatur am dorsalen Kniegelenk

M. semimembranosus

▶ Abb. 3.97

Ursprung: Tuber ischiadicum unter dem Caput commune von M. semitendinosus und M. biceps femoris.

Ansatz (▶ **Abb. 3.98**): Sein Ansatzbereich teilt sich in fünf Züge auf:

1. Fasern, die zur dorsalen Kapsel, zum medialen Meniskushinterhorn und zum Lig. collaterale mediale posterius ziehen,
2. kurze Fasern mit direktem Ansatz an der dorsomedialen Tibiakante,
3. lange Fasern verlaufen parallel zu den langen Fasern des medialen Kollateralbands; sie ziehen nach distal-ventral zur Tibia und liegen direkt unter dem Pes-anserinus-Ansatz. Zwischen diesen Fasern und dem Condylus medialis tibiae liegt die ***Bursa m.semomembranosus***.
4. Weitere lange Fasern breiten sich nach distal und etwas lateral aus und verbinden sich mit der Aponeurose des M. popliteus.
5. Ein nach lateral ziehender Ansatz ist an der Bildung des Lig. popliteum obliquum beteiligt.

Innervation: N. tibialis (L 4–5, S 1).

Verlauf und Besonderheiten:

- An seinem Ursprung liegt er unter den beiden oberflächlichen Muskeln der Ischios.
- Im weiteren Verlauf liegt er zwischen M. adductor magnus und den Mm. semitendinosus et biceps femoris und bildet eine Rinne für die letztgenannten Muskeln.
- Er begrenzt die Fossa poplitea nach medial.
- Seine platte Endsehne teilt sich in Höhe der Kniegelenkkapsel in fünf Züge auf.

Triggerpunkte (▶ **Abb. 3.99**):

TP1 im distalen lateralen Muskelbauch etwa eine Handbreit proximal des Kniegelenks.

TP2 liegt etwa 2 Querfinger distal des proximalen TPs.

Beide Triggerpunkte bewirken Schmerzausstrahlungen nach proximal bis zur Gesäßfalte, weniger schmerzhaft sind der dorsomediale Oberschenkelbereich und die proximale mediale Wade.

Funktionen:

Am Kniegelenk:

- Flexion/Innenrotation, in Flexion verläuft er im rechten Winkel zur Tibia und verhindert eine extreme Außenrotation.
- Stabilisation der posteromedialen Ecke: Bei extendiertem Knie verlaufen die meisten Sehnenanteile parallel zum Kollateralband und sind damit Synergisten zu diesem, vor allem hinsichtlich der Stabilisation gegen Valgisierung.
- Er ist ein Synergist zum vorderen Kreuzband, da er in Flexion die Tibia dorsal hält.
- Durch seine Einstrahlungen in den medialen Meniskus zieht er diesen bei Flexion nach dorsal.

Am Hüftgelenk:

- Extension
- Stabilisation des Beckens in der Sagittalebene bei Rumpfbeuge

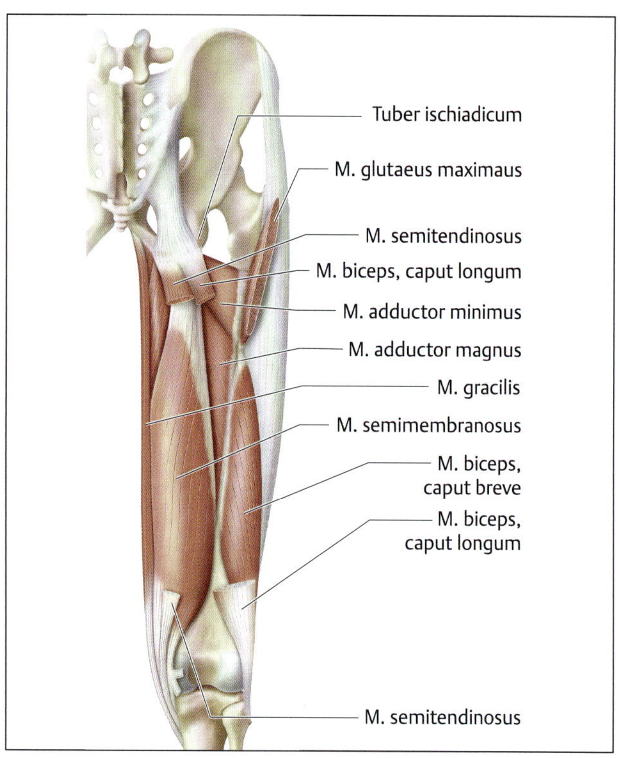

Abb. 3.97 M. semimembranosus.

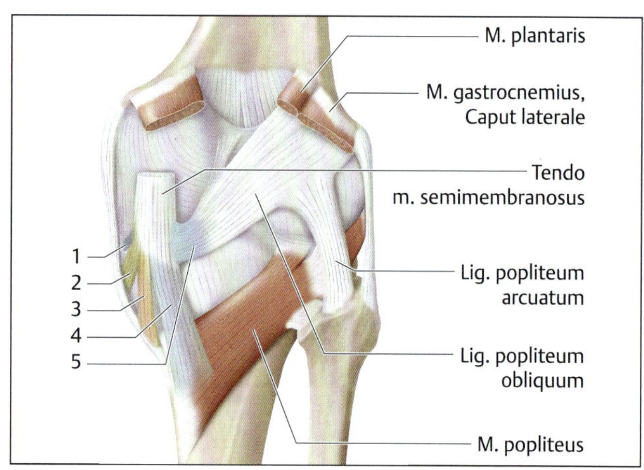

Abb. 3.98 Ansatzbereiche des M. semimembranosus. Nummerierung: s. Text „M. semimembranosus".

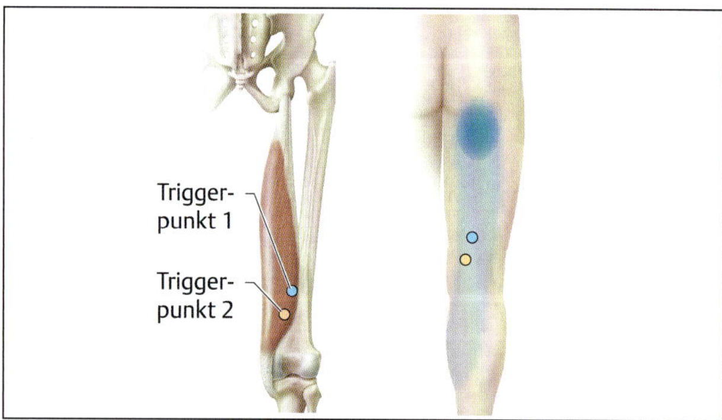

Abb. 3.99 Triggerpunkte und Schmerzausstrahlungen im M. semimembranosus.

M. popliteus

▸ Abb. 3.100, ▸ Abb. 3.101

Ursprung:
- Hauptsehne vom Epicondylus femorais lateralis direkt distal der Insertion des lateralen Kollateralbands
- popliteofibulare Fasern vom Caput fibulae
- popliteomeniscale Fasern vom lateralen Meniskus und der dorsolateralen Gelenkkapsel

Ansatz: proximal-mediales Drittel der Facies posterior tibiae

Innervation: N. tibialis (L 5–S 2).

Verlauf und Besonderheiten:
- Er weist eine dreieckige Form auf, denn er ist schmal am Ursprung und wird zum Ansatz hin breiter.
- An der Außenfläche des Condylus femoris lateralis verläuft die Sehne in einer Rinne, ***Sulcus popliteus***, die von proximal-ventral nach distal-dorsal unter dem Lig. collaterale laterale verläuft. Zwischen Band und Sehne befindet sich eine kleine Bursa.
- Er verläuft schräg über die Tibiakante nach distal medial in der Tiefe der Fossa poplitea und liegt hier direkt auf der Gelenkkapsel. Hier wird er vom M. plantaris und M. gastrocnemius bedeckt, zwischen ihnen verlaufen Gefäße und Nerven nach distal.
- Zwischen Sehne und Condylus tibialis liegt eine Bursa, die mit dem Gelenk kommuniziert, ***Recessus subpopliteus***.
- Etwas distal des Gelenkspalts hat er eine Verbindung zum Lig. popliteum arcuatum.
- ***Popliteomeniskale Fasern*** stellen eine Verbindung der Aponeurose des M. popliteus zum lateralen Meniskus her. Dieser Teil ist etwa 2–2,5 cm breit. Die meisten Anteile ziehen zur Gelenkkapsel und zum Hinterhorn, eine kleine Abspaltung zieht ventral der Sehne des M. popliteus zur lateralen Basis des Meniskus.
- ***Popliteofibulare Fasern*** sind etwa 2 cm lang und breit und teilen sich in zwei Anteile: Ein Teil inseriert am posteromedialen Caput fibulae und liegt hier unter dem Lig. popliteum arcuatum, der größere Teil zieht nach ventral und inseriert medial am Fibulaköpfchen.

Triggerpunkte (▸ **Abb. 3.102**): ***TP1*** im proximalen medialen Muskeldrittel mit Schmerzausstrahlungen in die Kniekehle.

Funktionen:
- Er ist der wichtigste posterolaterale Stabilisator des Kniegelenks, denn er verhindert ein Ventralgleiten des Femurs bei Flexion, damit ist er Synergist zum hinteren Kreuzband.
- Er verhindert die varische Aufklappbarkeit und die Hyperextension.
- Er begrenzt die Außenrotation der Tibia, denn bei fixiertem Oberschenkel und frei spielendem Unterschenkel rotiert er die Tibia nach innen. Bei feststehender Tibia mit Verankerung des Fußes am Boden dreht er das Femur nach außen und entriegelt damit das Kniegelenk aus der Schlussrotation.
- Bei Flexion zieht er den lateralen Meniskus nach dorsal.

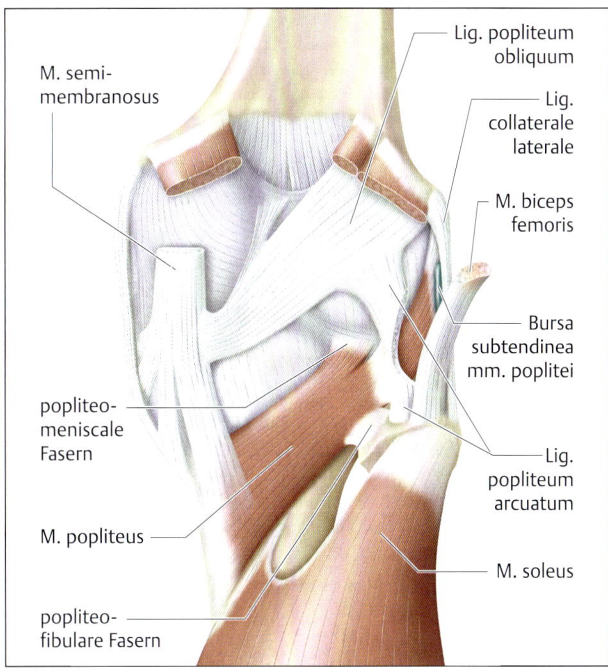

Abb. 3.100 M. popliteus.

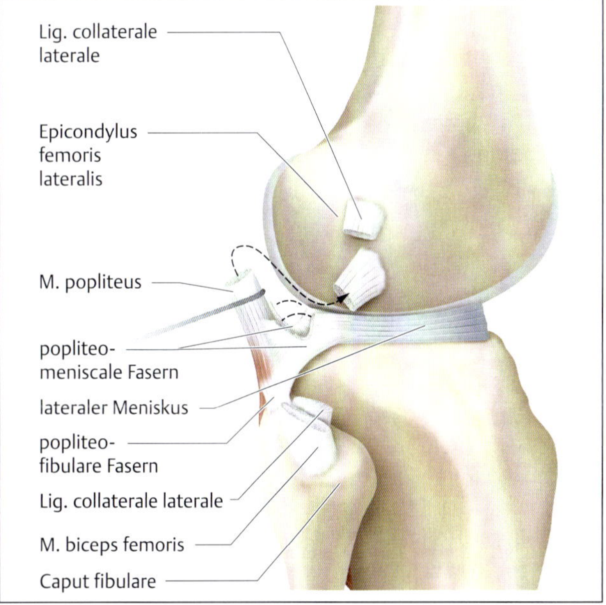

Abb. 3.101 Ursprünge des M. popliteus am lateralen Knie.

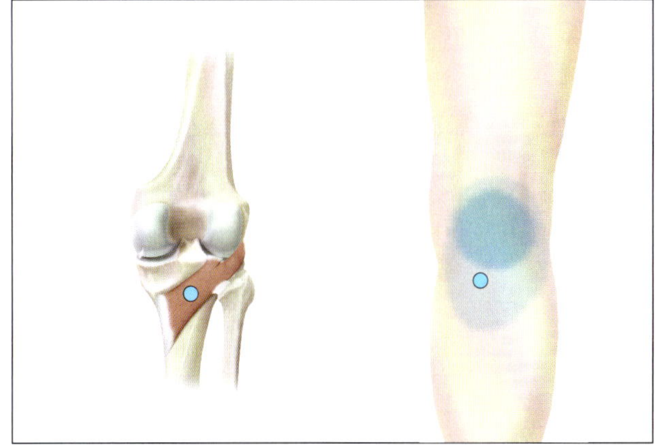

Abb. 3.102 Triggerpunkt und Schmerzausstrahlungen im M. popliteus.

M. gastrocnemius

▸ **Abb. 3.103**, s. Kap. **M. gastrocnemius**

Besonderheiten im Kniebereich:

Der mediale Kopf hat ein größeres Ursprungsgebiet und ist dicker, während sich beim lateralen Kopf direkt proximal der M. plantaris anschließt.

Er ist ein dreigelenkiger Muskel, denn er zieht über das Kniegelenk, sowie das obere und untere Sprunggelenk.

Fasern beider Köpfe sind am Ursprungsbereich mit der Gelenkkapsel verwachsen.

Zwischen Kondylus und Ursprungsfasern befindet sich je eine Bursa, ***Bursa subtendinea m.gastrocnemii lateralis et medialis***, die mit der Gelenkhöhle kommunizieren kann.

Die Aponeurose ist vor allem unter dem Muskel ausgeprägt und bietet den kurzen Muskelfasern eine Ansatzstelle. Außerdem ist sie in der Mitte verstärkt und teilt die beiden Muskelbäuche.

Proximal sind die Fasern beider Köpfe in einem V angeordnet, wogegen distal der Verlauf aller Fasern longitudinal und parallel zum Unterschenkel ist.

Der Muskel-Sehnen-Übergang liegt etwa in der Mitte des Unterschenkels, das Caput mediale etwas tiefer als das Caput laterale.

Funktionen im Kniegelenk:
- spannt die posteriore Kapsel
- Stabilisation der Kniekehle, verhindert u. a. mit dem M. popliteus eine Überstreckung
- unterstützt die ischiokrurale Muskulatur bei der Knieflexion

FUNKTIONELLER HINWEIS

Fabella ▸ **Abb. 3.104**
Die Fabella ist ein Sesambein unmittelbar unter der Ursprungssehne des lateralen M. gastrocnemius und mit der dorsalen Kapsel verbunden. Sie ist vor allem bei Frauen mit überstreckten Kniegelenken vorhanden, denn der M. gastrocnemius, als Stabilisator der Extension, ist in dieser Funktion durch den ungünstigen Hebelarm gestört. Die Fabella verbessert diesen Hebelarm.

Eine Abspaltung des Lig. popliteum arcuatum, ***Lig. fabellofibulare***, verbindet sich mit der Fabella.

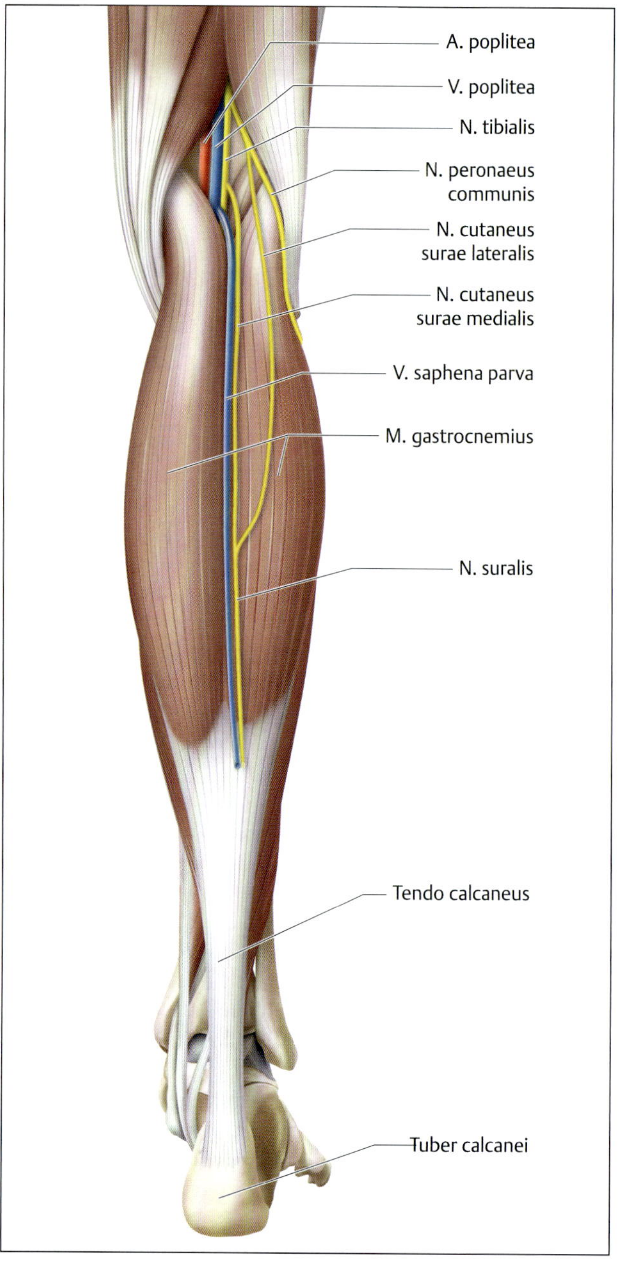

Abb. 3.103 M. gastrocnemius.

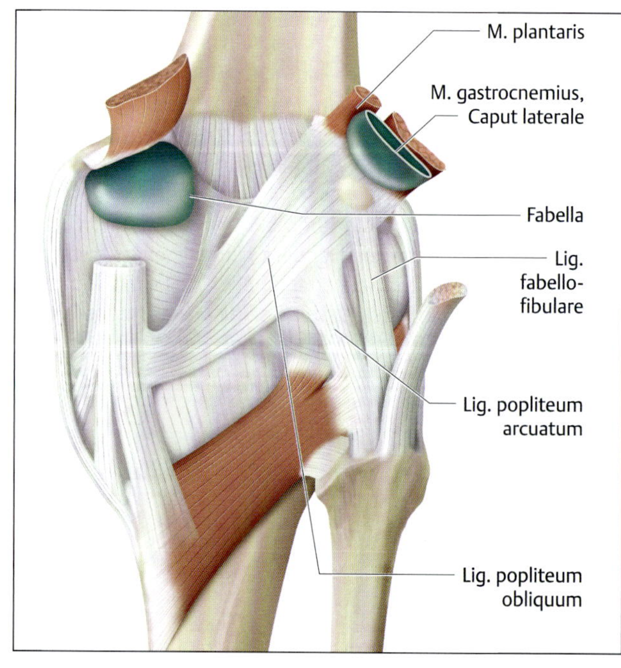

Abb. 3.104 Lage der Fabella im dorso-lateralen Funktionskomplex.

M. plantaris

▸ Abb. 3.105, s. Kap. **M. plantaris**

Besonderheiten:

- Er ist ein zweigelenkiger Muskel, der sowohl im Knie als auch im oberen Sprunggelenk Funktionen hat.
- Der Muskelbauch ist kurz und zieht leicht schräg über die Kniegelenkkapsel und über den M. popliteus, von proximal-lateral nach distal-medial. Er wird zum größten Teil vom Caput laterale mm. gastrocnemii bedeckt.
- Er hat eine sehr lange Endsehne, die distal der Fossa poplitea beginnt und am medialen Rand der Achillessehne verläuft.
- Seine Aponeurose ist mit der Adventitia der Vasa tibialia posteriora im Kniekehlenbereich verwachsen.

Funktionen im Kniegelenk:

- unterstützt die Knieflexion
- spannt die dorsale Kapsel und verhindert bei Flexion die Abknickung und Kompression der posterioren Gefäße

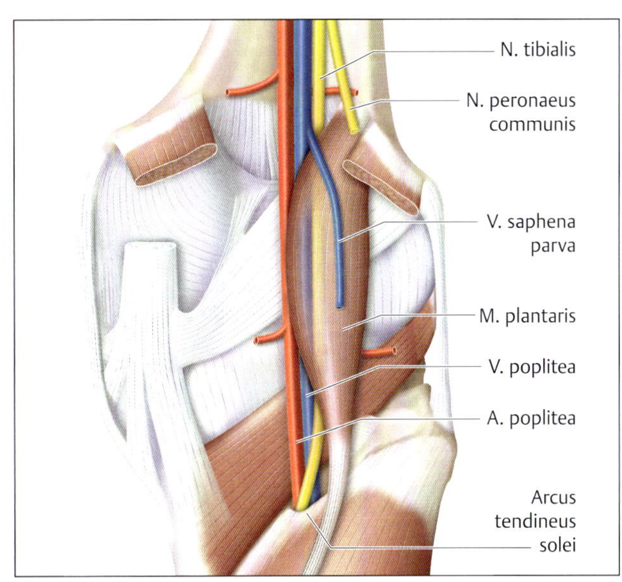

Abb. 3.105 M. plantaris.

3.8 Gelenkmechanik – Kinematik des Kniegelenks

Das Kniegelenk ist ein sog. Dreh-Scharnier-Gelenk, ***Trochoginglymus***.

Kinematisch gesehen besitzt die Articulatio femorotibialis sechs Freiheitsgrade:

- drei Rotationsfreiheitsgrade (Extension-Flexion, Innen-Außenrotation, Ab-/Adduktion) und
- drei Translationsfreiheitsgrade (anterior-posteriores, mediolaterales Gleiten, proximal-distale Verschiebung).

Die Translations- und Rotationsbewegungen sind normalerweise miteinander gekoppelt, sodass eine Roll-Gleit-Bewegung entsteht.

3.8.1 Bewegungsachsen im femorotibialen Gelenk

Sagittale Achsen für die Flexion/Extension

▸ **Abb. 3.106**

Um die sagittale Achse finden Flexions- und Extensionsbewegungen statt. Sie ist eine Kompromissachse und entsteht aus bewegungsabhängigen Momentandrehpunkten. Diese entsprechen dem jeweiligen Kreuzungspunkt der Kreuz- und Kollateralbänder in verschiedenen Kniestellungen. Sie ist nicht konstant, sondern verlagert sich bei der Bewegung. In Extension befindet sie sich etwa ein Querfinger kaudal des Epicondylus medialis femoris und wandert bei Flexion bogenförmig nach dorsal.

Wenn das Femur das Punctum fixum ist, entsteht beim Aneinanderreihen der Kreuzungspunkte eine Kurve, sog. ***Rastpolkurve***. Beim Gehen und damit Punctum fixum Tibia, ist die Kurve, ***Gangpolkurve***, nicht so ausgeprägt, sondern der Verlauf ist fast waagrecht, obwohl beide gleich lang sind [171].

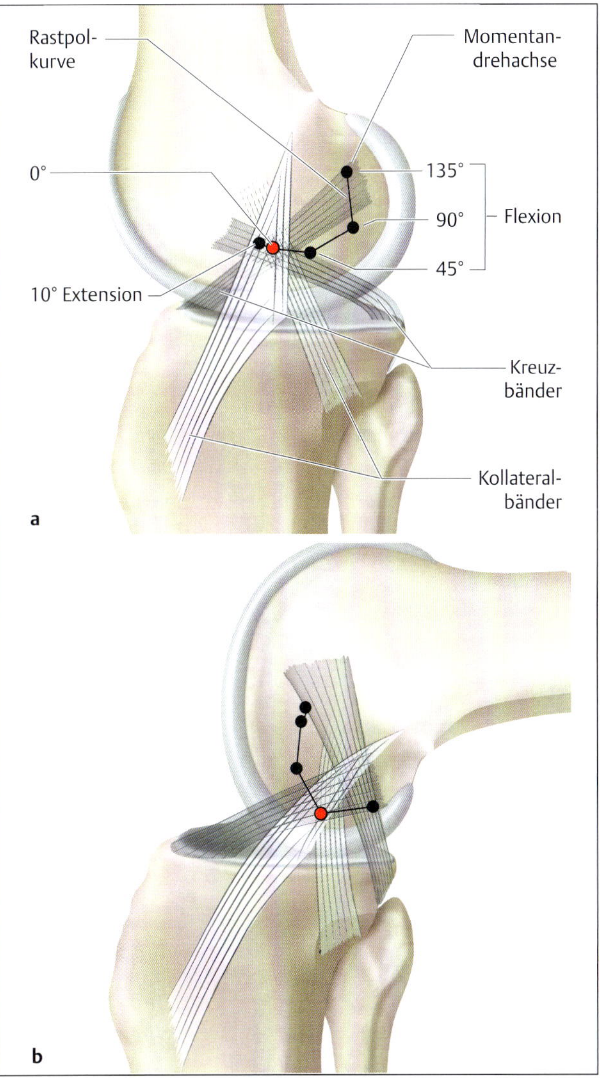

Abb. 3.106 Lageveränderung der sagittalen Achse des Kniegelenks bei
a Extension,
b Flexion.

Longitudinale Achse für die Rotationen

▸ **Abb. 3.107**

Die Achse für die Rotationsbewegungen liegt minimal dorsal des Tuberculum mediale der Eminentia intercondylaris.

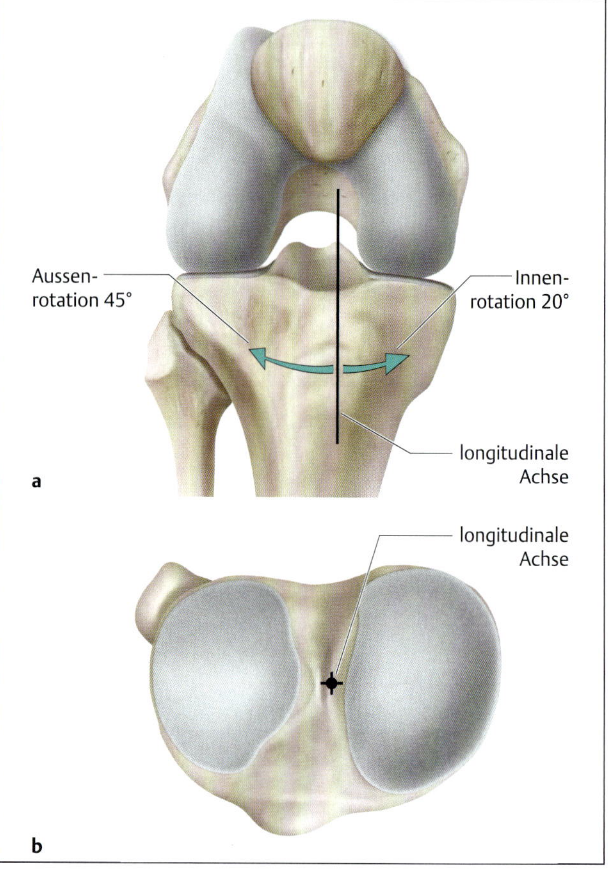

Abb. 3.107 Longitudinale Achse des Kniegelenks.
a ventrale Ansicht.
b transversale Ansicht.

3.8.2 Bewegungen im femorotibialen Gelenk

Flexion/Extension

Aktiv: 140–0–10; passiv: 160–0–15; ▸ **Abb. 3.108**

Während der gesamten Flexionsbewegung erfolgt eine automatische Tibiainnenrotation, die vor allem in den ersten 80° der Flexion stattfindet. Das bedeutet, dass für maximale Flexions- und Extensionsbewegungen auch die Rotationsfreiheit gewährleistet sein muss. Außerdem kommt es bei Flexion zu einer sehr geringen varischen Bewegung, also Adduktionstendenz der Tibia.

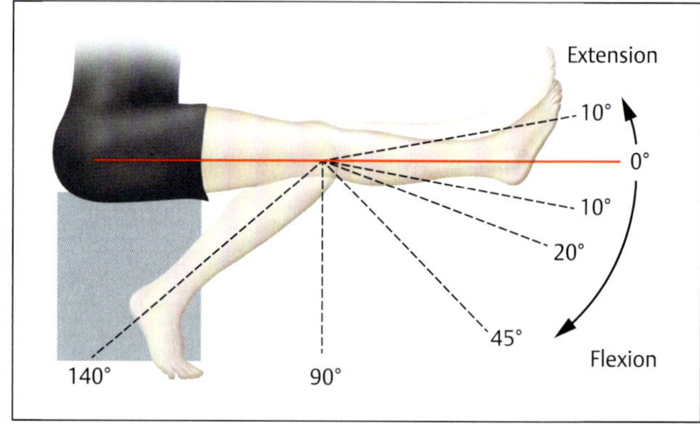

Abb. 3.108 Bewegungen im Femorotibialgelenk: Flexion/Extension.

FUNKTIONELLER HINWEIS

Kniebewegungen im alltäglichen Leben

Für die alltäglichen Aktivitäten werden in der Regel eine Flexionsfähigkeit von etwa 100° und Extension von 0° benötigt. Beispielsweise werden beim Aufstehen von einem Stuhl die Füße unter den Körperschwerpunkt gebracht, um den Hebelarm zwischen Körperschwerpunkt und Bewegungsachse zu verkürzen und damit das Aufstehen zu erleichtern. Dazu ist eine Flexionsfähigkeit von etwa 100° nötig.

Bei einer normalen Gehgeschwindigkeit ist das Knie beim ersten Bodenkontakt etwa 10–20° flektiert. Ab der späten Phase des Mittelstands findet eine zunehmende Extension statt, die auch im Terminalstand anhält. In der Spielbeinphase ist eine deutliche Flexion nötig, um den Fuß nach vorne zu bringen, z. B. werden im Initialschwung etwa 70° Flexion benötigt (▸ **Abb. 3.109**).

Beim schnellen Gehen wird die volle Extension nicht erreicht, jedoch erhöht sich die Flexion auf etwa 90° [231].

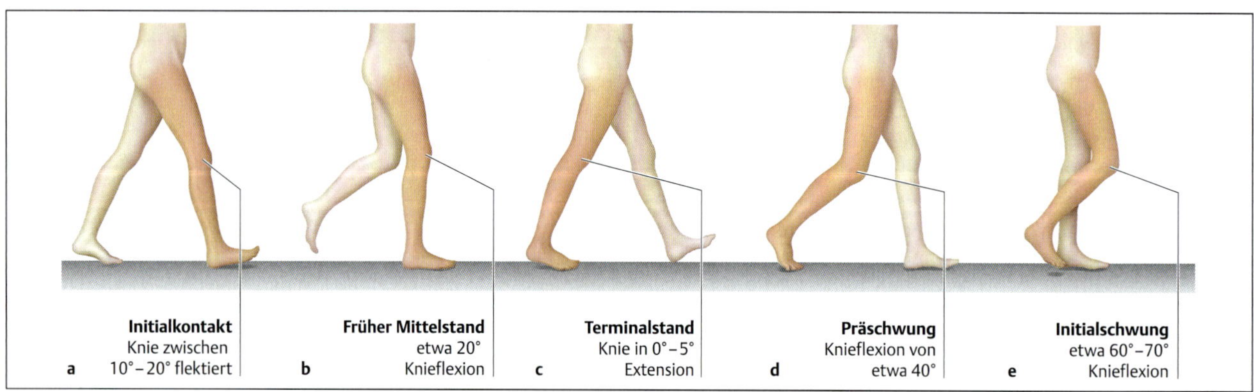

Abb. 3.109 Kniebewegungen beim Gehen. **a** Initialkontakt, **b** Früher Mittelstand, **c** Terminalstand, **d** Präschwung, **e** Initialschwung.

Roll-Gleit-Bewegung

▸ **Abb. 3.110**

Bei Flexion und Extension verschieben sich die artikulirenden Gelenkflächen gegeneinander. Das geht sowohl vom proximalen konvexen, als auch vom distalen konkaven Gelenkpartner aus. In der Länge der überknorpelten Flächen an Femur und Tibia gibt es eine Diskrepanz in anterior-posteriore Richtung. Die Strecke an der Tibia ist wesentlich kürzer als die am Femur.

Bei einer reinen Rollbewegung würden die Femurkondylen auf dem Tibiaplateau nach dorsal luxieren. Das Zusammenwirken von Kreuz- und Kollateralbändern bei Flexions- und Extensionsbewegungen ist von großer Bedeutung, denn sie steuern die Bewegungen zu einem Roll-Gleiten.

Zu Beginn der Flexion entspricht das Roll-Gleiten einem Verhältnis von 1:2, d. h. der Weg am Femur ist nahezu doppelt so groß wie an der Tibia, und die Abstände der Kontaktpunkte liegen weiter auseinander. Sie wandern mit zunehmender Flexion nach dorsal. Gegen Ende der Flexionsbewegung ist der Weg am Femur etwa 4 × größer als derjenige an der Tibia, das entspricht einem Roll-Gleit-Verhältnis von 1:4 und bedeutet, dass mit zunehmender Flexion mehr Gleiten stattfindet.

Im Kniegelenk findet durch die Einlagerung der Menisci eine Roll-Gleitbewegung zwischen Femurkondylen, Menisci und Tibia sowie eine tranlatorische Gleitbewegung zwischen Menisci und Tibiaplateau statt. Gleichzeitig verschiebt sich die Facies patellaris gegen die Patella bzw. umgekehrt.

FUNKTIONELLER HINWEIS

Kreuzbandriss und Folgen ▸ Abb. 3.111

Durch den Riss des vorderen Kreuzbands verändert sich die Roll-Gleitbewegung. Es kommt zu einer Desintegration dieser Bewegung, da die Kontaktpunkte des Femurs nach dorsal verschoben sind. Die normale Gleitbewegung des Femurs nach ventral findet nicht mehr im Zusammenspiel mit der Rollbewegung statt, sondern wird ruckartig nachgeholt. Die Meniskushinterhörner werden wie Keile zur Abbremsung der Rollbewegung eingesetzt und sind auf Dauer überfordert.

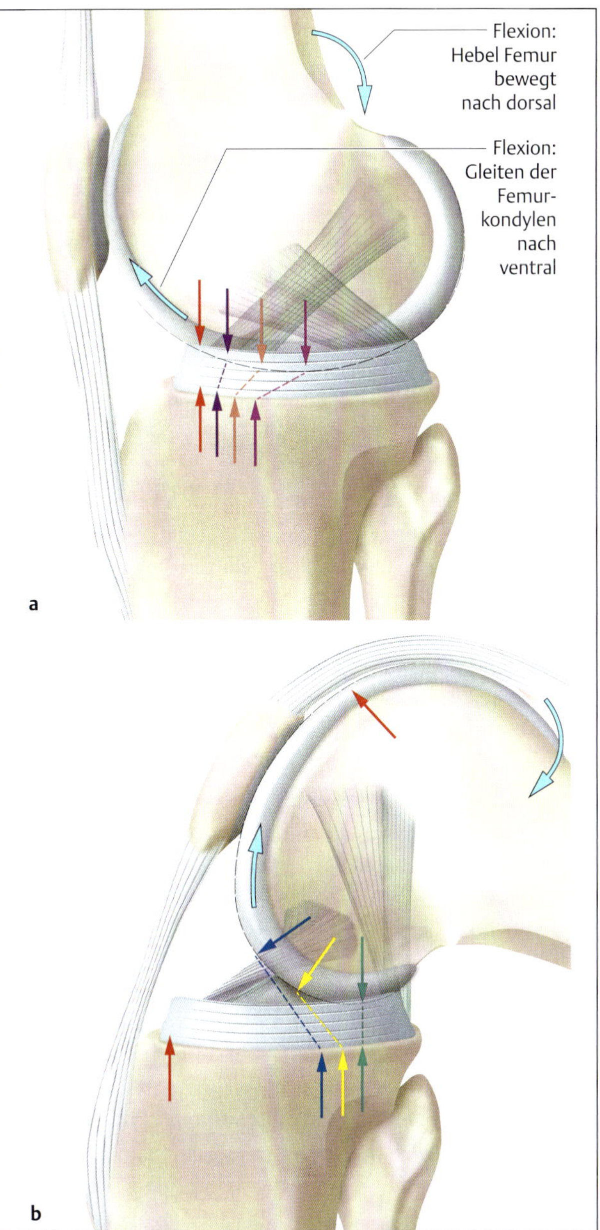

Abb. 3.110 Roll-Gleit-Bewegung des Kniegelenks bei **a** leichter Flexion, **b** zunehmender Flexion.

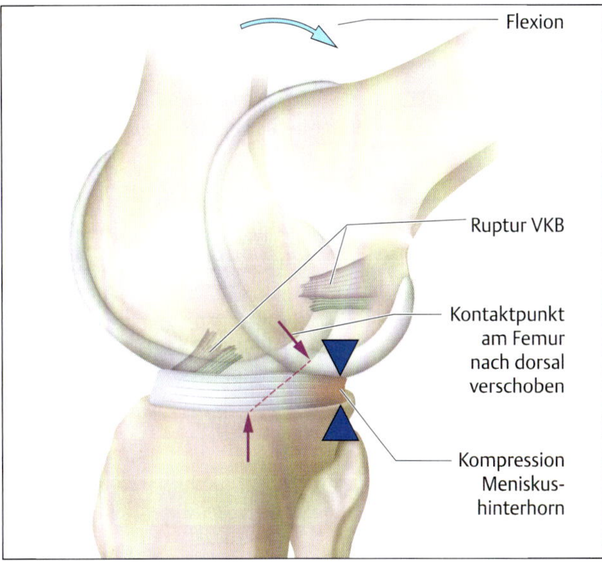

Abb. 3.111 Desintegration der Rollgleitbewegung des Kniegelenks und Folgen bei Riss des vorderen Kreuzbandes.

PRAXISTIPP

Gleitmobilisation bei Bewegungseinschränkungen
Ist eine Bewegungseinschränkung Richtung Flexion arthrokinematisch bedingt, wird zur Verbesserung der Beweglichkeit eine Gleitmobilisation der Tibia kurz vor Ende der aktiven Bewegungsmöglichkeit nach dorsal durchgeführt (▸ **Abb. 3.112**). Wegen der Kombination der Flexion mit Innenrotation ist außerdem ein Gleiten des lateralen Gelenkanteils nach ventral erforderlich.

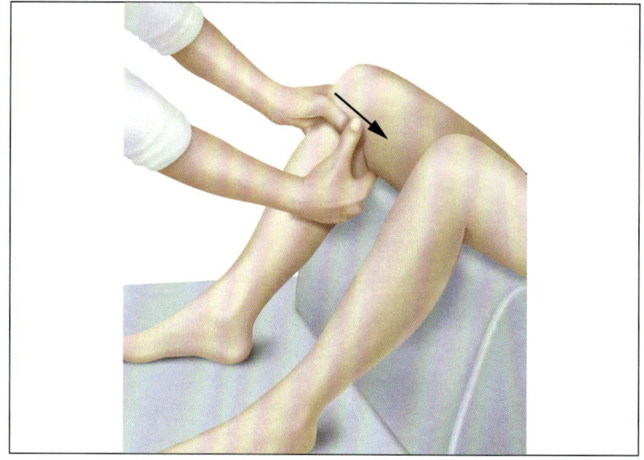

Abb. 3.112 Gleitmobilisation des Kniegelenks bei Flexionseinschränkung.

Außen-/Innenrotation

Aktiv: 45–0–20; passiv: 50–0–30; ▸ **Abb. 3.113**

Die Rotationsbewegungen im Kniegelenk sind nur in Flexionsstellung möglich, hauptsächlich bedingt durch die Kapsel-Band-Spannung. In der Regel ist in 45° Flexion das größte Bewegungsausmaß zu erwarten.

Die Rotationen spielen sich überwiegend in den Articulationes meniscotibiales ab. Die Hemmung der Bewegung erfolgt bei Außenrotation über die Kollateralbänder, dabei hemmt das mediale mehr als das laterale. Die Innenrotation wird vor allem durch die Kreuzbänder begrenzt.

Da der laterale Meniskus wesentlich beweglicher ist, legt auch der laterale Tibiakondylus den größeren Weg zurück. Bei Außenrotation bewegt sich der Condylus lateralis tibiae nach dorsal, der Condylus medialis verlagert sich um eine geringere Strecke nach ventral. Der Grund der verringerten Verlagerung liegt auch daran, dass das Tuberculum mediale der Eminentia höher ist und dadurch einen Art Prellbock für die Bewegung des medialen Kondylus darstellt [131].

Bei den Rotationen verlagert sich auch die Patella, bleibt aber im Wesentlichen in ihrer Gleitbahn, während sich die Tuberositas tibiae deutlich verlagert.

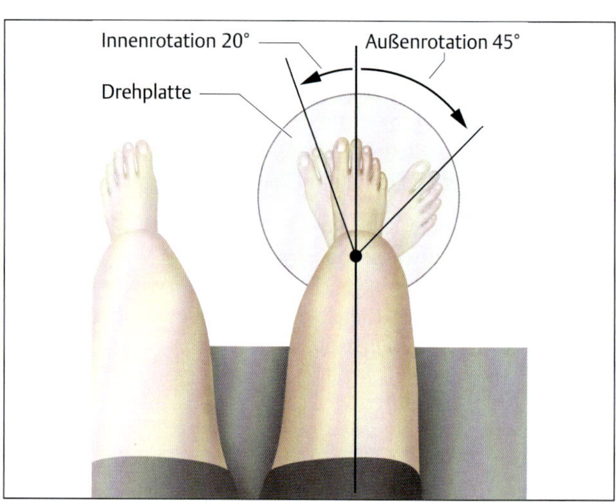

Abb. 3.113 Bewegungen im Femorotibialen Gelenk: Innen- und Außenrotation.

Schlussrotation

▸ **Abb. 3.114**

Die Schlussrotation findet automatisch am Ende der Extension statt. Dabei dreht sich die Tibia bei feststehendem Femur um etwa 5–10° nach außen. Sie läuft um eine Rotationsachse ab, die lateral in der Eminantia intercondylaris posterior liegt. Um diese Achse dreht sich der Condylus lateralis tibiae deutlich nach ventral und der Condylus medialis nur gering nach dorsal.

Es gibt verschiedene Gründe für diese Rotation, z. B. spielen die muskuläre Kräfte und die Verlagerungsmöglichkeiten der Menisci eine Rolle, die Formunterschiede der Kondylen, denn der mediale ist länger als der laterale, und auch die Spannung des anteromedialen Bündels des vorderen Kreuzbands, denn das mediale Tibiaplateau wird nach dorsal zum lateralen Femurkondylus gezogen, und es entsteht eine geringfügige Außenrotation des Unterschenkels.

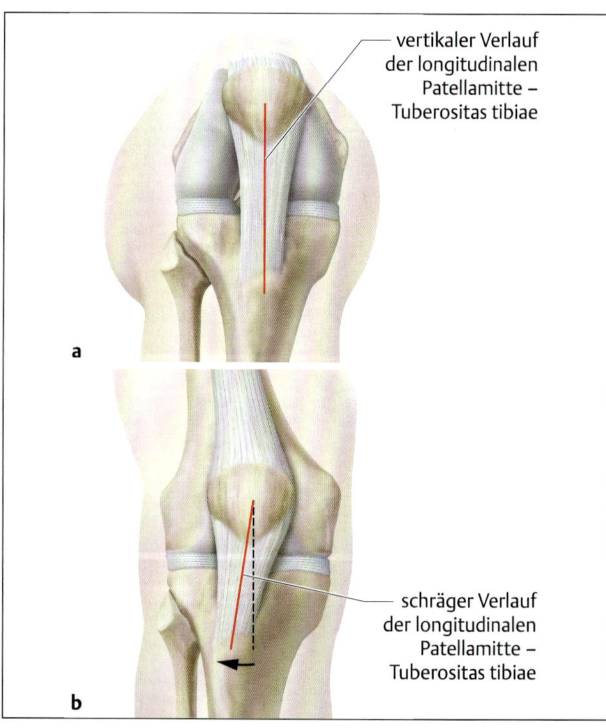

Abb. 3.114 Schlussrotation des Kniegelenks.
Verlauf der longitudinalen Patella-Tub. tib-Achse
a in Knieflexion,
b in Knieextension.

Ab-/Adduktion

Ab- und Adduktion sowie das Medial-lateral-Gleiten finden nur als Bewegungskombination bei Flexion und Extension statt, z. B. kommt es bei Flexion zu einer Adduktion der Tibia. Bedingt ist das u. a. durch die unterschiedliche Gestaltung der Femurkondylen und des Tibiaplateaus [251].

3.8.3 Bewegungsachsen und Bewegungen im femoropatellaren Gelenk

Die Patella bewegt sich in sechs verschiedenen Freiheitsgraden und ist Punctum mobile, während das Femur Punctum fixum ist. Die Bewegungen werden in rotatorische und translatorische Bewegungen eingeteilt.

Rotatorische Bewegungen

▸ **Abb. 3.115**, ▸ **Abb. 3.116**

Isoliert finden rotatorische Bewegungen um drei Achsen statt:

- Um die ***sagittale Achse***, die durch die Patellamitte geht, dreht sich die Patellabasis nach medial und gleichzeitig der Apex nach lateral und umgekehrt.
- Um die ***longitudinale*** Achse dreht sich die Patella nach dorsolateral und dorsomedial.
- Um die ***frontale Achse*** bewegt sich die Patellabasis nach dorsal, gleichzeitig die Patellaspitze nach ventral und umgekehrt.

Jegliche Bewegung der Tibia hat Konsequenzen für die Patellabewegung, wobei das Ausmaß dieser Bewegung gering ist.

- In Extension steht die Patella leicht in Lateralisation und Kippung, sodass die laterale Facette ventraler steht als die mediale.
- Bei der Flexion gleitet die Patella in der Facies patellaris nach distal bis zwischen die Kondylen und legt einen Weg von ca. 8 cm zurück. Durch den Zug auf die Patellarsehne wird die Patella in die Trochlea gepresst.
- In den ersten 20° Flexion kommt es durch die Form der Trochlea und Innenrotation der Tibia zu einer leichten Medialisierung.
- Bei weiterer Flexion bis etwa 90° folgt eine laterale Verschiebung [137], das heißt, die Patella verschiebt sich aus einer lateralen Stellung bei Extension bogenförmig in Form eines C, mit der Öffnung nach lateral, bei der Flexionsbewegung nach medial, um am Flexionsende wiederum lateral zu stehen [283].

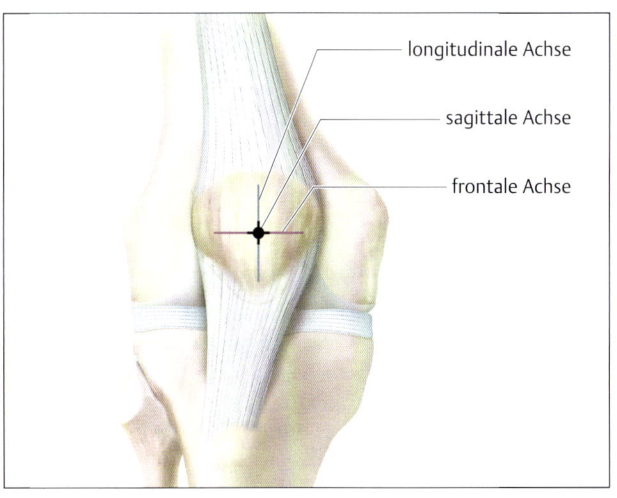

Abb. 3.115 Rotationsachsen der Patella,
a ventrale,
b laterale,
c transversale Ansicht.

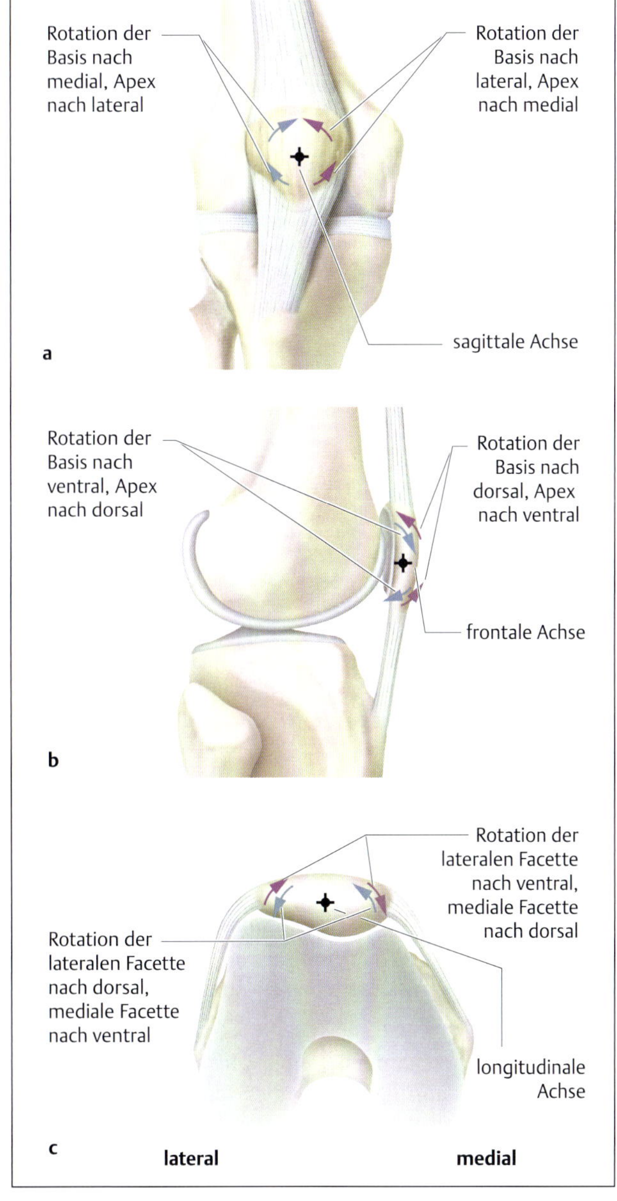

Abb. 3.116 Rotationsbewegungen der Patella.

PRAXISTIPP

Funktionsprüfung der Patella ▸ **Abb. 3.117**
Die Gleitfähigkeit der Patella wird in Knieextension geprüft. Dabei wird die Patella passiv nach proximal-distal und nach medial-lateral verschoben, sowie eine Traktion der Patella nach anterior und Kompression der Patella in die Facies patellaris nach dorsal geprüft.

Die Verschiebungen der Patella bei Flexion und Extension werden beim sitzenden Patienten mit frei hängendem Unterschenkel untersucht. Die Hand liegt auf der Patella und fühlt, wie die Patella aus Knieextension bei zunehmender Flexion gegenüber dem Femur gleitet, und wie im weiteren die Führung der Patella läuft.

Stabilitätstest der Patella: Ein manueller Druck nach lateral wird während der Knieflexion durchgeführt.

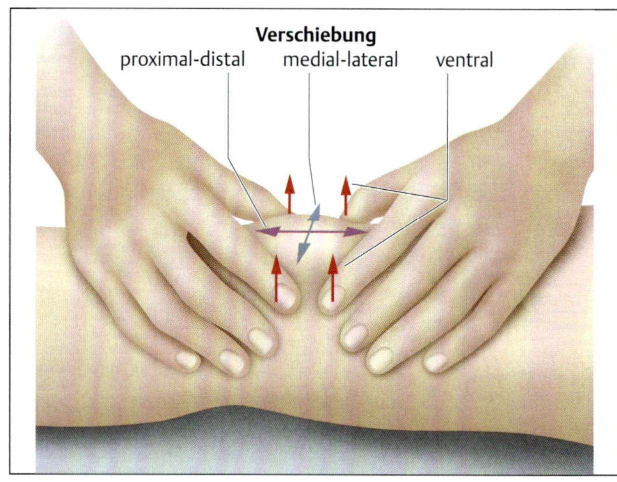

Abb. 3.117 Gleitfähigkeitstests der Patella.

Translatorische Bewegungen

Translatorische Bewegungen sind nach proximal-distal, ventral-dorsal und medial-lateral möglich, wobei die Verschiebung nach proximal-distal am deutlichsten ist. Beispiele der Translation: Die Patella verlagert sich durch die Anspannung des M. quadriceps um etwa 1–1½cm nach proximal, und bedingt durch die Innenrotationsbewegung der Tibia bei Flexion verschiebt sie sich minimal nach lateral.

Das Ausmaß der translatorischen Verschiebungen ist individuell unterschiedlich, deshalb sollte die gesunde Seite im Vergleich als Norm angenommen werden.

3.9 Biomechanische Aspekte

3.9.1 Beinachsen im Stand

Traglinie von lateral gesehen

▸ **Abb. 3.118a**

Die Schwerkraftlinie verläuft durch die Mitte des Trochanter major (Trochanterpunkt), minimal dorsal der Kniegelenkmitte und trifft dicht ventral des oberen Sprunggelenks den Fuß.

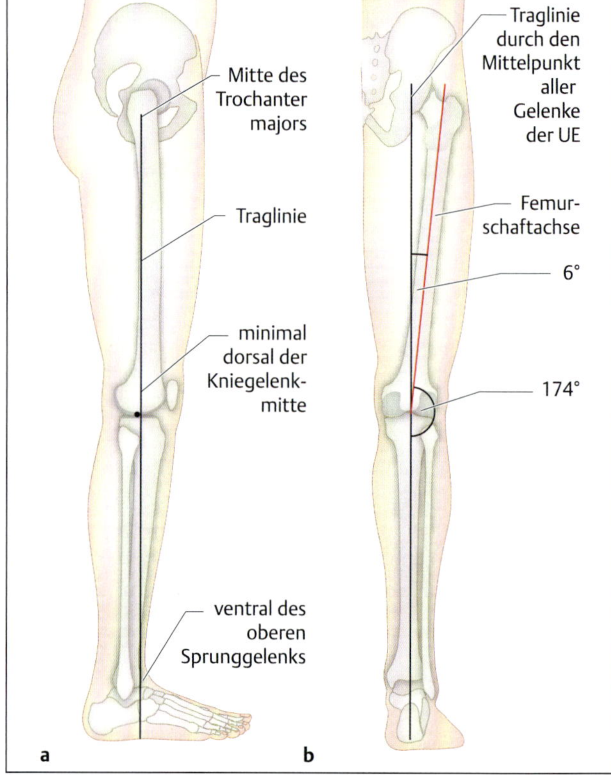

Abb. 3.118 Traglinie des Beins
a von lateral,
b von dorsal.

Traglinie von dorsal gesehen

▸ **Abb. 3.118b**

Die Traglinie des Beines, auch ***Mikulicz-Linie*** genannt, verläuft durch die Zentren von Hüft-, Knie- und oberem Sprunggelenk. Die Schaftachse des Femurs weicht um 6° von der Traglinie nach lateral ab. Am Unterschenkel stimmen Traglinie und Schaftachse überein.

Entspricht der Verlauf der Traglinie der Norm, wird der Gelenkknorpel gleichmäßig belastet, die Spannung der Bänder ist regelrecht, außerdem befindet sich die stabilisierende Muskulatur im Gleichgewicht.

Die Schaftachse von Femur und Tibia bilden einen Winkel = ***Femorotibialwinkel*** von 174°.

FUNKTIONELLER HINWEIS

Genu recurvatum ▸ **Abb. 3.119**
Die Kniegelenkmitte ist aus der Schwerkraftlinie nach dorsal verlagert. Die Femurkondylen zeigen in der Endstellung eine erhöhte Gleitkomponente nach dorsal, was einer Instabilität Richtung ventrale Schublade der Tibia entspricht (s. Kap. **3.7**).

Genu varum ▸ **Abb. 3.120**
Der Unterschenkel ist bei der Geburt varisch und beträgt im Durchschnitt 15°. Durch das Gehen verändert sich die Stellung zur Neutralstellung hin und weiter zur Valgusstellung von ca. 10°, die sich ab dem 10. Lebensjahr auf 5–7° reduzieren sollte.

Der interkondyläre Abstand beträgt > 5 cm bei 0–2 cm intermalleolärem Abstand. Das Kniegelenk liegt lateral der Traglinie, bzw. die Traglinie geht durch die Mitte von Hüft- und Kniegelenk und liegt medial des OSG.

Das Kniegelenk wird asymmetrisch belastet, denn der mediale Gelenkkomplex wird komprimiert und die Folge ist eine Zerstörung des medialen Meniskus und der medialen Gelenkflächen. Im lateralen Gelenkkomplex ist der Kondylenschluss aufgehoben, das laterale Kollateralband und Kapselanteile geraten unter Stress. Der Tractus iliotibialis und der M. biceps femoris werden auf Dehnung belastet. Dies führt außerdem zu einer Fehlbelastung im oberen Sprunggelenk und des gesamten Fußes.

Eine konkrete Beurteilung über die Fehlstellung ist nur durch die Vermessung der Beinachse mithilfe einer Röntgenaufnahme des gesamten Beins möglich.

Genu valgum ▸ **Abb. 3.121**
Der intermalleoläre Abstand beträgt > 5 cm bei = 0–2 cm interkondylärem Abstand. Das Kniegelenk liegt medial der Traglinie und der Femorotibialwinkel wird kleiner. Der laterale Gelenkkomplex wird stark belastet, das mediale Kollateralband, sowie Kapselanteile werden gedehnt, ebenso die Pes-anserinus-Gruppe.

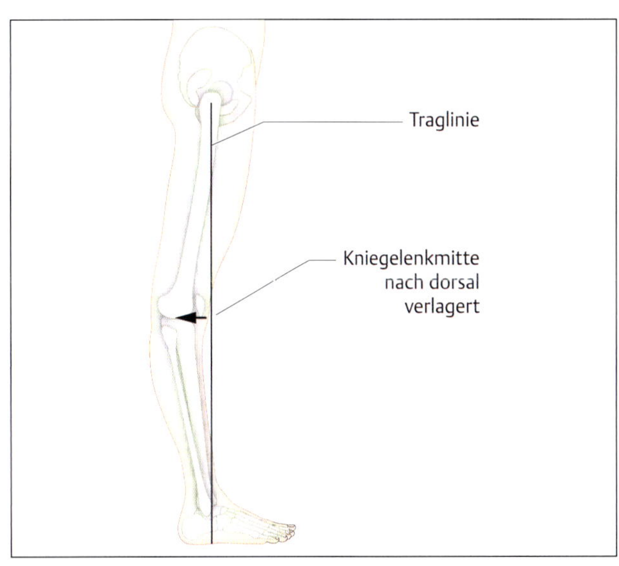

Abb. 3.119 Veränderung der Traglinie: Genu recurvatum.

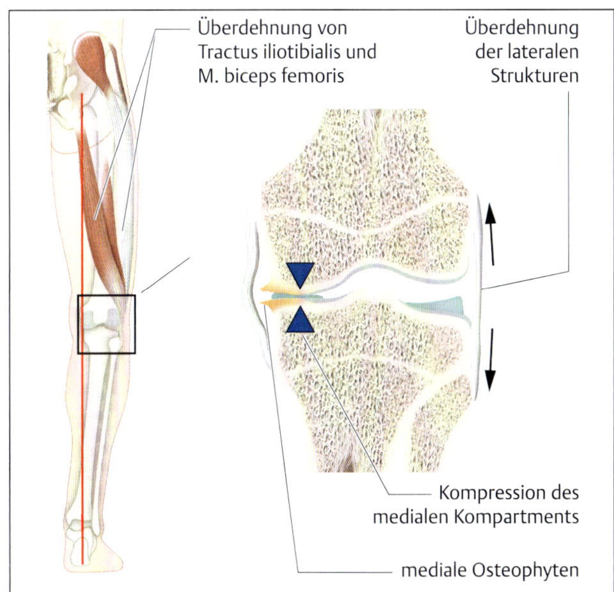

Abb. 3.120 Veränderung der Traglinie und die Konsequenzen: Genu varum.

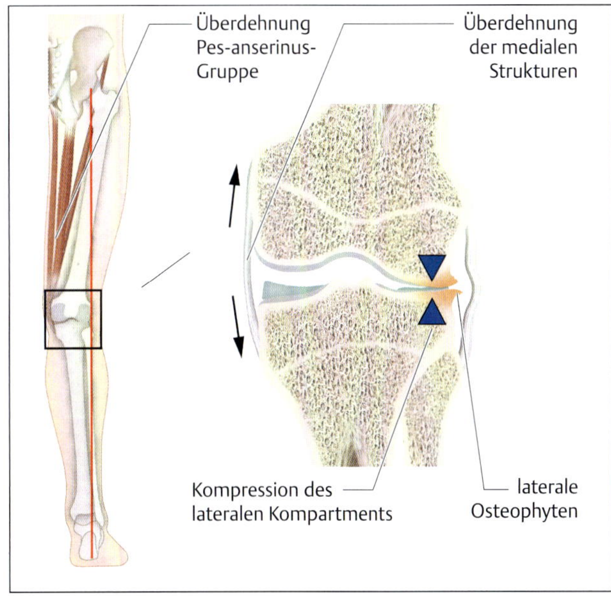

Abb. 3.121 Veränderung der Traglinie und die Konsequenzen: Genu valgum.

PRAXISTIPP

Messung von interkondylärem und intermalleolärem Abstand bei Achsenfehlstellung des Kniegelenks
▶ **Abb. 3.122**

Bei ***Beinachsenfehlstellungen*** müssen die Beinachsen vermessen werden. Dazu wird sowohl der interkondyläre als auch der intermalleoläre Abstand gemessen. Bei geraden Beinachsen beträgt der Abstand etwa 0 cm.

Beim Genu varum kann der interkondyläre Abstand mehr als 5 cm betragen, während der intermalleoläre Abstand nahezu normal bleibt, bei Genu valgum ist es umgekehrt.

Behandlung des Genu varum

Die konservative Therapie zur Korrektur der Beinachse kann die Biomechanik verbessern und damit die Fehlbelastung verringern. Das Hauptprinzip der Behandlung besteht darin, die Belastungslinie durch den gezielten Muskelaufbau des M. tensor fasciae latae und M. biceps femoris nach lateral zu holen. Außerdem kann eine Veränderung des Fußgewölbes im Sinne einer vermehrten Innenfußbelastung mehr Druck im medialen Kniebereich ausüben.

Das bewirkt z. B. auch eine Außenranderhöhung der Schuhe. Diese Methode wird jedoch unterschiedlich bewertet; Jones et al. (2013) [122] wiesen nach, dass lateral erhöhende Einlagen das Knie-Adduktionsmoment um ca. 8 % reduzieren. Im Gegensatz dazu konnten Fantini et al. (2012) [62] und Parkers (2013) [200] keinen Einfluss auf das Knie-Adduktionsmoment feststellen.

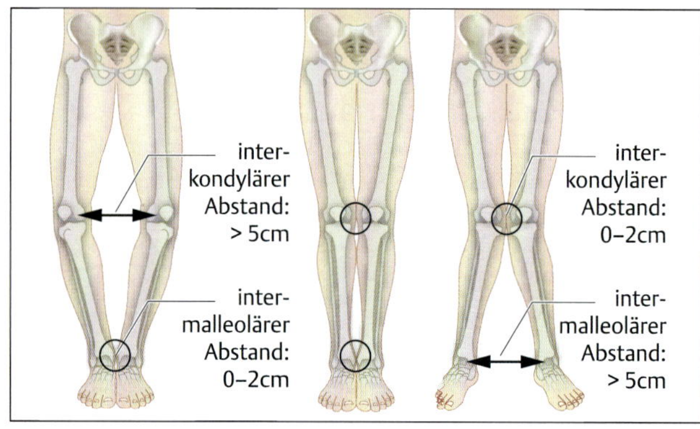

Abb. 3.122 Messung der intercondylären und intermalleolären Abstände.

Tibiatorsion

▶ **Abb. 3.123**, s. Kap. **Tibiatorsion**

Die queren Achsen von proximaler und distaler Tibia stehen in einem Winkel von 30° nach außen. Dies ist bedingt durch die Tibiatorsion, die nach außen gerichtet ist und im proximalen Tibiaabschnitt am ausgeprägtesten stattfindet.

Messung: Wenn die quere Tibiakondylenachse in der Frontalebene eingestellt ist, steht die funktionelle Fußlängsachse um 20–23° aus der Sagittalebene nach außen gedreht.

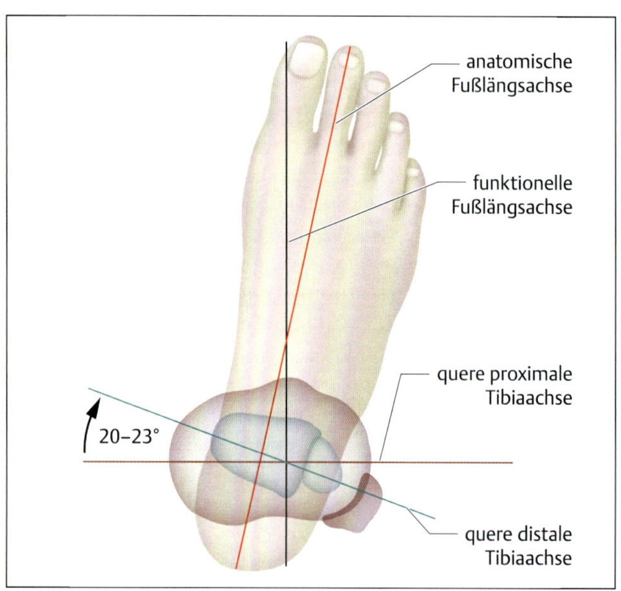

Abb. 3.123 Tibiatorsion.

PRAXISTIPP

Beurteilung von Fehlstellungen des Kniegelenks in der Transversalebene ▸ Abb. 3.124

Zur Beurteilung der Rotationsstellung des Beines ist die Stellung der Patella ein wichtiger Hinweis. Sie sollte bei geradem Stand nach ventral ausgerichtet sein und über der Vorfußmitte stehen.

Zeigt die Patella nach medial, kann das ein Zeichen einer verstärkten Antetorsion oder IR-Stellung des Hüftgelenks, einer fehlenden Tibiatorsion oder einer divergierenden Fußlängsachse (FLA) sein.

Eine nach lateral ausgerichtete Patella kann als Ursache eine verminderte Antetorsion oder AR-Fehlstellung im Hüftgelenk sein. Eine verstärkte Tibiatorsion oder eine konvergierende FLA sprechen ebenfalls dafür.

Gangbild bei + + Tibiatorsion

Zu starke Tibiatorsion bedingt eine Ausrichtung der funktionellen Fußlängsachse nach außen. Das Hüftgelenk erscheint sehr stark außenrotiert. Der Abrollvorgang des Fußes geschieht über den medialen Großzehenrand, was diesen auf Dauer stark belastet und schmerzt.

Eine typische Kompensation geschieht durch Innenrotation des Hüftgelenks, was wiederum das Kniegelenk auf Scherung belastet, da der Oberschenkel nach innen gedreht wird und der Unterschenkel nach außen. Auch hier sind Überlastungen und Schmerzhaftigkeit die Folge.

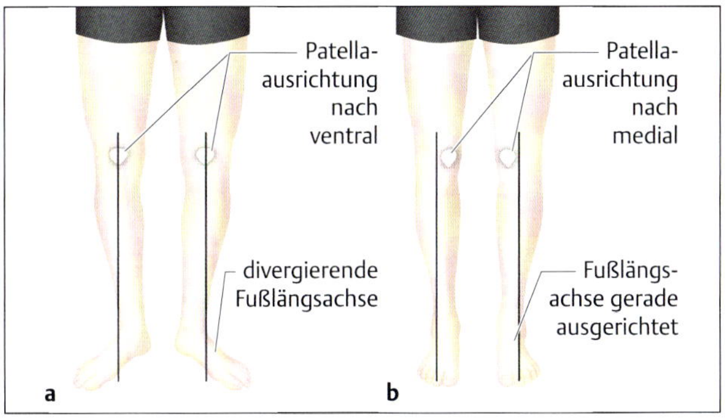

Abb. 3.124 Beurteilung einer Fehlstellung bei +++ Tibiatorsion
a Patella steht ventral
b Patella steht medial

3.9.2 Beinachsen beim Gehen

Die Beurteilung über das Verhalten der Beinachsen beim Gehen oder Laufen erfolgt in der Regel von ventral und lateral. Im Mittelpunkt der Analyse steht die Beurteilung der Tibiarotation, dynamische Stellung der Beinachsen, Beckenstabilität und Kniebewegungen in den Gangphasen. Zum Beispiel sollten, von ventral gesehen, die Zentren von Hüft-, Knie- und oberem Sprunggelenk wie beim Stand in einer Ebene liegen. Von lateral lassen sich die einzelnen Abschnitte der Gangphasen und das koordinierte Verhalten von Knie-, Fuß- und Hüftgelenk beurteilen.

Eine große Hilfe bei der Analyse über das Verhalten der Beinachsen beim Gehen oder Laufen ist die Verwendung einer Videokamera, denn die Videoanalyse ermöglicht die Betrachtung der beteiligten Gelenke in Zeitlupe und ist damit ein Bestandteil der ganzheitlichen Bewegungsanalyse.

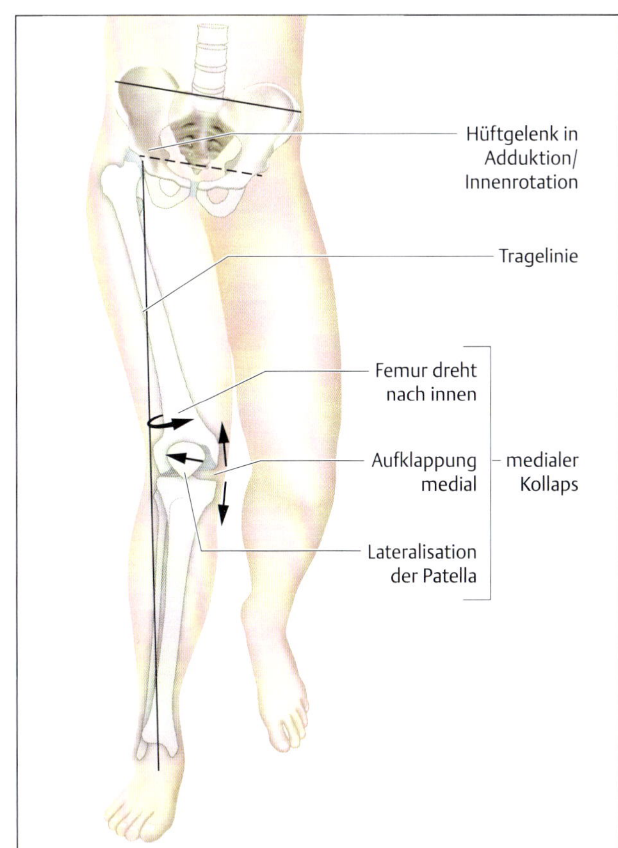

Abb. 3.125 Medialer Kollaps in der Standbeinphase.

FUNKTIONELLER HINWEIS

Medialer Kollaps ▸ Abb. 3.125

Beim medialen Kollaps kollabiert das Kniegelenk während der Standbeinphase im Sinne einer Valgusstellung nach medial, wodurch der Fuß fehlbelastet wird. Außerdem gerät das Hüftgelenk auf der Standbeinseite in Adduktion, denn es sinkt auf der Spielbeinseite ab. Die Ursachen sind vielseitig:

- Mediale Abkippung der Tibia aufgrund von Bandlaxheit auf der medialen Knieseite und fehlender muskulärer Stabilisierung durch die Pes-anserinus-Gruppe.
- Durch eine Schwäche der Hüftabduktoren sind diese nicht mehr in der Lage das Bein in der Standbeinphase ausreichend zu stabilisieren, denn beim Auftreten des Fußes knickt das Knie im Sinne einer Valgusstellung nach medial ab.
- Das mediale Längsgewölbe des Fußes ist abgeflacht, es kommt zu einer Knickfußstellung des Rückfußes mit Konsequenzen nach proximal.

3.9.3 Spongiosaarchitektur

▸ **Abb. 3.126**, ▸ **Abb. 3.127**

Distales Femurende

Es sind zwei Züge der Spongiosabälkchen zu erkennen; einige Drucktrabekel ziehen fast senkrecht auf die Kompakta der Kondylen zu. Sie werden von schwächer ausgebildeten Zugtrabekeln gekreuzt, die von medial nach lateral ziehen.

Proximale Tibia

Im Bereich des Tibiaplateaus ziehen Drucktrabekel vertikal vom Tibiaplateau nach kaudal, sowie einige bogenförmige von der Eminentia intercondylaris nach kaudal. Sie werden von horizontal verlaufenden Zugtrabekeln, die vom medialen zum lateralen Tibiakondylus verlaufen, gekreuzt. Diese sind wesentlich schwächer ausgebildet als die Drucktrabekel.

Patella

Im Sagittalschnitt bilden sich kräftige, bogenförmige longitudinale Zugbündel aus, die der Zugrichtung der Quadrizepssehne entsprechen. Außerdem sind auf die retropatellare Gelenkfläche zulaufende Drucktrabekel, also in der a. p.-Ausrichtung zu erkennen, die den Kompressionskräften entsprechen.

Im Transversalschnitt sind transversal ausgerichtete Zugtrabekel zu erkennen, und die senkrecht zum Patellofemoralgelenk ziehenden Druckbündel bestätigen sich.

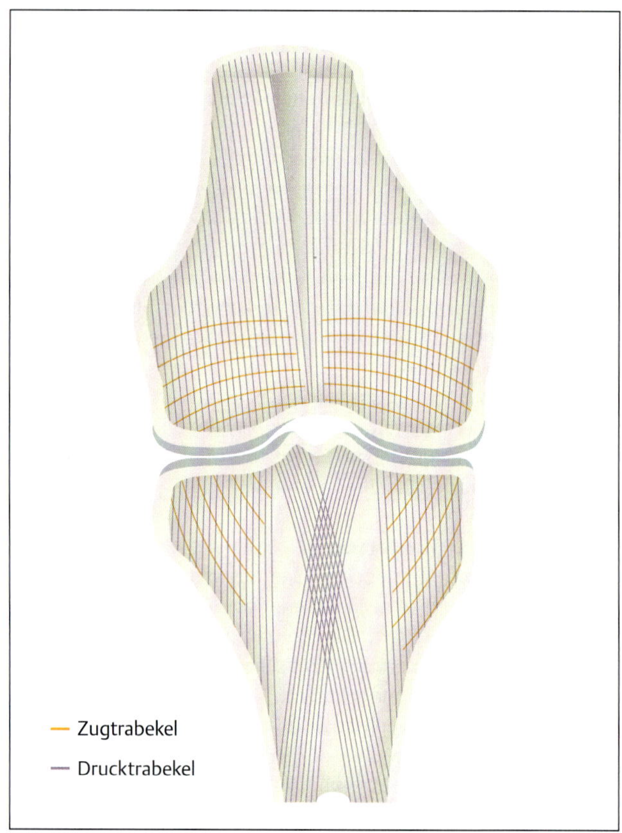

Abb. 3.126 Spongiosagerüst Femur und Tibia im Frontalschnitt.

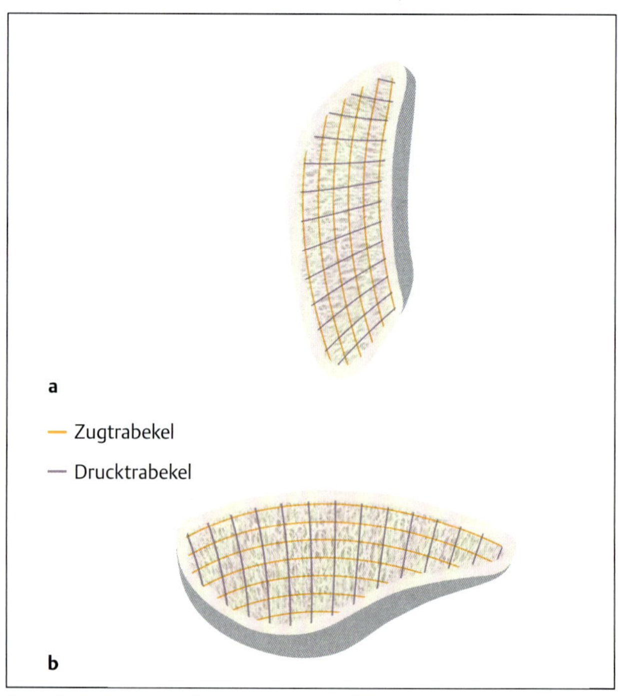

Abb. 3.127 Spongiosagerüst der Patella im
a Sagittalschnitt,
b Transversalschnitt.

3.9.4 Druckbelastungen im Femorotibialgelenk

Die inkongruenten Gelenkflächen von Femur und Tibia berühren sich nur punktförmig. Um die Druckbeanspruchung zu vermindern und die druckaufnehmende Fläche zu vergrößern, sind deshalb die Menisci in das Gelenk eingelagert, aber auch dadurch wird nie die gesamte Fläche des Tibiaplateaus Kontakt zum Femur haben.

Durch Bewegung wird die Belastung einmal hoch, einmal niedrig sein, denn der auf Druck beanspruchte Bereich verlagert sich. Zum Beispiel verschiebt sich die Kontaktfläche des Tibiaplateaus mit zunehmender Flexion von ventral nach dorsal.

Kompressionskräfte auf die Gelenkflächen entstehen durch interne Kräfte wie Muskelaktivität und Dehnungskräften in den Bändern und externe Kräfte wie Körpergewicht und Bodenreaktionskraft. Diese Druckkräfte sind abhängig vom Flexionsgrad; je mehr Flexion, desto größer wird der Druck.

3.9.5 Patellofemorale Kontaktflächen beim Bewegen

Für die Kraftaufnahme steht sowohl an der Patella als auch am Patellagleitlager jeweils nur ein Teil der Gelenkfläche zur Verfügung. Die kraftaufnehmende Fläche ist dabei etwas kleiner als die eigentliche Kontaktfläche. Welcher Bereich der Gelenkfläche für die Kraftübertragung in Anspruch genommen wird, hängt von der Gelenkstellung ab.

Patellofemorale Kontaktflächen bei Bewegung

▸ **Abb. 2.128**

In Neutral-Null-Stellung hat nur ein kleiner retropatellarer distaler Teil an der Patellaspitze Kontakt zur Facies patellaris. Ab etwa 10° Flexion gleitet die Patella gegenüber der Facies patellaris. Bei 20° Flexion beträgt die Kontaktfläche zwischen distalem Patellabereich und proximaler Facies patellae etwa 1–1,5 cm.

Mit zunehmender Flexion wandert die retropatellare Kontaktfläche nach proximal und die am Femur nach distal. Außerdem wird sie größer, sodass sie sich in 60° Flexion auf 2,5–3,5 cm vergrößert und der mittlere Patellabereich Kontakt zum mittleren Teil der Facies patellaris hat.

In 90° Flexion befindet sich der Kontakt quer über der Patellabasis und am Femur am distalen Ende der Facies patellaris. Die Kontaktfläche beträgt dabei etwa 3,5–5 cm.

Bei weiterer Flexion überbrückt die Patella die Fossa intercondylaris. Nur die äußersten Facettenteile der Patella haben Kontakt zu den Kondylen und der First ragt in die Fossa intercondylaris hinein. Die laterale Facette hat dabei die größere Kontaktfläche [30].

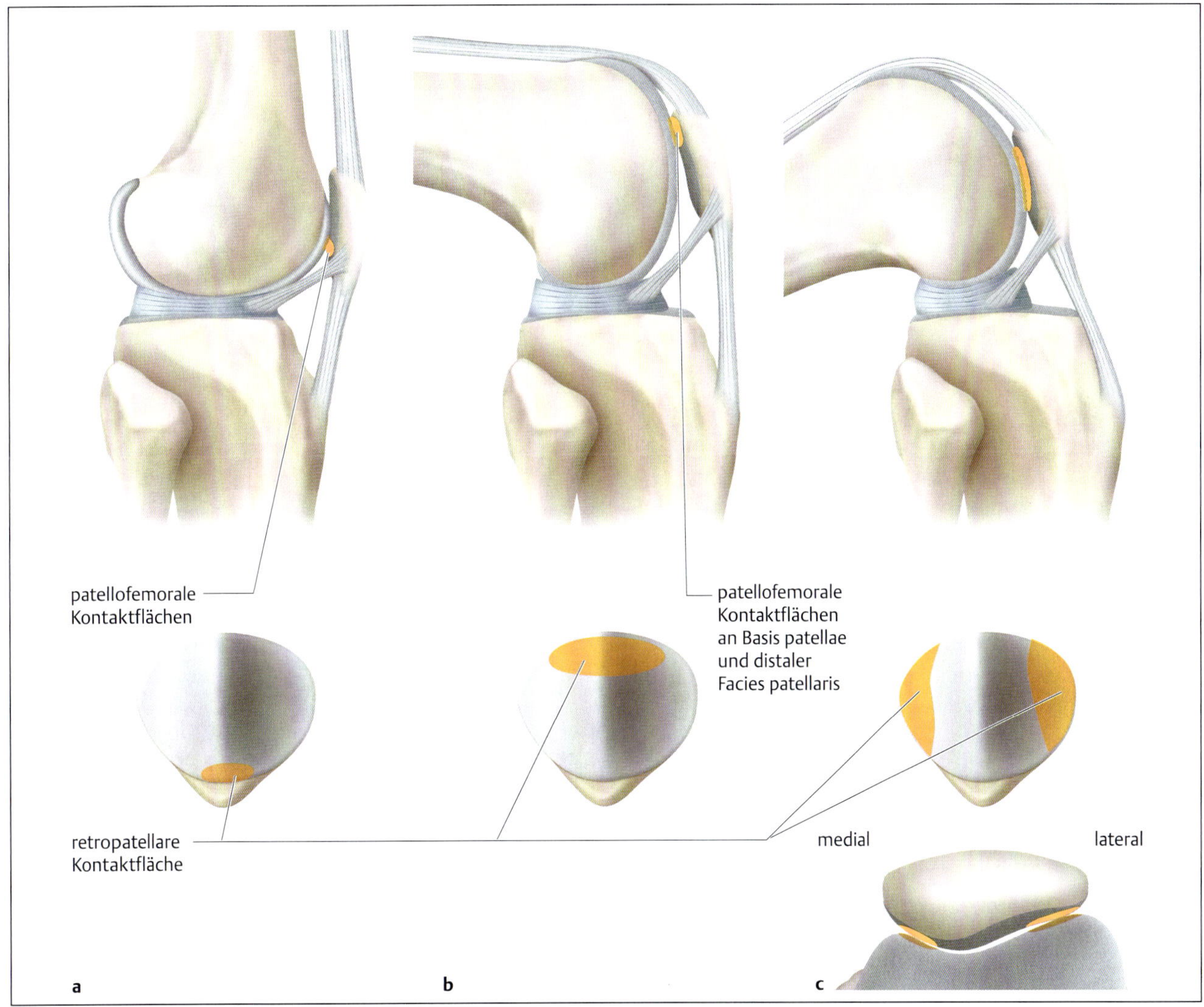

Abb. 3.128 Patellofemorale Kontaktflächen in verschiedenen Kniestellungen.
a N-0-Stellung.
b In 90° Flexion.
c In 120° Flexion.

3.9.6 Patellofemoraler Druck

▸ **Abb. 3.129**

Die Belastung des Femoropatellargelenks erfolgt durch die Vektorsumme aus Muskel-Band-Kraft und Schwerkraft. Das heißt, neben dem Körpergewicht spielen die Hebelarme der verschiedenen Kräfte, sowie vertikale und horizontale Zugkräfte eine Rolle. Damit haben alle an der Patella angreifenden Strukturen Einfluss auf den Gelenkdruck.

Die ***retropatellare Belastung*** errechnet sich aus den Längen und Richtungen der Kraftvektoren, die entweder bei Kontraktion des M. quadriceps oder bei Bewegungen auf die Sehne und das Lig. patellae einwirken (▸ **Abb. 3.130**):

- In N-0-Stellung stehen die Vektoren K1 = Kraftvektor Quadrizeps und K2 = Kraftvektor Lig. patellae in einem stumpfen Winkel. Die Länge der Vektoren K wird dabei durch die Größe der Kraft bestimmt, z. B. hat das Lig. patellae nur 70 % der Kraft des M. quadriceps und ist entsprechend kürzer [1].
- Die errechnete Resultierende, die die Patella in die Gleitrinne komprimiert, ist sehr kurz.
- Mit zunehmender Flexion wird die Resultierende länger und der Kompressionsdruck größer.

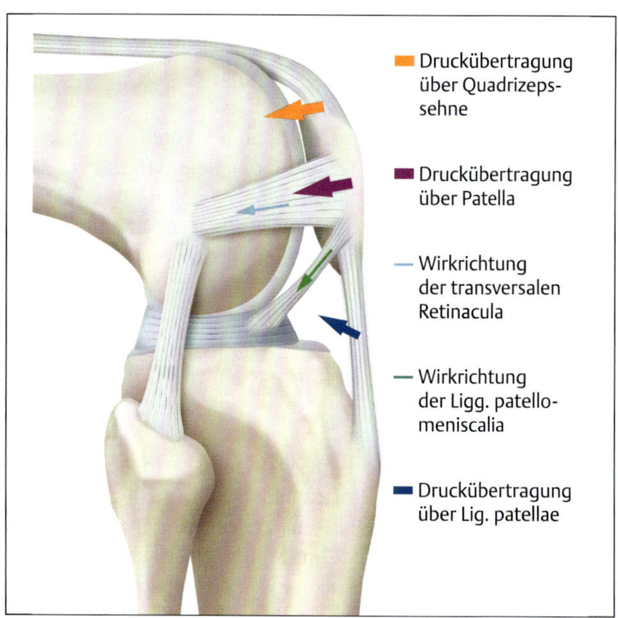

Abb. 3.129 Zusammensetzung des retropatellaren Drucks.

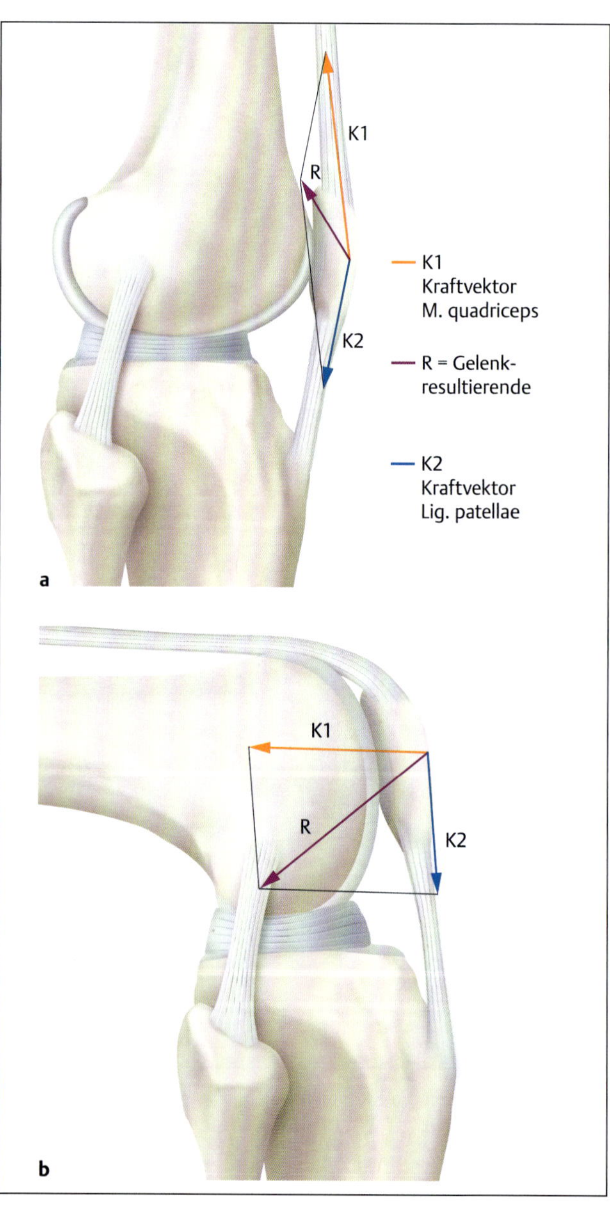

Abb. 3.130 Berechnung der retropatellaren Belastung mittels Kräfteparallelogramm **a** in Extension, **b** in Flexion.

KLINISCHER BEZUG

Retropatellares Schmerzsyndrom

Anatomische Veränderungen der Patella, z. B. Dysplasien, Beinachsenfehlstellungen, sowie Bandlaxität und muskuläre Dysbalancen können zu einer überproportionalen Belastung im Femoropatellargelenk führen. Die Symptome sind Schmerzen tief im Gelenk, vor allem beim Treppensteigen, in der Hockstellung und nach längerem Sitzen, sowie das sog. Giving-Way-Symptom, wobei das Knie in Belastungssituationen wegknicken kann.

Chondromalazie

Knorpelverschleiß, der nicht behandelt wird und bei dem auch keine Belastungsminderung zu erwarten ist, kann zu einer Chondromalazie führen. Zum Beschwerdebild des Femoropatellaren Schmerzsyndroms kommen rezidivierende Gelenkergüsse, da Zerfallsprodukte der Knorpelnekrose eine Synovialitis erzeugen. Es entsteht ein Circulus vitiosus: ungünstiger Druckanstieg → Knorpelaufweichung → Zerfallprodukte der Knorpelnekrose im Gelenk → Synovialitis chronica → Zusammensetzung der Gelenkflüssigkeit → Störung der Knorpelernährung → Absterben von Chondrozyten.

Retropatellare Arthrose

Die retropatellare Arthrose entsteht isoliert, dabei geht immer eine Schädigung des Knies voraus, z. B. durch einen Unfall, eine Patellaluxation oder eine dauerhafte einseitige Belastung wie bei der patellofemoralen Dysplasie. Im Laufe der Zeit wird das Knorpelgewebe zerstört.

Symptome: retropatellar lokalisierte Schmerzen, vor allem beim Bergab- oder Treppabgehen, aber auch beim längeren Sitzen. Häufig tritt die Retropatellar- in Verbindung mit der Gonarthrose auf.

Therapie der retropatellaren Arthrose: Die Injektion von Hyaluronsäure in das Kniegelenk kann den weiteren Abbau von Knorpel verlangsamen, jedoch nicht heilen. Ist der Knorpel bereits zu stark zerstört, kann eine Abrasionschondroplastik durchgeführt werden, die den Heilungsprozess anregen soll.

Anpressdruck bei Bewegungen

▶ Abb. 3.131

Der Anpressdruck der Patella an der Facies patellaris ist bei Extension gering, beispielsweise beträgt er im Stehen etwa 50 ± 10 % Körpergewicht (BW). Bei Flexion dagegen nimmt er zu.

- Beim „in die Hocke gehen“ verläuft der retropatellare Kraftanstieg steil, vor allem zwischen 10° und 50° jedoch hat der Druck noch keine Spitzenwerte erreicht.
- Beim Kniebeugen wird der Druck mit zunehmender Flexion größer. Wenn der Körperschwerpunkt sehr weit dorsal liegt, verlängert sich der Lastarm, die aufzuwendende Kraft wird größer und der Druck kann das Zehnfache des Körpergewichts betragen.
- Durch die Ventralverlagerung des Körperschwerpunkts gibt es einen deutlichen Entlastungseffekt, da sich der Lastarm verkürzt. Zum Beispiel kann bei einer Flexion von 50° der Druck mit dorsaler Einwirkung des Schwerpunktes 2400 N betragen, sobald der Schwerpunkt nach ventral verlagert wird, reduziert er sich auf 860 N.
- Beim Knieen sind die Druckwerte gering, etwa 100 % ± 20 % BW. Allerdings steigern sich beim Hinknieen und Aufstehen diese Werte auf 300 ± 100 % BW [83].
- Beim Aufstehen aus einer sitzenden Position liegt die Zugspannung im Lig. patellae bei etwa 2,9-fachem BW und bedeutet eine Gelenkkompression von 5,5-fachem BW [4].

Eine gesunde Patella kann diesen hohen Druck ertragen. Jedoch Formvarianten der Patella, ungünstige Höheneinstellung und Zugrichtungsänderungen der an der Patella ansetzenden Strukturen können den Druck ungünstig beeinflussen.

FUNKTIONELLER HINWEIS

Patelladsysplasie und Druckveränderungen [65]
Bedingt durch die Lateralisation und Lateralkippung verändert sich die retropatellare Druckbelastung. Auch die Patellaform kann eine Rolle spielen. Zum Beispiel erfährt bei der Jägerhut-Patella die laterale Facette eine so starke Druckbelastung, dass es zu Ernährungsstörungen kommt, wogegen auf der medialen Seite der Kontakt zur Gelenkfläche verloren geht, sodass dieser überknorpelten Facette die Kompression als wichtige mechanische Komponente für die Ernährung fehlt. Auf Dauer entwickelt sich über den Knorpelschaden eine Arthrose.

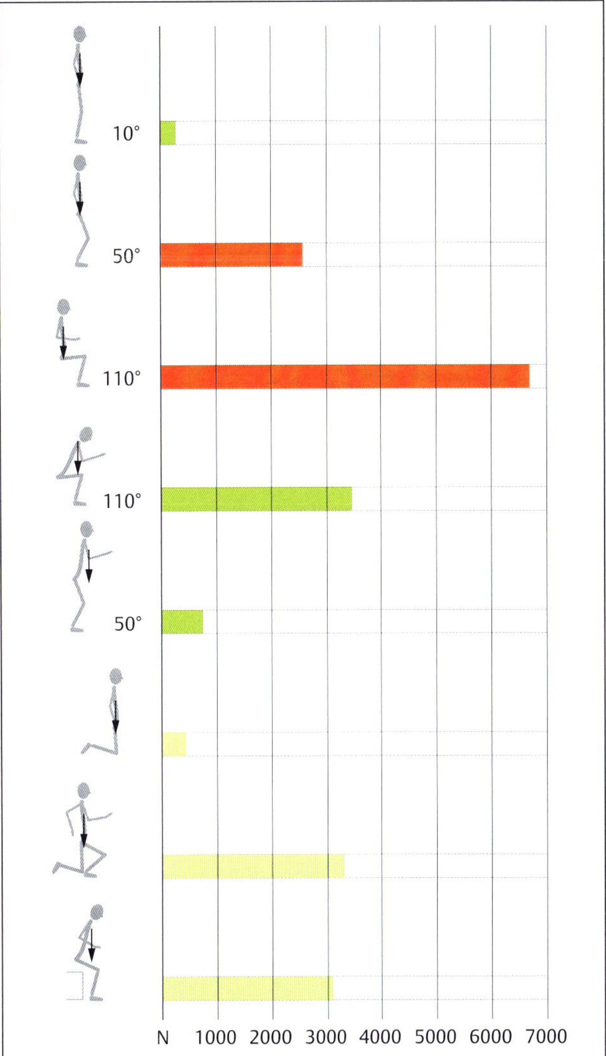

Abb. 3.131 Retropatellarer Druck in verschiedenen Stellungen.

PRAXISTIPP

Erstellen eines Rehabilitationsprogramms bei Patellofemoralsyndrom (PFS)

Beim Erstellen eines Rehabilitationsprogramms nach Knieverletzungen bzw. -OPs ist die Berücksichtigung der Belastungen des Kniegelenks bei bestimmten Übungen oder Stellungen sehr wichtig. Beispielsweise beeinflusst der M. quadriceps einerseits in Flexion die patellofemoralen Gelenkreaktionskräfte, andererseits ist er der wichtigste Stabilisator des Kniegelenks. Deshalb sollten bei der Übungsauswahl, vor allem bei der Aufschulung der Muskulatur, bestimmte Winkelstellungen bzw. Bewegungsamplituden des Kniegelenks berücksichtigt werden.

Eines der wichtigsten Ziele ist die Wiederherstellung der Patellabalance. Für manche Patienten sind dabei Übungen, die der Verbesserung des Gleichgewichts und der Schulung der richtigen Beinachse dienen, richtig, andere benötigen eher die Kräftigung des M. quadriceps. Das Übungsprogramm wird also dem Befund entsprechend erstellt.

Das Muskelaufbautraining sollte nur langsam gesteigert werden, z. B. zu Beginn Krafteinsätze gegen submaximale Widerstände bei langsamer bis zügiger Bewegungsausführung mit mittleren Serienzahlen, später Steigerung auf höhere Serienzahlen und zwischengeschalteten maximalen Widerständen.

Schonende Winkelstellungen befinden sich bei Übungen in der geschlossenen Kette (z. B. „leg-press") zwischen 0° und 50°, bei Übungen in der offenen Kette, z. B. Kniestreckung aus dem Sitzen („leg-extension") zwischen 50° und 90° [30]. ▸ **Abb. 3.132**, ▸ **Abb. 3.133**

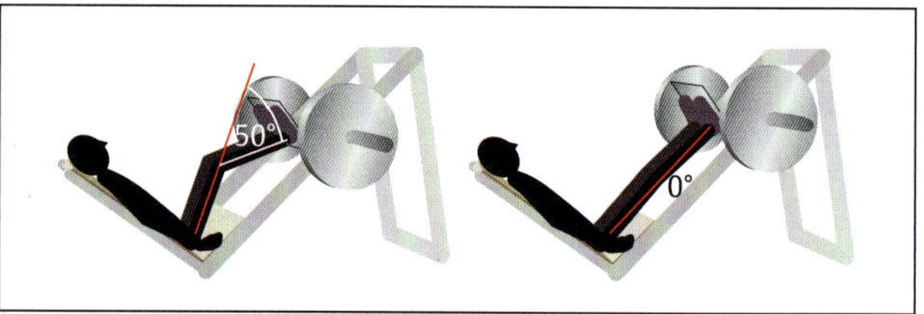

Abb. 3.132 Quadricepstraining in der geschlossenen Kette: Leg-press.

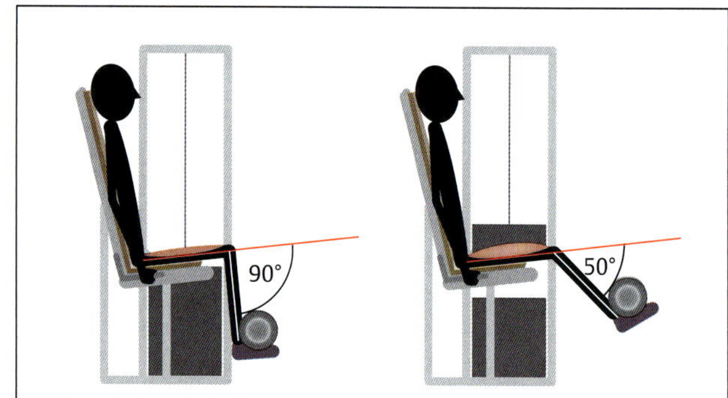

Abb. 3.133 Quadricepstraining in der offenen Kette: Leg-extension.

3.10 Vaskuläre Aspekte der Knieregion

Die Gefäße des Kniegelenks sind durch zahlreiche Anastomosen verbunden, sie bilden Gefäßnetze, die eine ausreichende Durchblutung der Kapsel-Band-Strukturen gewährleisten. Aber trotz dieser zahlreichen Anastomosen sind manche Arterienäste sog. funktionelle Endarterien und das bedeutet eine verminderte Versorgung und damit schlechte Heilungschancen. Beispielsweise versorgen Endäste der A. genus media das vordere Kreuzband, sodass bei einer Läsion eine primäre Rekonstruktion des Bandes schwierig ist.

3.10.1 Arterien

A. poplitea

▸ **Abb. 3.134**, ▸ **Abb. 3.135**

Verlauf: Die A. poplitea ist die Fortsetzung der A. femoralis und reicht vom Hiatus adductorium bis zum Arcus tendineus m. solei. Im Hiatus adductorius, dem Ausgang des Adduktorenkanals, verläuft sie begleitet von der V. poplitea nach dorsal Richtung Fossa poplitea. Hier ist sie durch eine Fettgewebeschicht gegen den Knochen geschützt. Im weiteren Verlauf schließt sich der N. tibialis den beiden Gefäßen an, sodass sich in der Fossa folgende Anordnung ergibt: Der Nerv verläuft oberflächlich, dann folgt die Vene, am tiefsten liegt die Arterie, so dass diese direkt der Kniegelenkkapsel aufliegt. Weiter distal liegt sie auf dem M. popliteus.

Am distalen Rand des M. popliteus und unmittelbar distal des Durchtritts durch den Arcus tendineus m. solei geht die A. tibialis anterior ab. Kurz danach teilt sich die A. poplitea in die A. peronea und A. tibialis posterior. Hier ordnet sich das Gefäß-Nerven-Bündel um, denn der N. tibialis überkreuzt die beiden Gefäße und zieht nach medial.

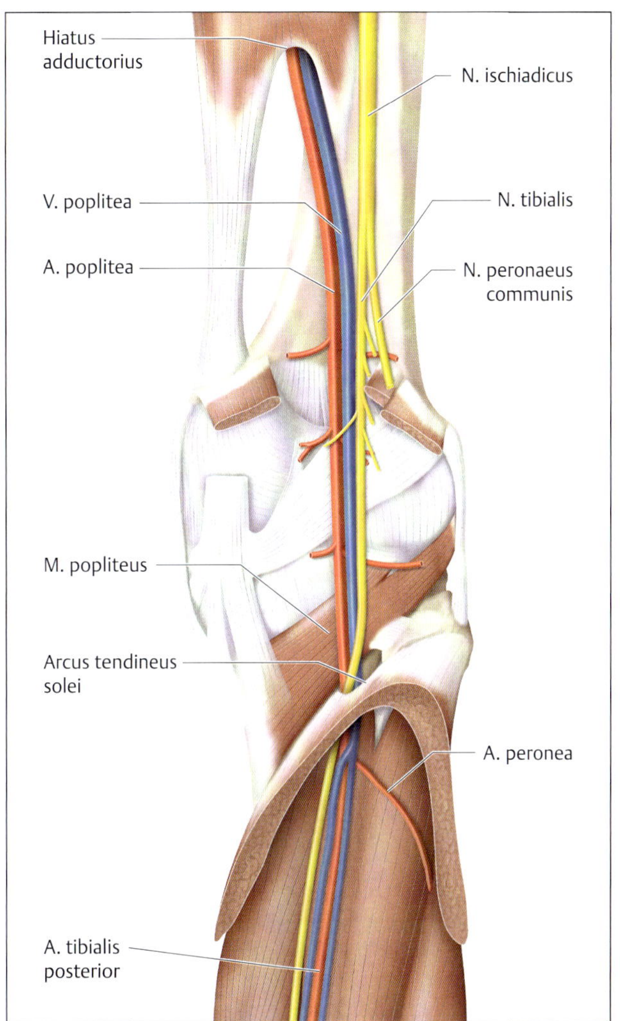

Abb. 3.134 Verlauf der A. poplitea.

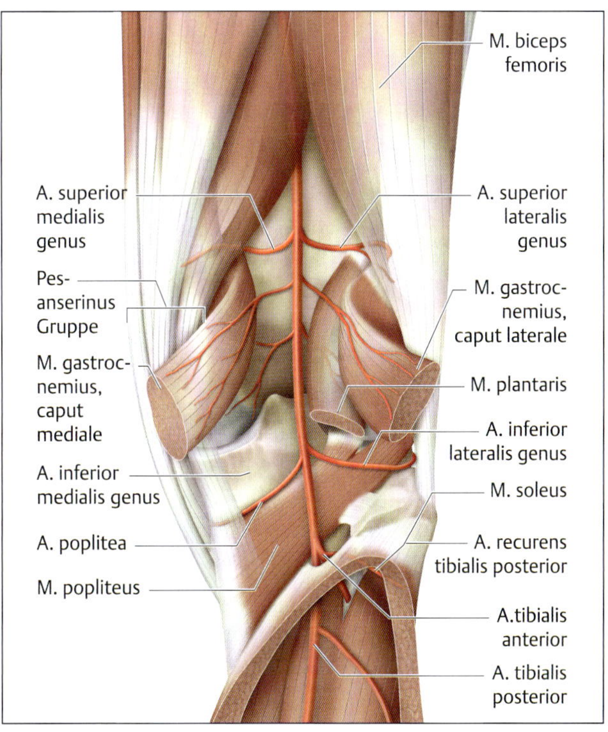

Abb. 3.135 Abzweigungen der A. poplitea.

Äste und Versorgungsgebiete (▶ **Abb. 3.135**, ▶ **Abb. 3.136**):

Die A. poplitea gibt bei ihrem Verlauf durch die Fossa poplitea fünf größere Äste für das Kniegelenk ab:

- ***Aa. superior lateralis et medialis genus*** verlaufen um das Femur herum nach anterior und bilden die Rete articulares genus.
- ***Aa. inferior lateralis et medialis genus*** ziehen in Höhe des Tibiaplateaus um dieses herum nach anterior und bilden die Rete infrapatellare und patellae für die Versorgung des Lig. patellae und der Patella.
- ***A. media genus*** durchbricht die dorsale Kapsel und zieht in den Gelenkinnenraum. Sie teilt sich in einen ***Ramus anterior et superior*** und versorgt die Vorder- und Hinterhörner sowie die Insertionen der Menisci und die Insertionsbereiche der Kreuzbänder am Tibiaplateau.

Die direkte Fortsetzung der A. poplitea sind drei Arterien:

- Die ***A. tibialis anterior*** verläuft in der Extensorenloge nach distal und geht in die A. dorsalis pedis über.
- Die ***A. peronea*** zieht in der tiefen Flexorenloge Richtung Fuß und teilt sich distal des Retinaculum peronaeum superius in die Rr. calcanei auf.
- Die ***A. tibialis posterior*** liegt dorsal der Tibia und unter dem M. triceps surae und zweigt sich dorsal vom medialen Malleolus in die ***Aa. plantares*** auf.

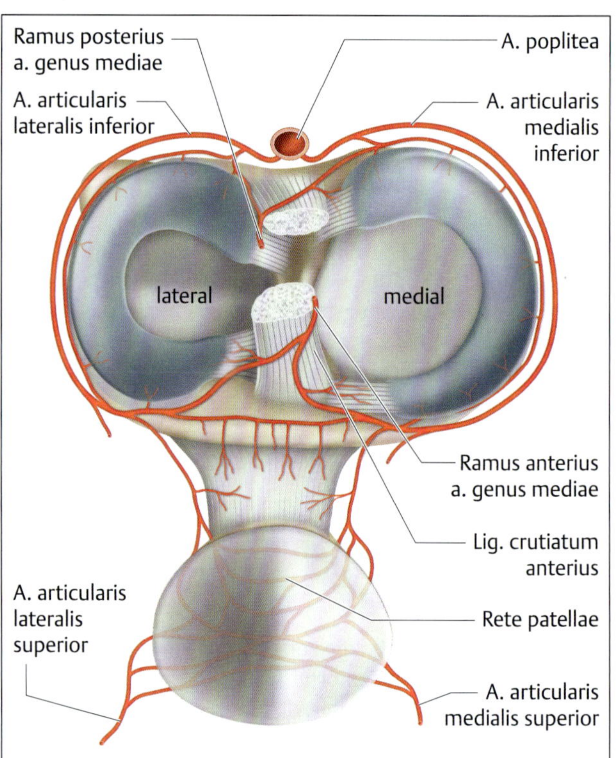

Abb. 3.136 Äste und Versorgungsgebiete der A. poplitea im Kniegelenk, transversale Ansicht, Patella aufgeklappt.

3.10.2 Venen

V. saphena magna

▶ **Abb. 3.137**

Sie beginnt am medialen Fußrücken und verläuft auf der medialen Unterschenkelseite auf der Fascia cruris. Am distalen Rand der Pes-anserinus-Gruppe wendet sie sich nach dorsal und verläuft ein kurzes Stück auf der posteromedialen Knieseite. Etwa eine Handbreit proximal der Patella biegt sie nach anterior um und verläuft epifaszial am medialen Oberschenkel nach proximal, wo sie im Trigonum femorale in die V. femoralis mündet.

Distal des Kniegelenks drainieren kleine Venen die Umgebung des Lig. patellae sowie den proximalen ventrolateralen Unterschenkel und münden distal des Kniegelenks in die V. saphena magna.

V. poplitea

▶ **Abb. 3.137**

Aus den tiefen Unterschenkelvenen, Vv. tibiales posteriores, Vv. peroneae und V. tibialis anterior, entsteht proximal des Arcus tendineus m. solei die V. poplitea. In Höhe des Kniegelenks kommt die V. saphena parva dazu. Die V. poplitea liegt in der Tiefe der Fossa poplitea auf der Kniegelenkkapsel, lateral der A. poplitea und begleitet diese durch den Adduktorenkanal, wo sie durch den Hiatus nach ventral zieht und sich ab dann als V. femoralis nach proximal fortsetzt.

Rund um die Patella gibt es ein Venengeflecht, das über die Vv. geniculares medialis et lateralis, die proximal des Kniegelenks um die Femurkondylen nach dorsal ziehen, in die V. poplitea mündet.

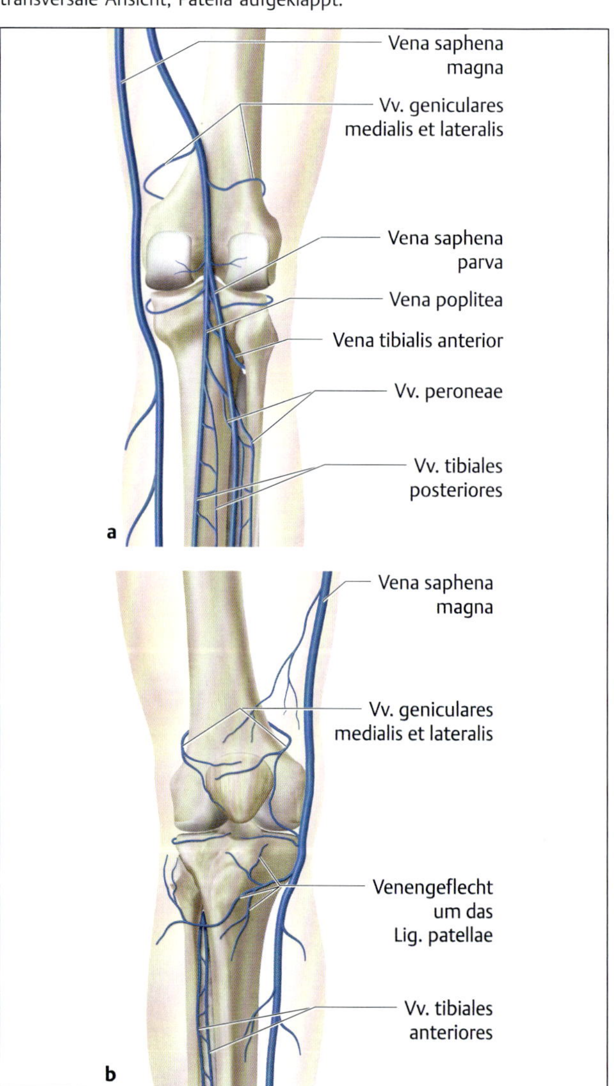

Abb. 3.137 V. saphena magna und V. poplitea
a von dorsal,
b von ventral.

3.10.3 Lymphgefäße

Oberflächliches System

▸ **Abb. 3.138**

Ein ventromediales Bündel begleitet die V. saphena magna vom Fußbereich bis zur Hüfte und endet an den Nll. inguinales superficiales. Es besteht aus vielen Lymphbahnen, die für die Drainage der oberflächlich gelegenen Strukturen des ventromedialen Fußes, Unter- und Oberschenkels verantwortlich sind.

Der dorsale oberflächliche Unterschenkel sowie die Fußsohle werden vom dorsolateralen Bündel drainiert. Es besteht aus wesentlich weniger Lymphbahnen als das ventromediale und begleitet die V. saphena parva und weiter proximal die V. poplitea und V. femoralis Richtung Hüfte. Sie enden in den Nll. inguinales profundi.

Tiefes System

Tiefe Lymphbahnen begleiten die tiefen Unterschenkelvenen und vereinen sich kurz vor der Fossa poplitea mit dem dorsolateralen Bündel.

Nodi lymphoidei

▸ **Abb. 3.139**

Im Kniekehlenbereich gibt es sowohl oberflächliche, *Nll.popliteales superficiales*, als auch tiefe Lymphknoten, ***Nll. popliteales profundi***. Die Lymphe aus dem dorsolateralen Bündel gelangt erst in die oberflächlichen Lymphknoten, die die V. saphena parva ummanteln, und dann in die tiefer gelegenen Nodi, die weiter proximal die V. poplitea umgeben.

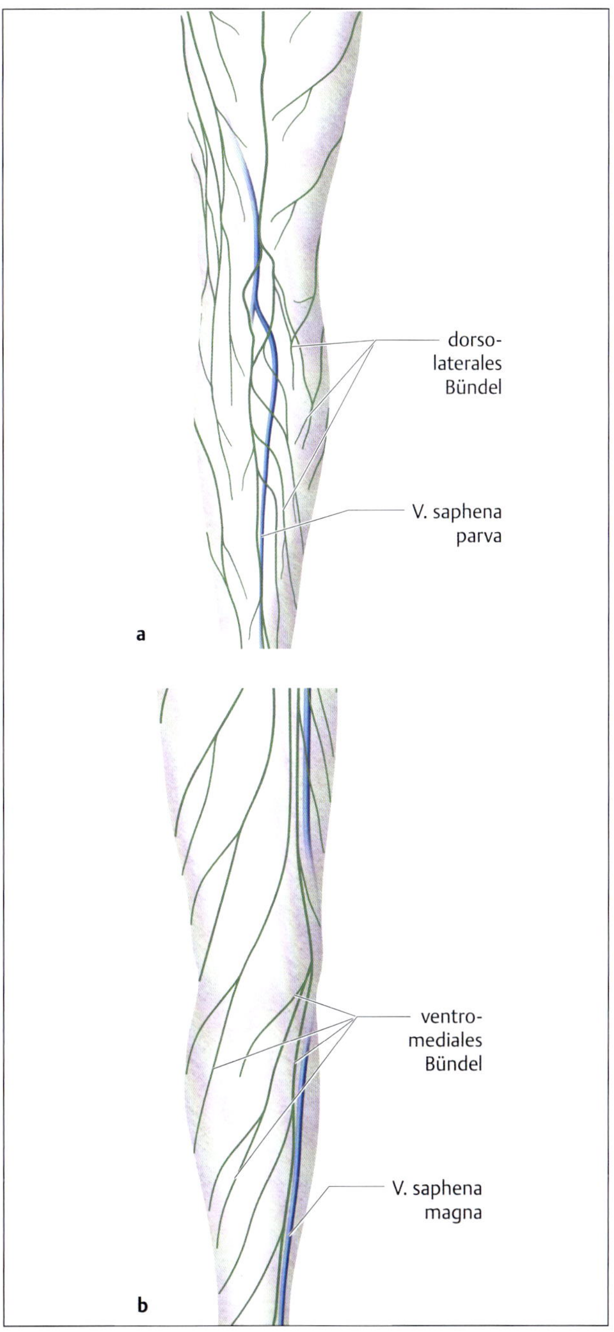

Abb. 3.138 Lymphgefäße im Kniebereich.
a Ansicht von dorsal.
b Ansicht von ventral.

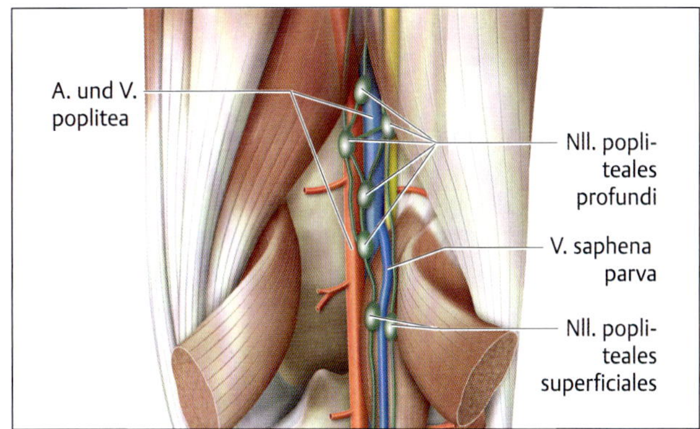

Abb. 3.139 Nodi lymphoidei in der Fossa poplitea.

3.11 Neuroanatomische Aspekte der Knieregion

3.11.1 N. femoralis

▸ **Abb. 3.140**

Distal des Lig. inguinale teilt sich der N. femoralis fächerförmig auf. Er gibt Rr. musculares zum M. quadriceps und M. sartorius sowie einige kurze sensible Äste für die Ventralseite des Oberschenkels, ***Rr. cutanei anteriores***, ab. Außerdem entsteht hier aus dem N. femoralis der N. saphenus, ein langer sensibler Ast.

N. saphenus

▸ **Abb. 3.140**

Er zieht zusammen mit der A. und V. femoralis im Adduktorenkanal nach distal und liegt im weiteren Verlauf unter dem M. sartorius. In Höhe des Kniegelenks gibt er einen Ramus infrapatellaris ab, der ein mediales und ventrales Hautareal und das Lig. patellae versorgt. Der Hauptstamm des N. saphenus zieht an der medialen Knieseite nach distal und gibt im Unterschenkelbereich wiederholt kleine Äste zur Versorgung von ventromedialen Hautarealen, ***Rami cutanei cruris mediales***, ab. Er zieht weiter ventral vom Malleolus medialis und verzweigt sich am medialen Fußrand in seine Endäste.

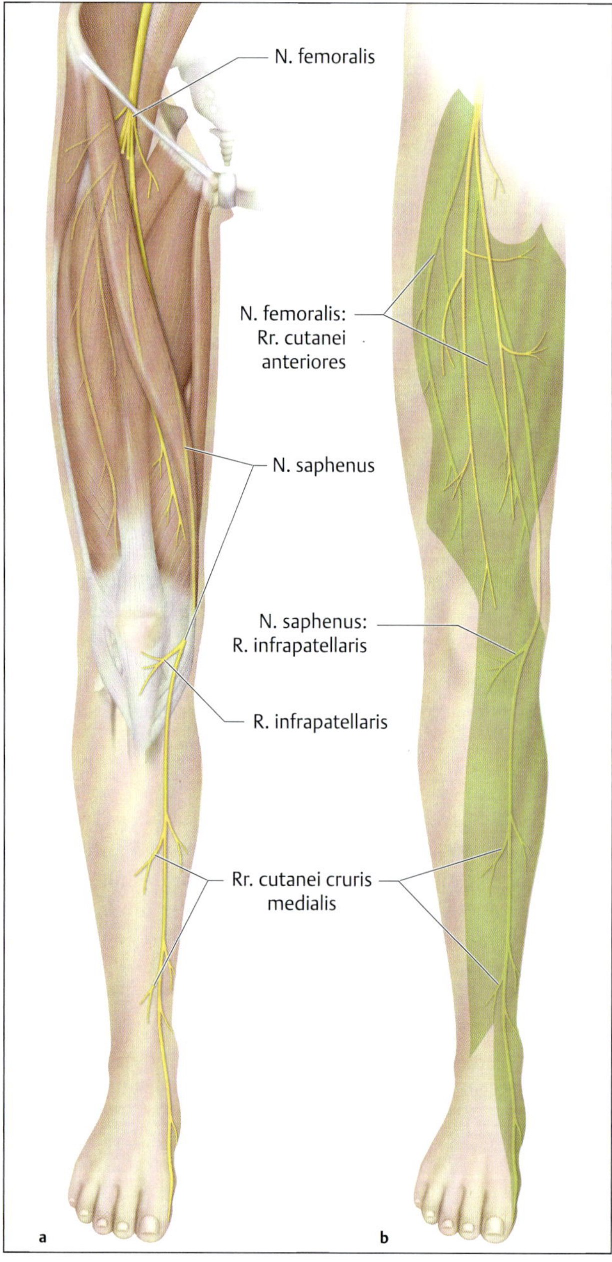

Abb. 3.140 N. femoralis und N. saphenus.
a Motorische Innervation.
b Sensible Innervation.

KLINISCHER BEZUG

Läsion des N. femoralis
Am häufigsten tritt eine Läsion des N. femoralis auf Höhe des Leistenbands auf. In diesem Fall bleiben die Hüftbeuger intakt. Jedoch fällt die extensorische Stabilisation des Kniegelenks aus, da der M. quadriceps femoris nicht innerviert wird.

Zusätzlich tritt Gefühllosigkeit am vorderen Oberschenkel, medialen Knie, medialen Unterschenkel und Fußrücken auf, und der Patellarsehnenreflex ist geschwächt oder nicht mehr vorhanden.

Patellarsehnenreflex (PSR)

▸ **Abb. 3.141**

Der Patellarsehnenreflex ist ein monosynaptischer Dehnungsreflex (Eigenreflex) des M. quadriceps. Er wird durch einen leichten Schlag mit dem Reflexhammer auf das Lig. patellae bei frei hängendem Unterschenkel ausgelöst. Durch den Schlag kommt es zu einer Dehnung der Patellarsehne und damit des M. quadriceps femoris. Die Muskelspindeln in diesem Muskel werden erregt und leiten die Erregung über afferente Nervenbahnen zum Rückenmark in Höhe von L2–L4. Hier wird sie jeweils über eine Synapse auf die efferente Bahn, die α-Motoneurone, übertragen und es erfolgt eine Reaktion über den Plexus lumbalis und den N.femoralis zurück zum Muskel, wo eine Kontraktion des M. quadriceps femoris ausgelöst wird.

Gleichzeitig findet im Rückenmark eine Erregungsübertragung auf Nervenbahnen statt, die zu den Antagonisten (ischiokrurale Muskulatur) führen, sodass diese gehemmt werden (reziproke Hemmung). Zum Vergleich wird auch das andere Bein untersucht.

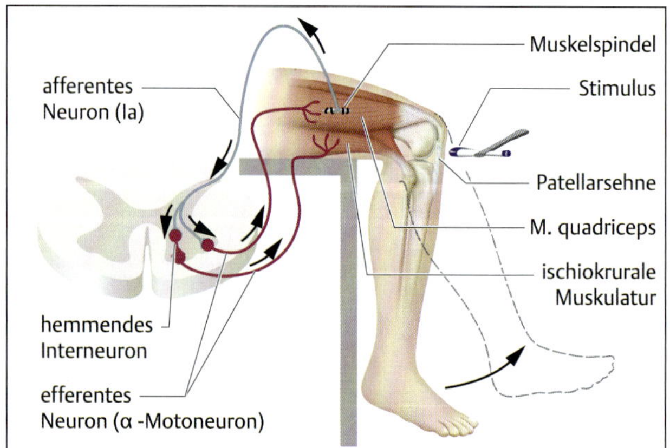

Abb. 3.141 Patellarsehnenreflex.

KLINISCHER BEZUG

Veränderung des Patellarsehnenreflexes

Kommt es zu einer Abschwächung oder einem Ausfall des Patellarsehnenreflexes, kann eine periphere Nervenverletzung oder Schädigung des Rückenmarks im Bereich L 2–L 4 dafür verantwortlich sein. Beispielsweise ein Prolaps der Bandscheibe, aber auch eine Spinalkanalstenose, Tumoren oder andere raumfordernde Prozesse.

Ist der Reflex nur abgeschwächt, kann es sich um eine Neuropathie handeln.

Ist der Reflex gesteigert bzw. die Reflexzone verbreitert, ist das ein Pyramidenbahnzeichen, das auf Schädigungen des Motokortex oder auf Erkrankungen wie multiple Sklerose oder ALS hinweist.

3.11.2 Endäste des N. ischiadicus

▸ **Abb. 3.142**

Unter dem M. glutaeus maximus zieht der N. ischiadicus nach lateral und zieht, auf den Mm.gemelli et quadratus femoris liegend, nach distal. Am Oberschenkel verläuft er fast in der Mittellinie auf dem M. adductor magnus und wird vom Caput longum des M. bicpes femoris überkreuzt. Von proximal tritt er mittig in die Fossa poplitea ein und verläuft hier zwischen M. semimembranosus und M. biceps.

Spätestens in der Fossa teilt er sich endgültig in seine beiden Endäste: N. peroneus communis und N. tibialis, obwohl beide proximal im Nervenstamm des N. ischiadicus bereits gebündelt sind.

N. tibialis (L 4-S 3)

▸ **Abb. 3.142**, s. Kap. **4.12.1**

Der N. tibialis zieht longitudinal durch die Fossa poplitea, wo er sich in Rami musculares für die Innervation des M. gastrocnemius und M. soleus sowie in den ***N. cutaneus surae medialis*** teilt.

Im weiteren Verlauf liegt er unter den Gastroknemiusköpfen bis zum Arcus tendineus mm. solei und zieht dort in die tiefe Flexorenloge, wo er zwischen M. flexor digitorum longus und M. flexor hallucis longus verläuft. Mit diesen Sehnen zieht er weiter Richtung Malleolus medialis, biegt dorsal um diesen herum, teilt sich distal des Malleolus in einen medialen und lateralen plantaren Teil.

Er innerviert den M. triceps surae, M. tibialis posterior und die beiden langen Flexoren, außerdem die Hautareale im Fersenbereich und einen großen Teil der Fußsohle.

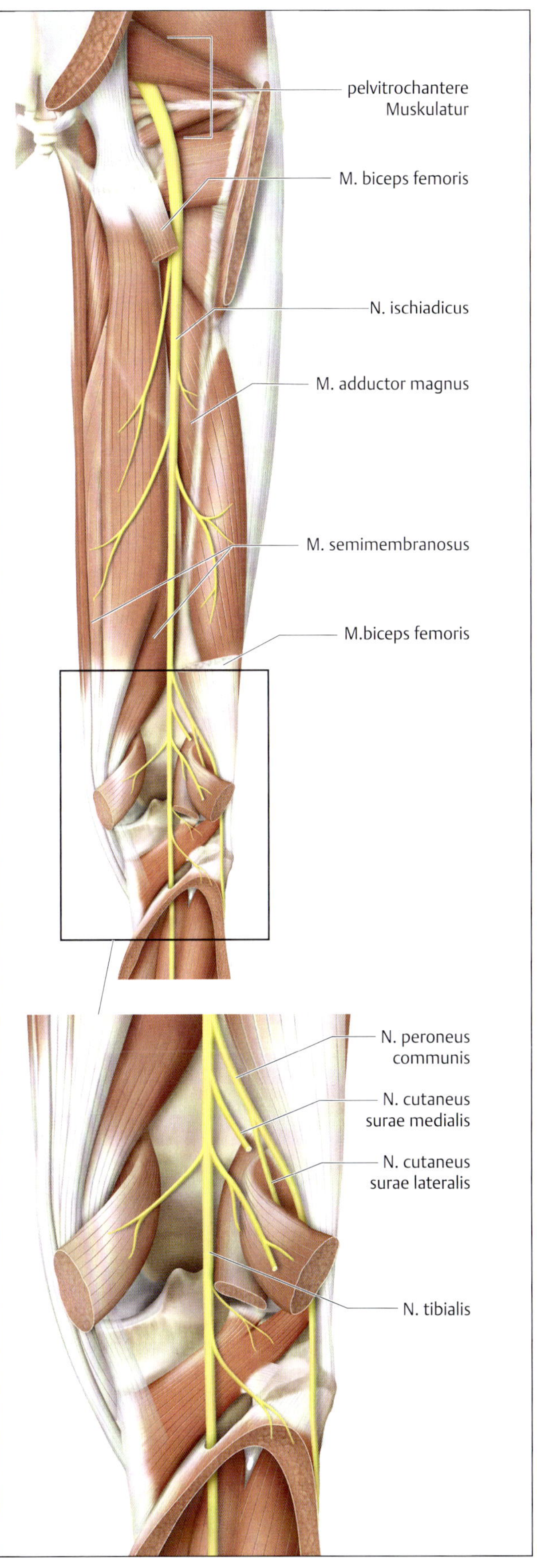

Abb. 3.142 Äste des N. ischiadicus im Oberschenkel- und Kniebereich.

N. peroneus communis (L 4-S 2)

▶ **Abb. 3.143**

Der N. peroneus communis zieht am medialen Rand des M. biceps nach distal und oberflächlich um das Caput fibulae herum nach ventral. Nach der Umbiegung zieht er in die Peroneusloge, die sich zwischen den beiden Ursprünge des M. peronaeus longus befindet. Innerhalb dieser Loge erfolgt die Aufteilung in einen N. peroneus profundus und superficialis.

N. peroneus profundus

s. Kap. **4.12.1**

Der N. peroneus profundus ist ein motorischer Nerv für die Extensorengruppe des Unterschenkels, die er nach dem Durchbohren des Septum intermusculare anterius erreicht. Zwischen dem M.tibialis anterior und dem M.extensor hallucis longus zieht er auf der Membrana interossea distalwärts.

Er innerviert die Zehen- und Fußextensoren und nur ein kleines Hautareal zwischen Großzehe und zweiter Zehe.

N. peroneus superficialis

s. Kap. **4.12.1**

Der N. peroneus superficialis verläuft zwischen dem M. extensor digitorum longus und dem M. peroneus longus.

Er innerviert die Mm. peronei und große Hautareale am ventralen Unterschenkel und auf dem Fußrücken.

KLINISCHER BEZUG

Druckschädigung des N.peroneus communis (s. Kap. 4.12.1)
Die häufigste Ursache einer isolierten Peroneuslähmung ist eine Druckläsion des Nervs am Fibulaköpfchen. Er liegt hier unmittelbar dem Knochen auf und kann deshalb leicht geschädigt werden. Das Übereinanderschlagen der Beine, die ungeschickte Lagerung eines Bewusstlosen oder Bewegungsbehinderten, die Lagerung auf dem Operationstisch oder der Druck durch Schienen oder einen Gipsverband können diese Problematik auslösen.

Kompartmentsyndrom (s. Kap. 4.12.1)
In den Muskellogen des Unterschenkels kann sich ein Kompartmentsyndrom entwickeln. Da diese Räume bedingt durch die festen Faszien und Septen nicht dehnbar sind, können Schwellungen und Hämatombildungen in den Logen den Innendruck erhöhen und so zu mangelhafter Durchblutung der Muskeln und Schädigung der Nerven führen.

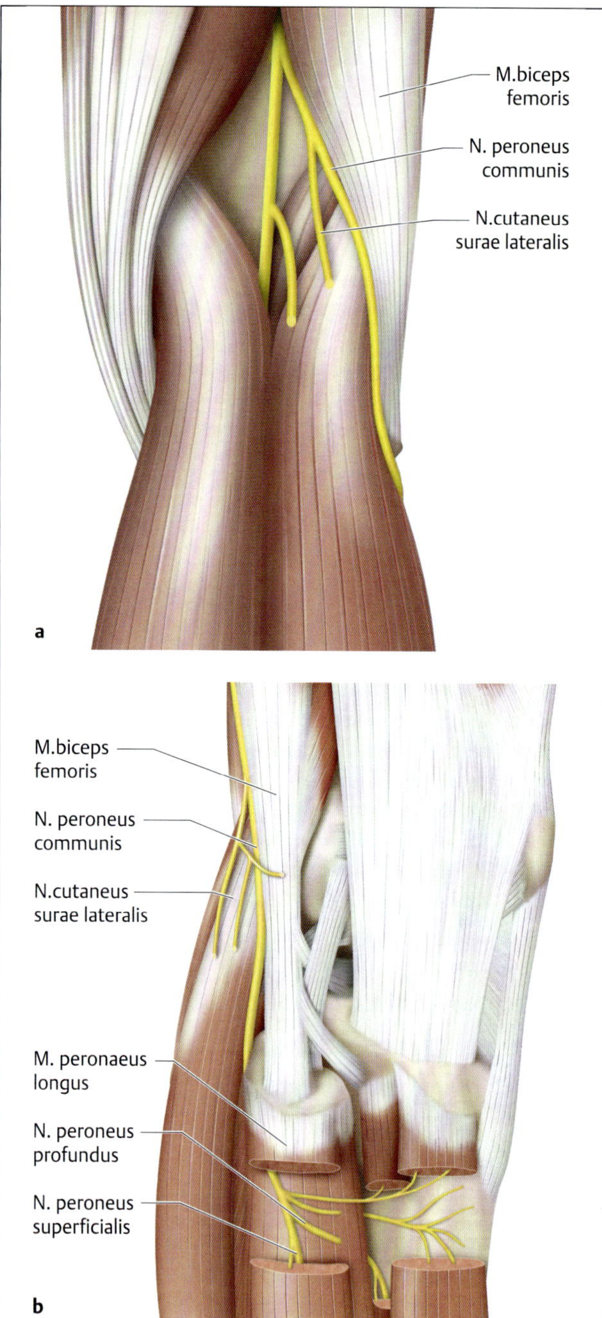

Abb. 3.143 Verlauf des N. peroneus communis im Kniebereich
a von dorsal,
b von lateral.

N. suralis

▸ **Abb. 3.144**, s. Kap. **4.12.1**

In der Fossa poplitea gibt der N. tibialis den sensiblen ***N. cutaneus surae medialis*** ab, der oberflächlich zwischen den beiden Gastroknemiusköpfen nach distal verläuft. In der Fossa poplitea gibt außerdem der N. peroneus communis den ***N. cutaneus surae lateralis*** ab, welcher entlang der lateralen Fläche des Unterschenkels bis zum Malleolus lateralis zieht. Über einen ***Ramus communicans peroneus*** vereinigen sich beide Nerven in Höhe der Gastroknemiusköpfe zum ***N. suralis***, der am lateralen Achillessehnenrand entlang zum lateralen Fußrand verläuft. Er innerviert Hautareale am dorsal-lateralen Unterschenkelbereich und am lateralen Fußrand.

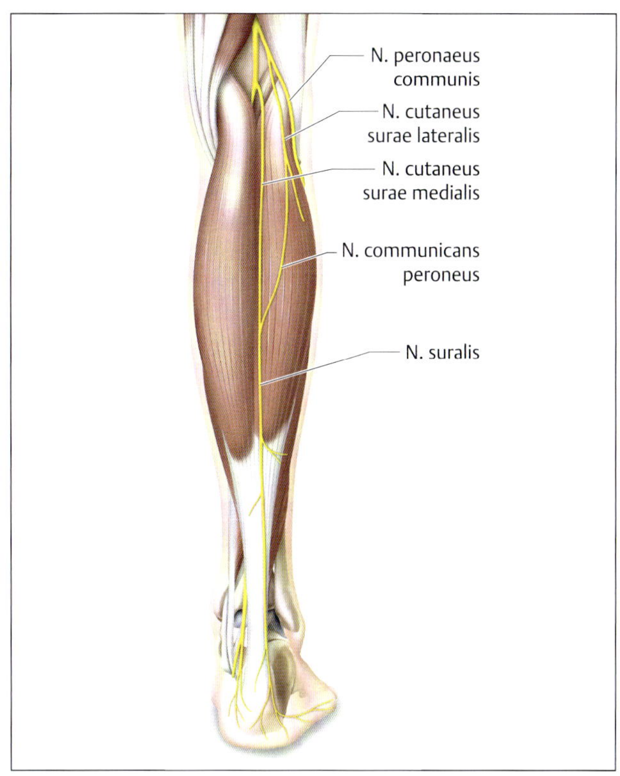

Abb. 3.144 Verlauf des N. suralis am Unterschenkel.

3.11.3 Innervation des Kniegelenks durch Rami articulares

▸ **Abb. 3.145**

Die sensible Innervation des Kniegelenks erfolgt aus den Segmenten L3–S2 (▸ **Tab. 3.1**).

Viele Nerven des Oberschenkels geben Äste in die Knieregion ab und innervieren die Kapsel, Bänder und anderes Gewebe.

- Rami articulares des ***N. tibialis***: Mehrere Äste versorgen den medial-distalen Kniebereich und mit zwei Ästen den dorsalen Kapsel-Band-Apparat.
- Rami articulares des ***N. peroneus communis***: Einige Äste versorgen den dorsolateralen, einige den ventrolateralen Kniebereich.
- Rami articulares aus dem ***N. femoralis*** versorgen das Periost der Patella und ventrale, mediale und laterale Kapsel-Band-Anteile.
- Ein kleiner Ramus articularis aus dem ***N. saphenus*** verläuft erst vertikal und biegt dann distal der Patella bogenförmig nach medial ab, sodass er hier horizontal liegt. Er versorgt den medialen Kapselbereich und ventral den Hoffa-Fettkörper.
- Ramus articularis aus dem Ramus posterior des ***N. obturatorius*** versorgt den dorsal-medialen Kapsel-Band-Apparat bis zum Pes anserinus profundus.

Tab. 3.1 Segmentale Innervation des Kniegelenks (Dermatome).

Wurzel	Lokalisation
L3	medial der Patella bis zum posterioren Bereich
L4	breiter Streifen diagonal über Patella, von proximal lateral nach distal medial
L5	lateral ventral neben Patella bis posterior reichend
S1	Fossa poplitea: Mitte und laterale Seite
S2	medialer Bereich der Fossa poplitea

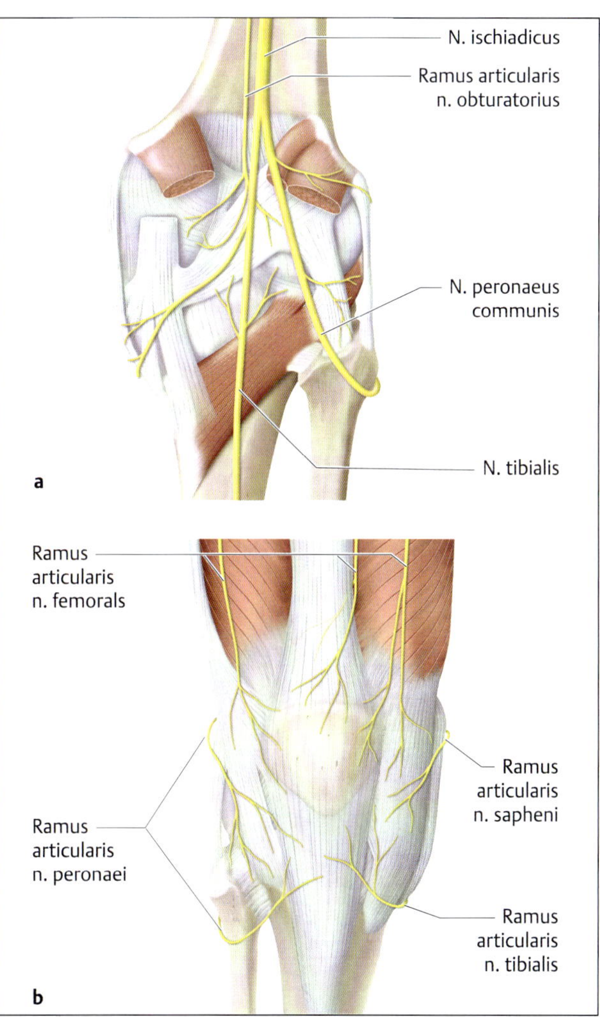

Abb. 3.145 Sensible Innervation des Kniegelenks
a von dorsal,
b von ventral.

3.11.4 Propriozeptoren und Nozizeptoren des Kniegelenks

▸ Abb. 3.146, ▸ Abb. 3.147

Ruffini-Körperchen: gehören zu Gruppe-III-Afferenzen und haben eine Leitgeschwindigkeit von 10–20 m/s. Geraten kollagene Faserbündel, z. B. in der Gelenkkapsel, unter Zug werden die dazwischen liegenden Ruffini-Körperchen komprimiert und erregt. Sie signalisieren Ausmaß und Geschwindigkeit der Bewegungen und intrakapsuläre Druckerhöhungen und befinden sich vorwiegend in der Membrana fibrosa, in Bändern und Menisci.

Vater-Pacini-Körper: haben eine Leitgeschwindigkeit von 25–50 m/s und sind eingekapselt. Sie besitzen eine niedrige mechanische Reizschwelle, nehmen Informationen schnell auf und leiten sie weiter, z. B. wenn Bewegungen verzögert oder beschleunigt werden. Sie befinden sich vor allem in der Membrana fibrosa, im Corpus adiposum und im äußeren Drittel der Menisci.

Golgi-Organe: besitzen einen spindelförmigen Aufbau und sind von einer bindegewebigen Kapsel umhüllt, ihre Leitgeschwindigkeit beträgt etwa 75 m/s. Sie messen die Spannungen im Gewebe und schützen betroffene Strukturen, indem sie Motoneurome hemmen und dadurch einen weiteren Spannungsaufbau verhindern. Sie befinden sich im äußeren Drittel der Menisci und Bänder sowie an den Stellen, wo Bänder und Sehnen eine Verbindung zur Kapsel haben.

Freie Nervenendigungen: sind stark verzweigt ohne Kapsel und mit einem Axon, das keine myelisierte Scheide besitzt. Die Leitgeschwindigkeit beträgt 2,5–30 m/s. Sie sind verantwortlich für nozizeptive Sensorik mit einer hohen mechanischen Reizschwelle, d. h. sie reagieren nur bei extremen Verformungen und chemischen Reizen. Sie beeinflussen die Motorik durch Reflexauslösung, z. B. „giving-way" oder „stiff knee". Sie befinden sich in allen Bändern, der Membrana fibrosa, im Corpus adiposum, in Plicae und im äußeren Drittel der Menisci [70].

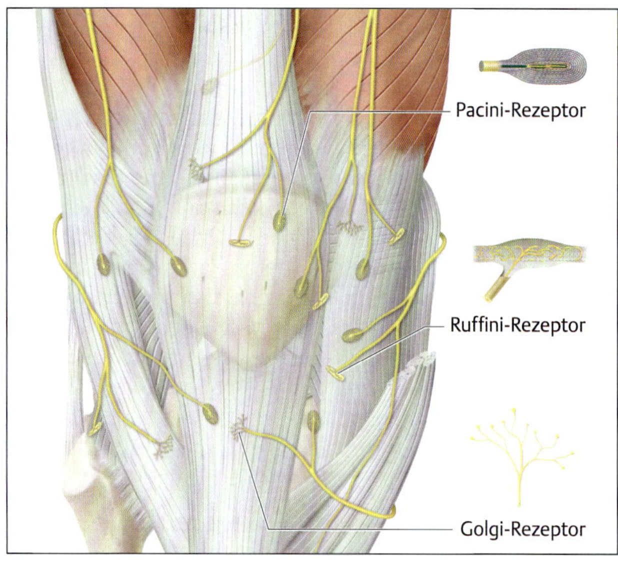

Abb. 3.146 Propriozeptoren des Kniegelenks.

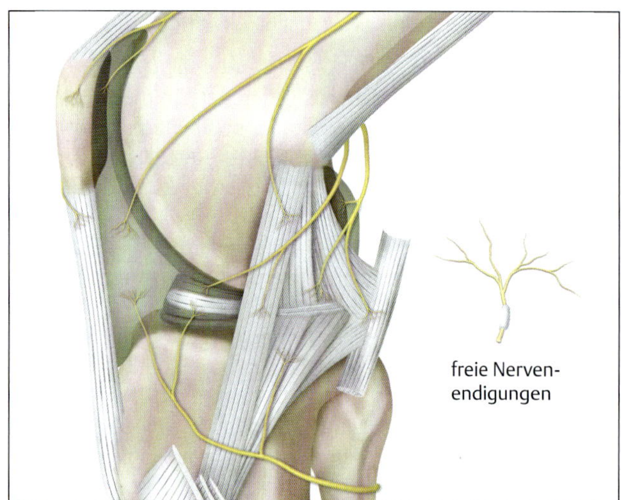

Abb. 3.147 Nozizeptoren des Kniegelenks.

3.12 Bildgebende Verfahren des Kniegelenks

Zu den Standardaufnahmen des Kniegelenks gehören die anterior-posteriore, seitliche und axiale Projektion.

Es werden Veränderungen an der Kortikalis- und Spongiosastruktur, knöcherne Absprengungen und Frakturen, degenerative Veränderungen sowie Achsenfehlstellungen beurteilt.

3.12.1 Röntgenuntersuchung des Kniegelenks

Anterior-posteriore (a. p.) Aufnahme

▸ **Abb. 3.148**, ▸ **Abb. 3.149**

Die Aufnahme findet in Rückenlage mit gestrecktem Bein statt, die Patella zeigt nach ventral. Der Zentralstrahl ist senkrecht zum Röntgenfilm ausgerichtet, dabei trifft er etwa einen Querfinger distal des Apex patellae auf die Gelenkmitte.

Zur Beurteilung der regelrechten Darstellung des Kniegelenks werden die verschiedenen knöchernen Strukturen hinsichtlich ihrer normalen anatomischen Form beurteilt:

- Der ***axiale Kniegelenkwinkel*** beträgt 173°. Die Schaftachsen von Femur und Tibia treffen sich in der Kniegelenkmitte und bilden einen Winkel von 173°.
- Die ***Konturen von Femur und Tibia*** sind glatt und scharf abgrenzbar, ohne pathologische Konturunterbrechung.
- Der ***Condylus lateralis*** weist seitlich eine kleine Rinne auf, in der die Sehne des M. popliteus verläuft.
- Die ***Spongiosastruktur*** ist regulär angeordnet und die ***Kompaktadicke*** liegt bei 2–4 mm. Es sind keine umschriebenen Aufhellungen und Verdichtungen sichtbar.
- Der ***Gelenkspalt*** stellt sich frei einsehbar dar.
- Die ***Gelenkspaltbreite*** beträgt zwischen 3–5 mm, der mediale Kniegelenkspalt ist in der Regel minimal größer als der laterale.
- Das Tuberculum mediale der ***Eminantia intercondylaris*** ist höher als das laterale.
- Bedingt durch die Gelenkflächenform erscheint die ***mediale tibiale Gelenkfläche*** insgesamt höher stehend als die laterale.
- Das ***Caput fibulae*** ist etwa zu einem Drittel vom Tibiakondylus verdeck.
- ***Patella:***
  - Ihre Kontur projiziert sich als schwacher Schatten auf die Femurkondylen, sie ist in ihrer Form sehr unterschiedlich.
  - Beurteilung der ***Patellastellung***: normalerweise mittig stehend, d. h. gleichmäßiger Abstand zu den Knochenrändern des distalen Femurs.

A.p.-Aufnahme unter Belastung

Eine a. p.-Aufnahme im Stehen gibt Auskunft über das Ausmaß von Gelenkspaltverschmälerungen. Für die Beurteilung von Achsenfehlstellungen wird eine Aufnahme des gesamten Beines gemacht.

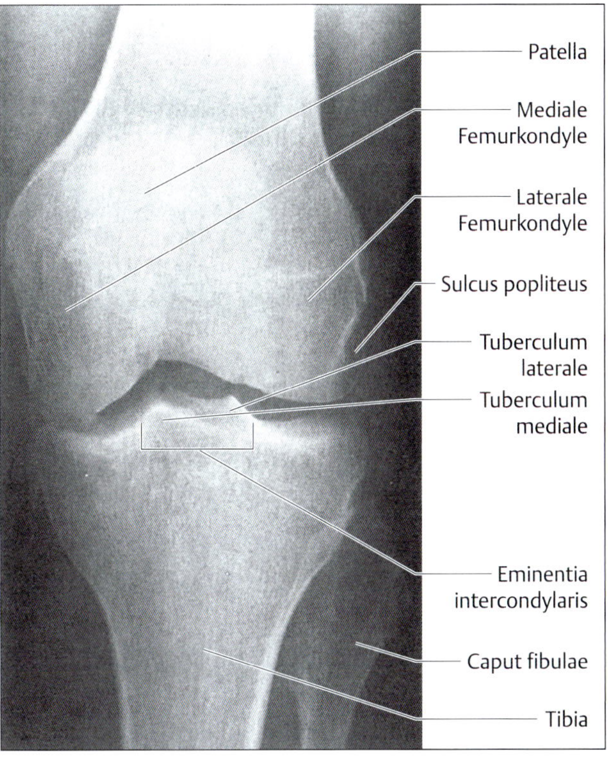

Abb. 3.148 Anterior-posteriore (a. p.) Aufnahme: Bezeichnung der Strukturen.

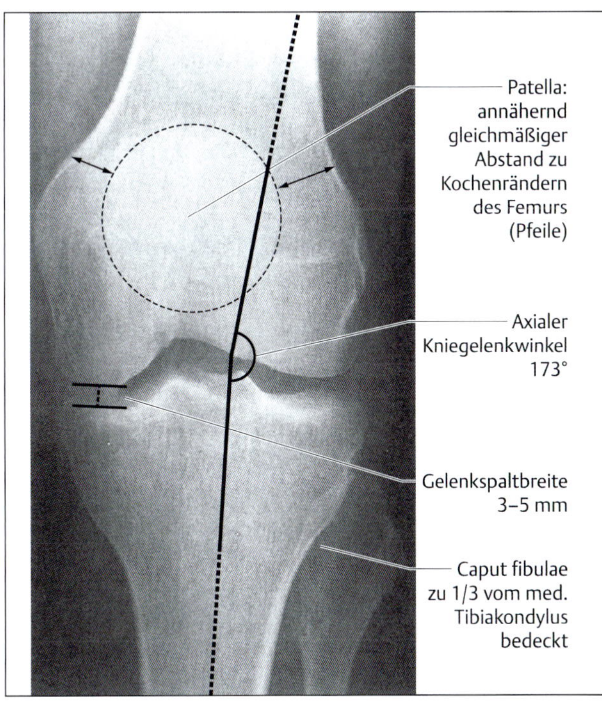

Abb. 3.149 Anterior-posteriore (a. p.) Aufnahme: Bezeichnung der Norm.

Laterale Röntgenaufnahme (Profilaufnahme)

▶ Abb. 3.150, ▶ Abb. 3.151

Der Patient befindet sich in Seitenlage, das betroffene Bein in Hüft- und Kniegelenk 30–45° gebeugt, Kniegelenk mit der lateralen Seite auf der Röntgenkassette, die Ferse ist mit einem Keil unterlagert. Das andere Bein wird vor dem betroffenen Bein mit Kissen gelagert. Der Zentralstrahl ist senkrecht mediolateral auf den Kniegelenkspalt gerichtet.

Folgende Strukturen sind erkennbar und werden hinsichtlich ihrer normalen anatomischen Form beurteilt:

- Das ***mediale Tibiaplateau*** weist eine konkave Form auf und das Plateauende geht scharfkantig in die Tibiarückseite über.
- Das ***laterale Tibiaplateau*** verläuft mit einem konvexen Bogen in die Tibiarückseite aus.
- Die ***Blumensaatlinie*** ist als Verdichtungslinie erkennbar und verläuft entlang des Daches der Fossa intercondylaris. Sie steht in einer Neigung von etwa 40° zur Femurschaftachse.
- ***Grenzrinnen*** des medialen und lateralen Kondylus sind als kleine, gleichmäßige Delle zu sehen, die mediale liegt im kranialen Drittel, die laterale im mittleren Drittel des Femurkondylus.
- ***Patella:***
  - ***Femoropatellargelenk:*** Gelenkspaltbreite 3–5 mm
  - ***Facies femoris*** der Patella konkav gewölbt, durch die Überlagerung des medialen und lateralen Facettenrands sind zwei Begrenzungslinien erkennbar.
  - ***Bestimmung der Patellahöhe nach Blumensaat:*** Aufnahme in 30° Flexion. Es wird der Abstand der Patellaspitze zur verlängerten interkondylären Sklerosezone, ***Blumensaatlinie***, gemessen. Normalerweise liegt die Patellaspitze auf der Verlängerung der Blumensaatlinie oder bis zu 1 cm drüber. Liegt der Abstand über 1 cm, handelt es sich um eine ***Patella alta***, einen Patellahochstand [34].
  - ***Patellaindex*** nach Insall und Salvati (1971): Hierbei wird die längste Patelladigonale durch die Länge des Lig. patellae dividiert. Die Länge des Lig. patellae wird vom Ursprung am Apex patellae zur Insertion an der Tuberositas tibiae gemessen. Norm: 0,8–1,2 cm.
  - Als Grenzwerte wird für die ***Patella alta*** ein Index von > 1,2, für die ***Patella baja*** ein Index von < 0,8 festgelegt. Zwischen diesen Grenzwerten gilt die Kniescheibe als ***Patella norma***.
- ***Fabella:*** Sesambein, das sich im lateralen Gastroknemiuskopf befindet und als verdichteter, runder Bezirk dorsal des lateralen Femurkondylus projiziert wird.

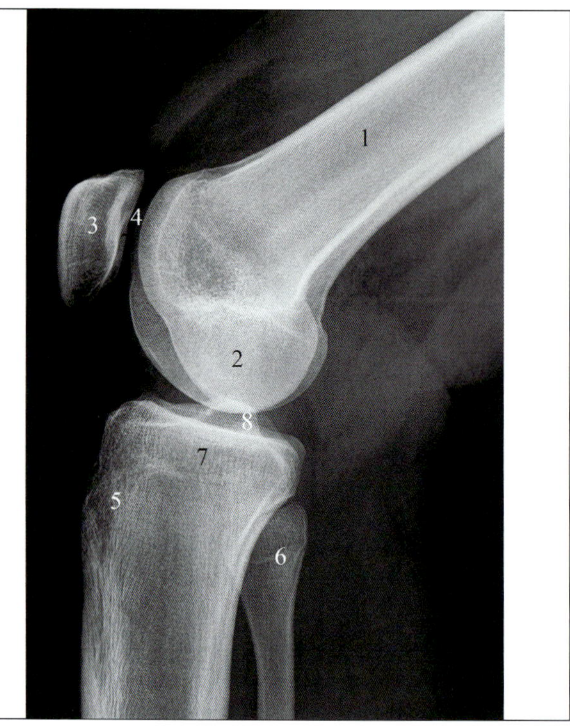

Abb. 3.150 Laterale Aufnahme Kniegelenk: Bezeichnung der Strukturen.
1 Femur
2 Condylus medialis und lateralis femoris
3 Patella
4 Articulatio femoropatellaris
5 Tuberositas tibiae
6 Caput fibulae
7 Caput tibiae
8 Eminentia intercondylaris

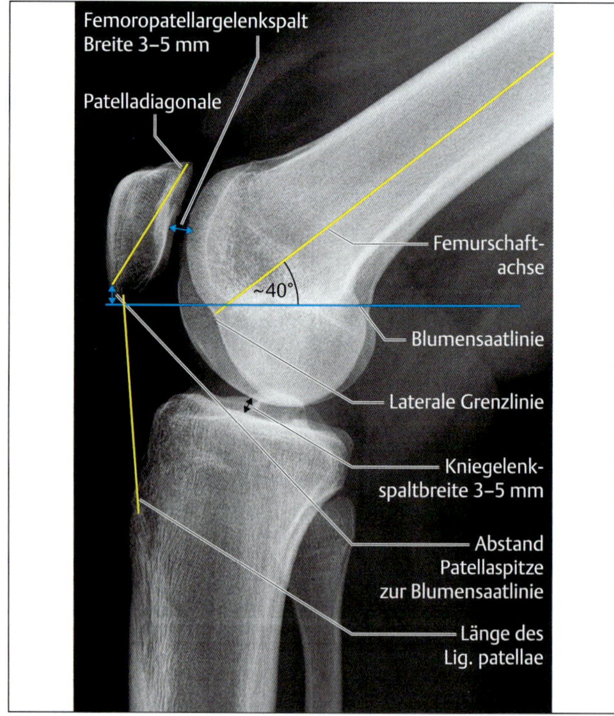

Abb. 3.151 Laterale Aufnahme Kniegelenk in 30° Knieflexion: Beurteilung der Norm.

KLINISCHER BEZUG

Frakturen

- ***Distale Femurfraktur*** (▸ **Abb. 3.152**): Die vertikalen V-, Y- oder T-förmigen Frakturspalte sind in der a. p.-Aufnahme gut zu erkennen, währen die Verschiebungen in der Sagittaleben in der seitlichen Aufnahme gut herauskommen.
- ***Tibiakopffraktur*** (▸ **Abb. 3.153**): Konturunterbrechung der Tibia sowohl in a. p.- als auch in der seitlichen Aufnahme teilweise mit Distalverlagerung des Fragments, teilweise mit schweren Impressionen sichtbar.
- ***Impressionsfrakturen*** des Tibiaplateaus sind in der Regel erst ab etwa 5 mm Tiefe röntgenologisch zu diagnostizieren [190].
- ***Patellafraktur*** (▸ **Abb. 3.154**): In der seiltichen Aufnahme ist die Querfraktur gut zu erkennen, vor allem wenn die beiden Frakturenden auseinanderweichen. Mehrfragmentfrakturen mit oder ohne Dislokation sind vor allem in der a. p.-Aufnahme zu diagnostizieren. Zur Beurteilung von Mikrofrakturen ist die CT, für eine Knorpelbeteiligung die MRT sinnvoll.

Rauber-Zeichen

Bei länger bestehenden Meniskusläsionen kann es zu einer periostalen Ablagerung auf der entsprechenden Tibiaplateaukante oder Konsolenbildung mit Zacken als Reaktion des Knochens kommen [221].

Verkalkung

Bei der ***Chondrokalzinose*** sind im Röntgenbild Kalziumkristalle sichtbar, die sich in Menisci, Hoffa-Fettkörper, im Verlauf der Kreuzbänder, im Bereich des dorsalen Kapsel-Band-Apparats und Gelenkknorpel ablagern. Durch die harten Kalkkristalle im Gelenk werden die hyalin-knorpeligen Gelenkoberflächen zerstört. In der Folge kann es auch zu Kalkablagerungen an den Sehnen kommen. Im Röntgenbild sind die Verkalkungen als verdichtete Schatten gut zu erkennen.

Die ***Tendinosis calcarea*** ist eine kalkartige Ablagerung in verschiedenen Sehnen und Sehnenansätzen, die durch chronische Überbeanspruchung oder auch im Rahmen altersbedingter Degeneration entstehen kann. Am Kniegelenk kann die Rektussehne oder die Sehne des M. popliteus betroffen sein. Ein verdichteter Kalkschatten ist in den betroffenen Sehnen sichtbar.

Auch an den Bandansätzen kann sich Kalk ablagern, vor allem als Folge von Verletzungen und Überlastung der Bänder. Sie sind als Schatten im Röntgenbild sichtbar, davon ist der

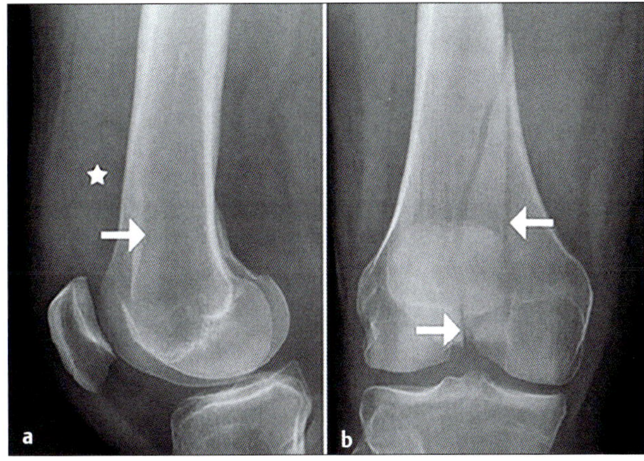

Abb. 3.152 Vertikale distale Femurfraktur mit Erguß (Sternchen). Die Pfeile zeigen die Frakturlinien an.
a Seitliche Aufnhame.
b A. p.-Aufnahme.

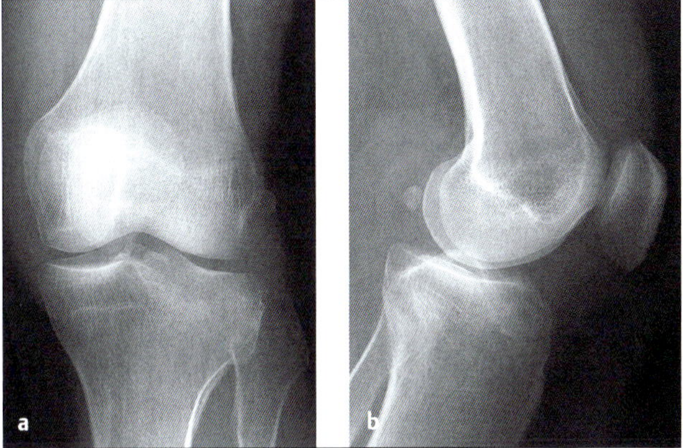

Abb. 3.153 Röntgenbefund: Laterale Tibiakopffraktur mit Beteiligung der Interkondylarregion.
a Röntgen linkes Knie a. p.: Trabekuläre Kompression mit Depression der lateralen Gelenkfläche.
b Röntgen linkes Knie seitlich: Frakturlinie in der Metaphyse.

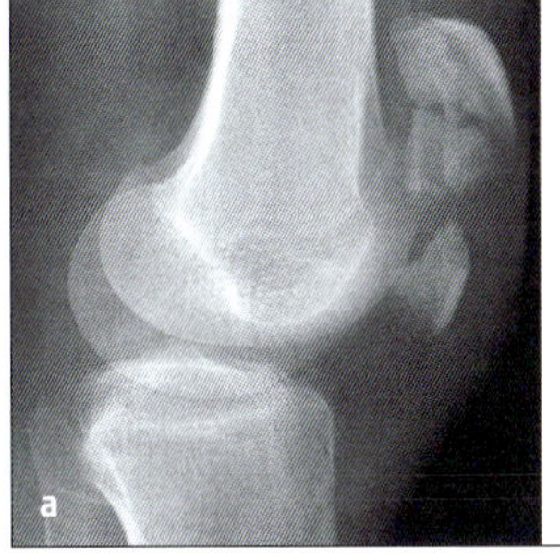

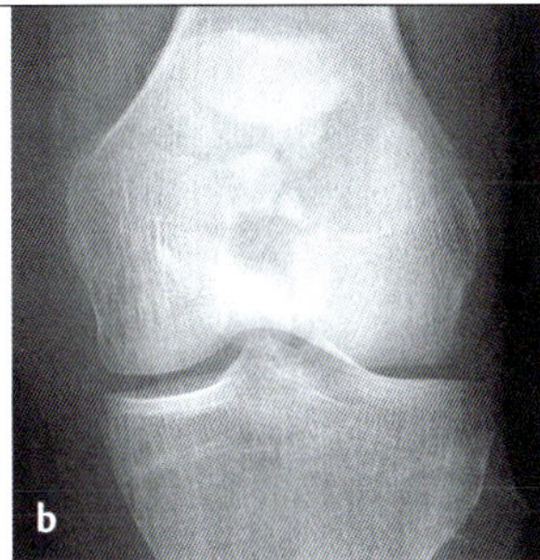

Abb. 3.154 Röntgenbefund: Patellamehrfragmentfraktur mit Fragmentdehiszenz in proximodistale Richtung.
a Seitliche Aufnahme.
b A. p.-Aufnahme.

Stieda-Pellegrini-Schatten (▶ **Abb. 3.155**) der häufigste. Er ist Zeichen einer zurückliegenden Verletzung des Lig. collaterale mediale, wobei das durch die Verletzung verursachte Hämatom verkalkt und auf Höhe des Epicondylus femoris medialis zu sehen ist [175].

Gonarthrose ▶ Abb. 3.156

Bei degenerativen Prozessen können folgende Veränderungen beobachtet werden [142]:

- ***Gelenkspaltverschmälerung:*** Knorpel lässt sich im normalen Röntgenbild nicht darstellen, weshalb zwischen den Knochen ein freier Raum zu sehen ist. Bei Abbau von Knorpel ist eine Verschmälerung des Abstands beider Knochen zu sehen.
- ***Randzacken und Exostosen*** sind eine Reaktion bzw. ein Anbau des Knochens, um die Druckbelastungszone zu vergrößern.
- ***Subchondrale Sklerosierungen und Geröllzysten:*** Eine Entzündung, z. B. eine Synovitis, stört die Ernährung des Gelenkknorpels. In der subchondralen Zone, zwischen Knorpel und Knochen, kommt es zu Einbrüchen. Der Knochen reagiert mit einer Defektheilung und bildet neues Knochengewebe. Dieses stellt sich im Röntgenbild als verdichteter, also sklerosierter Bereich dar. In diesem Gewebe befinden sich zystische Veränderunge, also Hohlräume, die beispiesweise mit Knorpel- oder Bindegewebe gefüllt sind und sich im Röntgenbild als dunkler Fleck darstellen. Sie werden Geröllzysten genannt.
- ***Deformierung***, z. B. ***Abflachung eines Kondylus***, mit leichter subchondraler Verdichtung als Zeichen einer Osteonekrose.
- Außerdem können Verkalkungen von Bandansätzen, vor allem der Kollateralbänder, als Reparationsvorgänge des Bindegewebes vorkommen.

Radiologische Klassifikation der Arthrose nach Kellgren & Lawrence (1963)

Für die Beurteilung des Arthrosegrads am Kniegelenk ist die Schweregradeinteilung nach Kellgren & Lawrence Standard:

- Stadium I: beginnende Verschmälerung des Gelenkspalts ohne knöcherne Reaktionen
- Stadium II: verstärkte Sklerosierung der Gelenkflächen, Gelenkspaltverschmälerung bis zur Hälfte eines normalen Gelenkspalts, beginnende Unregelmäßigkeiten der Gelenkflächen und Osteophytenbildung
- Stadium III: deutliche Unregelmäßigkeiten der Gelenkflächen, sobchondrale Sklerosierung, Verschmälerung des Gelenkspalts um mehr als die Hälfte, ausgeprägte Osteophytenbildung
- Stadium IV: Gelenkspalt teilweise aufgehoben, Randkontur der Gelenkflächen unregelmäßig bei teils fehlender Sklerosezone, massive wulstige knöcherne Randanbauten, Geröllzysten im Knochen, Deformierung der Gelenkpartner

Es gibt weitere Klassifikationsschemata, die entweder auf klinischen, konventionell-radiologischen, kernspintomografischen oder arthroskopischen Befunden basieren. Spahn hat 2016 [258] eine Tabelle erstellt, in der die verschiedenen Schemata vorgestellt werden.

Morbus Osgood-Schlatter ▶ Abb. 3.157

Bei der aseptischen Knochennekrose sind die Auftreibung der ansetzenden Sehne an der Tberositas tibiae oder deren Fragmentation, sowie freie Knochenfragmente auf der seitlichen Aufnahme charakteristisch.

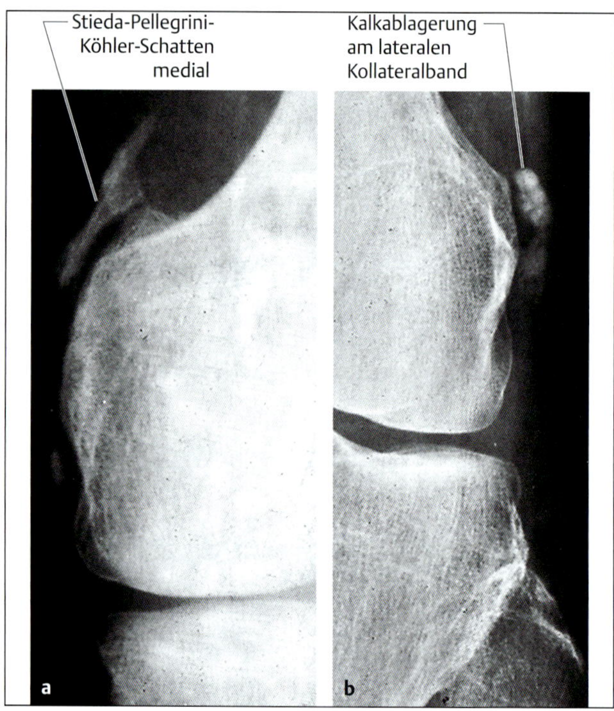

Abb. 3.155 Röntgenbefund: Kalkablagerungen in der ap-Aufnahme, **a** medial: Stieda-Pellegrini-Köhler-Schatten, **b** lateral.

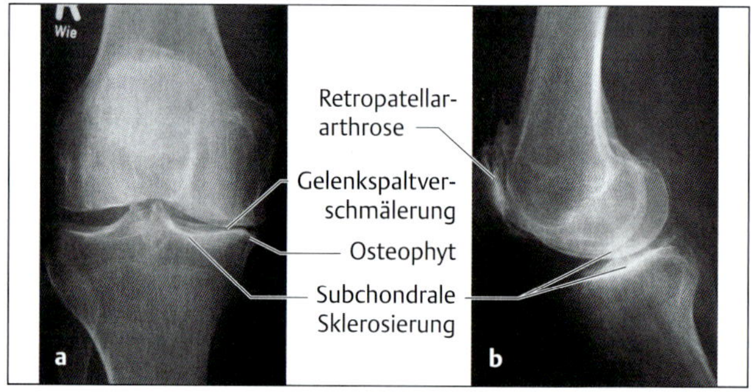

Abb. 3.156 Röntgenbefund: Gonarthrose.
a A. p.-Aufnahme.
b Seitliche Aufnahme.

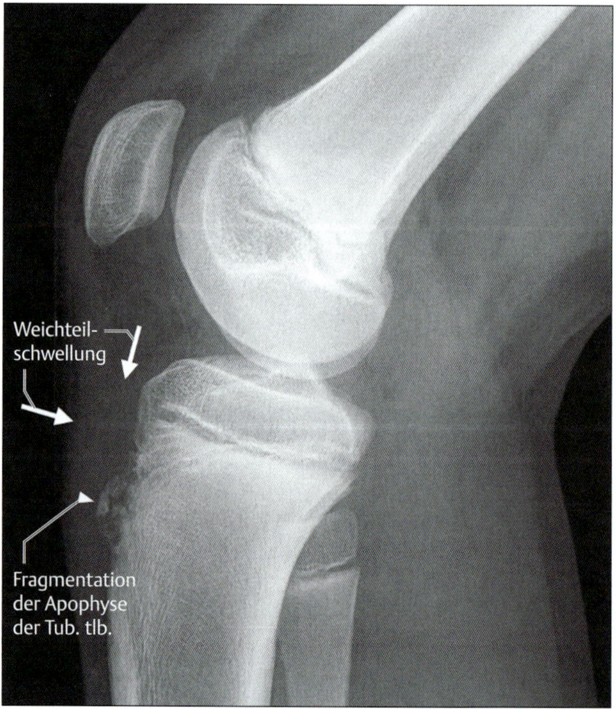

Abb. 3.157 Röntgenbefund in der seitlichen Aufnahme: M. Osgood-Schlatter bei 13-jährigem Jungen

Patella in tangentialer Aufnahme

▸ Abb. 3.158

Die tangentiale Aufnahme, auch Defilé-Aufnahme genannt, zeigt die Patella und ihr femorales Gleitlager in einer horizontalen Schnittebene. Beurteilt werden Dysplasien, Zentrierung der Patella und arthrotische Veränderungen.

Ausgangsstellung: Rückenlage, 60° Knieflexion. Röntgenstrahl parallel zur Patellarückfläche von kaudal nach kranial. Weitere Trochleadarstellungen werden in 30° und 90° Flexion gemacht.

Beurteilung der Patella (▸ **Abb. 3.159a**):

- Die laterale Facette ist länger als die mediale und verläuft flacher, genaue Messung durch Feststellen des ***Patella-Gelenkflächen-Index*** nach Brattström (1964) [41]. Die laterale Facettenlänge im Verhältnis zur medialen beträgt 1,0–1,7.
- Tiefe der Patella durch Messung des ***Patella-Tiefen-Index*** nach Ficat (1977) [65]: Strecke AB : CD = 3,5–4,3
- ***Facettenwinkel:*** 130° ± 10°

Beurteilung der Trochlea (▸ **Abb. 3.159b**):

- Der laterale Kondylus ist etwas höher als der mediale.
- Der ***Sulcus intercondylaris*** ist mittig bis minimal nach medial verlagert und rinnenförmig ausgebildet.
- ***Sulkuswinkel*** nach Brattström (1964): 140° ± 5°
- Tiefe des Sulkus durch Messen des ***Kondylen-Tiefen-Index*** nach Ficat: Strecke EF : GH = 5,3 ± 1,2

Beurteilung der Patella im Verhältnis zur Trochlea (▸ **Abb. 3.159c**):

- Die Patella bildet mit den seitlichen Kondylenwangen einen harmonischen Bogen, den ***femoropatellaren Bogen***.
- Der Abstand der Patellafacetten zur Trochlea ist symmetrisch.
- Bestimmung des ***Merchant-Winkels***, Kongruenzwinkel, in 45° Flexion: Der Gleitrinnenwinkel wird halbiert und eine zweite Linie verbindet den tiefsten Punkt des Gleitlagers mit dem am meisten dorsal liegenden Punkt der Patella. Liegt der Winkel medial der Winkelhalbierenden, ist er negativ, liegt er lateral, ist er positiv. Norm: -6° [189].

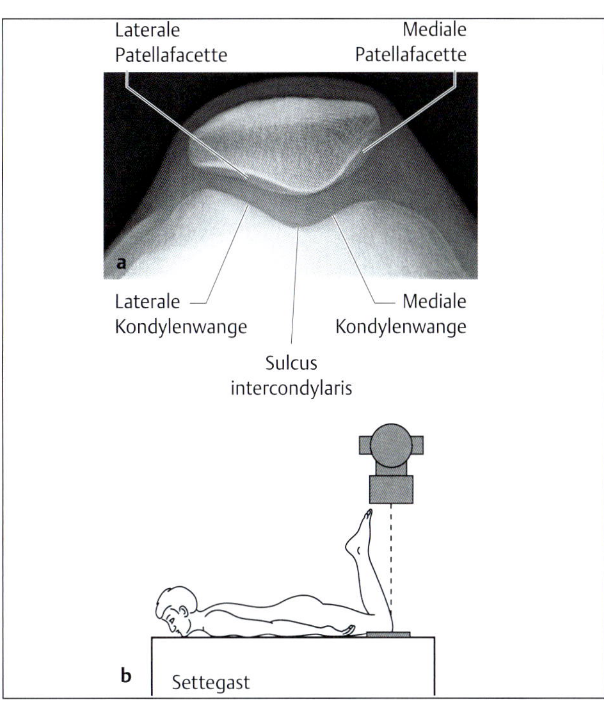

Abb. 3.158 Tangentiale Röntgenaufnahme der Patella in 60° Knieflexion.
a Bezeichnung der Strukturen.
b Einstelltechnik zur Tangentialröntgenaufnahme.

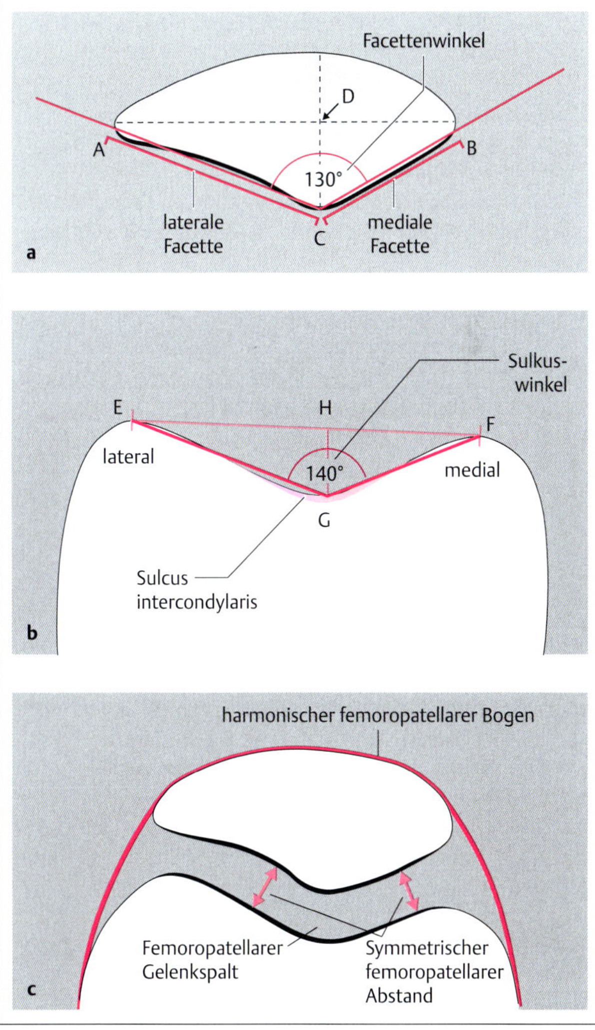

Abb. 3.159 Tangentiale Aufnahme der Patella in 60° Knieflexion.
a Beurteilung der Patellaform.
b Beurteilung der Trochleaform.
c Beurteilung der Patellastellung im Verhältnis zur Trochlea.

KLINISCHER BEZUG

Hypoplasien und Dysplasien

Trochleadysplasie

Die Trochleadysplasie ist eine anatomische Anlagestörung, die eine patellofemorale Instabilität begünstigt (▸ **Abb. 3.160**).

Einteilung der Schweregrade der Fehlform nach Hepp (1982) [103]:

- ***Typ I:*** Annähernd gleich hohe, breite und gerundete Kondylenwangen mit einem wannenförmig in der Mitte gelegenen Sulkus.
- ***Typ II:*** Die laterale Kondylenwange ist etwas breiter und höher ausgebildet als die mediale. Der Sulkus ist nach medial verlagert.
- ***Typ III:*** Die laterale Kondylenwange überentwickelt, die mediale ist kürzer und flacher, der Sulkus abgeflacht und nach medial verlagert.
- ***Typ IV:*** Beide Kondylenwangen sind deutlich abgeflacht, die laterale ist meistens länger und höher. Der Sulkus ist flach, oft nur als „Delle" vorhanden.
- ***Typ V:*** Ein Sulkus ist nicht mehr vorhanden.

Alternative Klassifikation der Trochleadysplasie nach Dejour (1990) [52]: Im seitlichen Röntgenbild kann die Trochleadysplasie durch das „Crossing Sign", das Vorhandensein eines „trochleären Bumps" und anhand der „trochleären Tiefe" beurteilt werden.

Patelladysplasie ▸ **Abb. 3.161**

Zum Beispiel Jägerhut-Patella, mit sehr steiler medialer Facette oder Patella bipartita.

Die Einteilung der Dysplasien erfolgt mit der Klassifikation nach Wiberg (1941) [293], wobei die Varianten I-III Normvarianten sind:

- ***Wiberg I:*** Beide Patellafacetten annähernd gleich lang, ebenso Trochlea, Facettenwinkel 120°-140°.
- ***Wiberg II/III:*** Mediale Patellafacette ist verkürzt und steiler verlaufend, dadurch Verkleinerung des Facettenwinkels auf 90°–110°, Abflachung der Trochlea lateral.
- ***Wiberg IV:*** Jägerhut-Form der Patella, steiler Verlauf der medialen Facette, laterale Facette länger, abgeflachte laterale Trochlea.

Patellofemorale Instabilität mit Patella-Tilt und -Shift ▸ **Abb. 3.162**

Sowohl die Trochleadysplasie als auch die Insuffizienz des medialen patellofemoralen Komplexes führen zu einer Dezentrierung und Kippung der Patella nach lateral. Der femoropatellare Bogen ist unterbrochen. Diese Dezentrierung kann bis zur Patellaluxation gehen.

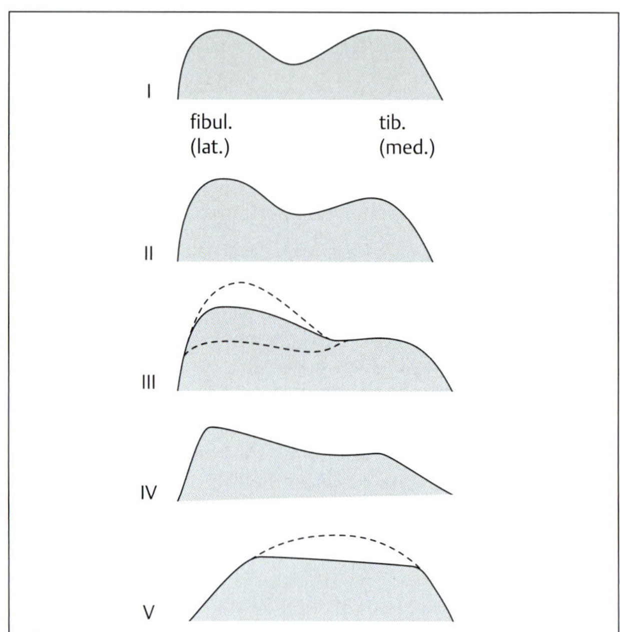

Abb. 3.160 Trochleadysplasien – Einteilung nach Hepp in der Tangentialaufnahme.

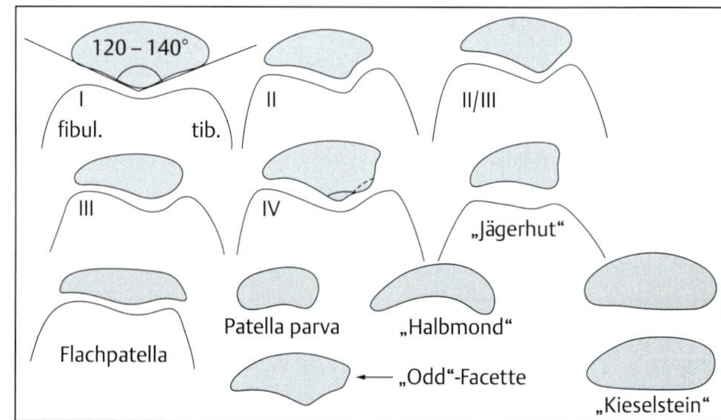

Abb. 3.161 Patelladysplasien.

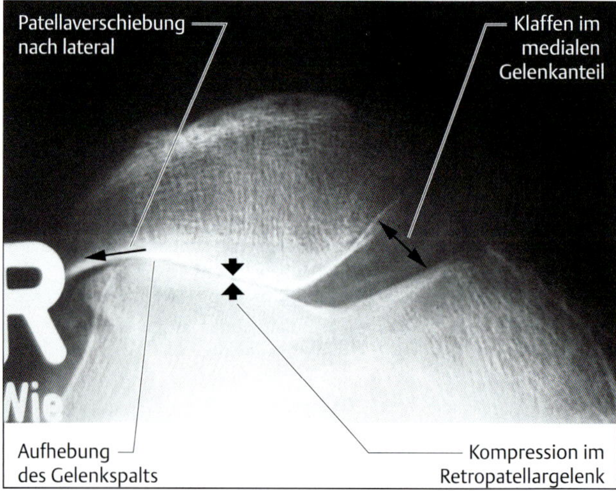

Abb. 3.162 Röntgenbefund in der Tangentialaufnahme: Lateralisation der Patella.

Patellaluxation ▸ **Abb. 3.163**
Bei der Luxation gleitet die Patella aus der trochlearen Führung und hat vollständig den Kontakt verloren. Bei einer Subluxation ist die Patella nicht mehr im Sulkus zentriert, sondern steht lateral und überragt mit ihrer Außenkante die laterale Kondylenwange. Der Merchant-Winkel weist in diesem Fall positive Werte auf und kann über 16° betragen [189]. Bei der vollständigen Luxation ist er nicht mehr messbar.

Patellofemorale Arthrose
Erkennbaren Zeichen einer retropatellaren Arthrose sind:

- Gelenkspaltverschmälerung, vor allem lateral
- vermehrte subchondrale Sklerosierungen als Folge einer Mehrbelastung
- Osteophytenanbau an der lateralen Patellafacette als Reaktion auf veränderte Belastungsverhältnisse
- Pseudozysten

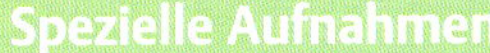

Spezielle Aufnahmen

Tunnelaufnahme

▸ **Abb. 3.164**

Der Patient befindet sich in Rückenlage auf dem Tisch, Kniegelenk in 45° Flexion, Bein leicht in Innenrotation. Unter dem Knie ein Dreieckskeil. Der Zentralstrahl trifft senkrecht auf die Unterschenkelachse unterhalb der Patella.

Die Tunnelaufnahme dient zur besseren Darstellung der Eminentia intercondylaris, sowie einem freien Einblick in die Fossa intercondylaris.

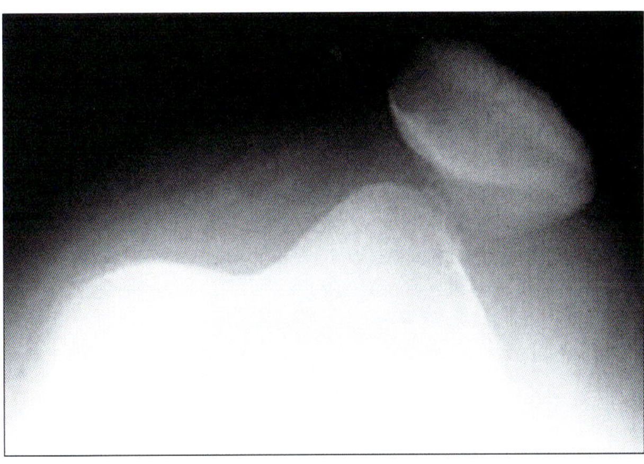

Abb. 3.163 Patellaluxation.

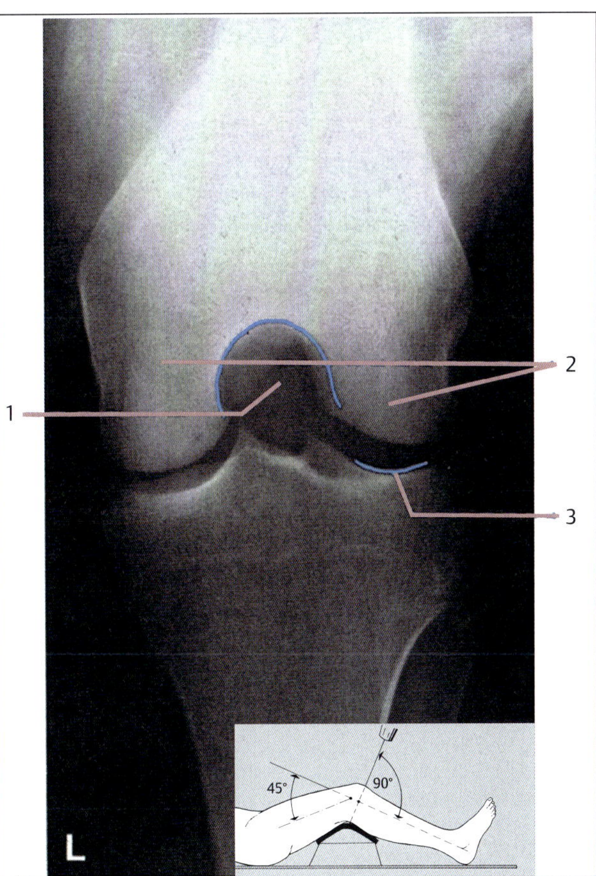

Abb. 3.164 Tunnelaufnahme nach Frik in 45°-Knieflexion zur Darstellung der Fossa intercondylaris.
1: Kniegelenkspalt (Fossa intercondylaria frei einsehbar).
2: Femurkondylen überlagerungsfrei.
3: Tibiaplateau lateral strichförmig.

3.12.2 Magnetresonanztomografie (MRT)

▸ Abb. 3.165, ▸ Abb. 3.166

Ein Vorteil der MRT oder auch Kernspintomografie gegenüber anderen bildgebenden Verfahren ist der bessere Weichteilkontrast. Er resultiert aus der Verschiedenheit des Fett- und Wassergehalts der Gewebearten. Mit der MRT können beispielsweise Entzündungen, Knorpeldefekte, Abnutzungserscheinungen, Unfallfolgen oder Kreuzband-, Meniskus- oder Bänderrisse diagnostiziert werden.

Der Magnetresonanztomograf erzeugt Schnittbilder des Kniegelenks, die an den angeschlossenen Computer gesendet werden und Bänder, Knorpel sowie das umliegende Gewebe abbilden. Je nach Gewichtung kommen die verschiedenen Gewebe in charakteristischer Intensitätsverteilung zur Darstellung. Zum Beispiel erscheint das Corpus adiposum infrapatellare als fetthaltiges Gewebe in der T1-Gewichtung signalreich und hell.

Für eine detaillierte MRT-Untersuchung kann ein Kontrastmittel, Gadoliniumchelate, in die Vene injiziert werden. Das Mittel reichert sich in den stark durchbluteten Arealen an und färben diese hell bzw. weiß, während die nicht durchbluteten Areale, z. B. Knorpelgewebe, schwarz gefärbt sind.

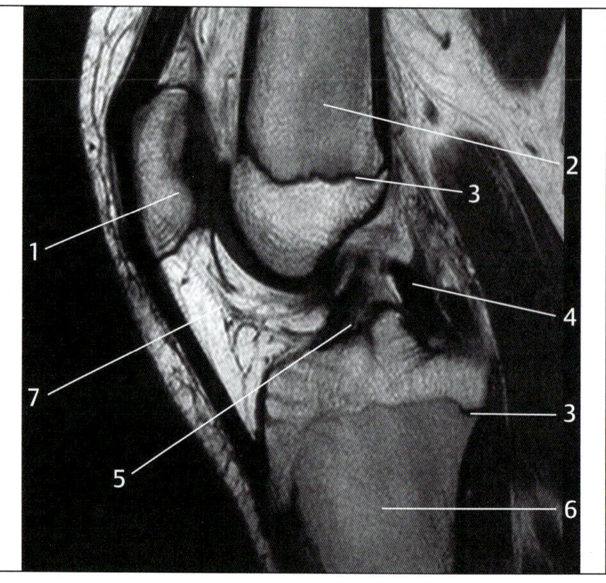

Abb. 3.165 MRT rechtes Kniegelenk (Normalbefund). T1-gewichtete Sequenzen in sagittaler und koronarer Schichtführung.
1 Patella
2 Femur
3 Wachstumsfuge (bei Kindern und Jugendlichen)
4 hinteres Kreuzband
5 vorderes Kreuzband
6 Tibia
7 Hoffa-Fettkörper

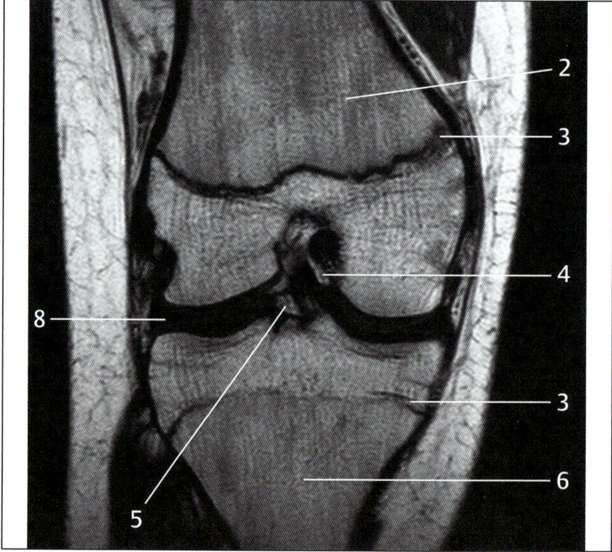

Abb. 3.166 MRT rechtes Kniegelenk (Normalbefund). T1-gewichtete Sequenzen in sagittaler und koronarer Schichtführung.
2 Femur
3 Wachstumsfuge (bei Kindern und Jugendlichen)
4 hinteres Kreuzband
5 vorderes Kreuzband
6 Tibia
8 Außenmeniskus

KLINISCHER BEZUG

Meniskusläsion ▶ **Abb. 3.167**
In der T2-Aufnahmetechnik stellt sich ein Riss im Meniskus hell dar, da Gelenkflüssigkeit durch den neu entstandenen Spalt fließt, während der Meniskus mit glatter und ebenmäßiger Form schwarz ist.

Bänderriss
Bänder stellen sich als dicke, bogenförmige, dunkle Strukturen dar. Bei Rissen ist die Kontinuität unterbrochen.

Patellaluxation
Die Luxation der Patella ist im MRT gut zu diagnostizieren, denn anschlagsbedingte Knochenödeme der medialen Patella und der Außenseite des lateralen Femurkondylus sowie eine Ruptur bzw. Teilruptur des transversalen medialen Retinaculums gelten als Zeichen für eine stattgefundene laterale Patellaluxation.

Patellaspitzensyndrom
Die Patellarsehne stellt sich dunkel dar, sodass eine erhöhte Signalintensität auf eine Schwellung hinweist und als Aufhellung zu sehen ist.

Morbus Osgood Schlatter ▶ **Abb. 3.168**
Die aseptische Osteonekrose der Tuberositas tibiae zeigt eine Fragmentation als Zeichen der Ossifikationsstörung, sowie Schwellung und Auftreibung des Ansatzbereichs der Patellarsehne.

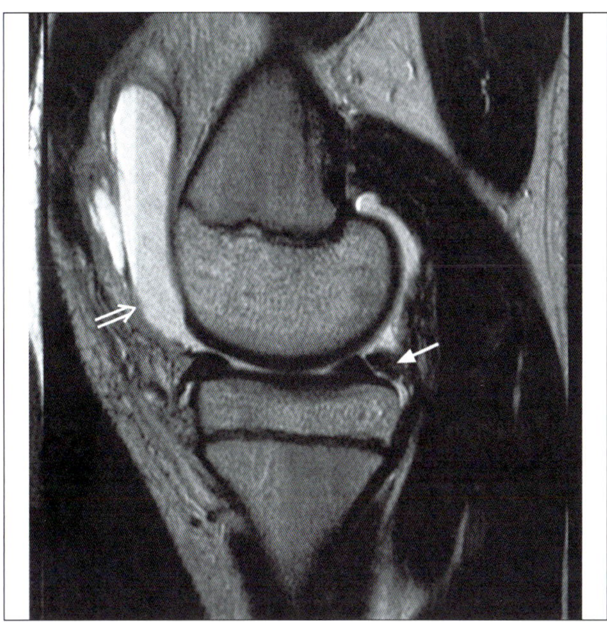

Abb. 3.167 MRT-Befund: Korbhenkelriss – Längsriss durch das Hinterhorn des Innenmeniskus (Pfeil). T2-gewichtetes MRT in sagittaler Schichtrichtung. Zusätzlich Hämarthros im Kniegelenk (Doppelpfeil), erkennbar an signalreichem Material mit Schichtung im vorderen Gelenkrezessus.

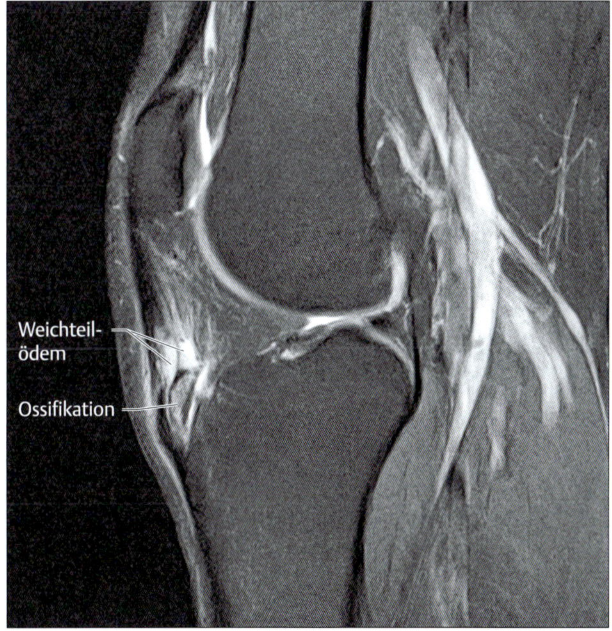

Abb. 3.168 MRT in sagittaler Schichtführung: Morbus Osgood Schlatter.

3.12.3 Computertomografie (CT) des Kniegelenks

Bei der Computertomografie wird mit einer rotierenden Röntgenröhre, senkrecht zur Körperachse des Patienten, vom Kniegelenk eine Vielzahl von Röntgenaufnahmen in Schichten von 1–5 mm Dicke und aus verschiedenen Richtungen aufgenommen. Damit können Schnittbilder und 3D-Ansichten in beliebigen Ebenen rekonstruiert und ausgewertet werden. Das Verfahren ermöglicht eine Vielzahl an Aufnahmen, die kontrastreich Knochenbrüche, Blutungen, Schwellungen und Entzündungen darstellen.

Kalkhaltige Strukturen des Knies sind sehr gut zu sehen und auch alle Veränderungen an Knochen und Gelenken. Beispielsweise zeigt bei der Tibiakopffraktur die CT eine präzise Darstellung der Fraktur und deren genauen Verlauf und gibt Informationen über eine Gelenkbeteiligung (▶ **Abb. 3.169**). Sagittale, frontale und dreidimensionale Rekonstruktionen sind für die Planung einer Operation unabdingbar [302].

Ein Nachteil der Computertomografie ist die Strahlenbelastung.

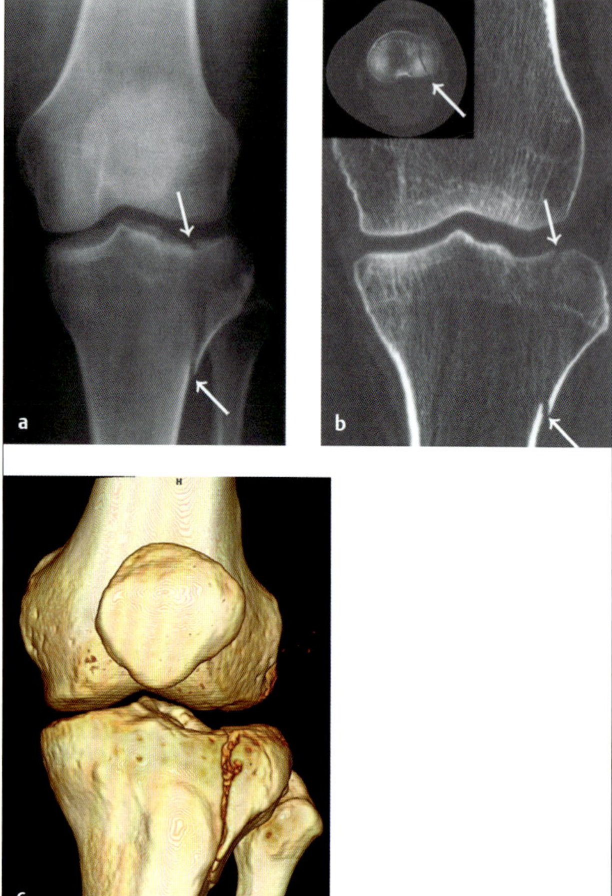

Abb. 3.169 Konventionelles Röntgen und CT.
a Konventionelles Röntgenbild a. p. mit lateraler Tibiaplateaufraktur (Pfeile).
b CT: abgrenzbare Fraktur und detaillierte Abbildung der Knochenbälkchen in koronarer Ebene (kleines Bild: transversale Darstellung).
c 3D-Rekonstruktion der Fraktur.

3.12.4 Sonografie – Ultraschall des Kniegelenks

▶ **Abb. 3.170**

Die Sonografie ist ein schmerzfreies, bildgebendes Diagnoseverfahren, und es werden keine schädlichen Strahlen verwendet. Ein weiterer Vorteil ist die dynamische Untersuchung eines Gelenks, denn der Patient kann sein Knie während der Untersuchung bewegen, damit alle Strukturen sichtbar werden.

Mit dem Schallkopf gleitet der Arzt über das mit einem Gel bestrichene Gelenk und sendet dabei einen Ultraschallimpuls zwischen 20 000 Hz und 1000 MHz ins Gewebe. Dieser wird im Gewebe reflektiert, der Impuls kommt zurück und wird vom Ultraschallgerät registriert. Ein Computer rechnet die empfangenen Signale um, sodass das untersuchte Gewebe auf einem Bildschirm zweidimensional dargestellt wird. Je nachdem, wie das Gewebe zusammengesetzt ist, enthält das Bild verschiedene Graustufen.

Mit der Ultraschalldiagnostik kann vor allem Weichgewebe gut untersucht werden. Zum Beispiel sind das Ausmaß von Muskel-, Sehnen- und Bänderverletzungen, eine Baker-Zyste, ein Erguss sowie verdickte und entzündete Sehnen gut zu erkennen. Auch Meniskusrupturen sind gut darstellbar, da sie durch die echoarme Flüssigkeitsansammlung im Rupturbereich einen Doppelreflex erzeugen [137].

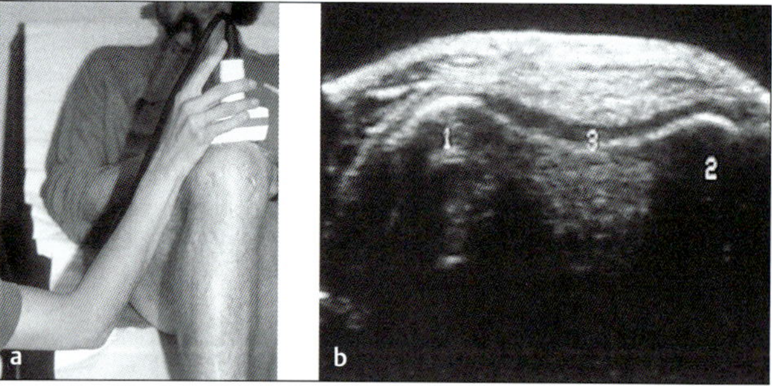

Abb. 3.170 Sonografie des Knies: suprapatellar quer.
a Schnittebene.
b Normalbefund.
1 Condylus lateralis femoris;
2 Condylus medialis femoris;
3 hyaliner Gelenkknorpel.

3.13 Palpation der Knieregion

Die Palpation der Knieregion dient zur Diagnose von Erkrankungen und Verletzungen. Sie findet im Rahmen einer klinischen Kniegelenkuntersuchung statt und setzt Kenntnisse über die anatomische Struktur voraus.

3.13.1 Palpation der ventralen Knieregion

Topografische Orientierung der ventralen Knieregion

▶ **Abb. 3.171**

Zum Auffinden der einzelnen Strukturen kann die Patella gekippt werden, damit die Fasern etwas gedehnt und damit besser palpierbar sind.

Ausgangsstellung: Für die Palpation der ventralen Knieregion sollte der Patient eine entspannte Lagerung auf einer Bank mit hochgestelltem Fußteil einnehmen zum Anlehnen, das Kniegelenk wird mit einer kleinen Halbrolle unterlagert, sodass das Gelenk in etwa 20° Knieflexion eingestellt ist. Der Therapeut steht auf der lateralen Knieseite.

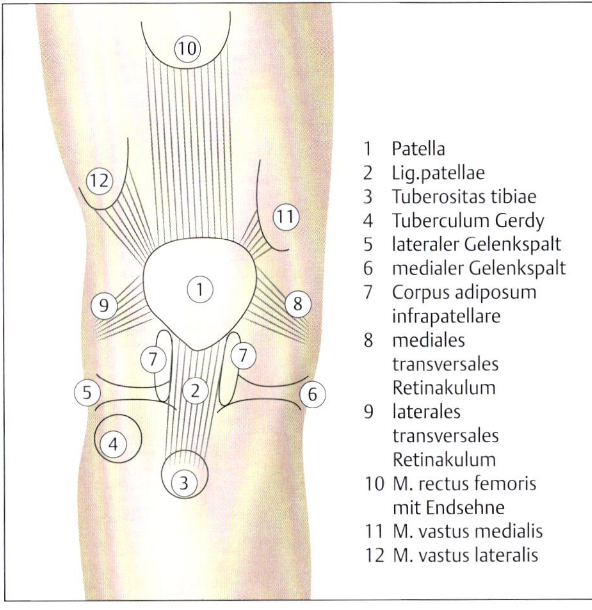

Abb. 3.171 Topografische Orientierung der ventralen Knieregion.

Patellaoberfläche

▶ **Abb. 3.172**

Die Oberfläche der Patella wird abgetastet, sie ist nicht glatt, da es dort viele kleine Löcher gibt und einige lange Fasern des M. rectus femoris nach distal ziehen, um sich mit dem Lig. patellae zu verbinden. Außerdem befindet sich eine rund geformte, kleine Bursa in der Mitte auf der Patella.

Veränderungen können sowohl härtere Stränge in den Sehnenfasern sein, als auch eine Anschwellung der Bursa; in diesem Fall ist die Oberfläche weich eindrückbar und die Schwellung sichtbar.

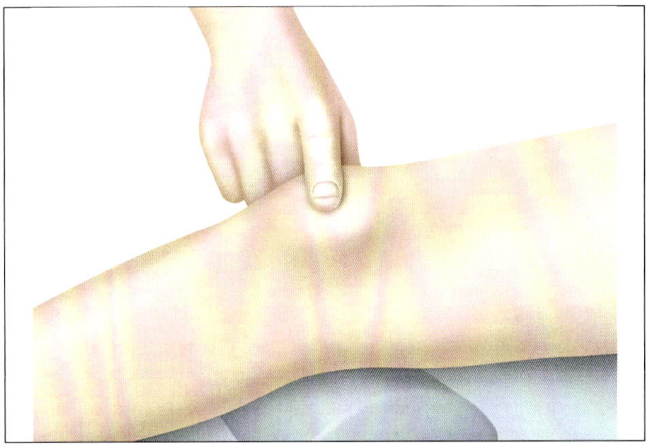

Abb. 3.172 Palpation: Patellaoberfläche.

Endsehne des M. rectus femoris

▶ **Abb. 3.173**

Für die Rektusfasern wird mit dem Handballen Druck auf die Patellaspitze nach dorsal ausgeübt, sodass die Basis etwas abhebt und die Sehne mehr Spannung bekommt. Am oberen Patellarand wird quer zum Faserverlauf palpiert. Sowohl der mediale als auch der laterale Rand sind als feste strangartige Strukturen zu palpieren.

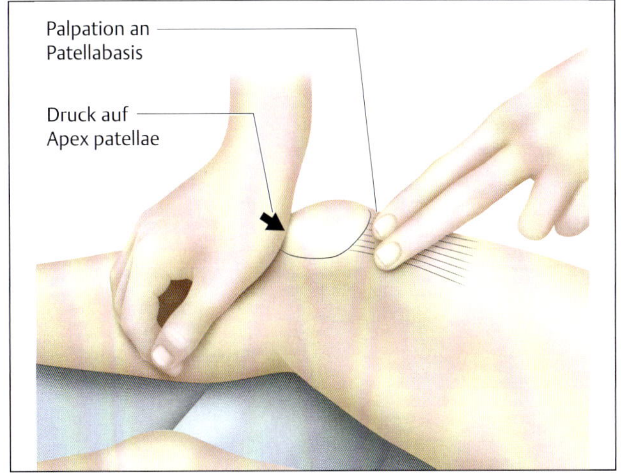

Abb. 3.173 Palpation: Sehne des M. rectus femoris an der Basis patellae.

Endsehnen des M. vastus medialis und lateralis

▸ **Abb. 3.174**

Um die Insertionsstelle der Sehnenfasern des M. vastus medialis, vor allem des obliquen Anteils, zu spannen, wird Druck mit dem Handballen auf die laterale Patellaseite nach dorsal ausgeübt, während der Palpierfinger an der oberen medialen Kante quer zum Faserverlauf palpiert.

Für den M. vastus lateralis gilt das gleiche Vorgehen, nur wird an der oberen lateralen Patellakante palpiert, und der Druck des Handballens erfolgt auf der medialen Seite.

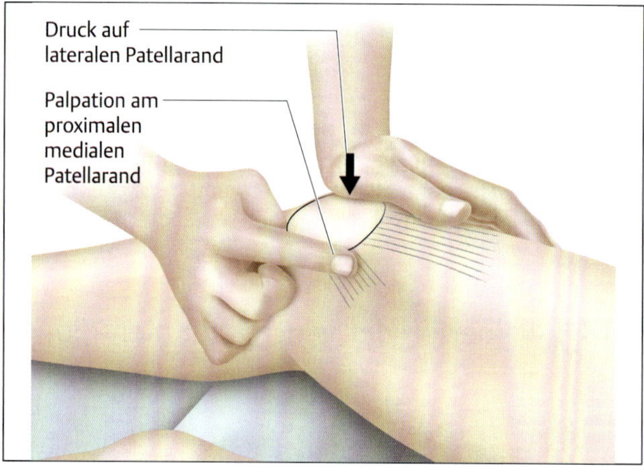

Abb. 3.174 Palpation: Insertion des M. vastus medialis an der Patella.

Retinaculum transversale mediale

▸ **Abb. 3.175**

Das Retinaculum ist eine flächige Struktur, die aus tiefen und oberflächlich verlaufenden Fasern besteht.

Pars patellofemorale: Vom medialen Patellarand aus wird das querverlaufende Retinakulum bis zum Epicondylus medialis verfolgt. Zur Identifizierung der Fasern sollte die Palpation mit wesentlich weniger Druck als bei den Sehnen erfolgen. Die Insertion am medialen Patellarand kann durch das Verschieben der Patella nach medial unter Spannung gebracht werden, sodass bei der Palpation quer zum Faserverlauf eine bessere Unterscheidung von den umgebenden Strukturen möglich ist.

Die ***Pars patellotibiale*** zieht schräg von der Patellaseite nach distal-medial und verläuft unter dem Retinaculum longitudinale, weshalb dieser Teil nicht gut zu palpieren ist.

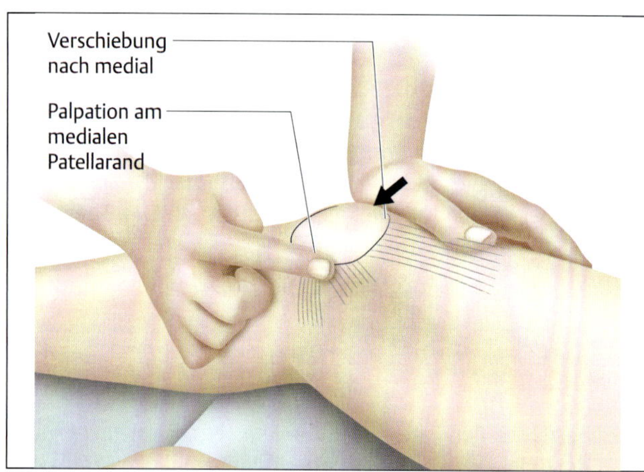

Abb. 3.175 Palpation: Retinaculum transversale mediale am medialen Patellarand.

Retinaculum transversale laterale

▸ **Abb. 3.176**

Eine Verbindung vom lateralen Rand der Patella Richtung Epicondylus lateralis stellt den Verlauf der ***Pars patellofemorale*** dar. Am lateralen Rand der Patella sind die quer verlaufenden Fasern gut zu palpieren, vor allem, wenn mit dem Daumenballen auf dem medialen Rand Druck nach dorsal ausgeübt und quer zum Faserverlauf palpert wird. Weiter Richtung Epicondylus liegen sie unter dem longitudinalen Retinakulum, und Tractusfasern und sind nur schwer von diesen Strukturen abzugrenzen.

Die ***Pars patellotibiale*** zieht schräg nach lateral-ventral und kann am laterokaudalen Patellarand am besten palpiert werden.

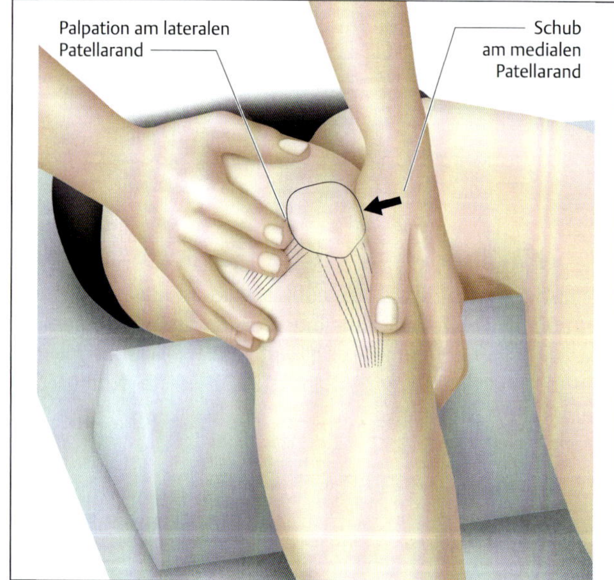

Abb. 3.176 Palpation: Retinaculum transversale laterale am lateralen Patellarand.

Apex patellae

▸ **Abb. 3.177**

Besondere Beachtung verdient die Patellaspitze. Durch Druck auf die Patellabasis hebt sich die Spitze etwas ab. Das hier abgehende Lig. patellae gerät unter Spannung, und der Insertionsbereich kann mit Druck von lateral nach medial palpiert werden.

KLINISCHER BEZUG

Patellaspitzensyndrom, „Jumper's Knee"
Der Ansatzbereich des Lig. patellae an der Patellaspitze ist äußerst druckempfindlich, und der Schmerz verstärkt sich bei Extension gegen Widerstand. Die Ursache ist vielseitig und liegt zum Teil an sportspezifischen Faktoren wie abrupten Abbremsvorgängen, Beschaffenheit von Boden und Schuhwerk, aber auch Achsenfehlstellungen und muskulären Dysbalancen, also Ursachen, die eine ungünstige Krafteinwirkung auf das Lig. patellae haben.

PRAXISTIPP

Palpation der Patella bei Flexion und Extension
Die Patella sollte nicht nur im Ruhezustand palpiert werden, sondern auch bei Flexions- und Extensionsbewegungen, um Kippungen und Abweichungen von der normalen Bahn, z. B. nach lateral, zu fühlen. Ebenso können eine Krepetation und deutliche Reibung als Zeichen einer beginnenden Arthrose festgestellt werden.

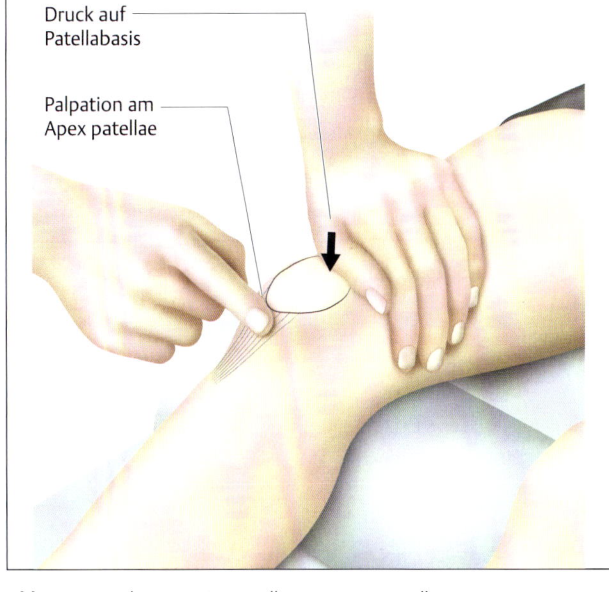

Abb. 3.177 Palpation: Lig. patellae am Apex patellae.

Lig. patellae

▸ **Abb. 3.178**

Von der Patellaspitze nach kaudal und etwas lateral kann das Band bis zum Ansatz an der Tuberositas tibiae abpalpiert werden. Für die Querpalpation der längs verlaufenden Fasern werden 1–2 Palpierfinger flächig auf das Band gelegt und mit etwas Druck von lateral nach medial, bzw. umgekehrt auf dem Band verschoben. Mit der Längspalpation werden der mediale und laterale Rand abgetastet, um Veränderungen an den normalerweise glatten Rändern zu beurteilen.

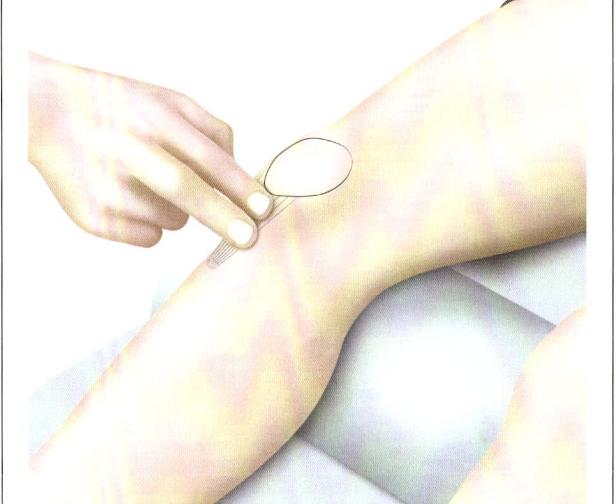

Abb. 3.178 Palpation: Lig. patellae im Verlauf.

Tuberositas tibiae

▸ **Abb. 3.179**

Die Tuberositas ist eine deutlich palpierbare, knöcherne Erhebung an der proximalen Tibia und ca. 3–4 Querfinger distal der Patellaspitze zu finden. Hier endet das Lig. patellae. Von distal kommend kann die Erhebung am deutlichsten palpiert werden. Mit Druck wird mit dem Zeigefinger auf der Tuberositas palpiert. Sie sollte druckschmerzfrei sein und ohne Verdickung.

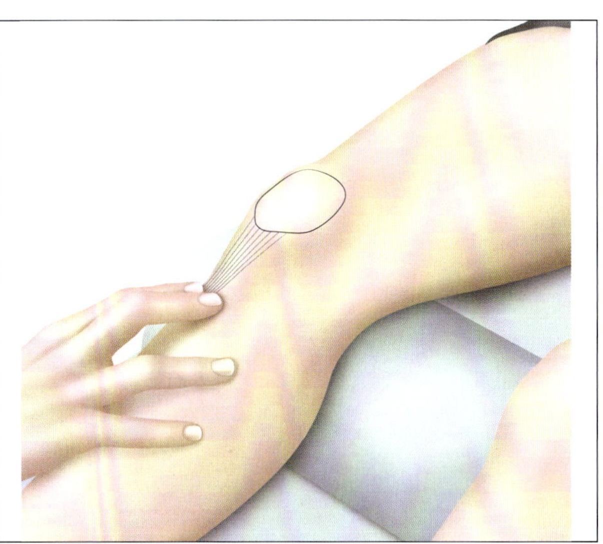

Abb. 3.179 Palpation: Tuberositas tibiae.

Corpus adiposum infrapatellare

▶ **Abb. 3.180**

Jeweils seitlich des Lig. patellae sind in Flexionsstellung Grübchen und in der Tiefe der Gelenkspalt zu palpieren. In dieser Stellung werden Daumen in die laterale und Zeigefinger in die mediale Grube gelegt. Bei Knieextension wölben sich medial und lateral neben dem Band feste Strukturen deutlich hervor. Dabei handelt es sich um das Corpus adiposum, das bei Extension wegen Platzmangel im Gelenk nach ventral gedrückt wird.

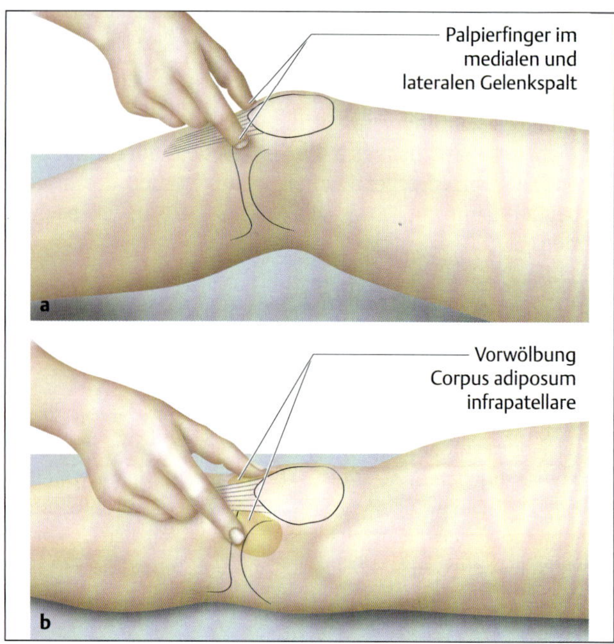

Abb. 3.180 Palpation: Corpus adiposum medail und lateral des Lig. patellae.
a In Flexions-,
b in Extensionsstellung.

Recessus suprapatellaris

▶ **Abb. 3.181**

Proximal der Patellabasis liegt der Recessus auf dem distalen Oberschenkel und reicht etwa 8 cm nach proximal. Er wird durch die Sehne des M. rectus femoris hindurch in der Tiefe palpiert und ist auf dem Knochen als eine weiche, dünne Schicht zu fühlen. Besonders die kraniale Umschlagfalte des Recessus kann gut identifiziert werden, denn sie ist etwas dicker. Hier erfolgt die Palpation von distal nach proximal und damit quer zur Umschlagfalte. Sie wird mit festem Druck durchgeführt.

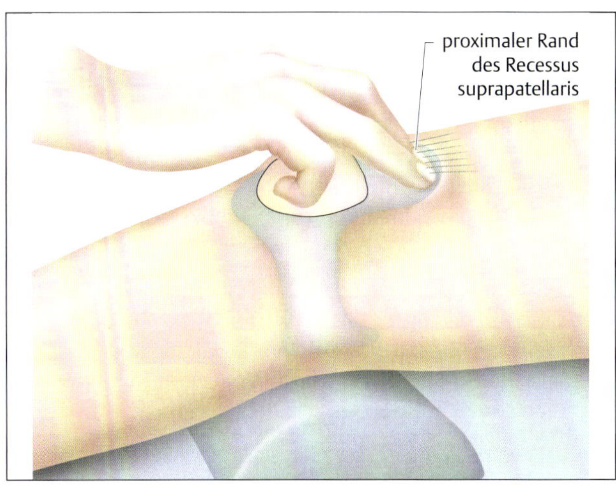

Abb. 3.181 Palpation: proximaler Rand des Recessus suprapatellaris.

PRAXISTIPP

Bulge Sign bei Kniegelenkerguss ▶ Abb. 3.182

Bei einem Gelenkerguss mit geringer Flüssigkeit kann diese innerhalb des Gelenks verschoben werden. Finger und Daumen der linken Hand üben Druck auf den Recessus suprapatellaris aus und drücken die Flüssigkeit in den distalen Gelenkabschnitt. Dann rutschen die Finger weiter nach distal und verschieben die angesammelte Flüssigkeit von medial nach lateral, wo sie als Wölbung neben dem Lig. patellae sichtbar wird. Zur Palpation der Flüssigkeitsverschiebung drücken die Finger der rechten Hand die Flüssigkeit zurück nach medial, wo sie neben dem Lig. patellae mit den Fingern der linken Hand wahrzunehmen ist.

Kapselschwellung

Bei der Kapselschwellung ist eine typische kranzförmige Verdickung direkt proximal der Patella zu sehen und zu fühlen. Sie ist weich eindrückbar, aber nicht in das Gelenk verschiebbar, denn es handelt sich um eine Reizerscheinung und damit Anschwellung der Membrana fibrosa.

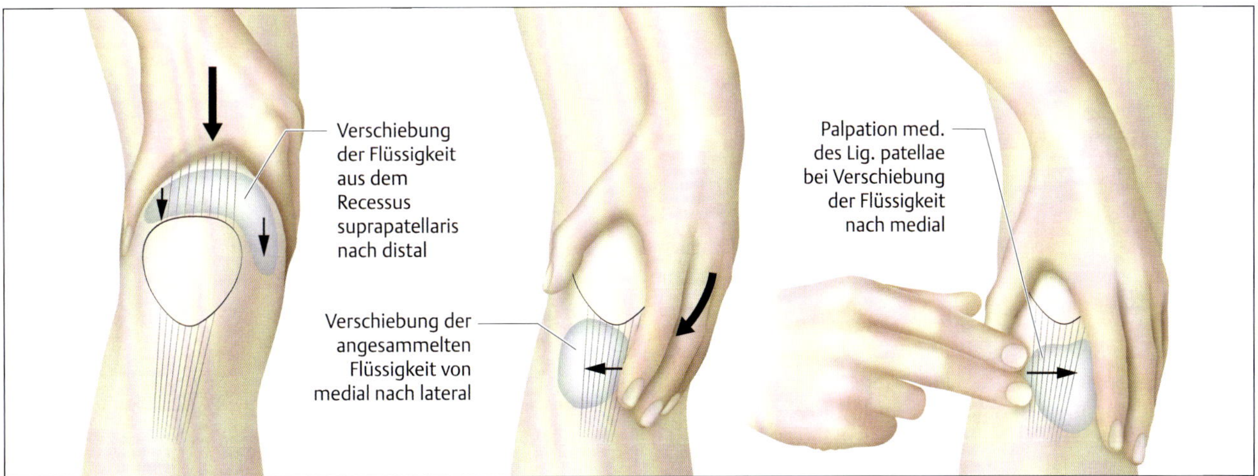

Abb. 3.182 Bulge-Sign bei Kniegelenkerguss.

M. rectus femoris

▶ Abb. 3.183

Der M. rectus femoris ist bei Anspannung Richtung Knieextension im mittleren Oberschenkelbereich als deutliche Muskelmasse zu palpieren. Hier wird eine flächige Handpalpation durchgeführt, um Veränderungen in den Muskelfasern zu beurteilen.

Zur Beurteilung von tenomuskulären Läsionen wird der Muskel-Sehnen-Übergang, der sich etwa 1–1½ Handbreit proximal der Patellabasis befindet, abpalpiert. Er kann von distal kommend als deutlich erhobener Rand vor allem bei aktiver Knieextension gut identifiziert werden.

Der weitere Verlauf wird quer über der etwa 2–2½ Querfinger breiten Sehne und längs entlang ihrer Ränder durchgeführt. Die längsverlaufenden Fasern und der Sehnnenrand sollten glatt und ohne Schwellung sein.

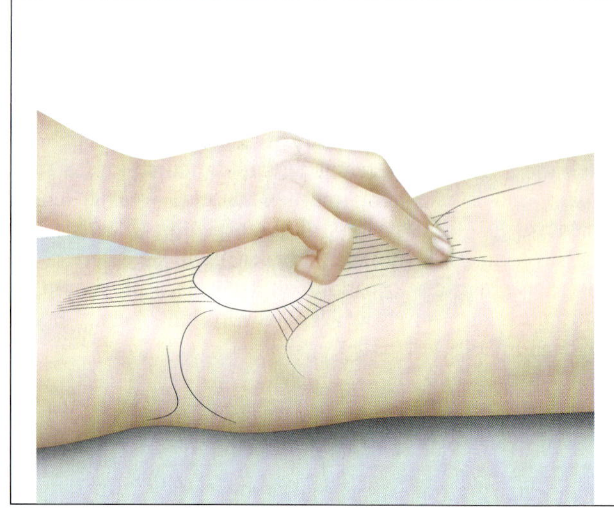

Abb. 3.183 Palpation: Muskel-Sehnenübergang des M. rectus femoris.

M. vastus medialis

▶ Abb. 3.184

Medial am distalen Oberschenkel liegt der M. vastus medialis. Bei der Endstreckung wölbt er sich als deutlicher Muskelwulst vor. Die kaudalen Fasern haben einen fast horizontalen Verlauf, sodass die flächige Querpalpation des Muskels von proximal nach distal durchgeführt wird.

Die Palpation des Muskel-Sehnen-Übergangs erfolgt, bei Anspannung in Extension, von distal-lateral kommend auf den Muskelrand zu.

Die Endsehne ist mit ½-1 cm die kürzeste von allen Quadrizepsanteilen, die Breite beträgt etwa 1–1½cm. Sie ist durch einen deutlich fühlbaren Spalt vom medialen Rand des M. rectus getrennt.

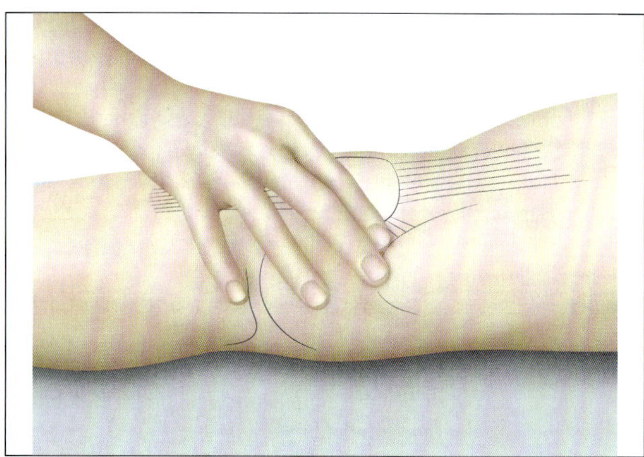

Abb. 3.184 Palpation: Muskel-Sehnenübergang des Vastus medialis.

M. vastus lateralis

▶ Abb. 3.185

Dieser Muskel wird zum Teil vom Tractus iliotibialis überdeckt, sodass die flächige Palpation quer zum Faserverlauf am ventralen Tractusrand beginnt und bis zum Rektus geht.

Sein Muskel-Sehnen-Übergang befindet sich etwa 2–3 Querfinger lateral-proximal der lateralen Patellabasis. Die Palpation erfolgt mit 1–2 Fingern von distal kommend an den Muskelrand heran, die Anspannung in Knieextension bestätigt die richtige Lokalisation.

Die Ränder der Endsehne sind etwa 1–1½ cm voneinander entfernt und können gut identifiziert werden. Der mediale Sehnenrand ist durch einen schmalen Spalt vom lateralen Rand des M. rectus getrennt.

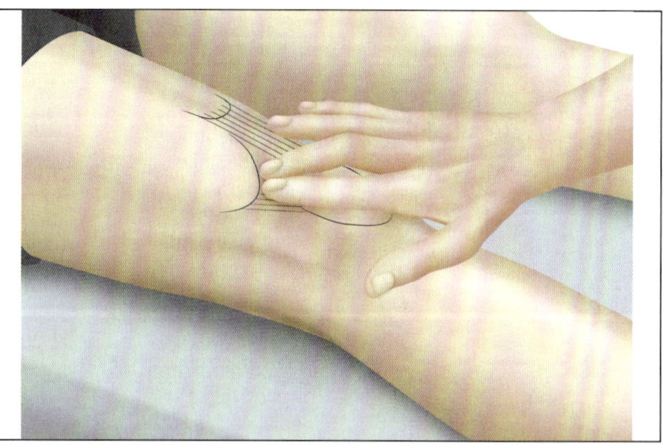

Abb. 3.185 Palpation: Muskel-Sehnenübergang des Vastus lateralis.

PRAXISTIPP

Muskelfaserriss des M. quadriceps femoris
Muskelfaserverletzungen sind in der Regel sehr schmerzhaft. Die Kontinuitätsunterbrechung ist tastbar und die Verletzungsumgebung angeschwollen und verfärbt. Häufig findet sich ein + + Tonus im gesamten Muskel, und die Funktion ist beeinträchtigt. Nur bei frischen Muskelfaserrissen ist eine deutliche Delle im Muskel des Oberschenkels zu sehen, denn nach kurzer Zeit wird diese von einem Hämatom ausgefüllt.

Atrophie des M. quadriceps ▶ Abb. 3.186
Der M. vastus medialis besitzt größere Anteile an phasischen Fasern, weshalb er zur Abschwächung neigt. Die typische Schonhaltung bei schmerzhaftem Kniegelenk ist eine leichte Flexion. Da der M. vastus medialis auch bei der Endstreckung aktiv ist, atrophiert er sehr schnell. Dies ist sicht- und tastbar, denn proximal-medial der Patella entsteht eine deutliche Kuhle. Beim Rechts-links-Vergleich wird bei der Palpation der Spannungsunterschied deutlich. Diese Atrophie kann als erstes Zeichen einer Knieproblematik gewertet werden, auch wenn noch keine großen Beschwerden vorhanden sind.

M. rectus und M. vastus lateralis dagegen haben einen größeren Anteil an tonischen Fasern und neigen zur Verkürzung, was sich bei der Palpation als erhöhter Tonus bemerkbar macht.

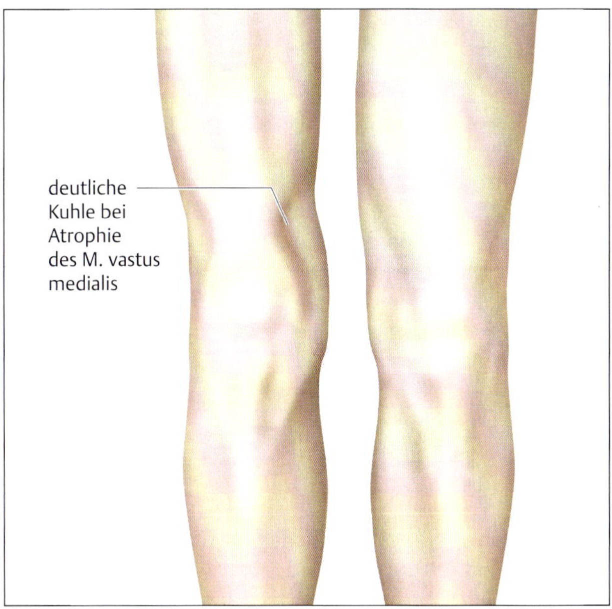

Abb. 3.186 Atrophie des M. quadriceps, v. a. des M. vastus medialis.

3.13.2 Palpation der medialen Knieregion

Topografische Orientierung der medialen Knieregion

▶ **Abb. 3.187**

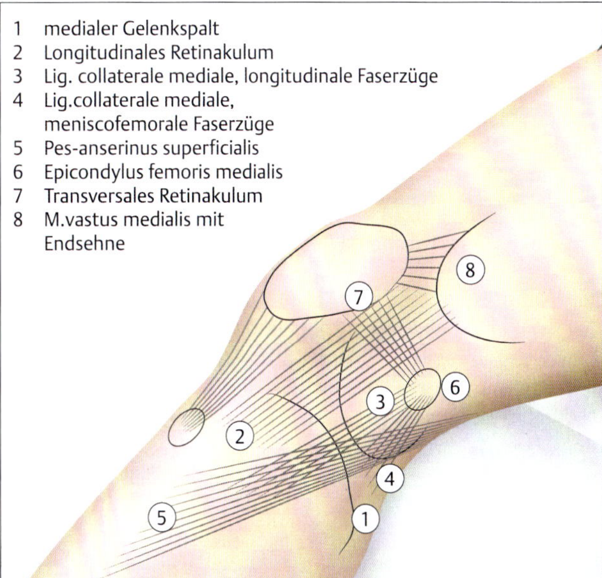

Abb. 3.187 Topografische Orientierung der medialen Knieregion.

Medialer Gelenkspalt

▶ **Abb. 3.188**

Unmittelbar distal der Patella und medial des Lig. patellae ist eine Grube zu palpieren. Um die knöchernen Begrenzungen aufzufinden, wird in der Grube der Palpierfinger nach distal geführt, sodass die knöcherne, gerade verlaufende Kante des Tibiaplateaus zu finden ist. Nach proximal ist der bogenförmige Verlauf des Knochenrands vom Femurkondylus zu palpieren. Sie sind die Begrenzungen des Gelenkspalts. Er ist unmittelbar medial des Lig. patellae gut zu palpieren, da nur die Kapsel über das Gelenk zieht und das Meniskusvorderhorn tiefer im Gelenkinneren liegt. Weiter nach medial ändert sich das, da das longitudinale Retinakulum und die langen Fasern des Kollateralbands über den Gelenkspalt ziehen und der Meniskus den Spalt ausfüllt.

Zusätzlich sollte das Gelenk bei ruhendem Palpierfinger bewegt werden, um eine Beurteilung von Reibung oder eine Disharmonie bei der Bewegung abgeben zu können.

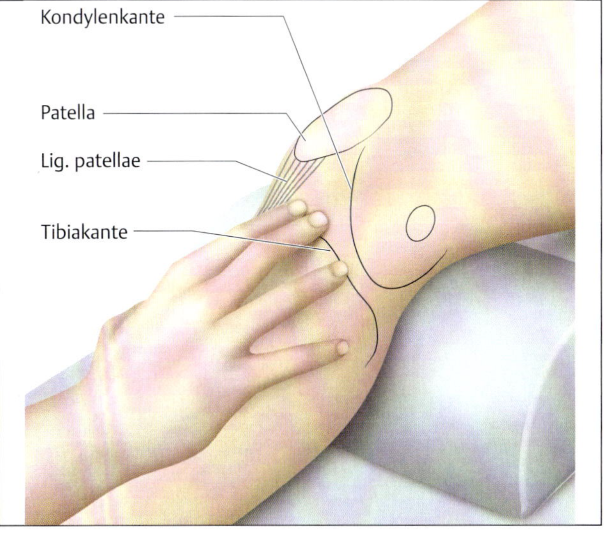

Abb. 3.188 Palpation: Medialer Kniegelenkspalt.

Meniscus medialis

▸ Abb. 3.189

In 90° Knieflexion wird durch die Schwere des Beines der Gelenkspalt etwas auseinandergezogen und ist damit der Palpation besser zugänglich. Mit einer Hand wird der distale Unterschenkel in Außen- und Innenrotation gedreht, während der Daumen oder Zeigefinger der anderen Hand im Gelenkspalt liegt und das Zurückziehen und Vorschieben des medialen Meniskusvorderhorns fühlen kann. Bei Außenrotation der Tibia entfernt er sich vom Palpierfinger, bei der Innenrotation drückt er sich dagegen.

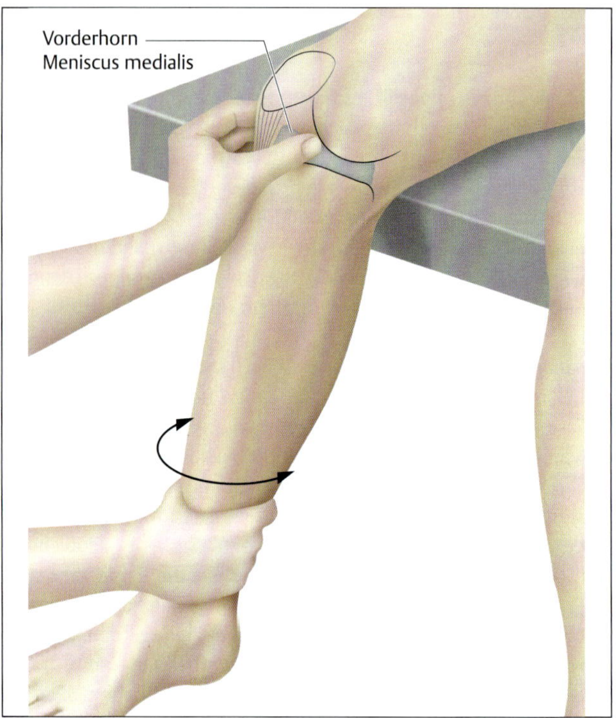

Abb. 3.189 Palpation: Meniscus medialis im medialen Gelenkspalt bei passiven Rotationsbewegungen des Unterschenkels.

Retinaculum longitudinale mediale

▸ Abb. 3.190

Die Palpation des längs verlaufenden Retinakulums geht vom medialen Rand des Lig. patellae aus und zwar in Höhe des Gelenkspalts. Ungefähr 1 cm weiter medial ist der Rand des Retinakulums zu erwarten. Er ist als kleiner Wulst zu fühlen, denn zwischen Band und Retinakulum ist nur die Kapsel zu palpieren, und diese ist wesentlich weicher.

Von dieser Stelle aus kann das Retinakulum, quer zum Faserverlauf, nach proximal Richtung M. vastus medialis, nach distal zur Tibiakante und ca. 1–1½cm weiter nach medial bis zum Kollateralband palpiert werden.

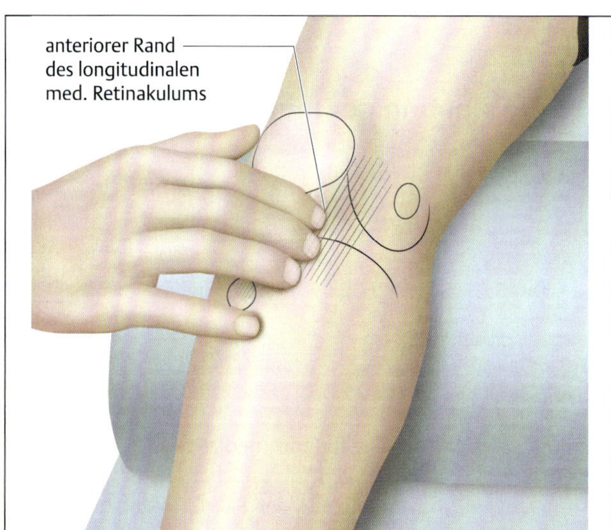

Abb. 3.190 Palpation: Retinaculum longitudinale mediale über dem Gelenkspalt.

Lig. collaterale mediale: longitudinale Fasern

▸ Abb. 3.191

Vom Retinakulumrand etwa zwei Querfinger weiter nach medial kann eine etwas festere Erhebung palpiert werden. Dieser Rand zieht schräg von proximal-dorsal nach distal-ventral über den Gelenkspalt und besteht aus den longitudinalen Fasern des Kollateralbands. Sie können nach proximal bis zum Epicondylus femoris medialis und nach distal-ventral zur Tibia verfolgt werden. Die Insertion an der Tibia wird vom Pes anserinus überdeckt.

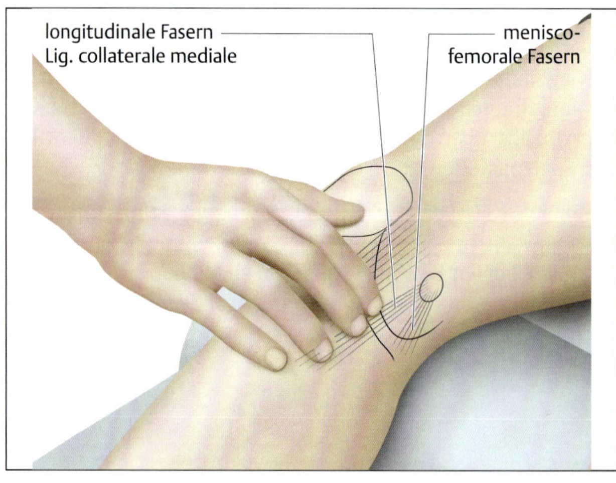

Abb. 3.191 Palpation: Lig. collaterale mediale, longitudinale Faserzüge.

Lig. collaterale mediale: meniskofemorale Fasern

▸ **Abb. 3.192**

In Gelenkspalthöhe weiter nach dorsal sind die meniskofemoralen kurzen Fasern zu identifizieren. Evtl. hilft die Orientierung vom Epicondylus femoris aus, denn von hier ausgehend nach distal-dorsal sind die Fasern als feste Struktur zu palpiern. Allerdings muss mit viel Druck palpiert werden, und Teile der Pes-anserinus-Gruppe müssen nach dorsal verschoben werden, um daran zu kommen.

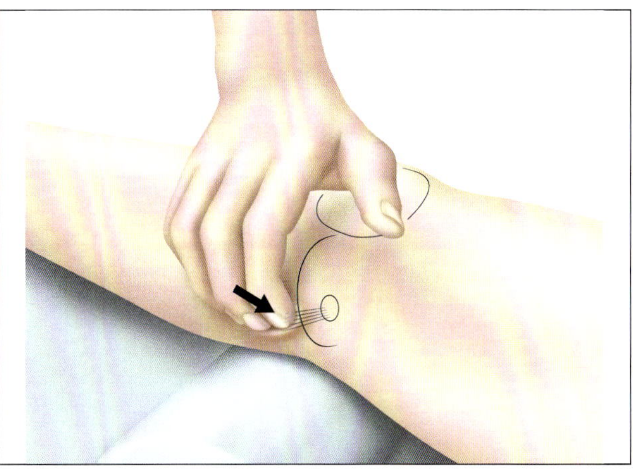

Abb. 3.192 Palpation: Lig. collaterale mediale, meniscofemorale Faserzüge.

Pes anserinus superficialis

▸ **Abb. 3.193**

Als Orientierunghilfe dient die Tuberositas tibiae, etwas distal-medial davon ist ein weiches Polster zu palpieren, das ein Ausmaß von drei Querfingern von proximal nach distal und zwei Querfingern von medial nach lateral hat.

Die einzelnen Muskelinsertionen von M. sartorius, M. gracilis und M. semitendinosus sind nicht zu identifizieren, das ist erst weiter Richtung Kniekehle möglich. Die Bursa anserina, zwischen den Sehnen und der Tibia liegend, ist nur bei Schwellung palpierbar.

Die distale Begrenzung der Pes-Gruppe ist aufzufinden, indem der Daumen abgespreizt und die Hand flach auf den medialen Unterschenkel gelegt und langsam mit etwas Druck nach proximal verschoben wird. Etwa eine Handbreit distal des Kniegelenks fühlt die Zeigefingerkante eine deutliche Erhebung, die schräg nach proximal-dorsal ausgerichtet ist.

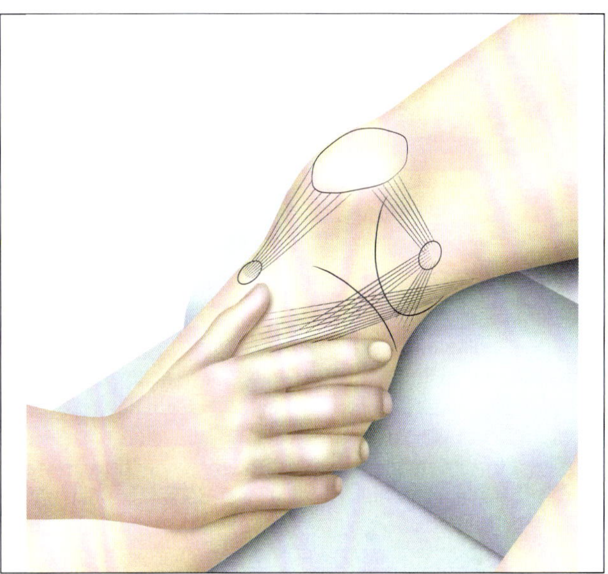

Abb. 3.193 Palpation: Pes-anserinus-Gruppe.

Tuberculum adductorium

▸ **Abb. 3.194**

Am dorsalen Ende des Condylus femoris medialis liegt das Tuberculum adductorium. Vom ventralen Gelenkspalt aus wird der bogenförmige Kondylenrand bis nach proximal-dorsal verfolgt. Ungefähr in Höhe der Patellabasis und proximal-dorsal des medialen Epikondylus ist eine weitere knöcherne Erhebung zu palpieren. Hier inseriert, als fester runder Strang, die Sehne des M. adductor magnus.

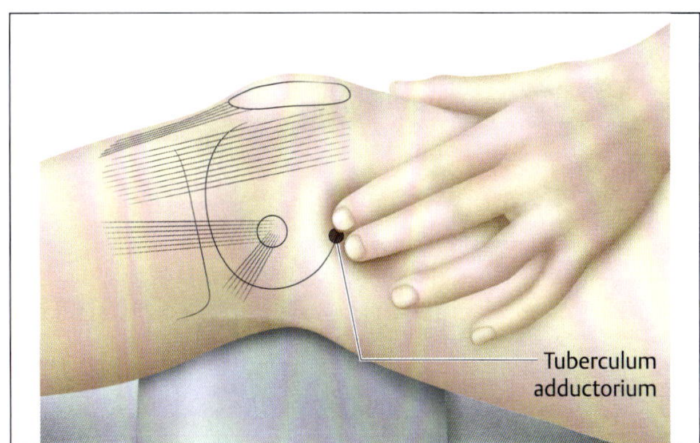

Abb. 3.194 Palpation: Tuberculum adductorium.

3.13.3 Palpation der lateralen Knieregion

Topografische Orientierung der lateralen Knieregion

▸ **Abb. 3.196**

Ausgangsstellung: Seitlage, dabei wird das obere Bein auf einer abgepolsterten Kiste in leichter Hüft- und Knieflexion gelagert und der Therapeut steht dorsal.

Lateraler Gelenkspalt

▸ **Abb. 3.196**

Neben dem proximalen, lateralen Rand des Lig. patellae sinken die Palpierfiner in eine dreieckige Grube ein. Hier ist der Gelenkspalt am besten zu palpieren. Als Begrenzung wird nach proximal-lateral der Condylus femoris lateralis mit seinem bogenförmig verlaufenden Knochenrand palpiert, nach distal-lateral das Tibiaplateau. Im weiteren Verlauf liegt der Meniskus mit seiner breiten Basis zwischen Tibia und Femur, und der Tractus zieht über den Gelenkspalt, sodass dort seine Identifizierung schwieriger ist.

Retinaculum longitudinale laterale

▸ **Abb. 3.197**

In Gelenkspalthöhe, etwa ½–1 Querfinger vom lateralen Rand des Lig. patellae entfernt, ist der Rand des längsverlaufenden Retinakulums zu fühlen. Dieser Rand ist weicher als der des Lig. patellae. Zwischen beiden liegt ein schmaler Spalt. Mit leichtem Druck wird quer zum Faserverlauf weiter nach lateral palpiert bis zu den schräg verlaufenden festen Tractusfasern. Hier verbinden sich beide, weshalb der dorsale Retinakulumrand nicht palpierbar ist.

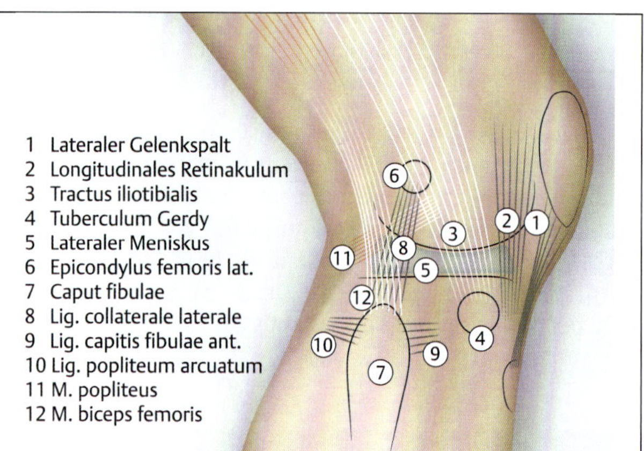

Abb. 3.196 Topografische Orientierung und Palpation: laterale Kniegelenkregion.

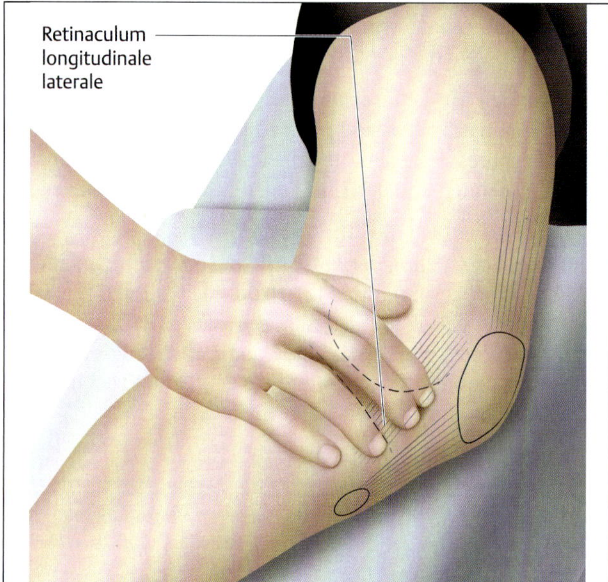

Abb. 3.197 Palpation: Retinaculum longitudinale laterale.

Tractus iliotibialis

▸ **Abb. 3.198**

Gut drei Querfinger vom lateralen Rand des Lig. patellae entfernt ist der Tractusrand gut abgrenzbar zu palpieren. Der Verlauf seiner Fasern ist schräg von proximal-dorsal nach distal-ventral und etwas medial. Die weitere Palpation erfolgt mit zwei Fingern auf dem Tractus und quer zum Faserverlauf. Diese enden hauptsächlich am vorspringenden ***Tuberculum Gerdy***, das etwa zwei Querfinger proximal und lateral der Tuberositas tibiae am lateralen Tibiakondylus als Knochenerhebung zu fühlen ist.

Die straffen flächigen Fasern des Tractus iliotibialis können am lateralen Oberschenkel weit nach proximal verfolgt werden. Die Palpation erfolgt quer zum Faserverlauf und flächiger mit mehreren Fingern und viel Druck.

Caput fibulae

▸ **Abb. 3.199**

Etwa 2–3 Querfinger distal des dorsolateralen Kniegelenkspalts ist das Caput fibulae auszumachen. Zur Beurteilung der Lage wird es mit Daumen und Zeigefinger dorsal und ventral umfasst. Die proximale Kante ist nicht gut zu identifizieren, da das Kollateralband von distal-ventral und der M. biceps femoris von distal-dorsal heranziehen.

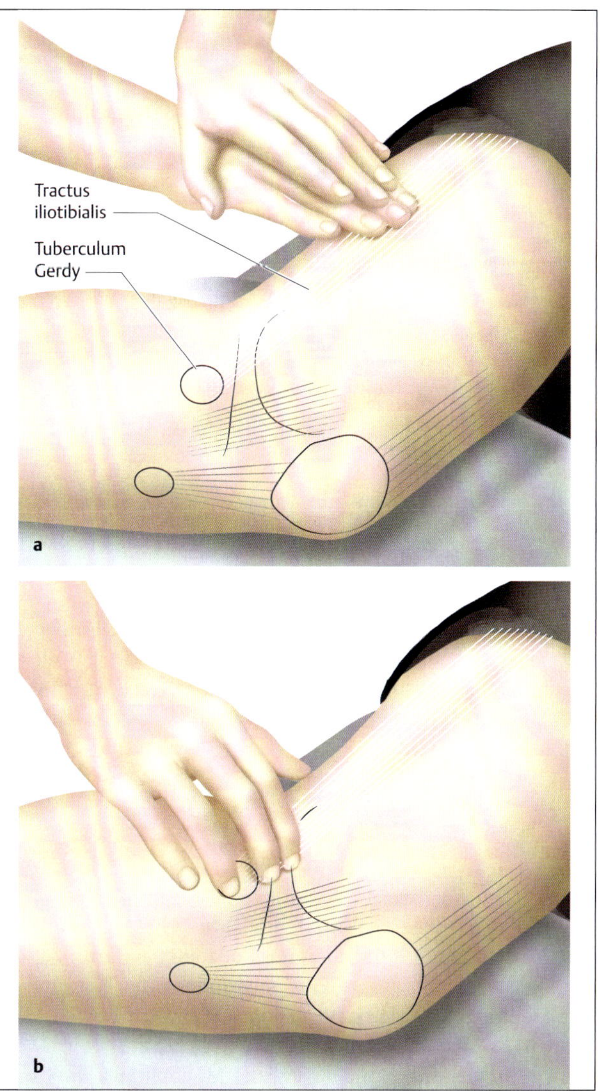

Abb. 3.198 Palpation: Tractus iliotibialis **a** im Verlauf, **b** über dem Kniegelenkspalt.

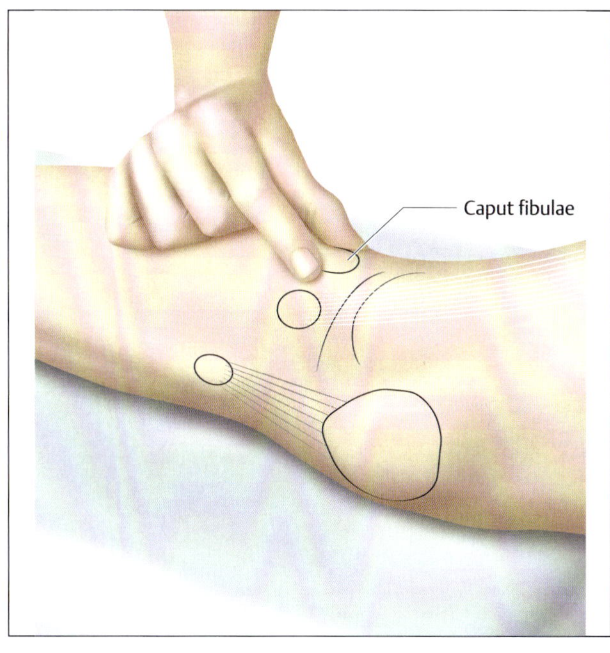

Abb. 3.199 Palpation: Caput fibulae.

Lig. collaterale laterale

▸ Abb. 3.200

Zur Palpation wechselt der Therapeut zur Ventralseite des Patienten. Unmittelbar lateral des Tractus verläuft das laterale Kollateralband. Es ist ein fester, runder und bleistiftdicker Strang, der vom Epicondylus lateralis zum Caput fibulae verläuft, also etwas schräg von proximal-ventral nach distal-dorsal. Die Palpation erfolgt quer zur Faserstruktur, aber auch längs an den Bandrändern. Um das Band zu dehnen, wird das rechte Bein gebeugt und der Fuß auf den linken Oberschenkel gelegt (sog. Vierer-Position). Der Palpierer drückt den Oberschenkel Richtung Bank, während die Finger der anderen Hamd gleichzeitig das Kollateralband als sehr festen Strang palpieren.

Lig. capitis fibulae anterius

▸ Abb. 3.201

Dieses kurze Band verläuft horizontal vom Caput fibulae zur Tibia und ist quer zum Faserverlauf, unmittelbar ventral des Caput fibulae, mit viel Druck palpierbar. Da es so kurz ist, sollte eine Einfingerpalpation erfolgen, die tief in das Gewebe eindringt.

M. popliteus

▸ Abb. 3.202

Die Palpierfinger werden an den Ursprungsbereich unmittelbar distal-ventral der Insertion des Kollateralbands am Condylus femoris lateralis gelegt. Eine Anspannung des Unterschenkels Richtung Außenrotation gegen Widerstand bestätigt die richtige Lokalisation. Die Sehne ist flach und etwa ½–1 cm schmal. Im weiteren Verlauf zieht der M. popliteus unter dem Kollateralband nach distal-dorsal und ist direkt distal der Bizepssehne als breitere Struktur in der Tiefe zu fühlen. Die darüber verlaufenden Gastroknemiusköpfe verhindern eine Palpation bis zum Ansatz.

Die Ursprungsfasern vom Fibulaköpfchen werden vom M. biceps überlagert und sind nur schwer zugänglich.

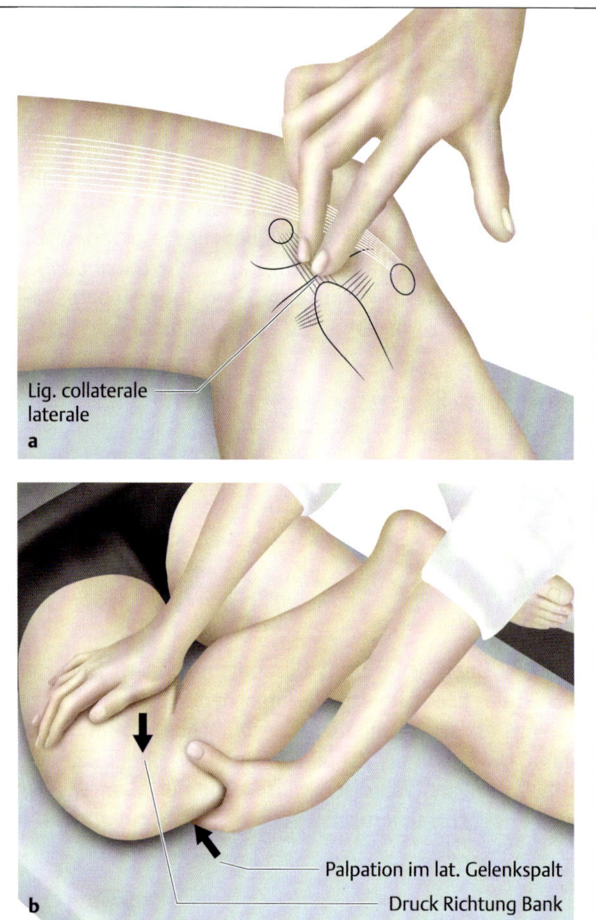

Abb. 3.200 Palpation: Lig. collaterale laterale
a über dem Gelenkspalt,
b Spannungszunahme durch sog. 4-er-Position.

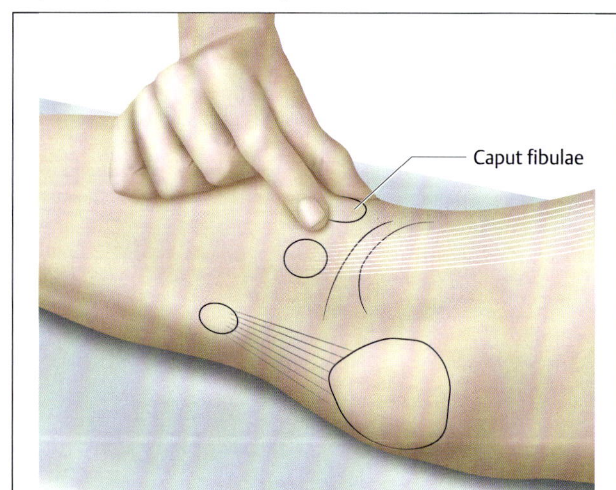

Abb. 3.201 Palpation: Lig. capitis fibulae anterius.

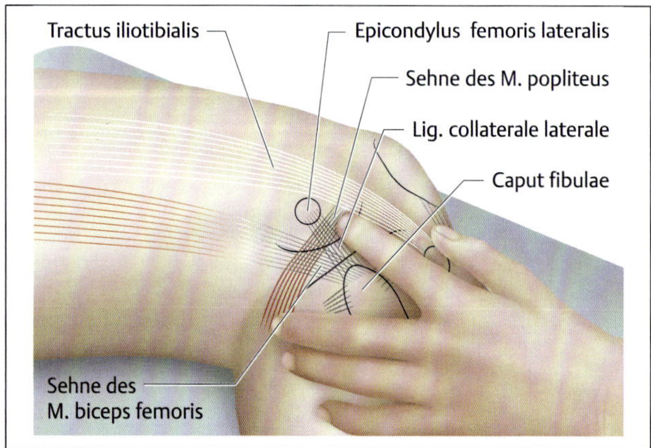

Abb. 3.202 Palpation: Ursprung des M. popliteus.

Lig. popliteum arcuatum

▸ **Abb. 3.203**

Der Palpierfinger wird an den dorsalen Rand des Caput fibulae quer zum Faserverlauf angelegt und geht in die Tiefe nach proximal-medial. Es ist als eine straffe, etwa einen Querfinger breite Struktur zu fühlen. Da das Band so tief liegt, ist nur der Abgangsbereich vom Fibulaköpfchen gut zu finden, der weitere Verlauf ist wegen der Überlagerung des lateralen Gastroknemiuskopfes nicht mehr zu identifizieren.

M. biceps femoris

▸ **Abb. 3.204**

Die Palpierfinger werden von ventral kommend an den dorsalen Rand des Caput fibulae gelegt und rutschen nach proximal-ventral. Die runde Sehne ist gut zu palpieren, eine Anspannen Richtung Knieflexion lässt sie noch deutlicher hervortreten. Besonders die Anteile, die zum Caput fibulae ziehen, sind leicht zu identifizieren, die flächigeren tibialen Anteile weniger gut.

N. peroneus communis

▸ **Abb. 3.205**

Am dorsomedialen Rand der Bizepssehne kann der Nerv in der Tiefe der Fossa poplitea als ein longitudinal verlaufender, sehr fester und dünner Strang, ähnlich einer Gitarrensaite, palpiert und gegen die Bizepssehne hin- und hergerollt werden. Er ist bis zum Caput fibulae und weiter mit oberflächlichem Verlauf um das Caput herum nach ventral zu verfolgen.

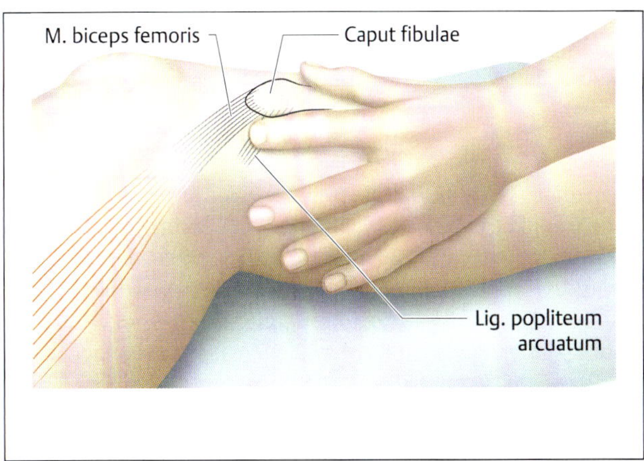

Abb. 3.203 Palpation: Lig. popliteum arcuatum.

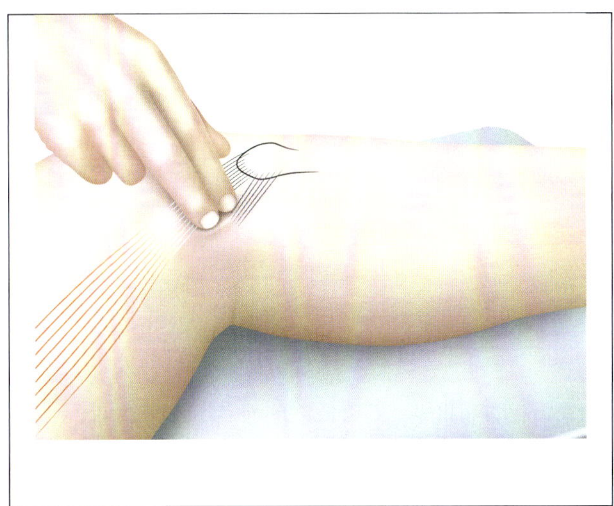

Abb. 3.204 Palpation: distaler M. biceps femoris.

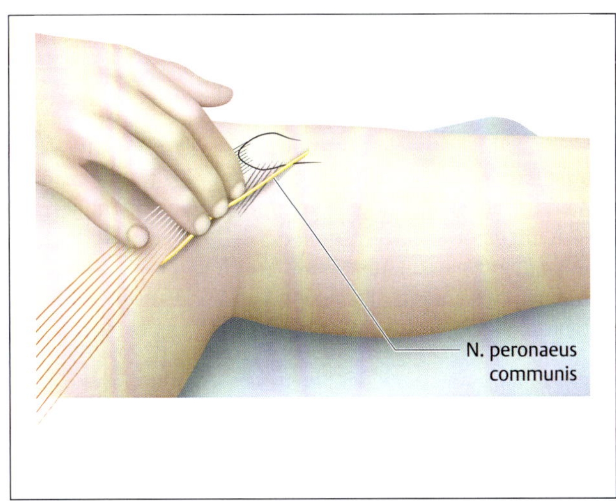

Abb. 3.205 Palpation: N. peroneus communis.

Meniscus lateralis

▸ Abb. 3.206

In der Kuhle unmittelbar lateral des Lig. patellae werden Zeige- und Mittelfinger der linken Hand angelegt, und der Daumen im medialen Gelenkspalt. Die rechte Hand dreht den distalen Unterschenkel passiv in Innen- und Außenrotation. Bei Drehung in Innenrotation kann das Zurückziehen des lateralen Meniskusvorderhorns in das Gelenk palpiert werden, bei Außenrotation kommt es gegen die Palpierfinger. Eine Alternative ist das passive Bewegen Richtung Extension und Flexion, denn bei Extension kommt das Vorderhorn gegen den Finger und zieht sich bei Flexion wieder in das Gelenk zurück.

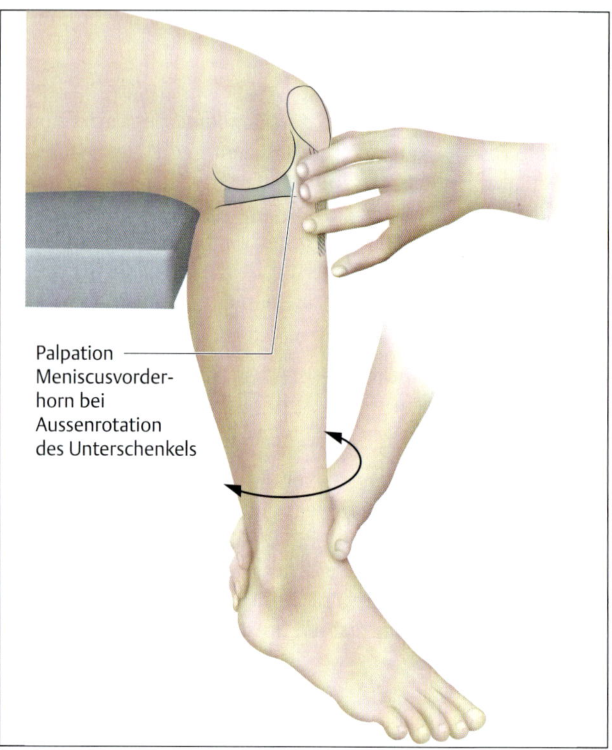

Abb. 3.206 Palpation: Meniscus lateralis im lateralen Gelenkspalt bei passiven Rotationsbewegungen des Unterschenkels.

3.13.4 Palpation der dorsalen Knieregion

Topografische Orientierung der dorsalen Knieregion

▸ Abb. 3.207

Ausgangsstellung: Die Palpation der dorsalen Knieregion erfolgt in Bauchlage mit einer Halbrolle unter dem distalen Unterschenkel.

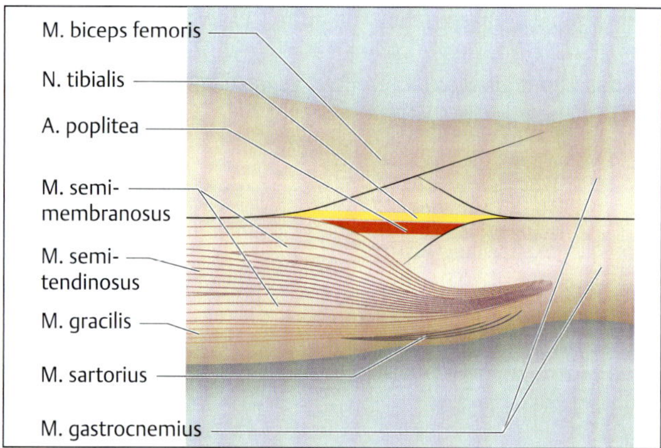

Abb. 3.207 Topografische Orientierung der dorsalen Knieregion.

M. semitendinosus

▸ Abb. 3.208

Der Palpierer hält den distalen Unterschenkel mit der linken Hand, während die Finger in der Fossa poplitea palpieren. Bei Aufforderung die Schwere des Unterschenkels selbst zu übernehmen, springt die Sehne des M. semitendinosus etwa in der Kniekehlenmitte als oberflächlichster dünner Strang hervor. Sie kann ein Stück nach proximal und nach distal-ventral bis zum Ansatz an der ventralen Tibia verfolgt werden.

M. semimembranosus

Die Palpierfinger werden sowohl medial als auch lateral der Semitendinosussehne, jedoch tiefer, angelegt. Der mediale Rand (zur medialen Knieseite zeigend) ist schmal und fest, da es sich um einen sehnigen Anteil handelt, dagegen ist der laterale Rand, mit muskulärem Anteil, weich und breit. Durch Anspannung in Richtung Knieflexion tritt der Muskel deutlicher hervor und kann nach distal-ventral weiter palpiert werden.

M. gracilis

Von der Sehne des M.semimembranosus nach medial gehend, liegt die Sehne des M. gracilis, meist gut gepolstert, in der Tiefe des medialen weichen Kniegewebes. Die Palpation erfolgt mit 2–3 Fingern in der Tiefe, die die Sehne als festen dünnen Strang identifizieren und weiter nach distal verfolgen kann, wobei diese bei Anspannung des Oberschenkels Richtung Adduktion oder Knieflexion noch fester wird.

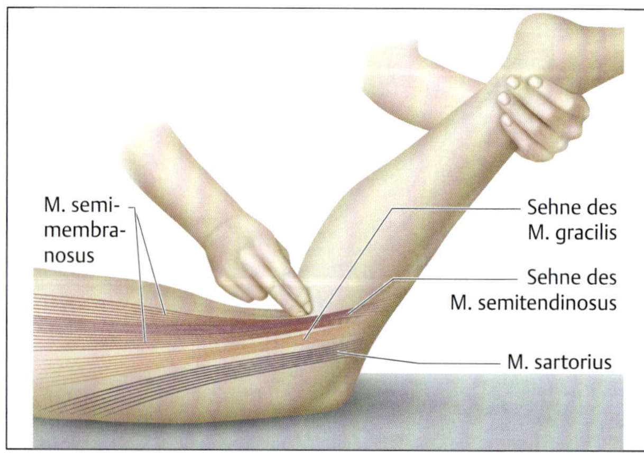

Abb. 3.208 Palpation: der Pes-anserinus-Gruppe, hier Sehne des M. semitendinosus.

M. sartorius

▸ Abb. 3.209

Die Palpation erfolgt oberflächlich in der dorsomedialen Knieregion medial-ventral der Sehne des M. gracilis. Die 2–3 Palpierfinger liegen flächig auf und palpieren quer zum Faserverlauf des Muskels. Er ist flach und breiter als die anderen Sehnen. Die Anspannung Richtung Knieflexion gegen Widerstand oder Außenrotation des Oberschenkels hilft bei der Identifizierung.

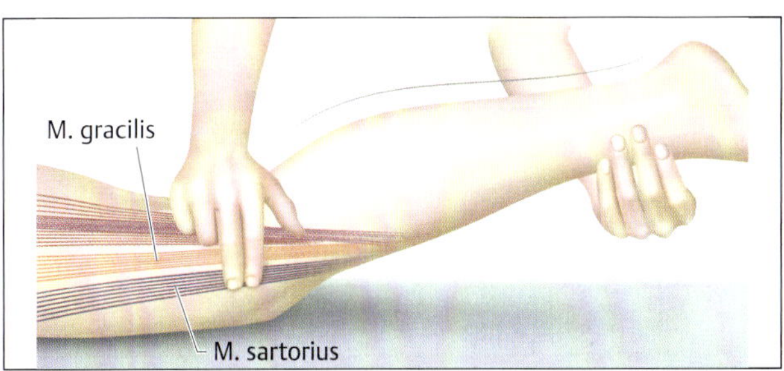

Abb. 3.209 Palpation: M. sartorius.

N. saphenus

Zwischen M. gracilis und M. sartorius verläuft der N. saphenus nach distal. Er kann in den Weichteilen des medialen Knies als fester, sehr dünner Strang identifiziert werden. Bei sehr schlanken Menschen können die oberflächlichen infrapatellaren Äste etwas distal der Patellaspitze auf dem Lig. patellae diagonal verlaufend als sehr feine fadenartige Struktur mit sehr wenig Palpationsdruck identifiziert werden.

M. gastrocnemius

▸ Abb. 3.210

Die beiden Gastroknemiusköpfe können nur bei deutlich flektiertem Knie palpiert werden, da in Extension die Faszie der Foss poplitea gespannt ist. Die linke Hand des Therapeuten umgreift den distalen Unterschenkel. Zeige- und Mittelfingerspitze der rechten Hand werden in Höhe der Kniegelenkfalte und direkt neben der Sehne des M. biceps femoris in der Tiefe angelegt, erst dann wird das Knie passiv in maximale Flexion gebracht. Bei Anspannung des Fußes in Plantarflexion springt der Ursprungsbereich des lateralen Gastroknemiuskopfes, direkt proximal des dorsolateralen Kondylus, deutlich gegen die Palpierfinger hervor. Um das Caput mediale zu finden, wird in gleicher Weise gesucht, nur neben der Semimembranosussehne.

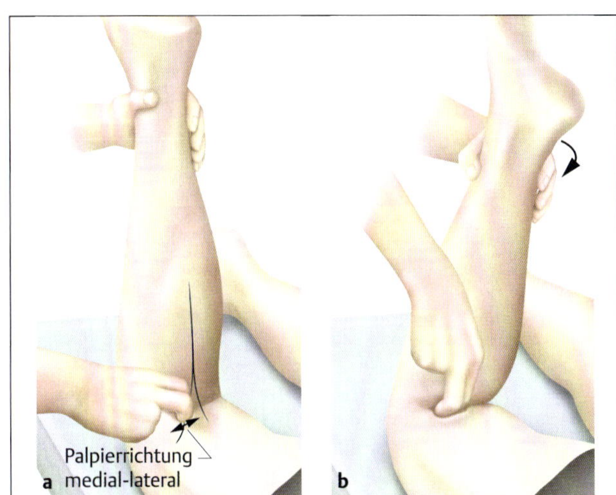

Abb. 3.210 Palpation: Caput laterale m. gastrocnemii
a in 90° Flexion,
b in 110° Flexion.

A. poplitea

▸ Abb. 3.211

In der Mitte der Fossa poplitea liegt die Arterie. Um sie zu finden, muss das Knie in etwa 90° Flexion eingestellt und das Bein vom Palpierer gehalten werden, damit die umgebenden Strukturen entspannt sind und eine tiefe Palpation möglich ist. Die Pulsation der Arterie hilft bei der Identifikation.

N. tibialis

▸ Abb. 3.211

In der gleichen Stellung wie bei der Arterie und lateral des Pulses kann der Nerv als dünne, strangförmige Struktur identifiziert werden, vor allem bei Dorsalextension des Fußes, da dadurch der Nerv gedehnt und damit fester wird.

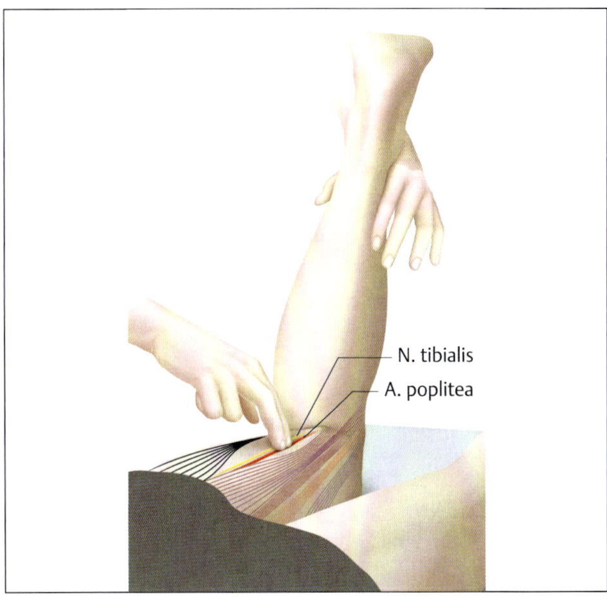

Abb. 3.211 Palpation: N. tibialis und A. poplitea.

3.14 Fragen zum Kniegelenk

Knöcherne Strukturen und Gelenkflächen

1. Beschreiben Sie die Gelenkflächen und ihre Besonderheiten an der Tibia und am Femur.
2. Was ist die Fossa intercondylaris? Mit welchen Weichteilstrukturen sehen Sie einen Zusammenhang?
3. Wodurch entstehen die Erhebungen an den überknorpelten ventralen Kondylen, die sog. Linea condylopatellaris medialis und lateralis?
4. Bitte beschreiben Sie die Patella.
5. Nennen und erklären Sie drei Faktoren, die hinsichtlich der Knochenkonstruktion bei der Patellaführung eine Rolle spielen.
6. Die Stellung der Patella ist das Ergebnis der Zuggurtung durch verschiedene Strukturen. Bitte beschreiben Sie diese.
7. Beschreiben Sie die retropatellare Gelenkfläche und ihre Besonderheiten.

Kapsel und Bänder

1. Die Insertionen der Membrana synovialis befinden sich grundsätzlich an der Knochen-Knorpel-Grenze. Ausnahmen sind …
2. Beschreiben Sie die Unterschiede hinsichtlich der Insertionen beider Kapselmembranen am Meniskus.
3. Recessus suprapatellaris: Was ist das, wo liegt diese Struktur, welche Verbindungen gibt es mit der umgebenden Muskulatur und welche Bedeutung haben diese für den Recessus?
4. Bitte beschreiben Sie Bestandteile des Lig. collaterale mediale.
5. Nennen Sie die Anteile des medialen Kollateralbands, die bei Flexion gespannt werden, und warum!
6. Beschreiben Sie, welche Verbindungen das laterale Kollateralband eingeht.
7. Das Lig. collaterale laterale verhindert zusammen mit dem Tractus und dem M. popliteus eine Varusinstabilität. Bitte begründen Sie das.
8. Zeigen Sie die Unterschiede zwischen medialem und lateralen Kollateralband auf.
9. Beschreiben Sie die Ausrichtung und Verbindung der beiden dorsal verlaufenden Bänder: Lig. popliteum obliquum und Lig. arcuatum.
10. Beschreiben Sie die Lage und den Verlauf der Kreuzbänder.
11. Das vordere Kreuzband verhindert bei feststehender Tibia, z. B. im Stand, eine Subluxation des distalen Femurs nach ventral. Bitte erklären Sie das, oder widerlegen Sie.
12. Wenn das vordere Kreuzband ausfällt, helfen andere Strukturen bei der Stabilisierung des Kniegelenks. Welche sind das? Bitte begründen und näher erklären.
13. Beschreiben Sie Unterscheidungsmerkmale in der Funktion der Kreuzbänder.
14. Beschreiben Sie Unterscheidungsmerkmale von Retinaculum transversale und longitudinale.

Corpus adiposum infrapatellare

1. Beschreiben Sie die Lage des Corpus adiposum infrapatellare und was damit bei Bewegungen passiert.

Menisci

1. Beschreiben Sie den Unterschied zwischen medialem und lateralem Meniskus, und was sie gemeinsam haben.
2. Erklären Sie die Funktionen der Menisci.
3. Erklären Sie, wohin sich die Menisci bei Flexion/Extension verlagern und warum.
4. Warum verlagert sich bei Bewegung der laterale Meniskus um die doppelte Strecke gegenüber dem medialen?
5. Was passiert mit den Menisci bei Außenrotation des Unterschenkels?
6. Erklären Sie, warum die Menisci nur langsam ausheilen.

Achsen und Bewegungen

1. Beschreiben Sie den Verlauf der Rotationsachse.
2. Bitte beurteilen Sie, ob diese Aussage richtig oder falsch ist! Die frontale Achse ist nicht konstant, sondern verlagert sich bei der Flexionsbewegung bogenförmig nach ventral.
3. Erklären Sie, warum im Kniegelenk sehr viel Gleiten stattfindet und wann dieser Gleitvorgang am ausgeprägtesten ist.
4. Welche rotatorische Komponente findet bei der Extension statt und warum geschieht diese Koppelung?
5. Ein Patient kann nach einer Knieverletzung und anschließender Immobilisation nicht mehr als 70° beugen, woran kann das liegen? Beschreiben Sie dabei die betroffene Struktur.
6. Beschreiben Sie die translatorischen Bewegungen der Patella.

Biomechanik

1. Welche Bedeutung hat der retropatellare Druck für ein Aufbautraining, wenn eine retropatellare Schädigung vorliegt?
2. Ihr Patient hat einen beginnenden retropatellaren Knorpelschaden. Erklären Sie ihm, warum er seine beliebten Kniebeugen als Morgengymnastik nicht mehr machen sollte und was er stattdessen machen kann.

Muskeln

1. Nennen Sie alle Muskeln, die Synergisten zum vorderen Kreuzband/medialen Kollateralband sind und erklären Sie, warum sie es sind.

M.quadriceps

1. Beschreiben Sie die Funktionen der Vasti.
2. Man spricht bei diesem Muskel von einer Zuggurtungsfunktion, was ist damit gemeint?
3. Warum ist postoperatives Quadrizepstraining so wichtig?
4. M. articularis genus: Beschreiben Sie, in welchem Zusammenhang er mit der Kapsel steht!
5. Welcher Nerv innerviert diesen Muskel, und wo sind die Aufzweigungen?

M. biceps femoris

1. Welche Konsequenzen hat ein „verkürzter" M. biceps femoris für die Spannung des lateralen Kollateralbands?
2. Beschreiben Sie die Insertionen des Muskels, und welche Verbindungen sie eingehen!

Tractus iliotibialis

1. Beschreiben Sie, wie sich der Tractus iliotibialis im Kniebereich aufteilt.
2. Beschreiben Sie die Stabilisierungsfunktionen des Tractus.
3. Was hat der laterale Pivot-Shift mit dem Tractus zu tun?

M. popliteus

1. Beschreiben Sie die Ursprungsareale des M. popliteus.
2. Der M. popliteus verhindert bei distalem Punctum fixum, dass das Femur nach anterior verschoben wird und ist damit Synergist zum VKB. Stimmt das? Bitte erklären oder widerlegen Sie!
3. Welche Funktionen hat dieser Muskel bei Punctum fixum proximal?

M. semimembranosus

1. Beschreiben Sie die genauen Ansatzareale des M. semimembranosus.
2. Der Muskel verbindet sich mit zwei Bändern, bitte beschreiben Sie sie.

Pes-anserinus-Gruppe (superfic.)

1. Wo liegt sie und welche Muskeln sind daran beteiligt?
2. Die Pes-anserinus-Gruppe zieht in Knieflexionsstellung das mediale Tibiaplateau nach dorsal, was einer Innenrotation entspricht. Bitte begründen Sie diese Aussage.
3. Beschreiben Sie die Stabilisierungsfunktionen dieser Gruppe.

Gefäße und Nerven

1. Beschreiben Sie die Lage der Leitungsbahnen in der Fossa poplitea.
2. Wie ist die Aufteilung des N. ischiadicus?
3. Worin unterscheiden sich die Verläufe von N. saphenus und N. suralis?

Röntgenbilder

1. Normale Gelenkspaltweite im Kniegelenk in der a. p.-Aufnahme: Wie erkennen Sie das?
2. Woran erkennen Sie eine Gonarthrose in der a. p.- sowie lateralen Aufnahme?

Palpation

1. Beschreiben Sie, wie Sie das Corpus adiposum infrapatellare palpieren können!
2. Wie finden Sie das Tuberculum adductorium?
3. Wie gehen Sie vor, um das proximale Ende des Recessus suprapatellaris zu finden?
4. Beschreiben Sie, wie Sie die Muskel-Sehnen-Übergänge des Quadrizepskomplexes finden, und wie Sie den weiteren Verlauf der Endsehnen abpalpieren!
5. Vom lateralen Rand des Lig. patellae palpieren Sie in Höhe des Gelenkspalts nach lateral. In welcher konkreten Reihenfolge und wie können Sie die weiteren Strukturen identifizieren?
6. Vom medialen Rand des Lig. patellae palpieren Sie in Höhe des Gelenkspalts nach medial. In welcher konkreten Reihenfolge und wie können Sie die weiteren Strukturen identifizieren?
7. Beschreiben Sie, wie Sie die Strukturen in der Fossa poplitea identifizieren können.

4 FUSS

4 Fuss

4.1 Art. talocruralis

4.1.1 Knöcherne Strukturen und Gelenkflächen

Talus

▸ Abb. 4.1, ▸ Abb. 4.2, ▸ Abb. 4.3, ▸ Abb. 4.6

Der Talus hat eine große funktionelle Bedeutung, denn er ist an drei Gelenken beteiligt. Von proximal nach distal wird er in Corpus, Collum und Caput tali unterteilt. Er besitzt keine Muskelinsertionen.

Corpus tali

Die ***Trochlea tali*** befindet sich dorsolateral auf dem Corpus tali. In der Sagittalebene ist sie konvex gekrümmt, in der Frontalebene konkav. Die Trochlea tali besitzt drei Gelenkflächen:

- Die ***Facies superior trochlea tali*** artikuliert mit der Tibia. Sie weist in der Mitte eine Rinne auf, die bogenförmig von dorsal nach ventral zieht. Sie bildet mit der Talushalsachse einen Winkel von 150°. Der laterale Rand der Trochleakante verläuft im Bogen geringfügig nach medial und ist länger als die mediale Kante.
- Die ***Facies malleolaris medialis*** liegt medial und artikuliert mit der malleolären Gelenkfläche der Tibia. Die plane Gelenkfläche verläuft bogenförmig und ist ventral breiter als dorsal. Sie steht in einer um etwa 15° nach kaudolateral geneigten Gelenkebene zur Sagittalen.
- Die konkave ***Facies malleolaris lateralis*** artikuliert mit der Fibula. Sie hat eine dreieckige Form mit der Spitze nach plantar. Die Ausrichtung der Gelenkfläche ist im oberen Abschnitt in der Sagittalebene, der distale Abschnitt steht fast horizontal und liegt auf dem ***Processus lateralis***. Die Gelenklinien beider Abschnitte bilden einen Winkel von 32° [31].

An der dorsalen Kante der Facies malleolaris lateralis ist eine kleine Kante und dadurch eine weitere Facette zu sehen; es handelt sich um die ***Fawcett-Facette***, die durch den Druck des Lig. tibiofibulare posterius bei starker Plantarflexion entstanden ist.

Dorsal endet das Corpus tali mit dem ***Processus posterior***. Dieser wird durch eine Rinne, den ***Sulcus tendinis m. flexoris hallucis longi***, in der die Sehne des M. flexor hallucis longus nach distal verläuft, in ein ***Tuberculum mediale*** und ***laterale*** unterteilt.

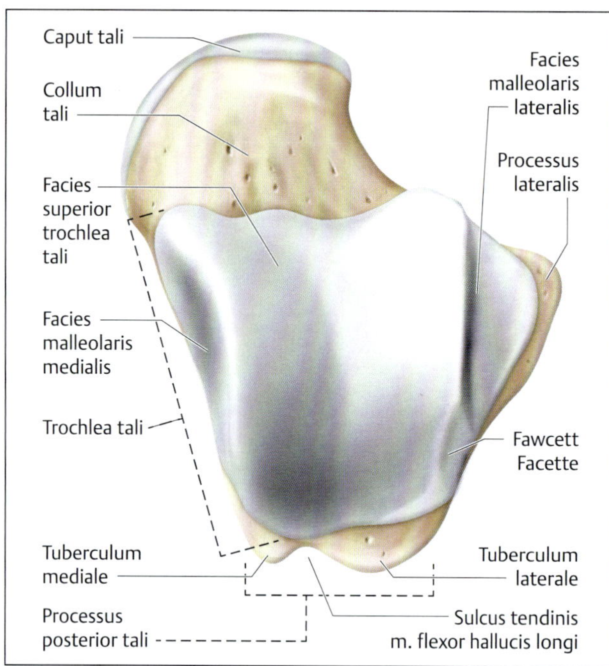

Abb. 4.1 Talus, Ansicht von kranial.

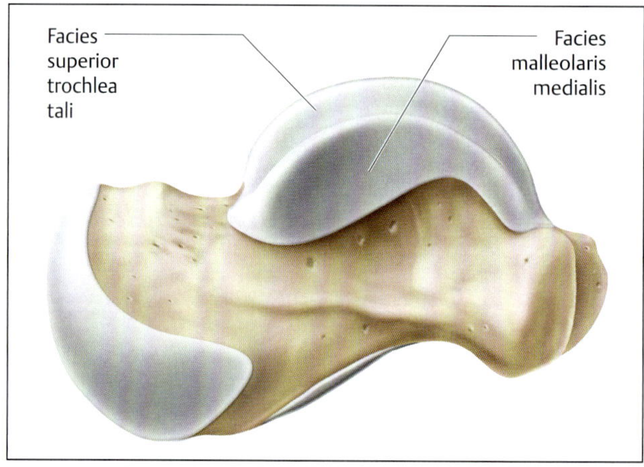

Abb. 4.2 Talus, Ansicht von medial.

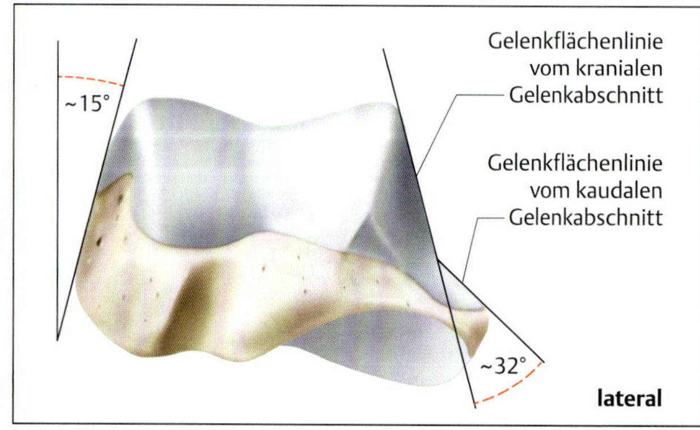

Abb. 4.3 Talus: Gelenkflächenverlauf der Facies malleolaris.

FUNKTIONELLER HINWEIS

Keilform der Talusrolle ▶ Abb. 4.4a
Von kranial betrachtet zeigt die Talusrolle eine Keilform, denn sie ist ventral breiter als dorsal. Sie weist eine Breitendifferenz zwischen der ventralen und dorsalen Kanten von etwa 0,5 cm auf.

Kegelgeometrie der Talusrolle ▶ Abb. 4.4b
Die Form der Talusrolle kann mit einem liegenden Kegel verglichen werden, mit einer Kegelachse, die annähernd dem Verlauf der Bewegungsachse entspricht. Der Profilumriss der medialen Talusrolle ist kleiner und zeigt eine elliptische Form, während er lateral kreisförmig und größer ist [116].

Collum tali

▶ **Abb. 4.5**

Der Hals des Talus ist nicht überknorpelt. Auf seiner plantaren Seite liegt der ***Sulcus tali***, der zusammen mit dem Sulcus calcanei den Canalis tarsi bildet.

Die Achse durch den Talushals ist nach ventromedial gerichtet und bildet mit der Trochlearinne einen medialen Winkel von 150° (▶ **Abb. 4.1**).

Der Inklinationswinkel wird gebildet aus einer Horizontalen und der Talushalsachse. Norm: Die Talushalsachse ist gegenüber der Horizontalen um etwa 30° nach kaudal geneigt.

Caput tali

Der gesamte Kopf des Talus ist überknorpelt und bildet Gelenkflächen nach distal zum Os naviculare und nach plantar zum Kalkaneus.

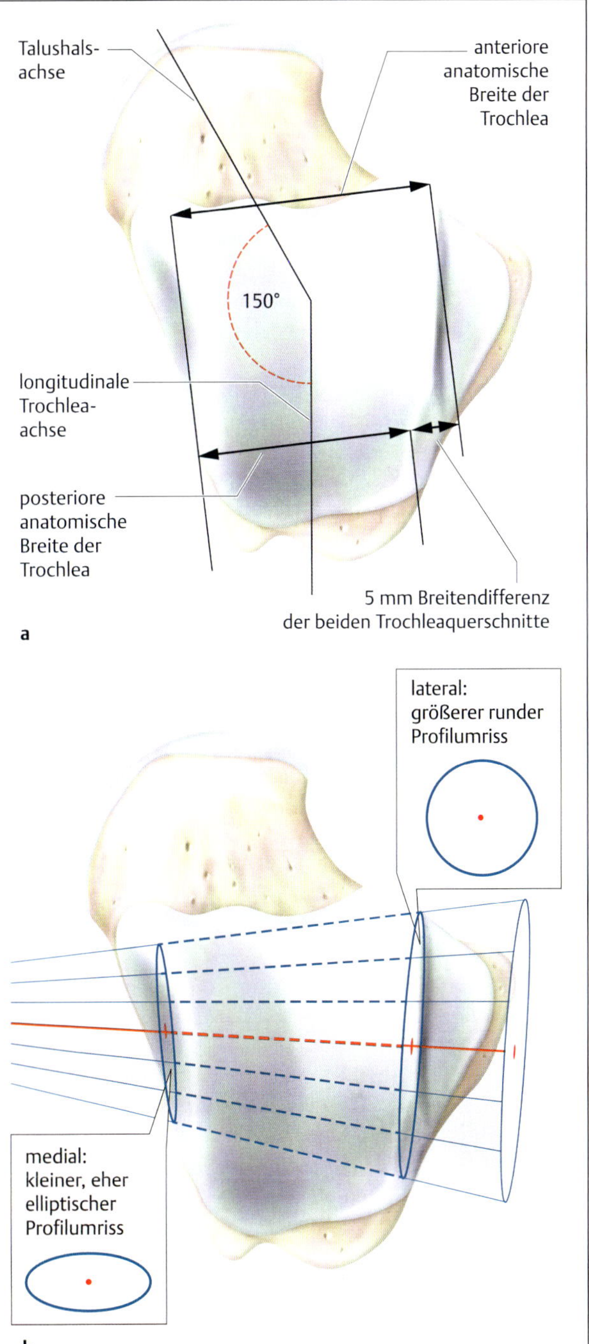

Abb. 4.4 Trochlea tali.
a Keilform der Talusrolle.
b Kegelgeometrie der Talusrolle.

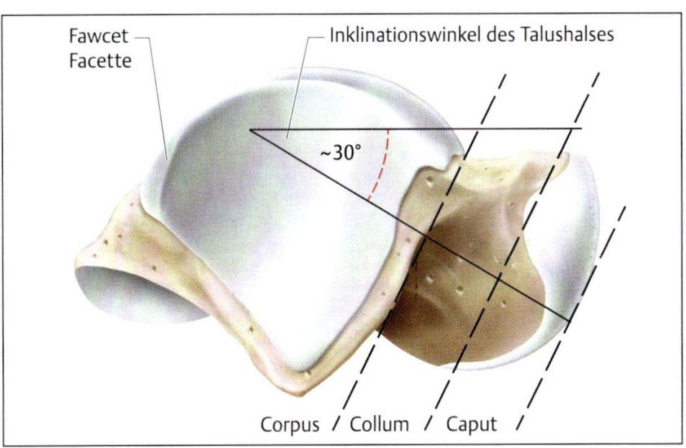

Abb. 4.5 Talus, Ansicht von lateral.

KLINISCHER BEZUG

Osteochondrale Läsionen des Talus

Osteochondrosis dissecans (OCD) ▶ **Abb. 4.6**
Bei den Ursachen können genetische, endogene oder mikrotraumatische sowie bakterielle Faktoren eine Rolle spielen. Dazu kommen meist biomechanische Faktoren wie Übergewicht, allgemeine Bandlaxheit sowie erhöhte sportliche Belastungen. Die häufigste Lokalisation der osteochondralen Läsionen liegt am Talus randständig an der medialen Taluskante.

Es bestehen unterschiedliche Klassifikationen, aber meist werden sie in vier Stadien unterteilt, von leichten Sklerosierungen bis hin zum Ablösen eines Dissekats.

Bei leichteren Fällen wird konservativ mit Ruhigstellung und Belastungsreduktion therapiert. Bei Dissekatbildung kann minimalinvasiv das Dissekat entfernt oder reimplantiert werden – entweder mittels Fibrinkleber und Pins, oder aber das Dissekatbett wird mit einer Pridie-Bohrung zur Verbesserung der osteochondralen Regeneration behandelt.

Traumatische Osteochondrose ▶ **Abb. 4.7**
Subchondrale Ablösungen, „flake fractures", können aufgrund von plötzlichen Überbelastungen des Knorpels bei Traumata entstehen. Die Läsionsstelle befindet sich meist auf der anterolateralen und anteromedialen Kante der Talusrolle. Sie entsteht als Folge eines Inversionstraumas, da es durch die Verkantung des Talus in der Malleolengabel zu Belastungsspitzen an den seitlichen Rändern der Talusrolle kommt.

Talusfrakturen ▶ **Abb. 4.8**
Grundsätzlich werden zentrale (Taluskörper und proximaler Talushals) von peripheren Talusfrakturen (Taluskopf, Processusabbrüche und Abscherverletzungen) unterschieden.

Am häufigsten ist die Talushalsfraktur. Der Unfallmechanismus ist eine axiale Gewalteinwirkung mit Dorsalextension, dabei wird der Talus zwischen Tibia und Kalkaneus eingeklemmt und das Sustentaculum tali wirkt als Hypomochlion [210].

L.G. Hawkins publizierte 1970 eine Klassifikation der Talushalsfrakturen, die auch heute noch gebräuchlich ist. Sie beruht auf dem Grad der Dislokation und unterscheidet vier Frakturtypen, die auch eine prognostische Aussage hinsichtlich beteiligter Weichteile und möglicher Nekrosen macht:

- Typ-I-Frakturen sind undislozierte, vertikale Halsfrakturen ohne Nekroserisiko.
- Typ-II-Frakturen zeigen eine geringe Dislokation im Subtalargelenk mit geringem Nekroserisiko.
- Typ-III-Frakturen haben eine zusätzliche Luxation im Talokruralgelenk, also mit deutlicher Luxation aus der Malleolengabel und hoher Nekrosegefahr, eine zusätzliche Beteiligung von Bändern und Gefäßen ist möglich.
- Typ-IV-Frakturen weisen auch eine Luxation im Talonavikulargelenk auf, immer mit Bandrupturen, Gefäßverletzungen und Nekrosen.

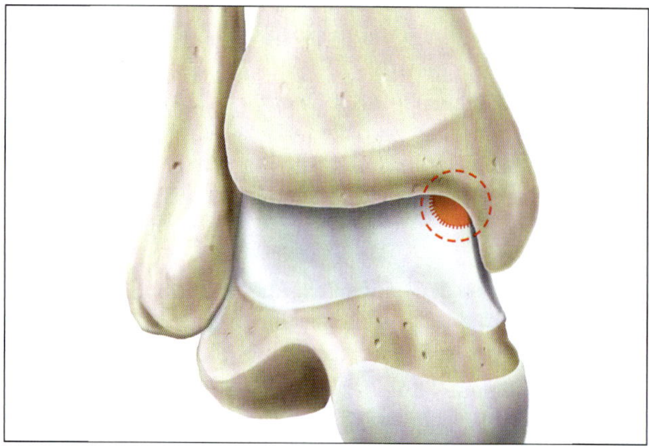

Abb. 4.6 Osteochondrosis dissecans.

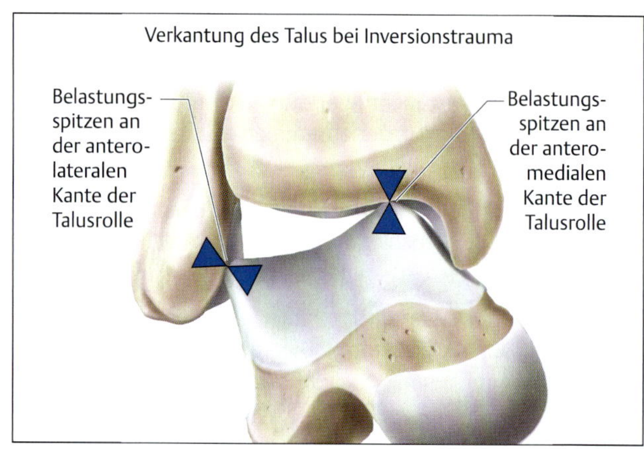

Abb. 4.7 Traumatische Osteochondrose.

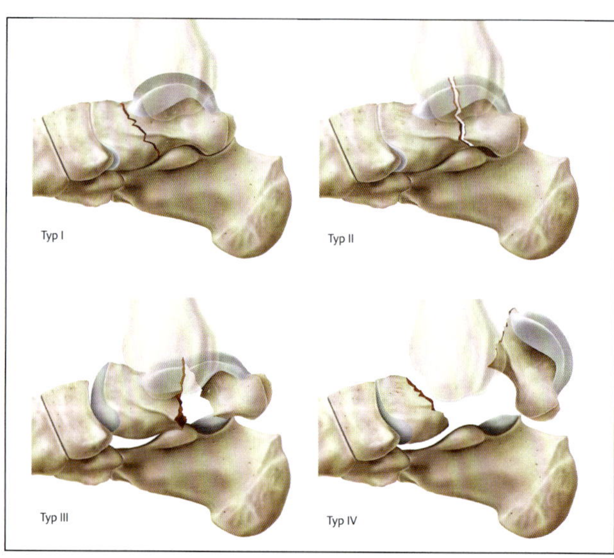

Abb. 4.8 Talusfrakturen. Klassifikation nach Hawkins.

Snowboard's Ankle ▶ **Abb. 4.9**

Eine Fraktur des Processus lateralis tali kann bei einem Sturz beim Snowboarden entstehen, deshalb der Name. Der Unfallmechanismus ist die Kombination von axialem Druck, Dorsalextension und einer zusätzliche Stellung in Außenrotation, Inversion, Supination oder Pronation [214], [39], [77].

McCory u. Bladin (1996) [174] klassifizierten die verschiedenen Frakturtypen folgendermaßen:

- Typ I: kleines Fragment ohne Gelenkbeteiligung
- Typ II: größeres Fragment mit Beteiligung der Gelenkflächen zum Malleolus und Kalkaneus
- Typ III: Trümmerbruch mit vielen Kleinfragmenten

Die Therapie hängt vom Frakturtyp ab, in der Regel werden größere Fragmente verschraubt und die kleinsten entfernt. Bei Nichtbehandlung besteht die Gefahr der Ausbildung einer Pseudarthrose mit Langzeitschäden für das Sprunggelenk.

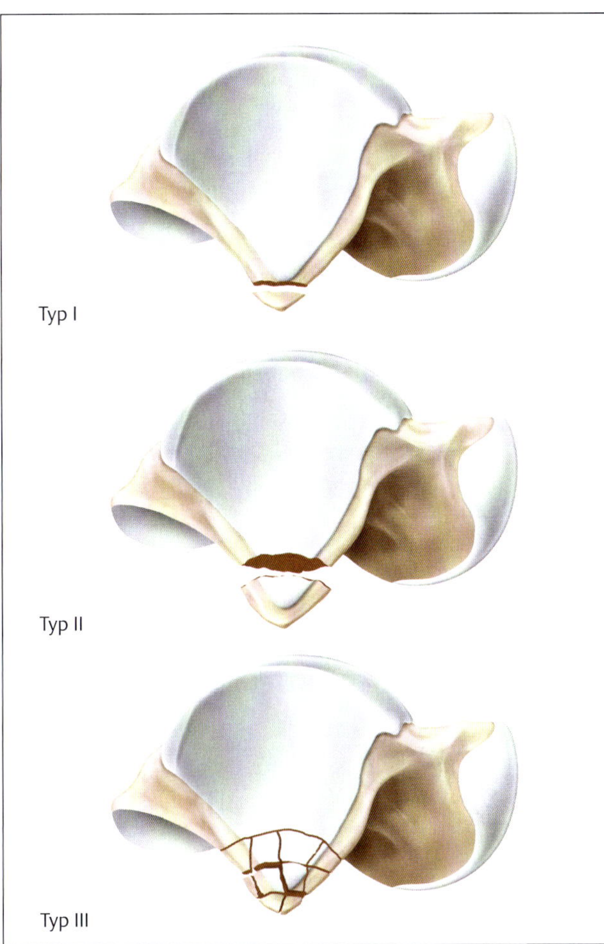

Abb. 4.9 Snowboard's Ankle.

Tibia

▶ **Abb. 4.10**, ▶ **Abb. 4.11**

Distal endet die Tibia auf der medialen Seite mit dem Malleolus medialis. An seiner Innenseite liegt die ***Facies articularis malleoli medialis***, die mit der Facies malleolaris medialis am seitlichen Talus artikuliert. Entsprechend der Gelenkfläche am Talus ist sie um 30° nach kaudolateral geneigt. Die Gelenkfläche ist dreieckig und konkav bis plan geformt. Kranial geht sie in die Facies articularis inferior tibiae über.

Die ***Facies articularis inferior tibiae*** artikuliert mit der Facies superior der Trochlea tali und ist um etwa ein Drittel kleiner als diese. Ihre Form ist viereckig und konkav mit einem First in der Mitte, in die die Rinne der Trochlea tali passt.

Die ***Incisura fibularis*** ist die gelenkige Verbindung zur Fibula und bildet mit dieser die Syndesmosis tibiofibularis.

Der ***Sulcus malleolaris*** ist eine längs verlaufende Rinne auf der dorsalen Seite der distalen Tibia. Er bildet den Boden für einen osteofibrösen Kanal, in dem die Sehnen des M. tibialis posterior, M. flexor digitorum longus und M. flexor hallucis longus verlaufen.

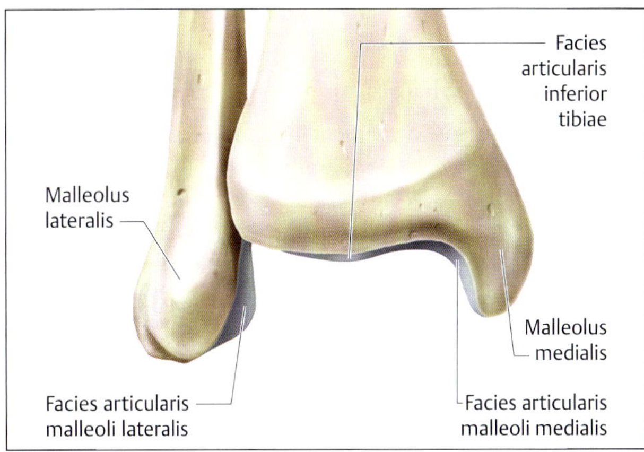

Abb. 4.10 Malleolengabel, Ansicht von anterior.

Fibula

▶ **Abb. 4.10**, ▶ **Abb. 4.11**

Die Fibula ist gegenüber der Tibia nach distal versetzt, so dass der Malleolus lateralis den medialen überragt.

Die ***Facies articularis malleoli lateralis*** befindet sich an der Innenseite des Malleolus lateralis und artikuliert mit dem Talus. Sie hat eine dreieckige Form und ist proximal annähernd sagittal ausgerichtet, im distalen Drittel biegt sie fast in der Horizontalen ab.

Die distale Ausrichtung der lateralen Gelenkfläche am Talus fördert die Stützfunktion der Fibula. Wagner et al. (1983) [288] wiesen nach, dass die Fibula 20 % der Druckkräfte des Unterschenkels übernimmt.

An der Außenfläche des Malleolus lateralis liegt der bogenförmige ***Sulcus tendinorum musculorum peroneorum***. Er führt die Sehnen der Mm. peronei. An der Umbiegestelle der Sehnen nach distal ist der Sulkus überknorpelt.

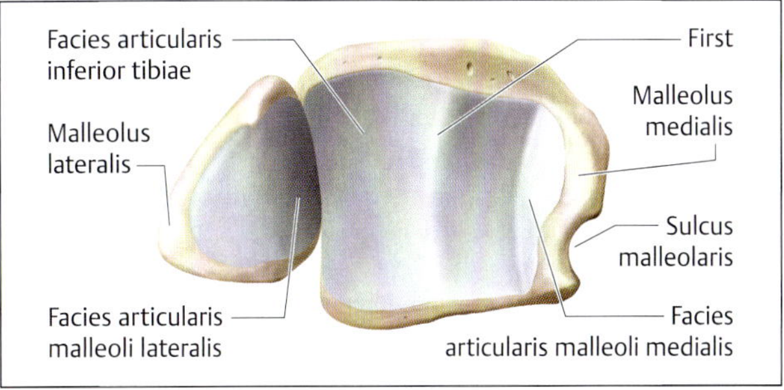

Abb. 4.11 Gelenkflächen am distalen Tibia- und Fibulaende.

4.1.2 Gelenkkapsel des Art. talocruralis

▶ **Abb. 4.12**, ▶ **Abb. 4.13**

Die Gelenkkapsel inseriert sowohl mit der Membrana synovialis als auch der Membrana fibrosa im Bereich der Knochen-Knorpel-Grenze. Eine Ausnahme stellt die Insertion am Collum tali dar, hier befindet sich die Insertion beider Kapselanteile etwas weiter distal.

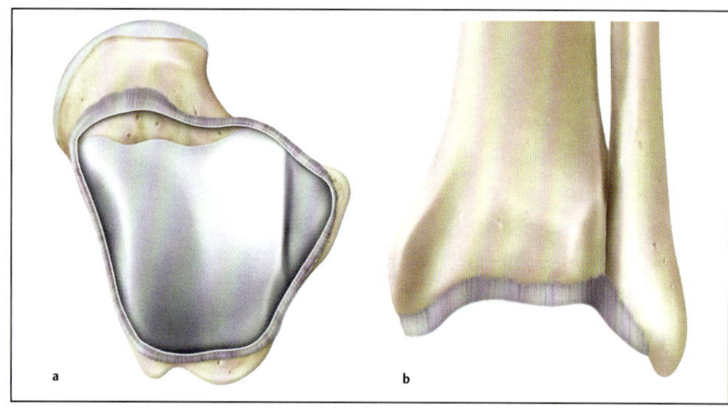

Abb. 4.12 Insertionen der Gelenkkapsel des Art. talocruralis.
a Am Talus.
b Am Unterschenkel.

Membrana synovialis

Die Synovialmembran bildet im ventralen, dorsalen, dorsomedialen und -lateralen Abschnitt Falten, die in die Gelenkhöhle hineinragen, die ***Plicae synoviales***. Sie bestehen hauptsächlich aus Fettgewebe, wenigen Kollagenfasern und Blutgefäßen und sind von der Synovialmembran überzogen.

Die Kapsel zeigt vor allem im ventralen Bereich einen Recessus, der vor der Tibia nach proximal reicht und sich bei Plantarflexion entfaltet. Der dorsale Recessus ist wesentlich kleiner und entfaltet sich bei Dorsalextension.

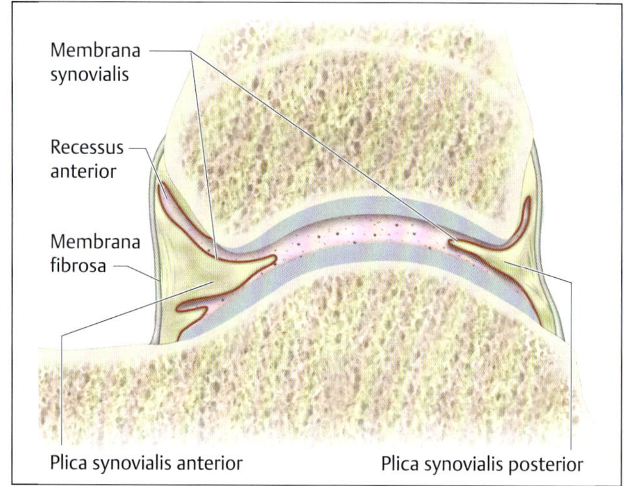

Abb. 4.13 Gelenkkapsel mit Plicae und Recessus, Längsschnitt durch das OSG.

Membrana fibrosa

Dorsal ist die Membrana fibrosa dicker als ventral.

Ventral ist die Kapsel mit den Strecksehnen verwachsen, so dass durch den Zug der Extensorensehnen die Kapsel bei Dorsalextension abgehoben und ein Einklemmen verhindert wird.

In die seitlichen Kapselanteile ziehen die Kollateralbänder, so dass dieser Bereich straff ist.

KLINISCHER BEZUG

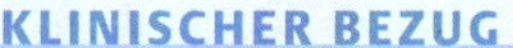

Erguss ▶ **Abb. 4.14**
Ein Erguss des oberen Sprunggelenks ist vor allem an der lateralen Seite gut zu sehen. Die Kontur des Malleolus lateralis ist nicht mehr scharfkantig sichtbar, sondern verstrichen. Im ventralen Bereich neben den Sehnen der Extensoren gibt es eine deutliche Vorwölbung. Dorsal ist die Schwellung ebenfalls gut zu sehen, denn die „Kuhlen" neben der Achillessehne sind ausgefüllt.

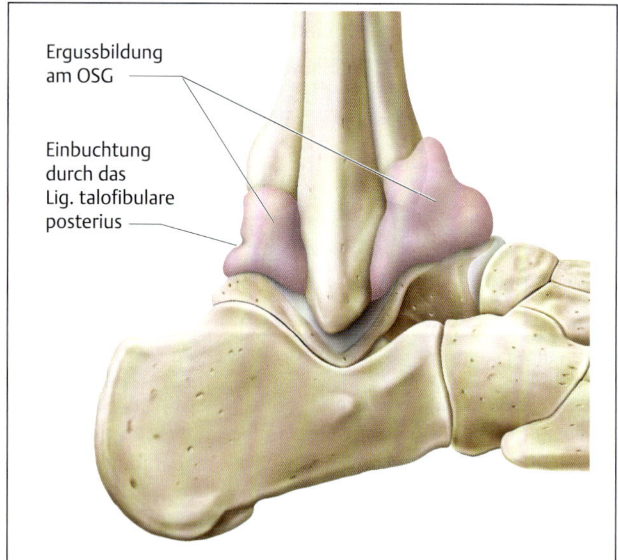

Abb. 4.14 Ausdehnungen der Kapsel des Art. talocruralis bei Erguss.

PRAXISTIPP

Untersuchung bei Erguss
Ein Erguss füllt den gesamten Gelenkbinnenraum aus und dehnt die Kapsel. Dadurch kann bei Verletzungen eines Bandes ein stabiles Gelenk vorgetäuscht werden. Die Stabilitätstests sind aus diesem Grund und wegen der großen Schmerzhaftigkeit in der ersten Phase nach dem Unfallhergang nicht durchführbar. Deshalb sollten abschwellende Maßnahmen, wie Pumpen durch kleine Bewegungen, Bein hochlagern etc., den Erguss zurückbilden, so dass die Untersuchung 48 Stunden später erfolgen kann.

4.1.3 Bänder

Lig. collaterale mediale

▸ Abb. 4.15, ▸ Abb. 4.16

Dieses Band wird aufgrund seiner fächerförmigen Form auch Lig. deltoideum genannt. Es besteht aus vier Faserzügen, die sich teilweise überlagern. Die Bandverbindungen zum Kalkaneus und Os naviculare gehen sowohl über das obere als auch untere Sprunggelenk. Die tibiotalaren Verbindungen stabilisieren ausschließlich das obere Sprunggelenk.

Lig. tibiocalcaneare

Das Band zieht von der kaudoventralen Malleolenspitze zum Sustentaculum tali und verbindet sich mit dem Lig. calcaneonaviculare plantare. Es hat einen vertikalen Verlauf und ist der kräftigste Anteil der oberflächlichen Bänder. Es wird nach kaudal hin breiter; es misst am Malleolus 1 cm, an der Insertion 1,5 cm in der Breite, ist ca. 2–3 cm lang und 3 mm dick.

Lig. tibionaviculare

Das Band zieht vom ventralen Rand des medialen Malleolus zur dorsalen und medialen Fläche des Os naviculare. Außerdem ziehen Fasern in das Lig. calcaneonaviculare plantare. Die ventralen Faseranteile überdecken fast vollständig das tiefer gelegene Lig. tibiotalare anterius.

Lig. calcaneonaviculare plantare

Zwischen Sustentaculum tali und der kaudalen Fläche des Os naviculare spannt sich das sog. Pfannenband aus. Sowohl vom Lig. tibiocalcaneare als auch vom Lig. tibionaviculare ziehen Fasern in das Band.

Lig. tibiotalare anterius

Tiefe Faseranteile liegen der Kapsel direkt auf und sind mit ihr verwachsen. Sie ziehen von der ventralen Kante des Malleolus medialis fast horizontal zum dorsalen Talushals, direkt neben der Insertionslinie der Kapsel.

Oberflächliche Fasern ziehen dagegen steiler nach kaudal zum medialen Talushals und liegen teilweise unter dem Lig. tibionaviculare.

Lig. tibiotalare posterius

Die tiefen Faseranteile ziehen von der dorsalen Fläche des medialen Malleolus steil nach kaudodorsal und inserieren neben der Kapsel am Talus mediodorsalwärts. Sie liegen unmittelbar der Kapsel auf, sind ca. 1,5 cm lang und breit am Malleolus mit 1,5 cm, dagegen schmaler an der Insertion am Talus mit 1 cm. Es ist mit 1 cm das dickste der Bänder und der kräftigste Teil des gesamten medialen Bandkomplexes.

Die oberflächlichen Bandzüge dagegen sind nicht so dick, dafür länger, denn sie ziehen bis zum Tuberculum mediale des Processus posterior tali.

Einige Fasern verbinden sich mit dem Lig. talofibulare posterius.

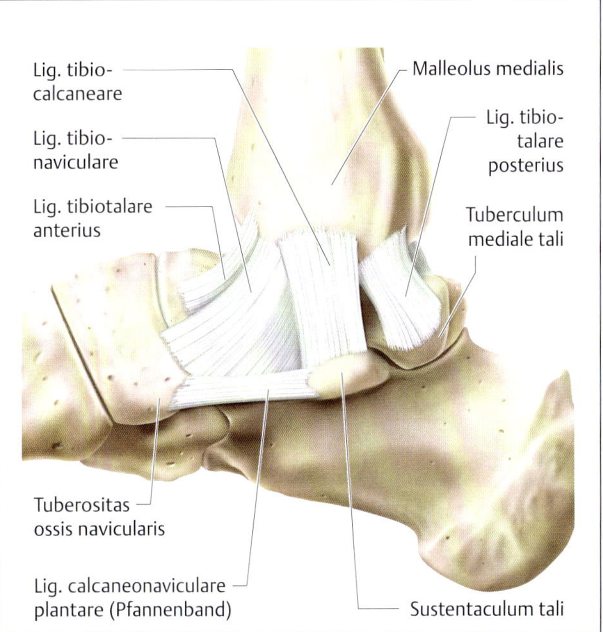

Abb. 4.15 Lig. deltoideum.

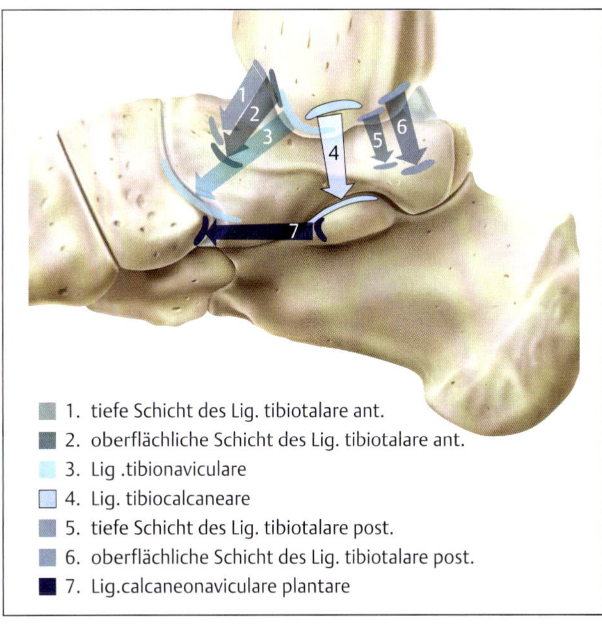

Abb. 4.16 Faserverläufe des Lig. deltoideum.

Funktionen der medialen Bänder

Das Lig. deltoideum stabilisiert die mediale Seite und verhindert einen lateralen Shift des Talus. Die anterioren und posterioren Bandanteile begrenzen die Verschiebungen des Talus nach ventral bzw. dorsal.

Vor allem die tiefen Anteile des Lig. tibiotalare posterius und dorsale Fasern des Lig. tibiocalcaneare limitieren die Dorsalextension und Abduktion des Talus.

Oberflächliche Anteile des Lig. tibiotalare anterius und anteriore Fasern des Lig. tibionaviculare begrenzen die Plantarflexion und Adduktion des Talus.

Das Lig. tibiocalcaneare verhindert die Eversion des Kalkaneus und einen Valgusstress im Subtalargelenk [220], [177].

Lig. collaterale laterale

Der laterale Bandapparat ist von großem klinischen Interesse, da er besonders häufig von Verletzungen betroffen ist.

Lig. talofibulare anterius

▸ **Abb. 4.17**

Das Band ist ca. 1,5–2 cm lang. Der obere Faserzug ist gößer und kräftiger als der untere. Kleine Gefäßäste ziehen durch den Spalt zwischen beiden Anteilen.

Das Band entspringt ventrokaudal der Facies articularis malleolaris lateralis. Der kraniale Anteil hat eine Verbindung zum Lig. tibiofibulare anterius und der kaudale Anteil zum Lig. calcaneofibulare.

Sein Ansatz liegt am Corpus talaris, in unmittelbarer Nähe der Kapselinsertion und ist mit dieser verwachsen.

Es hat einen fast horizontalen Verlauf in Neutral-Null-Position. Durch Plantarflexion wird es gespannt und bekommt eine steilere Ausrichtung.

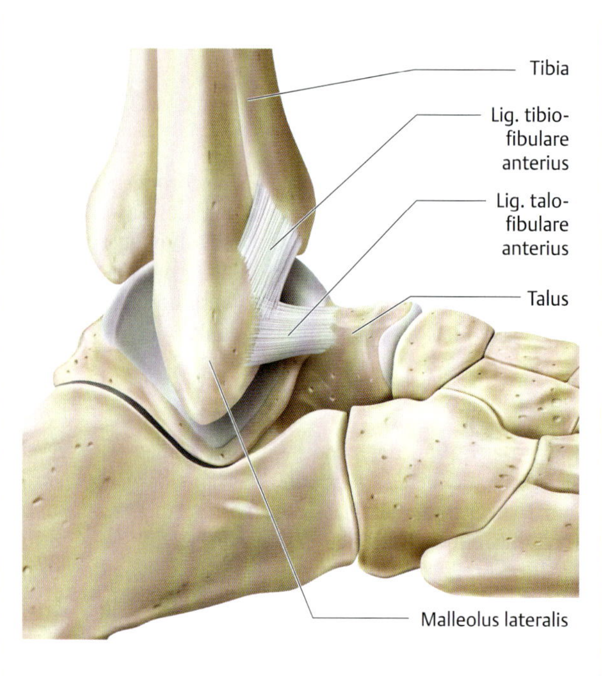

Abb. 4.17 Lig. talofibulare anterius.

Lig. calcaneofibulare

▸ **Abb. 4.18**, ▸ **Abb. 4.19**

Das Band ist ca. 3 cm lang und 3 mm dick. Es entspringt von der kaudalen Innenkante des Malleolus lateralis und zieht nach dorsokaudal an eine Rauigkeit an der Außenseite des Kalkaneus, die ***Tuberositas lig. calcaneofibularis***. Diese liegt deutlich dorsal und etwas kranial der Trochlea peronealis.

Die Sehnen der Mm. peronei überkreuzen das Band, zwischen beiden befindet sich eine Gleitschicht. Einige Fasern umschlingen die Sehnenscheide, deshalb kommt es bei Anspannung der Mm. peronei zu einer Spannungszunahme in diesem Band.

Das Lig. calcaneofibulare überkreuzt die Art. talotarsalis und wird durch das darunterziehende Lig. talocalcaneare von diesem getrennt. Zwischen beiden Bändern befindet sich Fettgewebe.

Der Verlauf des Bandes wird steiler durch Dorsalextension.

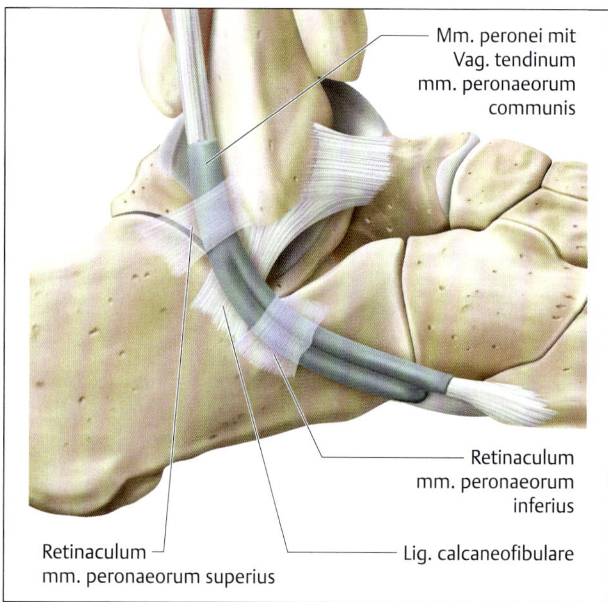

Abb. 4.18 Lig. calcaneofibulare.

Lig. talofibulare posterius

▶ Abb. 4.19

Es handelt sich um ein sehr kräftiges Band, jedoch mit einem hohen Anteil an elastischen Fasern. Es hat einen horizontalen Verlauf, ist ca. 3 cm lang und 5–8 mm dick. Die Ursprungsbereiche an der Fibula befinden sich kaudal und dorsal in der Fovea lateralis fibulae. Zur Insertion am Talus verbreitert es sich.

Es gibt unterschiedliche Faserzüge: Tiefe, kurze Fasern inserieren in einer kleinen Rinne, die sich dorsolateral neben der Facies malleolaris lateralis des Talus befindet.

Lange Fasern inserieren am Tuberculum lateralis des Proc. posterior tali, davon ziehen kranial verlaufende oberflächliche Fasern Richtung mediale Fußseite und verbinden sich mit den längeren Fasern des Lig. tibiotalare posterius, dabei bilden sie eine Art Schlinge.

Kaudale Fasern bilden den Boden des Tunnels für die Sehne des M. flexor hallucis longus.

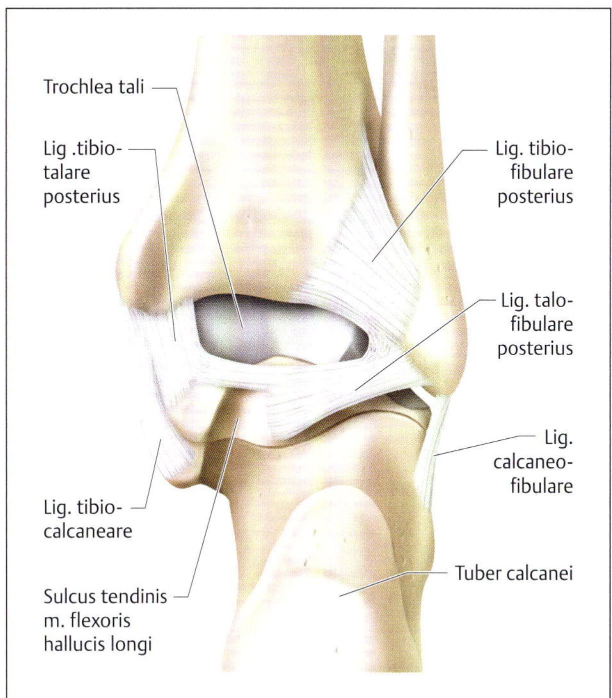

Abb. 4.19 Lig. talofibulare posterius.

Funktionen der lateralen Bänder

Das ***Lig. talofibulare anterius*** wird in Plantarflexion gespannt. Es stabilisiert vor allem im Zehenstand, d. h. es verhindert sowohl die Kippung des Talus nach medial als auch seine extreme ventrale Verschiebung. Bei Punctum fixum im distalen Bereich verhindert es die posteriore Verschiebung und Drehung der Fibula nach außen.

Das ***Lig. talofibulare posterius*** wird in Dorsalextension gespannt und bremst die Verschiebung des Talus nach dorsal bzw. die ventrale Verschiebung des Unterschenkels. Außerdem begrenzt es die Drehung der Fibula nach innen und hält die Fibula medial.

Das ***Lig. calcaneofibulare*** stabilisiert sowohl das obere als auch das untere Sprunggelenk auf der lateralen Seite. Es wird in Dorsalextension straff, bei Plantarflexion und in Varusstellung ist es entspannt. In Valgusstellung des Kalkaneus werden sowohl dieses Band als auch die mediale Verbindung zwischen Tibia und Kalkaneus gestrafft. Denn durch die Valguskippung verlagert sich die Insertionsstelle des Lig. calcaneofibulare am Kalkaneus nach medial und das Sustentaculum tali nach kaudal (▶ **Abb. 4.20**).

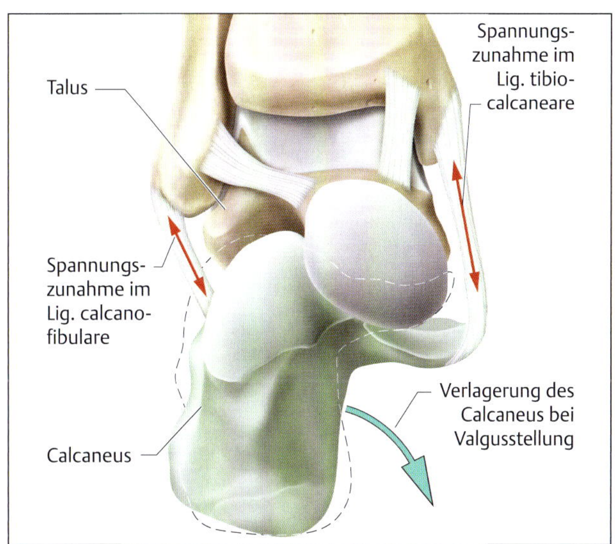

Abb. 4.20 Stabilisierungsfunktionen in der Frontalebene.

FUNKTIONELLER HINWEIS

Passive Stabilisation des oberen Sprunggelenks

Seitliche Stabilität ▸ **Abb. 4.21**
Die seitliche Stabilität wird durch die knöcherne, umfassende Konstruktion der Malleolengabel in Verbindung mit den tibiofibularen Bändern gewährleistet. Bei Gewichtsübernahme wird medial und lateral Druck über die Malleolengabel auf die Talusrolle ausgeübt. Unterstützend wirken die Kollateralbänder, dabei stabilisieren die Anteile, die die Malleoli und den Talus verbinden, vor allem das obere Sprunggelenk.

Die Bandverbindungen zwischen Tibia und Kalkaneus, zwischen Fibula und Kalkaneus, sowie das Lig. tibionaviculare stabilisieren sowohl das obere als auch das untere Sprunggelenk. Hierbei werden sie geringgradig von den Mm. peronei unterstützt.

Anterior-posteriore Stabilität ▸ **Abb. 4.22**
Da keine knöcherne Struktur die anterior-posteriore Stabilisierung unterstützt, sind vor allem die Bänder gefordert, um diese Rolle zu übernehmen. Die Ligg. talofibulare anterius et posterius und die Ligg. tibiotalare anterius et posterius sind als Stabilisatoren gefragt. Die anterioren Verbindungen zwischen Malleoli und Talus verhindern, dass er nach ventral verschoben wird bzw. der distale Unterschenkel nach dorsal.

Die posterioren Verbindungen verhindern, dass sich der Talus nach dorsal verschiebt bzw. der Unterschenkel nach ventral.

Dynamische Stabilisation
Die dynamische Stabilisation des oberen Sprunggelenks ist durch die Belastung, z. B. Gewichtsübernahme beim Gehen und durch verschiedene muskuläre Aktivität gewährleistet. Die Koordination der muskulären Aktivität kann allerdings nur funktionieren, wenn die Propriozeptoren in der Gelenkkapsel und den Bändern intakt sind.

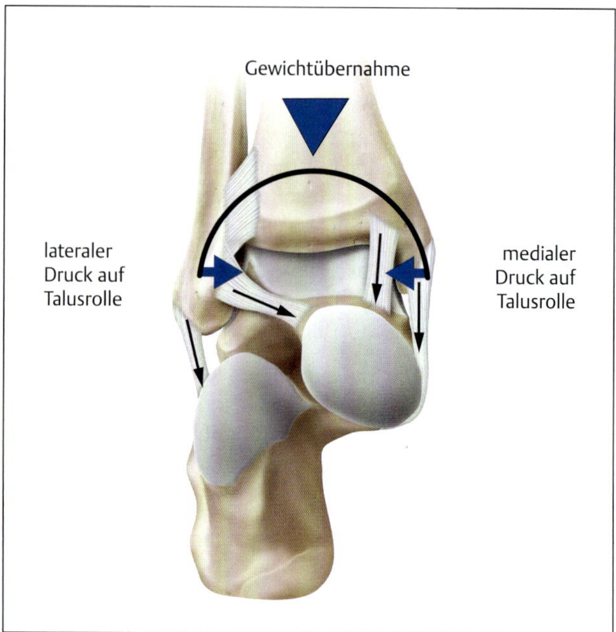

Abb. 4.21 Seitliche passive Stabilisation des OSG.

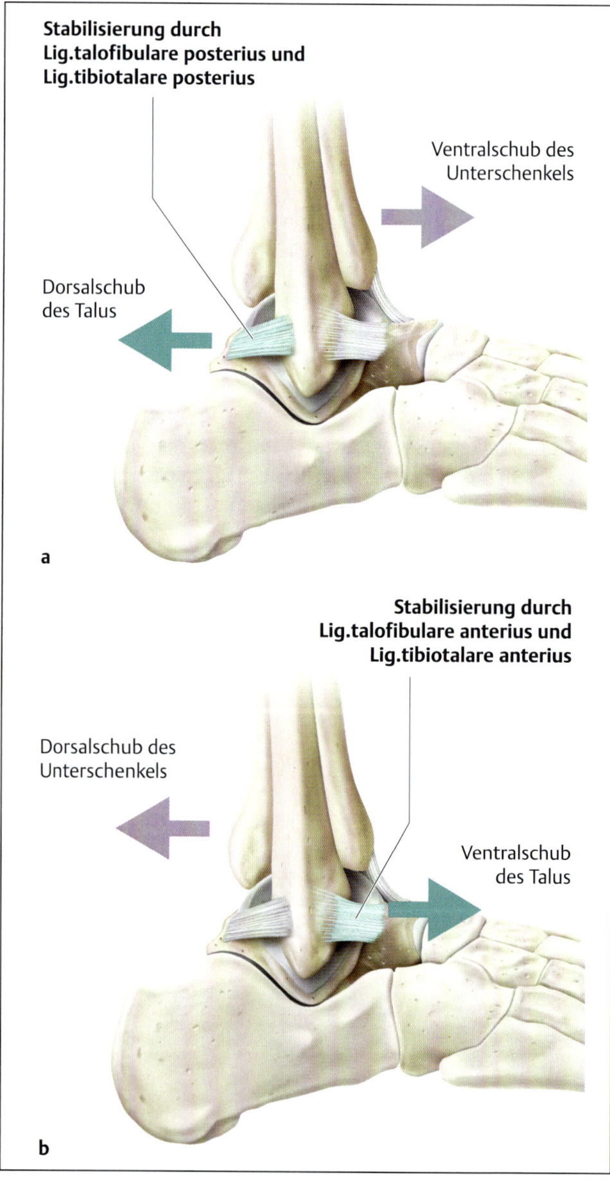

Abb. 4.22 Anterior-posteriore Stabilisierungsfunktionen des oberen Sprunggelenks durch **a** posteriore und **b** anteriore Bänder.

KLINISCHER BEZUG

Inversionstrauma ▶ **Abb. 4.23**
Bandläsionen des oberen Sprunggelenks sind die häufigsten Verletzungen im Sport. Das Risiko eines Inversionstraumas hängt von intrinsischen (Rückfußstellung, Laxität, Kraft, neuromuskuläre Reaktion u. a.) sowie extrinsischen Faktoren (Schuhwerk, Sportart, Aufwärmen u. a.) ab.

Da in Plantarflexion die Talusrolle nur locker in der ossären Führung sitzt, ereignen sich die Inversionstraumen fast ausschließlich während der Landephase, wenn der Fuß in plantarflektierter Stellung ist. Am häufigsten ist das Lig. talofibulare anterius teil- bzw. ganz rupturiert. Bedingt durch den Verletzungsmechanismus in Plantarflexion mit Inversion wird es extrem überdehnt. Da es relativ schwach ist, kann es nicht ausreichend stabilisieren und reißt [155], [71].

Häufig ist die Kapsel mit eingerissen, was einen Hämarthros zur Folge hat. Erst bei starker Überdehnung wird auch das Lig. calcaneofibulare erfasst, häufig kombiniert mit Einrissen der Sehnenscheiden der Peroneussehnen.

Es kommt zu einer Kippung des Talus nach medial, und der Kalkaneus entfernt sich deutlich von der Fibulaspitze nach kaudomedial. Außerdem kommt es zwischen Sustentaculum tali und Talus zu einer Kompression, und es kann dort eine „flake fracture" (= Splitterbruch oder Absprengung eines osteochondralen Fragments) entstehen. Eine weitere Begleitverletzung kann der zusätzliche Riss des Lig. talocalcaneum interosseum sein, was die Instabilität in der Art. subtalaris vergrößert.

Beim knöchernen Ausriss an der Fibulaspitze und, wenn das Fragment mehr als 5 mm verschoben ist, wird dies mit einer operativen Reposition und mit transossären Nähten refixiert.

In der Nachbehandlung ist es wichtig, die Rekonstruktion über mindestens drei Monate zu schützen und gleichzeitig physiotherapeutisch die funktionelle Gelenksstabilität zu trainieren.

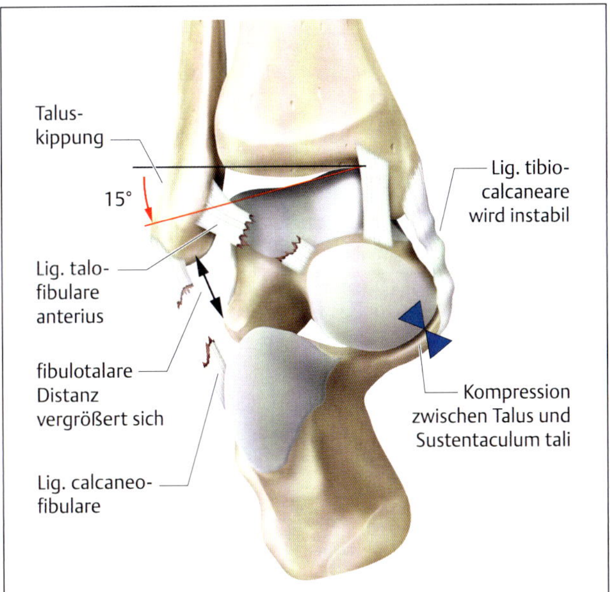

Abb. 4.23 Instabilität des Sprunggelenks in der Frontalebene bei Riss des lateralen Kollateralbandes.

PRAXISTIPP

Untersuchung der Bänder bei Inversionstrauma
Im akuten Stadium ist durch die schnell einsetzende, massive Schwellung im Knöchelbereich eine differenzierte Untersuchung nicht möglich. Erst wenn das Gelenk abgeschwollen ist, meist nach 2–3 Tagen, kann eine Untersuchung der Bänder Auskunft über das Ausmaß der Verletzung geben. Außerdem ist dann eine typische dunkle Linie an der äußeren Fußkante zu sehen.

Für die laterale Aufklappbarkeit des Talus wird die Malleolengabel fixiert und der Talus nach medial gekippt (▶ **Abb. 4.24**). Der Seitenvergleich ist bei diesem Test wichtig, da sich der Talus bei bandstraffen und -laxen Menschen grundsätzlich unterschiedlich weit kippen lässt.

Um eine Aussage über die anteriore Stabilität zu machen, wird die Verschieblichkeit des Unterschenkels nach dorsal (▶ **Abb. 4.25**) bzw. des Talus nach ventral überprüft. Bei einer Ruptur des Lig. talofibulare anterius lässt sich der Unterschenkel deutlich, unbedingt im Seitenvergleich, nach dorsal verschieben.

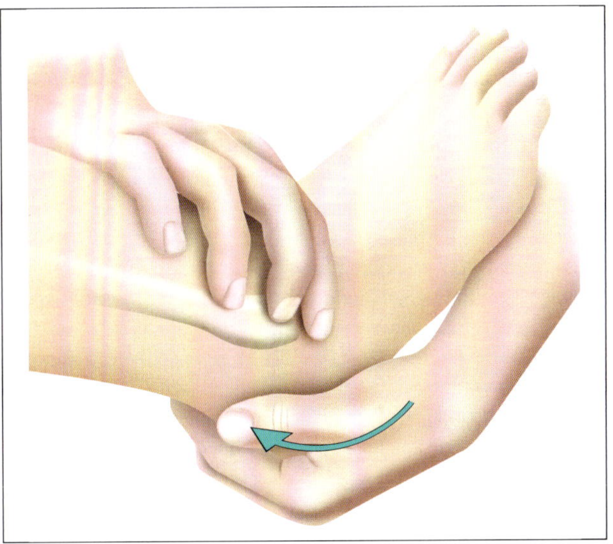

Abb. 4.24 Laterale Aufklappbarkeit nach Inversionstrauma.

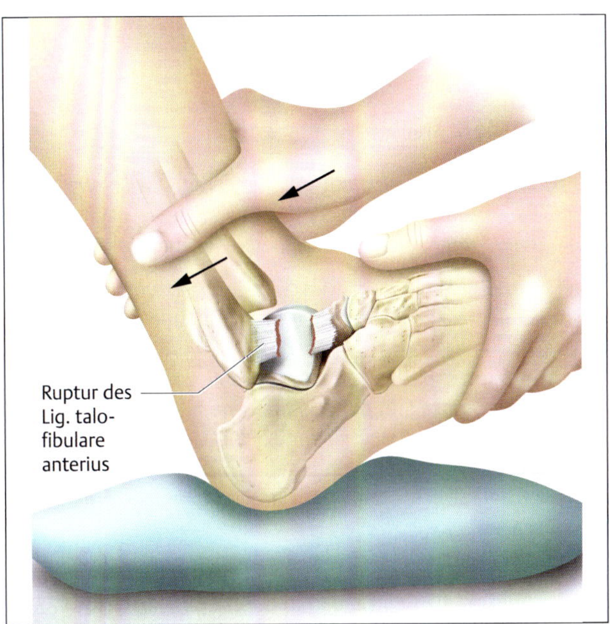

Abb. 4.25 Überprüfung der anterioren Stabilität des oberen Sprunggelenks.

Untersuchung von Muskeln und Nerv

Bei einer Beteiligung des Lig. calcaneofibulare sollte die Untersuchung der Mm. peronei besonders beachtet werden. Unter Umständen kann auch eine Affektion des N. fibularis superficialis vorliegen, die sich durch neurodynamische Tests bestätigt. Es entsteht ein Teufelskreislauf, da durch die verminderte nervale Aktivität der Muskel schneller ermüdet und seine Stabilisationsaufgabe nicht mehr optimal erfüllen kann.

Konservative Therapie des Inversionstraumas

In der Regel wird heute die konservative der operativen Therapie vorgezogen. Das bedeutet, dass im akuten Stadium, über 1–2 Tage, für das Gelenk Ruhigstellung und Entlastung mittels elastischem Verband zur Resorption des Ödems angebracht ist. Anschließend wird der Fuß mit einer Orthese und einem Schuh mit hohem Schaft versorgt, die die laterale Aufklappbarkeit verhindern und die Bewegung zwischen 0°-Dorsalextension und 20°-Plantarflexion limitieren. Die Orthese wird etwa 5–6 Wochen im Schuh getragen.

Der erste und wichtigste Therapieansatz liegt in der Prävention der chronischen Instabilität, denn der größte Risikofaktor, eine erneute Distorsion zu erleiden, ist die bereits stattgefundene Distorsion. Entsprechende Maßnahmen zur primären Prävention sind das Aufwärmen vor dem Sport, Training der Muskulatur, sowie gutes Schuhwerk und ggf. äußere stabilisierende Maßnahmen.

Neben der mechanischen Instabilität durch die Ruptur der Bänder kommt es durch eine Beeinträchtigung der Propriozeption zu einer Schwächung der sensomotorischen Gelenkkontrolle [105], [279]. Deshalb kommt dem propriozeptiven Training eine besondere Bedeutung zu. Es beruht auf der Stimulierung von Propriozeptoren, die auf afferenten Bahnen durch spinale Verknüpfung muskuläre Kontraktionsmuster auslösen. Sie dienen zur Mobilitätsverbesserung, aber auch der Schutzfunktion [286]. Das Ziel ist die Wiederherstellung der Stabilisationsfähigkeit des Beines in allen Situationen, z. B. durch Übungen im Einbeinstand auf stabilen, dann auf verschiedenen instabilen Ebenen (▸ **Abb. 4.26**).

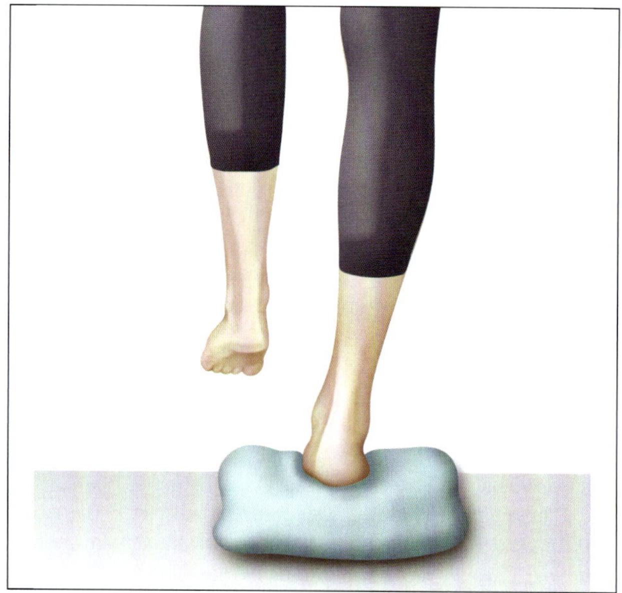

Abb. 4.26 Therapie nach Inversionstrauma: Übungen auf instabiler Unterlage.

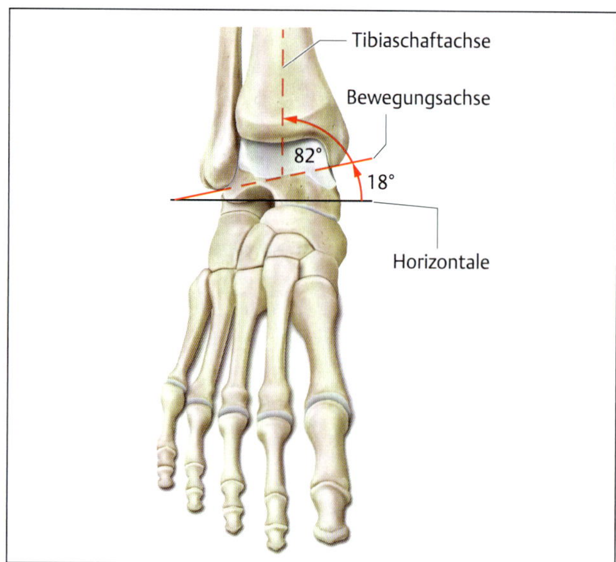

Abb. 4.27 Verlauf der Bewegungsachse im OSG, Ansicht von anterior.

4.1.4 Achse und Bewegungen des oberen Sprunggelenks

Achse

▸ **Abb. 4.27**, ▸ **Abb. 4.28**, ▸ **Abb. 4.30**

Die Form der Talusrolle bestimmt die Stellung der Bewegungsachse. Es bestehen individuelle Unterschiede, je nach Fußtyp, und damit in der Kinematik des oberen Sprunggelenks [116].

Die Kompromissachse liegt im Talus, ungefähr 5 mm kaudal der medialen Malleolenspitze, und 3 mm kaudal sowie 8 mm ventral der lateralen Malleolenspitze. Sie verläuft von ventromedial-proximal nach dorsolateral-distal und hat damit eine schräge Ausrichtung. In der Frontalebene bildet sie mit der Tibiaschaftachse einen Winkel von ca. 82° und die Bewegungsachse mit einer Horizontalen einen Winkel von ca. 18°. In der transversalen Sicht bildet sie mit der Frontalebene einen Winkel von ca. 20°.

Von weiterer Bedeutung bei den Bewegungen sind sowohl der Krümmungsradius der Talusrolle in anterior-posteriorer Ausrichtung als auch die Kegelform. Durch sie kommt es zu einer kombinierten Bewegung in rotatorische Richtung.

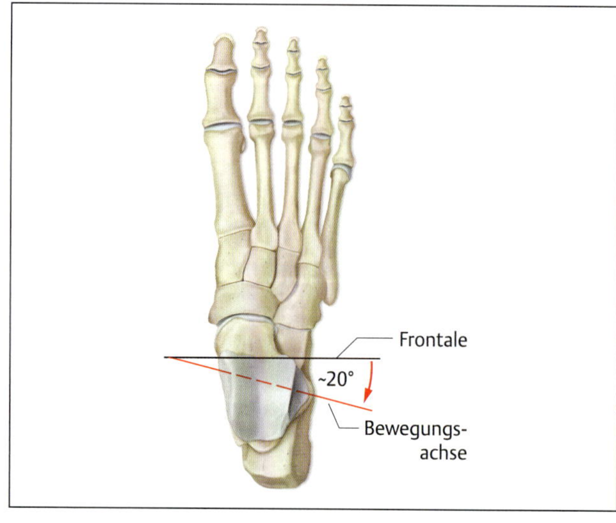

Abb. 4.28 Verlauf der Bewegungsachse im OSG, transversale Ansicht.

Bewegungen

Dorsalextension/Plantarflexion

- Aktiv: 20–0-40
- Passiv: 30–0-50

Wird der Fuß insgesamt bei Dorsalextension und Plantarflexion betrachtet, erscheinen die Bewegungen größer. Die hier vorgestellten Werte betreffen nur die Bewegungen zwischen Talus und Unterschenkel und sind deshalb wesentlich geringer als die Gesamtbewegungen des Fußes.

Dorsalextension (Dorsalflexion)

▸ **Abb. 4.29**, ▸ **Abb. 4.30**

Bei Punctum fixum am Unterschenkel gleitet der Talus bogenförmig nach posterior, so dass die vordere Begrenzung der überknorpelten Flächen am Talus der an der Tibia gegenübersteht, während posterior die überknorpelte Fläche am Talus den Kontakt zur Tibia verliert.

Beim Punctum fixum des Fußes am Boden gleiten die konkaven Gelenkflächen am Unterschenkel nach anterior. Insgesamt vergrößert sich bei dieser passiven Bewegung die Beweglichkeit um ca. 10°.

Die Elastizität am Ende der Bewegung ist fest, da Bänder die Bewegungen begrenzen.

Plantarflexion

▸ **Abb. 4.29**, ▸ **Abb. 4.30**

Bei Punctum fixum am Unterschenkel gleitet der Talus bogenförmig nach anterior, wobei dort seine überknorpelte Fläche den Kontakt zur Tibia verliert und ein geringfügiges Klaffen entsteht.

Beim Punctum fixum des Fußes am Boden gleiten die konkaven Gelenkflächen am Unterschenkel nach posterior. Durch das passive Moment vergrößert sich die Beweglichkeit um ca. 15°.

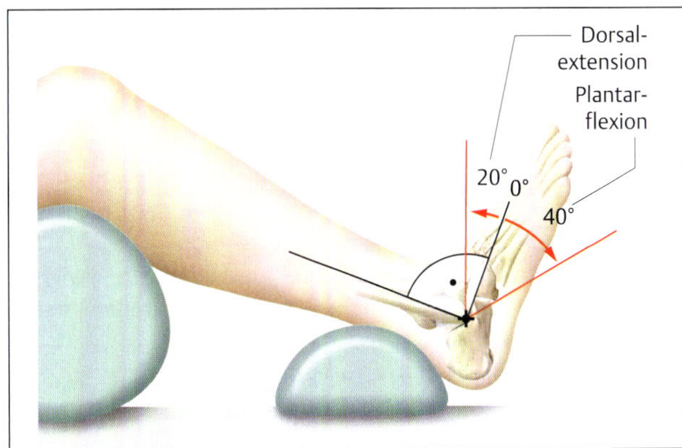

Abb. 4.29 Aktives Bewegungsausmaß bei Dorsalextension und Plantarflexion.

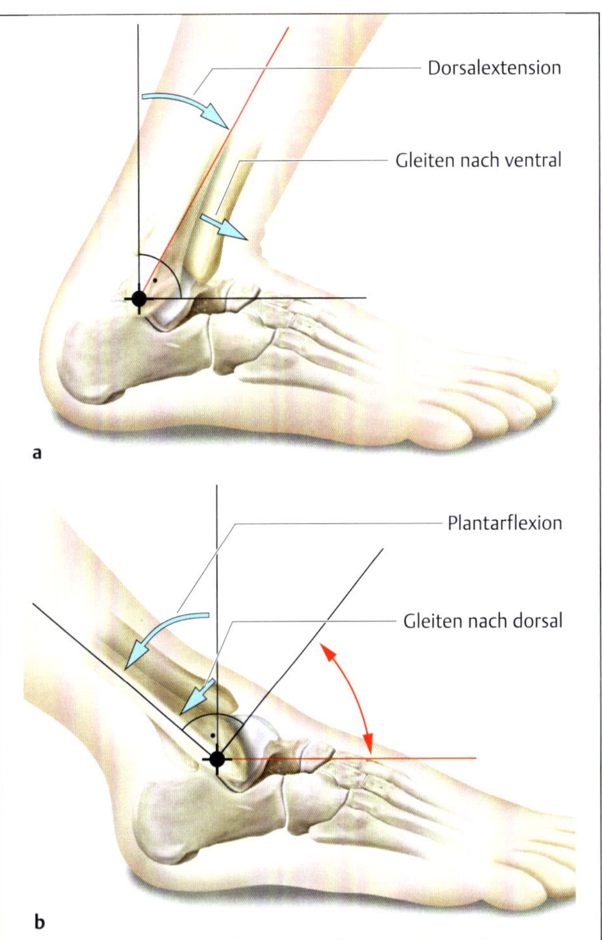

Abb. 4.30 Roll-Gleitbewegung im Art.talocruralis bei **a** passiver Dorsalextension und **b** passiver Plantarflexion.

PRAXISTIPP

Messung der Dorsalextension
Bei Messungen der Dorsalextension sollte die Begrenzung der Beweglichkeit durch die Dehnung des M. gastrocnemius bedacht werden. Deshalb muss die Gelenkmessung mit gebeugtem Knie durchgeführt werden, denn dadurch ist er von proximal her angenähert.

KLINISCHER BEZUG

Anteriores Impingement am OSG
Impingement bezeichnet ein Einklemmungssyndrom am oberen Sprunggelenk, wobei es sich sowohl um ein knöchernes als auch um ein Weichteilimpingement handeln kann. Ein anteriores Impingement kommt am häufigsten vor. Ursache sind wiederholte Mikrotraumen, die eine Kompression zwischen Tibia und Talus bewirken, beispielsweise bei Distorsionstraumen.

Pathomechanisch kommt es zur Desintegration des Roll-Gleit-Mechanismus, denn die Tibia rollt mehr und gleitet weniger nach anterior. Dadurch entsteht ein Kanten der Gelenkflächen. Es bilden sich intrakapsuläre Osteophyten am ventralen Rand der Tibia sowie am Talushals direkt an der Knochen-Knorpel-Grenze. Durch die Kompression dieser Osteophyten entstehen Furchen in der Knorpeloberfläche, die bei der Arthroskopie zu erkennen sind.

Die Plicae synoviales können sowohl durch die Veränderung des Roll-Gleit-Mechanismus als auch durch die Osteophyten eingeklemmt werden und reagieren mit Schwellung und entzündlichen Reaktionen.

PRAXISTIPP

Befund und Therapie bei anteriorem Impingement

Es fällt die Verminderung der Dorsalextensionsfähigkeit auf, vor allem bei Einklemmungen und Schmerzen im ventralen Gelenkbereich. Das Endgefühl ist weniger elastisch, fast hart und schmerzhaft.

Bei der Therapie spielt die Ursache eine große Rolle. Wenn beispielsweise bei einer Hypomobilität der Dorsalextension die Einklemmung die Ursache ist, sollte vor allem mit Traktionen behandelt werden, da sie eine gradlinige Separation der Gelenkflächen bewirken und damit auch den ventralen Bereich entlasten. Begleitend wird mit aktiven und passiven Übungen gearbeitet. Zur Wiederherstellung des physiologischen Gleitens sollte die anteriore Gleitmobilisation der Tibia dosiert durchgeführt werden. Eine Absatzerhöhung kann ebenfalls entlasten. Bewegungen, die das Einklemmen verursachen, sind zu vermeiden, z. B. dehnende Mobilisation des OSG Richtung Dorsalextension.

FUNKTIONELLER HINWEIS

Kombinierte Bewegungen ▸ Abb. 4.31

Bedingt durch die schräge Lage der Achse und die unterschiedlichen Krümmungsradien der Trochlea gibt es keine reine Scharnierbewegung. Es kommen noch zwei weitere Bewegungskomponenten dazu, allerdings ist das Ausmaß dieser Bewegungen minimal.

Der Krümmungsradius der lateralen Rollenkante entspricht einem großem Kreis, während der mediale Rand der Talusrolle insgesamt eine stärkere Krümmung aufweist, vor allem ventral. Außerdem liegt die Schnittfläche des Kegels medial nicht im rechten Winkel zur Kegelachse, weshalb diese Schnittfläche eine elliptische Form hat.

Durch diese anatomische Beschaffenheit der Talusrolle sind Bewegungen der lateralen Talusrolle größer als die der medialen. Diese Bewegung ist als eine rotatorische Komponente zu sehen.

Bei ***Dorsalextension*** dreht sich der Talus um ca. 5° im Verhältnis zum Unterschenkel nach außen, bzw. der Unterschenkel macht eine Innenrotation. Lundberg (1989) [161] gibt eine Rotationsamplitude von ca. 10° an.

Bei der ***Plantarflexion*** ist es umgekehrt, wobei diese Bewegungen etwas ausgeprägter sind.

Die dritte Bewegungskomponente ist eine geringgradige Abduktion bei Dorsalextension und Adduktion bei Plantarflexion.

Diese drei Bewegungen entsprechen der Eversion-Inversion des unteren Sprunggelenks.

Zusammengefasst ist die dreidimensionale Bewegung im oberen Sprunggelenk bei Punctum fixum am Unterschenkel eine DE/Abd/Pron = Eversion bzw. Pfl/Add/Sup = Inversion vom Talus. Die Komponenten Abd/Add und Sup/Pro sind sehr gering, die Hauptbewegungen sind die DE und Pflex.

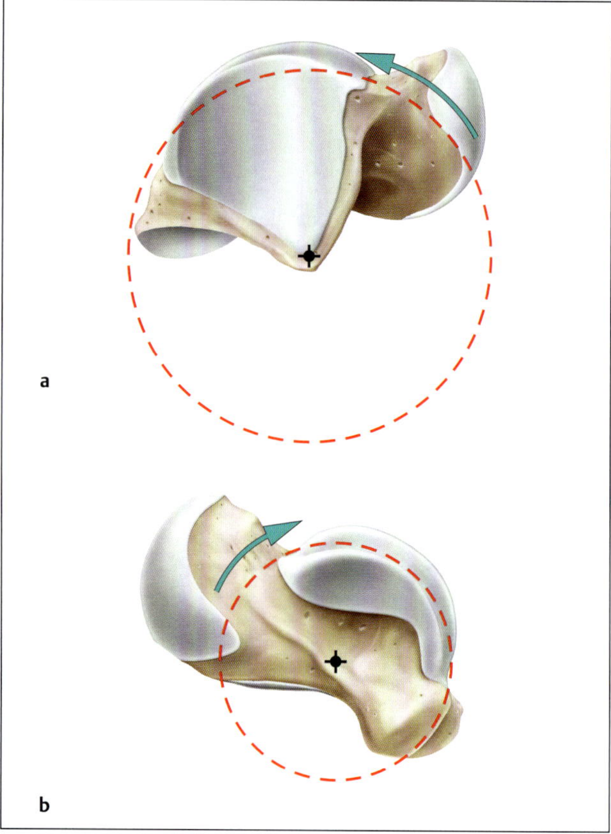

Abb. 4.31 Lage der Achse und Krümmungsradien der Talusrolle
a von medial
b von lateral

Verriegelte Stellung

Die Closed-Packed-Position ist die Dorsalextension [162]. Dann schiebt sich der breite ventrale Anteil der Trochlea tali zwischen die Malleolengabel. Dadurch zwingt sie die Malleoli auseinander, und die Bandverbindungen zum Talus sowie im Syndesmosenbereich geraten unter Spannung.

Ruhestellung

Die entspannteste Stellung für das obere Sprunggelenk und seine umgebende Strukturen liegt bei ungefähr 10°-Plantarflexion.

4.2 Art. tibiofibularis proximalis

In den tibiofibularen Verbindungen finden bei den Bewegungen im oberen Sprunggelenk immer zwangsläufig translatorische Bewegungen sowohl in der Syndesmose als auch im proximalen Gelenk statt.

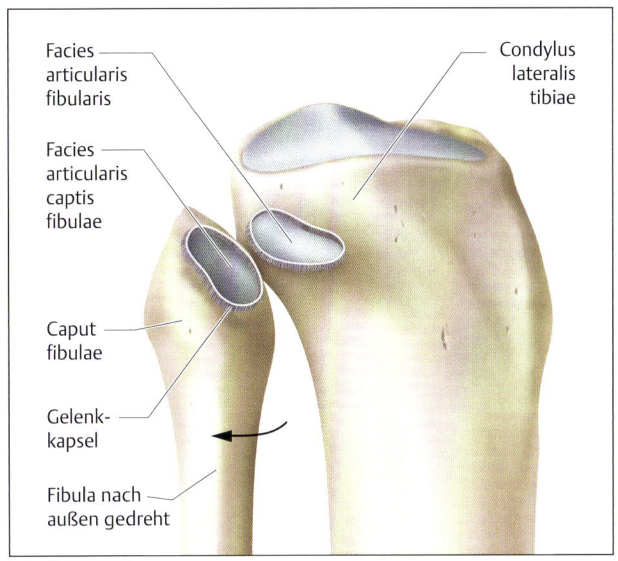

Abb. 4.32 Art. tibiofibularis proximalis, Ansicht von lateral, Fibula nach außen gedreht.

4.2.1 Knöcherne Strukturen und Gelenkflächen

▸ **Abb. 4.32**

Tibia

Die ***Facies articularis fibularis tibiae*** liegt unter dem lateralen Tibiaplateau und ist leicht konvex geformt. Die Gelenkfläche zeigt nach dorsolateral-kaudal.

Fibula

Die Facies articularis capitis fibulae ist leicht konkav. Die Gelenkfläche zeigt nach kraniomedial-ventral.

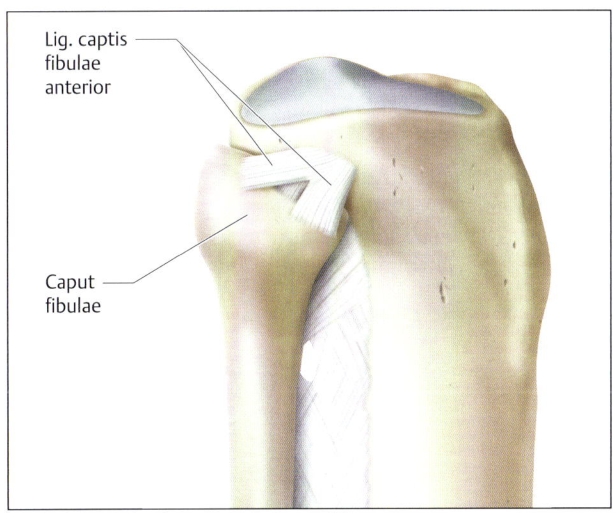

Abb. 4.33 Lig. capitis fibulae anterius.

4.2.2 Gelenkkapsel

Sie ist straff und ohne Recessi. Sie kann mit dem Recessus popliteus kommunizieren, wodurch es eine Verbindung zum Kniegelenk gibt.

4.2.3 Bänder

Lig. capitis fibulae anterius

▸ **Abb. 4.33**

Das Band ist zweigeteilt. Die proximalen Fasern sind kurz und mit der Kniegelenkkapsel verwachsen. Sie ziehen von der Fibulaspitze horizontal Richtung Tibia. Der M. popliteus zieht mit einigen Fasern in den proximalen Bandanteil. Längere Fasern ziehen von der Tibia schräg nach kaudolateral und setzten am kaudoventralen Caput fibulae an.

Lig. capitis fibulae posterius

Das Band ist dünn und zieht vom dorsalen Caput fibulae schräg nach proximal-medial zum lateralen Tibiakondylus.

4.2.4 Achsen und Bewegungen

Eine Bewegungsachse kann nicht festgelegt werden, da in diesem Gelenk nur translatorische Bewegungen stattfinden, die mit den Bewegungen des Fußes gekoppelt sind. Diese Gleitbewegungen sind minimal und finden nach dorsomedial, ventrolateral, kraniodorsal und kaudal statt. Siehe Kapitel 4.3.

4.3 Syndesmosis tibiofibularis

4.3.1 Knöcherne Strukturen und Gelenkflächen

▶ **Abb. 4.34**

Tibia

Die ***Incisura fibularis*** liegt an der Außenseite des distalen Tibiaendes. Sie stellt die syndesmotische Verbindung zur Fibula her, ist nicht überknorpelt und leicht konkav gekrümmt. Zwischen beiden Knochen liegt eine Synovialfalte des oberen Sprunggelenks.

Fibula

Die Fibula hat keine entsprechende Fläche, so dass die Incisura fibularis mit einem kleinen Abschnitt im Diaphysenbereich Kontakt hat.

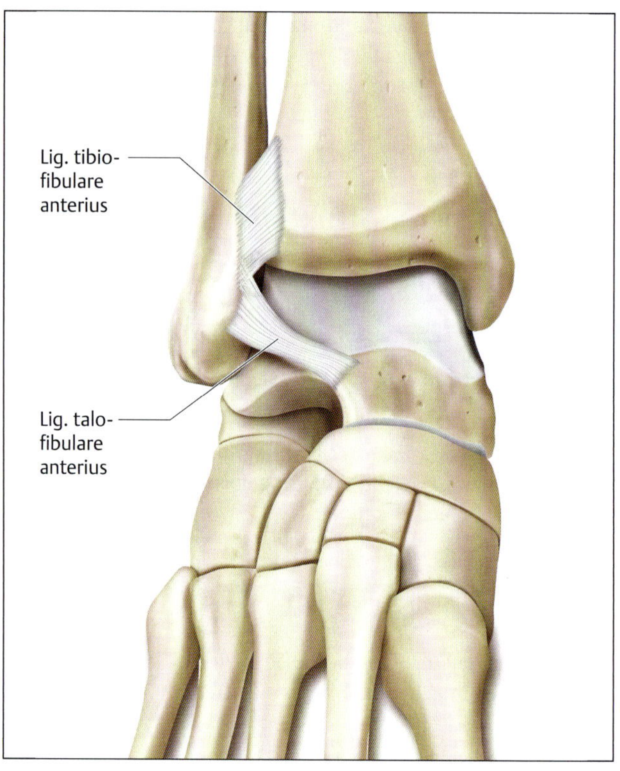

Abb. 4.34 Lig. tibiofibulare anterius.

4.3.2 Bänder

Lig. tibiofibulare anterius

▶ **Abb. 4.34**

Ein rechteckiges Band, das schräg von medioproximal nach laterodistal verläuft. Es zieht über die ventrale Kante der Trochlea tali, evtl. bildet sich dort eine kleine Gelenkfacette aus. Das Band wird bei Außenrotation der Fibula zunehmend beansprucht.

Lig. tibiofibulare posterius

▶ **Abb. 4.35**

Es werden tiefe von oberflächlichen Fasern unterschieden. Die tiefen Fasern verlaufen zum Teil horizontal, andere Teile verlaufen schräg von proximal-medial nach distal-lateral, genauer vom dorsodistalen Rand der Incisura fibularis zum distalen Abschnitt der Fovea lateralis fibulae. Die tiefsten Anteile haben Kontakt zu einer dorsolateralen Kante der Trochlea tali, hier entsteht eine kleine dreieckige Facette, die ***Fawcett-Facette***.

Oberflächliche Fasern verlaufen leicht schräg vom kraniodorsalen Rand der Incisura fibularis zur dorsalen Kante des Malleolus lateralis. Diese Fasern verbinden sich im distalen Bereich mit der Kapsel des oberen Sprunggelenks und dem oberen Anteil des Lig. talofibulare posterius.

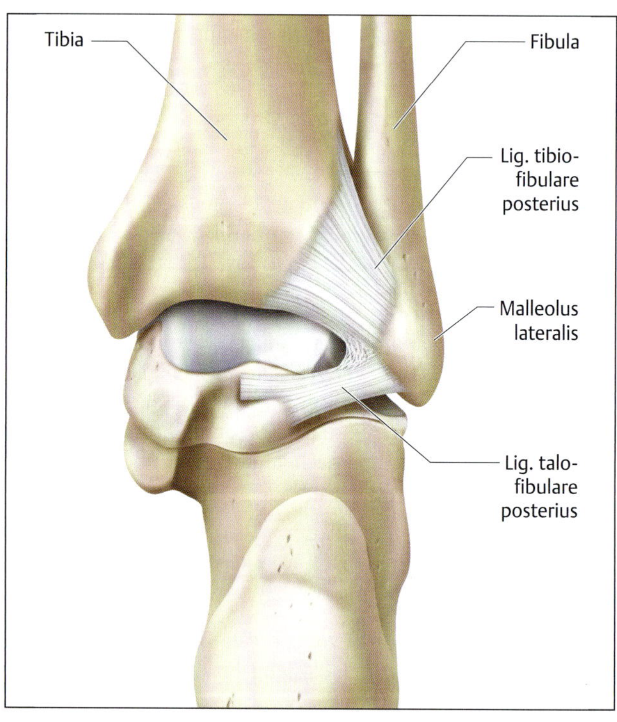

Abb. 4.35 Lig. tibiofibulare posterius, oberflächliche Fasern.

Membrana interossea cruris

▸ Abb. 4.36

Die Membran besteht aus straffen Bindegewebszügen mit elastischen Faseranteilen. Die Fasern ziehen zum größten Teil von der Margo interosseus der Tibia schräg nach distal zur entsprechenden Margo der Fibula, andere verlaufen gegenläufig.

Im proximalen Bereich befindet sich eine große Lücke für die Vasa tibialia anteriora, die hier von dorsal nach ventral ziehen. Eine schmale Lücke im distalen Bereich lässt Äste aus den dorsal verlaufenden Vasa peronea durchtreten.

KLINISCHER BEZUG

Pilon-tibiale-Fraktur ▸ **Abb. 4.37**
Als ***Pilon tibiale*** wird eine komplexe Fraktur der distalen Tibiametaphyse bezeichnet. Sie wird häufig von einer Fraktur der Fibula begleitet. Es handelt sich um eine axiale Stauchung- und Biegungsfraktur, die häufig die Gelenkfläche mit einbezieht.

Syndesmosensprengung
Die Instabilität der Syndesmose des OSG ist definiert als Ruptur des Lig. tibiofibulare anterius und Teile der Membrana interossea. Der Unfallmechanismus: Supination des Fußes oder, wenn der Fuß gegenüber dem Unterschenkel nach außen gedreht wird. Der Fuß wird instabil, wodurch sich die Kraftübertragungsfläche ändert – nicht mehr großflächig quer über die Talusrolle, sondern eher punktuell an der lateralen Talusrolle.

Die Patienten zeigen eine Schwellung vor der Syndesmose und Druckschmerz auf dem Band.

Malleolarfrakturen ▸ **Abb. 4.38**
Der typische Verletzungsmechanismus geschieht durch indirekte Krafteinwirkung auf die Malleolengabel mit einem Verdrehtrauma, häufig beim Sturz oder Ausrutschen.

Es gibt mehrere Klassifikationen der Sprunggelenkfrakturen. Hier die am häufigsten verwendete Einteilung nach Danis-Weber, die sich ausschließlich auf die Höhe der Fibulafraktur in Bezug auf die Syndesmose bezieht:

- ***Weber A:*** Fraktur der Fibula distal der Syndesmose, ohne Verletzung der Syndesmose
- ***Weber B:*** Fraktur der Fibula in Höhe der Syndesmose mit evtl. Verletzung des Syndesmosenkomplexes
- ***Weber C:*** Fraktur der Fibula proximal der Syndesmose mit Zerreißung des Syndesmosenkomplexes

Bei der Therapie ist das Ziel die Wiederherstellung der anatomischen Stellung der Malleolengabel. Nur die gering dislozierte, stabile Fraktur wird konservativ mit Ruhigstellung und Entlastung behandelt. Sonst Reposiition der Fraktur, Versorgung mit Plattenosteosynthese und interfragmentärer Zugschraube.

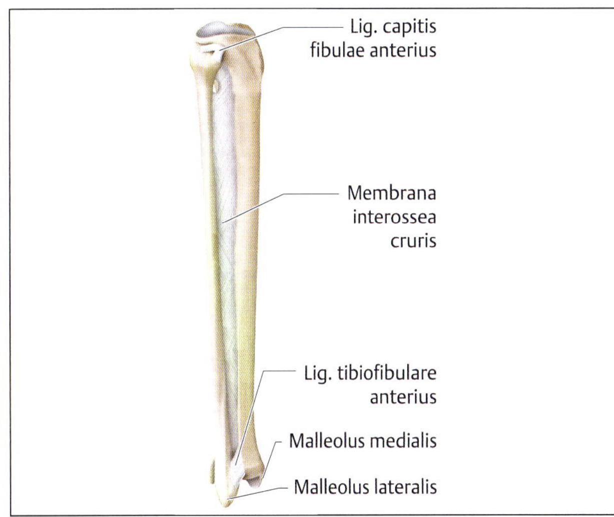

Abb. 4.36 Membrana interossea cruris.

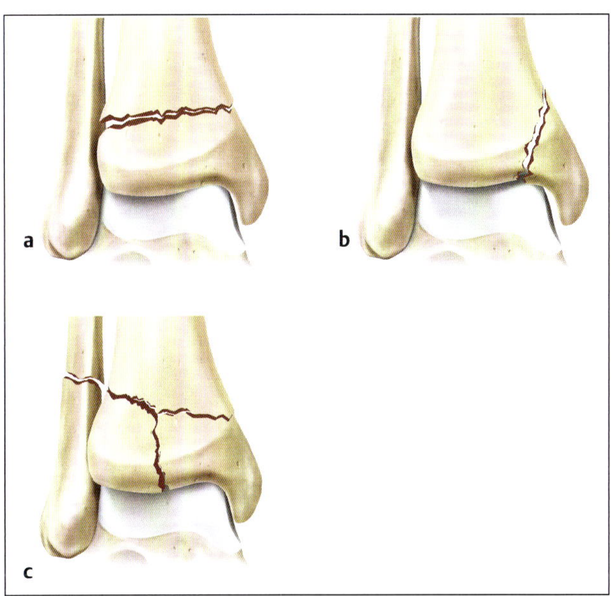

Abb. 4.37 Pilon-tibiale-Fraktur.
a Extraartikuläre Fraktur.
b Fraktur mit partieller Gelenkbeteiligung.
c Vollständige artikuläre Fraktur mit Beteiligung der Fibula.

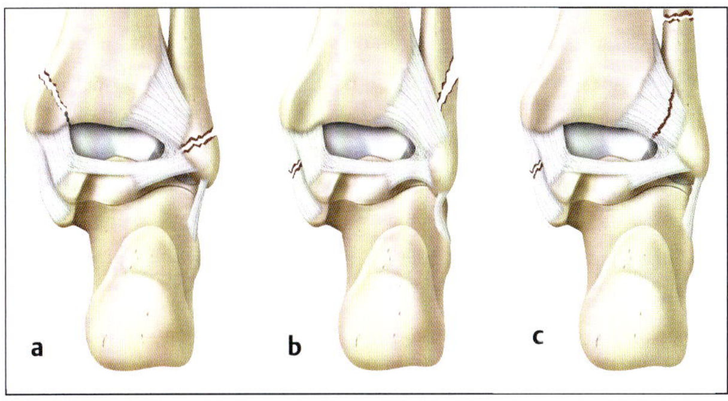

Abb. 4.38 Einteilung der Sprunggelenkfrakturen nach Danis-Weber.
a Weber A: Fraktur der Fibula distal der Syndesmose, ohne Verletzung der Syndesmose.
b Weber B: Fraktur der Fibula in Höhe der Syndesmose mit evtl. Verletzung des Syndesmosenkomplexes.
c Weber C: Fraktur der Fibula proximal der Syndesmose mit Zerreißung des Syndesmosenkomplexes.

4.3.3 Achsen und Bewegungen

Die tibiofibularen Verbindungen müssen als Gelenkkomplex betrachtet werden, denn eine Verschiebung in der Syndesmose kann nur geschehen, wenn auch eine Bewegung in der proximalen Art. tibiofibularis stattfindet.

Achsen

Es sind keine Bewegungsachsen feststellbar, da es hier um rein translatorische Bewegungen geht.

Bewegungen

Die Bewegungen sind nicht willkürlich möglich, sondern erfolgen nur bei Fußbewegungen; dabei findet eine zwanghafte dreidimensionale Bewegungskombination statt.

Bei ***Dorsalextension*** (▸ **Abb. 4.39**) sind folgende Komponenten in der distalen tibiofibularen Verbindung zu beobachten:

- Fibulatranslation nach lateral, da die Malleolengabel durch die Form des Talus (ventral breiter als dorsal) weit gestellt wird. Diese Translation beträgt etwa 1,0–1,5 mm [151].
- Fibulatranslation nach dorsoproximal. Ebenfalls bedingt durch die breite ventrale Talusrolle wird die Fibula nach proximal verschoben. Um eine Kompression in der Art. tibiofibularis proximalis (die Tibia überragt dachförmig die Fibula) entgegenzuwirken, findet die Verschiebung dort immer in Kombination mit einer Dorsaltranslation statt. LeCoer (1938) [150] und Kapandji (2009) [131] begründen diese Translation durch die Spannungszunahme und Ausrichtung der distalen Bänder. Ledermann u. Cordey (1979) [151] konnten keine kraniale Komponente feststellen.
- Fibulatranslation nach dorsal in Form einer Drehung der Fibula nach innen. Sie ist sehr gering und wird mit ca. 0,2° angegeben [128]. Durch die Insertion des Lig. tibiofibulare anterius an der Außenseite und den tiefen, kräftigen Anteilen des Lig. tibiofibulare posterius an der Innenseite der Fibula wird diese durch die Bandstraffung nach innen gedreht.

Bei der ***Plantarflexion*** finden umgekehrte Verlagerungen statt.

FUNKTIONELLER HINWEIS

Belastungen des Unterschenkels bei Bewegungen
Bei einer Untersuchung am Knochen-Band-Präparat mittels Dehn-Messstreifen wurde bei einer Dorsalextension festgestellt, dass die Tibia dorsal auf Zug und ventral auf Druck belastet wird. Bei Plantarflexion hält sich die Druck-Zug-Belastung die Waage. Die Fibula dagegen zeigt immer eine Druckbelastung [31], [50].

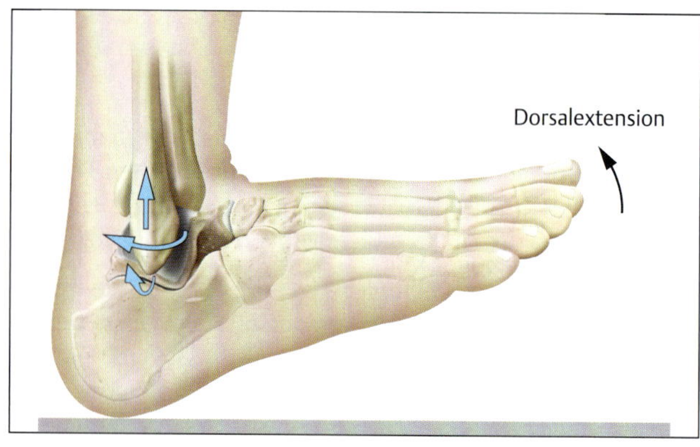

Abb. 4.39 Fibulatranslationen bei Dorsalextension im OSG.

4.4 Art. talotarsalis

Das untere Sprunggelenk ist ein kompliziert aufgebauter Gelenkkomplex. Anatomisch besteht es aus zwei getrennten Gelenken, die als hintere und vordere Kammer bezeichnet werden. Die Gelenkkapsel sowie der Canalis tarsi trennen die beiden Kammern vollständig voneinander. Sie bilden jedoch eine funktionelle Einheit, denn der eine Teil kann sich ohne den anderen nicht bewegen.

4.4.1 Knöcherne Strukturen und Gelenkflächen

Art. subtalaris

Das Subtalargelenk bildet die hintere Kammer des unteren Sprunggelenks, und es artikulieren Talus und Kalkaneus miteinander.

Talus

▸ Abb. 4.40

An der Unterfläche des Corpus tali befindet sich posterior die große ***Facies articularis calcanea posterior***. In anterior-posteriorer Ausrichtung ist die Gelenkfläche deutlich konkav, in mediolaterale Ausrichtung plan. Anterior der Gelenkfläche liegt eine deutliche Rinne, der ***Sulcus tali***.

Kalkaneus

▸ Abb. 4.41

Der Kalkaneus ist der größte Knochen des Fußes. Seine Längsachse ist von posterior-medial nach anterior-lateral ausgerichtet.

Das proximale Drittel des Kalkaneus ragt als Höcker, ***Tuber calcanei***, hervor und bildet die knöcherne Grundlage der Ferse. An seiner posterior-plantaren Fläche sind deutliche Vorsprünge zu erkennen, die Processus medialis und lateralis tuberis calcanei. Sie dienen den kurzen Fußmuskeln der Fußsohle und den plantaren langen Fußbändern als Ursprung.

Die größte Gelenkfläche ist die ***Facies articularis talaris posterior*** auf der dorsalen Oberseite des Kalkaneus. Sie artikuliert mit der Facies articularis calcanea posterior am Talus. Die Gelenkfläche ist mit ihrer Längsachse von posterior-medial nach anterior-lateral ausgerichtet und zeigt eine leichte Sattelform, wobei die Konvexität in der anterior-posterioren Ausrichtung ausgeprägt ist. Der größere distale Anteil der posterioren Gelenkfläche hat gegenüber der Kalkaneuslängsachse eine Neigung von 65–75° (▸ **Abb. 4.42**).

Unmittelbar ventral der Gelenkfläche liegt der ***Sulcus calcanei***, der schräg von posterior-medial nach anterior-lateral verläuft und den Boden des Canalis tarsi bildet, der sich lateral zum ***Sinus tarsi*** ausweitet.

Inklinationswinkel der Facies art. talaris posterior (▸ **Abb. 4.42**): Der größere distale Anteil der posterioren Gelenkfläche hat gegenüber der Kalkaneuslängsachse eine Neigung von 65–75°.

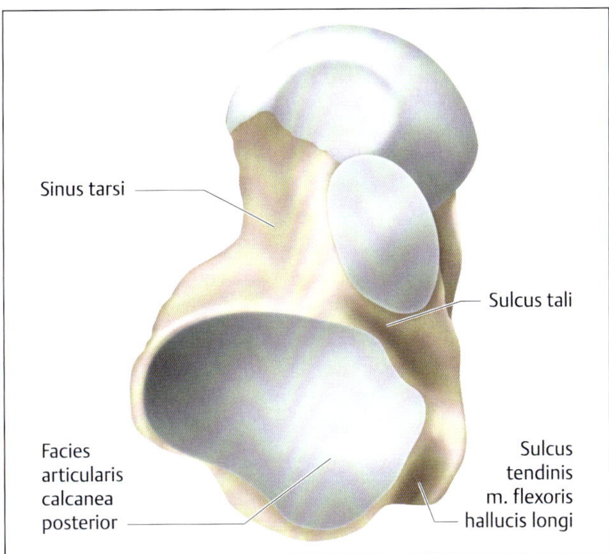

Abb. 4.40 Art. subtalaris: Gelenkfläche am Talus – Ansicht des rechten Talus von plantar.

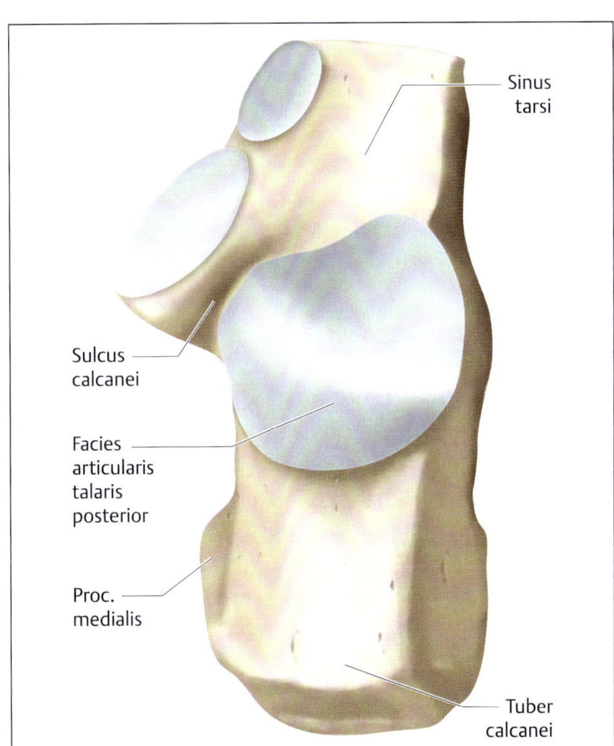

Abb. 4.41 Art. subtalaris: Gelenkfläche am Kalkaneus.

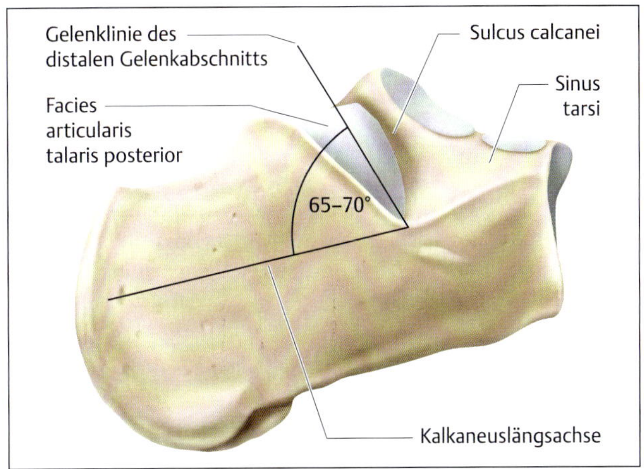

Abb. 4.42 Facies articularis talaris posterior mit Inklinationswinkel am Kalkaneus, Ansicht von lateral.

KLINISCHER BEZUG

Kalkaneusfrakturen ▶ Abb. 4.43
Frakturen am Kalkaneus entstehen durch axiale Gewalteinwirkung beim Sturz aus großer Höhe mit Aufprall auf der Ferse oder bei Verkehrsunfällen. Zum Beispiel kann beim Aufspringen aus großer Höhe der Talus in den Kalkaneus gestaucht werden, wodurch der Corpus calcanei abgesprengt wird. Meist gibt es zwei oder mehr Bruchstücke und eine Mitbeteiligung des Subtalargelenks.

Eine konservative Therapie ist bei nicht dislozierten Frakturen und bei extraartikulären Frakturen ohne ausgeprägte Fehlstellung möglich.

Die operative Versorgung der Fraktur erfolgt durch Spickdrähte oder eine Plattenosteosynthese.

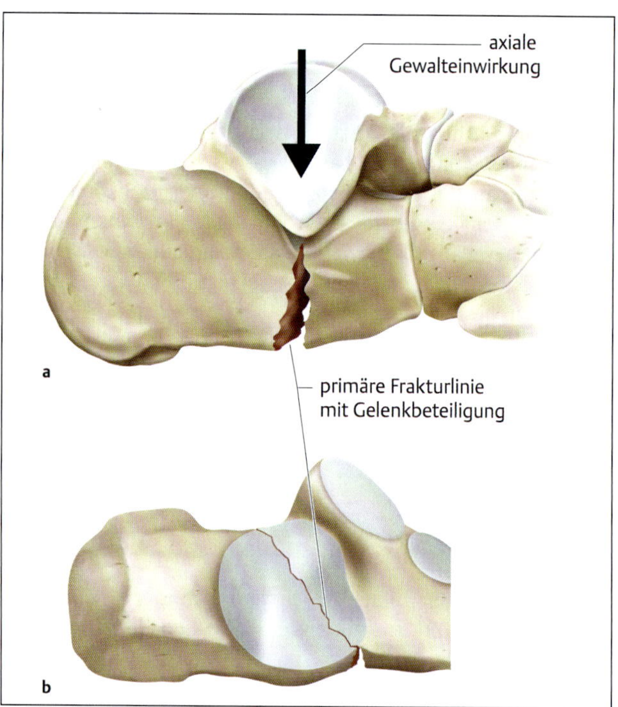

Abb. 4.43 Kalkaneusfraktur. **a** Ansicht von lateral, **b** transversale Ansicht.

Art. talocalcaneonaviculare

Dieses Gelenk bildet die vordere Kammer des unteren Sprunggelenks. Hier artikulieren Talus, Kalkaneus und Os naviculare, sowie das Pfannenband miteinander.

Talus

▶ **Abb. 4.44**

An der Plantarfläche des Collum tali liegt die ***Facies articularis calcanea media***. Sie artikuliert mit dem Kalkaneus und ist leicht konvex.

Etwas weiter distal, schon am Caput tali, befindet sich die kleinere ***Facies articularis calcanea anterior***. Sie artikuliert ebenfalls mit dem Kalkaneus und ist bikonvex, allerdings weniger ausgeprägt als die Gelenkfläche zum Os naviculare.

Die deutlich bikonvex geformte ***Facies articularis navicularis*** liegt anterior am Caput tali und artikuliert mit dem Os naviculare. Ein plantarer Teil dieser Fläche artikuliert mit dem Pfannenband.

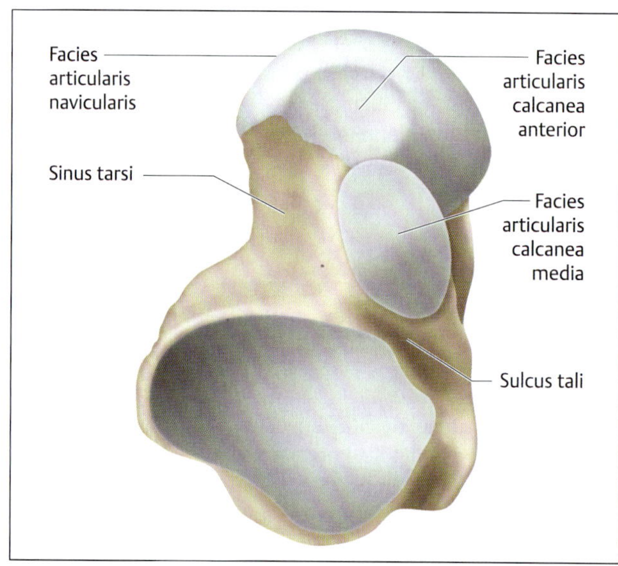

Abb. 4.44 Art. talocalcaneonaviculare: Gelenkflächen am Talus, Ansicht von distal.

Kalkaneus

▶ **Abb. 4.45**

An der Innenfläche des Kalkaneus befindet sich ein balkonartiger Vorsprung, das ***Sustentaculum tali***. Dieses ragt nach medial vor und trägt eine konkave Gelenkfläche zum Talus, die ***Facies articularis talaris media***. Der dorsale Rand der Gelenkfläche bildet die ventromediale Begrenzung des ***Sulcus calcanei***, einer tiefen Rinne, die schräg von posterior-medial nach anterior-lateral verläuft.

Die ***Facies articularis talaris anterior*** liegt ventrokranial und ist konkav.

Am Übergang der beiden Gelenkflächen wird die überknorpelte Fläche schmaler, häufig fehlt sie ganz, so dass sich die Überknorpelung in der kranialen Ansicht wie eine Schuhsohle darstellt.

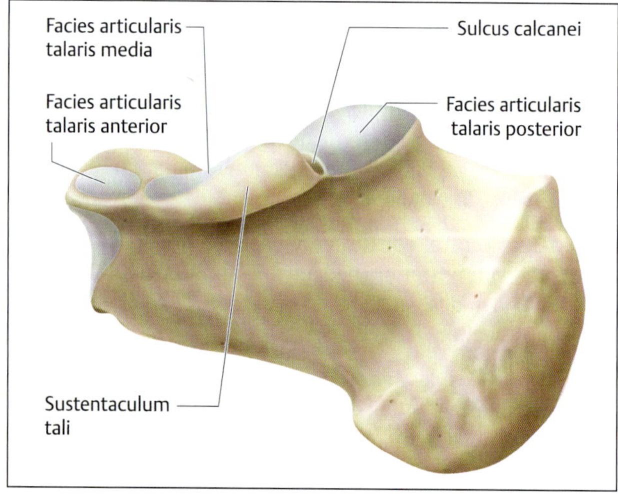

Abb. 4.45 Art. talocalcnaeonaviculare: Gelenkflächen am Kalkaneus, Ansicht von medial.

Pfannenband

▸ Abb. 4.46

Eine weitere Gelenkfläche zum Talus bietet das sog. Pfannenband, ***Lig. calcaneonaviculare plantare***. Es zieht vom anterioren plantaren Rand des Sustentaculum tali zur plantaren Fläche des Os naviculare. Es hat an der Kontaktstelle zum Taluskopf Knorpelzellen eingelagert und bildet damit eine Gelenkfläche.

Os naviculare

▸ Abb. 4.46

Das Os naviculare liegt am medialen Fußrand zwischen Caput tali und den Ossa cuneiformia. Am medioplantaren Rand befindet sich ein deutlicher Vorsprung, die ***Tuberositas ossis navicularis***. Sie dient einem Faseranteil des M. tibialis posterior als Insertionsstelle.

Auf der proximalen Seite liegt die ***Facies articularis talaris***, eine ovale, bikonkav geformte Gelenkfläche, die schmaler ist als die entsprechende Gelenkfläche am Talus.

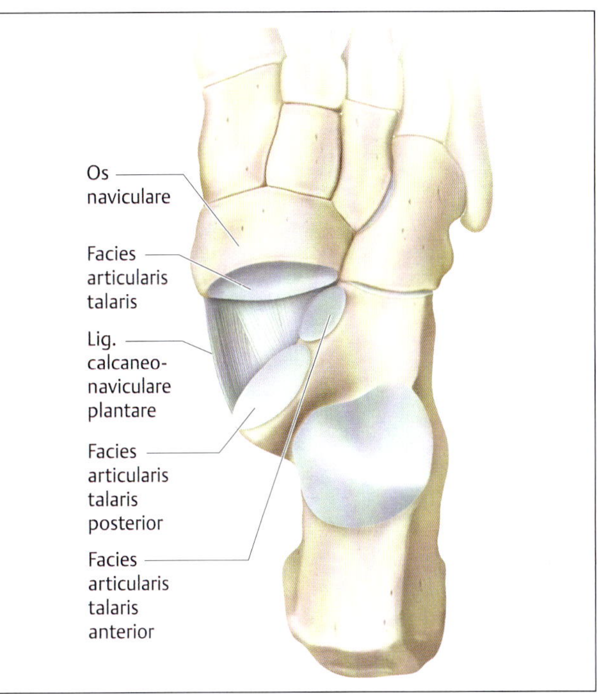

Abb. 4.46 Gelenkflächen der vorderen Kammer des unteren Sprunggelenks. Talus entfernt, Ansicht von proximal.

4.4.2 Gelenkkapsel

▸ Abb. 4.47

Die beiden Gelenkkammern des unteren Sprunggelenks werden durch die Gelenkkapsel voneinander getrennt.

Die Insertionen der beiden Kapselanteile der hinteren Kammer liegen am Talus und am Kalkaneus jeweils nahe der Knochen-Knorpel-Grenze. Die Kapsel zeigt vor allem lateral und dorsal kleine Aussackungen. Der Kapselinnenraum kann mit der des oberen Sprunggelenks kommunizieren.

Die Membrana fibrosa wird an allen Seiten durch Bänder verstärkt, das sind ventral das Lig. canalis tarsi, dorsal das Lig. talocalcaneum posterius, medial das Lig. talocalcaneum mediale und lateral das Lig. talocalcaneum laterale.

Die Membranae synovialis und fibrosa der vorderen Kammer inserieren ebenfalls nahe der Knochen-Knorpel-Grenze der Gelenkflächen. Eine Besonderheit auf der medialen Seite ist die Integration des überknorpelten Lig. calcaneonaviculare plantare.

Auch im Bereich der vorderen Kammer wird die Membrana fibrosa von Bändern verstärkt, und sie verbinden sich mit der Membrana fibrosa. Das sind ventral das Lig. talonaviculare, medial das Lig. tibionaviculare und lateral das Lig. calcaneonaviculare sowie das Lig. colli.

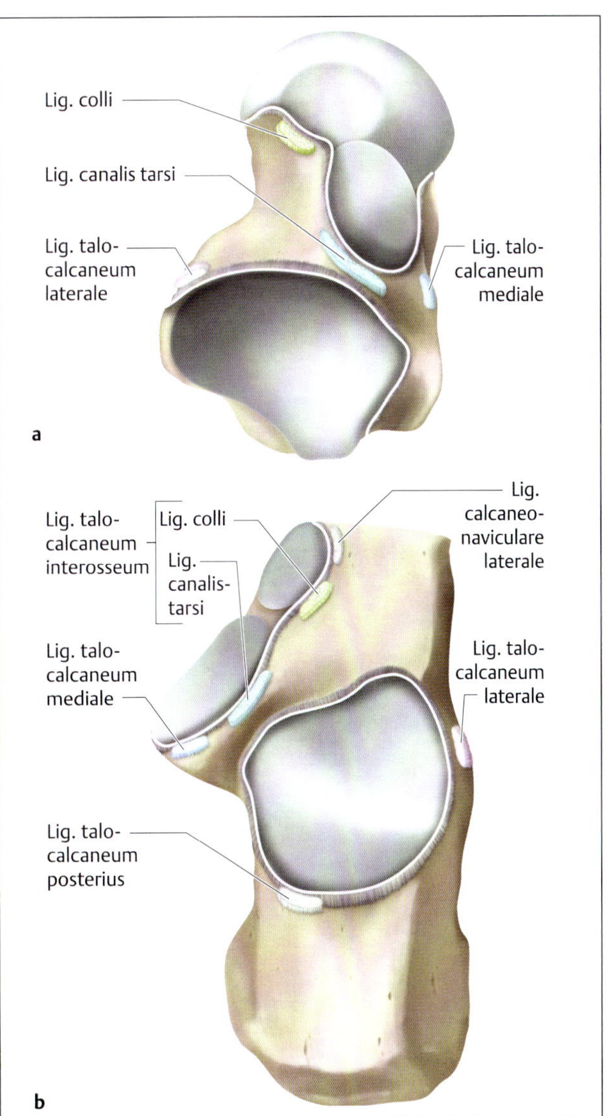

Abb. 4.47 Kapselinsertionen des unteren Sprunggelenks.
a Am Talus.
b Am Kalkaneus.

4.4.3 Bänder

Lig. talocalcaneum interosseum

Dieses Band besteht aus zwei Anteilen und ist das kräftigste des unteren Sprunggelenks. Die beiden Anteile werden als die Kreuzbänder des Fußes bezeichnet, denn durch ihren Verlauf spielen sie eine große Rolle bei der Stabilisierung des unteren Sprunggelenks.

Lig. canalis tarsi

▸ **Abb. 4.48**, ▸ **Abb. 4.50**

Es handelt sich um ein flaches Band. Seine Insertion am Kalkaneus liegt im Sulcus calcanei unmittelbar ventral der Kapselinsertion der hinteren Kammer. Es zieht schräg nach kraniomedial zum medialen Teil des Talus im Sulcus tali. Es ist 1,5 cm lang, 5–6 mm breit und 2 mm dick. Eine Längslinie, die dem Verlauf des Bandes entspricht, bildet zur Horizontalen einen Winkel von 40–45°.

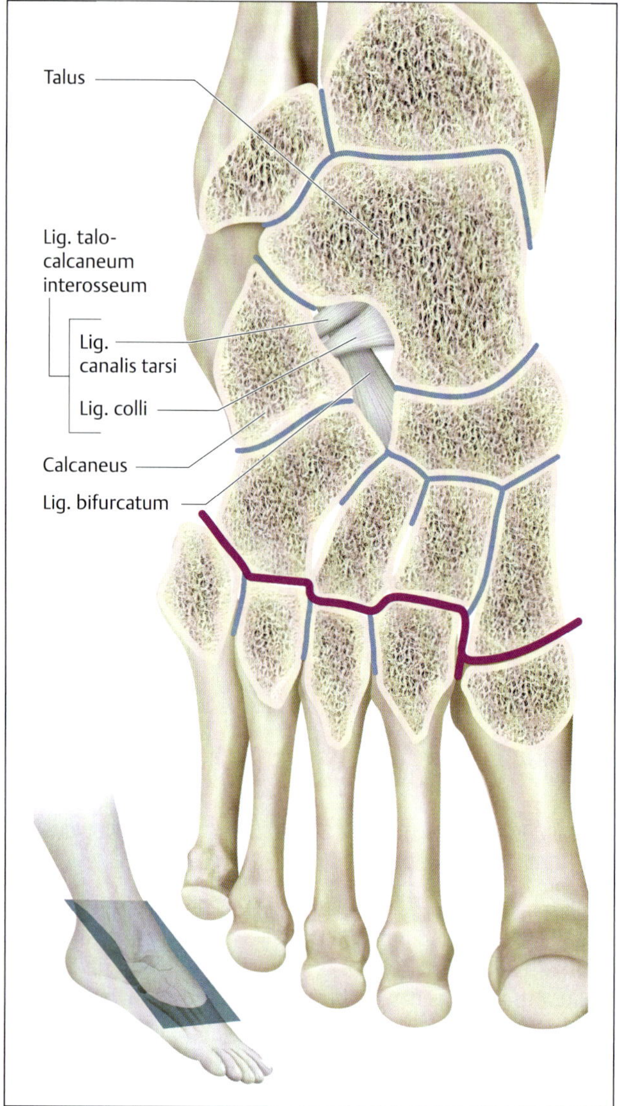

Abb. 4.48 Lig. canalis tarsi.

Lig. colli

▸ Abb. 4.49, ▸ Abb. 4.50

Es ist ein sehr kräftiges Band mit einer Länge von 2 cm, Breite von 1 cm und Dicke von 3 mm. Seine Insertion am Kalkaneus befindet sich im anteromedialen Sinus tarsi an einem kleinen Tuberculum am Kalkaneushals unmittelbar medial der Insertionsstelle des M. extensor digitorum brevis. Das Band zieht nach kranial, ventral und medial zum Tuberculum cervicis tali am kaudoventralen Teil des Talushalses.

Dieses Band und das Lig. calcaneofibulare haben annähernd die gleiche Verlaufsrichtung. In Neutral-Null-Stellung bildet, bei Ansicht von lateral, eine Längsachse durch das Band mit einer longitudinalen Achse des Kalkaneus einen Winkel von 45–50°. Bei Dorsalextension ist sein Verlauf steiler, fast vertikal, in Plantarflexion eher horizontal.

Lig. talocalcaneum laterale

▸ Abb. 4.49

Das Band ist kurz und flach. Es zieht vom Processus lateralis tali schräg nach posterior und plantar an die Außenseite des Kalkaneus, unmittelbar neben der Facies articularis posterior, wo es sich mit der Kapsel verbindet. Es verläuft unter und parallel zum Lig. calcaneofibulare. Zwischen beiden befindet sich ein Fettpolster.

Lig. talocalcaneum mediale

▸ Abb. 4.51

Es handelt sich um ein kurzes, kräftiges Band. Es zieht vom Tuberculum mediale des Proc. posterior tali nach ventral plantar an die dorsale Kante des Sustentaculum tali und verstärkt hier die Kapsel.

Lig. talocalcaneum posterius

▸ Abb. 4.51

Das kurze, flache Band zieht vom Tuberculum mediale des Proc. posterior tali zur medioproximalen Fläche des Tuber calcanei.

Tiefere Fasern gehen eine Verbindung mit dem fibrösen Dach des Flexor-hallucis-longus-Tunnels ein. An der talaren Insertion verbinden sich die Fasern mit der Gelenkkapsel und dem Lig. talofibulare posterius.

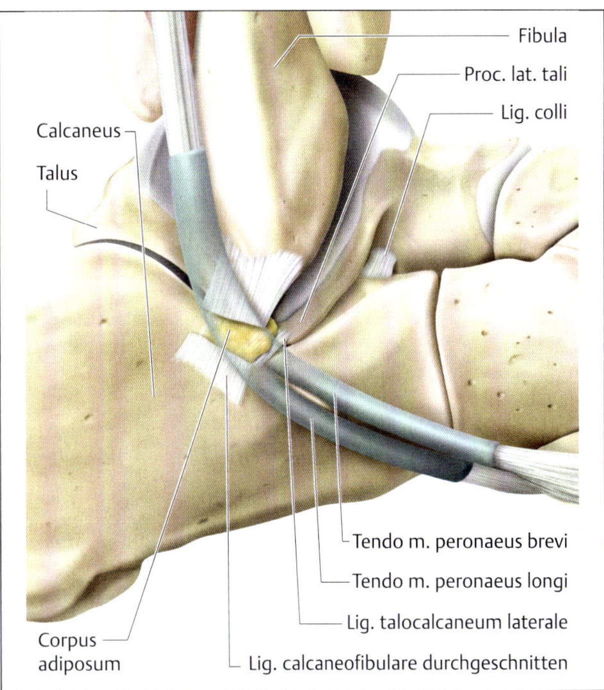

Abb. 4.49 Lig. colli und Lig. talocalcaneum laterale.

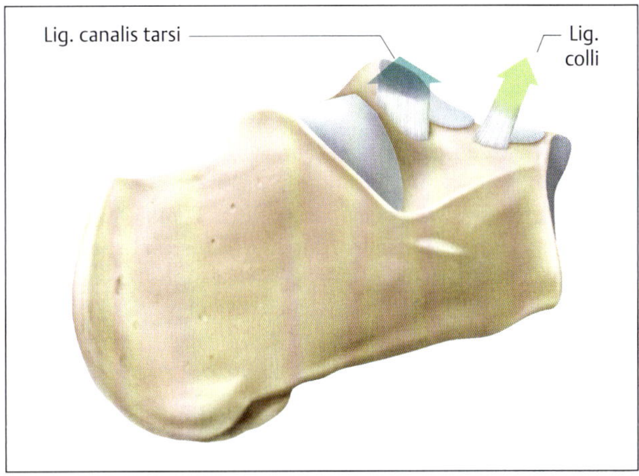

Abb. 4.50 Verlauf des Lig. talocalcaneum interosseum.

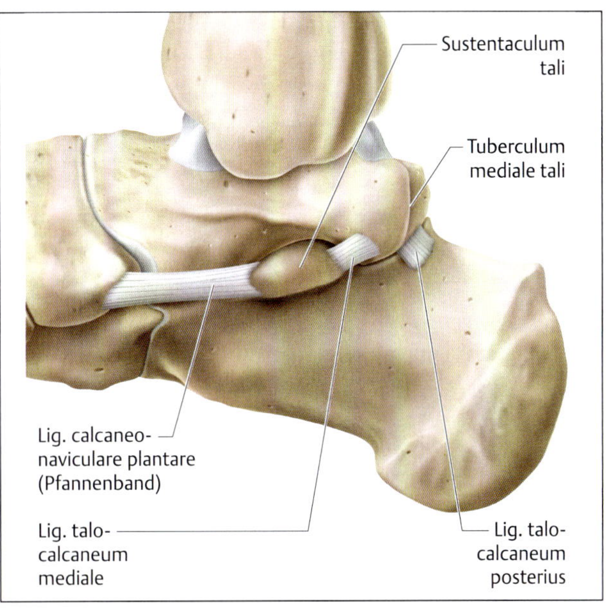

Abb. 4.51 Lig. talocalcaneum mediale und Lig. talocalcaneum posterius.

Lig. calcaneonaviculare plantare

▶ Abb. 4.52

Das Band füllt den plantaren Raum zwischen Kalkaneus und Os naviculare aus, denn es verbindet den anterioren Rand des Sustentaculum tali mit der posterioren Fläche des Os naviculare.

Es ist ein breites und dickes Band mit einem hohen Anteil an elastischen Fasern. An der Kontaktstelle zum Taluskopf sind Knorpelzellen eingelagert. Außerdem liegt im anterolateralen Bereich ein kleiner Fettkörper, Corpus adiposum, der mit Synovialmembran überzogen ist, auf dem Band.

Der mediale Rand des Bandes verbindet sich mit dem Lig. deltoideum. Auf seiner plantaren Fläche verläuft der M. tibialis posterior nach lateral.

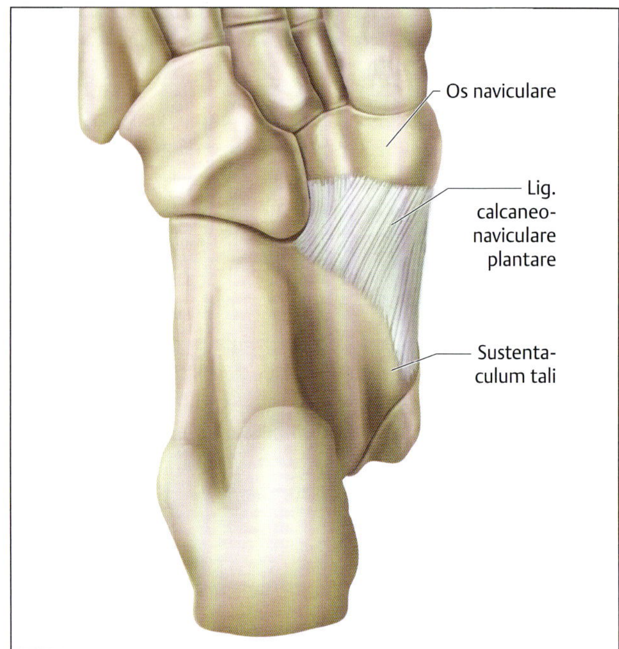

Abb. 4.52 Lig. calcaneonaviculare plantare. Ansicht von plantar.

Funktionen der Bänder

- Lig. talocalcaneum interosseum: Es spannen sich beide Anteile sowohl in In- als auch in Eversionsbewegung. Das Lig. canalis tarsi limitiert dabei mehr die Eversion, das Lig. colli mehr die Inversion.
- Lig. talocalcaneum laterale: verhindert zusammen mit dem Lig. calcaneofibulare das laterale Aufklappen des Kalkaneus. Da es nahe der Bewegungsachse verläuft, wird es durch Bewegungen kaum gestrafft.
- Lig. talocalcaneum mediale: verhindert das mediale Aufklappen des Tarsalkanals.
- Lig. talocalcaneum posterius: stabilisiert den dorsalen Gelenkkomplex und wird durch Dorsalextension gespannt.
- Lig. calcaneonaviculare plantare: Da es einen dicken Knorpelüberzug hat, sind seine wichtigsten Funktionen die Ergänzung der Gelenkflächen für den Talus und die Abstützung des Caput tali. Außerdem spielt es eine Rolle bei der Stabilisation des Fußlängsgewölbes.

4.4.4 Achsen und Bewegungen

Der Verlauf der Bewegungsachse im unteren Sprunggelenk entsteht durch die Gelenkkonturen der artikulierenden Gelenkflächen, ihre Ausrichtung und die stabilisierenden Bänder. Die Festlegung einer Achse ist bei diesem komplexen Gelenkaufbau schwierig zu bestimmen.

In- und Eversionsachse

▶ Abb. 4.53

Primäre Bewegungsachse

Die primäre Achse zieht durch die posterolaterale Ecke des Kalkaneus, kreuzt den Canalis tarsi im medialen Bereich und durchbohrt das Collum tali im medioproximalen Bereich.

Der Verlauf ist also von dorsal-lateral-distal nach ventral-medial-proximal. Die Achse bildet einen Winkel von 40° ± 10° zur Horizontalebene und einen Winkel von 23° ± 10° zur Sagittalebene.

Bewegungen um diese Achse werden als ***Eversion*** und ***Inversion*** bezeichnet. Os naviculare und Kalkaneus werden um diese Achse gegenüber dem Talus gedreht, bzw. umgekehrt.

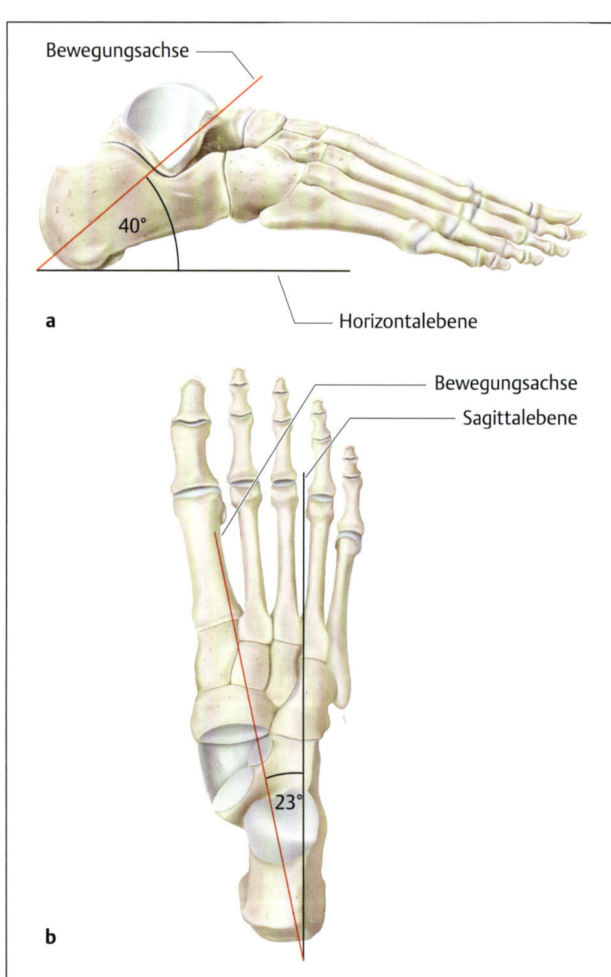

Abb. 4.53 In- und Eversionsachse des unteren Sprunggelenks.
a Ansicht von lateral.
b Ansicht von proximal.

Sekundäre Bewegungsachsen

▶ Abb. 4.54

Die In- und Eversionsachse kann in drei sekundäre Achsen unterteilt werden, dabei liegt der Drehpunkt aller Achsen im medialen Teil des Sinus tarsi [298]:

- ***Longitudinale Achse:*** Diese Achse geht längs durch den Kalkaneus. Um sie sind Supinations- und Pronationsbewegungen möglich.
- ***Vertikale Achse:*** Sie läuft senkrecht durch den Drehpunkt, um sie finden Abduktions- und Adduktionsbewegungen statt.
- ***Sagittale Achse:*** Sie zieht von medial nach lateral durch den Kalkaneus, um sie finden Extensions- und Flexionsbewegungen statt. Das sind die Bewegungen mit der geringsten Amplitude.

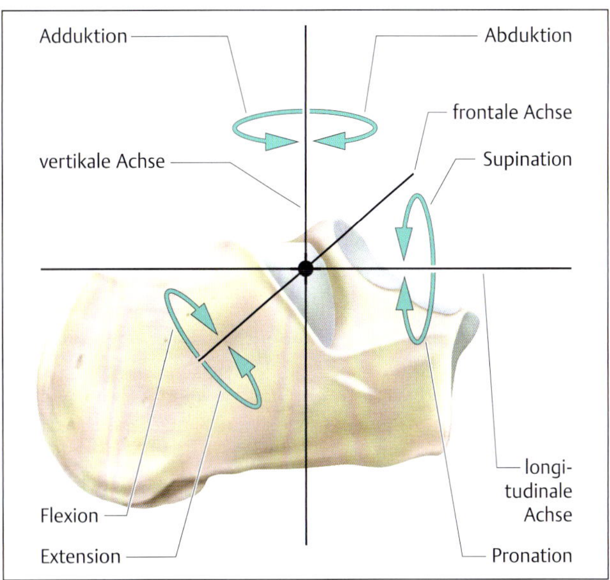

Abb. 4.54 Sekundäre Achsen der Art. talotarsalis, Ansicht von lateral.

Bewegungen

Eine isolierte aktive In- oder Eversionsbewegung im unteren Sprunggelenk ist nicht möglich, eine Bewegung findet also nur weiterlaufend entweder von proximal oder distal ausgehend statt.

Vordere und hintere Kammer des unteren Sprunggelenks bilden eine funktionelle Einheit. Jede Bewegung ist eine Kombination von drei Komponenten in folgender Zusammenstellung:

- ***Inversion*** = Plantarflexion/Adduktion/Supination: Diese Bewegungskombination des Kalkaneus gegenüber dem Talus gleicht einer rechtsdrehenden schraubenförmigen Bewegung. Sie entspricht der Varusstellung der Ferse.
- ***Eversion*** = Dorsalextension/Pronation/Abduktion: Dies entspricht der Valgusstellung der Ferse.

Die Kombinationsbewegungen von In- und Eversion sind für die Anpassung des Fußes bei Fortbewegungen auf unebenem Boden erforderlich. An den Verwringungen des Fußes sind alle Gelenke des Fußes beteiligt (▶ **Abb. 4.55**).

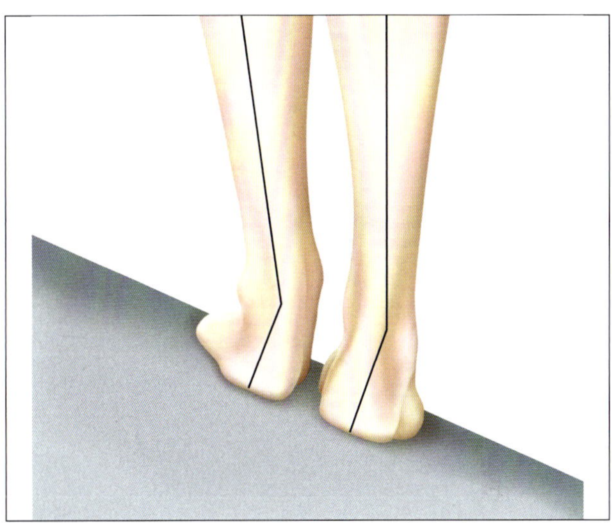

Abb. 4.55 Anpassung des Fußes auf unebenem Boden.

Inversion

▸ Abb. 4.56

Bewegungsausmaß: ca. 20°

Folgende Bewegungskomponenten finden im Einzelnen statt [131]:

- Der Kalkaneus gleitet nach ventrokaudal, das entspricht der Flexionsbewegung.
- Der Kalkaneus dreht nach medial, das entspricht einer Adduktionsbewegung.
- Der Kalkaneus dreht nach kraniomedial, das entspricht einer Supinationsbewegung.
- Das Os naviculare verlagert sich in gleicher Weise, so dass eine bogenförmige Bewegung nach kaudomedial entsteht.

Aufgrund der Gelenkflächenausrichtung finden in der hinteren Kammer eher die Flexions- und Extensionsbewegungen (Kalkaneus konvex), in der vorderen Kammer dagegen die Ab- und Adduktionsbewegungen sowie Supinations- und Pronationsbewegungen statt (Kalkaneus konkav).

Die Inversionsbewegung wird von den lateral der Achse liegenden Strukturen, z. B. dem Lig. calcaneofibulare und lateralen Anteil des Lig. talocalcaneum interosseum, begrenzt.

Eversion

▸ Abb. 4.56

Bewegungsausmaß: ca. 10°

Folgende Bewegungskomponenten finden im Einzelnen statt [131]:

- Der Kalkaneus gleitet nach dorsokaudal, was einer Extensionsbewegung entspricht.
- Der Kalkaneus dreht nach lateral, das entspricht einer Abduktionsbewegung.
- Der Kalkaneus dreht nach laterokranial, das ist die Pronationskomponente.
- Das Os naviculare verlagert sich ähnlich, so dass eine bogenförmige Bewegung nach kraniolateral entsteht.

VanLangelaan (1983) [284] konnte mittels Radioosteometrie eine Amplitude des gesamten Bewegungsraums von der Inversion in die Eversion von 1,7 mm nachweisen.

Die Hemmung erfolgt durch die medial der Achse liegenden Strukturen, z. B. das Lig. canalis tarsi, Lig. tibionavicularis und Lig. tibiocalcaneare.

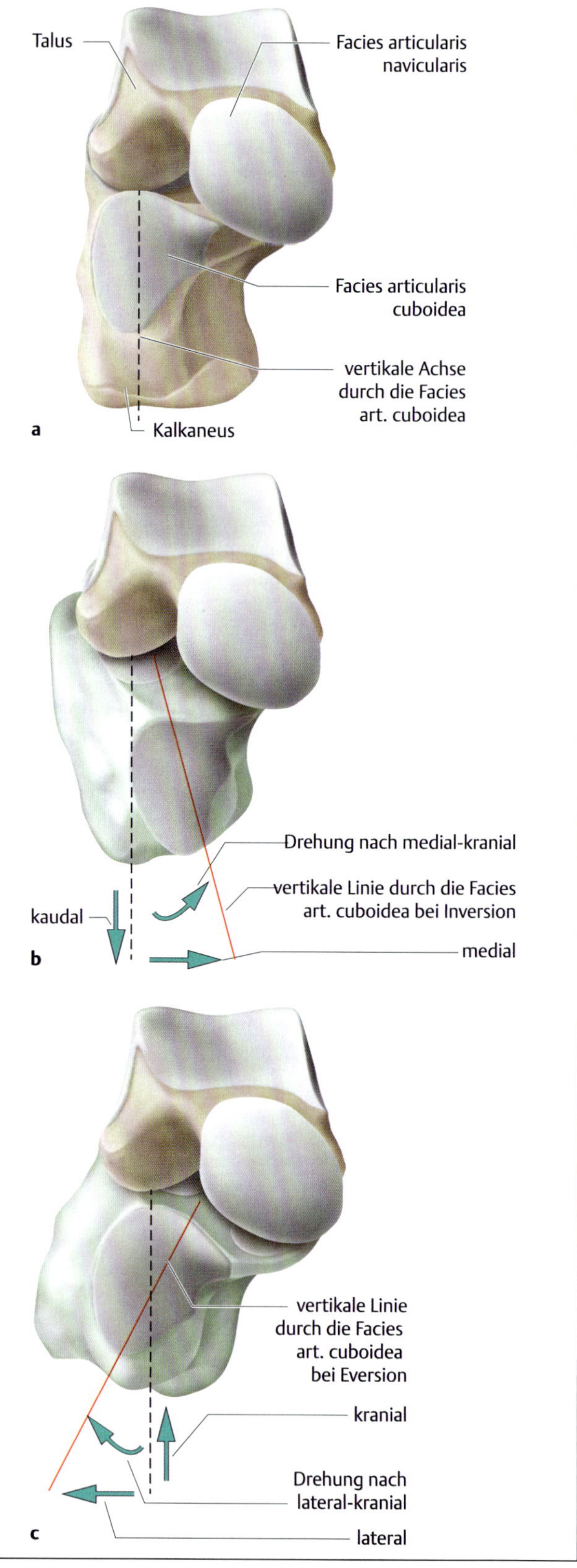

Abb. 4.56 Ansicht von distal auf Talus und Kalkaneus. Das Os naviculare und das Kuboid sind entfernt, so dass die Facies articularis cuboidea am Kalkaneus und die Facies articularis navicularis am Talus sichtbar sind. Um die Verlagerung des Kalkaneus gegenüber dem Talus zu zeigen, ist eine vertikale Achse (gestrichelte schwarze Linie) durch die Facies art. cuboidea am Kalkaneus gezogen.

a Neutral-0-Position.

b Die rote vertikale Achse durch die Facies am Kalkaneus zeigt die Verlagerung und die Gleitbewegung des Calcaneus gegenüber dem talus bei Inversion an.

c Die rote vertikale Achse durch die Facies am Kalkaneus zeigt die Verlagerung und die Gleitbewegung bei Eversion an.

4.5 Art. calcaneocuboidea

4.5.1 Knöcherne Strukturen

Kalkaneus

▸ **Abb. 4.57**

Der Knochen ist nach ventral leicht trichterförmig geformt, dabei ragt der kraniale Anteil dachartig nach distal vor. Etwas weiter medial und posterior liegt auf diesem Dach die Facies art. talaris anterior. An der distalen Fläche und unter diesem Dach liegt die ***Facies articularis cuboidea***. Die Gelenkfläche ist leicht sattelförmig und artikuliert mit dem Os cuboideum im sog. Chopart-Gelenk.

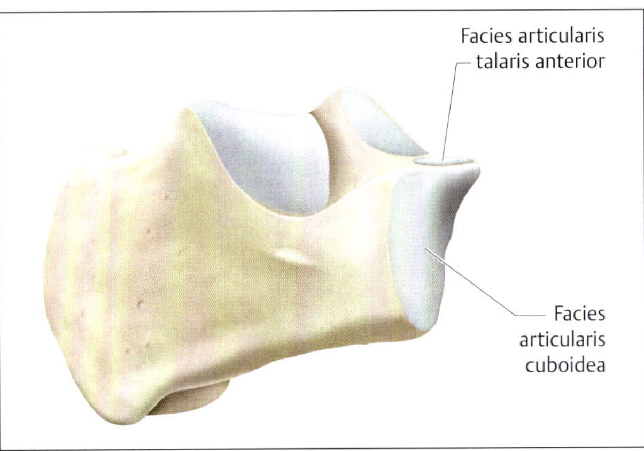

Abb. 4.57 Facies articularis cuboidea.

Os cuboideum

▸ **Abb. 4.58**

Das Kuboid befindet sich auf der lateralen Fußseite und liegt distal vom Kalkaneus. Es ist dreieckig geformt mit einem breiteren medialen und kürzeren lateralen Bereich.

An der lateralen Seit verläuft von dorsal nach plantar eine Rinne, der ***Sulcus tendinis m. peronei longi***, für die Sehne des M. peroneus longus, die an dieser Stelle nach plantar umgelenkt wird.

Eine ***Tuberositas ossis cuboidei*** liegt lateroplantar-proximal der Rinne und dient dem Muskel als Widerlager. Um reibungslos gleiten zu können, sind hier Knorpelzellen eingelagert.

Am proximalen Os cuboideum artikuliert die ***Facies articularis calcanea*** mit dem Kalkaneus. Die Gelenkfläche ist leicht sattelförmig, entsprechend der Gelenkfläche am Kalkaneus.

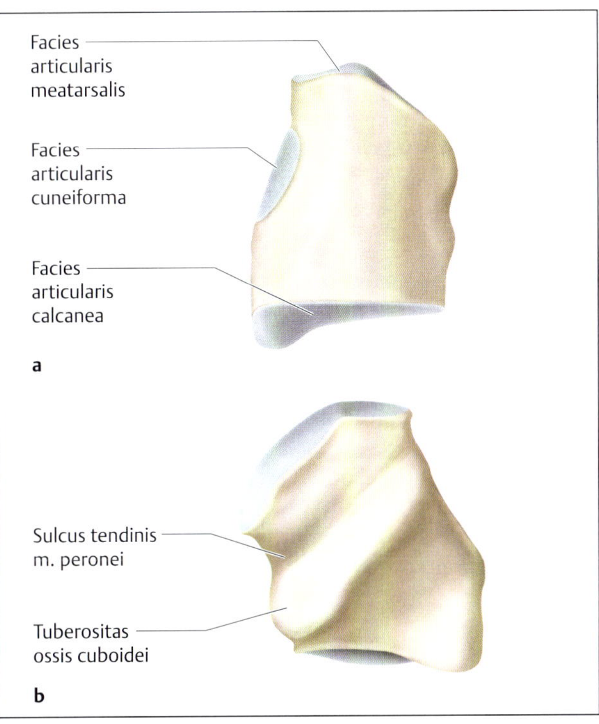

Abb. 4.58 Os cuboideum.
a Ansicht von dorsal.
b Ansicht von plantar.

4.5.2 Gelenkkapsel

Die Insertionen liegen unmittelbar an den Knochen-Knorpel-Grenzen. Die Gelenkkapsel ist straff und mit allen Bändern verwachsen, die unmittelbar über der Kapsel verlaufen.

4.5.3 Bänder

Lig. bifurcatum

▸ Abb. 4.59

Es vereinigt Os naviculare, Os cuboideum und Kalkaneus zu einer funktionellen Einheit. Es wird deshalb als das Schlüsselband des Chopart-Gelenks bezeichnet.

Es besteht aus zwei Anteilen, die v-förmig auseinanderweichen:

Lig. calcaneonaviculare laterale

Das Band entspringt an der anteromedialen Ecke des Sinus tarsi, unmittelbar lateral der Facies articularis talaris anterior. Die Insertion ist ca. 1 cm breit. Das Ligament zieht nach kranial, ventral und medial und inseriert am kraniodorsalen Os naviculare. Es ist 2–2,5 cm lang, dabei sind die tiefer gelegenen Fasern kürzer, die oberflächlichen länger. Seine Breite beträgt etwa 1 cm.

Lig. calcaneocuboideum

Dieses Band bildet den lateralen Schenkel des V und ist 1 cm lang und etwa 0,5–0,7 cm breit. Es inseriert unmittelbar lateral der Insertionen vom Lig. calcaneonaviculare und zieht nach ventral sowie fast horizontal zum lateralen Os cuboideum.

Lig. calcaneocuboideum laterale

▸ Abb. 4.60

Dieses Band liegt auf der lateralen Seite und zieht im rechten Winkel zum Gelenkspalt des Art. calcaneocuboidea. Es ist zweigeteilt, in die Pars superior und die Pars inferior. Der superiore Anteil ist schmal und verläuft unmittelbar lateral des Lig. bifurcatum. Die Pars inferior ist sehr breit und reicht bis zur Plantarseite. Das Band verstärkt die Kapsel auf der lateralen Seite der Art. calcaneocuboidea.

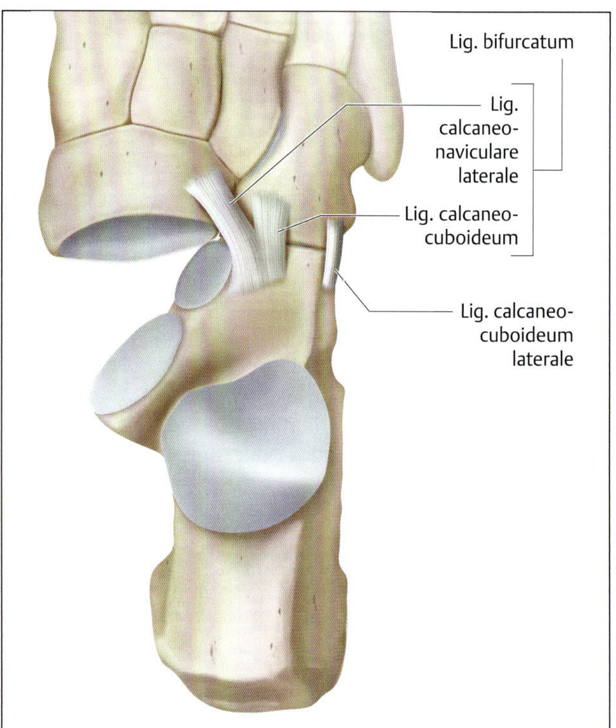

Abb. 4.59 Lig. bifurcatum.

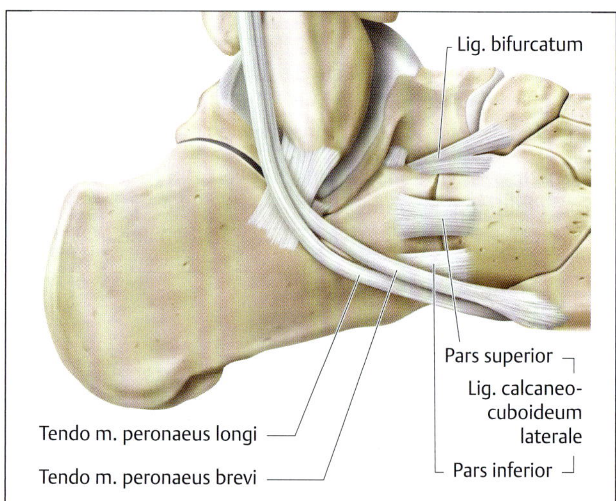

Abb. 4.60 Lig. calcaneocuboideum laterale.

Lig. calcaneocuboideum plantare

▸ Abb. 4.61

Kurze Fasern dieses Bandes ziehen auf der plantaren Seite vom Kalkaneus zum Os cuboideum. Sie verlaufen direkt über dem Gelenkspalt und verbinden sich mit der Kapsel. Zum Kuboid hin wird dieses Band etwas breiter. Er stellt die Fortsetzung des Lig. calcaneonaviculare plantare nach lateral dar.

Oberflächliche, lange Fasern spannen sich zwischen den Procc. medialis et lateralis des Tuber calcanei und dem Os cuneiforme, sowie den Basen der Metatarsalen aus. Dort ziehen sie in den Kapselbandapparat der Tarsometatarsalgelenke III–V. Sie verlaufen gerade von posterior nach anterior und überkreuzen distal die Sehne des M. peroneus longus. Diese Fasern werden als ***Lig. plantare longum*** bezeichnet.

Funktionen der Bänder

Bei Pronationsbewegungen wird das ***Lig. bifurcatum*** gespannt.

Das ***Lig. calcaneocuboideum*** verhindert ein laterales Klaffen im Gelenk, wie es beispielsweise bei der Adduktion stattfindet.

Das ***Lig. calcaneocuboideum plantare*** wird bei Supinationsbewegungen des Os cuboideum gespannt, oder umgekehrt bei Pronation des Kalkaneus. Außerdem spielt es eine große Rolle bei der Stabilisierung des Fußgewölbes.

KLINISCHER BEZUG

Periostitis calcanei
Exostosen an der plantaren Fläche des Kalkaneus sind sehr schmerzhaft, vor allem bei Belastung. Sie entstehen durch Reizung am Tuberculum mediale bedingt durch den Zug am Lig. plantare longum. Zum Beispiel macht ein Pes planovalgus Stress auf das Band, und die Patienten beschreiben Schmerzen im Fersenbereich ähnlich einem Nagel in der Fußsohle. Stoßwellentherapie und Kortikosteroid-Injektionen, sowie eine Locheinlage sind die Therapiemöglichkeiten.

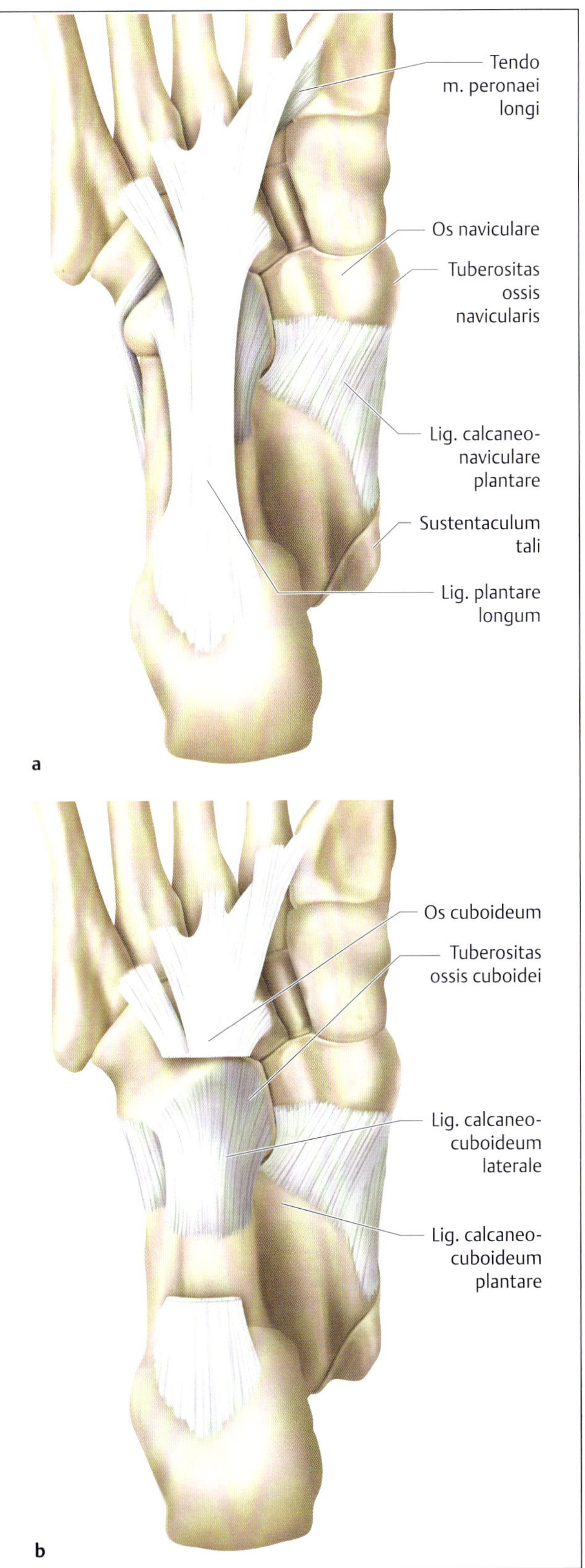

Abb. 4.61 Lig. calcaneocuboideum plantare.
a Oberflächliche Fasern.
b Tiefe Fasern.

4.5.4 Achsen und Bewegungen

Longitudinale Achse

▶ Abb. 4.62

Sie zieht durch den posterolateralen Kalkaneus und die sog. Nase des Os cuboideum, ein vorspringender Teil medioproximal gelegen. Die Ausrichtung dieser Achse ist also von dorsokaudal-lateral nach ventrokranial-medial mit einer Neigung von 15° zur Horizontalen und 9° zur Sagittalen. Um sie finden Pro- und Supinationsbewegungen statt. Das Ausmaß kann erheblich sein, da sich hier der Vorfuß gegen den Rückfuß verwringt.

Schräge Achse

▶ Abb. 4.62

Sie verläuft steil und schräg von kraniomedial nach kaudolateral. Sie zieht durch das Os naviculare und die „Nase" des Os cuboideum. Sie bildet mit der Horizontalen einen Winkel von ca. 50°. Um sie sind Kombinationsbewegungen Richtung Extension/Abduktion und Flexion/Adduktion möglich.

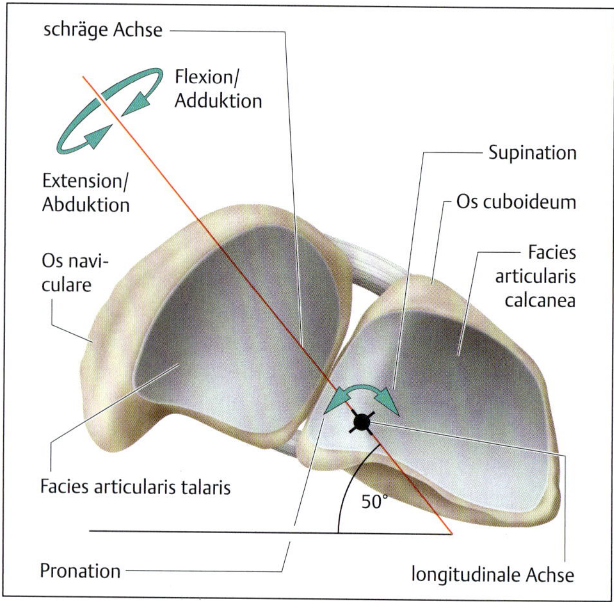

Abb. 4.62 Achsen der Art. calcaneocuboidea, Ansicht von proximal.

Bewegungen

Um beide Achsen findet eine Art spiralförmiger Bewegungskombination statt wie beispielsweise bei einer Schraube, nur entgegengesetzt zum Subtalargelenk, hier also linksdrehend beim rechten Fuß. Die Zusammensetzung der Bewegungen ist wie bei den Sprunggelenken Extension/Abduktion/Pronation und Flexion/Adduktion/Supinaton.

Bewegungsausmaß ▶ **Abb. 4.70**

Das Kalkaneokuboidalgelenk bildet lateral und das Talonavikulargelenk medial eine leicht s-förmige Gelenklinie = ***Chopart-Gelenk-Linie***. Diese wird auch als Art. tarsi transversa bezeichnet (▶ **Abb. 4.63**).

4.6 Artt. intertarsales

▶ Abb. 4.63

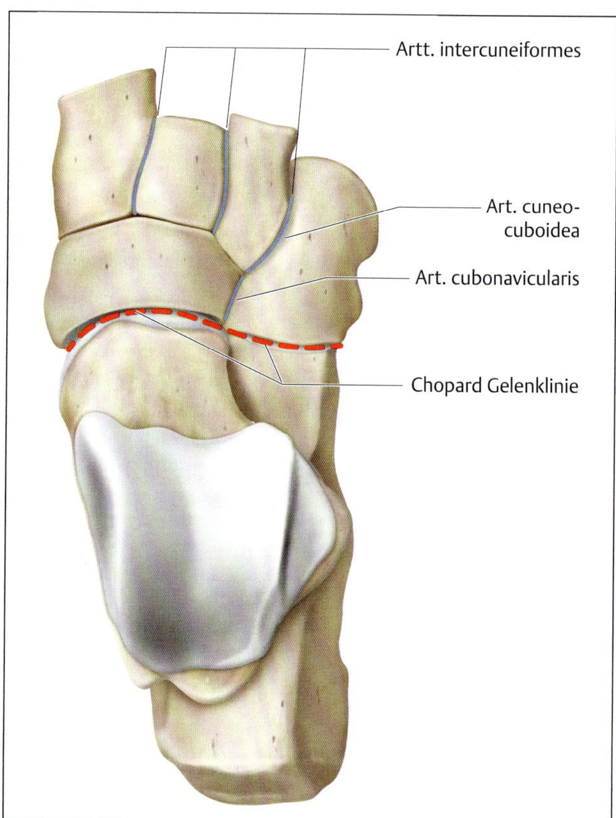

Abb. 4.63 Artt. intertarsales.

Die Intertarsalgelenke sind sehr feste Verbindungen, in denen nur geringgradige Bewegungen möglich sind.

Die ***Art. cuneonavicularis*** verbindet die drei Ossa cuneiformia mit dem Os naviculare (▶ **Abb. 4.64**).

Die ***Art. cubonavicularis*** ist die kleinste Verbindung zwischen Os cuboideum und Os naviculare (▶ **Abb. 4.65**).

An der ***Art. cuneocuboidea*** treffen sich das Os cuneiforme laterale und das Os cuboideum. Durch den queren Bogen, den die Tarsalknochen bilden, liegt das Os cuneiforme laterale auf dem Os cuboideum. Deshalb ist der Verlauf der Gelenklinie sehr schräg von dorsal-lateral nach plantar-medial (▶ **Abb. 4.66**).

Die ***Artt. intercuneiformes*** sind sehr feste Verbindungen der Ossa cuneiformia untereinander. Vor allem zwischen 2. und 3. Os cuneiforme verläuft die Gelenkfläche schräg von plantar-medial nach dorsal-lateral (▶ **Abb. 4.67**).

4.6.1 Knöcherne Strukturen

Os naviculare

▸ Abb. 4.64

Das Os naviculare zeigt nach distal drei Gelenkfacetten, die durch vertikal verlaufende Leisten getrennt sind. Die mediale, keilförmige Facette ist die größte und konvex geformt. Die mittlere Facette ist dreieckig mit der Spitze nach plantar zeigend und hat die geringste Konvexität. Eine ovale Facette liegt lateral und ist leicht konkav. An der lateralen Seite des Os naviculare und etwas plantar liegt eine kleine Facette für das Os cuboideum.

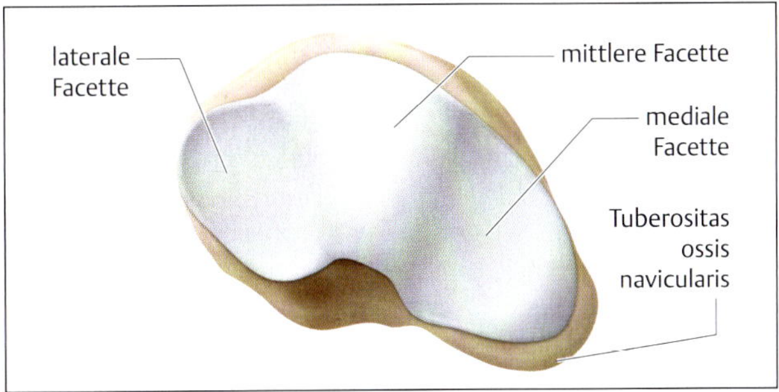

Abb. 4.64 Distale Gelenkfacetten am Os naviculare.

Os cuboideum

▸ Abb. 4.65

An der mediokranialen Kante liegt die dreieckig geformte ***Facies articularis cuneiformia*** zur Verbindung mit dem Os cuneiforme laterale. Proximal davon liegt an der medialen Seite eine kleine Facette für das Os naviculare.

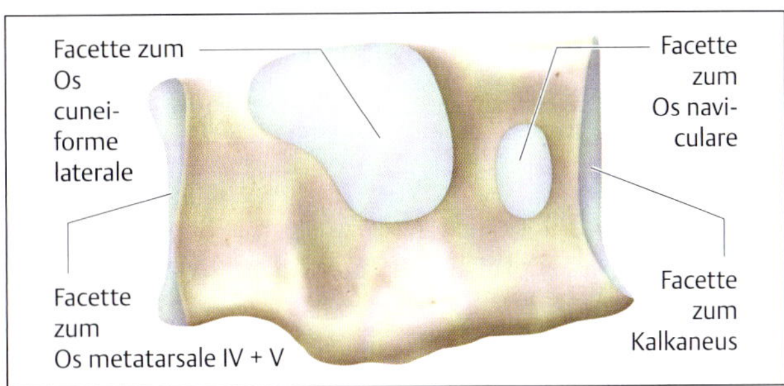

Abb. 4.65 Mediale Gelenkfacetten am Os cuboideum.

Os cuneiforme mediale

▸ Abb. 4.66, ▸ Abb. 4.67

Es ist das größte der drei Ossa cuneiformia und nur leicht keilförmig mit einer breiteren plantaren Basis. Am medialen Rand verläuft nach plantar hin eine Rinne, in der die Sehne des M. tibialis anterior zu seiner plantaren Insertion zieht. Um vor Reibung zu schützen, sind hier Knorpelzellen eingelagert.

An der proximalen Fläche befindet sich eine keilförmige und konkave Gelenkfacette zum Os naviculare. An seiner lateralen Seite liegt die überknorpelte Fläche zur Verbindung zum Os cuneiforme intermedium.

Os cuneiforme intermedium

▸ Abb. 4.66, ▸ Abb. 4.67

Es ist das kleinste der drei Keilbeine und zeigt die deutlichste Keilform mit der breiten Basis am Fußrücken und der Spitze nach plantar. Am proximalen Ende zeigt, entsprechend der Keilform, eine dreieckige plane Gelenkfacette zum Os naviculare. Außerdem hat dieses Os cuneiforme sowohl medial als auch lateral je eine länglich geformte Facette zu den angrenzenden Ossa cuneiformia.

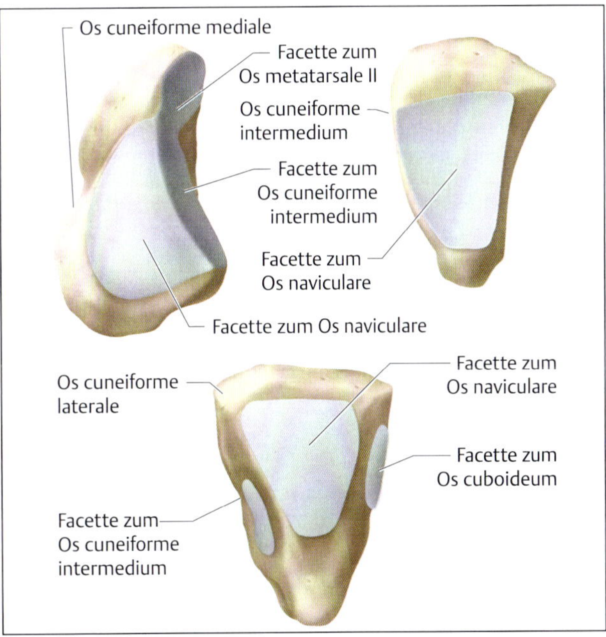

Abb. 4.66 Proximale Gelenkfacetten an den Ossa cuneiformia.

Os cuneiforme laterale

▸ Abb. 4.66, ▸ Abb. 4.67

Das dritte Os cuneiforme ist ebenfalls deutlich keilförmig mit der breiteren Fläche nach dorsal. An seiner proximalen Fläche befindet sich eine oval geformte und konkave Gelenkfacette zum Os naviculare.

Es zeigt eine größere laterale Gelenkfläche, davon artikulieren ¾ leicht konvex geformte Anteile mit dem Os cuboideum und ¼ mit der Basis ossis metatarsalis IV. Medial liegt eine Facette zur Verbindung mit dem Os cuneiforme intermedium.

PRAXISTIPP

Gelenkflächenverlauf bei Gleitmobilisation ▸ **Abb. 4.67**
Bei einer Gleitmobilisation des Os cuboideum gegen das Os naviculare und Os cuneiforme III muss die Mobilisationsrichtung dem Gelenkflächenverlauf entsprechen, denn durch die Gewölbekonstruktion ist dieser schräg von dorsal-lateral nach plantar-medial.

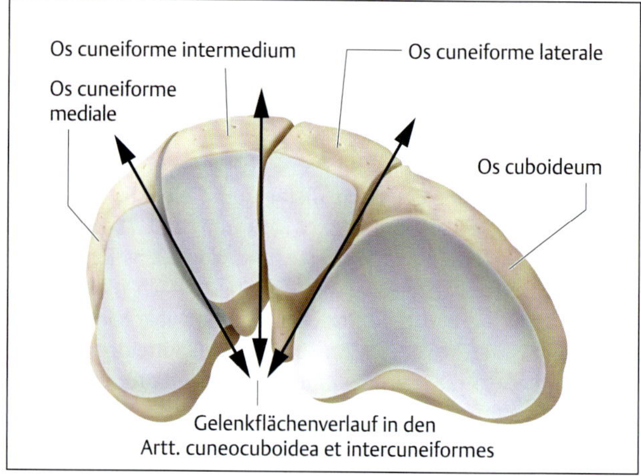

Abb. 4.67 Ausrichtung der Gelenkflächen der Artt. cuneocuboidea und intercuneiformis, Ansicht von proximal.

4.6.2 Gelenkkapsel

Die Insertionen der Kapseln befinden sich an den Knochen-Knorpel-Grenzen der jeweiligen überknorpelten Gelenkflächen. Sie sind sehr eng mit den umgebenden Bändern verbunden.

In der Regel sind die Gelenkkapseln straff, wobei die Verbindung der Ossa cuneiformia untereinander am straffsten ist.

4.6.3 Bänder

▸ **Abb. 4.68**, ▸ **Abb. 4.69**

Ligg. cuneonavicularia dorsalia et plantaria

Jedes Os cuneiforme ist mit dem Os naviculare durch ein dorsales und ein plantares Band verbunden. Sie sind jeweils mit der Gelenkkapsel verwachsen.

Die dorsalen Bänder sind sehr dünn, von allen ist das mediale das kräftigste. Es kann auch zweigeteilt sein.

Auch das plantare Band kann zweigeteilt sein, das mediale Band hat sehr kurze Fasern und ist das kräftigste, der laterale Teil besitzt einen schrägen Verlauf und hat die längsten Fasern. Einige der Fasern verbinden sich mit der Sehne des M. tibialis posterior.

Ligg. cubonavicularia dorsale et plantare

Die dorsale Bandverbindung ist sehr schmal, es verläuft ventral vor dem Lig. bifurcatum.

Die plantaren Bandzüge haben eine leicht fächerförmige Ausbreitung mit breiter Basis am Os naviculare und zum Os cuboideum hin schmaler werdend.

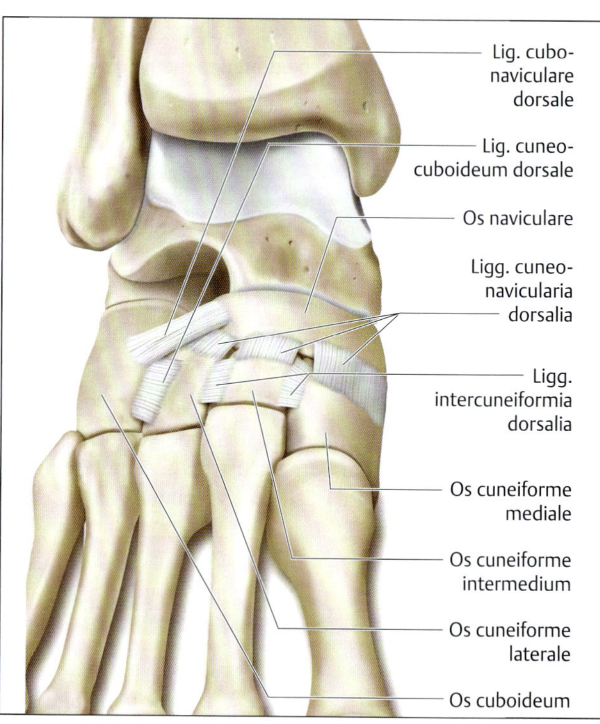

Abb. 4.68 Dorsale Bänder der Artt. intertarsales.

Ligg. cuneocuboidea dorsale et plantare

Die dorsale Verbindung ist fächerförmig vom Os cuneiforme Richtung Os cuboideum ausgebreitet.

Das plantare Band verstärkt die Kapsel und ist kurz.

Lig. cuneocuboideum interosseum

Sein Ursprung am Os cuneiforme laterale befindet sich distal der Gelenkfacette zum Os cuboideum und inseriert an der medialen aufgerauten Seite des Os cuboideum.

Ligg. intercuneiformia dorsale et plantare

Diese kurzen Bänder verbinden die Ossa cuneiformia auf der dorsalen und plantaren Fußseite untereinander.

Ligg. intercuneiformia interossea

Diese Bänder stellen eine quere Verbindung der Ossa cuneiformia untereinander dar. Sie inserieren unmittelbar distal, bzw. proximal der zueinander zeigenden Gelenkfacetten und liegen damit noch im Gelenk.

Funktionen der Bänder

Sie machen aus der Vielzahl an Gelenken ein stabiles Gerüst, vor allem die plantaren Bänder unterstützen dabei die Gewölbekonstruktion des Fußes.

4.6.4 Achsen und Bewegungen

Die Festlegung der Achsen ist in diesem Gelenkkomplex nicht genau, denn es handelt sich eher um Verschiebungen im Sinne einer Translation.

Eine isolierte Bewegung ist nicht möglich. Nur bei den Gesamtbewegungen des Fußes beteiligen sie sich, und das Bewegungsausmaß ist sehr gering. Die in ▸ **Abb. 4.70** angegebenen Werte stammen aus einer Untersuchung von Ouzounian TJ u. Shereff MJ (1990) [195]. Es sind Mittelwerte, die statistisch errechnet wurden.

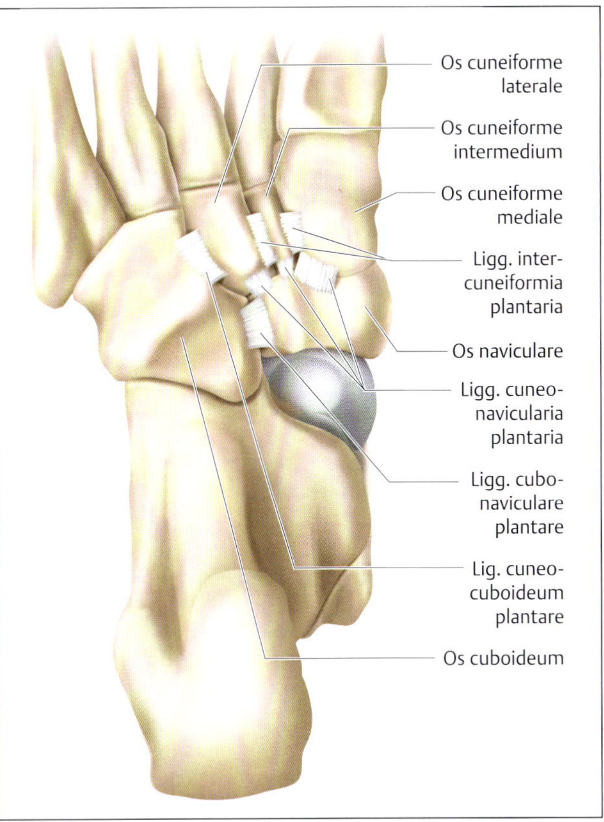

Abb. 4.69 Plantare Bänder der Artt. intertarsales.

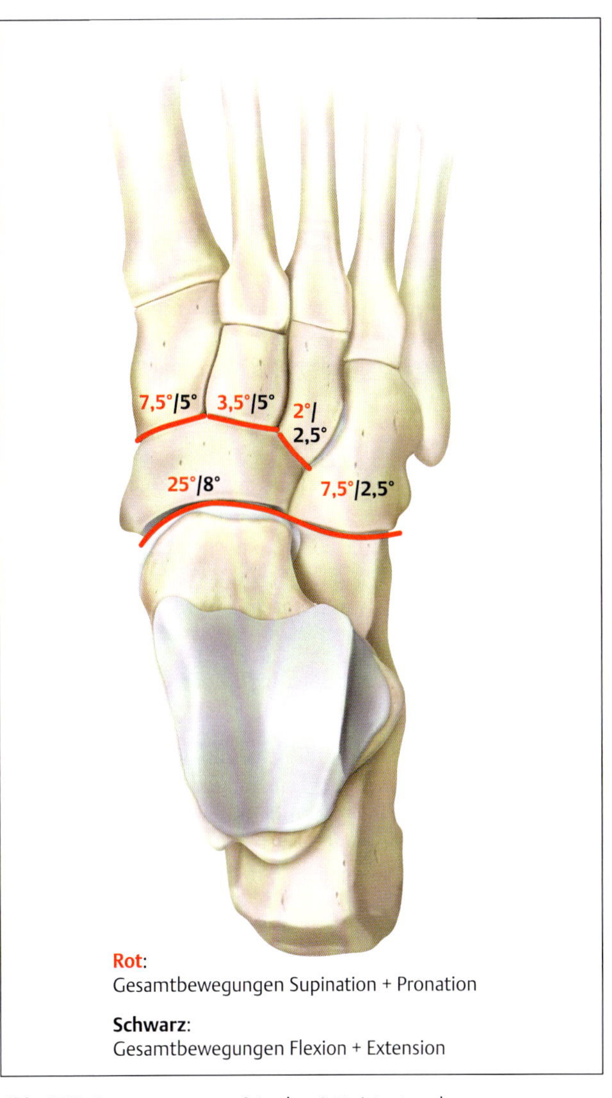

Abb. 4.70 Bewegungsausmaß in den Artt. intertarsales.

4.7 Artt. tarsometatarsales et intermetatarsales

Zu den ***Artt. tarsometatarsales*** gehören die Verbindungen der Ossa cuneiformia und des Os cuboideum mit den Metatarsalbasen.

Die ***Artt. intermetatarsales*** befinden sich zwischen den Metatarsalknochen, es gibt eine proximale und eine lockere distale Verbindung.

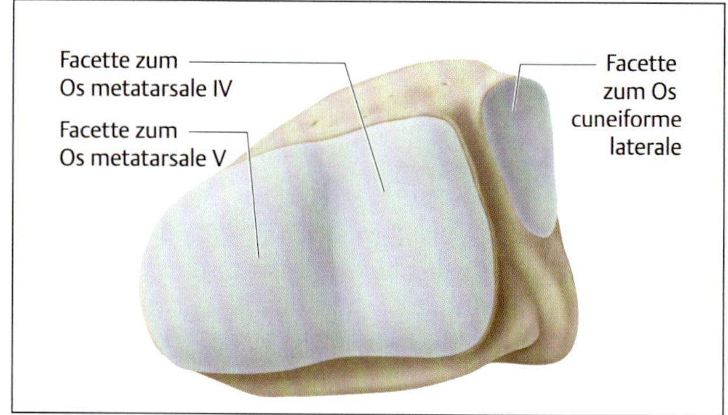

Abb. 4.71 Artt. tarsometatarsales: distale Gelenkfacetten am Os cuboideum.

4.7.1 Knöcherne Strukturen

Os cuboideum

▸ **Abb. 4.71**

Dieser Knochen besitzt distal zwei Gelenkfacetten: Eine ***laterale Facette*** mit dreieckiger Form artikuliert mit der Basis ossis metatarsalis V. Die kleinere ***mediale Facette*** artikuliert mit dem Os metatarsale IV. Beide sind leicht konvex geformt.

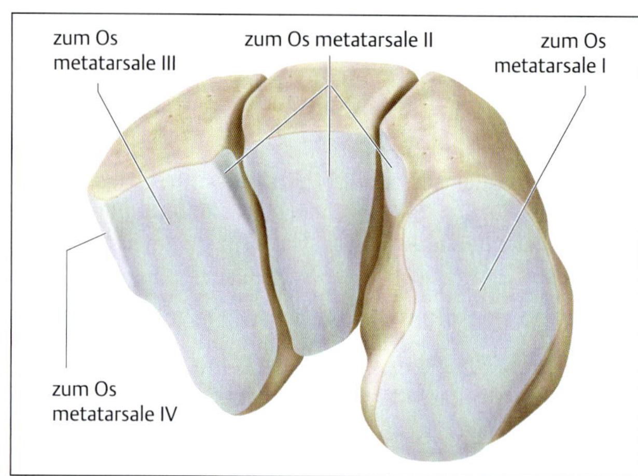

Abb. 4.72 Artt. tarsometatarsales: distale Gelenkfacetten an den Ossa cuneiformia.

Ossa cuneiformia

▸ **Abb. 4.72**

Die Ossa cuneiformia mediale und laterale überragen das Os cuneiforme intermedium nach distal, so dass die Basis der Os metatarsale II zwischen diesen beiden Knochen eingekeilt ist. Das bedeutet, dass der Gelenkspalt der Art. tarsometatarsalis II gegenüber den anderen nach proximal versetzt ist.

Das ***Os cuneiforme mediale*** besitzt eine distale Facette zum Os metatarsale I und eine kleinere laterodistale Facette zum Os metatarsale II.

Das ***Os cuneiforme intermedium*** artikuliert mit der Basis ossis metatarsalis II.

Das ***Os cuneiforme laterale*** hat eine distale Facette zur Basis ossis metatarsalis III, eine kleine mediale zum Metatarsale II und eine kleine laterale Facette zum Os metatarsale IV.

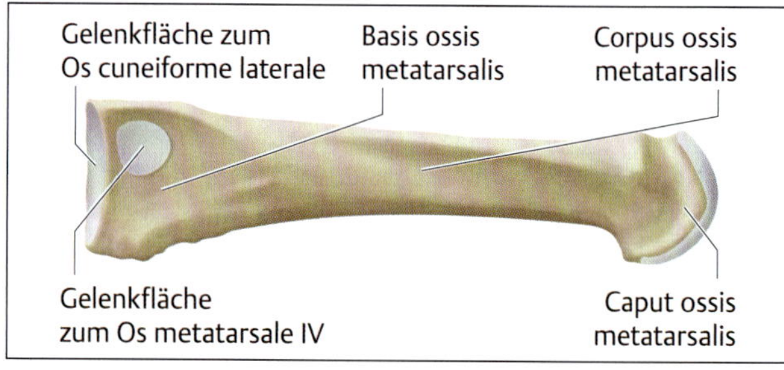

Abb. 4.73 Os metatarsale III.

Ossa metatarsalia

▸ **Abb. 4.73**, ▸ **Abb. 4.74**

Die Ossa metatarsalia sind Röhrenknochen mit den drei Abschnitten Basis, Corpus und Caput. Auf der Plantarseite ist der Corpus konkav gewölbt, was besonders beim Metatarsale I ausgeprägt ist.

Die Basen der Ossa metatarsalia II, III und IV sind keilförmig, wobei die Spitze des Keils nach plantar zeigt.

Das ***Os metatarsale I*** ist der kräftigste und kürzeste aller Metatarsalknochen. An seiner lateroplantaren Seite ist ein deutlicher Höcker ausgebildet, die ***Tuberositas ossis metatarsalis I***. Hier inseriert ein Faseranteil des M. peroneus longus. An ihrer Basis befindet sich proximal die Gelenkfläche zum Os cuneiforme mediale.

Das ***Os metatarsale II*** ist der längste Mittelfußknochen. Er besitzt eine proximale Gelenkfläche zum Os cuneiforme intermedium und seitliche überknorpelte Flächen zu den Ossa cuneiformia mediale und laterale. Durch diese Verzahnung ist das Os

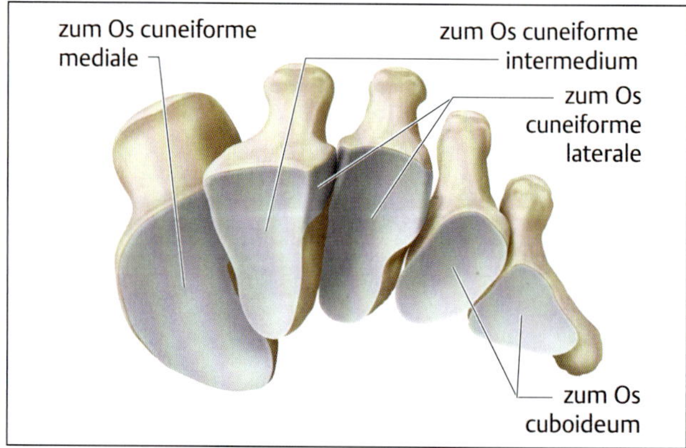

Abb. 4.74 Artt. tarsometatarsales: proximale Gelenkfacetten an den Metatarsalbasen.

metatarsale II der stabilste der Mittelfußknochen. Weiter distal liegen seitlich überknorpelte Flächen zur Verbindung mit den angrenzenden Metatarsalia.

Die Basen der ***Ossa metatarsalia III und IV*** haben Gelenkflächen zum Os cuneiforme laterale bzw. zum Os cuboideum sowie seitliche kleinere Gelenkfacetten zum Kontakt mit den benachbarten Metatarsalen.

Das ***Os metatarsale V*** ist an der Basis sehr breit durch einen deutlich vorspringenden Höcker, die ***Tuberositas ossis metatarsalis V***. Hier setzt der M. peroneus brevis an. Die Basis besitzt proximal die Gelenkfläche zum Os cuboideum und medial eine Verbindung zum Os metatarsale IV.

Gelenklinien der Artt. tarsomatatarsales

▸ **Abb. 4.75**

In der transversalen Ansicht ist die Gelenklinie nicht gerade, sondern gezackt. Beim 1., 4. und 5. Tarsometatarsalgelenk ist die Ausrichtung dieser Gelenklinie besonders schräg, z. B. zwischen Os cuboideum und 5. Metatarsalbasis von proximal-lateral nach distal-medial. Wenn eine Gelenklinie des 5. mit der des 1. Tarsometatarsalgelenks verbunden wird, kreuzen sie sich im proximalen Zwischenraum von Metatarsale II und III.

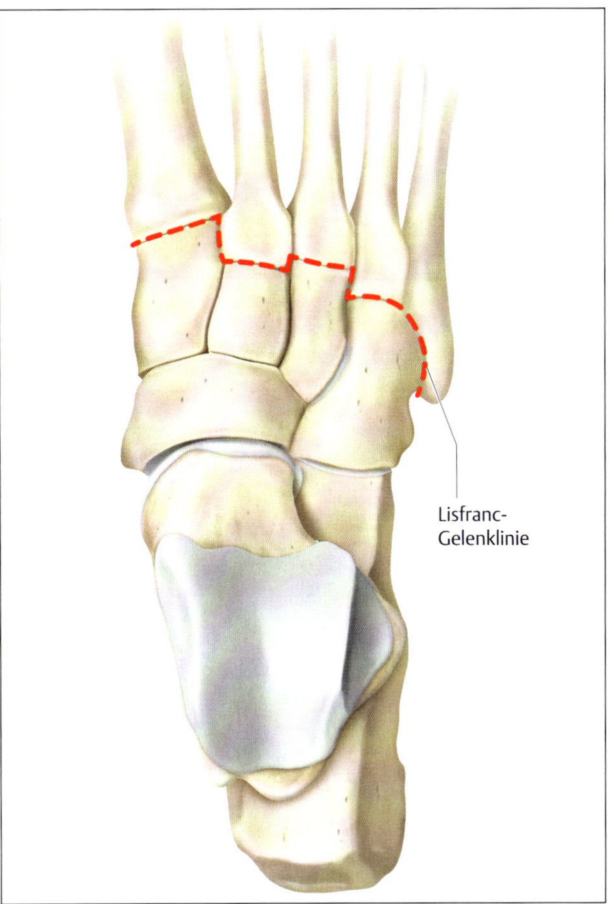

Abb. 4.75 Gelenkflächenverlauf in den Tarsometatarsalgelenken.

KLINISCHER BEZUG

Metatarsalfraktur ▸ **Abb. 4.76**
Diese Fraktur erfasst meist das Metatarsale I oder V, z. B. aufgrund eines Torsionsmechanismus. Sie kann an der Basis, im Schaftbereich oder auch am Caput lokalisiert sein.

Undislozierte Metatarsalschaftfrakturen werden konservativ behandelt. Bei der operativen Therapie werden erst die verschobenen Fragmente reponiert und danach mit Kirschner-Draht fixiert. Bei mehrfragmentierten Frakturen des Metatarsale I wird eine Mini-Plattenosteosynthese durchgeführt.

Eine besondere Frakturform ist die ***Abrissfraktur*** der Tuberositas am Metatarsale V. Sie entsteht aufgrund von Umknickmechanismen, und durch den Zug des M. peroneus brevis kann diese Fraktur dislozieren.

Bei der ***Marschfraktur*** bzw. ***Ermüdungsfraktur*** handelt es sich um einen schleichenden Bruch im Metatarsalschaftbereich, direkt distal der Basen. Betroffen sind vor allem das zweite und dritte Os metatarsale, und die Frakturlinie ist quer oder schräg. Sie entstehen durch wiederholte längere Belastungen des Fußes, z. B. nach längeren Fußmärschen.

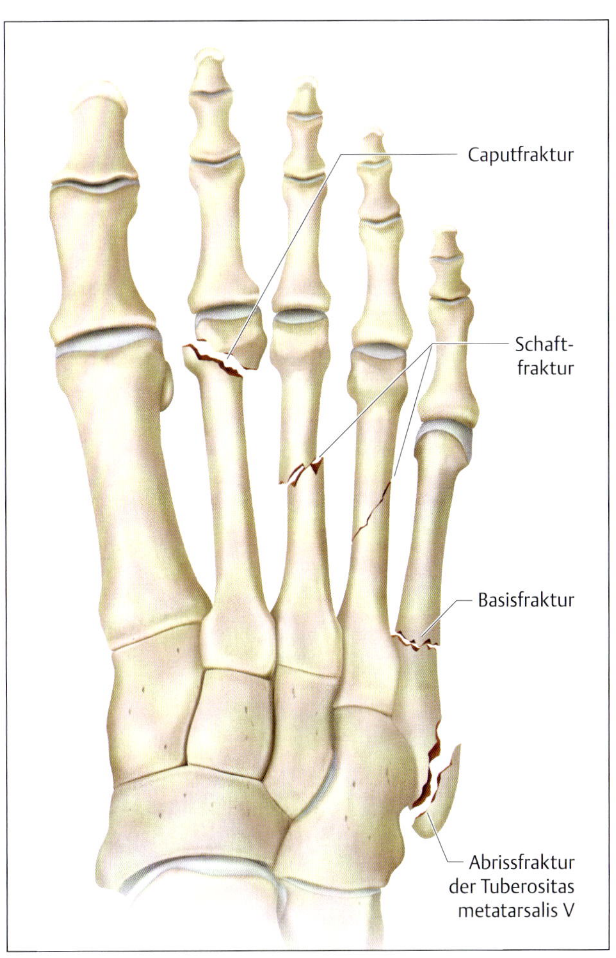

Abb. 4.76 Metatarsalfrakturen.

4.7.2 Gelenkkapsel

Die Artt. tarsometatarsales bilden drei eigenständige Gelenke, die jeweils von einer Kapsel umschlossen sind. Dabei bilden die Artt. tarsometatarsales II–III und IV–V jeweils eine Gelenkhöhle.

Die Gelenkkapseln der Intermetatarsalgelenke sind relativ straff, da sie keine großen Bewegungsausschläge aufweisen.

4.7.3 Bänder

▸ Abb. 4.77, ▸ Abb. 4.78

Ligg. tarsometatarsalia dorsale et plantare

Diese Bandverbindungen verstärken die Kapseln sowohl auf der dorsalen als auch plantaren Seite.

Die erste dorsale Bandverbindung ist die kräftigste, die vom Os metatarsale II die am breitesten gefächerte, denn Fasern ziehen zu den Os cuneiformia I, II und III. Vom Os metatarsale IV ziehen Bandanteile sowohl zum Os cuneiforme III als auch zum Os cuboideum.

Plantar verbinden sich Sehnenanteile des M. tibialis posterior und Fasern des Lig. plantare longum mit den Bändern.

Ligg. metatarsalia dorsale et plantare

Die gelenkigen Verbindungen zwischen den Basen der Metatarsalia sind durch plantare und dorsale Bandstrukturen stabilisiert. Die plantaren Bänder sind kräftiger ausgebildet als die dorsalen.

Lig. cuneometatarseum interosseum

Auch Lig. Lisfranc genannt. Das erste Band verläuft plantar zwischen Os cuneiforme I und Os metatarsale II. Die Insertionen sind an der lateralen Fläche des Os cuneiforme und an der plantaren medialen Fläche des Os metatarsale II, jeweils unmittelbar neben der überknorpelten Gelenkfläche.

Weitere interossäre Bänder verlaufen zwischen Os cuneiforme II und III und den Ossa metatarsalia II und III.

Ligg. intermetatarsalia interossea

Es sind drei sehr kurze Bänder, die die Ossa metatarsalia in unmittelbarer Nähe der Gelenkflächen untereinander verbinden. Sie sind wichtig für die Stabilität der Gelenke.

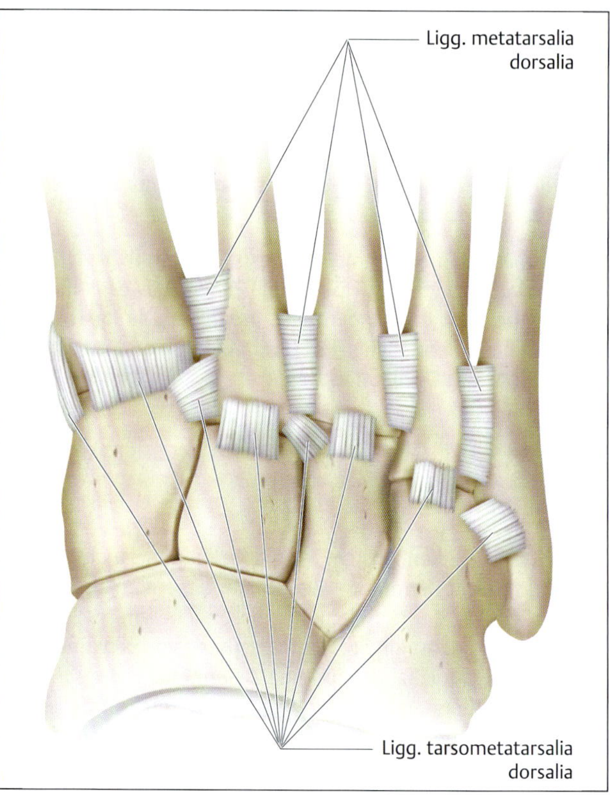

Abb. 4.77 Dorsale Bänder der Tarso- und Intermetatarsalgelenke.

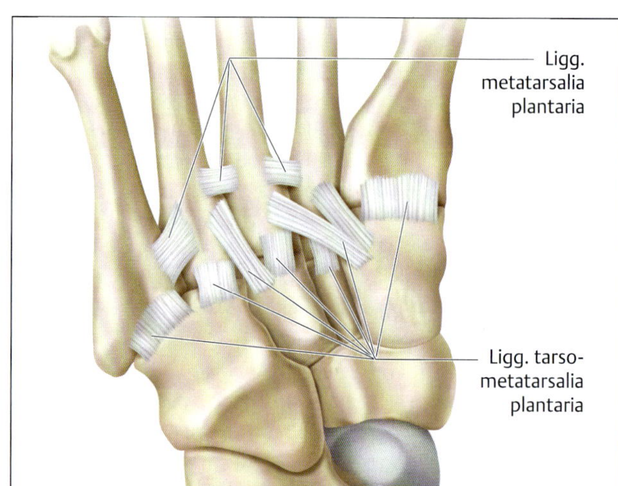

Abb. 4.78 Plantare Bänder der Tarso- und Intermetatarsalgelenke.

4.7.4 Achsen und Bewegungen

Die Festlegung der Achsen ist auch in diesem Gelenkkomplex nicht genau, hier kann es nur Kompromissachsen geben.

Achsen

Longitudinale Achse

▸ Abb. 4.79

Sie entspricht annähernd der Mittellinie des Fußes, die zwischen dem 2. und 3. Metatarsale verläuft. Sie trifft bei Verlängerung nach posterior die Mitte der Ferse. Um sie finden Pronations- und Supinationsbewegungen statt.

Sagittale Achsen

Es gibt für die einzelnen Gelenke jeweils eine Achse, um die Flexions- und Extensionsbewegungen stattfinden.

Bewegungen

Trotz der geringen Beweglichkeit – es handelt sich um Amphiarthrosen – trägt die Summe der Bewegungen zur Verformung des Fußes Richtung Supination/Adduktion/ Flexion und Pronation/Abduktion/Extension und damit zur Anpassung an den unebenen Boden beim Gehen bei.

Supination/Pronation

▸ Abb. 4.80

Bewegungsausmaße: aktiv 40–0-25, passiv + 10°

Um eine exakte Aussage über die Verwringung des Vorfußes gegenüber dem Rückfuß zu erhalten, muss der Kalkaneus fixiert werden. Dann werden der Fußaußenrand für die Pronationsbewegung und der Fußinnenrand für die Supinationsbewegung hochgezogen.

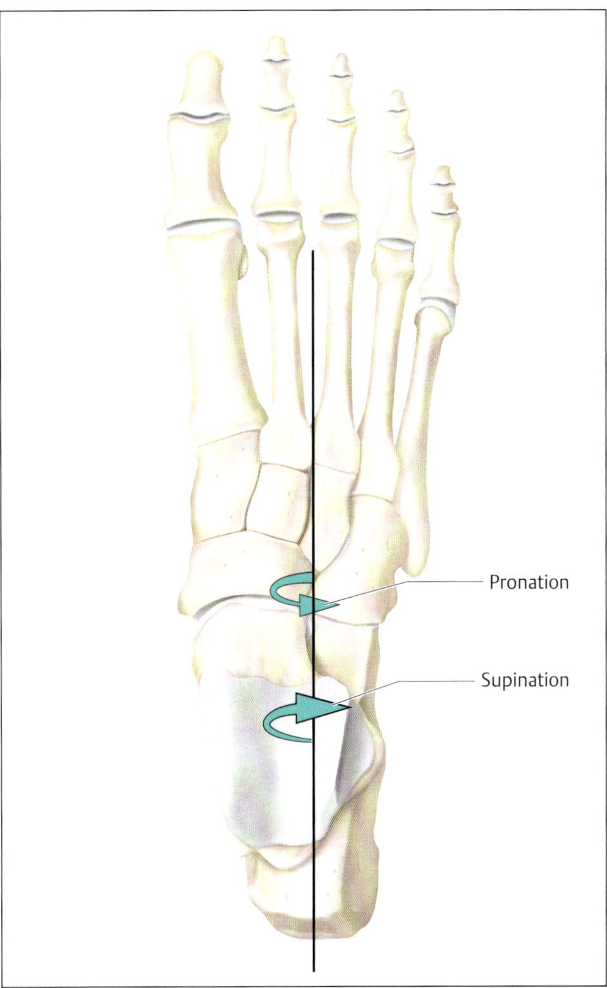

Abb. 4.79 Longitudinale Achse des Fußes.

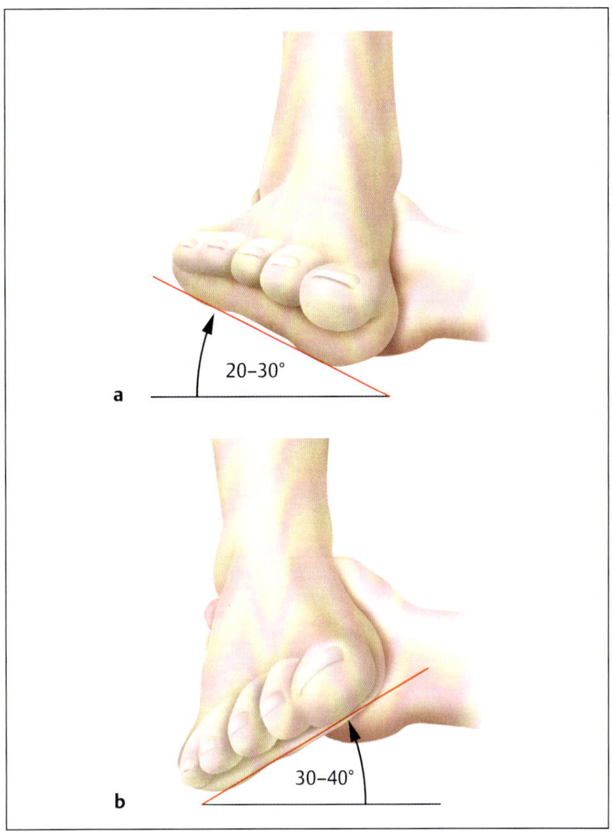

Abb. 4.80 Bewegungen in den Tarsalgelenken.
a Aktive Pronation bei fixiertem Kalkaneus.
b Aktive Supination bei fixiertem Kalkaneus.

Die Verdrehung des Fußes ist besonders beim Zehenstand zu beobachten, hier ist das Fixum der Vorfuß, und die ganze Fußplatte verdreht sich dagegen, sehr gut sichtbar am Kalkaneus. Auch die Aufrichtung des Fußgewölbes ist sehr gut zu sehen (▸ **Abb. 4.81**).

Flexion/ Extension

▸ **Abb. 4.82**

Die Bewegungen des oberen Sprunggelenks setzen sich nach distal fort und summieren sich zu einer Plantarflexion von 80° und Dorsalextension von 30–40°.

Das Bewegungsausmaß in den einzelnen Gelenkabschnitten ist nicht messbar. Die in ▸ **Abb. 4.82** angegebenen Daten stammen aus einer Untersuchung von Ouzounian TJ u. Shereff MJ (1990) [195]. Diese Werte sind Mittelwerte, die statistisch errechnet wurden.

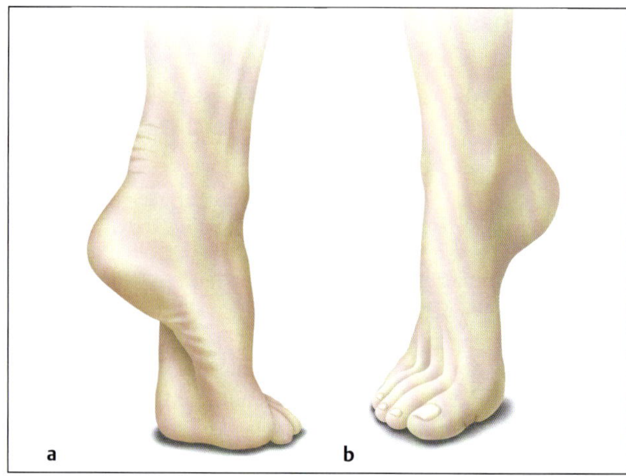

Abb. 4.81 Verwringung des Rückfußes gegenüber dem Vorfuß beim Zehenstand.
a Ansicht von dorsal.
b Ansicht von ventral.

4.8 Artt. metatarsophalangeales et interphalangeales

4.8.1 Knöcherne Strukturen

Artt. metatarsophalangeales II–V

▸ **Abb. 4.83**

Ossa metatarsalia

Das ***Caput ossis metatarsalis*** besitzt eine konvexe, walzenförmige Gelenkfläche, die plantar ausgedehnter ist und jeweils an den Seiten zipfelartig weiter nach proximal zieht. Die Gelenkflächen sind transversal und sagittal konvex geformt.

Ossa digitorum pedis

Die ***Basen der proximalen Phalangen*** besitzen Gelenkfacetten zu den Metatarsalköpfen. Die Gelenkflächen sind leicht konkav geformt und werden plantar durch faserknorpelige Platten erweitert. Außerdem befinden sich plantar jeweils medial und lateral kleine Vorsprünge, wo die Kollateralbänder inserieren.

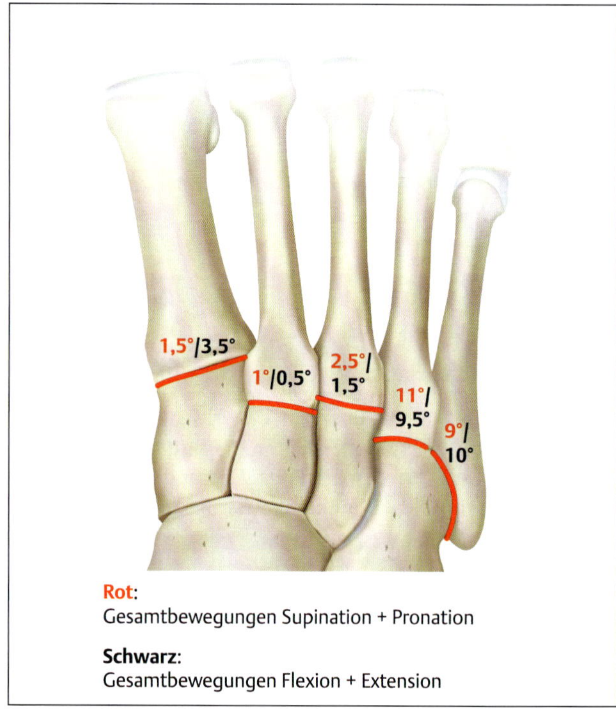

Abb. 4.82 Bewegungsausmaß in den Tarsometatarsalgelenken.

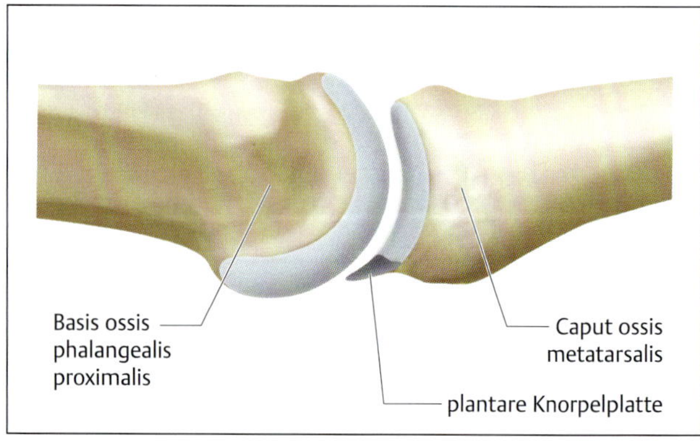

Abb. 4.83 Metatarsophalangealgelenke II–V, Ansicht von lateral.

Art. metatarsophalangea I

▸ Abb. 4.84

Das ***Caput ossis metatarsalis I*** unterscheidet sich von den anderen Metatarsalköpfen. Es zeigt plantar zwei überknorpelte Rinnen, die durch einen First getrennt werden. Hier gleiten die beiden Sesambeine bei den Bewegungen der Großzehe.

Am medialen Fußrand liegt eine Bursa über dem Metatarsalkopf I.

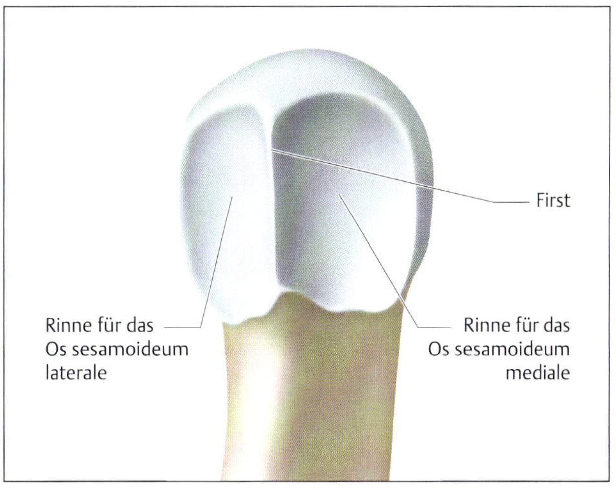

Abb. 4.84 Caput ossis metatarsalis I, Ansicht von plantar.

Ossa sesamoidea

▸ Abb. 4.85

Die Sesambeine sind halbkugelförmige, sehr kleine Knochen mit einer Gelenkfläche, die in die überknorpelte Rinnen am Caput metatarsale I passen. Sie sind in die Gelenkkapsel des MTP integriert und mit den Kollateralbändern verbunden.

Das ***Os sesamoideum mediale*** ist in die Sehne des M. abductor hallucis und des Caput mediale vom M. flexor hallucis brevis eingelagert. Es ist leicht zur longitudinalen Achse des Os metatarsale I hin verschoben.

Zum ***Os sesamoideum laterale*** ziehen das Caput laterale des M. flexor hallucis brevis und der M. adductor hallucis.

Die Sesambeine legen einen Weg von fast 50° zwischen Flexions- und Extensionsbewegung zurück, das entspricht einer Strecke von 1–1,5 cm. In Flexion stehen die Sesambeine nahe dem Collum-Caput-Übergang, in Extension verschieben sie sich nach distal.

Zwischen beiden Sesambeinen zieht die Sehne des M. flexor hallucis longus nach distal.

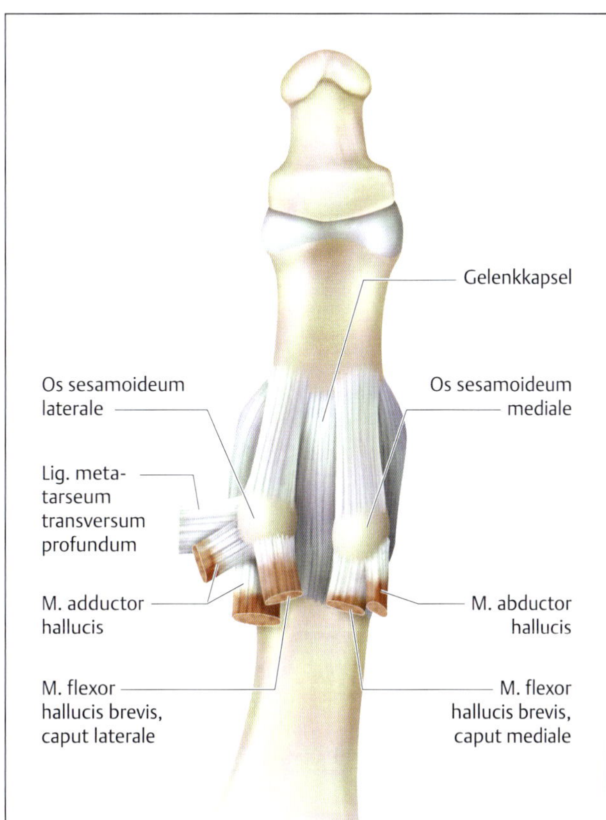

Abb. 4.85 Verbindungen der Ossa sesamoidea.

KLINISCHER BEZUG

Fraktur der Sesambeine

Frakturen der Sesambeine entstehen durch Hyperextensionsstress auf das 1. Metatarsophalangealgelenk und gehen meist mit Luxation und Ruptur der Ligg. intersesamoidea einher. Sie sind häufig bei Sportlern oder Tänzern durch wiederholte Überbelastung der Strecksehnen zu beobachten.

Nicht dislozierte Frakturen werden konservativ mit Tapeverband an der Nachbarzehe behandelt. Die Heilungstendenz ist schlecht, u. U. muss bis zu acht Wochen eine Unterschenkelorthese mit Zehenstützplatte getragen werden. Wegen der Schwellung des Metatarsalkopfes und deren Berührungsempfindlichkeit können häufig enge Schuhe nicht getragen werden.

Artt. interphalangeales pedis

▸ Abb. 4.86, ▸ Abb. 4.87

Die drei Phalangen der ***Zehen II–V*** sind die Phalanx proximalis, Phalanx media und Phalanx distalis. Es sind Röhrenknochen, und jede Phalanx besitzt eine Basis, einen Corpus und ein Caput phalangis.

Die drei Phalangen der Zehen II–V sind durch die ***Artt. interphalangeales proximalis et distalis*** verbunden. Es gibt rollenförmige Gelenkflächen am jeweilig Caput der Phalanx. An der plantaren Fläche befindet sich in der Mitte eine leichte Rinne. An den Basen der Mittel und Endphalanx gibt es entsprechend keilförmig vorspringende Gelenkflächen, die in die Rinne passen. Sie sind konkav geformt. Das Caput der distalen Phalangen zeigt eine pilzförmige Verbreiterung.

Die ***Großzehe*** besteht aus zwei Phalangen – Phalanx proximalis und distalis – und ist von allen Zehen am kräftigsten ausgebildet. Hier gibt es nur ein Interphalangealgelenk.

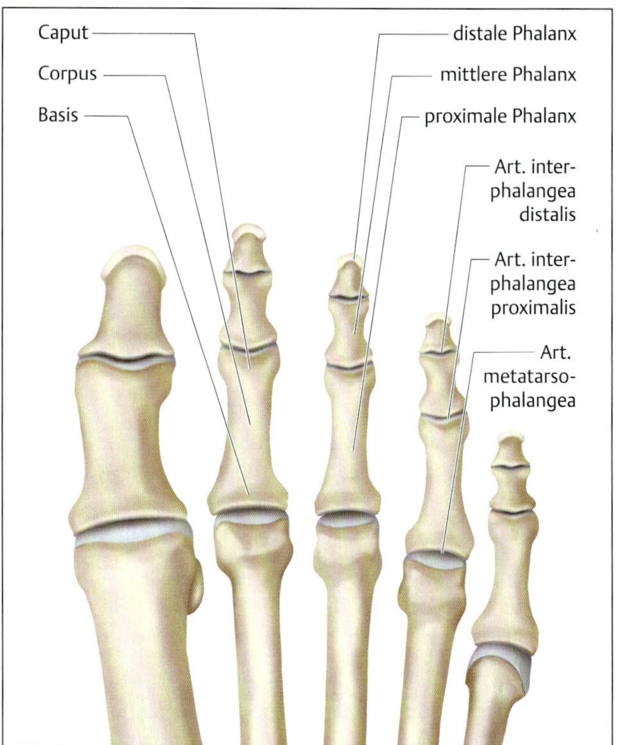

Abb. 4.86 Interphalangealgelenke.

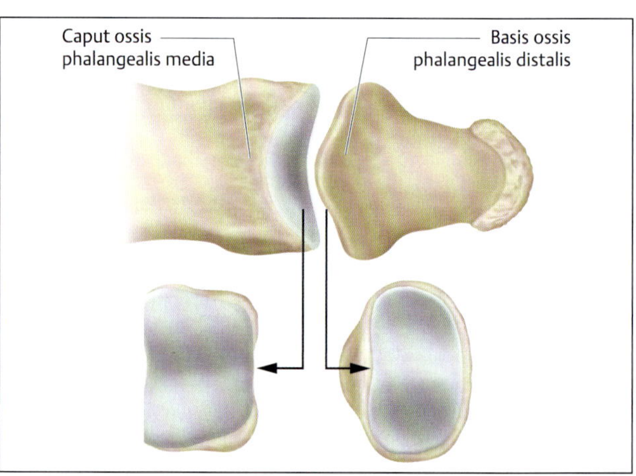

Abb. 4.87 Form der Artt. interphalangeales distales.

KLINISCHER BEZUG

Zehenfrakturen
Die Frakturen entstehen durch direktes Trauma, z. B. durch Fallen eines schweren Gegenstands auf den Zeh oder Anstoßen des ungeschützten Fußes. Meist sind die Grundphalangen der Groß- und Kleinzehe betroffen. Die Therapie erfolgt konservativ mit Tapen an den Nachbarzeh („buddy taping") für 2–3 Wochen. Eine dislozierte Fraktur muss mit gekreuzten Kirschner-Drähten oder kleinen Schrauben fixiert werden.

Fehlstellungen der Zehen
Der Hammerzeh und der Krallenzeh sind häufige Zehenfehlstellungen. Ein ***Hammerzeh*** ist dadurch gekennzeichnet, dass entweder nur das distale oder das proximale Interphalangealgelenk des Zehs in Beugestellung kontrakt sind. Der ***Krallenzeh*** zeigt eine starke Überstreckung im Grundgelenk und eine Beugung im proximalen und distalen Interphalangealgelenk. Dadurch hat die Zehenspitze bei einem Krallenzeh keinen Kontakt mehr zum Boden. Typische Symptome sind schmerzhafte Druckpunkte, Clavi, auf der Oberseite der Zehen. Sie entstehen durch das ständige Reiben des Schuhs. Siehe Kapitel 4.9.

4.8.2 Gelenkkapseln

▸ Abb. 4.88

Die Gelenkkapseln haben sowohl dorsal als auch plantar kleine Aussackungen, so dass größere Bewegungen möglich sind. Plantar ist eine kurze Faserknorpelplatte in die Kapsel integriert, dorsal und seitlich wird die Kapsel durch die Kollateralbänder verstärkt, im Bereich der Metatarsophalangealgelenke zusätzlich durch die Dorsalaponeurose.

Die Insertionen beider Kapselanteile ist jeweils an der Knochen-Knorpel-Grenze. Einzige Ausnahme ist der Bereich der Faserknorpelplatte, hier beginnt die Synovialmembran an deren Spitze.

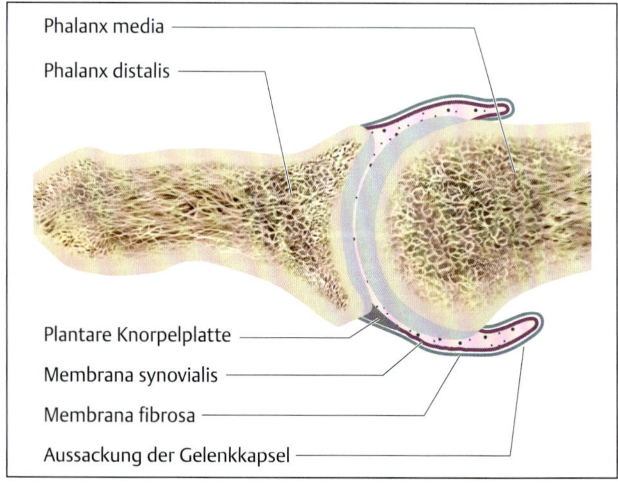

Abb. 4.88 Längsschnitt durch das distale Interphalangealgelenk.

4.8.3 Bänder

Ligg. collateralia laterale et mediale

▸ **Abb. 4.89**

Der Verlauf der Kollateralbänder ist jeweils schräg von proximal-dorsal von den Köpfen der medialen und proximalen Phalanx und Caput metatarsalis nach distal-plantar zu den Basen der distalen, medialen und proximalen Phalanx. Eine kleine Abspaltung zieht jeweils zur Faserknorpelplatte.

Aufgrund des Verlaufs geraten sie bei Flexion unter Spannung, bei Extension sind sie entspannt.

Im ***Metatarsophalangealgelenk I*** teilen sich die Kollateralbänder in zwei Faserzüge: Der dorsale Teil zieht nach distal-plantar zur Basis der proximalen Phalanx, und ein plantarer Faserzug zieht zur Faserknorpelplatte und weiter zu den Sesambeinen. Durch die unterschiedlichen Verläufe gibt es Spannung auf die Bänder sowohl in Extension durch den plantaren Zug als auch in maximaler Flexion durch die dorsalen Faseranteile (▸ **Abb. 4.90**).

Lig. plantare

Das Band liegt plantar auf der Faserknorpelplatte. Es ist jeweils an den Basen der Phalangen fixiert und mit der Gelenkkapsel verwachsen.

Lig. metatarseum transversum profundum

Dieses kräftige Band zieht zwischen den Metatarsalköpfen und ist jeweils an den Ligg. plantaria fixiert.

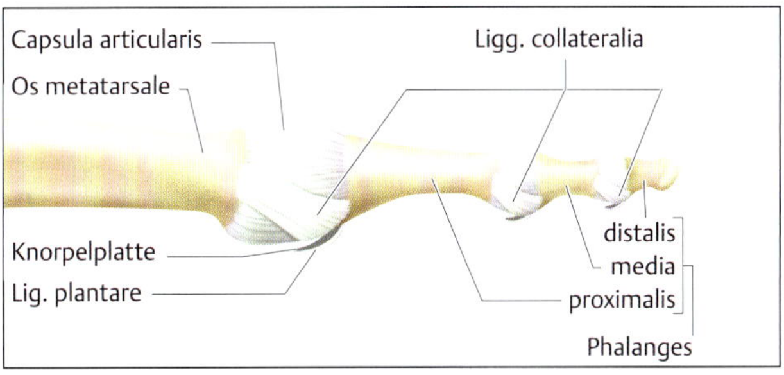

Abb. 4.89 Bandverbindungen der Inter- und Metatarsophalangealgelenke II–V.

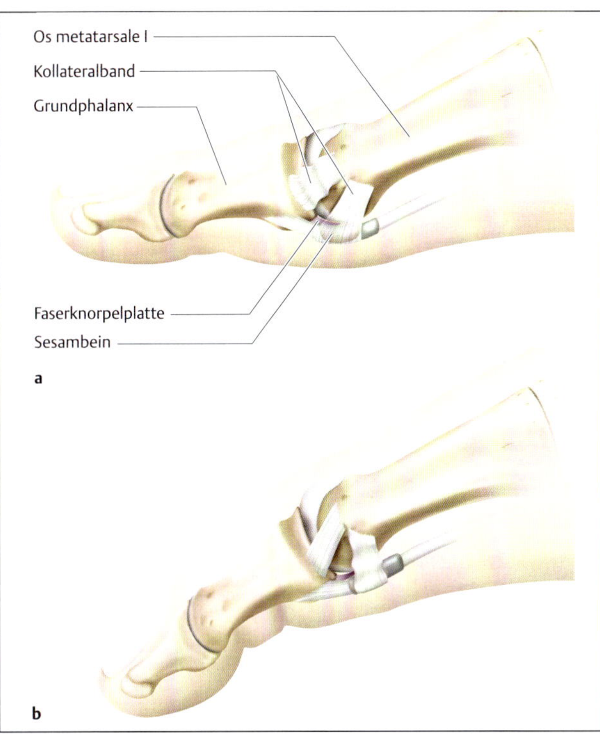

Abb. 4.90 Bandverbindungen des Metatarsophalangealgelenks I, **a** in Extension und **b** in Flexion.

4.8.4 Achsen und Bewegungen

Die Bewegungsachsen liegen jeweils in den proximalen Gelenkpartnern, sie verlaufen sagittal für die Flexions- und Extensionsbewegungen sowie in den Metatarsophalangealgelenken dazu vertikal für die Ab- und Adduktionsbewegungen.

Die ***Metatarsophalangealgelenke II–V (MTP)*** sind Kugelgelenke (▶ **Abb. 4.91**). Es sind sowohl Flexions-, Extensions- als auch seitliche Bewegungen möglich. Bei zunehmender Flexion wandert die Achse nach plantar, bei Extension nach dorsal.

Bewegungsausmaß: Flex/Ext aktiv 40°-0–60°; Abd/Add geringgradig, zum 5. Zeh hin nimmt die Beweglichkeit zu.

Die ***Interphalangealgelenke II–V (PIP/DIP)*** sind Scharniergelenke, in denen nur Flexions- und Extensionsbewegungen möglich sind.

Bewegungsausmaß: ***PIP:*** Flex/Ext aktiv 35°-0°-0°; ***DIP:*** Flex/Ext aktiv 50°-0–30°.

Die sagittale Bewegungsachse im ***Metatarsophalangealgelenk*** der Großzehe liegt im Caput metatarsale (▶ **Abb. 4.92**). Sie ist keine konstante Achse, sondern wandert bei zunehmender Flexion bogenförmig von dorsal nach plantar.

Bewegungsausmaß: ***MTP:*** Flex/Ext aktiv 45°-0–80°, Abd/Add aktiv 10°-0–5°, ***IP:*** Flex/Ext aktiv 55°-0–5°.

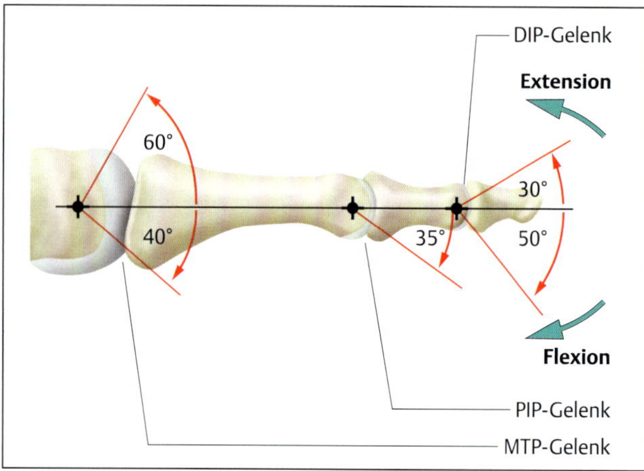

Abb. 4.91 Flexions- und Extensionsbewegungen der Zehen II–V.

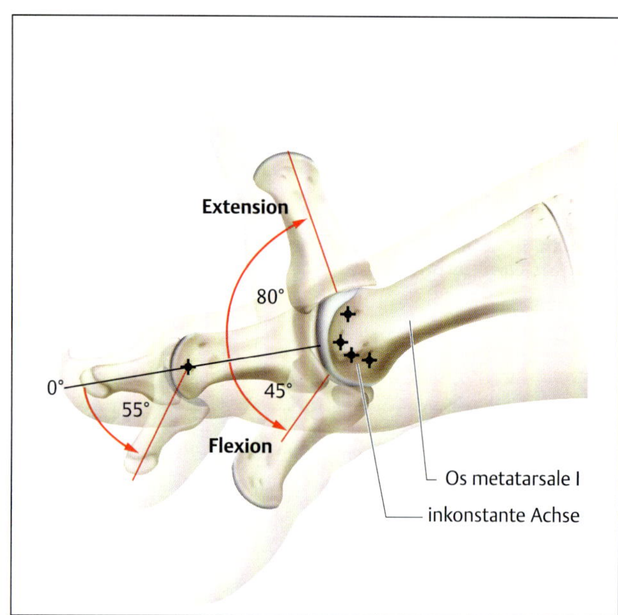

Abb. 4.92 Flexions- und Extensionsbewegungen der Großzehe.

4.9 Muskulatur

4.9.1 Dorsalextensoren

M. tibialis anterior

▸ Abb. 4.93

Ursprung: Condylus lateralis tibiae, kraniale zwei Drittel der Facies lateralis tibiae; Membrana interossea; kranialer und tiefer Teil der Fascia crucis superficialis

Ansatz: mediale und Plantarfläche des Os cuneiforme mediale und der Basis ossis metatarsalis I; Gelenkkapsel des Tarsometatarsalgelenks I

Innervation: N. peroneus profundus (L4–L5)

Verlauf und Besonderheiten (▸ **Abb. 4.94**): Der Muskel verläuft subkutan direkt lateral der Margo anterior tibiae in der anterioren Loge zusammen mit den langen Extensoren, dem N. profundus und der A. u. V. tibialis nach distal.

Sein Muskel-Sehnen-Übergang befindet sich in Höhe des Anfangs des unteren Unterschenkeldrittels. Ab hier ändert er seine Zugrichtung, und die Sehne kreuzt über die anteriore Tibiakante nach medial.

Am distalen Unterschenkel wird seine Sehne durch das Retinaculum mm. extensorum superius an diesem gehalten. In Höhe des oberen Sprunggelenks hält das zweigeteilte Retinaculum mm. extensorum inferius die Sehne sowohl am Unterschenkel als auch am Fuß.

Seine Sehnenscheide beginnt proximal des superioren Retinaculums und endet etwa 1 cm distal des proximalen Zuges des Retinaculum mm. extendorum inferius.

Seine Sehne teilt sich 1–2 cm vor dem Metatarsalgelenk in zwei Sehnenzipfel, einer zieht zur medialen und plantaren Flächen der Basis ossis metatarsalis und verbindet sich dort mit der Gelenkkapsel, der andere zieht zur medialen und plantaren Fläche des Os cuneiforme I.

Er ist der Kennmuskel für die Nervenwurzel L4.

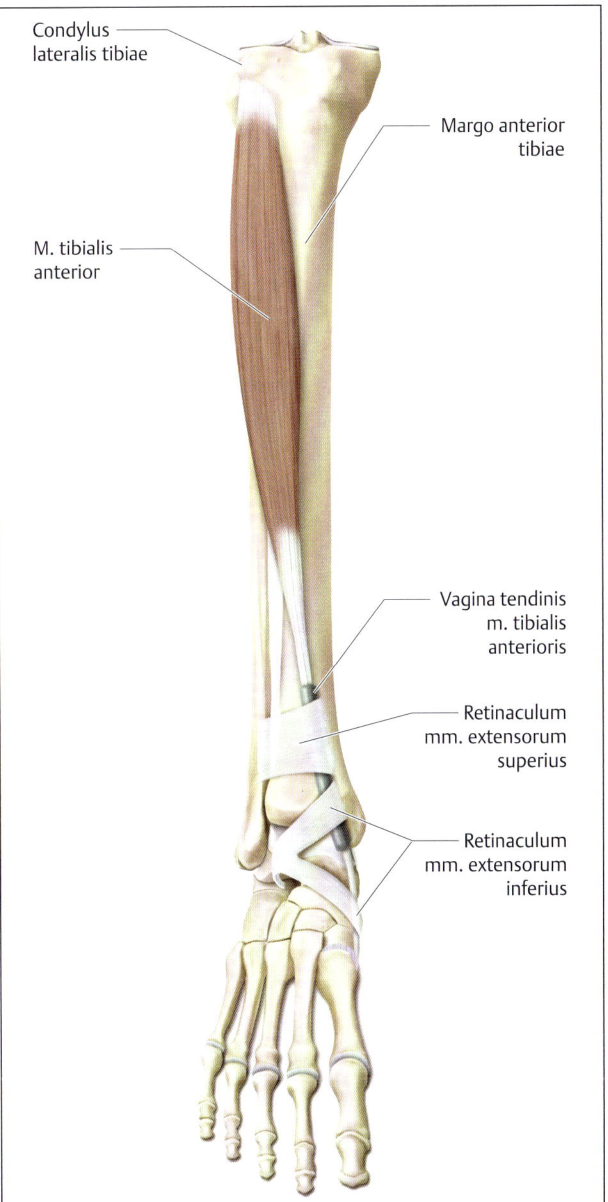

Abb. 4.93 M. tibialis anterior.

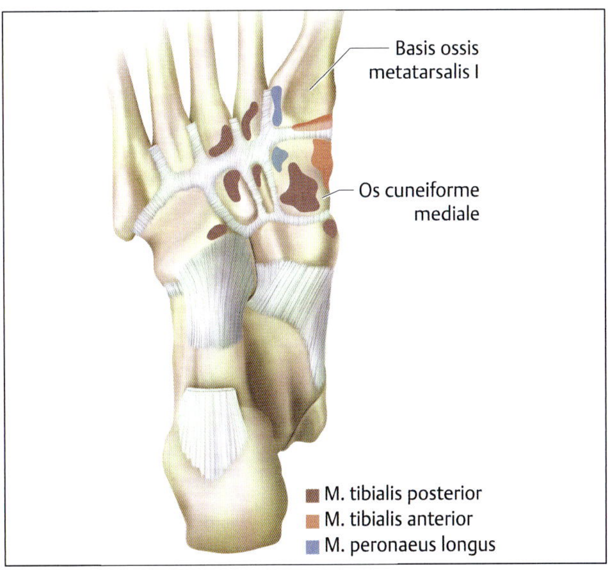

Abb. 4.94 M. tibialis anterior, Ansatzbereich.

Triggerpunkte (▸ **Abb. 4.95**): Ein TP im oberen Drittel des Muskelbauchs. Er überträgt deutliche Schmerzen in den anterioren Bereich des Malleolus medialis, die dorsale und mediale Fläche der Großzehe. Diese Schmerzen treten häufig nachts auf. Weniger schmerzhaft sind Ausstrahlungen vom TP nach distal entlang der Tibiakante und über dem Muskel.

Funktionen: Dorsalextension/Supination/Adduktion

Der Muskel verhindert, dass sich im Stand das Gleichgewicht zu stark nach posterior verschiebt, ist also wichtig für das Erhalten des Gleichgewichts. Er wird vor allem bei Rückneige des Rumpfes aktiv.

Beim Initialkontakt bremst er das Absinken des Fußes und setzt ihn kontrolliert auf dem Boden ab. Hier zeigt er seine Aktivitätsspitze.

Zu Beginn der Spielbeinphase zieht er den Fuß in Dorsalextension. Beim Lösen der Zehen vom Boden hat er seine zweithöchste Aktivität.

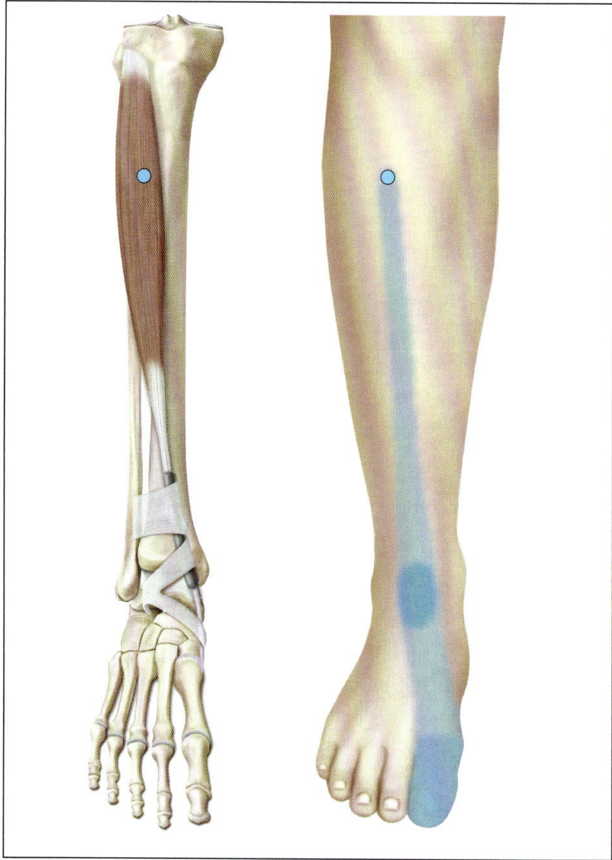

Abb. 4.95 M. tibialis anterior, Triggerpunkte und Schmerzausstrahlungen.

KLINISCHER BEZUG

Tibialis-anterior-Syndrom

Es handelt sich um ein Kompressionssyndrom des anterioren Kompartiments am Unterschenkel, in dem die Sehnen der Mm. tibialis anterior, extensor digitorum longus und extensor hallucis longus sowie Leitungsbahnen verlaufen. Die Loge ist durch Knochen und das Retinaculum mm. extensorum umgrenzt, so dass eine Ausdehnung der darin enthaltenen Sehnen nicht möglich ist.

Kommt es zu einem Anstieg des Gewebedrucks in der Loge, z. B. durch eine Entzündung mit Ödembildung aufgrund von Überbeanspruchung, kann der venöse Abfluss behindert werden. Es kommt zu vermehrter Schwellung und weiterem Druckanstieg, so dass die versorgenden Kapillaren komprimiert werden und eine ischämische Nekrose der Muskulatur entsteht.

Die Patienten klagen über intensive Schmerzen in der Prätibialregion, vor allem bei Dehnung und Kontraktion des Muskels, eine motorische Schwäche bei der Dorsalextension, sowie Parästhesien.

Therapie: Ruhigstellung, Kryotherapie, u. U. Fasziotomie der Muskelloge.

Lähmung

Die Lähmung des M. tibialis anterior führt zu einer Spitzfußstellung, die Folge ist das Nachziehen des Fußes beim Gehen, was zum Stolpern und Stürzen führen kann. Außerdem kommt es zum abrupten Aufkommen des ganzen Fußes zu Beginn der Standbeinphase.

M. extensor digitorum longus

▶ Abb. 4.96

Ursprung: Condylus lateralis tibiae, unmittelbar distal des Tuberculum Gerdy, Caput fibulae, obere zwei Drittel der Margo anterior fibulae, Fascia cruris, Membrana interossea, Septum intermusculare.

Ansatz: In Höhe der distalen Grundphalanx teilt sich die Endsehne, so dass ein mittlerer Sehnenanteil an der Basis der Mittelphalanx endet und zwei seitliche Sehnenzipfel, ***Tractus lateralis***, zur dorsalen Basis der Endphalanx ziehen, wo sie sich zu einer Insertion vereinen (▶ **Abb. 4.97**).

Innervation: N. peroneus profundus (L 5–S 1)

Verlauf und Besonderheiten: Es handelt sich um einen einfach gefiederten Muskel.

Proximal verläuft er unmittelbar lateral des M. tibialis anterior und wird teilweise von diesem überdeckt, distaler liegt der M. extensor hallucis longus zwischen beiden Muskeln.

Faseranteile, die an der Tibia und am Caput fibulae entspringen, bedecken den N. peroneus profundus, wo er um das Collum fibulae zum Septum intermusculare zieht.

Zusammen mit den Mm. tibialis anterior und extensor hallucis longus sowie Leitungsbahnen verläuft er in der anterioren Unterschenkelloge.

Sein sehniger Anteil beginnt im mittleren Bereich des Unterschenkels, jedoch ziehen tiefe Muskelfasern noch bis in Höhe des Retinaculum mm. extensorum inferius hinein.

Durch das Retinaculum mm. extensorum superius wird seine Sehne am Unterschenkel gehalten. Unter dem Retinaculum verläuft er im fibularen Fach, genauso auch beim Retinaculum mm. extensorum inferius, das in Höhe der Malleoli beginnt.

Unter dem Ret. mm. extensorum superius teilt sich die Sehne in zwei Anteile, unter dem inferioren Retinaculum teilen diese sich wiederum in zwei auf, so dass dort die vier Endsehnen zu identifizieren sind.

Die Sehnenscheide, die alle vier Sehen umhüllt, beginnt distal des Retinaculum mm. extensorum superius und endet distal des inferioren Retinakulums.

Auf dem Fußrücken und unter den Sehnen liegt eine Bursa, die als Gleitlager die Sehnen vor Reibung gegen die Knochen schützt.

Distal sind die einzelnen Sehnen an der Bildung der ***Dorsalaponeurose*** beteiligt, die die Grundphalanx bedeckt. In Höhe der Grundphalanx ziehen die Sehnen des M. extensor digitorum brevis von plantar-lateral an die Sehnen 2–4 heran. Kurz danach teilt sich die Endsehne in einen mittleren und zwei seitlich davon verlaufende Sehnenzügel auf.

Ein besonderer Teil des M. extensor digitorum longus ist der inkonstante ***M. peroneus tertius***. Sein Muskelbauch fehlt häufig, seine Sehne verläuft als 5. Strang lateral der anderen Sehnen und zieht mit ihnen unter dem Retinaculum mm. extensorum inferius nach distal. Danach biegt seine Sehne ab nach laterodistal und inseriert an der kranialen Basis ossis metatarsalis V.

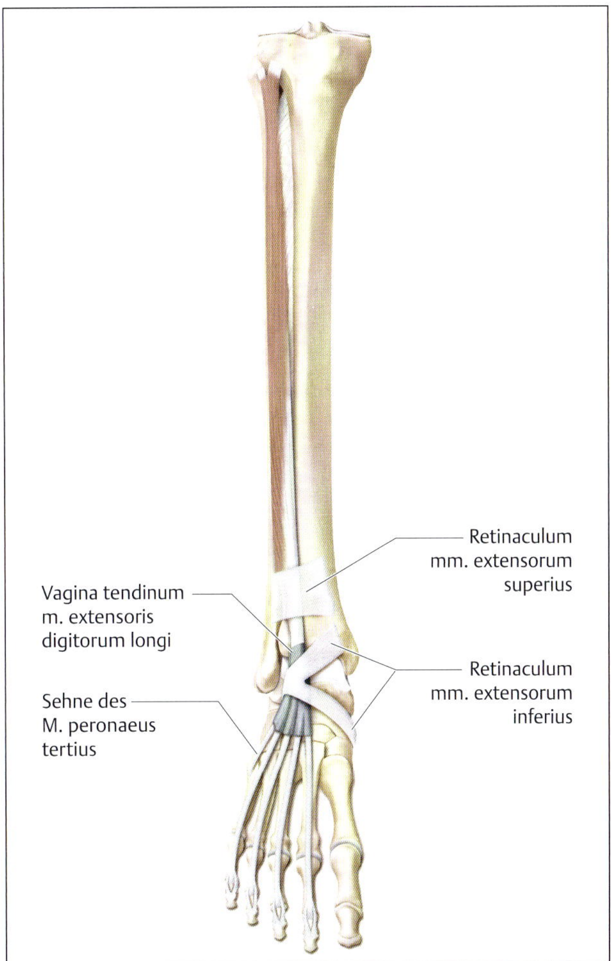

Abb. 4.96 M. extensor digitorum longus.

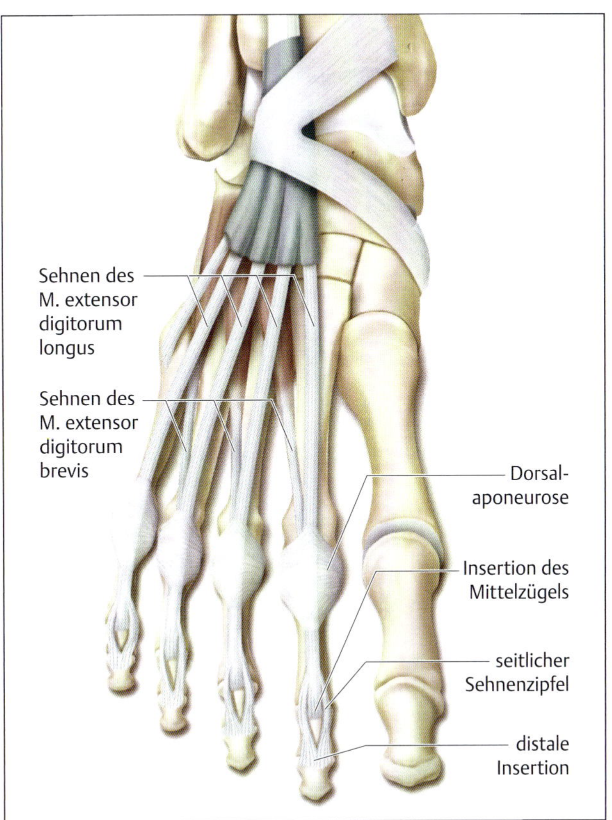

Abb. 4.97 Insertion des M. extensor digitorum longus.

Triggerpunkte (▸ **Abb. 4.98**): Etwa 8 cm distal des Caput fibulae im Muskelbauch. Er überträgt Schmerzen ab der Mitte des Muskelbauchs bis zum Fußrücken und zu den Zehen II–IV. Der schmerzhafteste Bereich ist die Mitte des Fußrückens.

Funktionen: Extension der Zehen 2–5, unterstützt die Dorsalextension des Fußes; die meisten Anteile des M. extensor digitorum longus unterstützen die Pronation.

Die Sehnen haben einen stabilisierenden Effekt auf das Fußlängsgewölbe, da sie durch die Extension der Zehen Zug auf die Plantaraponeurose ausüben, ***Windlass-Mechanismus***, s. Kap. **4.10.3**.

Zusammen mit dem M. tibialis anterior und dem M. extensor hallucis longus kontrolliert er das Absinken des Vorfußes beim Initialkontakt und unterstützt das Anheben des Fußes beim Mittelschwung.

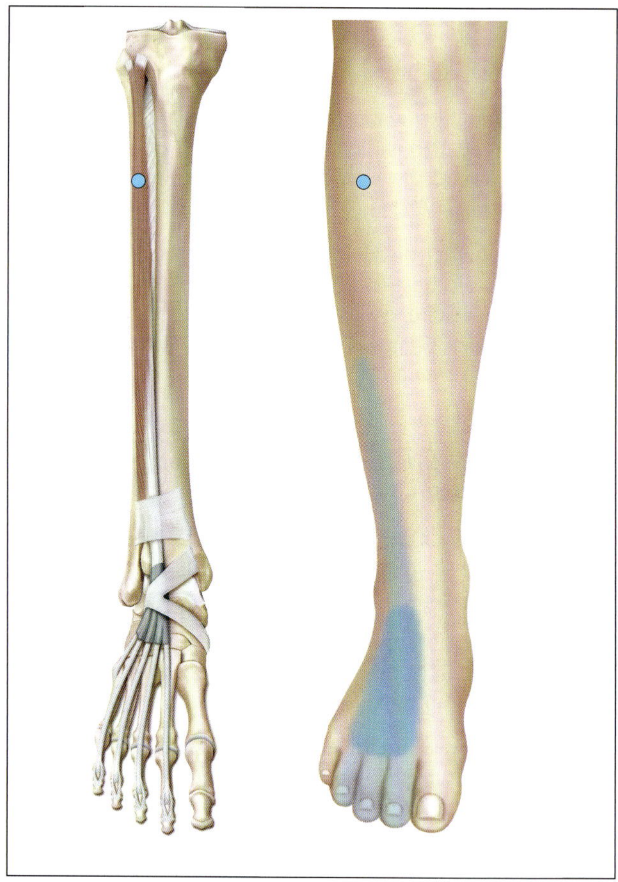

Abb. 4.98 M. extensor digitorum longus, Triggerpunkte und Schmerzausstrahlungen.

Aponeurosis dorsalis

▸ **Abb. 4.99**

Die Dorsalaponeurose ist eine Sehnenplatte, die aus miteinander verflochtenen bindegewebigen Faserzügen besteht. Sie beginnt am Metatarsophalangealgelenk und reicht bis zur Basis der Endphalanx. Sie ist dreieckig geformt, proximal breit und wird nach distal schmaler.

Der mittlere Zügel, ***Pars medialis***, wird von der Sehne des M. extensor digitorum longus gebildet. Über dem Grund- und Mittelgelenk finden sich auf der gelenknahen Seite Faserknorpeleinlagerungen. Von der Seite strahlen die Mm. interossei und von plantar die Sehnen der Mm. lumbricales in die Faszie ein.

Durch den M. lumbricalis entstehen schräg nach dorsal verlaufende Faserzüge, die ***Pars obliqua***.

Die Mm. interossei sind an der Bildung der queren Faserzüge, ***Pars transversa***, beteiligt. Plantar verbinden sich die Interosseuszügel mit der Faserknorpelplatte des MTP-Gelenks und dem Lig. metatarsale transversum profundum.

Der distale Teil der Aponeurose, ***Tractus lateralis***, besteht aus den seitlichen Zügeln des M. extensor digitorum longus, die an der Basis der Endphalanx enden.

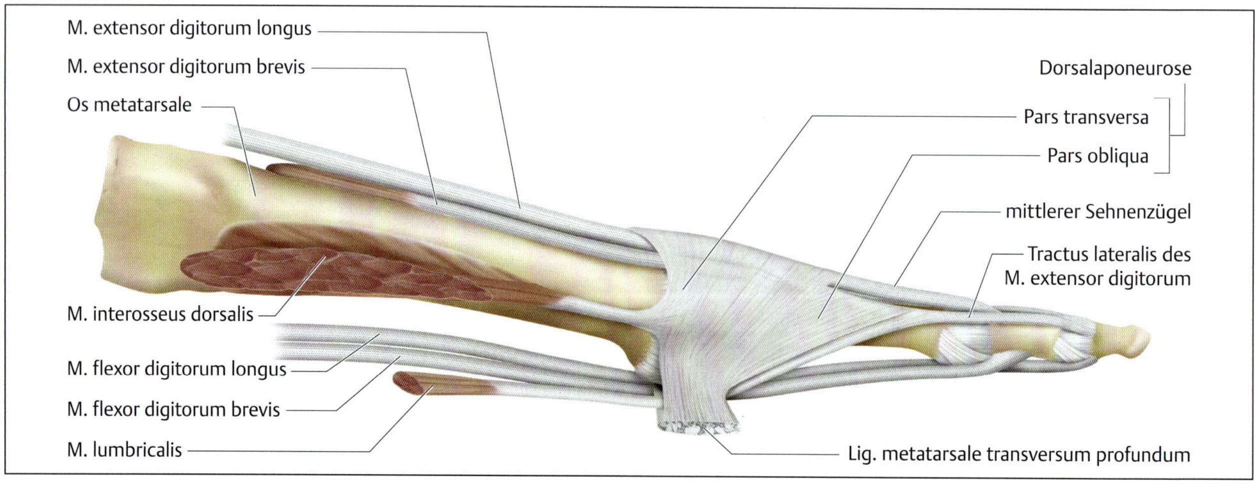

Abb. 4.99 Dorsalaponeurose (2. Zeh, Strukturen auseinandergezogen).

M. extensor hallucis longus

▶ **Abb. 4.100**

Ursprung: untere zwei Drittel der Facies medialis fibulae, Membrana interossea

Ansatz: Basis der Großzehenendphalanx

Innervation: N. peroneus profundus (L 4–S 1)

Verlauf und Besonderheiten: Es handelt sich um einen einfach gefiederten Muskel.

Am Unterschenkel verläuft er zwischen M. tibialis anterior und M. extensor digitorum longus und wird dort zum größten Teil von beiden überlagert.

In Höhe der Malleoli verläuft seine Sehne tief unter dem Retinaculum mm. extensorum superius und lateral vom M. tibialis anterior. Ab hier orientiert sich seine Sehne zunehmend nach medial.

Unter dem Retinaculum mm. extensorum inferius hat seine Sehne ein separates Fach.

Seine Sehnenscheide beginnt zwischen superiorem und inferiorem Retinaculum und umhüllt die Sehne bis in Höhe der Basis metatarsalis I.

Auf dem Fußrücken zieht er oberflächlich nach distal und medial, Richtung Großzehenendphalanx.

Häufig findet sich eine kleine mediale Abspaltung zur Basis der proximalen Phalanx.

Triggerpunkte (▶ **Abb. 4.101**): Ein TP im Muskelbauch in Höhe des mittleren unteren Unterschenkeldrittels. Schmerzausstrahlungen werden vom TP aus Richtung medialen Fußrücken bis zur Großzehe projiziert. Besonders schmerzhafte Bereiche befinden sich um das Os metatarsale I herum bis zur Basis der Großzehe.

Funktionen: Extension aller Gelenke der Großzehe. Unterstützt die Dorsalextension und die Supination des Fußes.

Die Sehne hat einen stabilisierenden Effekt auf das Fußlängsgewölbe, da sie durch die Extension der Zehen Zug auf die Plantaraponeurose ausübt.

Zusammen mit dem M. tibialis anterior und dem M. extensor digitorum longus kontrolliert er das Absinken des Vorfußes beim Initialkontakt und unterstützt das Anheben des Fußes beim Mittelschwung.

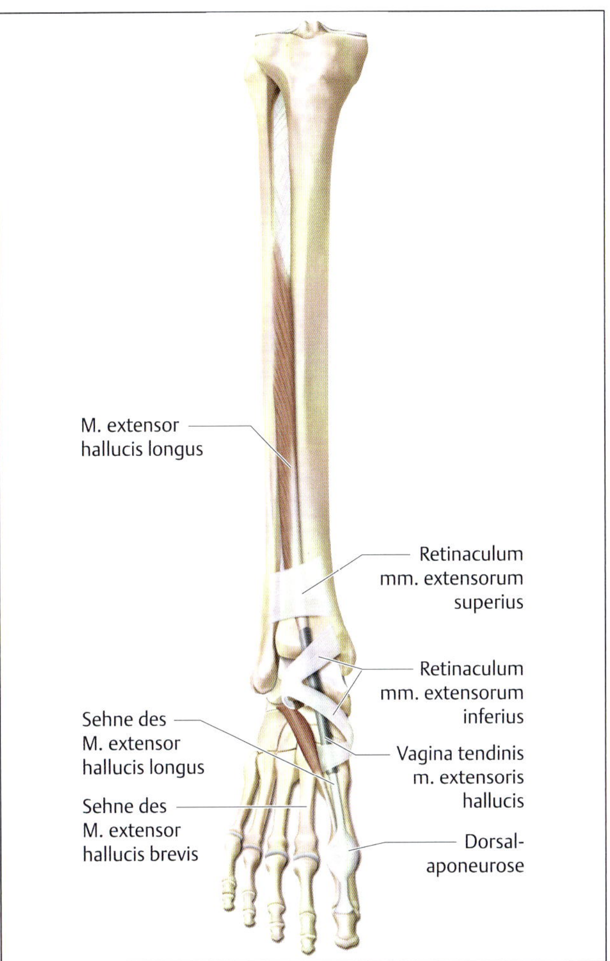

Abb. 4.100 M. extensor hallucis longus.

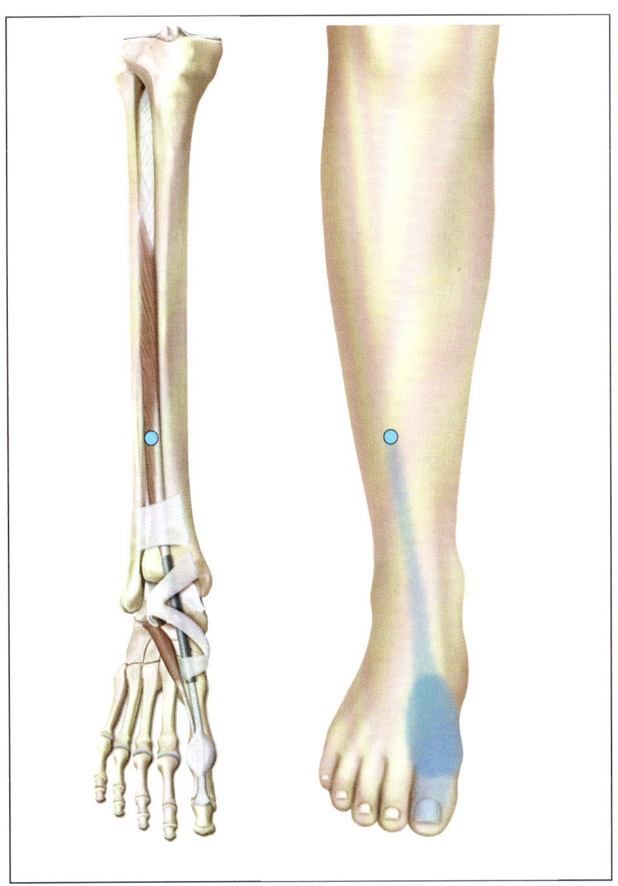

Abb. 4.101 M. extensor hallucis longus, Triggerpunkte und Schmerzausstrahlungen.

FUNKTIONELLER HINWEIS

Bedeutung eines einfach gefiederten Muskels für die Muskel-Sehnen-Kraft ▸ **Abb. 4.102**
Bei einem einfach gefiedertem Muskel mit einem Fiederungswinkel von etwa 40° entsteht aufgrund unterschiedlicher Richtung von Sehnenkraft Ks und Muskelkraft Km eine Querkomponente Kq. Diese ist durch die Zerlegung der Kräfte im Kräfteparallelogramm entstanden. Diese Querkomponente lenkt die Sehne senkrecht zu ihrer Verlaufsrichtung ab. Das bedeutet, dass Haltebänder diese Ablenkung verhindern müssen, beim M. extensor hallucis longus sorgt dafür das Retinaculum mm. extensorum superius.

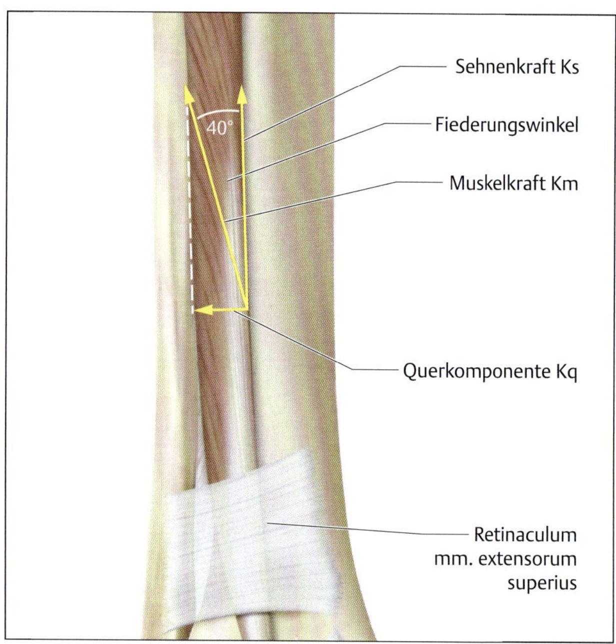

Abb. 4.102 Bedeutung eines einfach gefiederten Muskels für die Muskel-Sehnen-Kraft.

Fascia dorsalis pedis

In Höhe der Malleoli geht die Unterschenkelfaszie in die des Fußes über. Auf dem Fußrücken wird sie als Fascia dorsalis pedis bezeichnet. Sie besteht aus zwei Blättern, einem oberflächlichen und einem tiefen Blatt, zwischen denen die tiefen Leitungsbahnen verlaufen.

Das oberflächliche Blatt, ***Fascia dorsalis pedis superficialis***, ist mit den Malleoli und Knochen des medialen und lateralen Fußrandes verwachsen.

Das tiefe Blatt, ***Fascia dorsalis pedis profundum***, bedeckt die Fußwurzelknochen mit ihren Gelenkkapseln und Bändern.

Im distalen Fußbereich wird die Faszie dünn. Sie geht in Höhe der Metatarsophalangealgelenke in die Dorsalaponeurosen der Zehen über.

Innerhalb der Faszie sind Verstärkungszüge erkennbar, die kreuz- und y-förmig angeordnet sind.

Retinaculum mm. extensorum superius et inferius

▸ **Abb. 4.103**

Das ***Retinaculum mm. extensorum superius*** zieht quer über den Unterschenkel etwa handbreit proximal der Malleoli und ist etwa drei Querfinger breit. Es zieht von der medialen Tibiaseite zur Fibulavorderfläche. Es hält die langen Flexoren und den M. tibialis anterior am Unterschenkel.

Das ***Retinaculum mm. extensorum inferius*** ist kreuzförmig angelegt und besteht aus zwei Hauptteilen. Der proximale Anteil kommt vom Malleolus medialis und zieht schräg nach distal-lateral zum Sinus tarsi und mit einer kleinen Abspaltung zum Malleolus lateralis. Der distale Teil verbindet die Tuberositas ossis navicularis mit dem Sinus tarsi. Am Sinus tarsi verbinden sie sich mit dem Retinaculum mm. peroneorum inferior. Am Kreuzungspunkt der beiden Anteile zieht ein Teil des Retinaculums bogenförmig in die Tiefe des Sinus tarsi und bildet dort eine Führungsschlinge für den M. extensor digitorum longus.

Distal zieht ein weiterer kleiner Anteil vom Os cuneiforme I zum Metatarsale II.

Die Retinacula dienen als Haltebänder der Sehnen am Unterschenkel und Fußrücken.

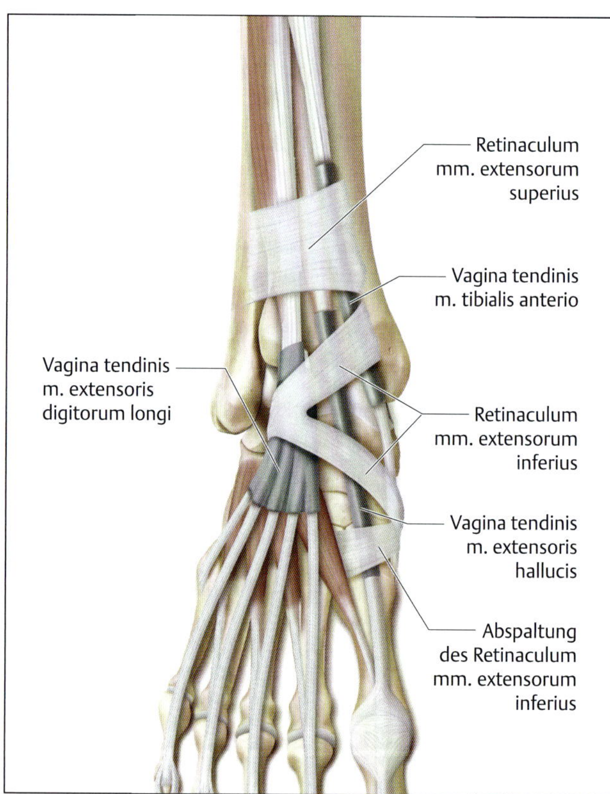

Abb. 4.103 Retinaculum mm. extensorum superius et inferius, Vaginae synoviales.

Sehnenscheiden

▸ **Abb. 4.103**

Unter den Retinacula verlaufen die Sehnen in einem tibialen, mittleren und fibulären Fach und sind von Sehnenscheiden umgeben. Diese sind unterschiedlich lang, z. B. beginnt die des M .tibialis anterior proximal des superioren Retinaculums und endet distal des oberen Anteils des Retinaculum mm. extensorum inferius. Die Sehnenscheide des M. extensor hallucis longus ist dagegen sehr lang und geht bis in Höhe der Basis der Metatarsalen I. In der Regel sind die äußeren Blätter der Sehnenscheide mit dem Retinaculum verwachsen.

4.9.2 Plantarflexoren

M. gastrocnemius

▸ Abb. 4.104

Ursprung: Caput mediale: proximal des dorsalen Condylus femoris medialis bis zur distalen Linea supracondlaris.

Caput laterale: proximal des dorsalen Condylus femoris lateralis.

Ansatz: über die Tendo calcaneus an den lateralen zwei Dritteln des Tuber calcanei

Innervation: N. tibialis (S 1–S 2)

Verlauf und Besonderheiten: Beide Köpfe vereinigen sich zusammen mit dem M. soleus zum ***M. triceps surae***.

- Der mediale Kopf hat ein größeres Ursprungsgebiet und ist dicker. Das Ursprungsgebiet des lateralen Kopfes ist schmaler, da sich direkt proximal der M. plantaris anschließt.
- Er ist ein dreigelenkiger Muskel, denn er zieht über Knie sowie oberes und unteres Sprunggelenk.
- Fasern beider Köpfe sind am Ursprungsbereich mit der Gelenkkapsel verwachsen.
- Zwischen Condylus und Ursprungsfasern befindet sich je eine Bursa, die ***Bursae subtendinea m. gastrocnemii lateralis et medialis***, die mit der Gelenkhöhle kommunizieren können.
- Die Aponeurose ist vor allem unter dem Muskel ausgeprägt und bietet den kurzen Muskelfasern eine Ansatzstelle. Außerdem ist sie in der Mitte verstärkt und teilt die beiden Muskelbäuche.
- Proximal sind die Fasern beider Köpfe in einem V angeordnet. Im mittleren Bereich sind sie außen longitudinal, innen leicht diagonal angeordnet. Distal ist der Verlauf aller Fasern longitudinal und parallel zum Unterschenkel.
- Der Muskel-Sehnen-Übergang liegt etwa in der Mitte des Unterschenkels, das Caput mediale etwas tiefer als das Caput laterale.
- Er ist Kennmuskel für das Rückenmarksegment S 1.

Triggerpunkte (▸ **Abb. 4.105**):

TP1 im Caput mediale in Höhe der medialen Kniegelenkfalte verursacht Schmerzen in der medialen Kniekehle.

TP2 im Caput mediale kommt häufig vor und liegt etwa eine Handbreit vom Ursprung entfernt in der Mitte des Muskelbauchs. Er bewirkt eine deutliche Schmerzausstrahlung zur medialen Fußsohlenmitte, sowie weniger ausgeprägte Schmerzen im Verlauf des Caput mediale bis zur Ferse und nach proximal zur distalen dorsalen Oberschenkelseite.

TP3 im Caput laterale liegt in Höhe der lateralen Kniegelenkfalte und bewirkt Schmerzausstrahlungen lokal im dorsolateralen Kniebereich.

TP4 befindet sich im Caput laterale etwa in der Mitte des Muskelbauchs und verursacht Schmerzausstrahlungen in seine unmittelbare Umgebung, weniger schmerzhaft Richtung Kniekehle und nach distal zum dorsolateralen Unterschenkel.

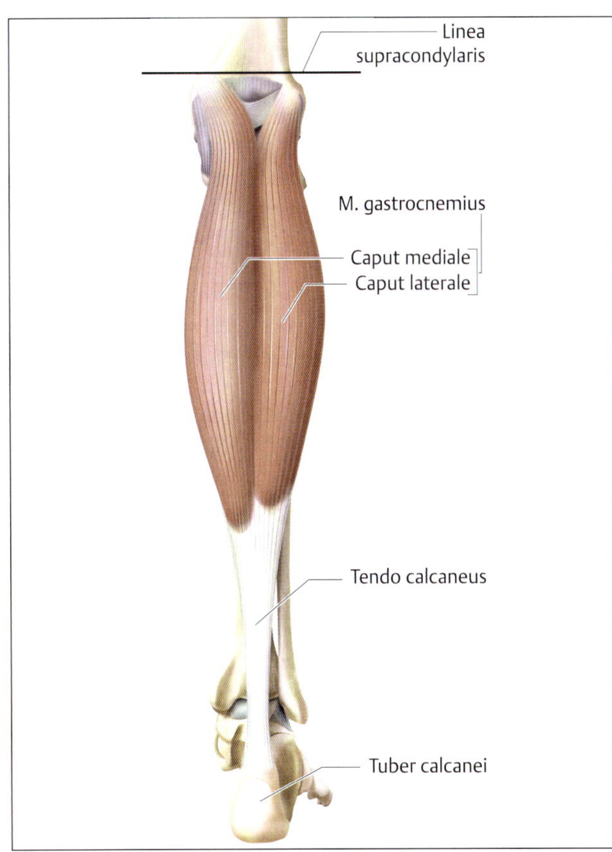

Abb. 4.104 M. gastrocnemius.

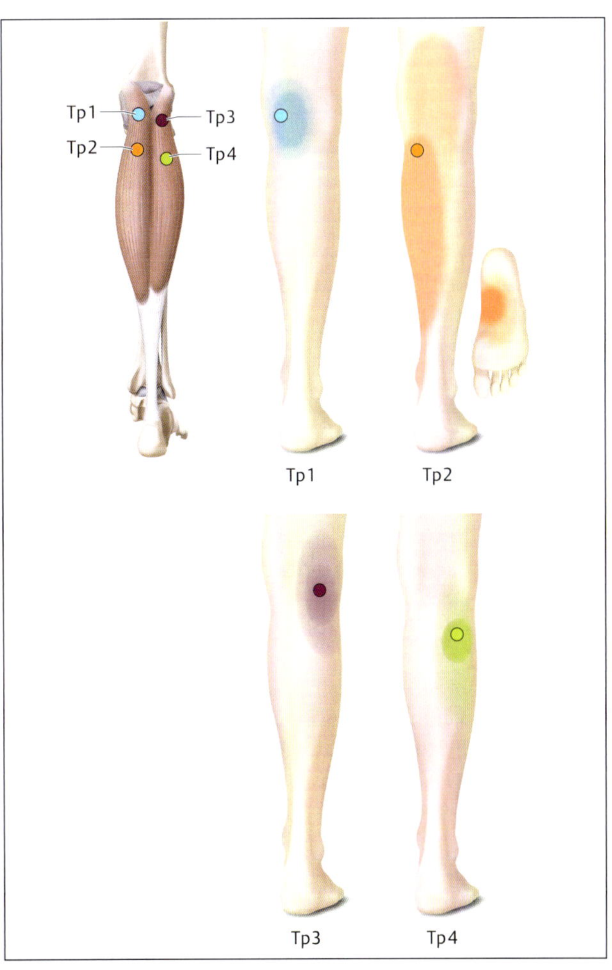

Abb. 4.105 M. gastrocnemius, Triggerpunkte und Schmerzausstrahlungen.

Funktionen des M. gastrocnemius:

- Plantarflexion: zusammen mit dem M. soleus hebt er z. B. das ganze Körpergewicht beim Zehenstand.
- Inversion: Die meisten Sehnenanteile liegen im Verlauf und an der Insertion mediodorsal der In-/Eversionsachse, deshalb zieht er den Kalkaneus nach mediokranial.
- Unterstützung der Ischiocruralmuskulatur bei der Knieflexion.
- Spannt die posteriore Kapsel und stabilisiert die Kniekehle.
- Im Stand wird er aktiviert, um die Balance zu wahren; liegt der Körperschwerpunkt vor der Achse des OSG kontrolliert er die ventralschiebende Tibia gegenüber dem Talus.
- Es findet sich keine Kontraktion beim normalen Gehen statt; eine Ausnahme ist das Gehen in Stöckelschuhen.
- Er unterstützt die anderen Plantarflexoren beim Treppab- und -aufgehen, Laufen auf steilem Gelände und Fahrradfahren, z. B. beim kraftvollen Heruntertreten.

M. soleus

▸ **Abb. 4.106**

Ursprung: dorsales Caput und Collum fibulae, posteriore dorsale Drittel der Fibula, mittleres Drittel der medialen Tibiakante = Linea m. solei, Arcus tendineus solei

Ansatz: tieferliegende Faseranteile der Tendo calcaneus am medialen Drittel des Tuber calcanei

Innervation: N. tibialis (S 1–S 2)

Verlauf und Besonderheiten: Es ist ein doppelt gefiederter Muskeltyp (▸ **Abb. 4.109**).

Er liegt unter dem M. gastrocnemius und wird mit diesem und dem M. plantaris zusammen als ***M. triceps surae*** bezeichnet.

Sein Ursprungszipfel vom Caput fibulae und der mediale Rand des tibialen Ursprungbereichs bilden einen fibrösen Bogen, den ***Arcus tendineus solei***, dessen proximaler Rand sehr fest ist. Durch diese Arkade ziehen der N. tibialis und die Vasa tibialis posteriores in die tiefe Flexorenloge, in den sog. Soleuskanal.

Seitlich ist der Übergang in die Achillessehne wesentlich weiter distal als im mittleren Muskelbereich, etwa eine Handbreite oberhalb der Insertion.

Seine tiefen proximalen Fasern sind doppelfiedrig angeordnet.

Seine ihn umgebende Aponeurose ist vor allem ventral sehr fest und mit der Fascia cruris verwachsen, die hier quer zieht und die beiden dorsalen Logen voneinander trennt.

Die vom M. soleus stammenden Fasern der Achillessehne inserieren am medialen Drittel des Kalkaneus und in der Tiefe, wobei die von der Fibula kommenden Anteile am weitesten medial ansetzen (▸ **Abb. 4.112**).

Triggerpunkte (▸ **Abb. 4.107**):

TP1 ist der häufigste TP und liegt auf der medialen Seite, kurz bevor der Muskel in die Achillessehne übergeht. Die häufigste und intensivste Schmerzausstrahlung ist zur dorsalen plantaren Ferse, gelegentlich ziehen Schmerzen bis zur Fußsohlenmitte und zur medialen Wade.

TP2 liegt proximal etwa drei Querfinger vom Caput fibulae entfernt. Er löst diffuse Schmerzen in der Wadenmitte aus, weniger schmerzhaft bis Kniekehle und Muskel-Sehnen-Übergang.

TP3 befindet sich auf der lateralen Seite etwa eine Handbreit proximal des Muskel-Sehnen-Übergangs. Seine Schmerzausstrahlungen manifestieren sich im ipsilateralen SIG. Weniger Schmerzen werden in seine Umgebung und zur Rückseite und plantaren Fersenfläche ausgestrahlt.

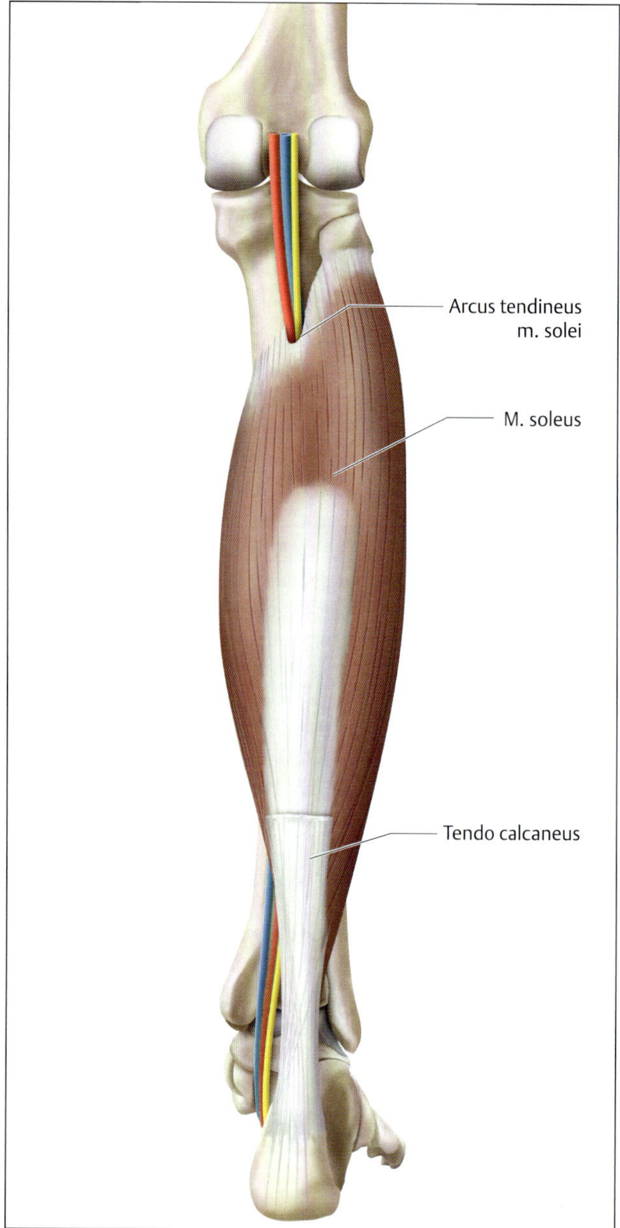

Abb. 4.106 M. soleus.

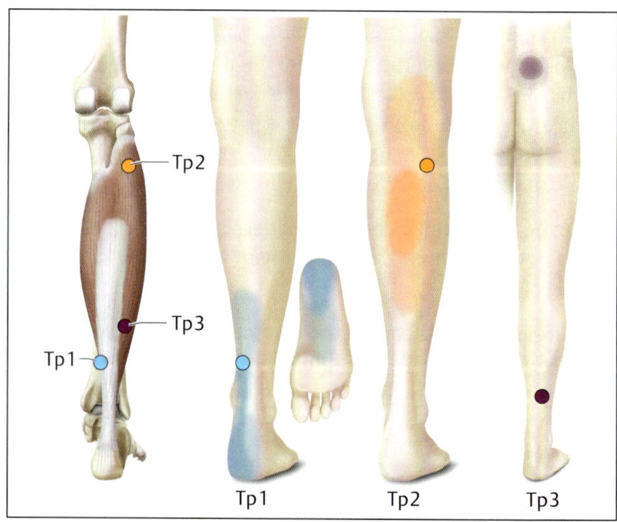

Abb. 4.107 M. soleus, Triggerpunkte und Schmerzausstrahlungen.

Funktionen des M. soleus:

- Plantarflexion: Zusammen mit dem M. gastrocnemius hebt er das ganze Körpergewicht beim Zehenstand. Dabei entfallen etwa 40 % auf den M. soleus, 33 % auf den M. gastrocnemius und 27 % auf die übrigen Plantarflexoren [291].
- Unterstützt die Inversion, da die meisten Sehnenanteile im Verlauf und an der Insertion medial der In-/Eversionsachse liegen.
- Im Stand sorgt er für die Feinabstimmung des Gleichgewichts, er wird vor allem aktiv, wenn der Körperschwerpunkt nach vorne verlagert wird. Auch wenn Stöckelschuhe getragen werden, balanciert er den Unterschenkel über dem Fuß aus.
- In der Standbeinphase ist er nur kurz vor der Ablösung der Ferse aktiv.
- Im Mittel- und Terminalstand hält er die Ferse inversorisch und zusammen mit dem Gastroknemius plantarflexorisch.
- Vor allem beim schnellem Laufen, Springen und Fahrradfahren ist er aktiv.
- Seine Pumpaktion begünstigt den venösen Rückstrom.

FUNKTIONELLER HINWEIS

Wadenmuskelpumpe zur Förderung des venösen Rückstroms ▸ Abb. 4.108

Durch den Wechsel zwischen kräftiger maximaler Dorsalextension und Plantarflexion kommt die Wadenmuskelpumpe zustande. Bei der Kontraktion der Wadenmuskeln erhöht sich der Druck auf die tiefen Beinvenen, so dass das Blut herzwärts gepresst wird. Der venöse Rückstrom in die Peripherie wird dagegen durch die geschlossenen Venenklappen verhindert. In den entleerten Venen kommt es zum Druckabfall, der eine Sogwirkung über die Vv. perforantes auf die oberflächlichen Venen ausübt, so dass auch diese entleert werden.

Messungen in den Muskeln haben bei der Muskelkontraktion eine Druckerhöhung im M. soleus bis zu 90 mmHg und im M. gastrocnemius bis zu 30 mmHg ergeben [27].

Bedeutung eines doppelt gefiederten Muskels für die Muskel-Sehnen-Kraft ▸ Abb. 4.109

Bei der Zerlegung der Kräfte von Muskelkraft K1 + K2 und Sehnenkraft Ks entsteht auf jeder Seite eine Querkomponente Kq1 und Kq2. Das bedeutet, dass sich bei gleichem Fiederungswinkel und gleich großer Sehnenkraft die Querkomponenten aufheben. In diesem Fall sind keine Haltebänder für die Steuerung der Sehne erforderlich [144].

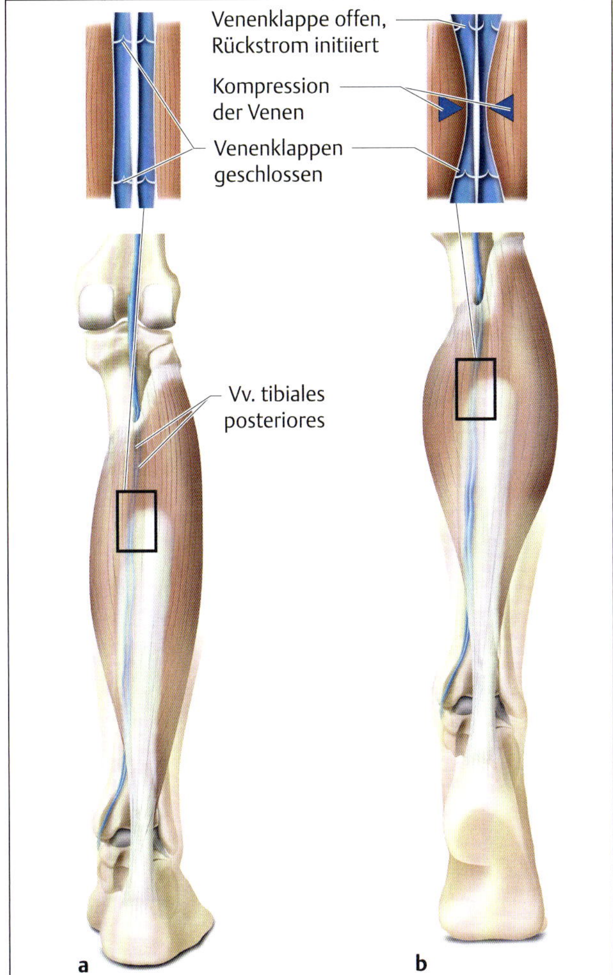

Abb. 4.108 Wadenmuskelpumpe.
a Wadenmuskulatur entspannt.
b Wadenmuskulatur kontrahiert.

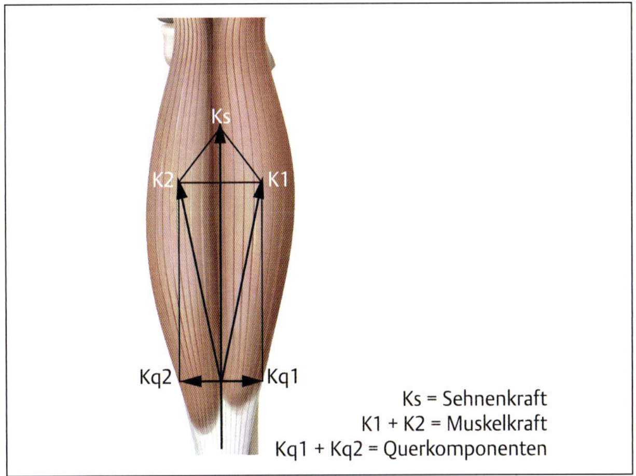

Abb. 4.109 Bedeutung eines doppelt gefiederten Muskels für die Muskel-Sehnen-Kraft.

M. plantaris

▶ Abb. 4.110

Ursprung: proximal des Ursprungsareals vom Caput laterale des M. gastrocnemius am dorsalen Condylus fem. lateralis, Kniegelenkkapsel

Ansatz: zieht im unteren Drittel in den medialer Rand der Tendo calcaneus

Innervation: N. tibialis

Verlauf und Besonderheiten: Der Muskelbauch ist kurz und zieht von proximal-lateral nach distal-medial. Er wird zum größten Teil vom Caput laterale mm. gastrocnemii bedeckt.

Er hat eine sehr lange Endsehne, die distal der Fossa poplitea beginnt. Sie verläuft am medialen Rand der Achillessehne.

Seine Muskelfaszie ist mit der Adventitia der Vasa tibialia posteriora im Kniekehlbereich verwachsen.

Triggerpunkte (▶ **Abb. 4.111**): Ein Triggerpunkt in der Mitte des Muskelbauchs, tief in der Fossa poplitea, der Schmerzausstrahlungen in die Kniekehle und zur proximalen Wadenhälfte verursacht.

Funktionen:
- unterstützt die Knieflexion
- spannt die dorsale Kapsel
- verhindert bei Flexion die Abknickung und Kompression der posterioren Gefäße
- unterstützt durch seine Verbindung zur Achillessehne die Plantarflexion

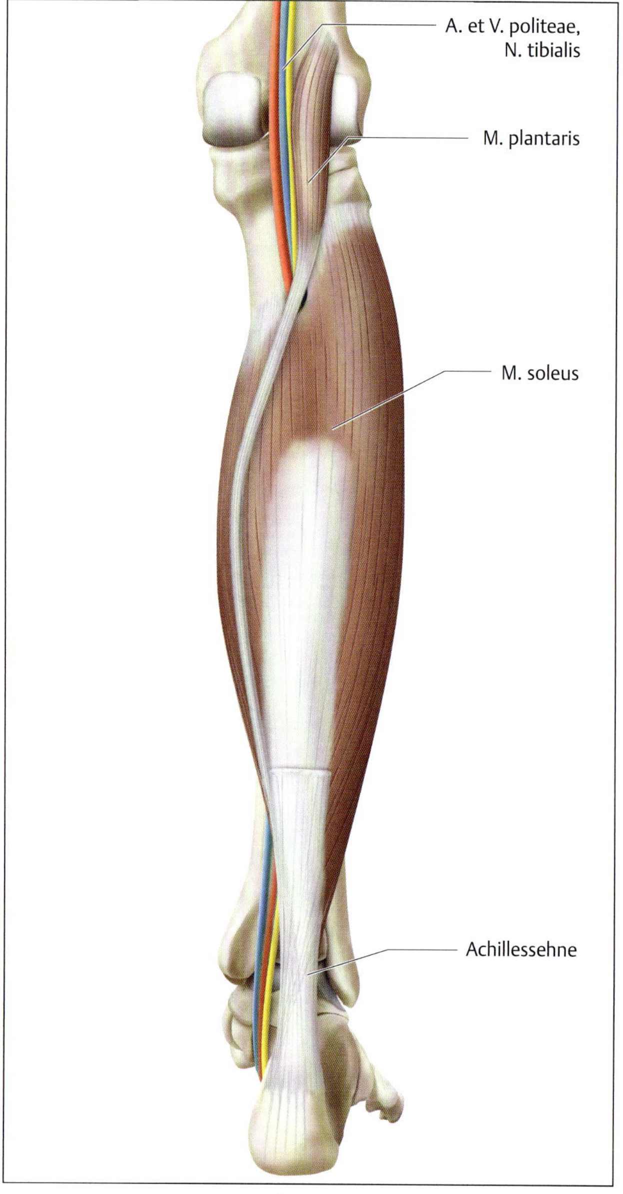

Abb. 4.110 M. plantaris.

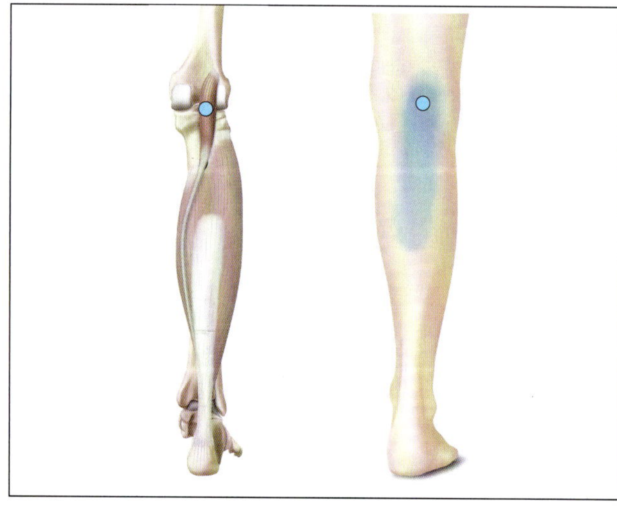

Abb. 4.111 M. plantaris mit Triggerpunkten und Schmerzausstrahlungen.

Achillessehne – Tendo calcaneus

▸ **Abb. 4.112**

Die Achillessehne ist die gemeinsame Endsehne des M. triceps surae. Sie besteht aus unterschiedlich langen Fasern, die des M. gastrocnemius sind zwischen 10 und 25 cm, die des M. soleus 3–10 cm lang.

Die Sehne wird in Höhe der Malleoli deutlich schmaler, zur Insertion hin wieder breiter, so dass sie am Kalkaneus etwa 3 cm breit ist.

Einige Fasern ziehen über den Kalkaneus nach plantar und verbinden sich mit der Plantaraponeurose.

Das Peritoneum, das die Sehne umhüllt, versorgt sie mit Blut- und Lymphgefäßen. Der proximale Teil wird aus der A. tibialis posterior, der distale über das Rete arteriae calcaneare versorgt. Dort, wo sich die Verästelungen der Gefäß aus beiden Richtungen treffen, das ist etwa 3–6 cm proximal der Insertion, gibt es eine minderdurchblutete Zone. Die Folge ist eine verminderte regenerative Fähigkeit.

Die meisten Fasern von M. gastrocnemius und M. soleus verflechten sich untereinander und verwringen sich um 60°. Diese Verwringung erfolgt von proximal nach distal am rechten Bein entgegen dem Uhrzeigersinn, so dass einige mediale Faseranteile vom M. soleus lateral am Kalkaneus ansetzen. Die meisten Sehnenfasern des M. soleus verlaufen prinzipiell in Richtung Ansatz medial, während die lateralen Faseranteile des M. gastrocnemius lateral bleiben und nur innerhalb der Sehne von dorsal nach ventral ziehen [245].

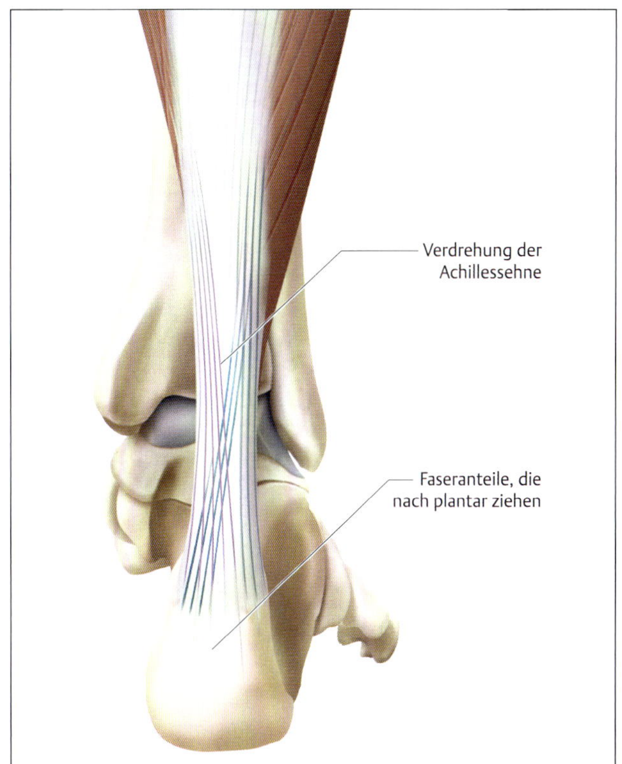

Abb. 4.112 Verdrehung der Tendo calcaneus.

FUNKTIONELLER HINWEIS

Kräfte in der Achillessehne

Die Achillessehne ist neben der Patellarsehne die kräftigste Sehne des menschlichen Körpers. Es wurden In-vivo-Kräfte in der Sehne von bis zu 9000 N gemessen [138].

Während des Gehens ist sie Kräften ausgesetzt, die dem Zwei- bis Dreifachen des Körpergewichts entsprechen [213]. Beim Laufen sind die Belastungen entsprechend höher, teilweise bis zum Zehnfachen des Körpergewichts. Sie verlängert sich dabei um 2–5 %.

Sie hat eine Reißfestigkeit von < 400 kp [290].

Die Stellung des Kalkaneus beeinflusst die Lage der Sehneninsertion und dadurch die Dehnungsverteilung, vor allem im distalen Sehnenabschnitt. Zum Beispiel bewirkt eine Eversionsstellung des Kalkaneus bedingt durch die Tibiatorsion eine Verdrillung der Fasern und damit auch ein asymmetrisches Kräfteverhältnis in der Sehne.

Achillessehnenreflex S 1–S 2

Der Achillessehnenreflex ist ein Eigenreflex, der nach Schlag auf die Sehne eine Kontraktion des M. triceps surae und damit eine Plantarflexion auslöst. Er wird über den N. tibialis vermittelt und in den Motoneuronen der Segmente S 1 und S 2 verschaltet.

Durchführung des Tests: Bei dem auf einem Stuhl knienden Probanden wird durch einen leichten Schlag auf die Achillessehne oberhalb des Kalkaneus eine Kontraktion des M. gastrocnemius ausgelöst.

KLINISCHER BEZUG

Achilles-Tendinose

Die Achilles-Tendinose ist ein Überlastungsschaden im Gewebe der Achillessehne und damit eine degenerative Sehnenerkrankung.

Einige biomechanische Störfaktoren begünstigen den Sehnenschaden und schränken dadurch die Belastbarkeit ein: Fehlstellung bzw. Fehlbelastung des Rückfußes, Instabilität des unteren Sprunggelenks nach Bandrupturen, falsches Schuhwerk und dadurch bedingte asymmetrische Belastung der Sehne, Technikfehler beim Laufsport und Sprungbelastungen, sowie eine veränderte Dosierung oder verändertes Schuhwerk im Training.

Entzündungen in den Gleitschichten der Sehne können zu Verklebungen und Ödembildung führen, sodass sich der Gewebedruck erhöht, mit der Zeit zu Zirkulations- und Ernährungsstörungen führt und damit zu degenerativen Veränderungen innerhalb der Sehne.

Die Prädilektionsstelle für Tendopathien ist der Bereich, der beim Laufen die hauptsächliche Dehnungsbelastung erfährt und minderdurchblutet ist, also etwa 5 cm proximal der Insertion.

Wiederholte Mikrotraumata und die verminderte Regenerationsfähigkeit begünstigen degenerative Veränderungen und die Gewebezerstörung.

KLINISCHER BEZUG

Achillessehnenriss ▸ **Abb. 4.113**
Durch zu hohe Belastung entstehen Mikrotraumata, bei wiederholten Mikrotraumata kommt es zum Zerreißen von Kollagenfaserbündeln und, wenn die Regenerationsvorgänge nicht mehr ausreichen, vergrößert sich die Rupturzone bei weiterer Belastung.

Der endgültige Riss der Sehne kann dann durch ein Bagatelltrauma geschehen, z. B. bei einer plötzlichen Dorsalextension oder beim Abdruck des Fußes. Die Patienten beschreiben einen stechenden lokalen Schmerz und ein Peitschenschlag-artiges Geräusch. Viele Patienten haben danach keine Schmerzen mehr. Aufgrund der Kräfteverteilung, 33 % der Plantarflexionskraft liegen beim M. gastrocnemius, 40 % beim M. soleus und 27 % bei den übrigen Plantarflexoren, kann trotz gerissener Achillessehne eine Plantarflexion durchgeführt werden, erst der nicht mögliche einbeinige Zehenstand zeigt, dass ein Riss vorliegt.

Das Hanging Foot Sign ist positiv: In BL wird normalerweise bei Flexion des Kniegelenks der Fuß automatisch in Plantarflexion gezogen, bei einem Riss der Sehne hängt dagegen der Fuß, und eine Kontur der Wadenmuskulatur ist nicht palpierbar. Außerdem gibt es eine sichtbare und palpierbare Delle in der Sehne.

Therapie: Je nach Ausmaß des Risses wird entweder konservativ behandelt mit hochschaftigem Spezialschuh und einfacher Nachtfixation, u. U. Ruhigstellung in Orthese für 6–8 Wochen, oder der Defekt wird zeitnah perkutan mit Z-Naht behandelt. Bei großem Defekt wird die Sehne des M. plantaris im Zick-Zack-Kurs mit der Achillessehne verflochten.

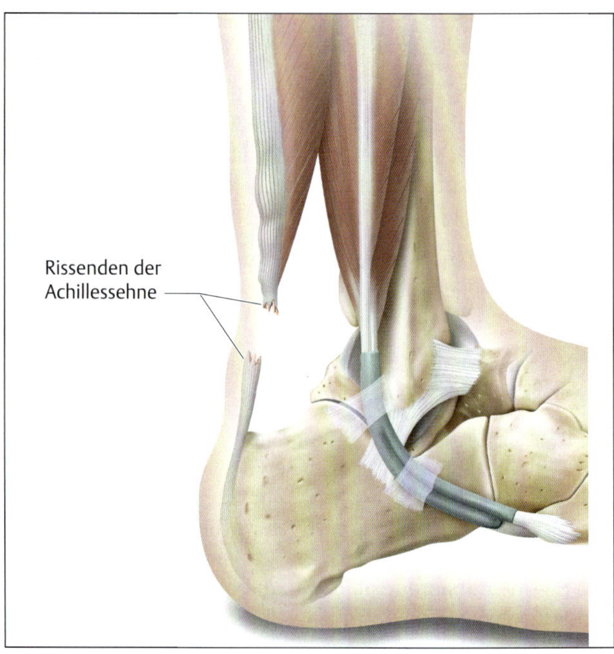

Abb. 4.113 Achillessehnenriss.

Bursae im Achillessehnenbereich

▸ **Abb. 4.114**

Zwischen Sehneninnenseite und oberem Tuberrand liegt die ***Bursa tendinis calcanei***. Sie wird auf Druck beansprucht. Eine weitere, die ***Bursa subcutanea calcanea***, befindet sich im Insertionsbereich zwischen Sehne und Haut.

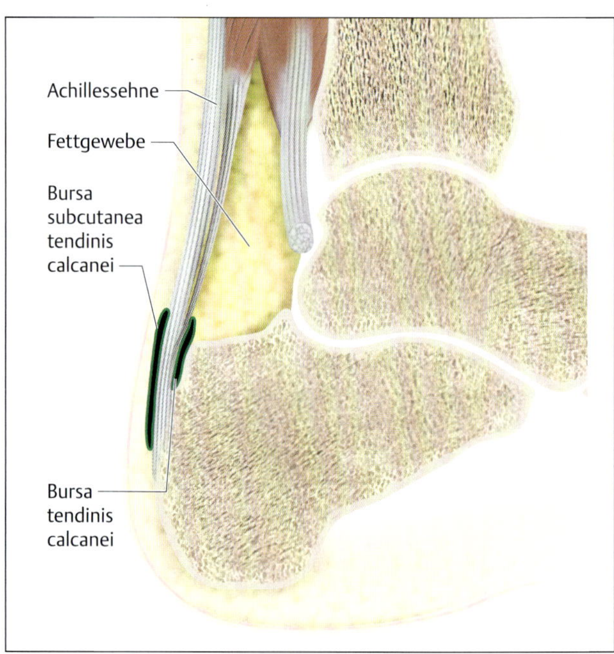

Abb. 4.114 Bursae im Achillessehnenbereich.

KLINISCHER BEZUG

Bursitis und Haglund-Exostose ▸ **Abb. 4.115**
Bei der Ursache einer Bursitis können Fehlstellung des Kalkaneus, Spannungserhöhung in der Sehne, ungünstiges Schuhwerk, z. B. zu viel Fersenspielraum und eine hohe Beanspruchung bei Sportlern in Laufdisziplinen eine Rolle spielen. Die Druckerhöhung zwischen dem Proc. posterior calcanei und der Sehne und damit auch in der dazwischen liegenden Bursa bewirkt eine vermehrter Flüssigkeitsbildung, was wiederum das Periost reizt und schließlich zu einer Knochenablagerung (Exostose) führt.

Therapiemöglichkeiten: Fersenkeil, um die Sehnenspannung zu reduzieren, dazu vorsichtige dehnende Maßnahmen, Abpolsterung der Schuhkante und Kontrolle der Schuhe. U.u. operative Abtragung der Exostose.

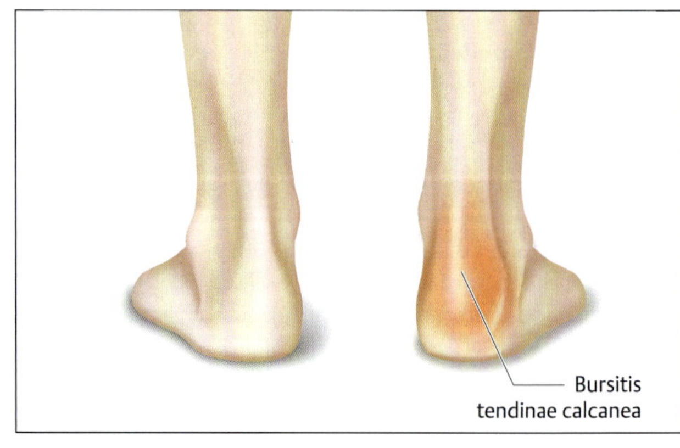

Abb. 4.115 Bursitis calcanea.

M. tibialis posterior

▸ Abb. 4.116

Ursprung: schmaler medialer Bereich der Facies posterior tibiae bis zum distalen Unterschenkeldrittel; medialer Rand der Facies posterior fibulae; Membrana interossea cruris; tiefes Blatt der Fascia cruris; Septum intermusculare cruris posterius

Ansatz: Spaltung in zwei Stränge

Medialer Anteil: Os cuneiforme I, einige Fasern an der Tuberositas ossis navicularis. Verbindung zur Kapsel der Art. cuneonavicularis und zum Lig. calcaneonaviculare plantare

Lateraler Anteil: fächerförmig an Os cuneiforme II und III, wenige Fasern am Os cuboideum und an den Basen der Os metatarsale II und III

Innervation: N. tibialis (L 4–S 1)

Verlauf und Besonderheiten (▸ **Abb. 4.117**): An der Ursprungszone an der Fibula befindet sich unmittelbar unter dem Caput eine Lücke für den Durchtritt der Vasa tibialia anteriora.

Der M. tibialis posterior liegt am dorsalen Unterschenkel in der Tiefe auf der Membrana interossea.

Seine Sehnenscheide beginnt proximal des Malleolus und hört distal des Retinaculum mm. flexorum auf.

Im unteren Drittel des Unterschenkels unterkreuzt er den M. flexor digitorum longus (= ***Chiasma crurale***), so dass im Sulcus malleolaris tibiae seine Sehne anterior der des Flexors liegt.

Die Sehne zieht über die Ligg. tibiotalare posterius et tibiocalcaneare hinweg und etwas weiter distal über den Ansatz des Lig. calcaneonaviculare mediale. Sie verläuft in einer Rinne auf dem dorsalen Malleolus und biegt um diesen nach anterior um. Oberhalb des Sustentaculum tali fixiert breitflächig das ***Retinaculum mm. flexorum*** die Sehne (▸ **Abb. 4.125**, ▸ **Abb. 4.126**, ▸ **Abb. 4.127**).

In Höhe des Os naviculare teilt sich der Muskel in seine Endsehnen auf.

Triggerpunkte (▸ **Abb. 4.118**): TP1 liegt tief am Unterschenkel zwischen fibularer und tibialer Insertion und ist nur durch andere Muskeln zugänglich. Seine ausgeprägteste Schmerzprojektion ist ein Areal über der Achillessehne. Weniger schmerzhaft sind vom TP ausgehenden Ausstrahlungen über die Mitte der Wade und im gesamten Fußsohlenbereich bis zu den Zehen.

Funktionen :
- Plantarflexion im OSG
- Inversion
- Supination
- Adduktion des Vorfußes
- Stabilisator für das Längsgewölbe
- Abstützung des Taluskopfes
- bei Punctum fixum distal: Außenrotation der Tibia
- beim Gehen Kontrolle (zusammen mit den Plantarflexoren) der nach ventral gerichteten Bewegung der Tibia über den fixierten Fuß [264]

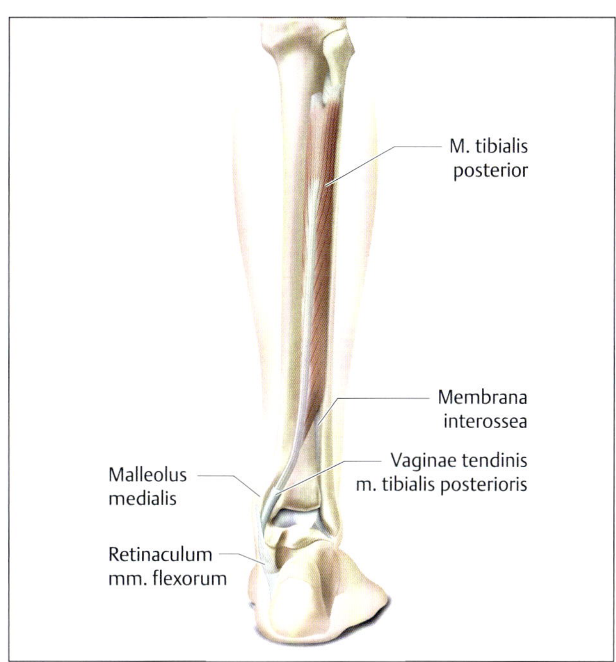

Abb. 4.116 M. tibialis posterior.

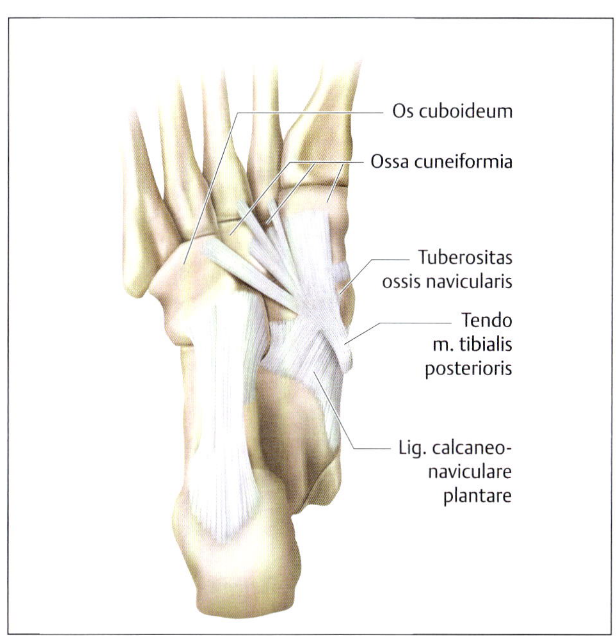

Abb. 4.117 M. tibialis posterior, Ansatzbereich.

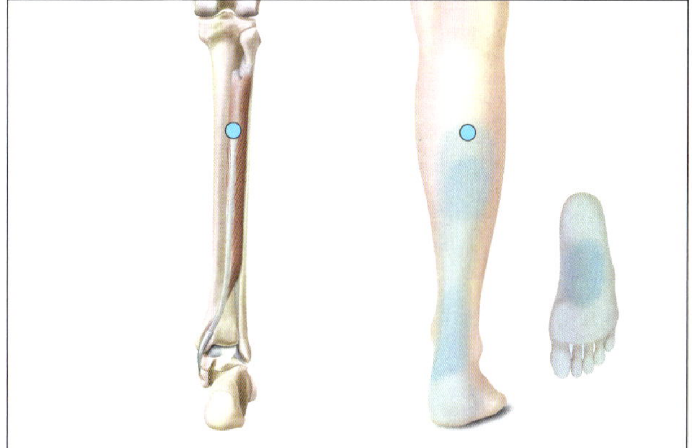

Abb. 4.118 M. tibialis posterior, Triggerpunkte und Schmerzausstrahlungen.

FUNKTIONELLER HINWEIS

Wirkung des M. tibialis posterior bei der Stabilisation des Fußgewölbes ▶ Abb. 4.119

Aufgrund seiner fächerförmigen Ausbreitung und dem Verlauf seiner Endsehnen vom Os naviculare bis zur laterodistalen Insertion an der Basis ossis metatarsalis III ergibt sich bei der Zerlegung der Kräfte eine kleinere Quer- und größere Längskomponente. Das bedeutet, dass der M. tibialis posterior die Verspannung des Längsgewölbes unterstützt [272].

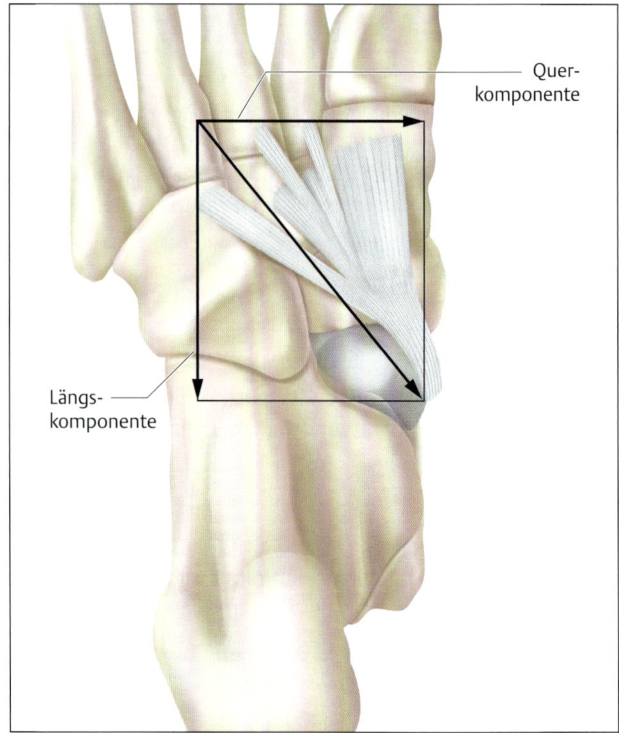

Abb. 4.119 Kraftkomponenten der Endsehne des M. tibialis posterior.

KLINISCHER BEZUG

Tibialis-posterior-Syndrom

Seine Sehnenscheide ist besonders in ihrem Verlauf dorsal des Malleolus erhöhter mechanischer Belastung ausgesetzt.

Entzündliche Reizungen werden vor allem bei Läufern beobachtet, z. B. infolge einer Aktivitätserhöhung. Beim Gleiten der Sehne innerhalb ihrer Sehnenscheide entstehen Schmerzen. Befund: Krepitation, Druckschmerzhaftigkeit, Schmerzen bei Kontraktion (Pfl + Sup) oder Dehnung (Pronation und DE).

Ruptur des M. tibialis posterior

Einer chronischen Tendosynovitis kann eine Ruptur der Sehne folgen. Die häufigste Rissstelle ist etwa 1,5 cm proximal des Os naviculare.

Tarsaltunnelsyndrom

Der Muskel zieht im malleolären Bereich durch einen fibroossären Kanal, so dass hier die Gefahr einer Kompression besteht. Beispielsweise kann eine Synovitis der Sehne einen Druckanstieg innerhalb dieser Loge herbeiführen, so dass die Blutversorgung des betroffenen Muskels nicht mehr gewährleistet ist. Folge: Ischämie-Nekrose. Außerdem wird der venöse Rückstrom behindert, wodurch vermehrte Schwellung entsteht, dadurch wieder mehr Druckanstieg, es entsteht ein Circulus vitiosus. Siehe Kapitel **4.10** und **4.11**.

M. flexor digitorum longus

▶ **Abb. 4.120**

Ursprung: mittleres Drittel der Facies posterior tibiae; tiefes Blatt der Fascia cruris; Faszie des M. tibialis posterior

Ansatz: mit vier Sehnenzipfeln an den Plantarseiten der Basen der Zehenendphalanx II–IV

Innervation: N. tibialis (S 1–S 2)

Verlauf und Besonderheiten: Am Ursprungsbereich ist er häufig mit dem M. tibialis posterior verwachsen.

Er zieht vertikal auf der Rückfläche der Tibia, unter dem M. soleus und medial vom M. tibialis posterior. Zusammen mit dem M. flexor hallucis longus und M. tibialis posterior zieht er in der posterioren Unterschenkelloge nach distal.

Er ist ein federförmiger Muskel mit einem früh beginnenden Sehnenspiegel, etwa in Höhe der Unterschenkelmitte. Seine Endsehne beginnt direkt proximal des Malleolus.

Im unteren Unterschenkeldrittel überkreuzt er den M. tibialis posterior (***Chiasma crurale***).

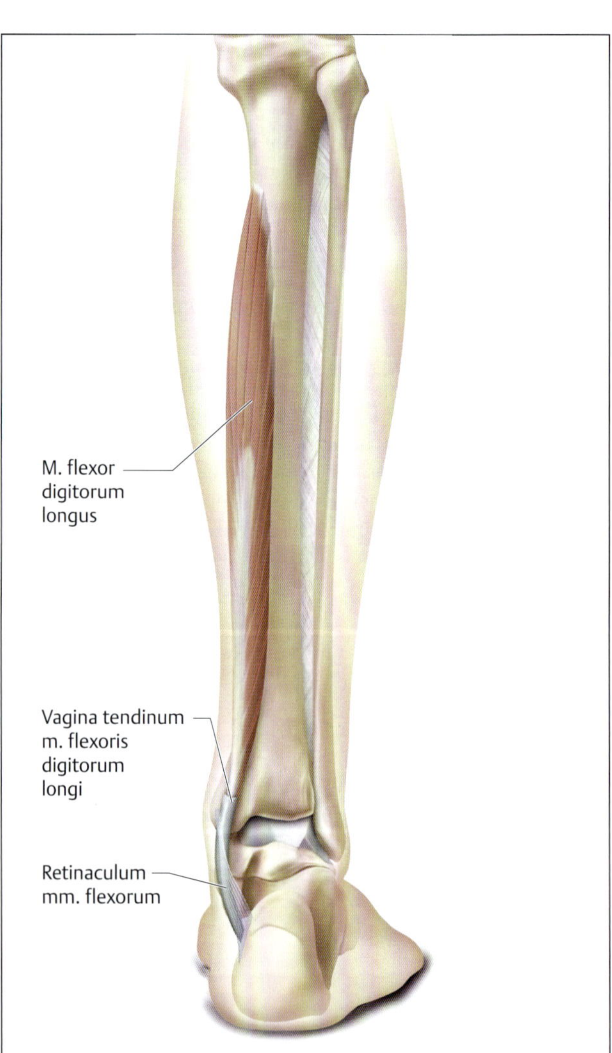

Abb. 4.120 M. flexor digitorum longus.

Seine Sehne zieht im ***Sulcus malleolaris tibiae*** durch das zweite Sehnenfach, das vom Retinaculum mm. flexorum gebildet wird, und biegt nach anterior um. Zusammen mit dem M. tibialis posterior wird seine Sehne durch die Lamina profundus des Retinaculum mm. flexorum am Talus und der darüber liegenden Lamina superficialis am Kalkaneus gehalten (▸ **Abb. 4.125**, ▸ **Abb. 4.126**, ▸ **Abb. 4.127**).

Das Sustentaculum tali bildet eine Rinne, in der die Sehne nach der Umbiegung um den Malleolus nach distal verläuft. Danach biegt sie erneut um, diesmal Richtung Fußsohle nach plantarlateral.

Plantar in Höhe des Os naviculare überkreuzt seine Sehne die des M. flexor hallucis longus (***Chiasma plantare***). Hier kann die Sehne eine Verbindung mit dem M. flexor hallucis longus eingehen (***Junctura tendinum***), wodurch die Bewegungen der beiden Flexoren miteinander gekoppelt sind (▸ **Abb. 4.121**).

Kurz nach dem Chiasma teilt sich die Sehne in die vier auseinandergehenden Endsehnen. Etwa in Mitte der Fußsohle dient der lateralste Sehnenanteil dem M. quadratus plantae als Insertion. Weiter distal entspringen die Mm. lumbricales von den vier medialen Sehnenbereichen.

In Höhe der Grundphalanx ziehen die Sehnen des M. flexor digitorum longus durch einen Schlitz, den die Sehnen des M. flexor digitorum brevis bilden und inserieren an den Basen der Endphalangen.

Seine Sehnenscheide beginnt proximal des Malleolus medialis und umhüllt die Sehne bis in Höhe der Aufzweigung der vier Endsehnen.

Triggerpunkt (▸ **Abb. 4.122**): Er liegt im proximalen Muskeldrittel und überträgt Schmerzen entlang des Muskels zur Fußsohle, evtl. bis zu den Zehen. Ein besonders schmerzhafter Bereich liegt in der Fußsohlenmitte. Zum Auffinden des Triggerpunkts muss der M. gastrocnemius im entspannten Zustand nach medial verschoben werden.

Funktionen:

- Flexion der Zehen bis zu den Endgelenken II–V
- Unterstützung der Plantarflexion, Inversion + Supination
- Verspannung des Fußlängsgewölbes

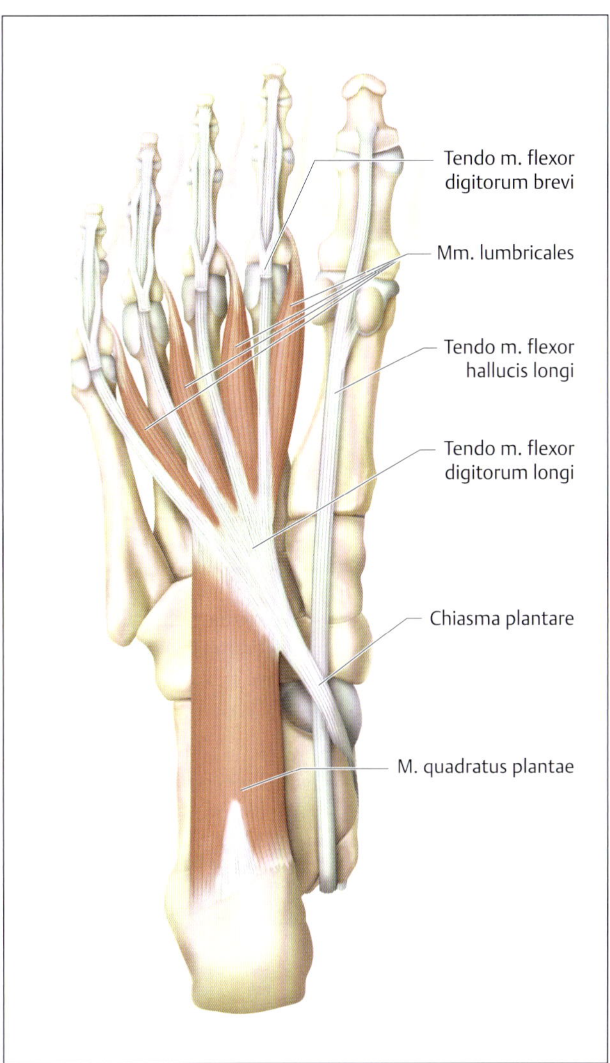

Abb. 4.121 Verlauf der Mm. flexores digitorum longus et hallucis longus an der Fußsohle.

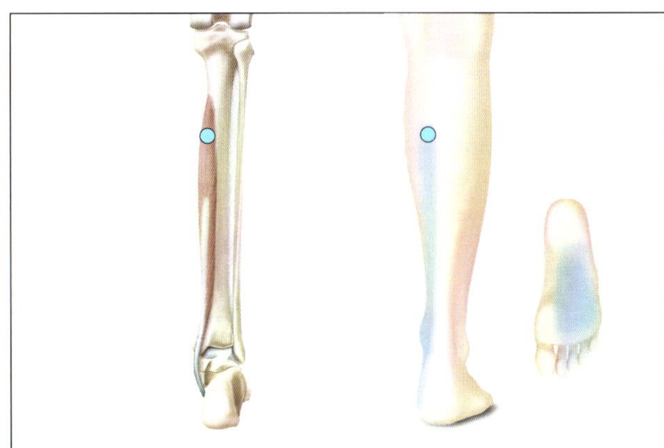

Abb. 4.122 M. flexor digitorum longus mit Triggerpunkt und Schmerzausstrahlungen.

M. flexor hallucis longus

▸ Abb. 4.123

Ursprung: distale zwei Drittel der Facies posterior fibulae; Membrana interossea; tiefes Blatt der Fascia cruris; Septum intermusculare posterius

Ansatz: plantare Basis der Endphalanx I, einige Fasern zum medialen Sesambein

Innervation: N. tibialis (1–2)

Verlauf und Besonderheiten: Der Muskel verläuft auf der lateralen Wadenseite leicht schräg nach medial, im Sulcus tendinis m. flexor hallucis longi am Proc. posterior tali nach distal, danach biegt er nach anterior um und verläuft unter dem Sustentaculum tali an der medialen Fußsohle nach distal.

Durch die Lamina profundum des Retinaculum mm. flexorum wird seine Sehne in einer separaten Loge am Kalkaneus fixiert (▸ **Abb. 4.125**, ▸ **Abb. 4.126**, ▸ **Abb. 4.127**).

Seine Sehnenscheide beginnt kurz vor dem Eintritt in den osteofibrösen Kanal, der vom Sulcus tendinis am Talus und dem darüber liegenden Retinaculum mm. flexorum gebildet wird, und endet distal vom Tarsometatarsalgelenk I.

Plantar, in Höhe des Os naviculare, unterkreuzt seine Sehne die des M. flexor digitorum longus (***Chiasma plantare***). An dieser Kreuzungsstelle können sich einige Fasern mit der Sehne des M. flexor digitorum longus verbinden.

Der M. flexor hallucis brevis bildet plantar eine Rinne, worin seine Sehne zu den Zehen hin verläuft. Distal zieht er zwischen den beiden Sesambeinen und gibt einige Fasern zum medialen Sesambein ab.

Triggerpunkt (▸ **Abb. 4.124**): liegt in der Mitte des Muskelbauchs, etwa in Höhe des distalen Unterschenkeldrittels. Er leitet ausgeprägte Schmerzen zur Plantarfläche der Großzehe und zum Caput metatarsalis I. Um an diesen TP zu gelangen, müssen von lateral her der M. soleus und die Achillessehne nach medial verschoben werden.

Funktionen :

- Flexion der Großzehe bis zum Endgelenk
- Unterstützung der Plantarflexion, Supination und Adduktion
- Stabilisierung des dorsomedialen Fußbereichs durch seinen Verlauf unter dem Sustentaculum
- über die Spannung der Plantaraponeurose Stabilisierung des Fußlängsgewölbes (s. Kap. 4.10)
- Koppelung der Bewegungen der Mm. flexores digitorum und hallucis durch die Verbindung am Chiasma plantare
- Unterstützung des Abstoßens des Vorfußes vom Boden am Ende der Standbeinphase

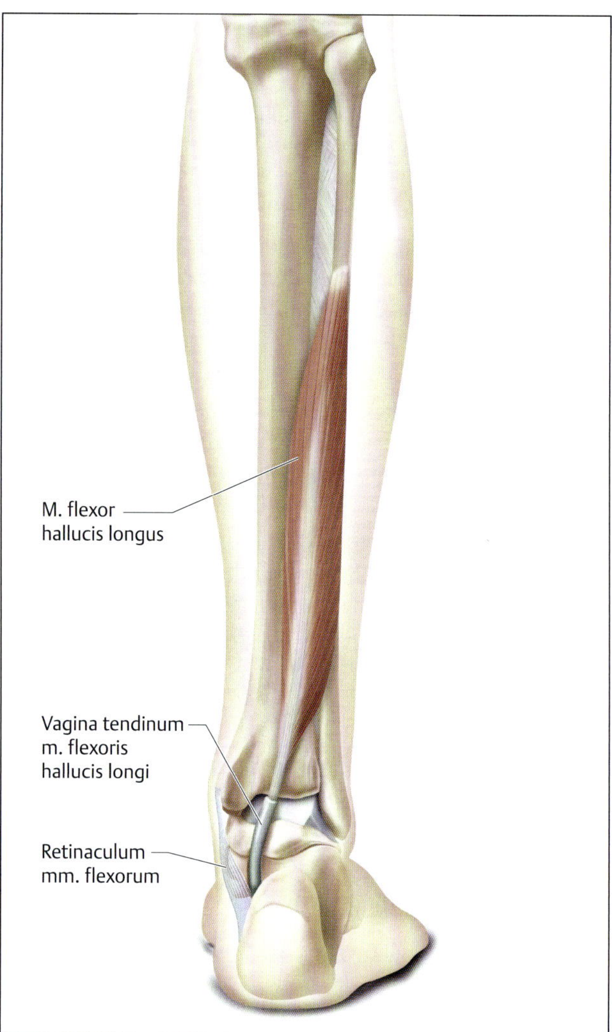

Abb. 4.123 M. flexor hallucis longus.

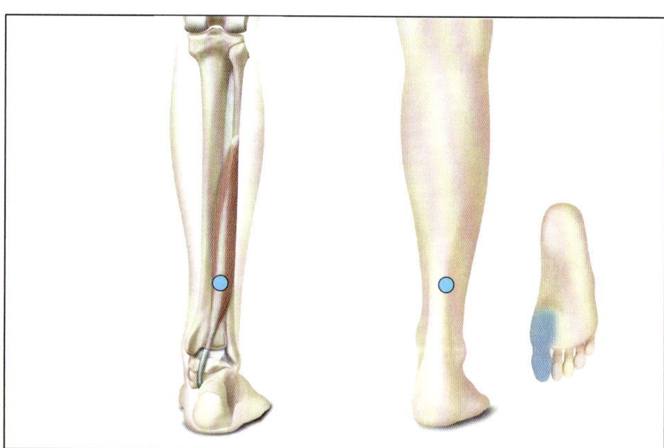

Abb. 4.124 M. flexor hallucis longus mit Triggerpunkt und Schmerzausstrahlungen.

Verlauf der Flexorensehnen am Malleolus medialis

▶ Abb. 4.125

Der ***Canalis malleolaris*** wird durch bindegewebige Septen in mehrere Fächer unterteilt. In jedem Fach verläuft eine Sehne. Die Reihenfolge von ventral nach dorsal ist folgende: M. tibialis posterior, M. flexor digitorum longus und M. flexor hallucis longus.

Die Sehne des M. tibialis posterior führt am dichtesten am Malleolus vorbei, die Sehne des M. flexor hallucis beschreibt den größten, nach dorsal führenden Bogen um den Malleolus herum. Am dorsalen Talus befindet sich der Sulcus tendinis m. flexoris hallucis longi, dort biegt die Sehne scharf nach anterior um.

Alle drei Sehnen werden von Sehnenscheiden, ***Vaginae tendines***, ummantelt. Die Vagina synovialis tendinis m. tibialis posterioris beginnt weit oberhalb des Malleolus und endet kurz vor der Insertion an der Tuberositas ossis navicularis. Die Vagina des M. flexor digitorum longus beginnt kurz oberhalb des Malleolus und reicht bis zum Chiasma plantare, ebenso die des M. flexor hallucis longus.

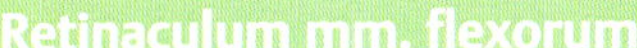

Retinaculum mm. flexorum

▶ Abb. 4.126, ▶ Abb. 4.127

Das Retinaculum ist eine Führungseinrichtung für die Flexorensehnen, den M. tibialis posterior und für die Leitungsbahnen. Es ist Bestandteil von oberflächlichen und tiefen Fasern der Fascia cruris.

Ihre ***Lamina superficialis*** wird verstärkt und spannt sich fächerförmig zwischen der medialen Tibiafläche bis zur Achillessehne und Tuber calcanei aus.

Die ***Lamina profundus*** ist kürzer. Sie zieht vom Malleolus medialis zur medialen Talusfläche und umschließt die Sehnen des M. tibialis posterior und M. flexor digitorum longus. Weitere Faseranteile ziehen von der Talusinnenfläche zum medialen Kalkaneus und umschließen die Sehne des M. flexor hallucis longus.

Beide Schichten bilden den ***Canalis malleolaris***, in dem die genannten Sehnen und ein Gefäß-Nerven-Strang nach distal ziehen.

FUNKTIONELLER HINWEIS

Tarsaltunnel – tibiotalarer Tunnel ▶ **Abb. 4.127**
Am distalen Unterschenkel wird ein osteofibröser Kanal (tiefes Kompartiment) von der retromalleolären Fläche der Tibia, dem posterioren Talus sowie vom posterior-medialen Bereich des Kalkaneus gebildet. Hier überdeckt das Retinaculum mm. flexorum die Sehnen von M. tibialis posterior, M. flexor digitorum longus und fixieren sie. Der M. flexor hallucis longus dagegen wird von der Lamina profundus im Sulcus tendinis m. flexoris hallucis longi fixiert. In diesem engen Bereich besteht eine Kompressionsgefahr der Sehnen und Gefäße z. B. nach Überlastungen im Sport, beim Ballett und nach Traumata.

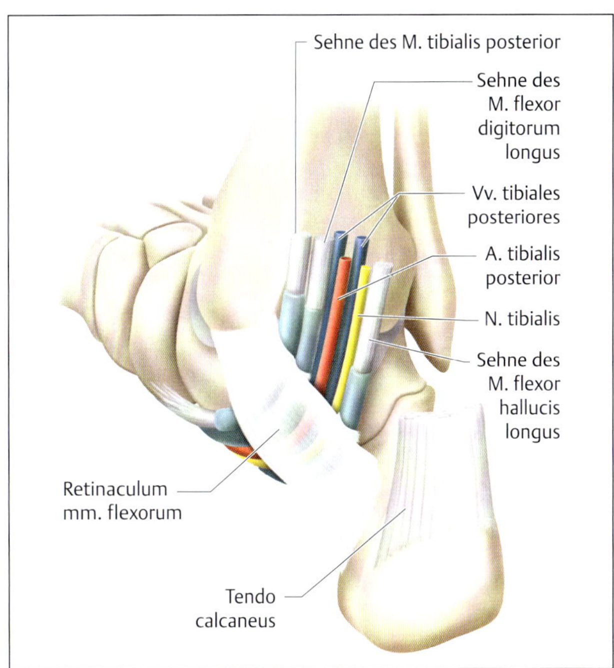

Abb. 4.125 Verlauf der Sehnen und Gefäße am Malleolus medialis.

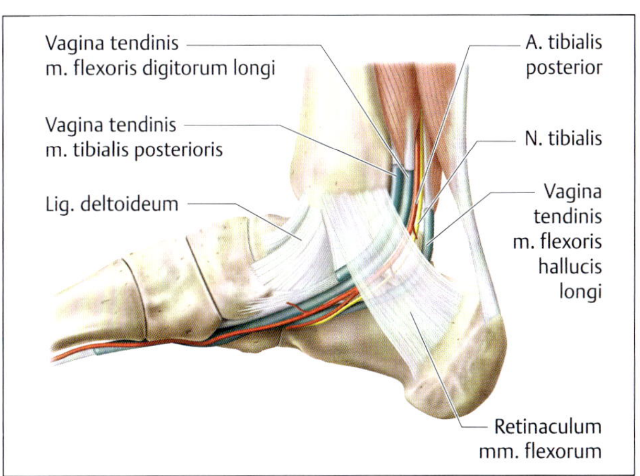

Abb. 4.126 Retinaculum mm. flexorum.

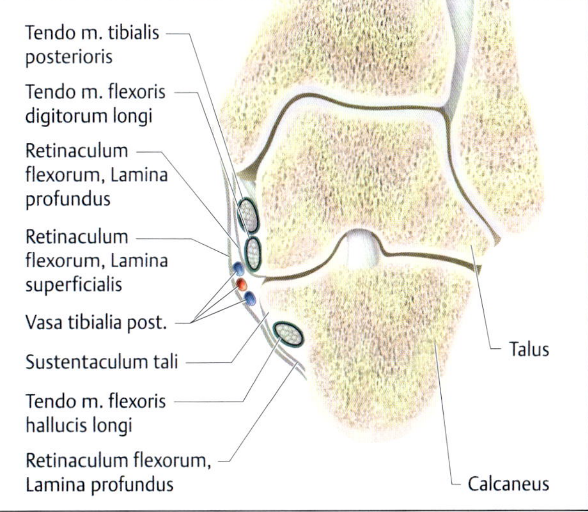

Abb. 4.127 Lage der Sehnen unter dem Retinaculum mm. flexorum, frontaler Schnitt.

KLINISCHER BEZUG

Hammer-/Krallenzeh ▸ **Abb. 4.128**
Zehendeformitäten können aufgrund einer muskulären Dysbalance zugunsten der Flexoren entstehen. Aber auch Überlastung durch einen Spreizfuß, Hallux valgus sowie zu enges Schuhwerk können eine Rolle spielen.

Hammerzeh: Isolierte maximale Flexionsstellung im proximalen oder distalen Interphalangealgelenk, so dass die Zehenspitze Bodenkontakt hat.

Krallenzeh: Das Grundgelenk ist hyperextendiert im Sinne einer Subluxation, und sowohl das proximale als auch das distale Interphalangealgelenk sind flektiert. Hier liegt die Ursache bei zu kurzen (kontrakten) Zehenflexoren, die die Zehen in die Fehlstellung ziehen, meist bedingt durch einen Senk- oder Plattfuß.

Durch die Zehenstellung treten häufig chronische Druckstellen und Calvi auf. Die Patienten beschreiben außerdem starke Schmerzen unter den Mittelfußköpfchen.

Wenn alle konservativen Maßnahmen wie Schuheinlagen, Filzringe oder Schaumstoffpolster sowie Physiotherapie keine Linderung der Schmerzen bewirken, kann je nach Ursache eine Sehnenverlängerung, eine Operation nach Hohmann (Resektionsarthroplastik) oder eine Arthrodese durchgeführt werden.

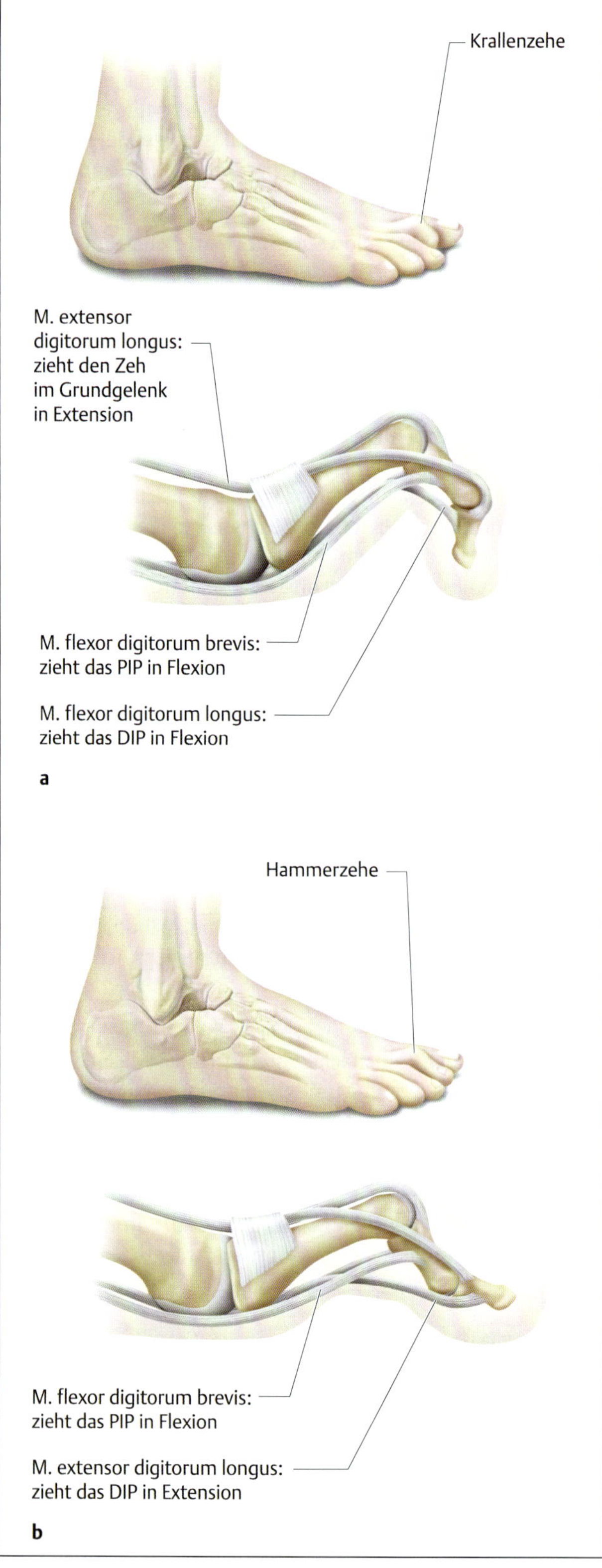

Abb. 4.128 Zehendeformitäten.
a Krallenzeh.
b Hammerzeh.

M. peroneus longus

▶ Abb. 4.129

Ursprung: Caput und proximale Hälfte der Facies lateralis fibulae; Fascia cruris; Septa intermuscularia cruris

Ansatz: distale mediale Plantarfläche des Os cuneiforme mediale und der Basis ossis metatarsalis I + II

Innervation: N. peroneus superficialis (L 5–S 1)

Verlauf und Besonderheiten: Der Muskel verläuft im lateralen Unterschenkelbereich und liegt hier auf dem M. peroneus brevis, der eine Rinne für ihn bildet.

An seinem Ursprung bleibt am Collum fibulae eine kleine Lücke ausgespart, durch die der N. peroneus communis nach anterior zieht.

Sein sehniger Anteil beginnt schon am Ende des oberen Unterschenkeldrittels und liegt mittig im Muskelbauch. Kurze Fasern ziehen von anterior und posterior in diesen sehnigen Teil. Er ist also hier doppelt gefiedert. Am Übergang zum kaudalen Drittel geht er in seine lange Endsehne über.

Dorsal des Malleolus lateralis wird er durch das Retinaculum mm. peroneorum superius an diesem fixiert. Hier gibt es eine gemeinsame Sehnenscheide mit dem M. peroneus brevis, unterhalb des Malleolus teilt sich diese in zwei eigenständige Vaginae synoviales. Die vom M. peroneus longus reicht bis zum Os cuboideum.

Verlauf des M. peroneus longus an der Fußsohle (▶ **Abb. 4.130**): Seine Sehne biegt um den Malleolus herum nach distal-plantar um und kreuzt das Lig. calcaneofibulare, mit dem er sich über seine Sehnenscheide verbindet.

Weiter verläuft er plantar der Trochlea peronealis. Hier wird die Sehne durch den Teil des Retinaculum mm. peroneorum inferior gehalten, der von der Trochlea an den Kalkaneus zieht.

In Höhe des Os cuboideum biegt die Sehne um die Tuberositas cuboidea nach plantar in den ***Sulcus tendinis m. peronei longi*** um. Da hier bei den Kontraktionen und Dehnungen Reibung entsteht, haben sich Knorpelzellen eingelagert. An der Umbiegestelle kann ein Sesambein in die Sehne eingelassen sein, das durch kleine Bänder am Os cuboideum und an der Basis ossis metatarsalis V fixiert ist. Dort verbindet es sich mit dem M. flexor digiti minimi.

Im Sulkus zieht die Sehne nach mediodistal, wo sich seine distalsten Fasern mit dem M. interosseus dorsalis I verbinden.

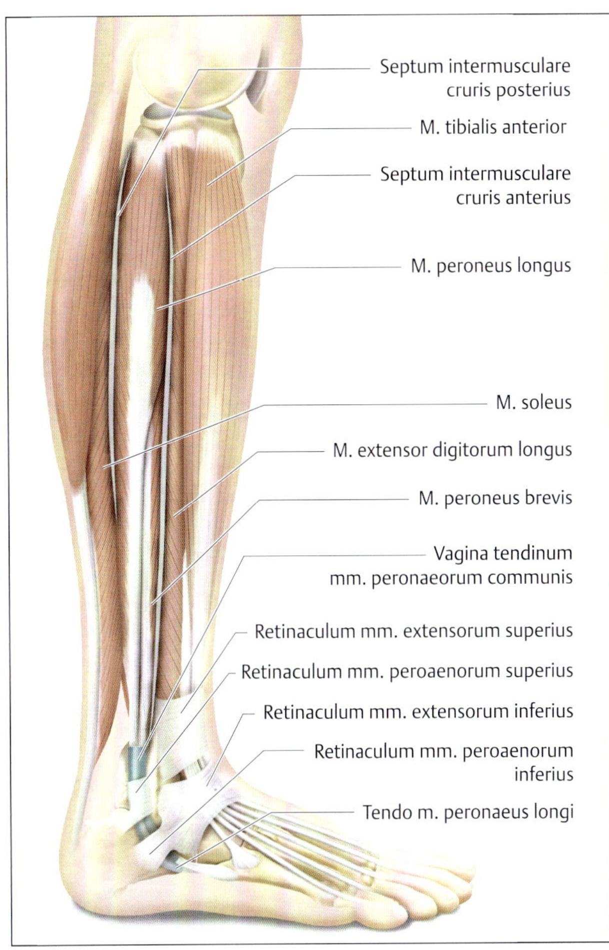

Abb. 4.129 M. peroneus longus.

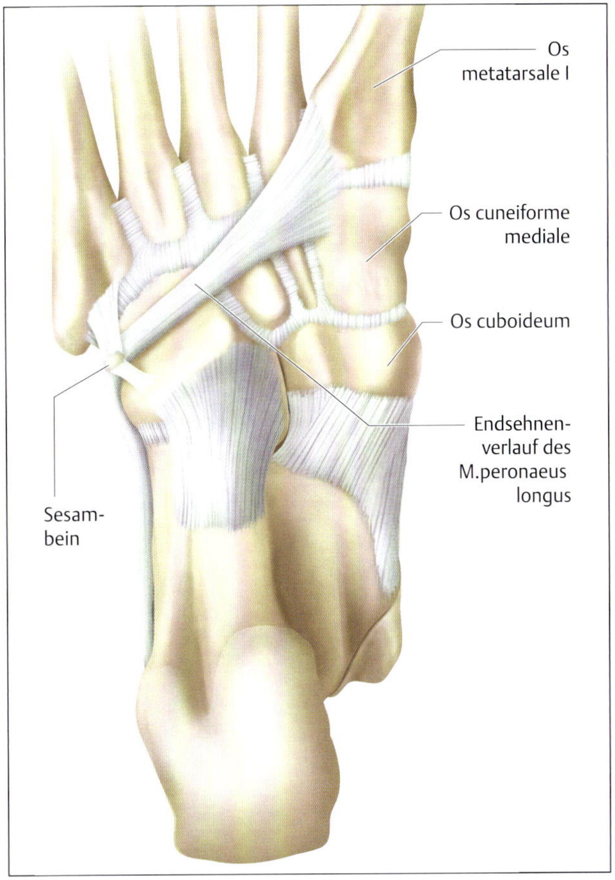

Abb. 4.130 M. peroneus longus, Verlauf und Ansatz im Fußsohlenbereich.

Triggerpunkt (▸ **Abb. 4.131**): Etwa zwei Querfinger vom Ursprung an der Fibula entfernt kann sich ein Triggerpunkt entwickeln. Er bewirkt schmerzhafte Ausstrahlung zur lateralen Fläche des mittleren Unterschenkels, besonders schmerzintensiv sind Ausstrahlungen zum Malleolus lateralis und in seiner Umgebung.

Funktionen:

- Plantarflexion
- Pronation und Abduktion des Vorfußes
- Verspannung des Fußgewölbes, sog. funktioneller Steigbügel zusammen mit dem M. tibialis posterior
- Stabilisation des posterioren und lateralen Fußbereichs
- dynamischer Schutz gegen Inversion

FUNKTIONELLER HINWEIS

Wirkung des M. peroneus longus bei der Stabilisation des Fußgewölbes ▸ **Abb. 4.132**

Durch seinen schrägen plantaren Endsehnenverlauf besitzt der Muskel eine Längs- und eine Querkomponente. Ihre wirksame Endstrecke beginnt am Sulcus tendinis m. peronei longi und reicht bis zur distalsten Insertion am Os metatarsale I. Sie zeigt bei der Zerlegung der Kräfte eine etwas größere Quer- als Längskomponente.

Vor allem der Belastungspunkt am Caput metatarsale I wird von diesem Muskel gesteuert, indem er das Caput nach plantar zieht. Falls er ausfällt, fehlt der aktive Belastungsdruck, und der Fuß verliert an Stabilität.

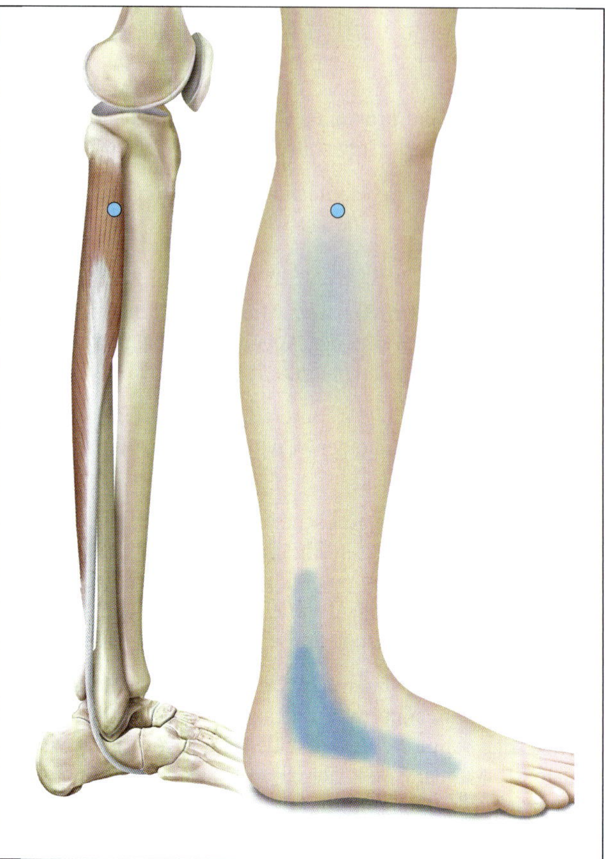

Abb. 4.131 M. peroneus longus, Triggerpunkt und Schmerzausstrahlungen.

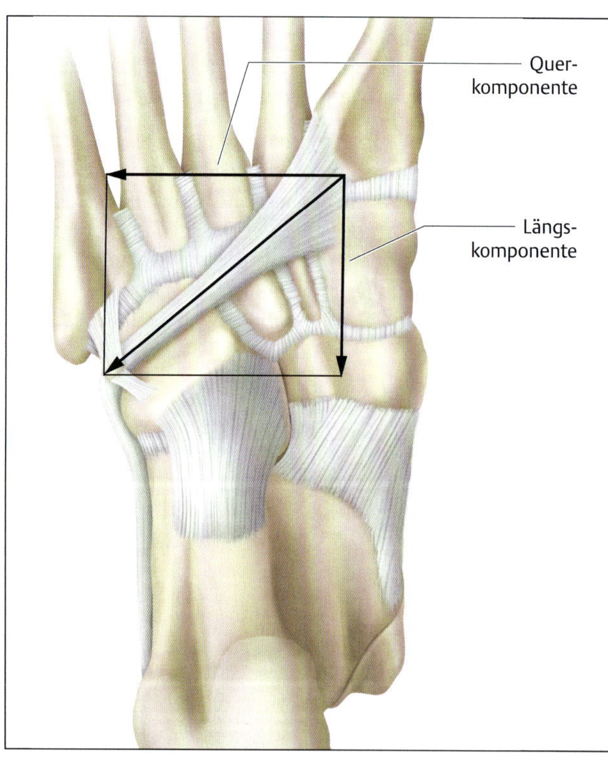

Abb. 4.132 Kraftkomponenten der Endsehne des M. peroneus longus.

FUNKTIONELLER HINWEIS

Engpässe für den M. peroneus longus ▸ **Abb. 4.133**

Sein erster Engpass, der superiore peroneale Tunnel, befindet sich retromalleolär, denn durch das ***Retinaculum mm. peroneorum superius*** wird eine Art Tunnel geformt, in dem die beiden Sehnen der Mm. peronei verlaufen. Der Malleolus lateralis bildet hier eine Rinne und damit den festen Boden des Tunnels.

Unmittelbar distal des Retinaculums ändert die Sehne zum ersten Mal ihre Richtung, sie biegt fast rechtwinklig nach distal um. Kurz danach verläuft sie in einem zweiten Tunnel, der vom ***Retinaculum mm. peroneorum inferius*** gebildet wird, dem inferioren peronealen Tunnel. Dieses Retinaculum kommt vom lateralen Kalkaneus und zieht an die Trochlea peronealis. Die Trochlea trennt die beiden Mm. peronei voneinander, so dass die Sehne des M. peroneus longus kaudal davon verläuft.

In Höhe des Os cuboideum ändert die Sehne zum zweiten Mal ihre Richtung, sie biegt Richtung Fußsohle nach medial ab und verläuft in einer Rinne, dem ***Sulcus tendinis m. peronei longi***. Durch das darüber ziehende Lig. plantare longum wird hier ein osteofibröser Kanal gebildet.

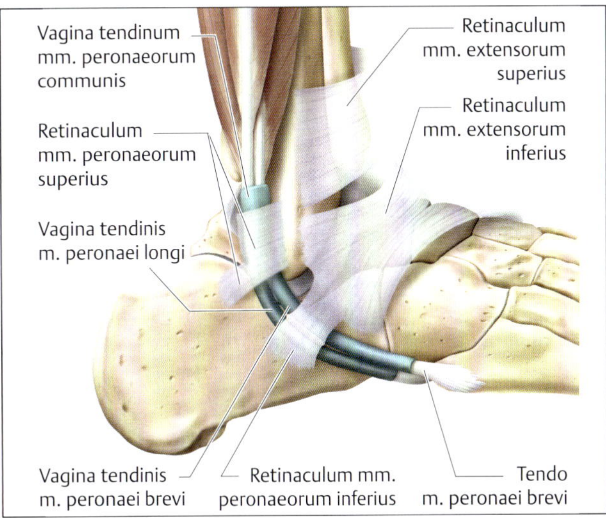

Abb. 4.133 Retinacula mm. peroneorum und Vaginae synoviales der Mm. peronei.

Retinacula mm. peroneorum

▸ **Abb. 4.133**

Sie bilden Führungskanäle für die Sehnen. Proximal des Malleolus lateralis gibt es ein gemeinsames Fach für die beiden Sehnen. Das ***Retinaculum musculorum peroneorum superius*** ist ein fester aponeurotischer Ring, dessen breiter proximaler Anteil von der lateralen zur medialen Fibula um die Sehnen herum führt, während ein schmaler distaler Teil vom lateralen Malleolus zum dorsolateralen Kalkaneus zieht.

Distal des Malleolus bilden sich zwei getrennte Sehnenkanäle, über die das ***Retinaculum musculorum peroneorum inferius*** zieht. Es ist an der lateralen Seite des Kalkaneus fixiert, tiefe Faserzüge setzen zwischen beiden Peronealsehnen an der Trochlea peronealis an und dann alle Fasern am äußersten Rand des Sinus tarsi. Dort stellt es eine Verbindung zum über den Fußrücken ziehenden Retinaculum mm. extensorum inferius her.

Vaginae synoviales

▸ **Abb. 4.133**

An Umlenkstellen oder unter Retinacula verlaufen die Peronealsehnen in einer synovialen Sehnenscheide, Vagina synovialis, die die Sehnen vor Druck und Reibung schützt.

Retromalleolär sind beide Sehnen gemeinsam von der ***Vagina synovialis mm. peroneorum communis*** umhüllt. Etwa ab der Malleolenspitze, wo beide Sehnen einen anderen Weg einschlagen, ist jede Sehne einzeln von einer Sehnenscheide umhüllt. Im Bereich der Retinacula verbinden sich häufig einige Fasern mit der äußeren Schicht der Sehnenscheide.

M. peroneus brevis

▸ Abb. 4.134

Ursprung: distale zwei Drittel der lateralen Fibula, Septa intermuscularia cruris

Ansatz: Tuberositas ossis metatarsalis V

Innervation: N. peroneus superficialis (L 5–S 1)

Verlauf und Besonderheiten: Der Muskel liegt an den distalen zwei Dritteln des Unterschenkels unter dem M. peroneus longus und bildet für diesen eine Rinne.

Im Sulcus tendinorum mm. peroneorum verläuft er ventral der Longussehne und hat eine gemeinsame Sehnenscheide. Er benutzt den Malleolus lateralis als Hypomochlion, um nach ventral abzubiegen. Retromalleolär werden beide Sehnen durch das Retinaculum mm. peroneorum superius am Malleolus fixiert.

Direkt kaudal der Malleolenspitze überkreuzt die Sehne das Lig. calcaneofibulare, und ihre Sehnenscheide verbindet sich mit dem Band. Danach verläuft der Muskel kranial der Trochlea peronealis, an der er durch das Retinaculum musculorum peroneorum inferius gehalten wird.

Beide Peronealsehnen im malleolären Bereich. Sie umschließen proximal des Malleolus beide Sehnen gemeinsam, trennen sich unterhalb des Malleolus in zwei eigenständige Vaginae synoviales, die beim M. peroneus brevis kurz hinter der Trochlea peronealis endet.

Triggerpunkt (▸ **Abb. 4.135**): im distalen Muskelbauch, der sehr schmerzhaft in die Umgebung des Malleolus ausstrahlen kann, auch an die Fußaußenkante bis zur Metatarsalbasis V.

Funktionen:
- Plantarflexion
- Eversion
- Pronation und Adduktion des Vorfußes
- Stabilisation des posterioren und lateralen Fußbereichs
- dynamischer Schutz gegen Inversion

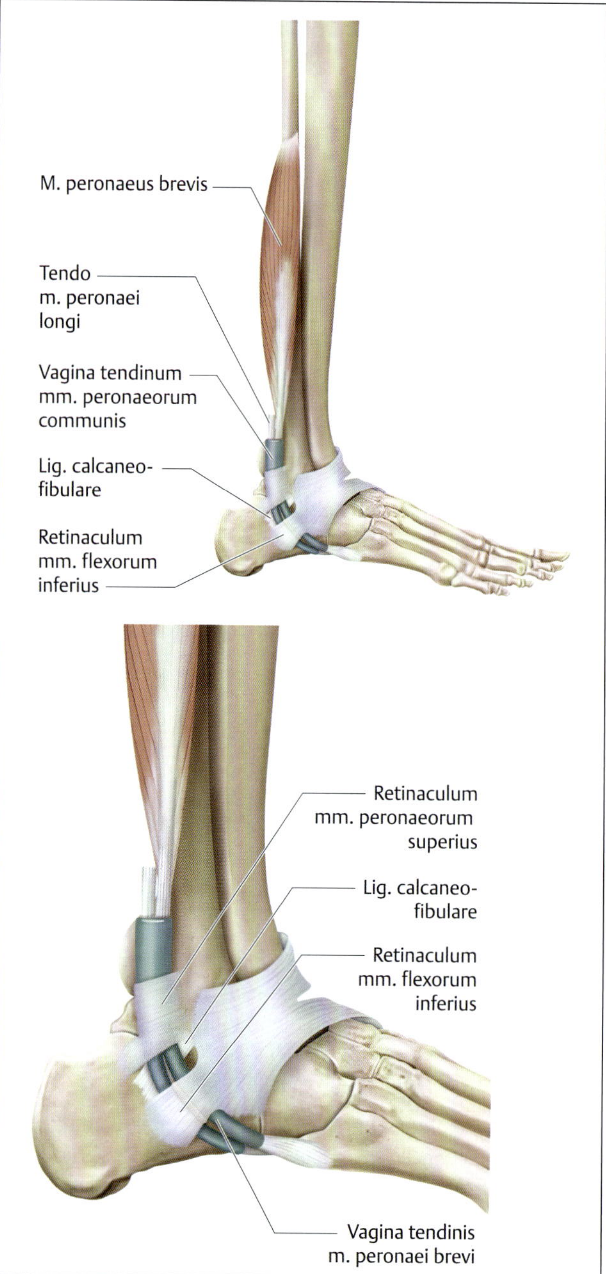

Abb. 4.134 M. peroneus brevis.

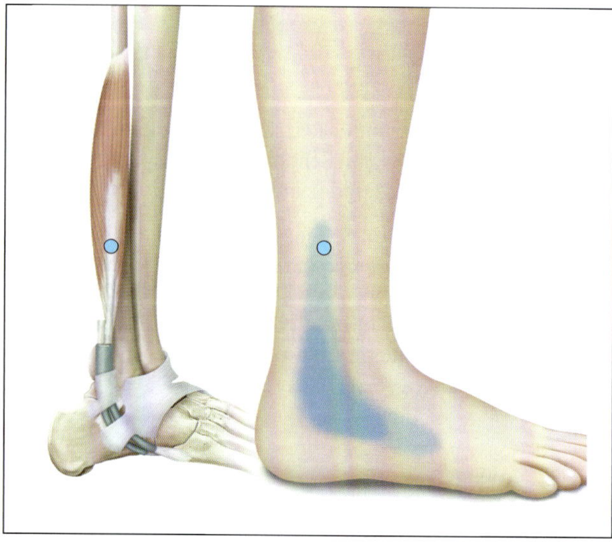

Abb. 4.135 M. peroneus brevis mit Triggerpunkt und Schmerzausstrahlungen.

KLINISCHER BEZUG

Inversionstrauma
Die Peroneussehnen bieten einen dynamischen Schutz gegen plötzliche Inversion. Durch abrupte Überdehnung bei einem Inversionstrauma sind Mikrotraumatisierungen in der Sehne und in der umgebenden Sehnenscheide entstanden. Dadurch entsteht ein propriozeptives Defizit. Z. B. verlängert sich ihre Reaktionszeit, sodass sie bei einem wiederholten Trauma nicht stabilisieren können.

Peronealsehnenluxation
Eine zu flach angelegte Malleolusrinne, in der die Sehnen im dorsalen Bereich verlaufen, kann u. a. der Grund für eine Luxation sein.

Klassifikation der Peronealsehnenluxation nach Eckert und Davis [59]:
- Typ I: Ablösung des Retinaculums von der Fibula und von der fibrokartilaginäre Randleiste
- Typ II: Retinaculum und Randleiste sind abgelöst
- Typ III: dazu ein knöcherner Ausriss

Die Sehnen verlagern sich bei Dorsalextension innerhalb des sie fixierenden Retinaculum ruckhaft und schmerzhaft nach ventral. Aufgrund wiederholter Verlagerungen kommt es zu einer entzündlichen Reizung.

4.9.3 Pronatoren/Abduktoren

▸ Abb. 4.136

M. peroneus brevis

Der M. peroneus brevis bewirkt eine Abduktion des Vorfußes mit gleichzeitiger Hebung der Metatarsalen V und damit des Fußaußenrands. Das Os metatarsale V nimmt das Os cuboideum mit, dieses das Os naviculare und den Kalkaneus. Der Kalkaneus wird nach dorsal verschoben, dabei verengt sich der Sinus tarsi.

M. peroneus longus

Der M. peroneus longus führt den Vorfuß ebenfalls nach lateral und senkt den medialen Fußrand über seine Verbindung zum Os cuneiforme I und Metatarsale I.

M. extensor digitorum longus

Beide oben genannten Muskeln werden von den meisten Anteilen des M. extensor digitorum longus unterstützt.

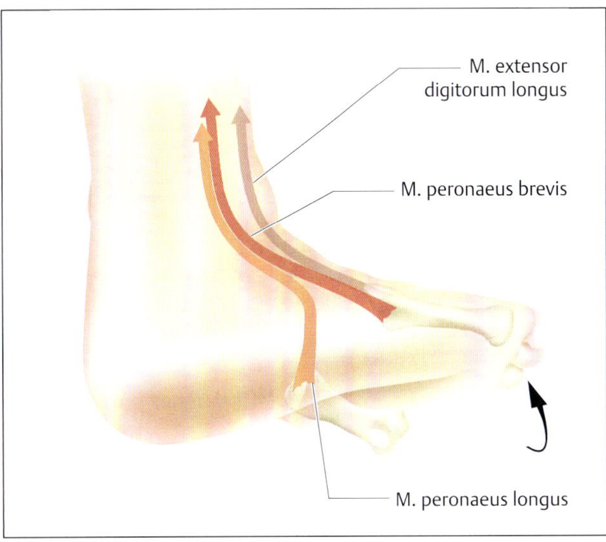

Abb. 4.136 Pronatoren/Abduktoren des Fußes.

4.9.4 Supinatoren/Adduktoren

▸ Abb. 4.137

M. tibialis anterior

Der M. tibialis anterior zieht den Fuß in Adduktion und hebt den Fußinnenrand durch seine Verbindung zum Os cuneiforme I und Os metatarsale I. Der Vorfuß folgt dieser Bewegung.

M. tibialis posterior

Vor allem der M. tibialis posterior unterstützt die adduktorische Komponente, er zieht das Os naviculare nach medial. Das Os naviculare nimmt das Os cuboideum mit, dieses wiederum den Kalkaneus. Er verlagert sich nach ventral und medial, dadurch weitet sich der Sinus tarsi.

M. triceps surae

Vor allem seine medialen Anteile unterstützen die Supination vom Rückfuß her. Durch die leichte Valgisierung der Ferse verlaufen die meisten Anteile medial der Supinations-Pronations-Achse.

M. flexor digitorum longus/M. flexor hallucis longus

Diese Muskeln unterstützen die Adduktions-und Supinationsbewegung vom Vorfuß her.

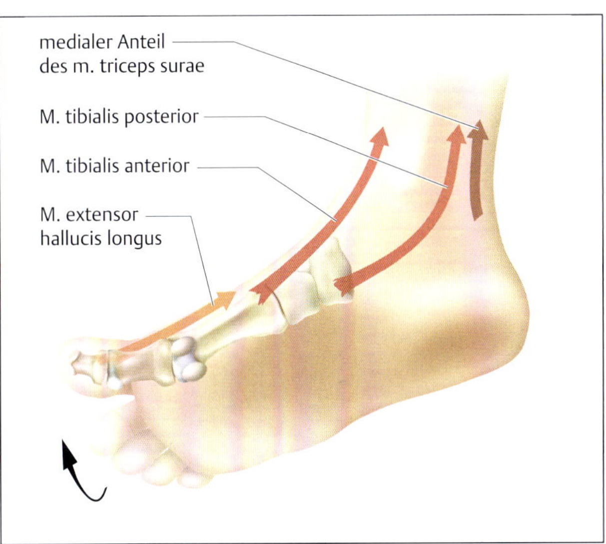

Abb. 4.137 Supinatoren/Adduktoren des Fußes.

4.9.5 Muskeln des Dorsum pedis

M. extensor digitorum brevis

▸ Abb. 4.138

Ursprung: dorsolaterale Kalkaneusfläche nahe dem Sinus tarsi; laterale tiefe Fasern des Retinaculum mm. extensorum inferius

Ansatz: Sehnen 2, 3 und 4 des M. extensor digitorum longus, Dorsalaponeurosen der entsprechenden Zehen

Innervation: N. peroneus profundus S 1-S 2.

Verlauf und Besonderheiten: Sein Ursprungsbereich im Sinus tarsi steht in enger Nachbarschaft zum Lig. talocalcaneum interosseum und dem Retinaculum mm. extensorum inferius und verbindet sich mit diesen.

Seine kräftigen Muskelbäuche machen die Weichteilwölbung am lateralen Fußrücken aus. Über den Sehnen befindet sich ein Gleitlager, das häufig wie eine bläuliche Schwellung aussieht.

Sein Übergang in die drei Endsehnen findet in Höhe des mittleren Metatarsalbereichs statt.

Seine Sehnen strahlen von lateral in die Sehnen des M. extensor digitorum longus II–IV ein.

Triggerpunkt (▸ **Abb. 4.139**): liegt am Ende des proximalen Muskeldrittels mit besonderer Schmerzausstrahlung über den Muskel am Fußrücken; weniger schmerzhaft ist der Bereich bis zu den Metatarsalköpfen II–IV.

Funktion: Extension aller Zehengelenke II–IV

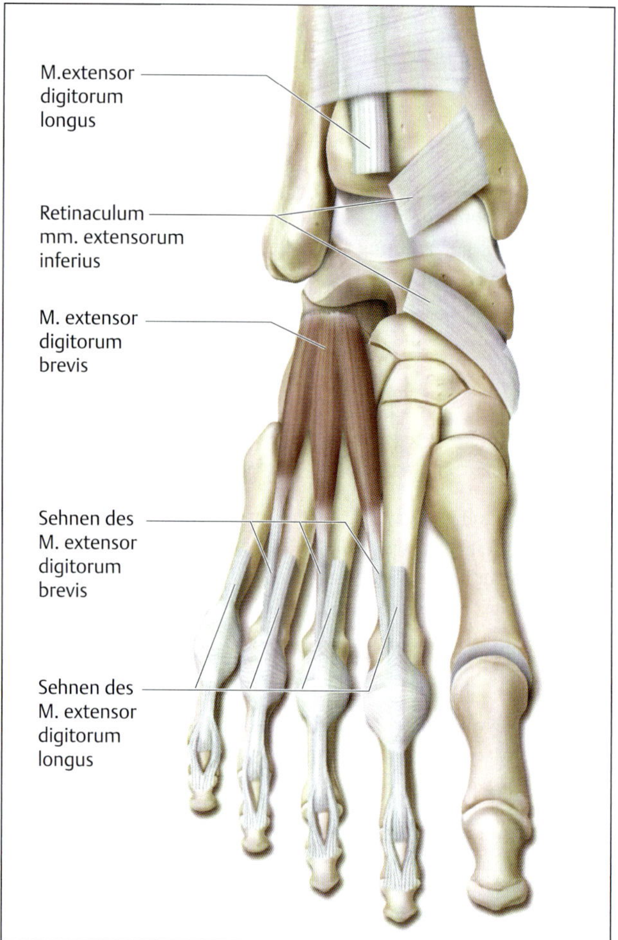

Abb. 4.138 M. extensor digitorum brevis.

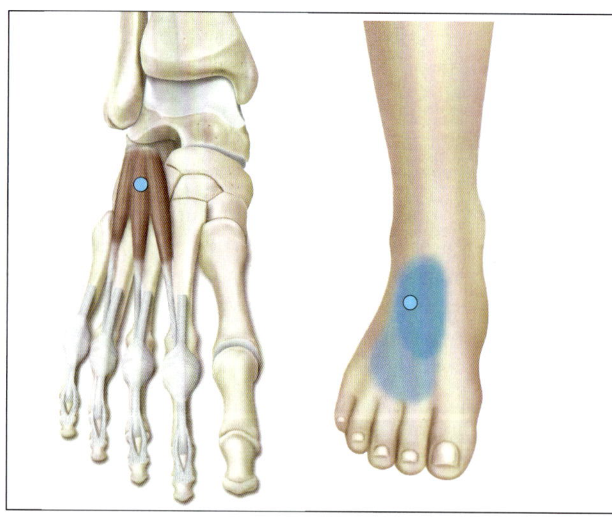

Abb. 4.139 M. extensor digitorum brevis mit Triggerpunkt und Schmerzausstrahlungen.

M. extensor hallucis brevis

▸ **Abb. 4.140**

Ursprung: medialer Kalkaneus, am Eingang des Sinus tarsi; tiefe Fasern des Retinaculum mm. extensorum inferius

Ansatz: Grundphalanx der Großzehe

Innervation: N. peroneus profundus S 1-S 2.

Verlauf und Besonderheiten: Im Ursprungsbereich verbindet er sich mit dem Retinaculum mm. extensorum inferius und dem Lig. talocalcaneum interosseum.

Er zieht schräg von laterodorsal nach medioventral und verbinden sich, von lateral kommend, mit der Sehne des M. extensor hallucis longus sowie der Dorsalaponeurose.

Triggerpunkt (▸ **Abb. 4.141**): etwa in der Mitte des Muskelbauchs mit ausstrahlenden Schmerzen zum Fußrücken bis zum Metatarsalkopf I; besonders schmerzhaft ist ein ovales Areal direkt über dem Triggerpunkt.

Funktion: Extension des Großzehengrundgelenks

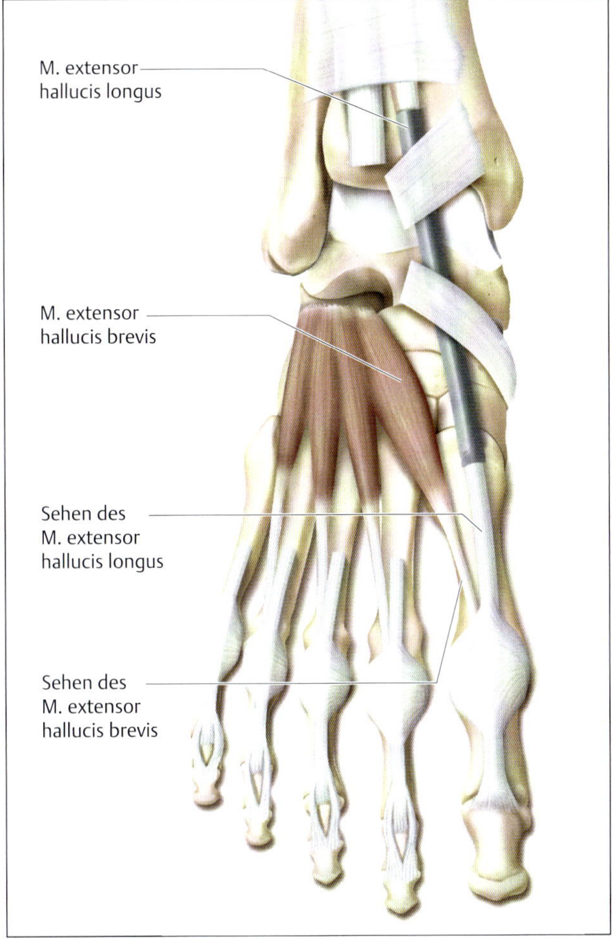

Abb. 4.140 M. extensor hallucis brevis.

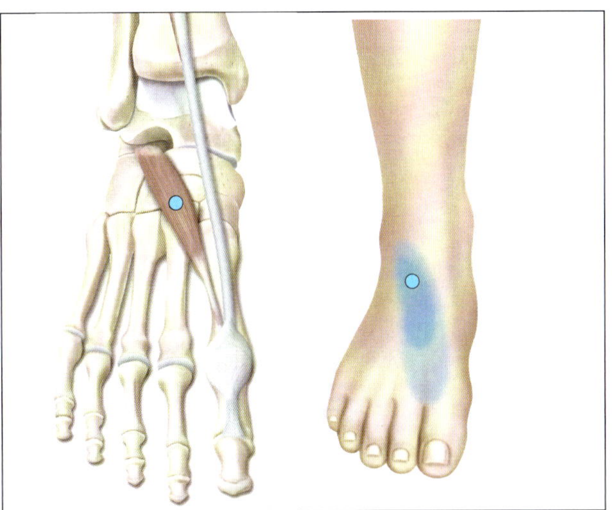

Abb. 4.141 M. extensor hallucis brevis mit Triggerpunkt und Schmerzausstrahlungen.

Mm. interossei dorsales

▶ Abb. 4.142

Ursprung: zweiköpfig, an den einander zugekehrten Seitenflächen der Ossa metatarsalia I–V sowie am Lig. plantare longum.

Ansatz: Der M. interosseus I zieht zur medialen Seite der 2. Zehe, die Mm. interossei II–IV ziehen an die laterale Basen der Grundphalangen der 2.–4. Zehe; Kapsel-Band-Apparat der Zehengrundgelenke; Dorsalaponeurose

Innervation: N. plantaris lateralis S 1-S 2.

Triggerpunkt (▶ **Abb. 4.143**): In jedem M. interosseus kann sich ein Triggerpunkt entwickeln, der schmerzhafte Ausstrahlungen in den dorsalen Zeh verursacht, an dem er inseriert.

Funktionen:

- Spreizen der Zehen
- durch die Verbindung zur Dorsalaponeurose Unterstützung der Extension in den Interphalangealgelenken der 2.–5. Zehe

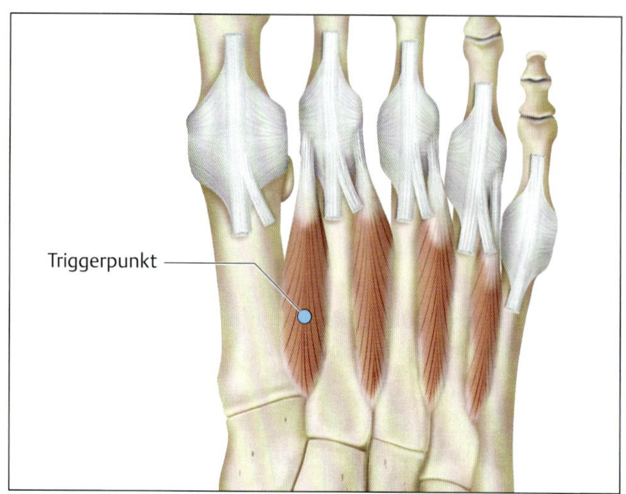

Abb. 4.142 Mm. interossei dorsales mit Triggerpunkt.

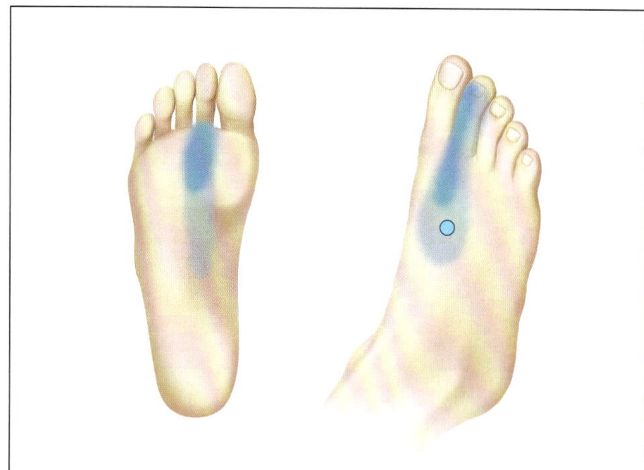

Abb. 4.143 Mm. interossei dorsales. Triggerpunkt und Schmerzausstrahlungen.

4.9.6 Muskeln der Planta pedis

Schichten der Fußsohle

▶ Abb. 4.144

An der Fußsohle lassen sich unter der Aponeurosis plantaris insgesamt vier Muskelschichten unterscheiden:

Erste Schicht (▶ **Abb. 4.144a**):

- M. flexor digitorum brevis
- M. abductor hallucis
- M. abductor digiti minimi

Zweite Schicht (▶ **Abb. 4.144b**):

- M. quadratus plantae
- Sehnen des M. flexor digitorum longus
- Mm. lumbricales
- Sehne des M. flexor hallucis longus

Dritte Schicht (▶ **Abb. 4.144c**):

- M. adductor hallucis
- M. flexor hallucis brevis
- M. flexor digiti minimi
- M. opponens digiti minimi

Vierte Schicht (▶ **Abb. 4.144d**):

- Mm. interossei plantaris
- Sehne des M. tibialis posterior
- Sehne des M. peroneus longus

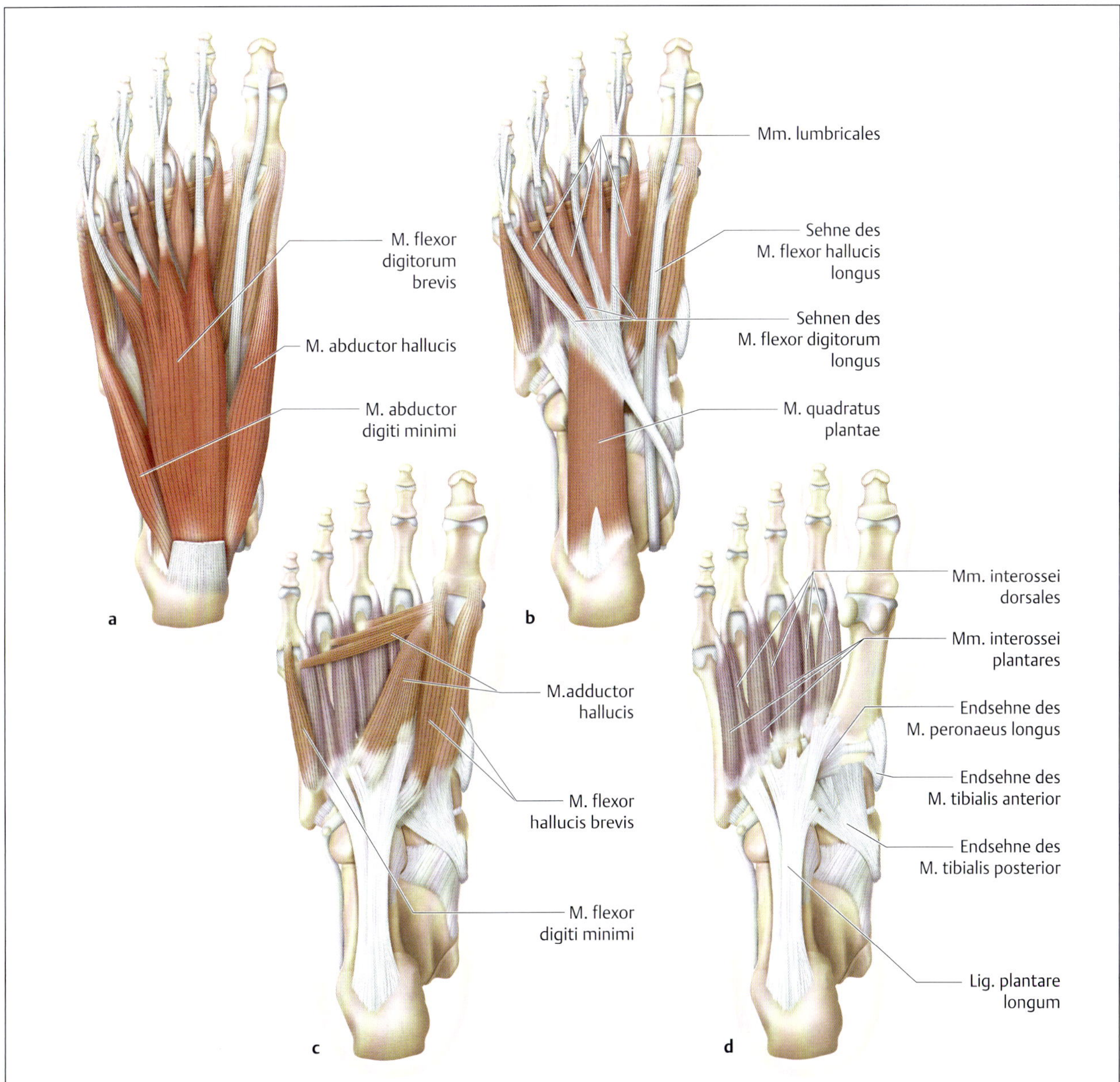

Abb. 4.144 Die Muskelschichten der Fußsohle.
a Erste, oberflächliche Schicht.
b Zweite Schicht.
c Dritte Schicht.
d Vierte, tiefste Schicht.

Aponeurosis plantaris

▸ **Abb. 4.145**

Die Plantaraponeurose ist eine straffe Faszienplatte, die den Rückfuß mit dem Vorfuß verbindet. Sie ist 2–4 mm dick und wird in einen zentralen, medialen und lateralen Teil unterteilt. Die meisten oberflächlich liegenden Muskeln der Fußsohle verbinden sich mit ihr.

Der ***zentrale Anteil*** ist der dickste und festeste. Seine proximale Fixation liegt am Processus medialis tuberis calcanei. Nach distal hin breitet sich die Aponeurose aus, wird dünner und endet in Höhe der Metatarsalia mit den ***Fasciculi longitudinales***. Diese divergieren in vier Teile und ziehen in das Lig. metatarseum transversum superficiale. Außerdem verbinden sie sich mit den Bindegewebskammern der Zehenballen.

In Höhe der Metatarsalmitte verbinden einige quer verlaufende ***Fasciculi transversi*** die longitudinalen Fasern. Sie bilden ein transversales Netzwerk, das bis zu den Metatarsalköpfen geht und verbindet sich mit den plantaren interdigitalen Bändern [38]. Außerdem bilden sie mit einigen tiefer gelegenen Anteilen ein Ringband für die Sehnen des M. flexor digitorum longus.

Tiefe Fasern der Fasciculi longitudinales bilden intermuskuläre Septen, so dass Logen entstehen, in denen Muskeln nach distal verlaufen. In der zentralen Loge sind das die Mm. flexor digitorum brevis, quadratus plantae et adductor hallucis, sowie die Sehnen des M. flexor digitorum longus.

Der ***laterale Anteil*** ist im proximalen Bereich dick und wird nach distal hin dünner. Er entspringt lateral am Proc. medialis tuberis calcanei, zieht Richtung Os cuboideum und breitet sich nach distal bis zur Basis ossis metatarsalis V aus. Dieser Teil bildet die laterale Loge für die Mm. flexor, opponens et abductor digiti minimi.

Der ***mediale Teil*** ist proximal dünn und wird nach distal hin dicker. Er bildet die überdeckende Faszie für den M. abductor hallucis und die mediale Loge für diesen Muskel und den M. flexor hallucis brevis.

Zwischen den drei Anteilen der Aponeurose befinden sich Rinnen, ***Sulci plantaris lateralis et medialis***. Der laterale Sulkus ist größer und wird von einigen oberflächlichen Fasern des zentralen Teils überzogen. In dieser Rinne verlaufen neurovaskuläre Bündel nach distal. Histologisch gesehen finden sich meist straffe kollagene Fasern mit einigen elastischen Fasern, vor allem in den Fasciculi longitudinales.

Innervation: N. tibialis posterius, medialer kalkanearer Ast.

Funktionen: Die Aponeurose hat eine Schutz- und Haltefunktion für die in den Logen verlaufenden Muskeln. Außerdem stabilisiert sie die verkammerten Fettpolster im Fußsohlenbereich, indem sie die umgebenden Septen strafft, denn sie wird bei zunehmender Belastung gedehnt. Die Plantaraponeurose hat eine Reißfestigkeit von 1189 N [136].

Sie hat außerdem die wichtige Funktion der Verspannung des Fußgewölbes. Fuller 2000 [75] und Bolga 2004 [37] beschrieben die Spannungszunahme durch das sog. Aufrollen der Aponeurose um das Zehengrundgelenk bei der Zehenextension durch den M. extensor hallucis longus. Dieser „Windlass"-Mechanismus wurde erstmals von Hicks (1954) [107] beschrieben.

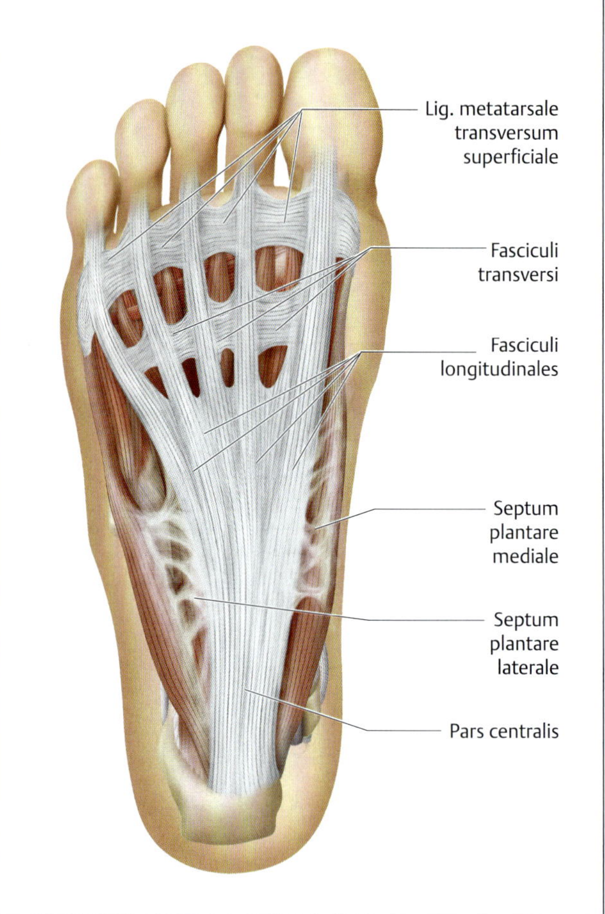

Abb. 4.145 Aponeurosis plantaris.

KLINISCHER BEZUG

Fasciitis plantaris

Entzündungen der Plantaraponeurose vor allem am Kalkaneusansatz entstehen meist durch wiederholte Traumata, Fehlstellungen des Fußes, z. B. Überpronation, sowie Überlastungen bei Läufern und Tänzern. Die Kollagenfasern der Plantaraponeurose degenerieren, jedoch ist histopathologisch eine Entzündung nicht nachweisbar.

Symptome: Schleichender Beginn mit morgendlichem Anlaufschmerz mit Verringerung der Schmerzen bei zunehmender Erwärmung. Die Schmerzen sind erst diffus im Fußsohlenbereich, später im Verlauf der Faszie nach distal ausstrahlend. Mit der Zeit Auftreten von Beschwerden nach Überlastung, Barfußgehen und Treppengehen.

Befund: Symptome können sein: Verdickung der Aponeurose auf 6–10 mm, Druckschmerzhaftigkeit im Verlauf der Faszie, sowie am plantaren medialen Kalkaneus, Schmerzen bei passiver Dorsalextension und Extension der Großzehe.

Therapie: Ruhigstellung, Eis, vorsichtige Dehnübungen der Faszie über M. triceps surae und Flexoren, Querfriktionen der Faszie, Muskeln sowie Triggerpunktbehandlung. Evtl. Einlagen mit Aussparung des schmerzhaften Ansatzareals am Kalkaneus.

M. flexor digitorum brevis

▸ Abb. 4.146

Ursprung: Processus medialis des Tuber calcanei, Plantaraponeurose.

Ansatz: Basis der Mittelphalanx der Zehen II–V.

Innervation: N. plantaris medialis L 5-S 1.

Verlauf und Besonderheiten: Der Muskel liegt direkt unter der Plantaraponeurose in der mittleren Muskelloge.

Er bildet vier Muskelbäuche, die bis distal der Metatarsalbasen reichen, ab hier beginnen die Endsehnen.

In Höhe der Grundphalangen bildet er einen Sehnenschlitz (M. perforans), durch den jeweils eine Sehne des langen Flexors zur Endphalanx zieht.

Triggerpunkte (▸ **Abb. 4.147**): Es gibt zwei Triggerpunkte dicht nebeneinander in der Muskelbauchmitte, etwa drei Querfinger distal des Ursprungs. Sie bewirken besonders schmerzhafte Ausstrahlungen zum Vorfußballen in Höhe der Metatarsalköpfe II–IV.

Funktionen:
- Flexion der Zehen II–V im Mittel- und Grundgelenk
- Verspannung des Längsgewölbes

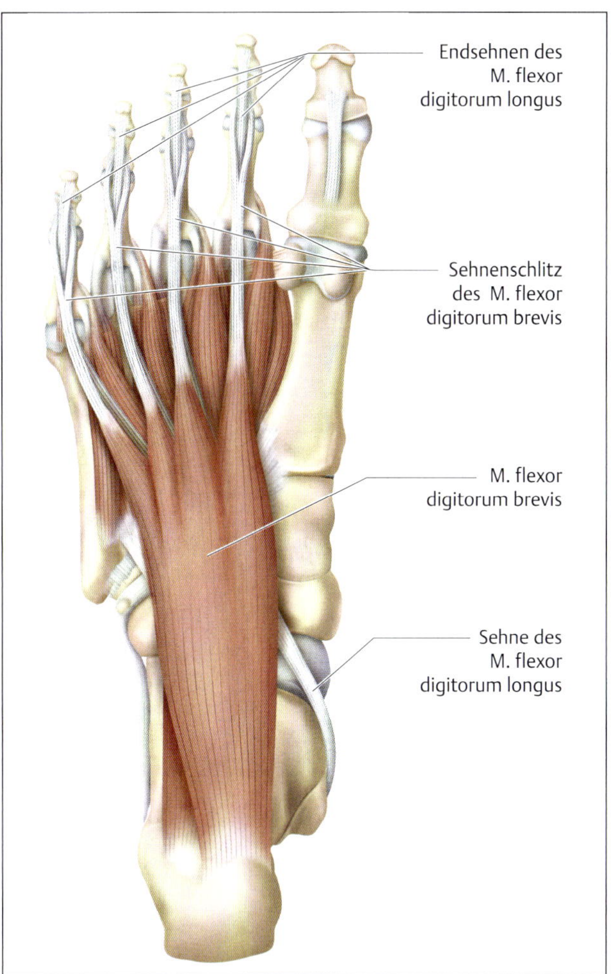

Abb. 4.146 M. flexor digitorum brevis.

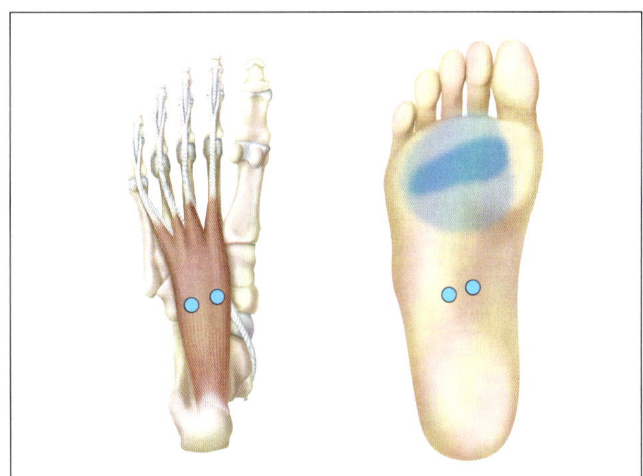

Abb. 4.147 M. flexor digitorum brevis mit Triggerpunkten und Schmerzausstrahlungen.

M. quadratus plantae

▶ Abb. 4.148

Ursprung: medialer und lateraler Rand der Plantarseite des Tuber calcanei; tiefe Fasern vom Lig. plantare longum

Ansatz: breitflächig an der dorsolateralen Seite der Sehne des M. flexor digitorum longus

Innervation: N. plantaris lateralis S 1-S 2

Verlauf und Besonderheit: Er liegt unter dem M. flexor digitorum brevis.

Zwischen seinen Ursprüngen am Kalkaneus ist ein dreieckiger Sehnenspiegel eingelagert.

Er hat keinen knöchernen Ansatz, denn er setzt an der lateralen Sehne des M. flexor digitorum longus an.

Triggerpunkt (▶ Abb. 4.149): im mittleren Muskelbauch, etwas mehr lateral, der ausgeprägte Schmerzen zur Plantarfläche der Ferse überträgt.

Funktionen:
- unterstützt die Verspannung des Längsgewölbes
- unterstützt den M. flexor digitorum longus bei der Zehenflexion, da er die schräg verlaufenden Sehnenanteile in longitudinale Richtung zieht und dadurch deren Flexionswirkung verbessert

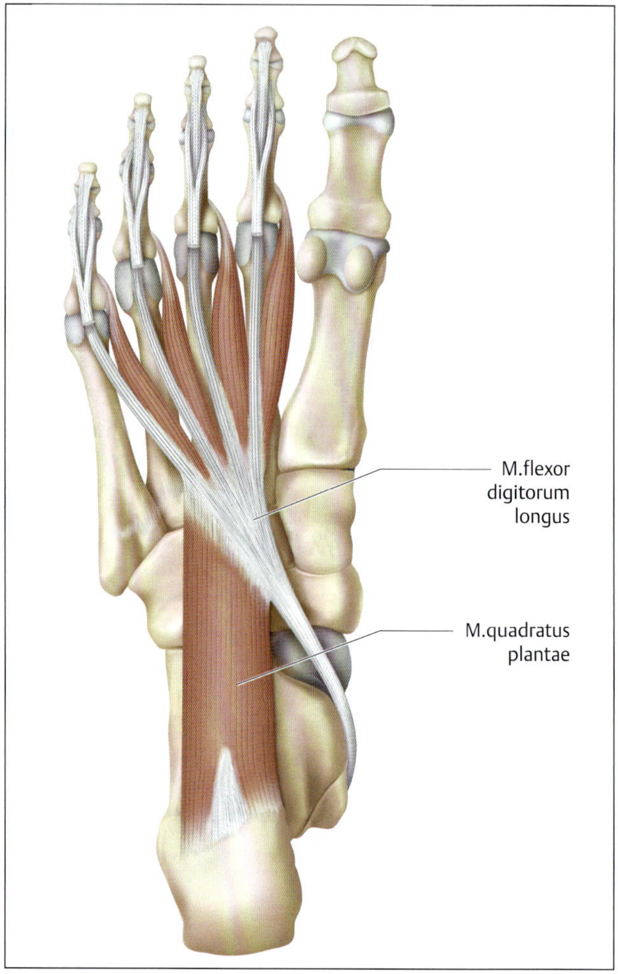

Abb. 4.148 M. quadratus plantae.

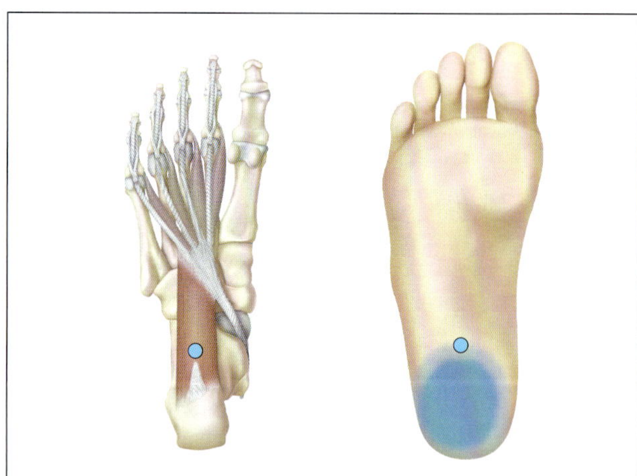

Abb. 4.149 M. quadratus plantae mit Triggerpunkt und Schmerzausstrahlungen.

Mm. lumbricales

▸ Abb. 4.150

Ursprung:

- M. lumbricalis I: einköpfig am medialen Rand der Sehne des M. flexor digitorum longus, die zum 2. Zeh führt
- Mm. lumbricales II–IV: zweiköpfig, an den einander zugekehrten Seiten der langen Flexorensehnen II–V

Ansatz: mediale Seite der Grundphalanxbasis II–V, Gelenkkapsel der Grundgelenke, Einstrahlung in die Dorsalaponeurose

Innervation:

- I + II: N. plantaris medialis L 5-S 1
- III + IV: N. plantaris lateralis S 1-S 2

Verlauf und Besonderheiten: Es sind vier Muskelbäuche, die keinen knöchernen Ursprung haben.

Der M. lumbricalis I hat nur einen Kopf, die anderen zwei Köpfe.

In Höhe der Zehengrundgelenke verbinden sich seine Muskelbäuche mit dem jeweiligen Kapsel-Band-Apparat.

Er zieht von plantar her an die Dorsalaponeurose.

In Höhe des Lig. metatarseum transversum profundum liegen Bursen zwischen Band und Muskeln.

Triggerpunkte: Travell u. Simons (2000) [277] beschreiben ein nicht einzugrenzendes Schmerzmuster. Sie vermuten ein ähnliches Muster wie bei den Mm. interossei.

Funktionen:

- unterstützt die Flexion der Zehengrundgelenke II–V
- durch die Verbindung zur Dorsalaponeurose Unterstützung der Extension in den Interphalangealgelenken der 2.–5. Zehen

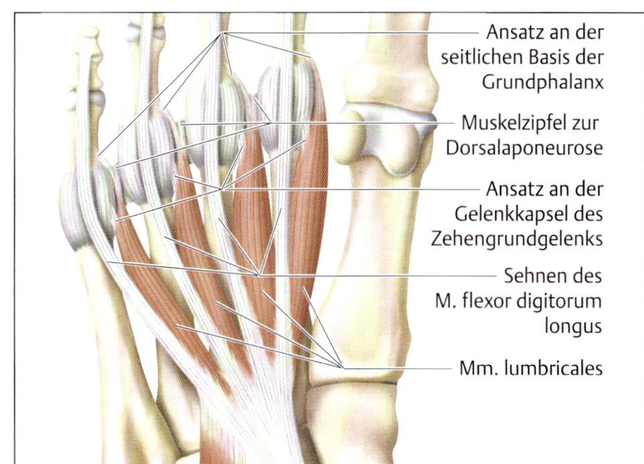

Abb. 4.150 Mm. lumbricales.

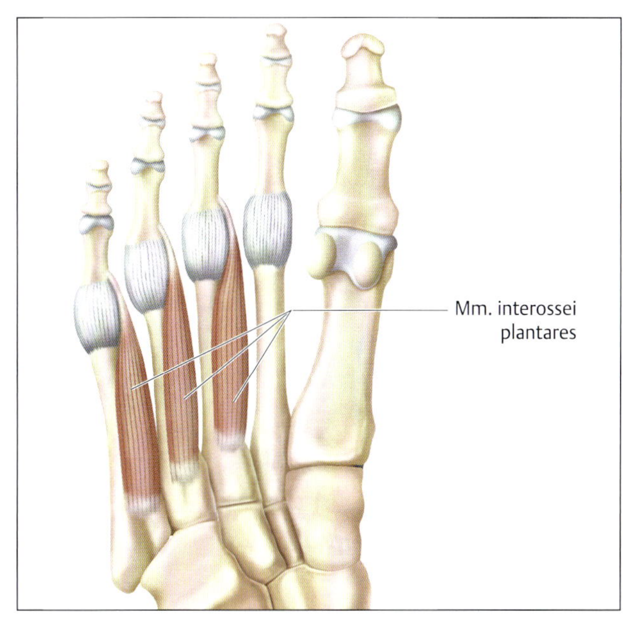

Abb. 4.151 Mm. interossei plantares.

Mm. interossei plantares

▸ Abb. 4.151

Ursprung: einköpfig; an der plantar-medialen Fläche der Ossa metatarsalia III–V; Lig. plantare longum.

Ansatz: Medialseite der Basen der Grundphalangen der gleichen Zehen wie beim Ursprung; Dorsalaponeurose der Zehen III–V.

Innervation: N. plantaris lateralis S 1-S 2.

Verlauf und Besonderheiten: Seine drei Muskelbäuche gehören zur tiefsten Schicht der Fußsohlenmuskulatur und liegen in den Spatia interossea.

Distal verbindet er sich von plantar her mit der Dorsalaponeurose der Zehen III–IV mit dem sog. Interosseuszügel (▸ **Abb. 4.99**).

Triggerpunkte (▸ **Abb. 4.152**): In jedem M. interosseus kann sich ein Triggerpunkt entwickeln, der schmerzhafte Ausstrahlungen in den plantaren Zeh macht, an dem er inseriert.

Funktionen:

- Adduktion der Zehen III–V zur 2. Zehe hin
- Extension der Interphalangealgelenke der 2.–5. Zehe

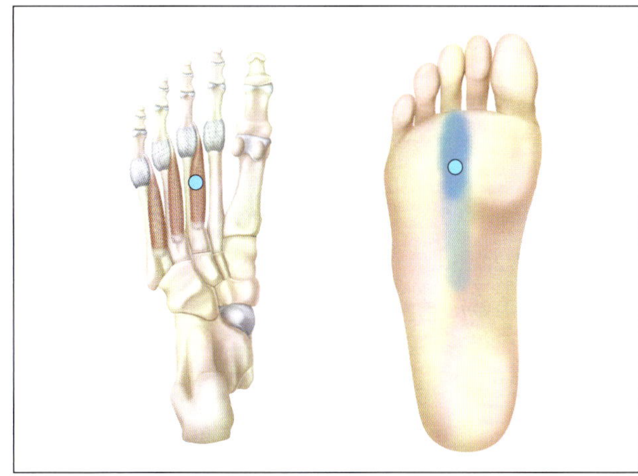

Abb. 4.152 Mm. interossei plantares mit Triggerpunkten und Schmerzausstrahlungen.

4.9.7 Muskeln der Großzehe

M. adductor hallucis

▶ Abb. 4.153

Ursprung:

- Caput obliquum: Basen der Ossa metatarsalia II–IV, Os cuneiforme laterale, Os cuboideum, Lig. plantare longum
- Caput transversum: Lig. metacarpeum transversum profundum, mediale Ränder der Knorpelfaserplatte der 3.–5. Zehe

Ansatz: laterale Basis phalangis proximalis I; beide Köpfe mit gemeinsamer Sehne über laterales Sesambein an Kapselbandapparat des Großzehengrundgelenks (▶ **Abb. 4.85**).

Innervation: R. profundus des N. plantaris lateralis S 1-S 2.

Verlauf und Besonderheiten: Der Muskel besteht aus zwei Köpfen, einer verläuft quer, einer longitudinal. Er liegt unter den Mm. flexor digitorum longus et brevis.

Beide Köpfe verbinden sich mit dem Os sesamoideum laterale und dem Kapselbandapparat vom Großzehengrundgelenk. Das Caput obliquum verbindet sich am Ursprung mit den Sehnen des M. peroneus longus.

Triggerpunkte (▶ **Abb. 4.154**):

TP1–3 im Caput obliquum, gleichmäßig verteilt über den Muskelbauch mit Schmerzausstrahlungen über dem Muskelbauch bis zum Großzehenballen.

TP4 im Caput transversum mittig im Muskelbauch verursacht Schmerzen im Fußballenbereich über dem Muskelbauch.

Funktionen:

- Adduktion der Großzehe
- Caput obliquum: Flexion im Grundgelenk
- Verspannung des Längs- und Quergewölbes: Caput transversum quer, Caput obliquum längs

M. abductor hallucis

▶ Abb. 4.153

Ursprung: Processus medialis des Tuber calcanei; Tuberositas ossis navicularis; Innenfläche des Retinaculum mm. flexorum; Plantaraponeurose.

Ansatz: mediale Sesambein; medialer Höcker der Basis der Grundphalanx; Kapsel-Band-Apparat des Großzehengrundgelenks (▶ **Abb. 4.85**).

Innervation: N. plantaris medialis L 5-S 1.

Verlauf und Besonderheiten: Der Muskel bildet den medialen Randmuskel der Plantaraponeurose.

Nach der Hälfte der Strecke geht er in seine Endsehnen über.

Er verbindet sich mit dem Kapsel-Band-Apparat des Großzehengrundgelenks.

Triggerpunkte (▶ **Abb. 4.155**): Drei Triggerpunkte verteilen sich über den Muskelbauch, etwa zwei Querfinger vom Ursprung beginnend. Schmerzausstrahlungen auf der plantar-medialen Fußseite; besonders schmerhaft ist die Innenseite der Ferse.

Funktion:

- Abduktion und Flexion der Großzehe im Grundgelenk
- Unterstützung der Verspannung des Längsgewölbes

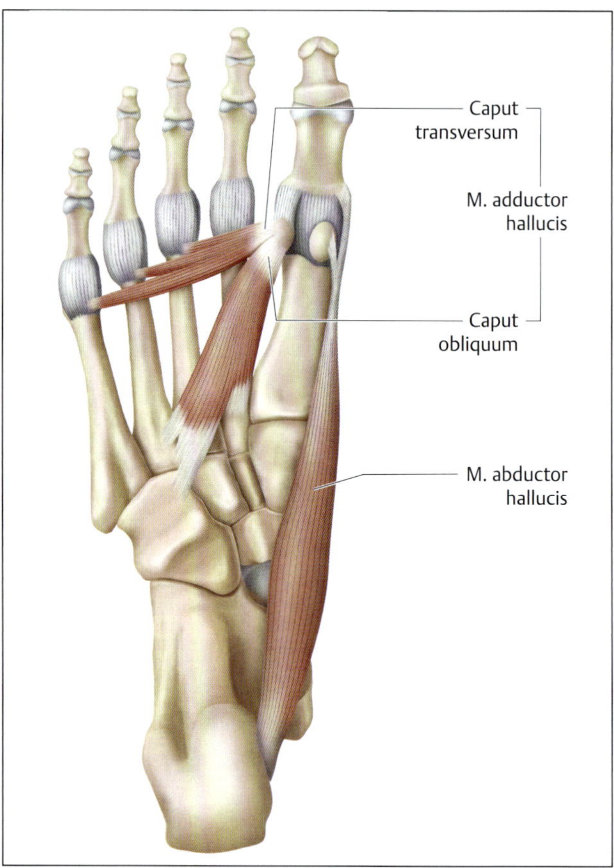

Abb. 4.153 M. adductor hallucis und M. abductor hallucis.

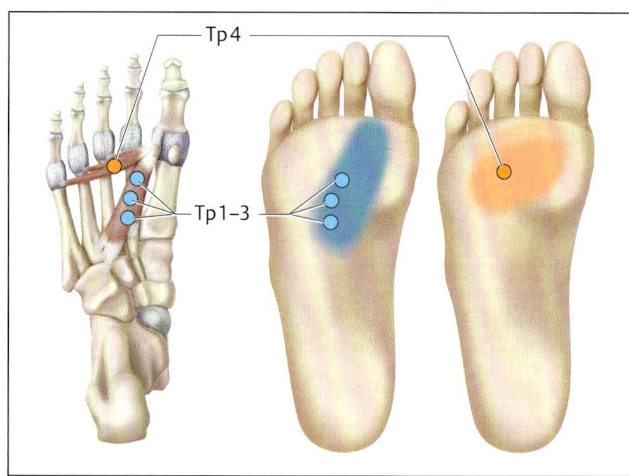

Abb. 4.154 M. adductor hallucis mit Triggerpunkten und Schmerzausstrahlungen.

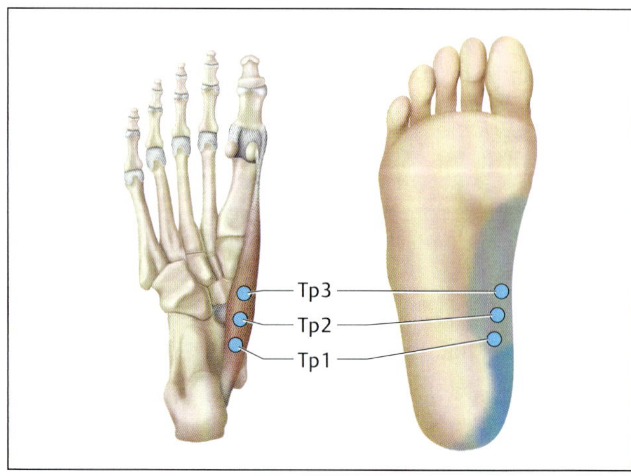

Abb. 4.155 M. abductor hallucis mit Triggerpunkten und Schmerzausstrahlungen.

M. flexor hallucis brevis

▸ **Abb. 4.156**

Ursprung: Os cuneiforme mediale; Lig. plantare longum

Ansatz:
- Caput mediale: über mediales Sesambein an Basis der Grundphalanx I; Kapsel-Band-Apparat des Großzehengrundgelenks
- Caput laterale: über laterales Sesambein an Basis der Grundphalanx I; Gelenkkapsel des Großzehengrundgelenks

Innervation:
- Caput mediale: N. plantaris medialis L5-S1
- Caput laterale: N. plantaris lateralis S1-S2

Verlauf und Besonderheiten: Der Muskel gehört zur dritten Schicht der Fußmuskulatur und ist nach plantar hin teilweise von den Mm. adductor et abductor hallucis überdeckt.

Er teilt sich distal in zwei Köpfe, durch den dabei gebildeten Spalt verläuft die Ansatzsehne des M. flexor hallucis longus nach distal.

Einige Fasern des Caput mediale verbinden sich mit dem M. abductor hallucis, vom Caput laterale mit dem M. adductor hallucis.

Triggerpunkte (▸ **Abb. 4.157**): Je ein Triggerpunkt im distalen Drittel der Muskelbäuche mit besonders schmerzhaften Ausstrahlungen zum plantaren und medialen Großzehenballen. Weniger schmerzhaft ist ein Areal über der distalen Großzehe und zweiten Zehe.

Funktionen:
- Flexion des Großzehengrundgelenks
- Unterstützung der Verspannung des Längsgewölbes

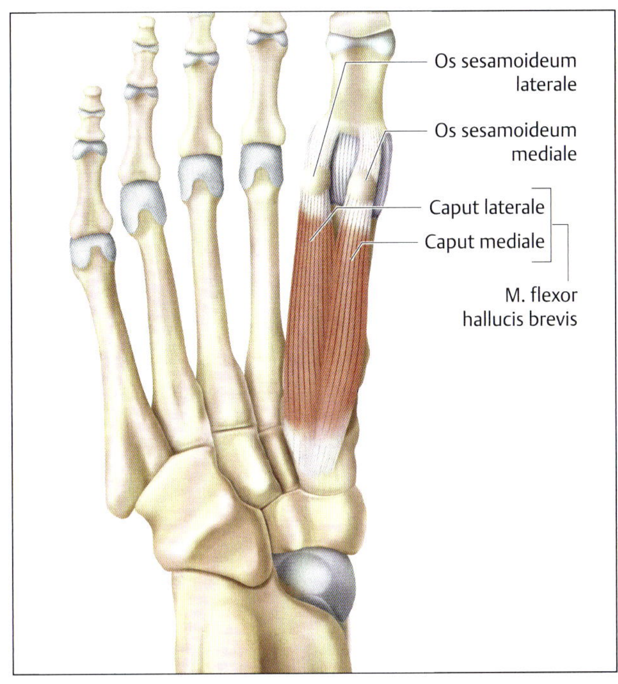

Abb. 4.156 M. flexor hallucis brevis.

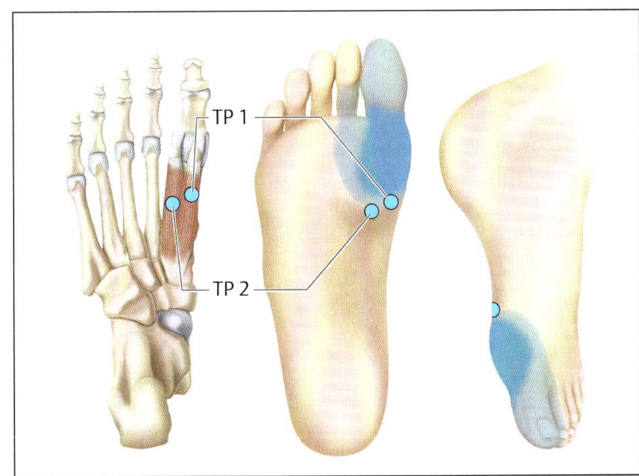

Abb. 4.157 M. flexor hallucis brevis mit Triggerpunkten und Schmerzausstrahlungen.

4.9.8 Muskeln der Kleinzehe

M. abductor digiti minimi

▸ Abb. 4.158

Ursprung: Plantarseite des Proc. lateralis am Tuber calcanei; Plantaraponeurose

Ansatz: lateraler Rand der Basis der Grundphalanx V

Innervation: N. plantaris lateralis S 1-S 2

Verlauf und Besonderheiten: Er verläuft oberflächlich am lateralen Fußrand und begrenzt den lateralen Rand der Plantaraponeurose.

Triggerpunkte (▸ **Abb. 4.159**):
- TP1 im Muskelbauch etwa zwei Querfinger distal des Ursprungs am Kalkaneus
- TP2 etwa zwei Querfinger distal von TP1

Beide Triggerpunkte bewirken besonders schmerzhafte Ausstrahlungen zum Vorfußballen im Kleinzehenbereich, weniger schmerzhaft ist der plantar-laterale Fußrand.

Funktionen:
- Abduktion der Kleinzehe
- Flexion der Kleinzehe im Grundgelenk
- Unterstützung der Verspannung des Längsgewölbes

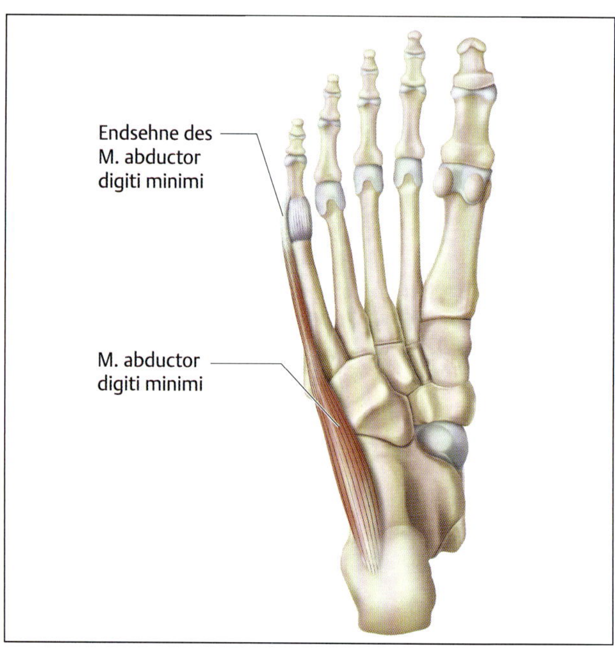

Abb. 4.158 M. abductor digiti minimi.

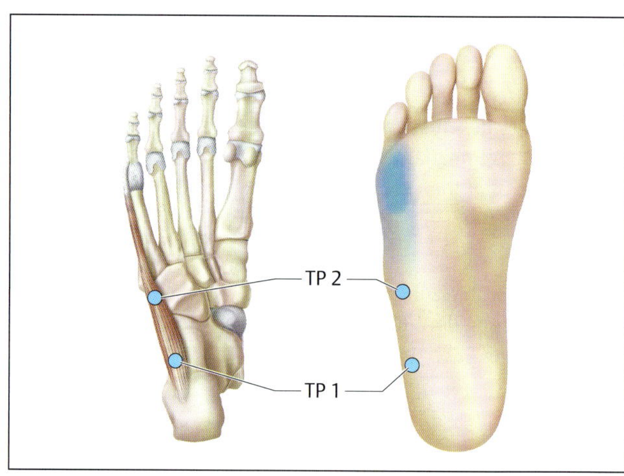

Abb. 4.159 M. abductor digiti minimi mit Triggerpunkten und Schmerzausstrahlungen.

M. flexor digiti minimi brevis

▸ Abb. 4.160

Ursprung: plantar-laterale Fläche der Basis des Os metatarsale V; Lig. plantare longum

Ansatz: plantare Basis der Grundphalanx der Kleinzehe

Innervation: N. plantaris lateralis S 1-S 2

Funktion: Flexion im Grundgelenk der Kleinzehe

M. opponens digiti minimi

▸ Abb. 4.160

Ursprung: Lig. plantare longum; plantar-mediale Fläche der Basis ossis metatarsalis V

Ansatz: plantar-laterale Basis der Grundphalanx

Innervation: N. plantaris lateralis S 1-S 2

Verlauf und Besonderheiten: Er unterkreuzt den M. flexor digiti minimi brevis und ist mit ihm verwachsen.

Funktionen:
- Flexion im fünften Zehengrundgelenk
- schwach: führt die Grundphalanx V nach plantar-medial

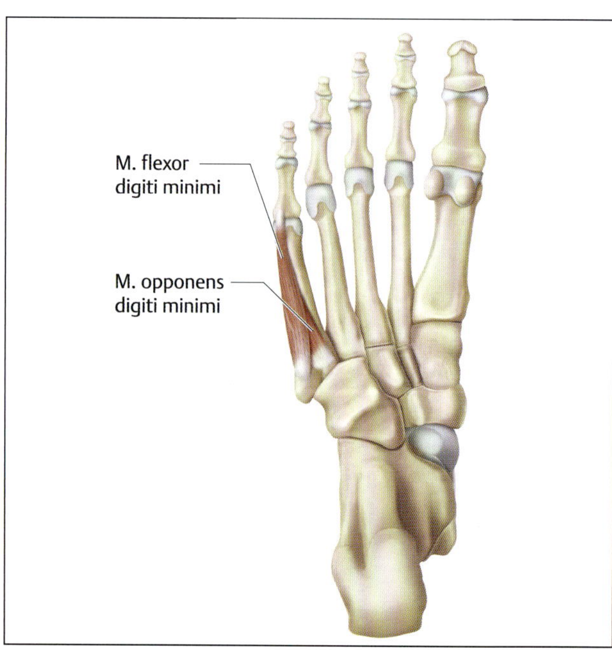

Abb. 4.160 M. flexor digiti minimi und M. opponens digiti minimi.

4.10 Biomechanische Aspekte des Fußes

Unsere Füße sind täglich extremen Belastungen ausgesetzt, denn es wirken Druck-, Scher- und Zugkräfte auf sie ein, die enorme Größen haben. Es ist daher wichtig, dass sie ein daran angepasstes Knochen- und Weichteilgewebe vorweisen.

4.10.1 Spongiosaarchitektur

Knochengewebe passt sich der einwirkenden Belastung durch die Materialmenge- und -verteilung sowie die trajektorielle Ausrichtung der Substantia spongiosa an [202]. Die Spongiosatrabekel richten sich so aus, dass sie ausschließlich auf Druck bzw. Kompression oder Zug bzw. Dehnung beansprucht werden.

FUNKTIONELLER HINWEIS

Anpassung des Knochens an Belastungen

Ändert sich die Gestalt des Knochens z. B. durch Fraktur oder operative Eingriffe, baut sich die Spongiosa um. Die Trabekelausrichtung passt sich der neuen Beanspruchung an [300].

Schon 1892 wurde von Julius Wolff das ***Gesetz der Transformation der Knochen*** aufgestellt. Es besagt, dass der Knochen sich aufbaut und an Festigkeit zunimmt, wenn er belastet wird, sich dagegen abbaut, wenn er nicht oder nur wenig belastet wird.

Ausrichtung der Trabekel

▸ **Abb. 4.161**

Im Fußbereich ziehen dorsale ***Tibiatrabekel*** in einem leicht konkaven Bogen nach ventral und setzen sich durch Corpus, Collum und Caput tali, sowie Os naviculare, Os cuneiforme und Os metatarsale I–III fort. Die anterioren tibialen Trabekel finden ihre Fortsetzung in einem leicht konkaven Bogen Richtung dorsaler Taluskörper und Tuber calcanei.

Im ***Kalkaneus*** finden sich Drucktrabekel, die vom Sinus tarsi schräg nach kaudoventral Richtung Os cuboideum ziehen. Durch die Achillessehne entstehen Zugtrabekel am dorsokaudalen Tuber calcanei.

Außerdem gibt es durch die Zugwirkung des Lig. plantare longum entstandene, schräg nach dorsokranial ziehende Trajektorien, und von plantar nach ventral und etwas nach kranial ziehende Trabekel, die eine longitudinale Fortsetzung nach distal in das Os cuboideum und die Metatarsale IV und V finden.

Eine kleine Zone im mittleren Kalkaneusbereich bleibt trabekelfrei.

Im ***Mittelfußbereich*** ziehen Bündel vom Os naviculare und Os cuneiforme I quer nach lateral und kreuzen die longitudinal verlaufenden Züge.

Die ***Ossa metatarsalia*** haben drei Trabekelzüge: longitudinale, schräg von medial-proximal nach lateral-distal und von medial-distal nach lateral-proximal ziehende Bündel, die sich überkreuzen und sowohl an der Basis als auch am Caput metatarsalis zu finden sind. Im Basisbereich verlaufen außerdem einige transversale Züge.

Bei den ***Phalangen*** ist die Kompakta gut erkennbar, ebenso die longitudinal verlaufenden Züge und kreuzende kurze Züge an den Basen und Köpfen der jeweiligen Phalanx.

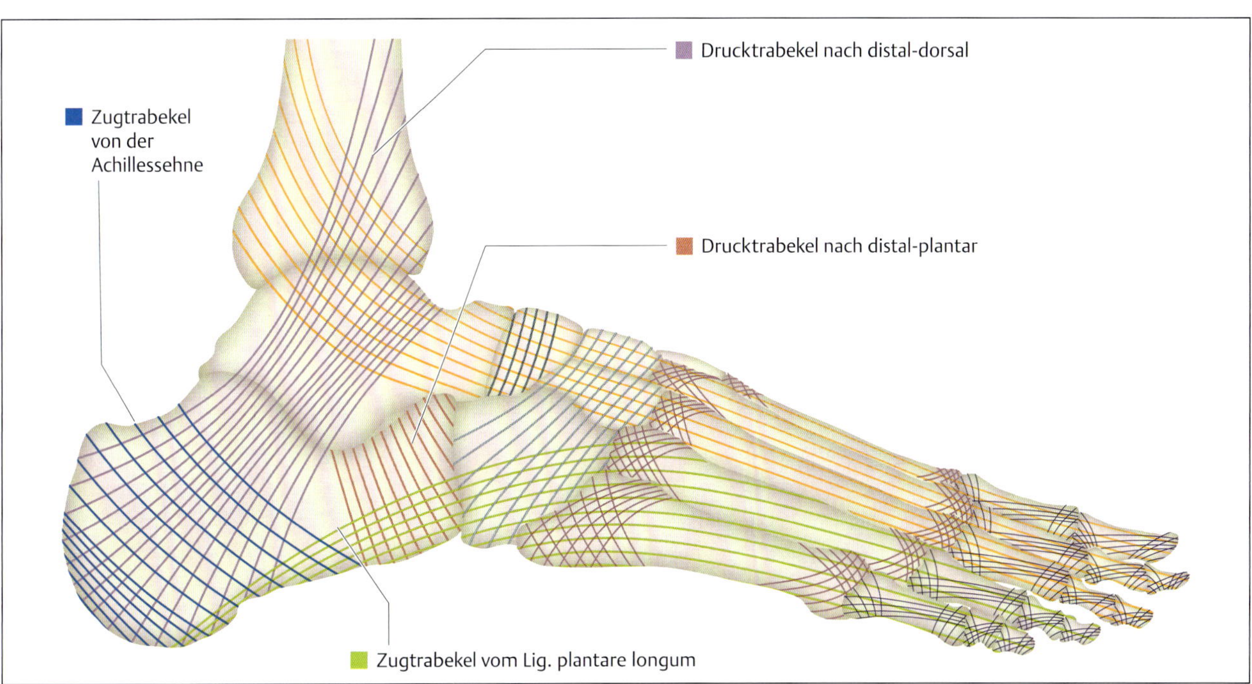

Abb. 4.161 Spongiosaarchitektur des Fußes, Ansicht von lateral.

4.10.2 Winkel, Achsen und Linien

Zahlreiche Winkel, Achsen und Linien dienen der Orientierung am Fuß, um Abweichungen von der Norm zu beurteilen.

Tibiatorsion

▸ Abb. 4.162

Unter einer ***Tibiatorsion*** versteht man eine Drehung des Schienbeins um seine Längsachse. Im transversalen Schnittbild entspricht die proximale Referenzachse der queren Tibiaachse vom äußersten Punkt des Condylus medialis zum äußersten Punkt des Condylus lateralis des Tibiakopfes. Die distale Referenzachse ist die quere Achse von der Mitte des Malleolus medialis zur Incisura fibularis tibiae bzw. Mitte des Malleolus lateralis.

Der Winkel, der von den beiden Referenzachsen gebildet wird, ergibt das Ausmaß der vorliegenden Tibiatorsion. Bei der Geburt steht die Tibia in Neutral- oder leichter Innentorsionsstellung. Sobald sich das Kleinkind aufrichtet und zu Gehen beginnt, entwickelt sich die Außentorsion. In der Regel findet dies bis zum vierten Lebensjahr statt [143]. Die tibiale Torsion beträgt nach Wachstumsabschluss ca. 20–23° [148].

Eine verminderte Tibiatorsion führt zu einer Innenrotationsstellung des Unterschenkels und dem sog „Toe-in-Gehen“, ein erhöhter Wert führt zu einer Außenrotationsstellung des Unterschenkels (▸ **Abb. 4.163**).

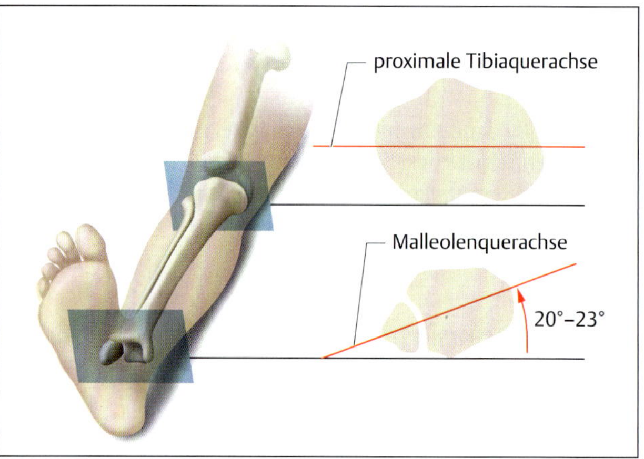

Abb. 4.162 Tibiatorsion.

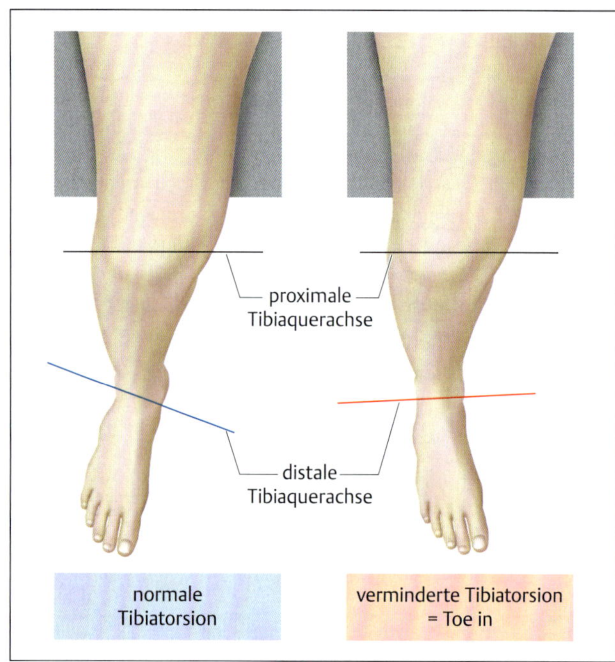

Abb. 4.163 Verminderte Tibiatorsion.

PRAXISTIPP

Messung der Tibiatorsion ▸ Abb. 4.164
Um eine Aussage über die Tibiatorsion zu machen, wird die Messung in Bauchlage mit 90° gebeugtem Kniegelenk gemacht. Entweder wird ein bunter Klebestreifen so auf die Bank geklebt, dass er dem queren Verlauf der proximalen Tibiaachse entspricht, oder es wird ein Lineal o. ä. auf die Bank gelegt. Von einem Winkelmesser wird nun ein Schenkel so gehalten, dass er dem Verlauf des Klebestreifen und der andere Schenkel des Winkelmessers dem queren Verlauf der distalen Tibiaachse entspricht. Hierbei hilft die Aufsicht auf die Fußsohle, genauer Fußlängsachse, zur Orientierung. Der hierbei entstandene Winkel sollte etwa 20° betragen, allerdings ist der hierbei gemessene Wert lediglich eine Schätzung und nicht eine präzise reproduzierbare Messung.

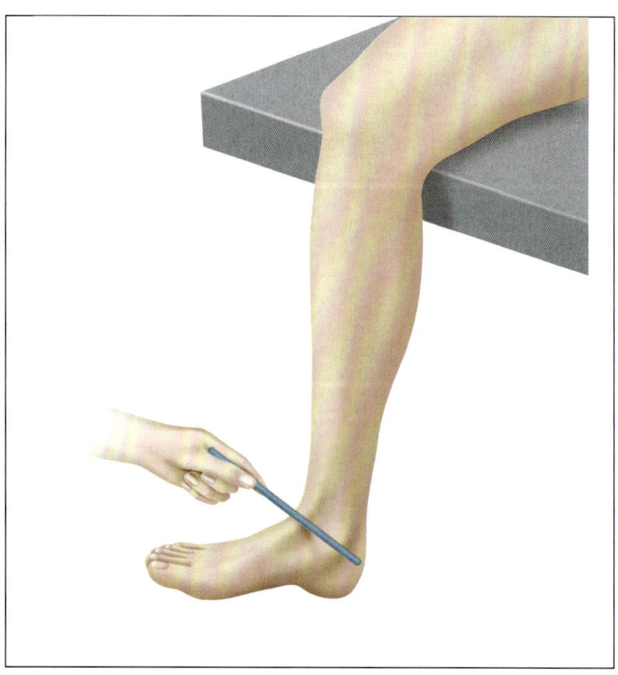

Abb. 4.164 Messung der Tibiatorsion.

Valguswinkel des Rückfußes

▸ Abb. 4.165

Der Valguswinkel wird auch als Pronationswinkel oder Achillessehnenwinkel bezeichnet. In der Regel wird barfuß im Stand gemessen, zur Kontrolle von richtigem Schuhwerk zusätzlich im Schuh.

Die beiden Linien, die den Winkel bilden, sind die Unterschenkellängsachse und die vertikale Achse des Kalkaneus. Am oberen Kalkaneusrand treffen sich die Linien, wobei die Kalkaneuslinie lateral liegt. Der Winkel, der dabei gebildet wird, beträgt etwa 5° [254].

KLINISCHER BEZUG

Knickfuß ▸ Abb. 4.166
Beträgt der Winkel 12–15°, ist das eine sog. ***Überpronation***, bzw. ***+Valgusstellung*** des Rückfußes. Dies ist die häufigste Fehlstellung des Fußes.

Die Ursachen sind vielseitig: Beispielsweise können instabile Bänder die Fußstellung nicht aufrecht halten, wodurch sich das Längsgewölbe mit der Zeit absenkt. Aber auch eine muskuläre Ermüdung, beispielsweise vom M. tibialis posterior, kann diese Fehlbelastung verursachen, denn er kontrolliert die Pronation des Rückfußes. Er wird unterstützt durch Mm. flexor digitorum longus, hallucis longus und triceps surae.

Eine weitere Rolle spielen massives Übergewicht, Rheuma, Trauma, zu weiches Laufschuhwerk und verändertes Laufverhalten.

Meist entwickelt sich ein kindlicher Knick-Senkfuß beim Kleinkind nach Gehbeginn, was eine normale Entwicklungsstufe darstellt. Allerdings sollte sich die Fußstellung bis zum Alter von 8–10 Jahren normalisiert haben.

Der Knickfuß kann die gesamte Körperstatik beeinträchtigen. Vor allem im Kniegelenk gibt es eine asymmetrische Belastung, der mediale Meniskus wird überlastet und die lateralen Strukturen überdehnt.

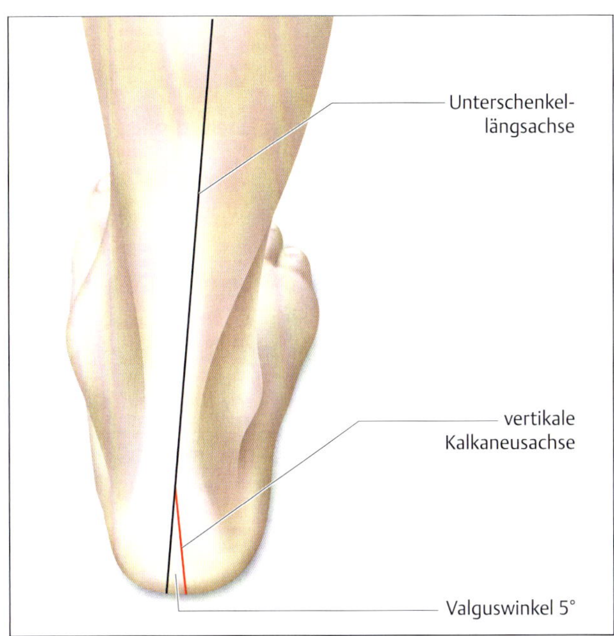

Abb. 4.165 Valguswinkel des Rückfußes.

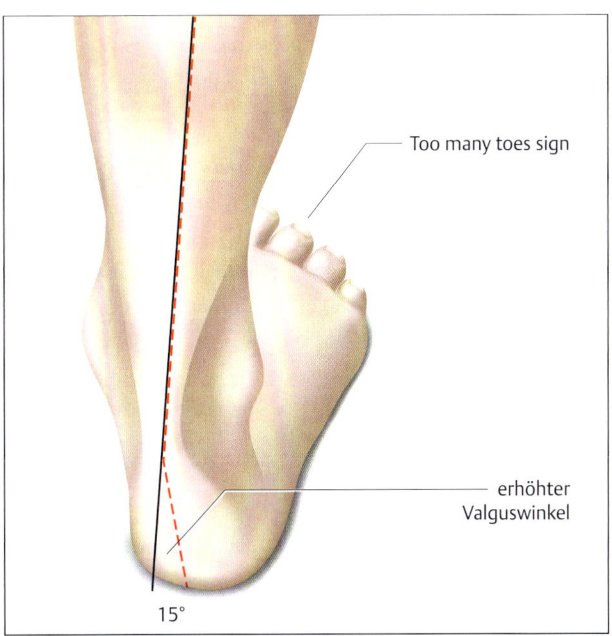

Abb. 4.166 Valguswinkel bei Knickfuß.

Funktionelle Fußlängsachse

▸ Abb. 4.167

Die funktionelle Fußlängsachse zeigt geradeaus in Gehrichtung und ist entstanden durch den Abrollvorgang des Fußes. Sie entspricht einer Linie, die vom Tuberculum tuberis calcanei laterale zur Mitte des Großzehengrundgelenks gezogen wird.

Anatomische Fußlängsachse

▸ Abb. 4.167

Die anatomische Fußlängsachse wird bestimmt, indem eine Linie von der Mitte des Kalkaneus zum 2. Zehenstrahl gezogen wird. Sie geht beim normalen Stand etwas nach außen und bildet mit der funktionellen Längsachse einen Winkel um etwa 15°.

FUNKTIONELLER HINWEIS

Divergierende und konvergierende Fußlängsachse
Normalerweise steht die funktionelle Fußlängsachse in einer leichten Divergenz, d. h. der Fuß wird leicht nach außen gedreht aufgesetzt. Das ist bedingt durch die Außentorsion der Tibia. Ist diese erhöht, nimmt die Divergenz zu.

Weist die funktionelle Fußlängsachse dagegen nach medial, handelt es sich um eine konvergierende Längsachse. Die Ursachen können beispielsweise eine fehlende Außentorsion der Tibia oder eine IR-Fehlstellung im Hüftgelenk sein.

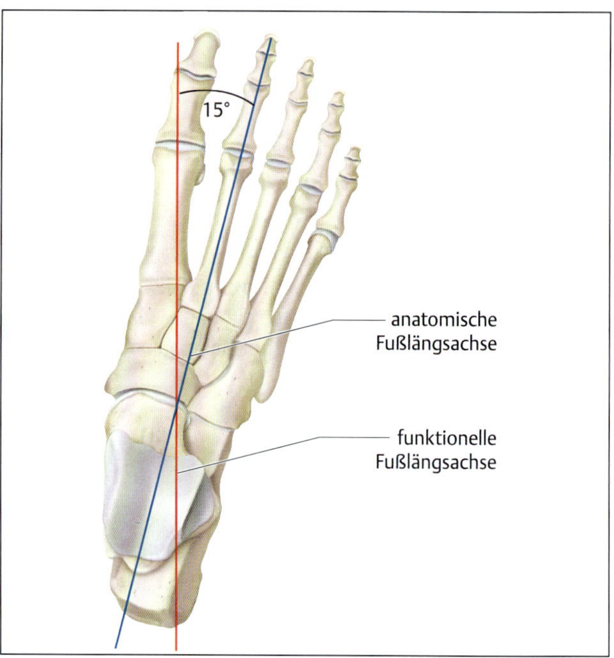

Abb. 4.167 Fußlängsachsen.

Mediale longitudinale Tarsal-Metatarsal-Linie

▸ Abb. 4.168

Die Talushalsachse findet ihre Fortsetzung als longitudinale Linie durch das Os naviculare, Os cuneiforme mediale und als Längsachse durch das Metatarsale I.

Intermetatarsalwinkel

▸ Abb. 4.168

Die Längsachsen der Metatarsalia I und II bilden miteinander einen Winkel, der unter 8° liegen sollte. Mit diesem Winkel wird die Divergenz zwischen erstem und zweitem Os metatarsale beurteilt.

Die neutrale Stellung des 1. Metatarsale mit der Großzehe ist in der transversalen Ausrichtung von entscheidender Bedeutung, denn hier findet mit dem Spreizfuß die häufigste Veränderung des Vorfußes statt.

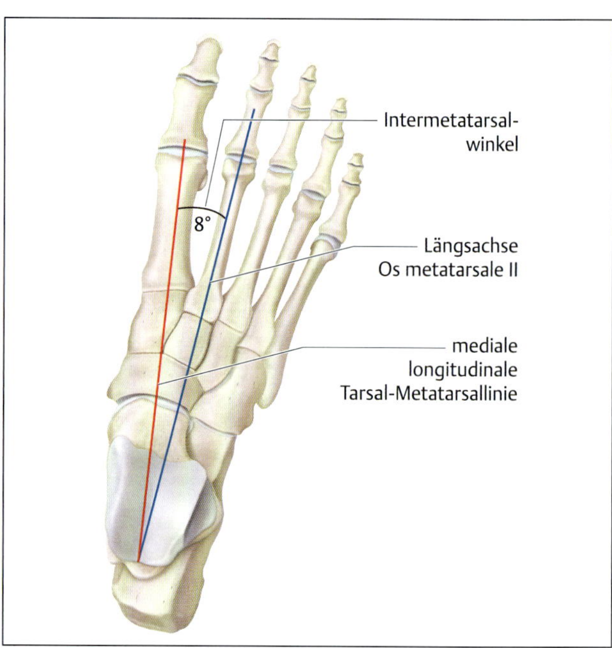

Abb. 4.168 Longitudinale Metatarsallinie und Intermetatarsalwinkel.

Hallux-valgus-Winkel

▸ Abb. 4.169

Eine longitudinale Achse durch das Os metatarsale I, die nach distal verlängert wird, und die longitudinale Achse durch die Grundphalanx I zeigen einen Winkel von etwa 10°.

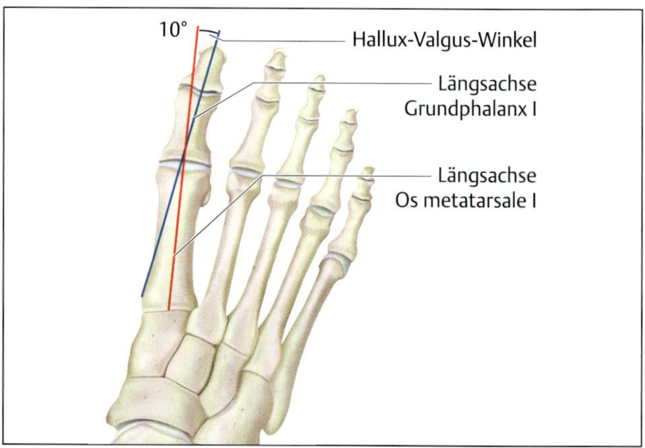

Abb. 4.169 Hallux-valgus-Winkel.

KLINISCHER BEZUG

Spreizfuß ▸ **Abb. 4.170**
Beim Spreizfuß ist das Quergewölbe des Fußes abgeflacht, und durch das Auseinanderspreizen der Ossa metatarsalia verbreitert sich der Vorderfuß, die Köpfchen der metatarsale werden im Schuhwerk größerem Druck ausgesetzt und reagieren mit vermehrter Beschwielung. Der Intermetatarsalwinkel ist deutlich vergrößert, mehr als 15°, und die longitudinale Tarsal-Metatarsal-Linie zeigt vermehrt nach innen. Siehe Kap. **Aufnahmen des Vorfußes und der Zehen in drei Ebenen**.

Hallux valgus ▸ **Abb. 4.171**
Die Achsabweichung der Großzehe nach lateral in Form einer Subluxation im Großzehengrundgelenk ist das Hauptmerkmal des Hallux valgus. Die Ausprägung ist unter Umständen so stark, dass der Hallux-valgus-Winkel mehr als 40° betragen kann. In diesem Fall ist die Grundphalanx gegenüber dem Metatarsalköpfchen deutlich subluxiert. Siehe Kap. **Aufnahmen des Vorfußes und der Zehen in drei Ebenen**.

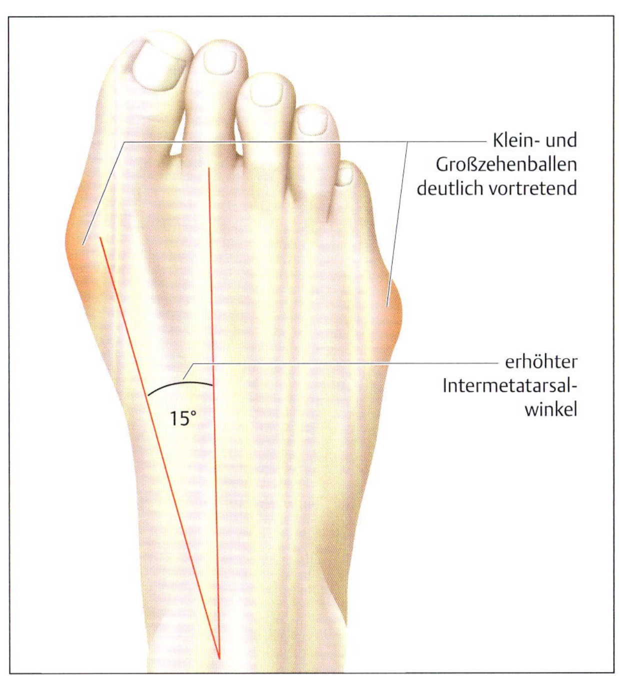

Abb. 4.170 Vorfußverbreiterung beim Spreizfuß.

Inklinationswinkel der Ossa metatarsalia

▸ **Abb. 4.172**

Die Längsachse des Os metatarsale I bildet im Verhältnis zum Boden einen Winkel von 18–25°. Die Inklination ist zum fünften Os metatarsale hin abnehmend, so dass dort nur noch ein Winkel von 5° zu messen ist. Der Winkel hat eine Aussagekraft über das Absinken des Längsgewölbes, liegt er unter 15°, so spricht man von einem Senkfuß, beträgt er mehr als 25°, ist es ein Hohlfuß.

Feiss-Linie

▸ **Abb. 4.172**

Von der Spitze des Malleolus medialis wird eine Linie zum Bodenkontaktpunkt des Metatarsalköpfchens I gezogen. Dann wird die Stellung der Tuberositas ossis navicularis beurteilt. Normalerweise liegt sie auf dieser Linie bzw. unmittelbar plantar davon. Sinkt die Tuberositas um die Hälfte der Strecke zwischen Linie und Boden ab, handelt es sich um einen Senkfuß, bei Bodenkontakt der Tuberositas ist es ein Plattfuß [163].

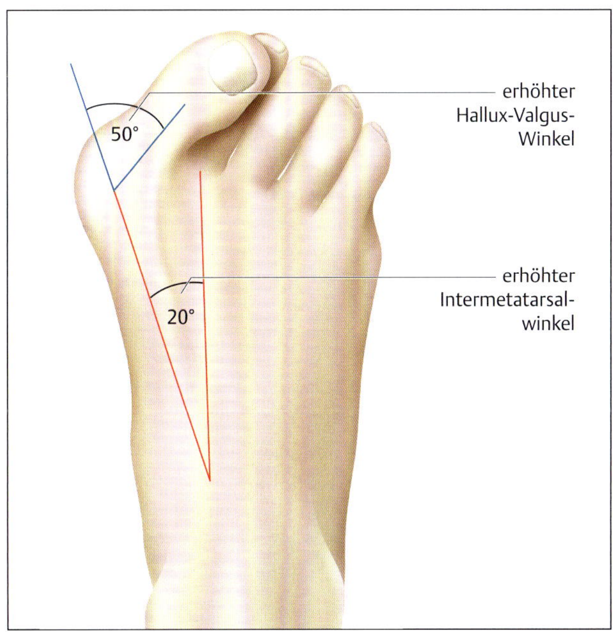

Abb. 4.171 Winkelveränderungen beim Hallux valgus.

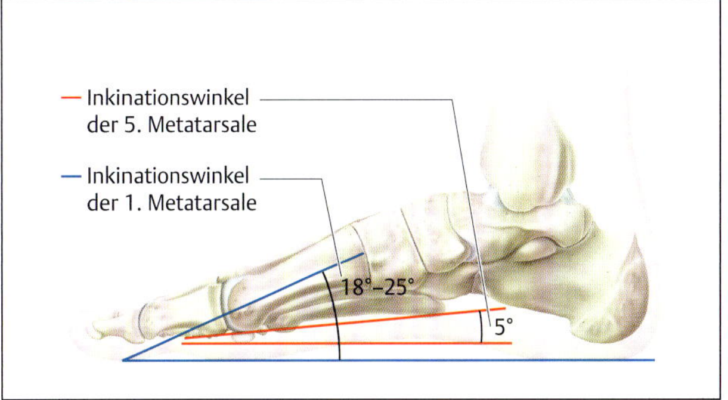

Abb. 4.172 Inklinationswinkel der Ossa metatarsalia.

4.10.3 Fußgewölbe

Die Füße sind Stütz- die Fortbewegungsorgan des Menschen. Sie müssen teilweise mehr als das Körpergewicht tragen. Deshalb spielen ein stabiles Knochengerüst, eine optimale Druckverteilung aber auch haltgebende Bänder und Muskulatur eine große Rolle bei der Aufrechterhaltung des Fußgewölbes.

Längsgewölbe

▸ Abb. 4.173

Im medialen Bereich haben Caput ossis metatarsalis I und Processus medialis des Kalkaneus Bodenkontakt. Das Os naviculare hat mit etwa 2 cm den größten Abstand zum Boden.

Die Kontaktpunkte des äußeren Fußrands sind dorsal der Processus lateralis des Kalkaneus und ventral das Caput metatarsale IV und V. Das Os cuboideum hat auf der lateralen Seite mit ca. 5 mm den größten Abstand zum Boden. Dieser Raum ist jedoch von Weichteilen ausgefüllt, auf denen er sich abstützt.

Das auf dem Fuß lastende Körpergewicht hat die Tendenz das Gewölbe auseinanderzudrücken, so dass eine Abflachung physiologisch ist. Eine extreme Abflachung verhindern vor allem Bänder und Muskeln, die unter der Wölbung, also auf der Plantarseite verlaufen.

Verspannung des Längsgewölbes

Den Bändern kommt die größte Bedeutung bei der Stabilisation des Gewölbes zu. Denn nur der Bandapparat ist befähigt Dauerbelastungen standzuhalten. Basmajian u. Stecko (1963) [14] fanden durch elektromyografische Untersuchungen heraus, dass die ligamentären Strukturen bei der Verspannung des Gewölbes eine vorrangige Rolle spielen. Allerdings sind diese über einen längeren Zeitraum überfordert, so dass die Muskeln sie dann unterstützen und dynamisch entlasten.

Verspannung durch plantare Bänder (▸ **Abb. 4.174**): Alle plantar verlaufenden Bänder, die die Tarsalknochen untereinander verbinden, verspannen das Längsgewölbe. Besondere Bedeutung hat dabei die Plantaraponeurose, außerdem helfen Lig. calcaneonaviculare plantare und Lig. calcaneocuboideum plantare, dessen längere Fasern, das Lig. plantare longum, den Bogen über eine längere Strecke verspannt.

Verspannung durch plantar verlaufende Muskeln: Bei der Verspannung des Längsgewölbes helfen die plantaren kurzen Fußmuskeln: Mm. flexor digitorum et hallucis brevis, abductor hallucis et abductor digiti minimi. Außerdem unterstützen der M. tibialis posterior (▸ **Abb. 4.119**), die Mm. flexores hallucis et digitorum longi und die Mm. peronei brevis et longus die Verspannung des Bogens.

Verspannung durch Zehenextensoren (▸ **Abb. 4.175**): Die Mm. extensores digitorum et hallucis longi et brevi haben eine indirekte Auswirkung auf die Stabilität des Längsgewölbes. Beispielsweise erzeugen die Extensoren der Großzehe einen Umlenkeffekt, denn durch das Hochziehen der Großzehe kommt Zug auf den metatarsophalangealen Ansatz der Plantaraponeurose. Der Bogen wird gespannt und das Gewölbe hebt sich. Durch diesen Effekt wird z. B. das Längsgewölbe in den Gangphasen Terminalstand und Präschwung stabilisiert.

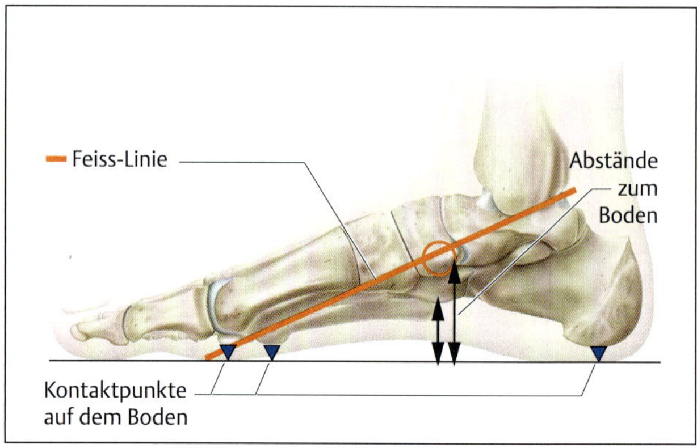

Abb. 4.173 Fußlängsgewölbe.

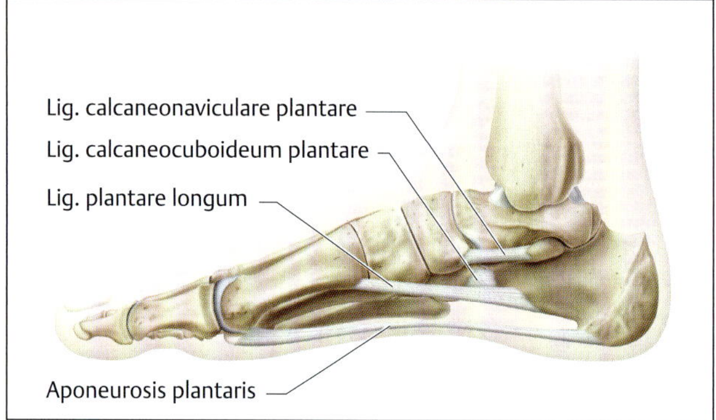

Abb. 4.174 Längsgewölbe: Verspannung durch Bänder.

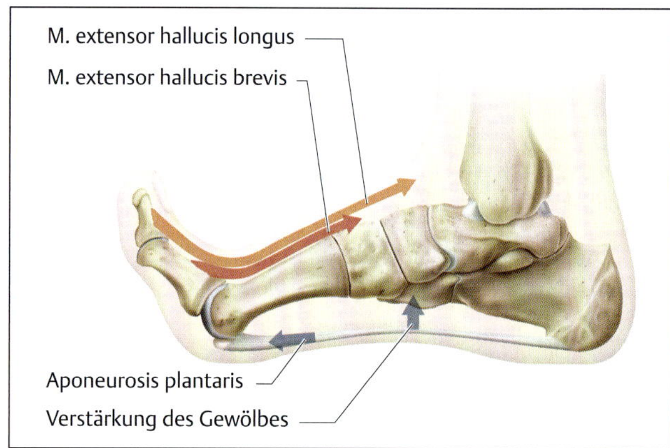

Abb. 4.175 Längsgewölbe: Verspannung durch Zehenextensoren.

FUNKTIONELLER HINWEIS

Windlass-Mechanismus

Schon Hicks beschrieb 1954 den später so genannten Windlass-Mechanismus [75], [37]. Durch Dorsalextension der Zehen im Grundgelenk, sowohl aktiv als auch passiv, findet eine Verkürzung und Spannungserhöhung durch das „Aufrollen" der Faszie um die Zehengelenke statt, was zu einer Verstärkung und Stabilisation des medialen Fußlängsgewölbes führt. Das wird beispielsweise beim Ballenstand deutlich, denn durch diesen Mechanismus spannt sich die Plantaraponeurose und sorgt für ein sichtbares Längsgewölbe sowie eine leichte Varusstellung des Rückfußes. Fehlt dieser Gewölbeaufbau, ist die Aponeurose insuffizient.

Beim Gehen wird dieser Mechanismus in der Phase der Fersenablösung deutlich, die Zehen haben noch Bodenkontakt, aber die Grundgelenke werden passiv in Dorsalextension gebracht.

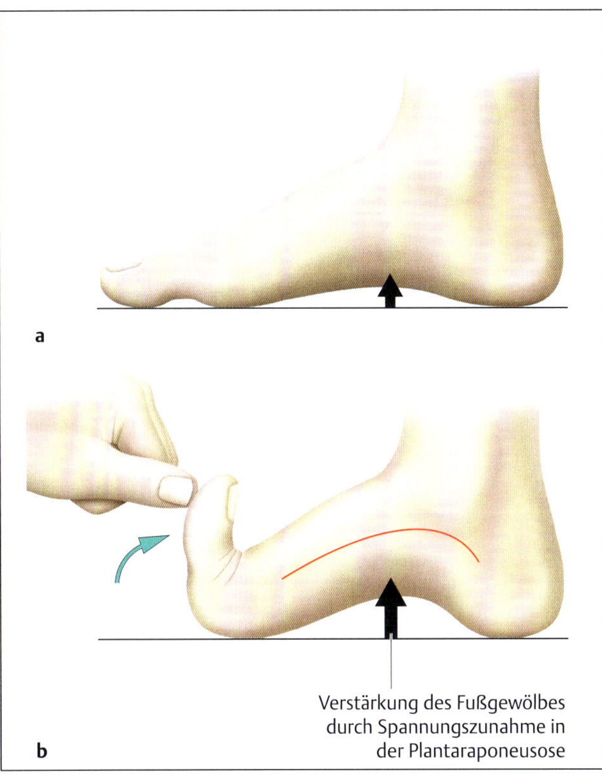

Abb. 4.176 Test Windlass-Mechanismus.
a Fußlängsgewölbe bei aufgestelltem Fuß.
b Veränderung durch passive Extension der Zehen.

PRAXISTIPP

Test: Windlass-Mechanismus ▸ Abb. 4.176

Um die Spannung der Plantaraponeurose zu beurteilen, kann der Windlass-Mechanismus als Test durchgeführt werden. Bei entlastetem Fuß wird eine passive Extension der Großzehe im Grundgelenk durchgeführt. Für eine normale Spannung spricht die deutliche Aufrichtung des medialen Fußgewölbes.

PRAXISTIPP

Knick-Senkfuß

Der Knickfuß tritt häufig in Kombination mit dem Platt- und/oder dem Senkfuß auf, da die durch den Knickfuß bedingte Fehlstellung oft zum Absenken des Fußlängsgewölbes führt.

Inspektion des Rückfußes (▸ **Abb. 4.177**):

- Ein schneller Blick von dorsal auf die Ferse kann schon eine Aussage über eine mögliche Knickfußstellung machen. Johnson (1995) [124] beschrieb das „Too many toes sign", was bedeutet, dass bei der Betrachtung von dorsal im Seitenvergleich seitlich vom Fuß zu viele Zehen zu sehen sind. Norm sind: Kleinzehe und Hälfte vom 4. Zeh. Allerdings sollte danach differenzierter getestet werden, um eine konkrete Aussage machen zu können.
- Der Valguswinkel der Ferse erhöht sich auf über 10°.
- Der Talus verschiebt sich nach plantar und medial, was weitreichende Folgen für die Belastung der Bänder und den Knorpel hat, denn es findet eine vermehrte Kompression zwischen Talus und Sustentaculum, sowie Malleolus medialis und Talus statt. Außerdem wird das Innenband gedehnt, und das Außenband gerät in Annäherung, ist also passiv insuffizient.
- Eine weitere Folge der Talusabweichung ist eine Innenrotationsstellung der Malleolengabel, was eine Veränderung der Beinachsenstellung beim Gehen bedeutet. Dadurch kommt es zwangsläufig auch zu Knieproblemen, der mediale Meniskus wird überlastet und die lateralen Strukturen überdehnt.

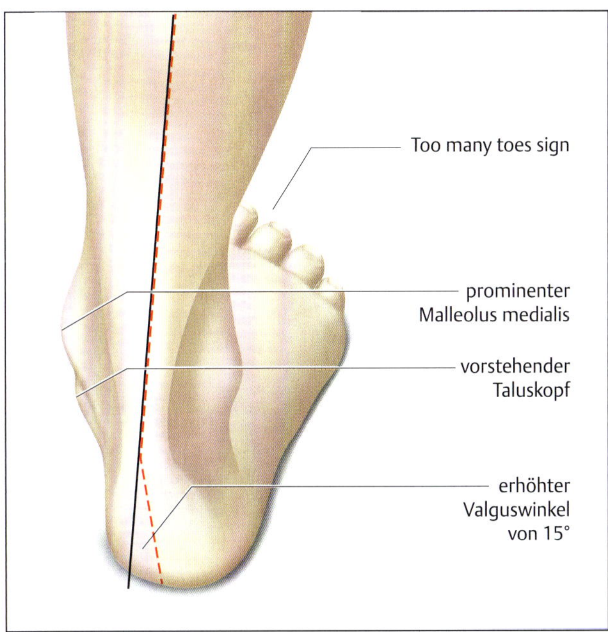

Abb. 4.177 Knickfuß: Inspektion des Rückfußes.

Inspektion von proximal (▸ **Abb. 4.178**):
Im Vorfußbereich ergibt sich als Folge der Verschiebung des Talus nach medial eine Abduktion. Normalerweise findet die Talushalsachse eine Fortsetzung in longitudinale Richtung im Os metatarsale I. Bei diesem ***Pes abductus*** entsteht ein Winkel zwischen beiden Linien.

Inspektion von medial (▸ **Abb. 4.179**):

- Das Os naviculare verlagert sich deutlich nach plantar, statt zwei Querfinger passt z. B. nur noch einer zwischen Boden und Knochen. Durch dieses Absinken schieben sich Kalkaneus und Metatarsale I auseinander. Das Pfannenband, die Plantaraponeurose und das Lig. plantare longum werden gespannt. Sie sind bei der Palpation sehr empfindlich.
- Der Inklinationswinkel der Os metatarsale nimmt deutlich ab, statt 25° beträgt er im medialen Fußbereich unter 20°.

Therapie:
Es werden speziell abgestimmte Einlagen empfohlen, damit die Folgebeschwerden ausbleiben. Das Hauptaugenmerk liegt dabei auf dem Rückfuß, der in eine natürliche Lage gebracht werden muss, um das richtige Abrollen des Fußes in der Dynamik zu ermöglichen.

Außerdem ist ein propriozeptives und Beinachsentraining sehr wichtig, denn die Funktion des Fußes als sensorischer und motorischer Ausgangspunkt jeder Bewegung ist das Fundament des gesamten Bewegungsapparats.

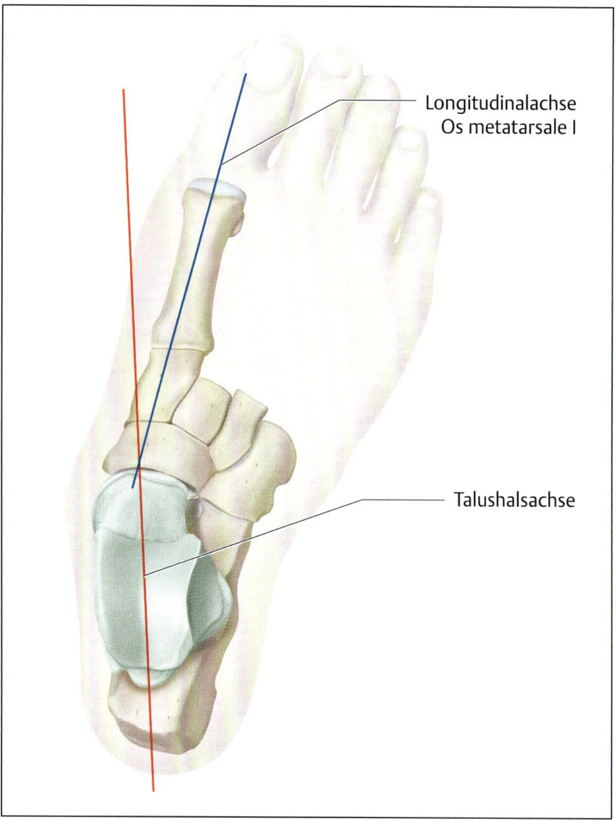

Abb. 4.178 Knickfuß: Vorfußabweichung nach lateral.

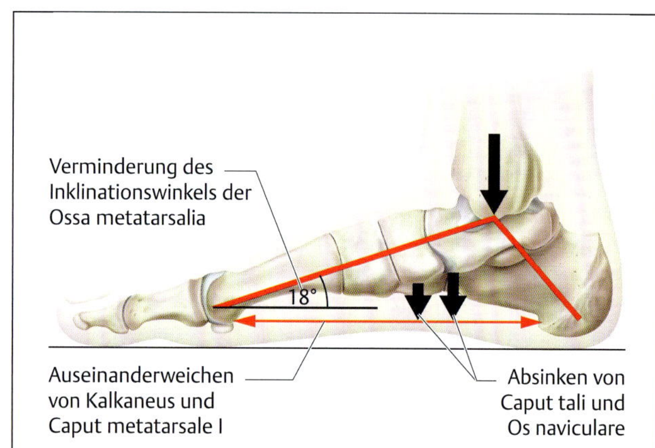

Abb. 4.179 Knickfuß: Inspektion von medial.

Quergewölbe

Mittelfußbogen

▸ Abb. 4.180

Die knöcherne Gewölbekonstruktion ist sehr deutlich im Mittelfußbereich in Höhe der Ossa cuneiformia zu sehen, denn diese sind keilförmig gestaltet und bilden damit einen echten Bogen. Der Schlussstein ist hier das zweite Os cuneiforme. Allerdings hat dieser Bogen nur lateral über das Os cuboideum und darunter liegende Weichteile Bodenkontakt. Etwas weiter proximal bildet statt der Ossa cuneiformia das Os naviculare den medialen Teil des Gewölbes.

Verspannung des Mittelfußbogens

Die Verspannung des Mittelfußbogens erfolgt durch die plantaren Bänder, z. B. das Lig. cuneocuboideum, Lig. cubonaviculare und die Ligg. intercuneiformia. Der M. peroneus longus ist für diesen Bereich der wichtigste stabilisierende Muskel (▸ **Abb. 4.133**).

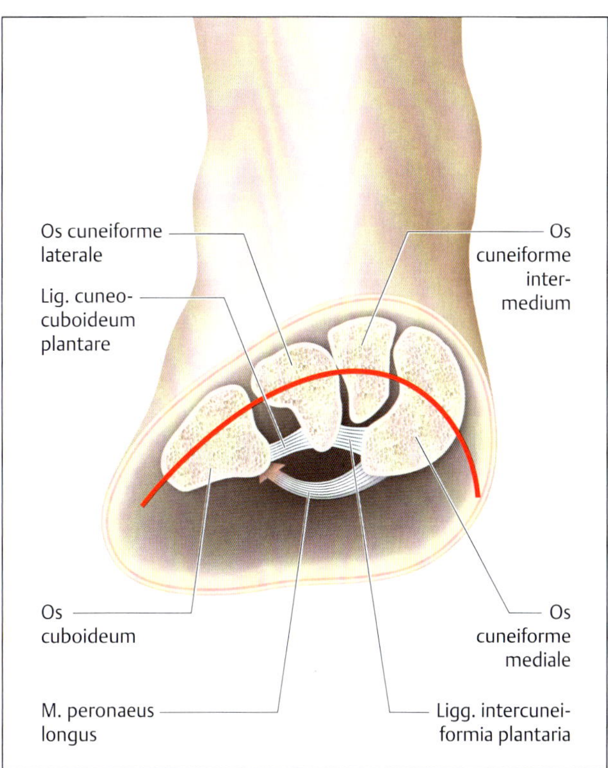

Abb. 4.180 Quergewölbe: Mittelfußbogen.

Vorfußbogen

▸ Abb. 4.181

Im Vorfußbereich ist der knöcherne Bogen im entlastetem Zustand wesentlich geringer als am Mittelfuß und verschwindet unter Belastung fast vollständig. In diesem Bogen hat das Caput metatarsale II den größten Abstand zum Boden. Bei Belastung stützt es sich auf dem Weichteilpolster der Fußsohle ab. Die seitlichen Abstützungen des Bogens erfolgen über die abgepolsterten Metatarsalköpfe I und V.

Verspannung des Vorfußbogens

Die Verspannung des Bogens ist wieder über Bänder gewährleistet, allerdings sind sie hier nicht so kräftig wie am Mittelfuß. Das Lig. metatarseum transversum profundum wird dabei von den Fasciculi transversi der Plantaraponeurose unterstützt.

Der wichtigste muskuläre Stabilisator des Quergewölbes ist das Caput transversum des M. adductor hallucis. Vor allem die Fasern, die vom Os metatarsale V nach medial ziehen, verspannen es am deutlichsten.

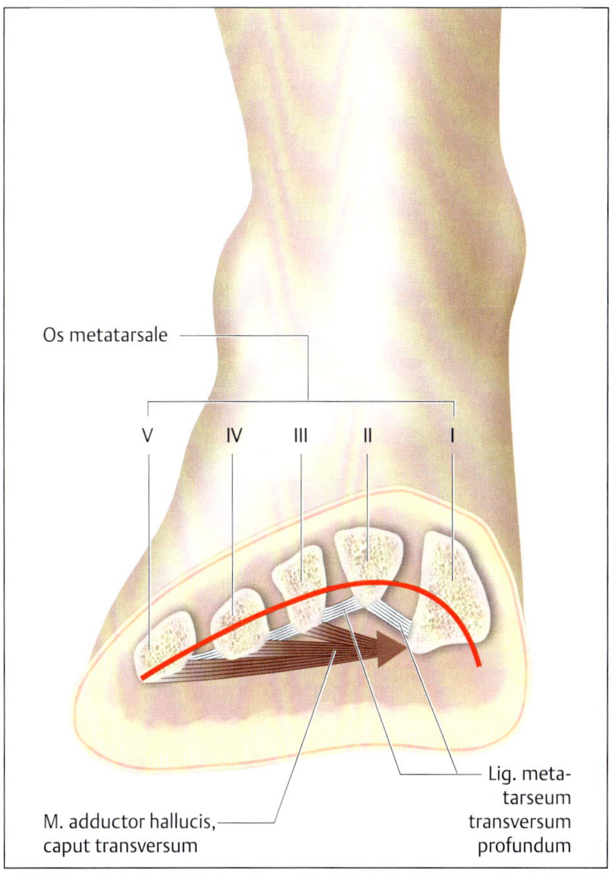

Abb. 4.181 Quergewölbe: Vorfußbogen.

KLINISCHER BEZUG

Absinken des Vorfußbogens – Spreizfuß ▸ **Abb. 4.182,** ▸ **Abb. 4.170**

Der Spreizfuß ist eine statische Deformität, die infolge einer anlagebedingten Bindegewebsschwäche meist im Zusammenhang mit Übergewicht und Schuhen mit hohen Absätzen entstanden ist. Aber auch genetische Disposition und Beinachsenfehlstellungen können eine Rolle spielen.

Das Fußquergewölbe sinkt im Vorfußbereich ab, so dass die Metatarsalen auseinanderspreizen, besonders ausgeprägt die erste und fünfte. Durch diese Verbreiterung des Vorfußes kommt es zu einer vermehrten Belastung des zweiten und dritten Metatarsalköpfchens, was zu einer Schwielenbildung und Schmerzen führt. Außerdem werden die seitlichen Metatarsalköpfchen im Schuhwerk auf Druck beansprucht, und es gibt an diesen Stellen und plantar unter den Köpfchen der Metatarsalen II und III ebenfalls vermehrte Schwielenbildung.

Durch die länger anhaltende Kompression der Grundgelenke werden diese gereizt und entzünden sich (***Metatarsalgie***).

PRAXISTIPP

Therapie bei Spreizfuß ▸ **Abb. 4.183**

Das Ziel einer konservativen Therapie ist die Abschwächung der Belastung, z. B. durch Tragen bequemer und nicht einengender Schuhe, und Reduzierung bekannter Risikofaktoren für eine Weiterentwicklung der Fehlbelastung. Spezielle entlastende Einlagen unterstützen das Gewölbe.

Balancier- und Koordinationsübungen sowie Beinachsentraining fördern die Motorik, Gleichgewicht und Koordination. Mit Fußgymnastik und Barfußlaufen auf unebenem Boden und im Sand kann die Muskulatur gestärkt werden, jedoch ist es fraglich, ob das abgesenkte Quergewölbe durch Muskeltraining dauerhaft zu beseitigen ist.

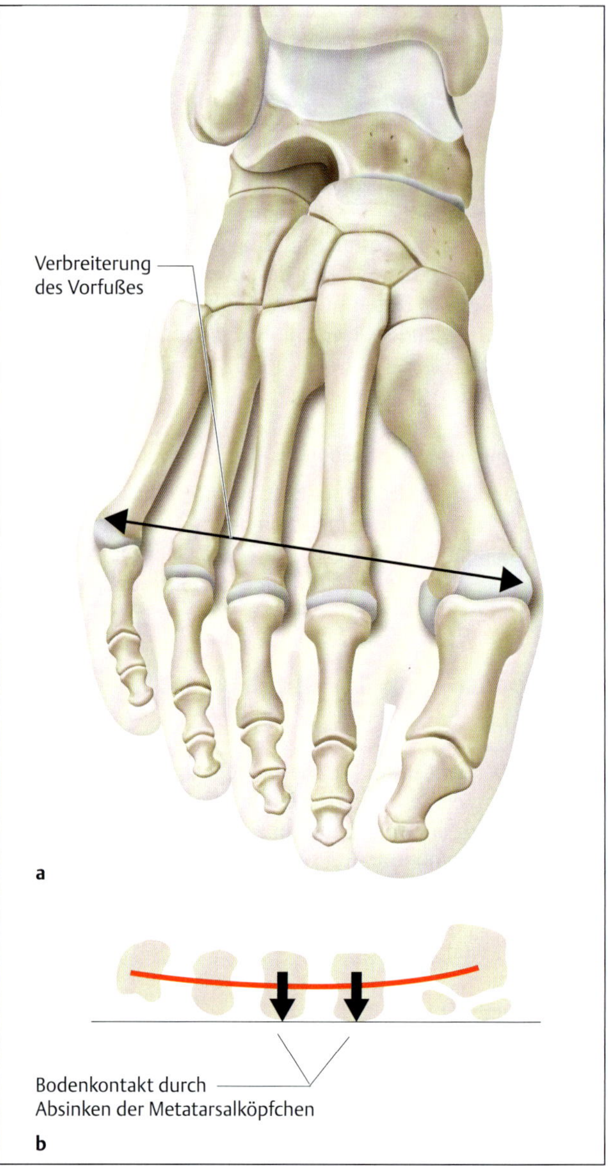

Abb. 4.182 Spreizfuß.
a Verbreiterung des Vorfußes.
b Vermehrte Belastung unter den Metatarsalköpfchen II und III.

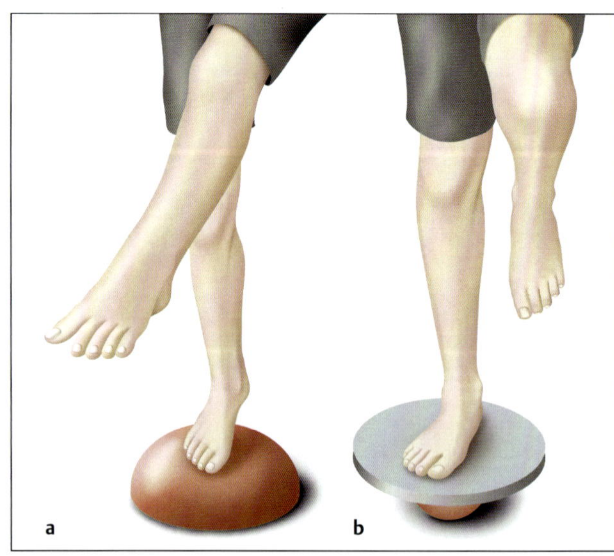

Abb. 4.183 Koordinationstraining.
a Mit Balancekissen.
b Mit Sportkreisel.

KLINISCHER BEZUG

Hallux valgus ▸ **Abb. 4.184**
Statisch bedingte degenerative Faktoren spielen die größte Rolle beim Entstehen des Hallux valgus. Fast immer geht ein Spreizfuß voraus. Risikofaktoren sind genetische Veranlagung, Übergewicht und Beinachsenfehlstellung.

Charakteristisch beim Hallux valgus sind die Abweichung der Os metatarsale I nach medial und eine Subluxation der Grundphalanx des Großzehen nach lateral. Das laterale Sesambein hat sich in den 1. Intermetatarsalraum verlagert.

Über dem vorstehenden Caput metatarsale I bildet sich, bedingt durch die Schuhe, eine Bursa zwischen Haut und Gelenkkapsel aus. Durch ständigen Druck kann sie sich wiederholt entzünden, der sog. ***schmerzhafte Ballen*** entsteht. Durch die Zunahme der Abweichung der Großzehe nach lateral wird der Platz im Schuh für die kleinen Zehen geringer, und sie legen sich übereinander oder bilden Krallenzehen.

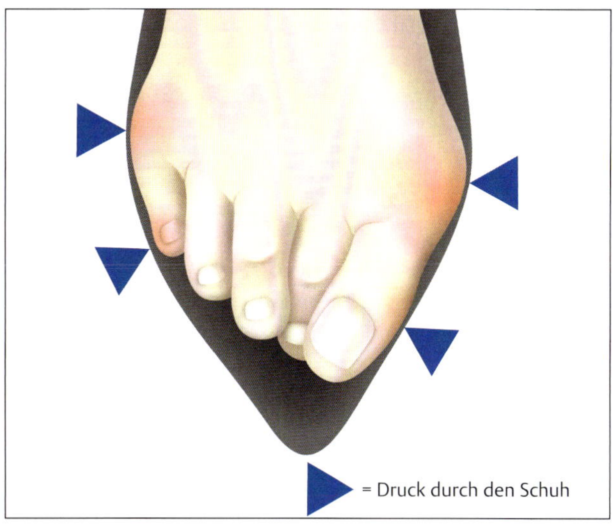

Abb. 4.184 Stellung des Hallux valgus im Schuh.

FUNKTIONELLER HINWEIS

Veränderung der muskulären Funktionen ▸ **Abb. 4.185**
Bedingt durch die Achsenabweichung des Os metatarsale I im Sinne der Abduktion und die laterale Subluxation der Großzehe kommt es zu Störungen des muskulären Gleichgewichts.

Die Zugrichtung der an den Zehen inserierenden Sehnen verändert sich:

- Das mediale Sesambein erfährt eine starke Zugbelastung und verlagert sich deutlich nach lateral, auch das laterale Sesambein verschiebt sich nach lateral.
- Der M. abductor hallucis verlagert sich im Verhältnis zur Abduktionsachse nach lateral und wird dadurch zum Adduktor.
- Die Flexoren- und Extensorensehnen verlagern sich ebenfalls deutlich nach lateral und akzentuieren damit die laterale Abweichung im Grundgelenk.

Die gestörte Mechanik im MTP hat zur Folge, dass sich die Großzehe beim Gehen nicht mehr kraftvoll abstoßen kann, der Abrollvorgang wird abgebrochen.

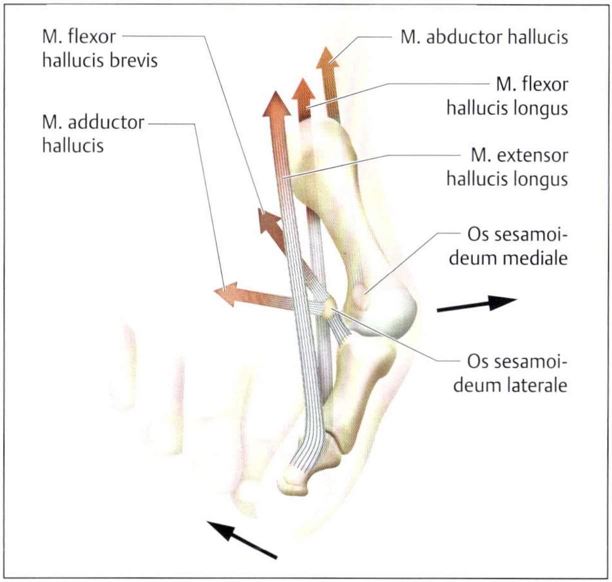

Abb. 4.185 Hallux valgus: veränderte Zugrichtung der Muskeln.

PRAXISTIPP

Therapie bei Hallux valgus ▸ **Abb. 4.186**
Bei geringen Abweichungen ist die Therapie immer konservativ mit Fußgymnastik für die Fehlstatik des Fußes, sowie propriozeptivem und Beinachsentraining. Spezielle Hallux-Bandagen und/oder Nachtschiene verhindern passiv die Abweichung.

Es gibt zahlreiche operative Verfahren, meist wird eine Korrekturosteotomie durchgeführt. Die Art der Operation richtet sich nach der Ausprägung der Abweichung, so dass entweder eine Basisosteotomie vom Os metatarsale I, eine mediale Keilentnahme oder u. U. sogar eine Arthrodese ausgewählt wird.

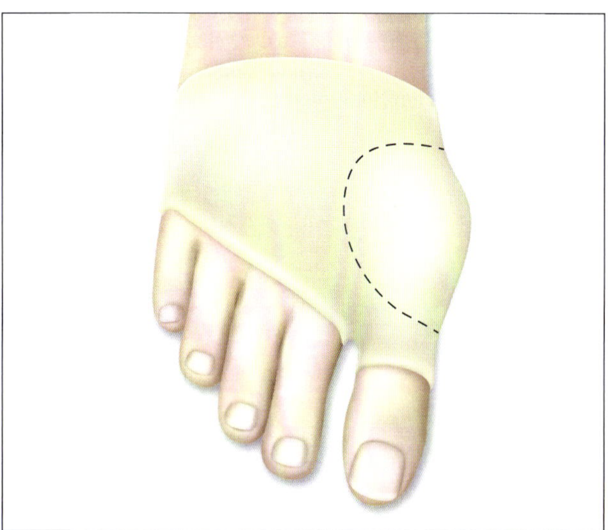

Abb. 4.186 Hallux-valgus-Bandage.

4.10.4 Mechanik des Fußes im Stand

Das Körpergewicht wird über die Artt. talocrurales, sowie den rechten und linken Talus jeweils nach dorsal Richtung Tuber calcanei und nach ventral Richtung Vorfuß verteilt. Die Ferse nimmt dabei 60 % des Körpergewichts auf, der Mittelfuß 8 % und der Vorfuß 32 %.

Beurteilung der Druckverteilung mittels Pedografie

▸ Abb. 4.187

Es gibt verschiedene Messmethoden der statischen Gewichtsverteilung auf die verschiedenen Sohlenregionen [9], [212]. Beispielsweise kann die Gewichtverteilung durch eine mit Sensoren ausgestattete Fußkraft-Messplattform festgestellt werden. Anschließend wird das Verteilungsmuster der Drucke mit Hilfe des Computers in unterschiedlichen Farbschattierungen oder als dreidimensionales Druckgebirge dargestellt. Die gemessene Druckbelastung lässt sich durch Darstellung der maximalen oder durchschnittlichen Druckwerte an der Fußsohle auswerten. Die Norm sind höhere Druckwerte unter der Ferse, dem Vorfuß und der Großzehe, sowie ein wenig belasteter Mittelfuß.

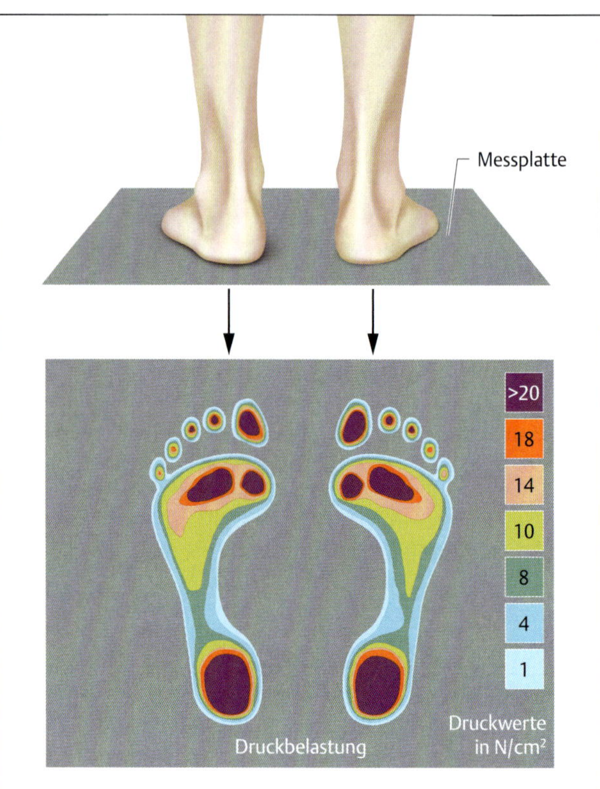

Abb. 4.187 Statische Gewichtsverteilung, Auswertung mit Messplatte.

Beurteilung der Belastungsfläche mittels Podogramm

▸ Abb. 4.188

Eine einfache Messmethode zur Aussage über die Belastungsfläche ist mittels Podogramm möglich. Es handelt sich dabei um eine grafische Darstellung der Belastung, bei der eine Gummimatte, deren Unterseite mit Stempelfarbe bestrichen ist, auf ein Papier gelegt wird. Der Proband muss sich mit seinem ganzen Fuß daraufstellen. Durch die Übernahme des Gewichts färbt sich das Papier an den Auflageflächen, dabei sind stark belastete Punkte stärker eingefärbt als weniger belastete.

Beurteilt wird die Relation von Isthmusbreite, das ist die schmalste Belastungsstelle des Fußes, zu Vorfußbreite. Normalerweise ist das Verhältnis 1:3.

Ist die Isthmusbreite halb so groß wie die Vorfußbreite, liegt ein Senkfuß vor, ist sie größer als die halbe Ballenbreite, ist es ein Plattfuß. Ist die Isthmusbreite kleiner als ein Drittel der Vorfußbreite, liegt ein Hohlfuß vor.

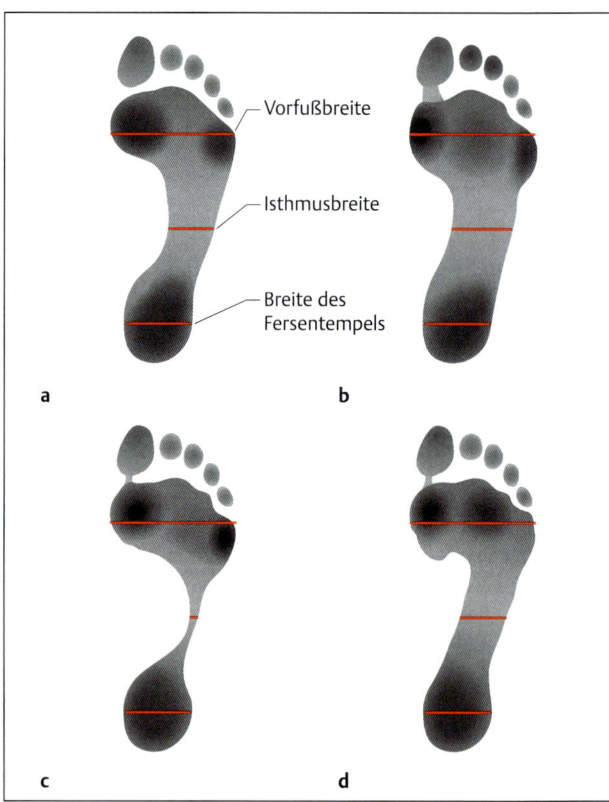

Abb. 4.188 Podogramm. Belastung bei **a** normaler Fußform, **b** Senkfuß, **c** Hohlfuß und **d** Spreizfuß.

Körperschwerpunkt (KSP bzw. CoM = Center of mass)

▸ Abb. 4.189

Die vertikale Projektion des Körperschwerpunkts liegt im Stand etwa 1–2 cm vor dem Os naviculare zwischen beiden Füßen. Er unterliegt Schwankungen, die sich in einem Bereich von 4 mm um diesen Punkt herum in alle Richtungen bewegen. Diese Schwankungen sind zu Beginn des ruhigen Stehens deutlich, später werden sie geringer und konstanter in der Richtung.

Stellungsänderungen des Schwerpunkts werden durch das visuelle, vestibuläre und propriozeptive System erfasst und vom Zentrum aus reguliert. Sie sind dabei aufeinander angewiesen. Beispielsweise ist die Schwankungsbreite mit geschlossenen Augen größer als mit offenen. Bei Veränderungen der Bodenkontaktfläche, z. B. durch Erschütterungen oder unebenem Boden, reagieren die Druckrezeptoren der Sohlenhaut, sowie propriozeptive Sensorik in den Gelenken, Muskeln und Sehnen und lösen minimale Korrekturbewegungen aus.

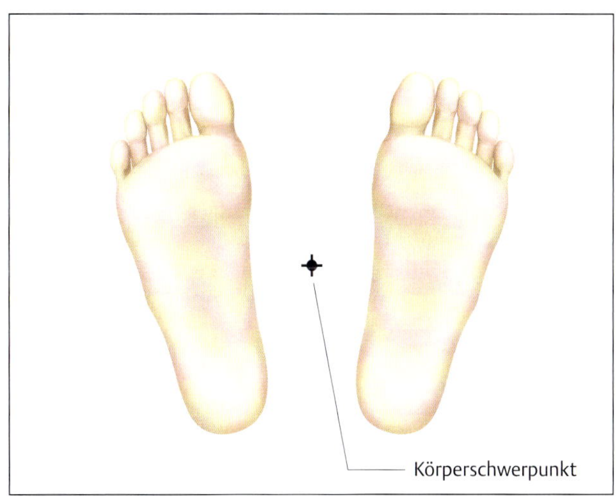

Abb. 4.189 Lage des Körperschwerpunkts.

Gleichgewicht und Muskelaktivitäten

Im oberen Sprunggelenk wird der Körper auf dem kuppelartigen Talus balanciert. Es findet ein ständiges Spiel zwischen Dorsalextensoren und Plantarflexoren statt, um das labile Gleichgewicht aufrecht zu erhalten. Bei Verschiebungen nach medial und lateral findet die erste Reaktion im Hüftbereich durch die Adduktoren und Abduktoren statt, im Fußbereich spielen dagegen die Mm. peronei, vor allem M. peroneus brevis und der M.tibialis anterior eine Rolle.

Okada (1983) fand mittels Messungen durch EMG heraus, dass eine Abhängigkeit der Muskelaktivitäten im Verhältnis zur Projektion des Körperschwerpunktes besteht. Ist der KSP nach dorsal verlagert kommt es zur Aktivierung des M. tibialis anterior. Wird der KSP nach ventral verschoben gibt es eine zunehmende Aktivität in Mm. gastrocnemius, soleus und abductor hallucis.

Fußsohlenbelastung

Aufbau der Fußsohle

▸ Abb. 4.190

Die Zellen der Bindegewebsschicht der Fußsohle sind mit Fett ausgefüllt, und sie dient zur Stoßdämpfung bei Kontaktaufnahme des Fußes mit dem Boden. Da dabei der meiste Druck über die Ferse aufgenommen wird, ist hier das Polster mit etwa 2 cm besonders dick, ebenso am Großzehenballen.

Diese Bindegewebsschicht ist folgendermaßen aufgebaut: Kräftige Bindegewebssepten durchziehen senkrecht die Subkutanschicht und bilden Kammern, die das Fettgewebe zusammenhalten. Diese Septen sind zum Teil u-förmig oder spiralförmig angelegt. Sie verbinden Faszien und Skelettpunkte des Fußes mit der Cutis. Nach innen hin wird die Kammerung größer und die Fasern immer elastischer.

Diese Kammerung ist vor allem in den belasteten Sohlenstellen zu finden, ragt aber auch teilweise über den Kalkaneusrand und Vorfußbereich hinaus. In der subkutanen Schicht gibt es ein dichtes Netzwerk an Gefäßen.

Bei Belastung wird die Fußsohle um die Hälfte ihrer eigentlichen Dicke zusammengedrückt, etwa auf 0,9–1 cm. Sie hat eine spezielle Dämpfungseigenschaft, denn zuerst setzt sie der Belastung wenig Widerstand entgegen, dann wird das Gewebe zunehmend fester [32].

Das Sohlenfettpolster ist beim Säugling besonders ausgeprägt und verschwindet im Kleinkindalter.

Barfußlaufende Afrikaner haben mit 2,5–3 cm ein ausgesprochen dickes Polster im medialen Fußbereich. Deshalb scheinen sie einen Plattfuß zu haben, im Röntgenbild ist jedoch die Gewölbekonstruktion ganz normal.

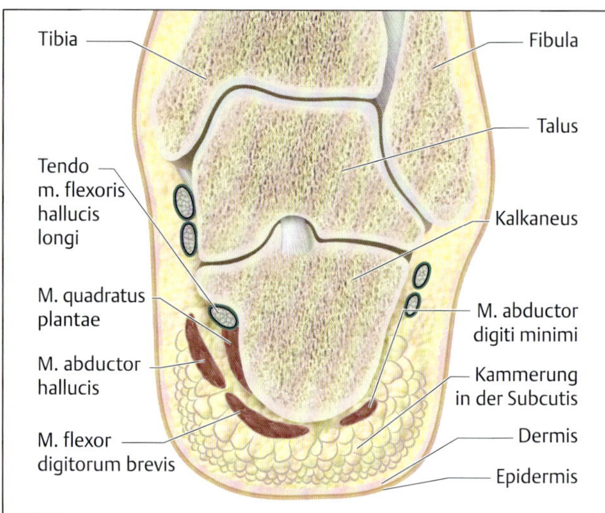

Abb. 4.190 Aufbau der Fußsohle.

Funktionen der Fußsohle

- Durch die spezielle Konstruktion der Fußsohle werden Kräfte, die auf die belasteten Skelettpunkte einwirken, auf eine ausgedehnte Kontaktfläche verteilt.
- Durch die Verformung und das elastische Nachgeben der Kammern sowie die Verlagerung der abgeschlossenen Fettmassen trägt sie zur Stoßdämpfung bei.
- Durch die feste Kammerung bekommt die Ferse eine hohe mechanische Stabilität.

KLINISCHER BEZUG

Überlastungsschäden der Fußsohle
Durch die Unterteilung in Septen und die Nichtverschiebbarkeit gegenüber angrenzendem Gewebe kann es bei wiederholten Landungen beispielsweise nach Sprüngen zu Einrissen in den Zwischensepten kommen. Dadurch werden die Fettpolster aus den Kammern unterhalb der Ferse nach außen gedrückt und können ihre Schutzfunktion nicht mehr erfüllen. Die Folgen sind eine erhöhte Reizung der Haut, da sie direkt über dem Knochen liegt, und Schmerzen bei jeder höheren Fersenbelastung. Der chronische Verlauf ist kaum therapierbar. Wichtig ist die Vorbeugung durch Schuhe, die Stoßwellen absorbieren, bzw. die Verwendung von Einlagen mit spezieller Polsterung.

4.10.5 Mechanik des Fußes beim Gehen

Kinematische und kinetische Eigenschaften eines Fußes sind individuell sehr verschieden. Deshalb hat jeder Mensch sein eigenes Gangbild, und schon von weitem können viele Menschen an ihrem Gangbild erkannt werden. Trotzdem gibt es einige Bedingungen, die bei allen die Voraussetzung für ein harmonisches Gangbild sind.

Kinetik des Fußes beim Gehen

Druckverteilung unter der Fußsohle

▸ Abb. 4.191

Die beim Gehen auf den Fuß einwirkenden Kräfte können wie bei den Messungen im Stand durch unterschiedliche Messverfahren festgestellt werden. Kraftmessplatten verschiedenster Art entweder als Einlegesohle oder auf einem Laufsteg mit Sensorplattform geben Auskunft über Belastungsverteilung, Druckspitzen und Bewegungssymmetrien sowie das Abrollverhalten zur Erkennung von Fußfehlformen oder funktionellen Einschränkungen.

Die ***dynamische Pedobarografie*** ist eine computergestützte Untersuchung zur Darstellung von Drücken unter der Fußsohle. Sie wird auf einer Druckmessplatte durchgeführt, die an einen Computer angeschlossen und mittels eines Computerprogramms dargestellt wird. Beim Gehen sind anhand der grafischen Darstellung die einzelnen Belastungsspitzen zu erkennen. Die höchsten Werte werden in der Gangphase Initialkontakt im Fersenbereich und Terminalstand im Vorfußbereich gemessen. In der letzten Phase des Gehens wird dagegen die Großzehe belastet, es wurden Druckbelastungen bis zu 48 % des Körpergewichts gemessen.

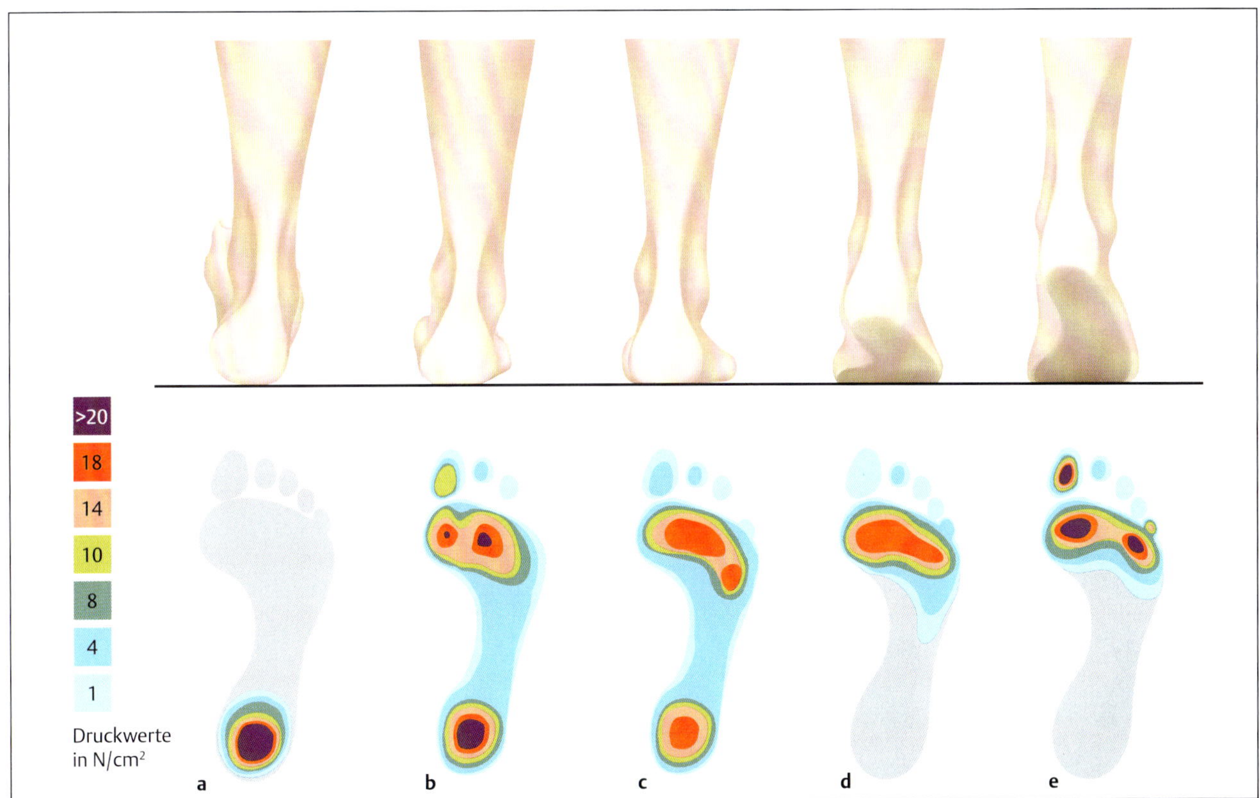

Abb. 4.191 Druckverteilung unter der Fußsohle beim Gehen.
a Initialkontakt.
b Belastungsantwort.
c Mittelstand.
d Terminalstand.
e Präschwung.

Kinematik des Fußes beim Gehen

Gangphasen

Ein Zeitraum zwischen zwei aufeinanderfolgenden Bodenkontakten desselben Fußes wird Gangzyklus genannt [85]. Jeder Gangzyklus wird in eine Standbeinphase und Schwungphase unterteilt. Der Bodenkontakt zu Beginn wird mit 0 % des Gangzyklus berechnet, der Moment des erneuten Bodenkontakts am Ende des Zyklus mit 100 %.

Standbeinphase (▸ **Abb. 4.192**): Die Standbeinphase beginnt mit dem Fersenkontakt, es folgt der Abrollvorgang des Fußes, und sie endet mit der Zehenablösung, dem „Toe off". Dabei übernimmt der Fuß das Körpergewicht. Ihre fünf Abschnitte sind folgende:

- ***Initialkontakt (initial contact):*** eine ganz kurze Phase, in der die Ferse auf den Boden trifft; sie wird deshalb als 0 % des Gangzyklus bezeichnet.
- ***Belastungsantwort (loading response):*** Das Köpergewicht wird auf das Standbein verlagert; diese Phase macht 0–12 % des Gangzyklus aus.
- ***Mittelstand (mid stance):*** In dieser Phase wird der Körper weiter nach vorne verlagert, bis sich der Körperschwerpunt senkrecht über dem Vorfuß befindet, dabei ist der Fuß das Punctum fixum. Diese Phase macht 12–31 % des Gangzyklus aus.
- ***Terminalstand (terminal stance):*** Der Körperschwerpunkt liegt in dieser Phase vor dem Fuß, und die Ferse beginnt abzuheben. Diese Phase macht 31–50 % des Gangzyklus aus.
- ***Präschwung (pre swing):*** Dies ist die Vorbereitung auf den Initialschwung; der Fuß rollt bis zur Zehenspitze ab. Der Fuß wird zur Vorbereitung auf die Spielbeinphase mehr entlastet und das Körpergewicht verlagert sich zum kontralateralen Bein. Diese Phase macht 50–62 % des Gangzyklus aus.

Schwungbeinphase (▸ **Abb. 4.193**): Der Fuß befindet sich in der Luft und wird mit Schwung nach vorne gebracht. Die drei Abschnitte sind folgende:

- ***Initialschwung (initial swing):*** In dieser Phase wird der Fuß abgehoben und die Beine überkreuzen sich. Diese Phase macht 62–75 % des Gangzyklus aus.
- ***Mittelschwung (mid swing):*** Der Fuß wird weiter nach vorne gebracht, so dass am Ende dieser Phase die Tibia senkrecht zur Unterstützungsfläche steht. Diese Phase macht 75–87 % des Gangzyklus aus.
- ***Terminalschwung (terminal swing):*** Der Fuß wird weiter nach vorne gebracht, bis die Ferse über dem Boden schwebt, um Kontakt aufzunehmen. Diese Phase macht 87–100 % des Gangzyklus aus.

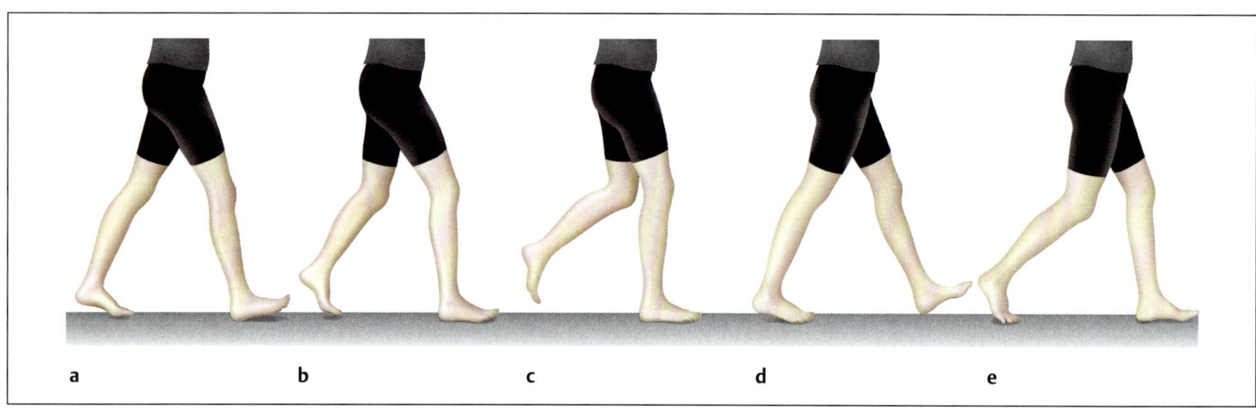

Abb. 4.192 Gangphasen: Standbeinphase, rechtes Bein.
a Initialkontakt.
b Belastungsantwort.
c Mittelstand.
d Terminalstand.
e Präschwung.

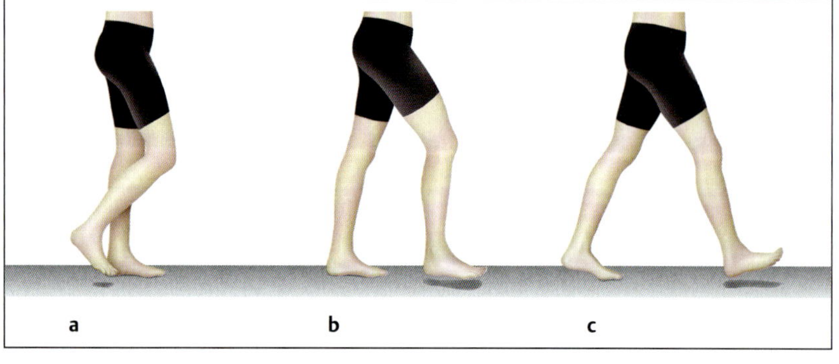

Abb. 4.193 Gangphasen: Schwungbeinphase.
a Initialschwung.
b Mittelschwung.
c Terminalschwung.

Bewegungsausmaß in den Fußgelenken in der Standbeinphase

▸ Abb. 4.194

Jedes Gelenk durchläuft beim Gehen ein typisches Bewegungsmuster, das mit kinematischen Methoden gemessen werden kann [12], [211]. Das Bewegungsausmaß in den Fußgelenken, das beim Gehen eingesetzt wird, erreicht nicht die Maximalbewegungen der Gelenke, es werden in der Regel nur 50 % davon benutzt. Die hier genannten Werte beziehen sich auf das Gehen auf ebenem Boden.

- ***Initialkontakt:*** Im Moment des Fersenkontakts steht der Fuß im OSG etwa in 0–3° Dorsalextension. Die Belastung erzeugt ein passives Eversionsmoment im USG zwischen 2° und 5° Eversion. Die Zehengrundgelenke befinden sich in leichter Extensionsstellung.
- ***Belastungsantwort:*** Der Fuß senkt sich zum Boden, so dass der Fuß in zunehmende Plantarflexion bis zu 7° eingestellt ist, ehe er wieder in Dorsalextension geschoben wird. Die Eversion bleibt weiter bei etwa 5° und kann sogar noch minimal zunehmen.
- ***Mittelstand:*** Das OSG gerät in etwa 5° Dorsalextension. Die Eversion vermindert sich bis zur Nullstellung und kann sogar leicht in Inversion gehen. Die Zehengrundgelenke befinden sich in N-0-Position.
- ***Terminalstand:*** Der Unterschenkel schiebt sich weiter über den Talus bis etwa 10° Dorsalextension. Die Stellung im unteren Sprunggelenk liegt bei 0–2° Inversion. Der Abrollvorgang des Fußes beginnt, so dass die Zehengrundgelenke von 0° in 30° passiv extendiert werden.
- ***Präschwung:*** Das OSG bewegt sich aus der Dorsalextension in 10–15° Plantarflexion. Das USG bleibt in N-0-Stellung, und die Zehengrundgelenke werden passiv etwa 60° extendiert.

Fußstellung

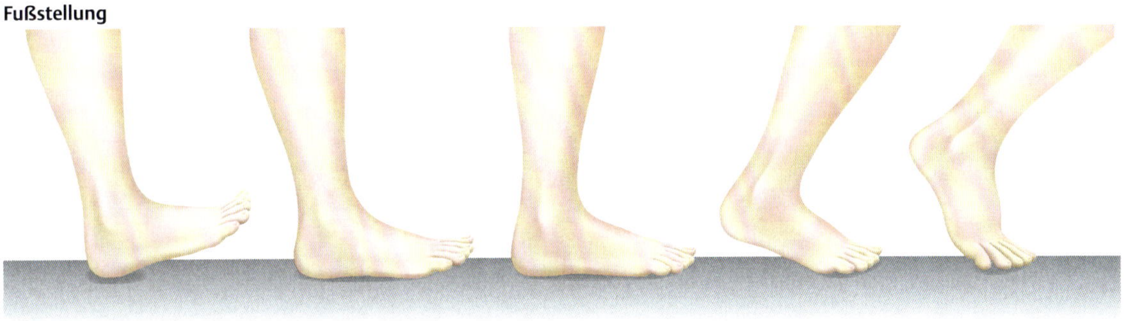

	a	b	c	d	e
Phase	Initialkontakt	Belastungsantwort	Mittelstand	Terminalstand	Präschwung
Bewegungen im OSG	Dorsalextension 0°–3°	Plantarflexion 5°–7°	zunehmende Dorsalextension bis zu 5°	bis zu 10° Dorsalextension	aus Doralextension in 10°–15° Plantarflexion
Bewegungen im USG	Eversion 5°	bleibt in Eversion	Reduktion der Eversion	weitere Reduktion der Eversion bis minimale Inversion	Inversion 4°
Bewegungen in den Zehengelenken	etwa 20° Extension in den Zehengrundgelenken	abnehmende Extension	0° Stellung	Zehengrundgelenke in 30° Extension	Zehengrundgelenke in 60° Extension

Abb. 4.194 Bewegungsausmaß der Fußgelenke in der Standbeinphase.

Bewegungsausmaß in den Fußgelenken in der Spielbeinphase

▸ Abb. 4.195

- ***Initialschwung:*** Das OSG bewegt sich aus der 15° Plantarflexion zunehmend in Richtung Dorsalextension, so dass die Endstellung etwa 5° Plantarflexion beträgt. Das untere Sprunggelenk bewegt sich von 2° Inversion in N-0-Stellung. Die Zehengrundgelenke bewegen sich aus 60° Extension in N-0-Stellung.
- ***Mittelschwung:*** Das OSG, USG und die Zehengrundgelenke befinden sich etwa in N-0-Position.
- ***Terminalschwung:*** OSG und USG befinden sich weiterhin in N-0-Position, während die Zehengrundgelenke sich in Richtung Extension bewegen, so dass sie etwa 20° erreichen.

PRAXISTIPP

Bewegungstoleranz

Bei den Gelenkstellungen sollte berücksichtigt werden, dass ein Patient, der eine deutliche Bewegungseinschränkung hatte und bei dem diese durch intensive Therapie verbessert wurde, nicht sofort das verbesserte Bewegungsausmaß beim Gehen einsetzen kann.

Beispiel: Der Patient hat eine Plantarflexion von 10°, beim Loading Response benötigt er nur 7–10°. Trotzdem kann er diese Phase nicht optimal durchgehen und kompensiert mit einem frühzeitigen Vorschub des Knies. Das bedeutet, dass Patienten eine gewisse Bewegungstoleranz, hier etwa + 7°, benötigen, um das erforderliche Bewegungsausmaß beim Gehen einzusetzen.

Fußstellung	a	b	c
Phase	Initialschwung	Mittelschwung	Terminalschwung
Bewegungen im OSG	aus 15° Plantarflexion Richtung Dorsalextension Endstellung: 5° Plantarflexion	aus 5° Plantarflexion Richtung 0°	bleibt in Neutral-0-Stellung
Bewegungen im USG	von 2° Inversion in Neutral-0-Stellung	in Neutral-0-Stellung	in Neutral-0-Stellung
Bewegungen in den Zehengelenken	Bewegen sich aus 60° Extension Richtung Neutral-0-Stellung	in Neutral-0-Stellung	Zunehmende Extension in den Grundgelenken

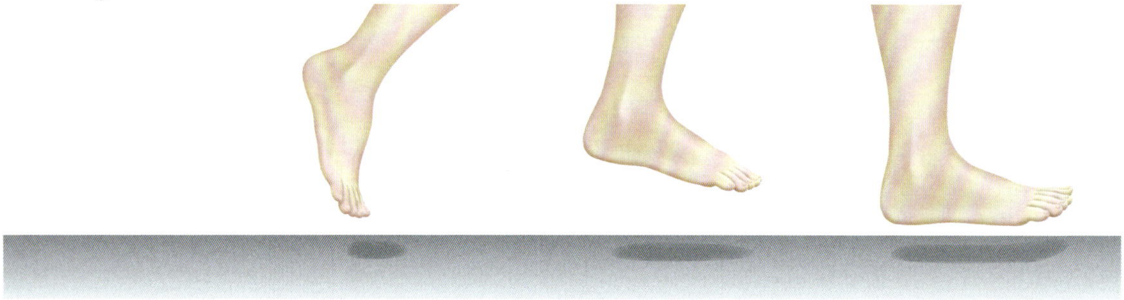

Abb. 4.195 Bewegungsausmaß in der Schwungbeinphase.

4.10.6 Mechanik des Fußes beim Laufen

Laufstile

Den richtigen Laufstil gibt es nicht, denn es spielen sehr viele Faktoren eine Rolle, so dass jeder Mensch ein individuelles Laufbild entwickelt. Generell unterscheidet man zwischen drei Laufstilen, die dadurch gekennzeichnet sind, mit welchem Teil des Fußes der Läufer als erstes aufsetzt: Rückfuß-, Mittelfuß- und Vorfußlauf.

Rückfußlauf

▸ Abb. 4.196

Beim Rückfußlauf setzt der Läufer bei anatomisch korrekter Stellung des Sprunggelenks mit der Außenkante des Rückfußes auf (1. Stoßdämpfungsphase). Der Rückfußlauf ist eine ökonomische Art der Fortbewegung, denn er schont den Sehnen-Muskel-Apparat und ermöglicht daher eine länge Belastung. Allerdings nimmt bei diesem Laufstil die Belastung der Gelenke zu.

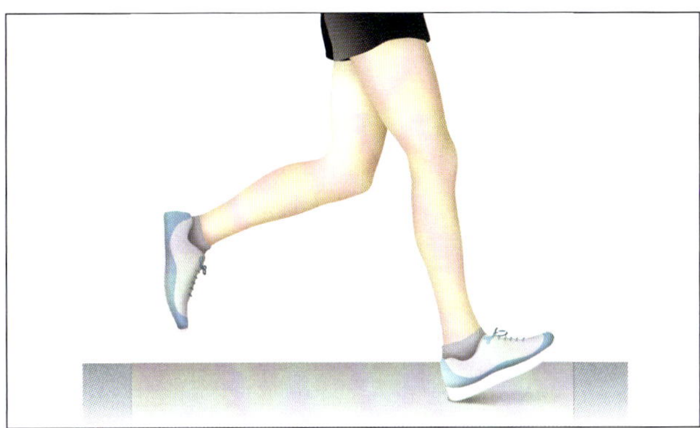

Abb. 4.196 Laufstile: Rückfußlauf.

Vorfußlauf

▸ Abb. 4.197

Der Vorfußlauf, auch Ballenlauf genannt, gilt als natürlicher Laufstil des Menschen, da er auch barfuß so läuft. Im Vergleich zum Rückfußlauf kommt es beim Vorfußlauf nicht zum klassischen Abrollen über das Fußlängsgewölbe, denn der erste Bodenkontakt ist der Fußballen. Dabei ist der 1. Strahl in 60–80° DE im Großzehengrundgelenk und das Metatarsalköpfchen mit dem Drei- bis Vierfachen des Körpergewichts belastet.

Dieser Laufstil belastet die Plantaraponeurose, vor allem medial; Wadenmuskulatur und Achillessehne erfahren eine Zugbelastung, ebenso das mediale Sesambein und die Gelenkkapsel des Großzehengrundgelenks; er schont aber die übrigen die Gelenke. Dieser Laufstil ermöglicht durch längere Schritte höhere Laufgeschwindigkeiten.

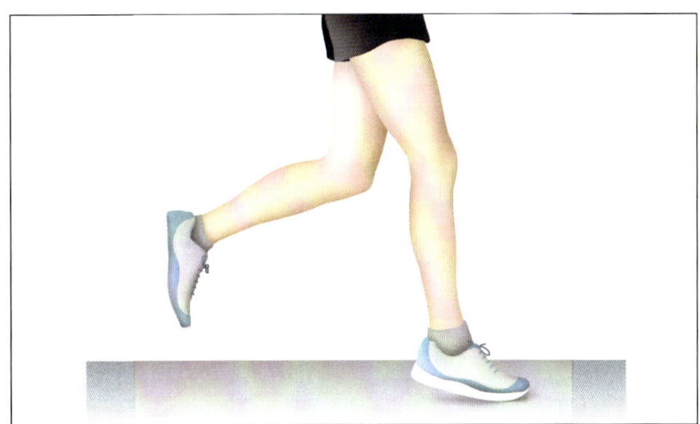

Abb. 4.197 Laufstile: Vorfußlauf.

Mittelfußlauf

▸ Abb. 4.198

Beim Mittelfußlauf kommt es beim ersten Bodenkontakt zum Kontakt über die gesamte Außenkante des Fußes. Der Unterschenkel steht dabei fast senkrecht zum Boden, und die Kniegelenke sind leicht gebeugt. Der Mittelfußlauf ist ein guter Kompromiss zwischen dem Vorfußlauf und dem Rückfußlauf.

Durch den Aufsatz über die gesamte Fußaußenseite kommt es in einigen Fällen zur erhöhten Belastung des Os cuboideum und der Peroneussehnen.

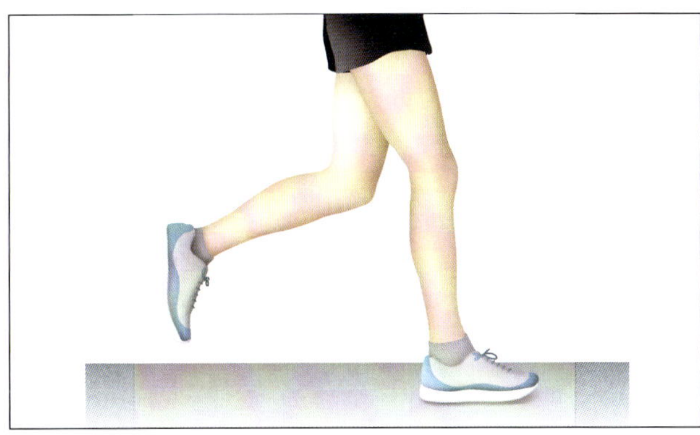

Abb. 4.198 Laufstile: Mittelfußlauf.

Flugphase

Während beim Gehen über dem gesamten Gangzyklus mindestens ein Fuß Kontakt mit dem Boden aufweist, kennzeichnet sich die Lauftechnik durch eine Flugphase, in der kein Fuß Kontakt zum Boden hat, aus.

Stellung des Beines beim Laufen

▸ Abb. 4.199

Beim Laufen kreuzen sich die Beine, denn die Füße erreichen ihren Bodenkontakt immer unter dem Körperschwerpunkt.

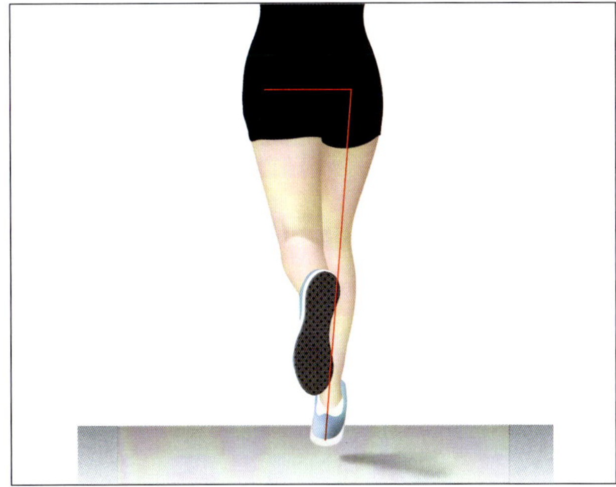

Abb. 4.199 Stellung des Beins beim Laufen.

Die Folge ist die Neigung des Unterschenkels nach außen und Innenrotation gegenüber dem Talus sowie Pronation Rückfuß. Neigt ein Läufer den Unterschenkel beim Laufen zu sehr, wird der Tonus im Tractus iliotibialis deutlich erhöht.

4.10.7 Muskelaktivitäten beim Gehen

▶ Abb. 4.200

Beim Gehen und Laufen sind die Muskeln der unteren Extremitäten und des Rumpfes jeweils zu einem bestimmten Zeitpunkt aktiv, mit beschleunigender (konzentrischer), abbremsender (exzentrischer) oder stabilisierender (isometrischer) Wirkung.

Zum Beispiel kontrolliert der M. tibialis anterior exzentrisch ein unkontrolliertes Pronieren des Vorfusses unmittelbar nach dem Fersenkontakt. Beim Laufen ist beispielsweise der M. quadriceps femoris unmittelbar nach dem Bodenkontakt aktiv, um die Abwärtsbewegung des Körperschwerpunkts aufzufangen, und der M. triceps surae während der Phase der Belastungsantwort.

Das normale Zusammenspiel der Bewegung und der Muskelaktivitäten beim Gehen wurde von vielen Autoren beschrieben [186], [249], [127], [211]. Die hier vorgestellte Tabelle gibt einen Überblick über die Muskeln, die zu einem definierten Zeitpunkt, d. h. Stand- bzw. Schwungbeinphase, aktiv sind [232].

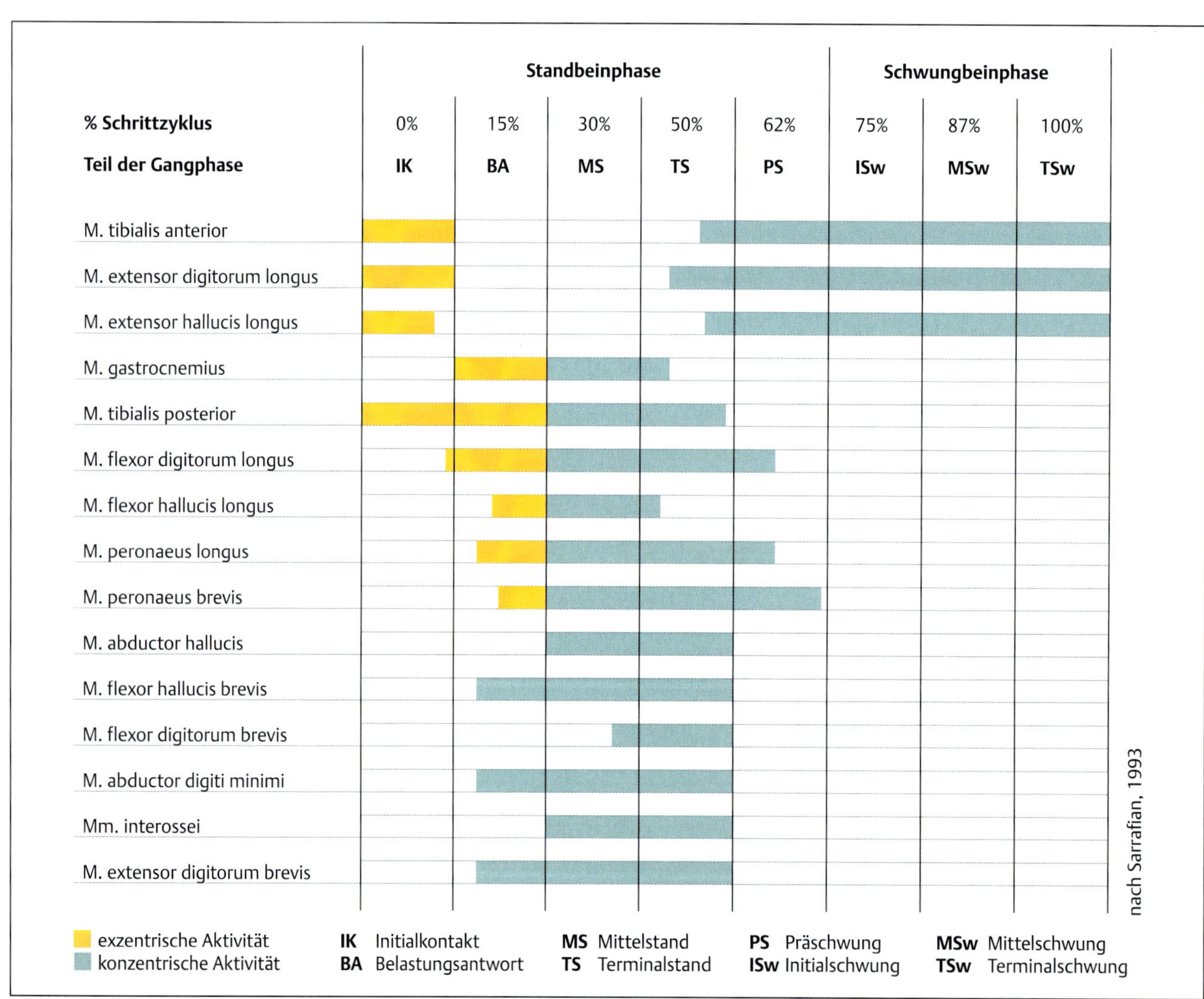

Abb. 4.200 Muskelaktivitäten beim Gehen.

4.11 Vaskuläre Aspekte der Fußregion

4.11.1 Arterien

Kaudal der Fossa poplitea teilt sich die A. poplitea in die A. tibialis posterior und A. tibialis anterior.

A. tibialis posterior

▸ Abb. 4.201

Sie stellt die eigentliche Fortsetzung der A. poplitea dar und ist die dickste der Unterschenkelarterien. Nach dem Abgang der A. tibialis anterior zieht sie durch den ***Arcus tendineus m. solei*** in die Tiefe und gibt etwa eine Handbreite distal der Kniekehle die A. peronea nach lateral ab. Danach verläuft sie medial zwischen M. tibialis posterior und M. flexor digitorum longus auf der Tibiarückseite in der tiefen Wadenloge Richtung Malleolus medialis. Sie wird von zwei Begleitvenen flankiert und versorgt die dorsalen Strukturen des Unterschenkels.

Dorsal des Malleolus medialis liegt die A. tibialis posterior, zusammen mit Vv. tibiales posteriores und dem N. tibialis zwischen den Sehnen des M. flexor digitorum longus und des M. hallucis longus. In Höhe des Malleolus medialis gibt sie den R. malleolaris medialis ab für die Versorgung der Umgebung des Malleolus, sowie naher Gelenke.

Weiter verläuft sie plantar des Malleolus medialis und biegt Richtung Fußsohle ab. An der Umbiegestelle liegt sie im Sulcus plantaris medialis und teilt sich unter dem M. abductor hallucis, nahe seines Ursprungbereichs, in die ***Aa. plantares medialis et lateralis*** auf.

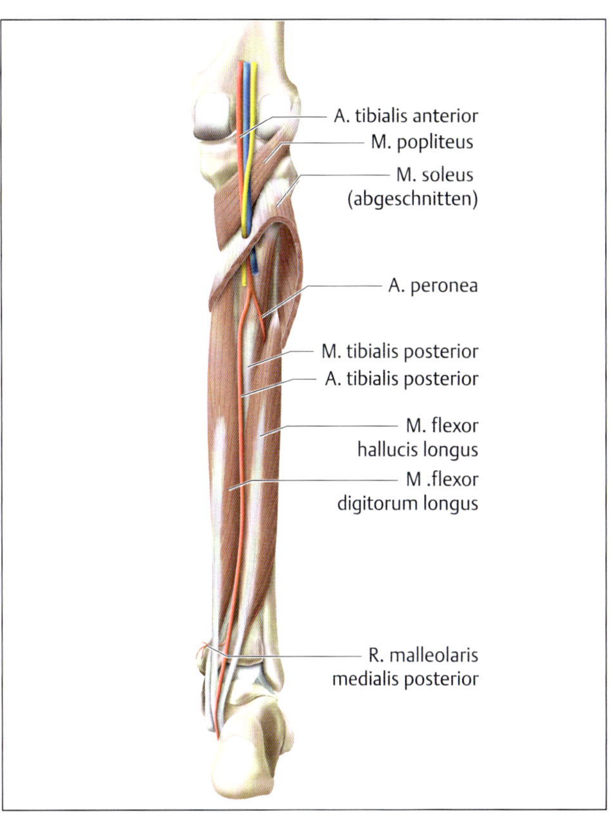

Abb. 4.201 Verlauf der A. tibialis posterior am Unterschenkel.

A. plantaris medialis

▸ Abb. 4.202

Der mediale plantare Ast folgt dem M. abductor hallucis nach anterior bis zur Großzehe, ein tiefer Ast mündet in den Arcus plantaris.

A. plantaris lateralis

▸ Abb. 4.202

Sie überquert den M. quadratus plantae schräg nach lateral und liegt unter dem M. flexor digitorum brevis. Aus ihr geht der ***Arcus plantaris*** hervor, der sich mit einem tiefen Ast der A. plantaris medialis und einem Ramus plantaris profundus aus der A. dorsalis pedis verbindet. Von seinem konvexen Bogen ziehen die ***Aa. metatarsales plantares*** in den Metatarsalzwischenräumen auf den Mm. interossei liegend nach distal. Aus diesen gehen etwa in Höhe der Metatarsalköpfchen die ***Aa. digitales communes*** ab. Jeweils zwei ***Aa. digitales plantares*** gehen daraus für die Zehen ab.

Aa. digitales plantares

▸ Abb. 4.202

Jeweils zwei Aa. digitales plantares entstehen aus den Aa. digitales communes. Sie verlaufen an den Innen- und Außenseiten der Zehen nach distal und geben wiederholt kleine Gefäße zur Versorgung der Zehengelenke, Bänder und anderen Strukturen ab. Sie enden mit einem kleinen Geflecht an den Zehenspitzen.

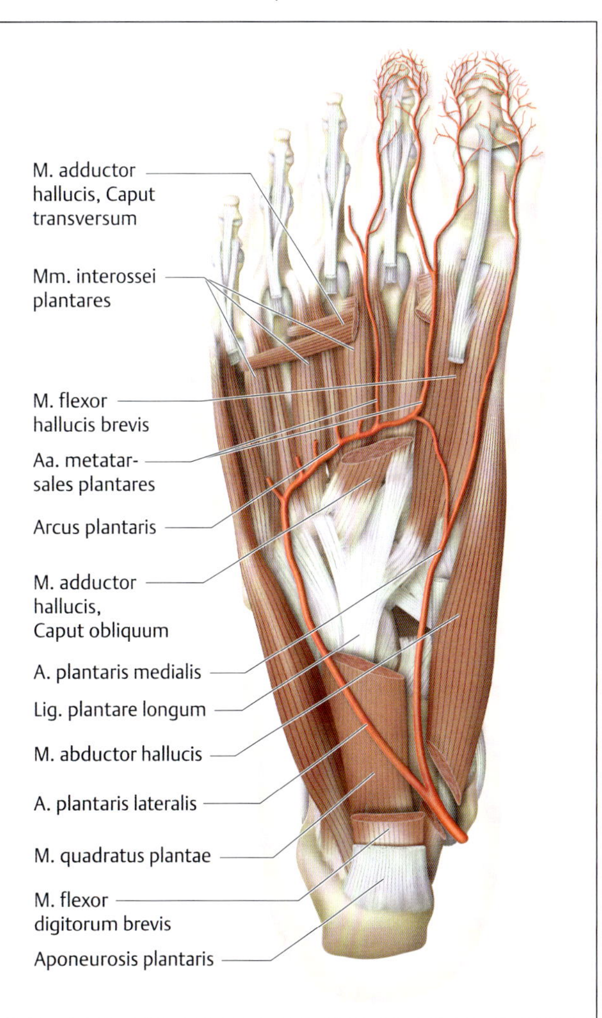

Abb. 4.202 Aa. plantares medialis et lateralis.

A. peronea

▶ Abb. 4.203, ▶ Abb. 4.204

Sie entspringt etwa handbreit distal der Fossa poplitea aus der A. tibialis posterior und unterkreuzt den M. soleus nach lateral. Hier verläuft sie zwischen M. flexor hallucis longus und M. tibialis posterior auf der dorsolateralen Seite des Unterschenkels.

In Höhe des Malleolus lateralis gibt die A. peronea einen ***R. communicans*** nach medial zur Verbindung mit der A. tibialis posterior und einen ***R. malleolus lateralis posterior*** nach lateroventral ab und anastomosiert mit der A. malleolaris lateralis aus der A. tibialis anterior. Ein weiterer Ast, ***R. perforans a. peronea***, durchbricht hier die Membrana interossea und zieht nach ventral, wo er sich mit Ästen aus der A. tibialis anterior verbindet. Die A. peronea endet mit den ***Rr. calcanei laterales*** am dorsolateralen Fußsohlenbereich.

Sie versorgt die Mm. peronei und die Mm. hallucis longus et tibialis posterior, sowie die Umgebung des Malleolus lateralis und die Sprunggelenke.

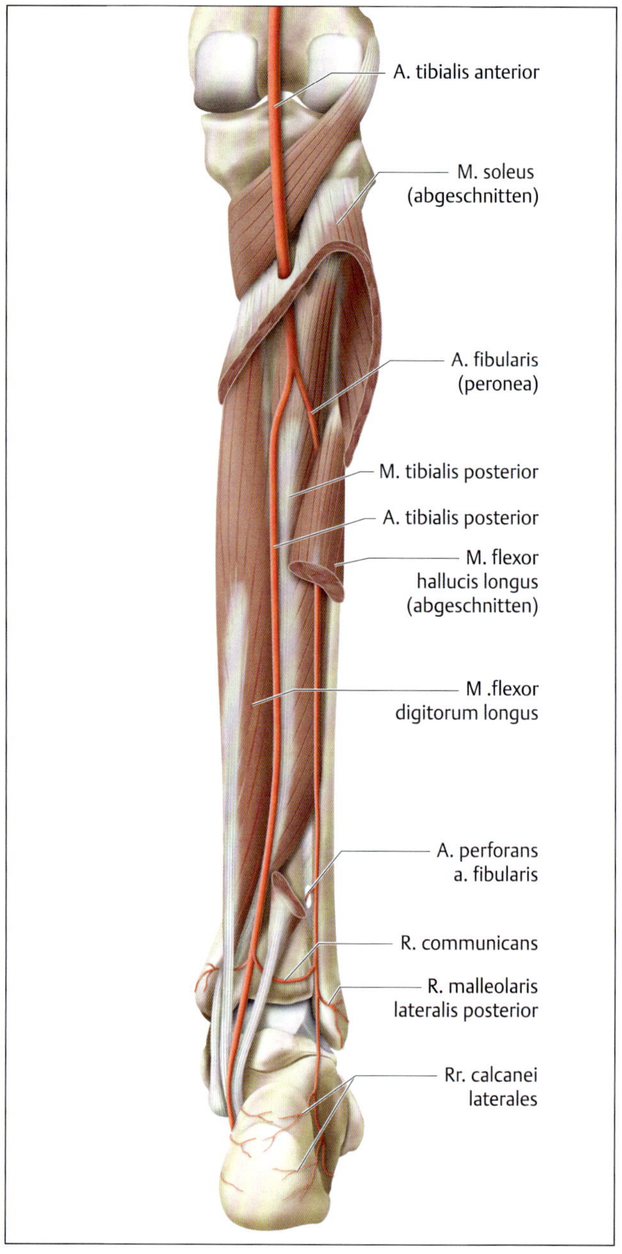

Abb. 4.203 Verlauf der A. peronea am Unterschenkel.

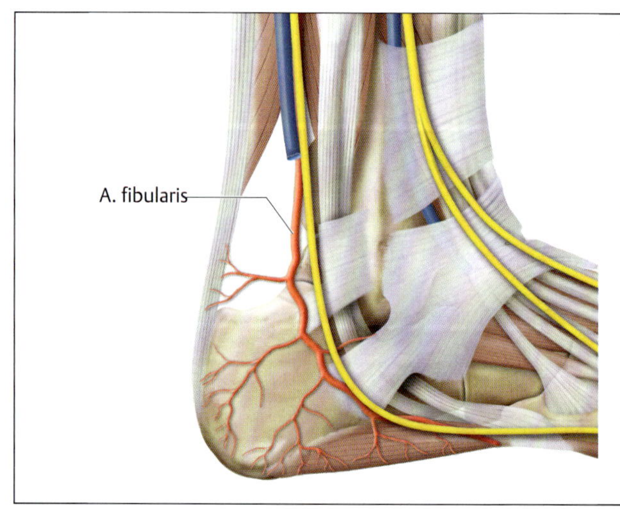

Abb. 4.204 Rr. calcanei laterales der A. peronea.

A. tibialis anterior

▸ Abb. 4.205

Die A. tibialis anterior zieht am kaudalen Rand des M. popliteus aus der A. poplitea und durch die proximale Lücke der Membrana interossea, um nach ventral zu gelangen. Hier gibt sie Äste zur Versorgung der distalen ventralen Knieregion ab, ***A. recurrens tibialis anterior***.

Die A. tibialis anterior zieht weiter in der Extensorenloge, unter dem Muskelbauch des M. tibialis anterior, nach distal. Sie verläuft unter den Retinacula mm. extensorum und gibt zwischen den Retinacula mm. extensorum superius et inferius ***Aa. malleolares*** zu beiden Malleoli ab.

Unter dem Retinaculum mm. extensorum inferius zweigen die ***A. tarsalis lateralis*** und etwas weiter distal zwei ***Aa. tarsales mediales*** ab. Die Fortsetzung der A. tibialis anterior nach distal ist die ***A. dorsalis pedis***.

Die A. tibialis anterior versorgt die Extensoren des Unterschenkels und gibt Äste zu allen Fuß- und Zehengelenken auf der dorsalen Fußseite ab.

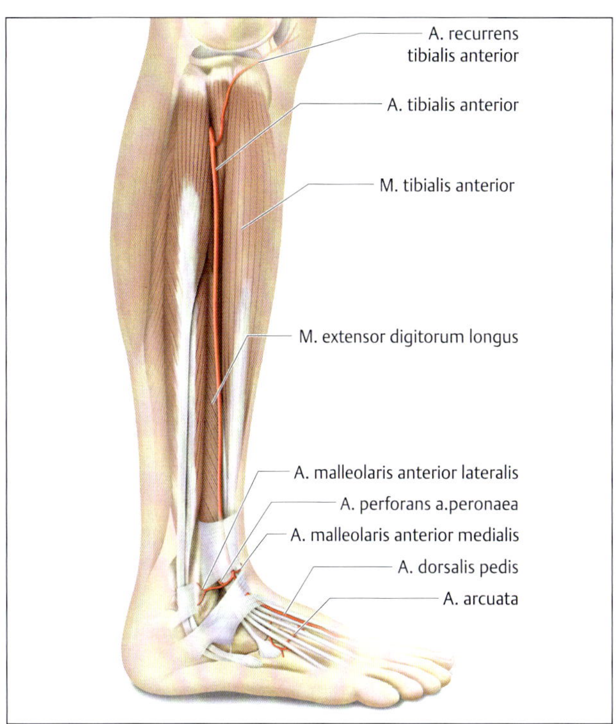

Abb. 4.205 Verlauf der A. tibialis anterior am Unterschenkel.

A. tarsalis lateralis

▸ Abb. 4.206

Sie zieht über das Os cuboideum nach lateral und gibt hier Äste zur lateralen Fußseite ab. Über die A. arcuata verbindet sie sich mit der A. dorsalis pedis.

Aa. tarsales mediales

Die beiden Aa. tarsales mediales ziehen zur medialen Fußsohlenkante und versorgen die Muskeln, Bänder sowie die medialen Gelenkanteile der Tarsal- und Metatarsalgelenke der unmittelbaren Umgebung.

A. dorsalis pedis

▸ Abb. 4.206

Die A. dorsalis pedis verläuft oberflächlich zwischen M. extensor hallucis longus und M. tibialis anterior auf dem Fußrücken nach distal. Auf dem Fußrücken bildet sie in Höhe der Metatarsalbasen die bogenförmig nach lateral verlaufende ***A. arcuata***, die sich mit der A. tarsalis lateralis verbindet. Von diesem Bogen gehen jeweils zwischen den Ossa metatarsalia die ***Aa. metatarsales dorsales*** ab, aus denen jeweils zwei ***Aa. digitales dorsales*** zu den Zehenspitzen ziehen.

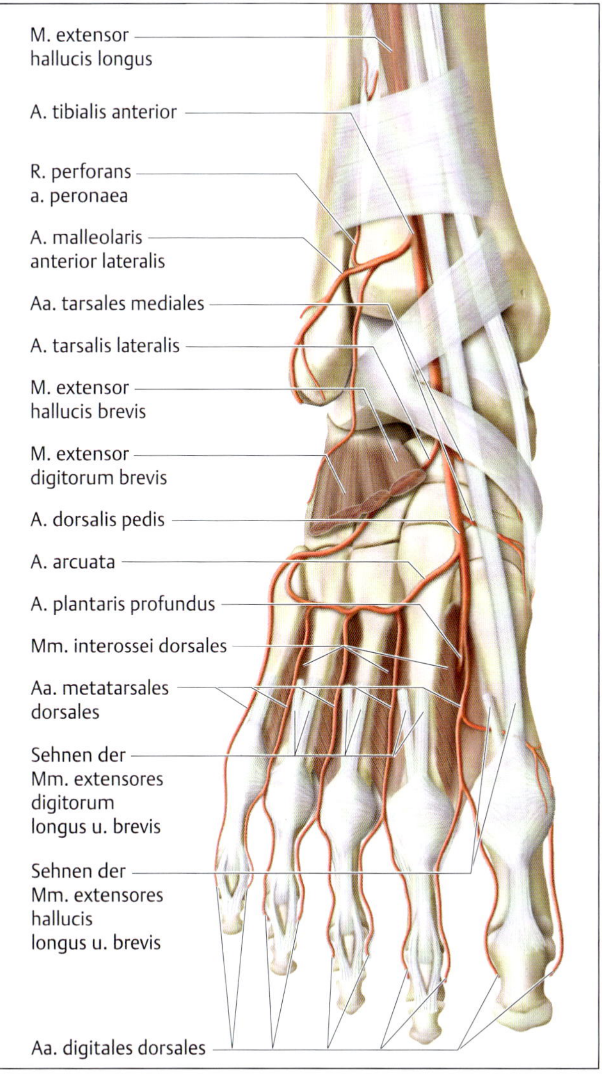

Abb. 4.206 Arterien des Fußrückens.

Aa. metatarsales dorsales

▶ Abb. 4.206, ▶ Abb. 4.207

Die Arterien liegen jeweils zwischen den Ossa metatarsalia und auf den Mm. interossei.

Aa. digitales dorsales

▶ Abb. 4.206, ▶ Abb. 4.207

Aus den Aa. metatarsales dorsales entspringen in Höhe des Metatarsophalangealgelenks jeweils zwei Aa. digitales dorsales, die seitlich der Phalangen nach distal ziehen. Die meisten enden etwa in Höhe der Mittelphalanx, so dass die Zehenspitzen hauptsächlich von den Aa. digitales plantares versorgt werden.

KLINISCHER BEZUG

Periphere arterielle Verschlusskrankheit (pAVK)
Die pAVK ist eine Systemerkrankung der Arterien, die durch eine atherosklerotische Einengung der Gefäße verursacht wird. Die Folge ist ein Missverhältnis zwischen arterieller Blutzufuhr und Sauerstoffbedarf des Gewebes. Am häufigsten ist der Durchblutungsmangel in den Beinarterien.

Wegen der typischen Schmerzen beim Gehen wird sie auch als „Schaufensterkrankheit" bezeichnet, da die Betroffenen immer wieder stehen bleiben, bis die Schmerzen abgeklungen sind. Je nach Schweregrad wird diese Verschlusskrankheit nach ***Fontaine*** in vier Stadien eingeteilt (▶ **Tab. 4.1**).

Die Behandlung ist je nach Schweregrad ein kontrolliertes Gehtraining, denn dies kann die Beindurchblutung durch Ausbildung körpereigener Umgehungskreisläufe verbessern. Durchblutungserleichternde Medikamente wie Thrombozytenaggregationshemmer hindern die Blutplättchen an der Verklumpung und verbessern somit die Fließeigenschaften in kleinen Gefäßen. Evtl. werden Kathetereingriffe an den Gefäßen oder gefäßchirurgische Verfahren, z. B. Bypass durchgeführt.

Tab. 4.**1** Periphere arterielle Verschlusskrankheit (pAVK), Stadieneinteilung nach Fontaine.

Stadium		Symptome
I		keine
II		Claudicatio intermittens
	IIa	Gehstrecke > 150 m
	IIb	Gehstrecke < 150 m
III		Schmerzen schon nach 10 m Gehstrecke, Ruheschmerz in den Beinen
IV		Absterben von Gewebe am Fuß, besonders an den Zehen (Gangrän)

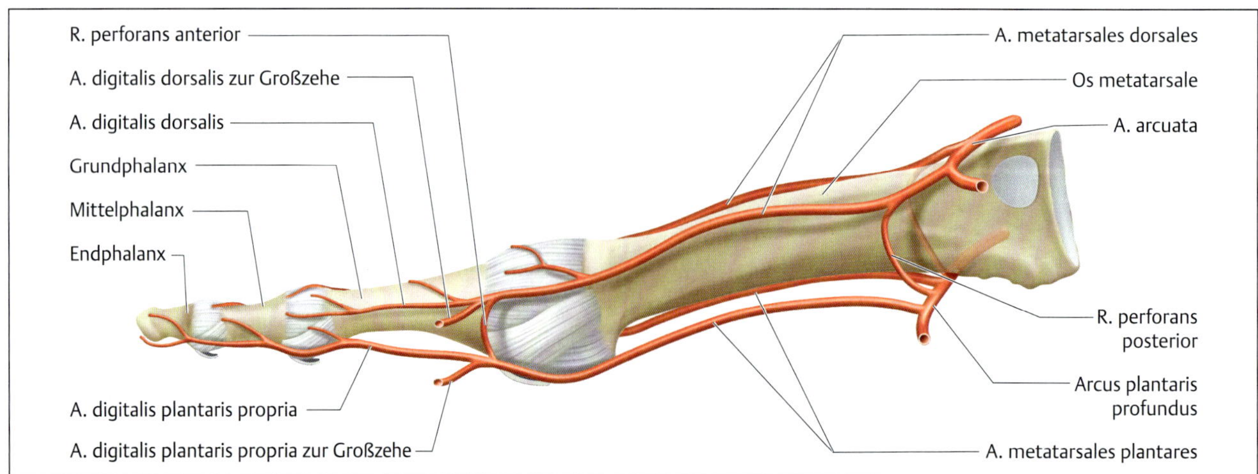

Abb. 4.207 Arterien des 2. Zehs.

4.11.2 Venen

Oberflächliche und tiefe Venen des Fußrückens

▸ Abb. 4.208

Die ***Vv. digitales dorsales*** beginnen an den Zehenspitzen und verlaufen jeweils seitlich an den Knochen nach proximal. Jeweils zwei digitale Äste werden zu einer ***V. metatarsalis dorsalis pedis***, die etwa in Höhe der Metatarsophalangealgelenke in den ***Arcus venosus dorsalis pedis*** münden. Dieser zieht quer über den Fußrücken und stellt über die ***Rete venosum dorsales pedis*** eine Verbindung zur V. saphena parva auf der Fußaußenseite und der V. saphena magna auf dem medialen Fußrücken her. Außerdem ziehen venöse Äste aus dem Arcus in die Tiefe und bilden die Vv. dorsales pedis.

Oberflächliche und tiefe Venen der Fußsohle

▸ Abb. 4.209

An den Zehen verlaufen jeweils seitlich die ***Vv. digitales plantares***, die mit einigen Ästen aus den Zehenspitzen kommen. Sie sind durch Anastomosen miteinander verbunden.

Eine Ausnahme ist die Großzehe, die auf der plantaren Seite ein ausgesprochen dichtes Kapillarnetz ausgebildet hat, das von der Zehenspitze seitlich bis in Höhe der Grundphalanx reicht.

Die Vv. digitales plantares münden in den ***Arcus venosus intercapitularis***, der in Höhe der Metatarsalköpfe quer über die Fußsohle zieht. Aus diesem Arcus gehen die ***Vv. metatarsales plantares*** ab, die zwischen den Ossa metatarsalia nach proximal verlaufen. Auf der medialen Seite entstehen aus der V. metatarsalis I die beiden ***Vv. plantares mediales***, die mit der gleichnamigen Arterie am medialen Fußrand nach proximal ziehen und in die Vv. tibiales posteriores münden.

Die anderen Vv. metatarsales plantares münden in Höhe der Tarsometatarsalgelenke in den ***Arcus venosus plantaris***.

Die Fortsetzung dieses Arcus sind die zwei ***Vv. plantares laterales***, die die A. plantaris lateralis ummanteln und mit dieser schräg von distal-lateral nach proximal-medial verlaufen. In Höhe des Kalkaneus gehen sie in die tiefer gelegenen ***Vv. tibiales posteriores*** über.

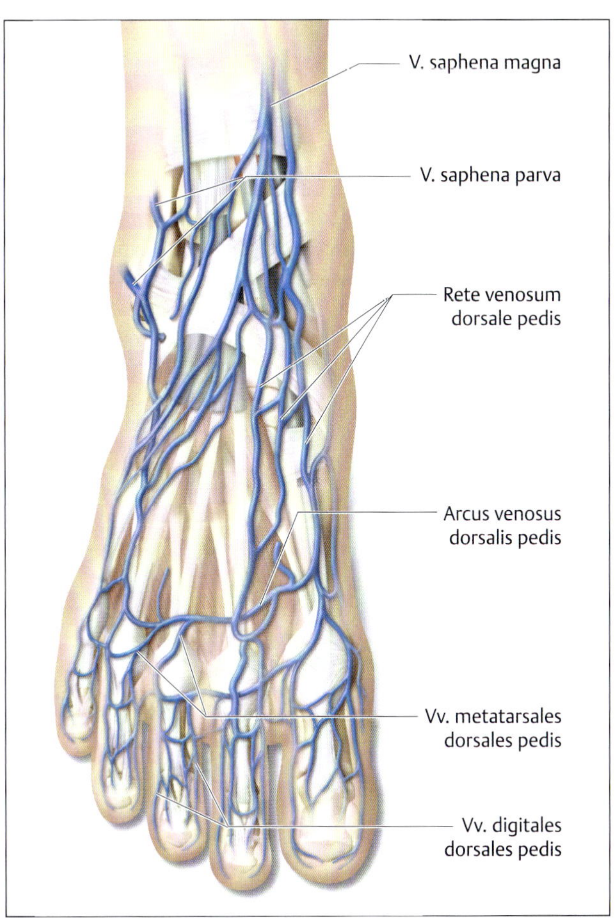

Abb. 4.208 Oberflächliche und tiefe Venen des Fußrückens.

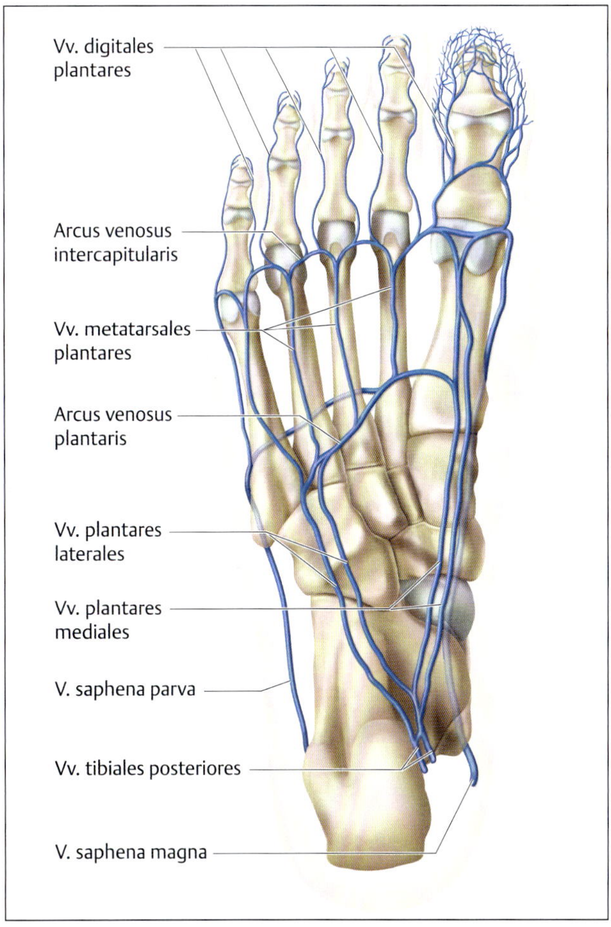

Abb. 4.209 Oberflächliche und tiefe Venen der Fußsohle.

Oberflächliche Venen des Unterschenkels

V. saphena parva

▶ Abb. 4.210, ▶ Abb. 4.211

Diese Vene bildet sich am lateralen Fußrücken aus dem ***Rete venosum dorsale pedis*** und den ***Rami calcanei laterales*** und zieht um den lateralen Malleolus herum auf die Rückseite des Unterschenkels. Hier verläuft sie in der Mitte der Wade oberflächlich im subkutanen Fettgewebe. Unterhalb der Kniekehle durchbricht sie die Unterschenkelfaszie, zieht in die Tiefe und mündet in die V. poplitea.

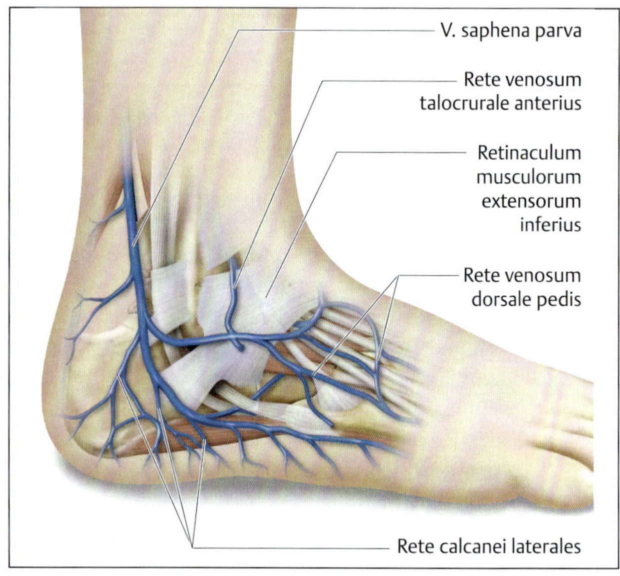

Abb. 4.210 V. saphena parva: Verlauf am Fuß.

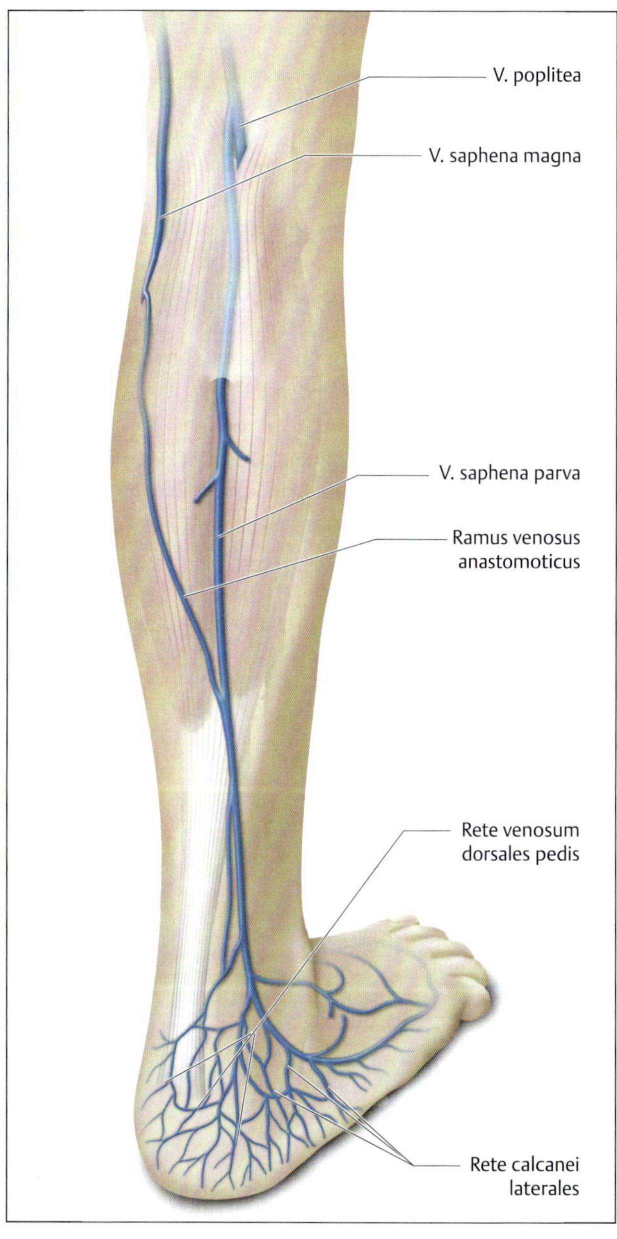

Abb. 4.211 V. saphena parva: Verlauf am Unterschenkel.

V. saphena magna

▸ Abb. 4.212, ▸ Abb. 4.213

Aus dem Venengeflecht des medialen Fußrands und dem Fußrücken sowie dem ***Rete calcanei mediale*** entsteht die V. saphena magna. Sie verläuft oberflächlich auf den Retinacula und zieht ventral des medialen Malleolus an die Innenseite des Unterschenkels, wo sie zusammen mit dem N. saphenus nach proximal zieht. Am Knie zieht sie auf die Beugeseite und dann schräg über die Innenfläche des Oberschenkels tief im subkutanen Fettgewebe nach proximal.

Weitere oberflächliche Hautvenen verlaufen ohne Zuordnung zu Arterien. Sie sind mit den tiefen Venen durch Anastomosen verbunden.

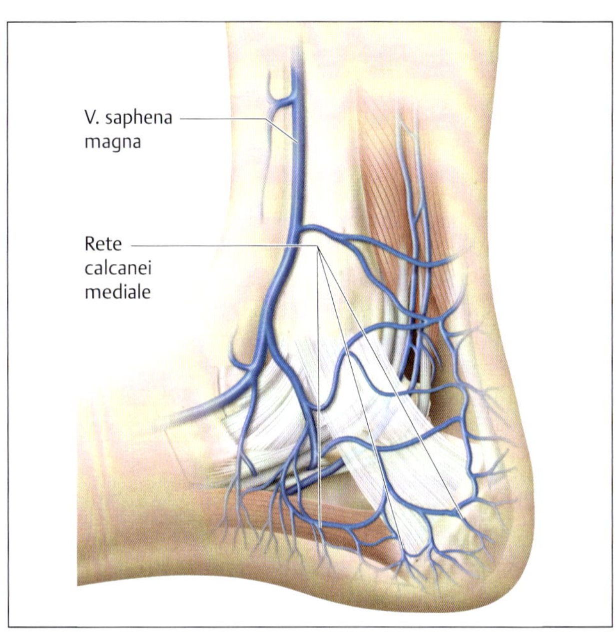

Abb. 4.212 V. saphena magna: Verlauf am Fuß.

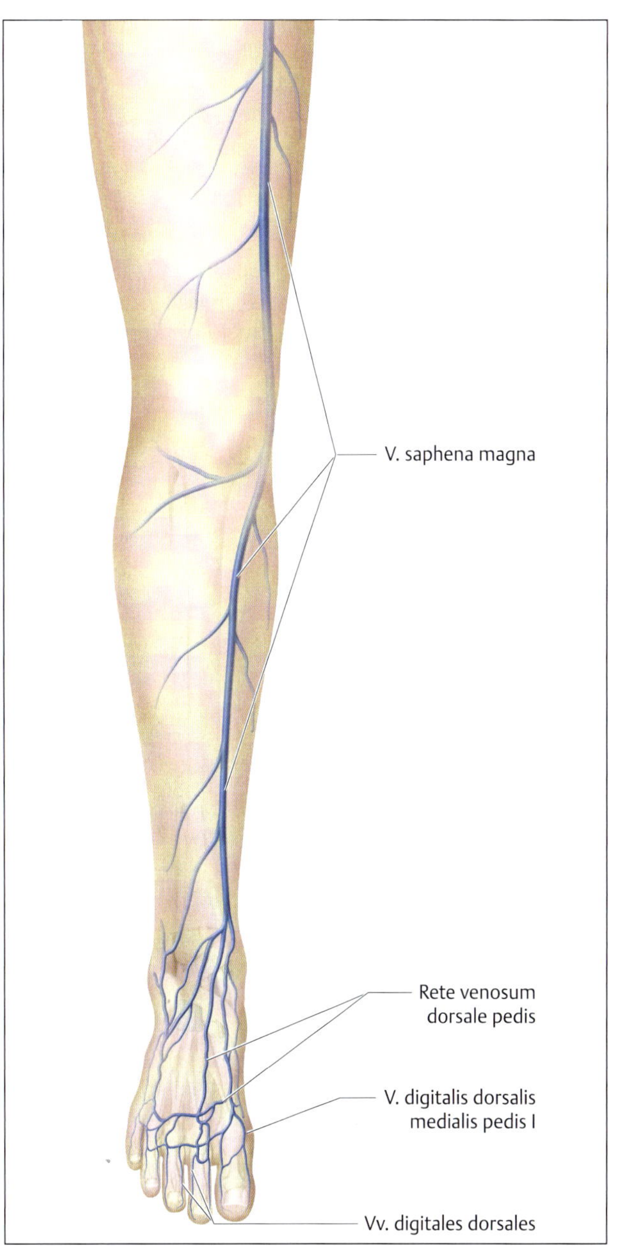

Abb. 4.213 V. saphena magna: Verlauf am Unterschenkel.

Tiefe Beinvenen

Vv. tibiales anteriores

▸ Abb. 4.214

Die Vv. tibiales anteriores entstehen proximal des Retinaculum mm. extensorum inferius aus Ästen des Rete calcanei laterales und der Vv. dorsales pedis. Die beiden Venen verlaufen zusammen mit der A. tibialis anterior und dem N. tibialis nach proximal und sind durch zahlreiche Anastomosen miteinander verbunden. Kurz vor dem Kniegelenk vereinen sich beide Venen, um gemeinsam mit der Arterie die Membrana interossea zu durchbrechen, und werden in der Fossa poplitea zusammen mit Ästen aus der V. saphena parva und V. tibialis posterior zur V. poplitea.

Vv. tibiales posteriores

▸ Abb. 4.215

Aus den Vv. plantares mediales und laterales entstehen plantar des Malleolus medialis die beiden Vv. tibiales posteriores. Sie ummanteln die A. tibialis posterior und bilden auf ihrem Weg nach proximal wiederholt Anastomosen miteinander. Zusammen mit dem N. tibialis verlaufen diese Gefäße zwischen M. soleus und den tiefen Wadenmuskeln in der tiefen Flexorenloge. In der Kniekehle münden sie in die V. poplitea.

Vv. peronea

▸ Abb. 4.215

Zwei Vv. peronea, die in kurzen Abständen Anastomosen bilden, ummanteln die A. peronea. Sie entstehen proximal des Kalkaneus aus Ästen der Rete calcanei laterales et mediales. Am Unterschenkel liegen diese Gefäße direkt dorsal auf der Membrana interossea.

V. poplitea

Mit Ausnahme der V. saphena magna münden alle anderen Beinvenen in die V. poplitea, die lateral der A. poplitea in der Tiefe der Fossa poplitea liegt.

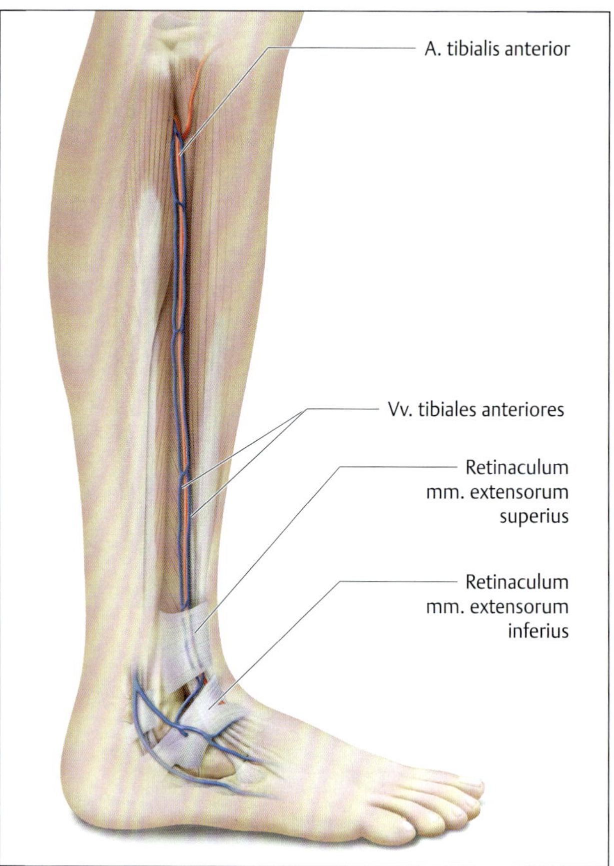

Abb. 4.214 Vv. tibiales anteriores.

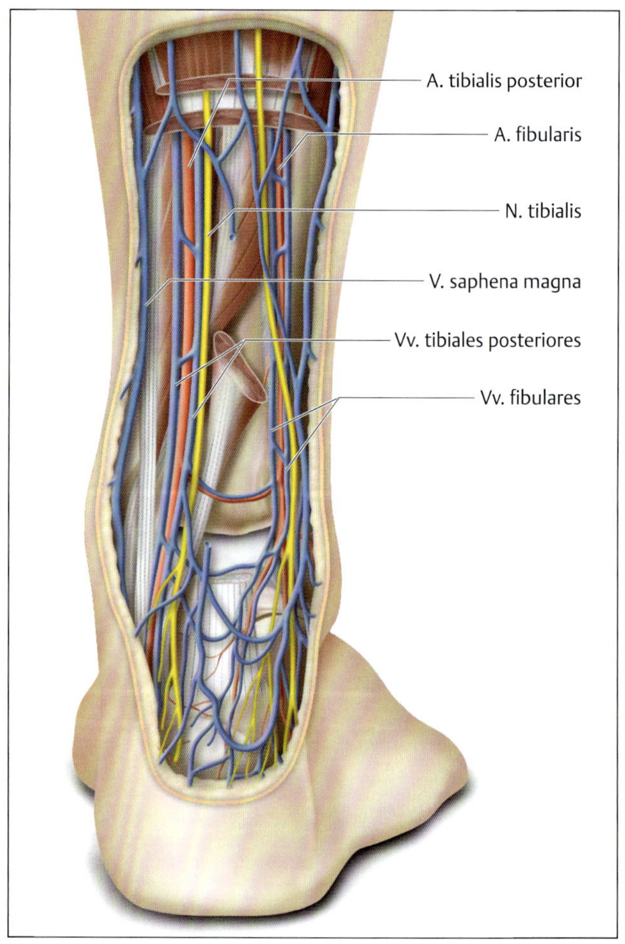

Abb. 4.215 Vv. tibiales posteriores und Vv. peronea.

KLINISCHER BEZUG

Varikosis ▸ Abb. 4.216
Krampfadern, Varizen, sind zylindrische Aussackungen oder Erweiterungen oberflächlicher Venen. Die Blutgefäße bilden dabei Knäuel und Schlängelungen, die bläulich durch die Haut schimmern, besonders an den Beinen.

Die Varikosis entsteht in erster Linie als Folge einer angeborenen Bindegewebsschwäche, begünstigt durch Bewegungsmangel, Übergewicht und stehende berufliche Tätigkeit. Auch andere Ursachen, wie Rechtsherzschwäche oder tiefe Beinvenenthrombose, können eine Rolle spielen.

Die Symptome zu Beginn sind schwere, müde oder schmerzende Beine und Schwellneigung, vor allem nach langem Stehen oder Sitzen. Abends und bei warmen Temperaturen nehmen die Beschwerden zu, bessern sich aber nach Hochlagerung oder Kühlung der Beine.

Die Therapie ist erst einmal konservativ mit Kompressionsstrümpfen, vor allem in Hinblick auf die Entwicklung einer chronisch-venösen Insuffizienz, mit Venentraining, um den Rückfluss in Gang zu halten, ebenso wie Kneipp-Anwendungen und manuelle Lymphdrainage, da die Lymphgefäße meist mitbetroffen sind. Bei ausgeprägten Fällen werden Verödungstechniken, thermische Methoden mit Laser oder Radiofrequenzablation, Vein Stripping oder Verödung mittels Ultraschall angewendet.

Tiefe Beinvenenthrombose – Phlebothrombose
Bei der Phlebothrombose handelt es sich um einen thrombotischen Verschluss tiefer Venen mit der Gefahr der Ablösung des Thrombus und einer Lungenembolie.

Folgende Faktoren erhöhen die Gefahr einer Phlebothrombose, da sie den Rückfluss beeinträchtigen: Übergewicht, zu wenig Bewegung, langes Sitzen im Flugzeug („Economy Class Syndrom"), Bettlägerigkeit, Gipsverband, Operationen, Rauchen oder die Einnahme von Hormonpräparaten.

Nicht alle Thrombosen verursachen Beschwerden. Wenn es aber dazu kommt, sind diese meist einseitig vorhanden. Der Patient verspürt ein „Ziehen" und ein Spannungsgefühl in den Beinen, evtl. auch einen Druckschmerz an der Wade oder Fußsohlenschmerz. Das Bein kann insgesamt geschwollen sein.

Es werden blutverdünnende Medikamente (Antikoagulation) verordnet. Der wirksamste Weg, eine Thrombose zu bekämpfen, ist, sie gar nicht erst entstehen zu lassen, z. B. durch viel Bewegung, ausreichend Trinken und die Vermeidung der aufgeführten Risikofaktoren.

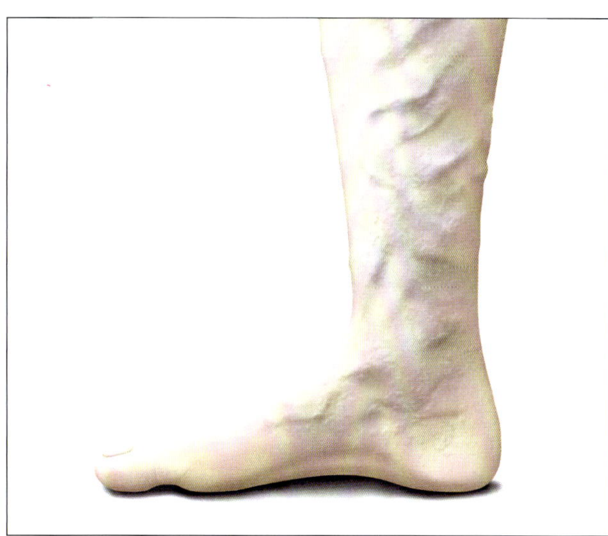

Abb. 4.216 Varikosis.

4.11.3 Lymphgefäße

Am Bein gibt es oberflächliche und tiefe Lymphgefäße. Sie münden alle in die Leistenlymphknoten, Lnn. inguinales superficiales und Lnn. inguinales profundi.

Oberflächliche Lymphbahnen

▶ **Abb. 4.217**, ▶ **Abb. 4.218**

Die oberflächlichen Lymphgefäße drainieren die Haut und Unterhaut der Zehen, der Fußsohle und der Ferse.

Die Zehen werden von einem Netzwerk von Lymphgefäßen umgeben, denn sie hüllen diese komplett ein, wobei die dorsalen Flächen weniger ummantelt sind als die medialen, lateralen und plantaren Seiten. Aus diesem Geflecht entstehen dorsal und plantar etwa in Höhe der Metatarsophalangealgelenke mehrere Lymphbahnen, die untereinander verbunden sind und weiter proximal in die größeren Gefäße ziehen.

Das ***mediale System*** drainiert den großen und den zweiten Zeh, einen Großteil der dorsalen Fußfläche und empfängt einige Äste aus dem medialen Fußsohlenbereich. Dieses System begleitet auf der medialen Seite die V. saphena magna und endet an den inguinalen Lymphknoten.

Das ***laterale System*** drainiert die übrigen Zehen, den lateralen Fußrücken und einen Teil der lateralen Fußsohle, seine Gefäße begleiten auf der dorsolateralen Seite die V. saphena parva zu den poplitealen Lymphknoten.

Das ***Fußsohlensystem*** wird in eine anteriore, mediale und laterale Gruppe unterteilt. Die anterioren Äste ziehen durch die Zehenzwischenräume Richtung Fußrücken und verbinden sich mit dem dortigen System. Die medialen Äste verbinden sich mit dem oberflächlichen medialen Fußsystem und die laterale Fußsohlengruppe mit dem lateralen Fußsystem.

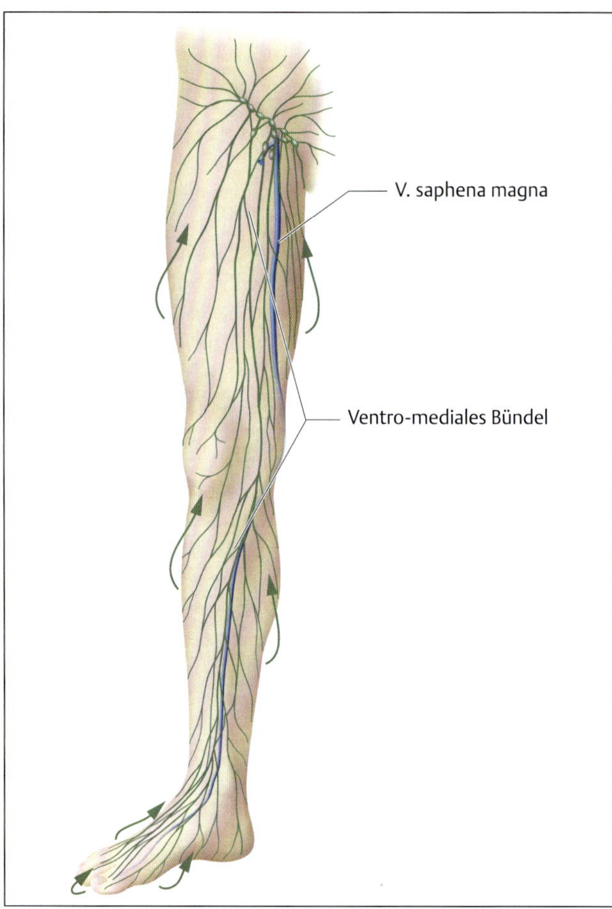

Abb. 4.217 Verlauf der oberflächlichen Lymphbahnen am Fußrücken und medialem Unterschenkel.

Tiefe Lymphbahnen

Die tiefen Lymphbahnen drainieren Muskulatur, Sehnen, Bänder und Gelenke des Fußes. Sie begleiten die Venen nach proximal und können in drei Gruppen unterteilt werden: Vasa plantaris et tibialis posterior, Vasa tibialis anterior et dorsalis pedis und peroneale Lymphgefäße. Alle drei transportieren die Lymphe zu den tiefen Lymphknoten in der Kniekehle, den Lnn. poplitei.

Vasa plantaris et tibialis posterior drainieren die Muskeln und Bänder des Fußsohlenbereichs und begleiten die Aa. plantares et tibialis posterior nach proximal.

Vasa dorsalis pedis und tibialis anterior drainieren die Muskeln, Bänder und Gelenke des dorsalen Fußbereichs und begleiten die Aa. dorsalis pedis et tibialis anterior bis zu den Lnn. poplitei.

Vasa peronei begleiten die A. fibularis nach proximal und drainieren den tiefen lateralen Unterschenkelbereich und die dorsolaterale Ferse.

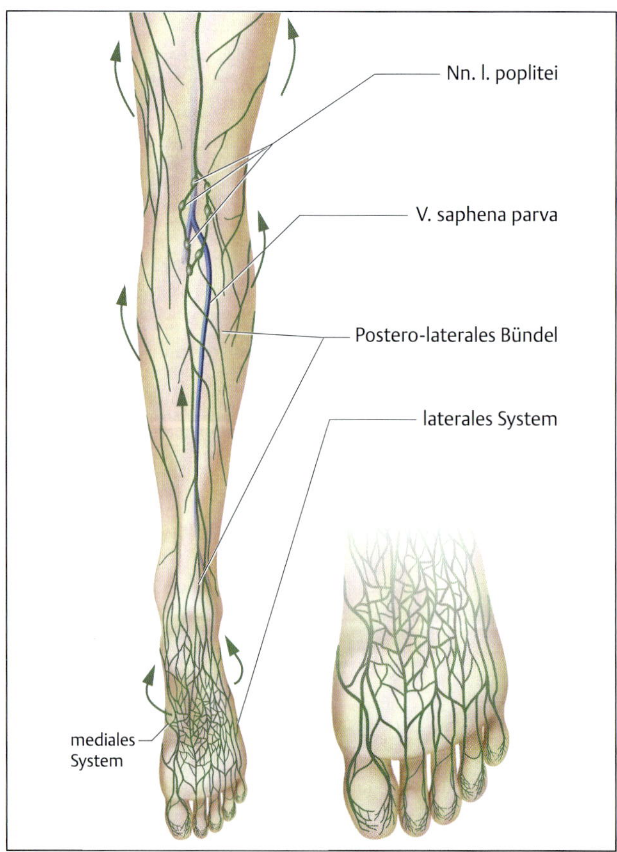

Abb. 4.218 Verlauf der oberflächlichen Lymphbahnen an der Fußsohle und dorsalem Unterschenkel.

4.12 Neuroanatomische Aspekte

4.12.1 Nervenverläufe am Unterschenkel und Fuß

N. peroneus communis (L 4-S 2)

▸ Abb. 4.219

Der N. peroneus communis entsteht aus den dorsalen Ästen der Rr. anteriores der 4. und 5. Lenden- und 1. und 2. Sakralnerven und ist die laterale Fortsetzung des N. ischiadicus. Er verläuft lateral in der Fossa poplitea und zieht zwischen M. biceps und dem Caput laterale mm. gastrocnemii zum Caput fibulae. Er schlingt sich um den Fibulahals und gibt hier den ***N. cutaneus surae lateralis*** zur Hautinnervation am proximalen lateralen Unterschenkel ab. Hier liegt er unter dem M. peroneus longus und zweigt sich in die Nn. peroneus superficialis et profundus auf.

N. peroneus superficialis

▸ Abb. 4.219, ▸ Abb. 4.220

Er entsteht aus dem N. peroneus communis, biegt sofort nach distal ab und liegt unter dem ***M. peroneus longus***, an den er in dieser Höhe motorische Äste abgibt. Etwas weiter distal verläuft er auf dem ventralen Rand des M. peroneus brevis und gibt etwa in Höhe der Unterschenkelmitte Rr. musculares zum ***M. peroneus brevis*** ab. Kurz danach, etwa eine Handbreit proximal des Malleolus, teilt er sich in die Nn. cutanei dorsales medialis et intermedius.

N. cutaneus dorsalis medialis

Der N. cutaneus dorsalis medialis zieht über das Retinaculum mm. extensorum zum medialen Fußrücken und versorgt diesen und ein schmales Hautareal am distalen ventralen Unterschenkel. Distal des Retinaculums zweigt er sich in zwei ***Nn. digitales dorsales pedis*** auf, die die mediale Fläche der großen Zehe und mit einem weiteren Ast das Spatium zwischen der zweiten und dritten Zehe innerviert.

N. cutaneus dorsalis intermedius

Der N. cutaneus dorsalis intermedius zieht über das Retinaculum mm. extensorum zum lateralen Fußrücken und innerviert hier die Hautareale. Distal des Retinaculums teilt er sich in zwei ***Nn. digitales dorsales pedis***, die Hautareale an der lateralen Hälfte der dritten Zehe, die gesamte vierte Zehe und die mediale Hälfte der fünften Zehe bis in Höhe der distalen Interphalangealgelenke versorgen.

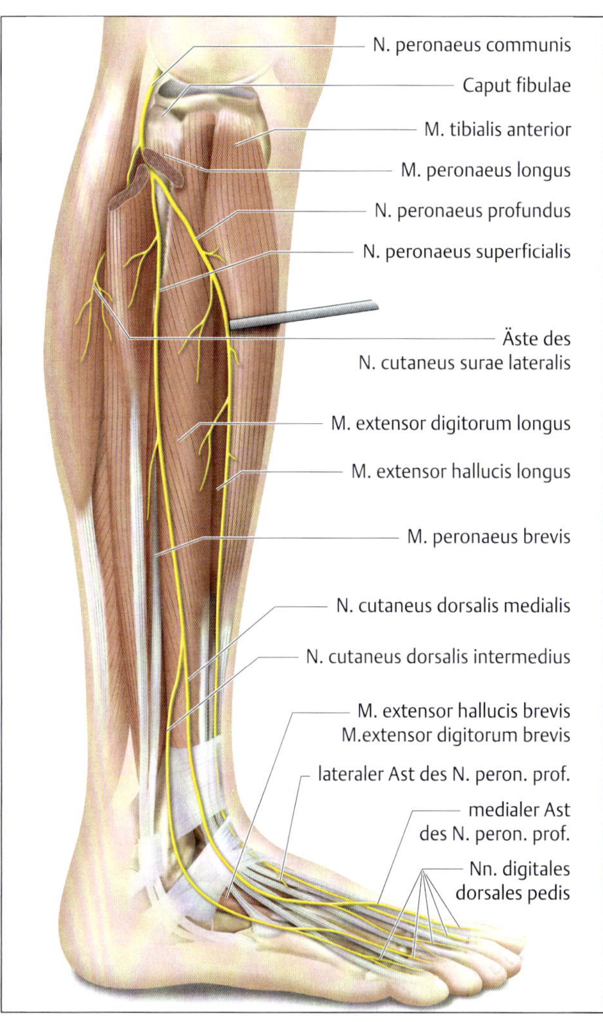

Abb. 4.219 Verlauf der Nn. peronei am Unterschenkel und Fuß.

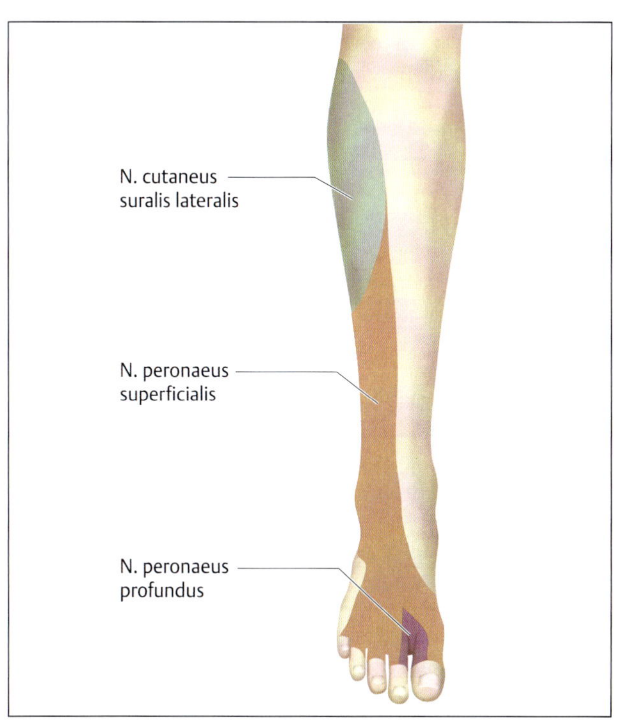

Abb. 4.220 Sensible Versorgung der Nn. peronei.

N. peroneus profundus

▸ Abb. 4.219, ▸ Abb. 4.220, ▸ Abb. 4.221

Der N. peroneus profundus entsteht aus dem N. peroneus communis, zieht nach anterior und unterkreuzt die Mm. peroneus longus und extensor digitorum longus. Er durchbricht das Septum intermusculare anterius und verläuft zwischen dem M. tibialis anterior und dem M. extensor hallucis longus auf der Membrana interossea nach distal.

Kurz nach dem Durchbrechen der Faszie gibt der Nerv Rr. musculares nach medial zum ***M. tibialis anterior*** ab und nach lateral zum ***M. extensor digitorum longus*** und weiter distal zum ***M. extensor hallucis longus***, auch zum M. peroneus tertius, sofern dieser vorhanden ist.

Im weiteren Verlauf liegt der ***N. peroneus profundus*** zwischen M. extensor hallucis longus und M. tibialis anterior. Kurz vor dem Retinaculum mm. extensorum superius überkreuzt der M. extensor hallucis longus den N. peroneus profundus auf seinem Weg nach distal medial. Der Nerv liegt also sowohl unter dessen Sehne als auch unter dem Retinaculum. Kurz danach teilt er sich in einen lateralen und medialen Ast.

Der mediale Ast unterkreuzt den M. tibialis anterior und verläuft lateral an seiner Sehne nach distal. Er versorgt mit zwei ***Nn. digitales dorsalis pedis*** sensibel das Spatium zwischen Großzehe und zweiter Zehe (▸ **Abb. 4.220**). Der laterale Ast zieht unter die ***Mm. extensor hallucis et digitorum brevis***, innerviert beide Muskeln und endet dort.

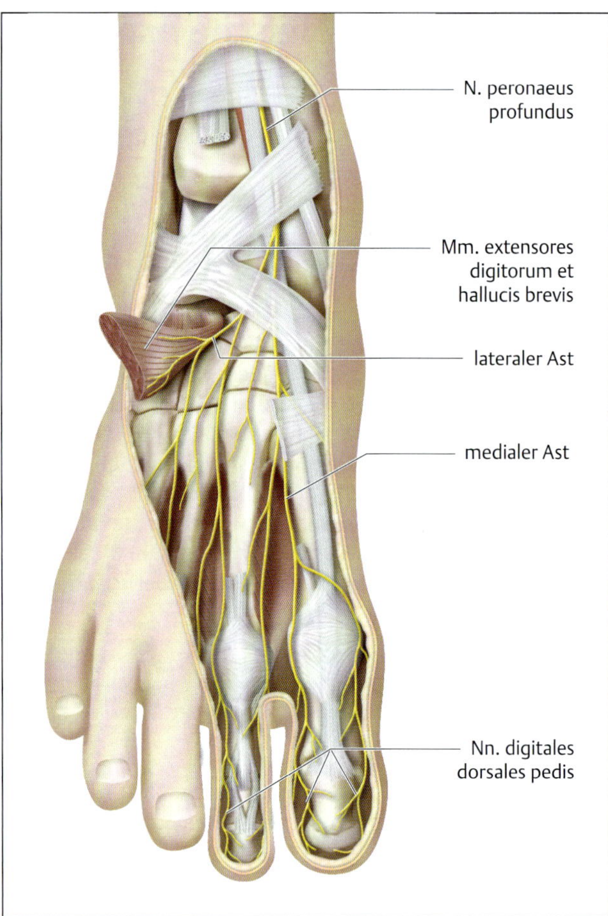

Abb. 4.221 Verlauf des N. peroneus profundus am Fuß.

KLINISCHER BEZUG

Peroneusparese ▸ **Abb. 4.222,** ▸ **Abb. 4.223**
Die Peroneusparese entsteht meist als Druckschädigung des N. peroneus communis, denn am Fibulaköpfchen liegt er unmittelbar dem Knochen auf, weshalb er an dieser Stelle leicht komprimiert werden kann. Die Ursachen können ungünstige Lagerung, zu fester Knieverband, das Übereinanderschlagen der Beine, aber auch Frakturen des Caput fibulae sein.

Die meisten dieser Paresen verschwinden ohne besondere Therapie nach Minuten bis wenigen Stunden. Längerfristige Paresen der Muskeln, die vom N. peroneus communis versorgt werden, müssen behandelt werden. Da die aktive Fuß- und Zehenhebung nicht möglich ist, kommt es beim Gehen zum sog. Steppergang. Die Patienten klagen über Sensibilitätsstörungen im Bereich des lateralen Unterschenkels und des Fußrückens. Bis zur Rückkehr der Funktionen sollte ein Peroneusschuh oder eine entsprechende Schiene angelegt werden. Außerdem werden Elektrotherapie, Bewegungsübungen und Gabe von Vitamin B verordnet.

Supinationstrauma
Durch das Umknicken des lateralen Fußrandes nach medial, wie es beim Supinationstrauma passiert, wird der N. peroneus superficialis kurzfristig überdehnt und damit traumatisiert. Die Folge ist eine Verlangsamung der Nervenleitgeschwindigkeit. Dieses muss bei den propriozeptiven Übungen unter Belastung bedacht werden. Unter Umständen kann es zum wiederholten Umknicken kommen, da die Reaktionsfähigkeit bei geforderter Stabilisation stark beeinträchtigt ist.

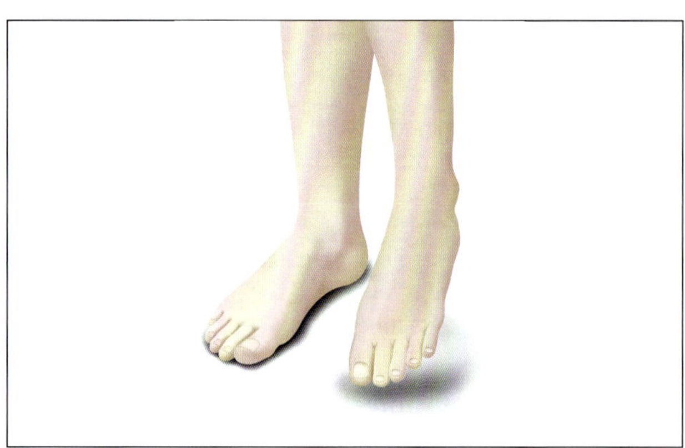

Abb. 4.222 Steppergang bei Peroneusparese.

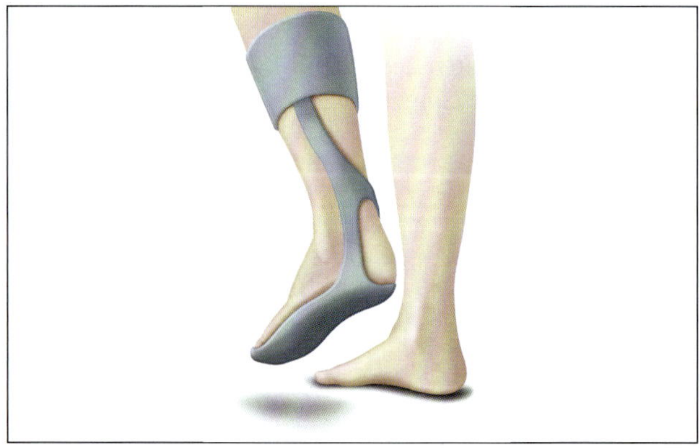

Abb. 4.223 Peroneusschiene.

N. suralis

▶ Abb. 4.224, ▶ Abb. 4.225

Aus dem N. cutaneus surae medialis, der in der Fossa poplitea vom N. tibialis abzweigt, und dem R. communicans peroneus des N. peroneus communis entsteht der N. suralis. Beide Äste vereinigen sich zum N. suralis etwa zwischen dem proximalen und mittleren Drittel des Unterschenkels. Er verläuft oberflächlich zwischen den beiden Gastroknemiusköpfen und weiter am lateralen Achillessehnenrand nach distal.

Dorsal des Malleolus lateralis verzweigt er sich in zwei Äste. Der ***Ramus calcaneus lateralis*** zieht zur Ferse und versorgt ein Hautareal an der lateralen dorsalen Ferse und bildet mit dem R. calcaneus medialis des N. tibialis Anastomosen. Der ***N. cutaneus dorsalis lateralis*** zieht am Fußaußenrand nach distal und innerviert dort die Haut bis zur Kleinzehe.

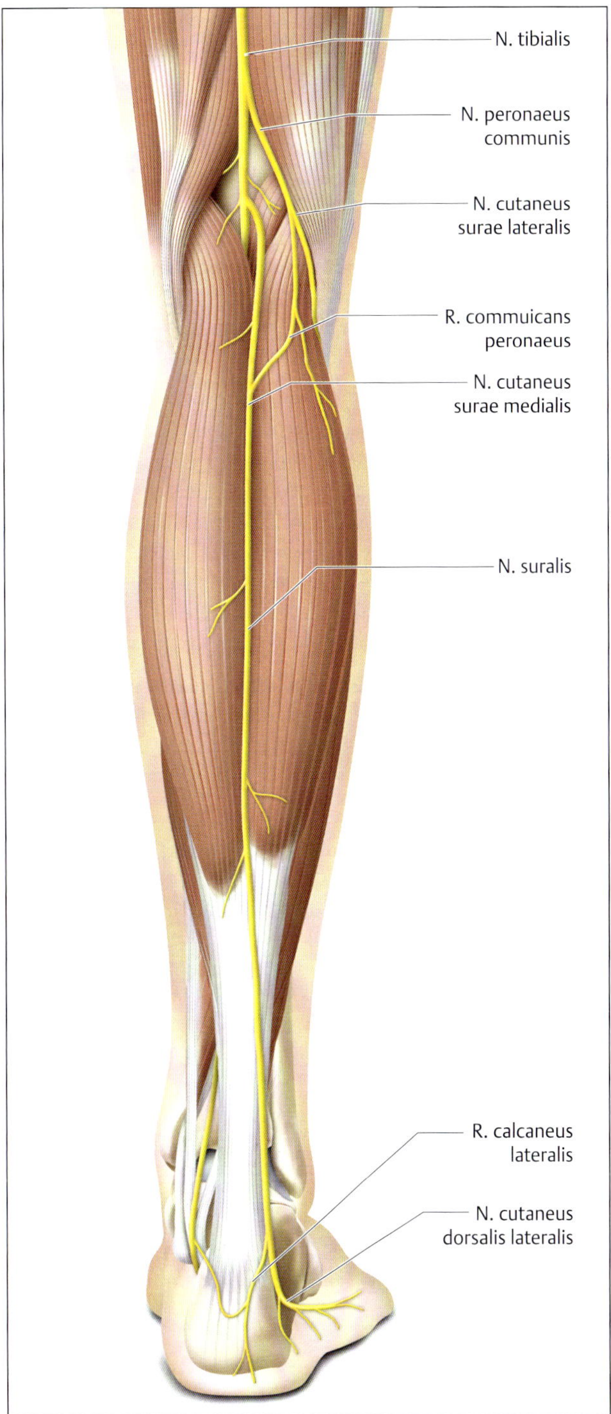

Abb. 4.224 Verlauf des N. suralis.

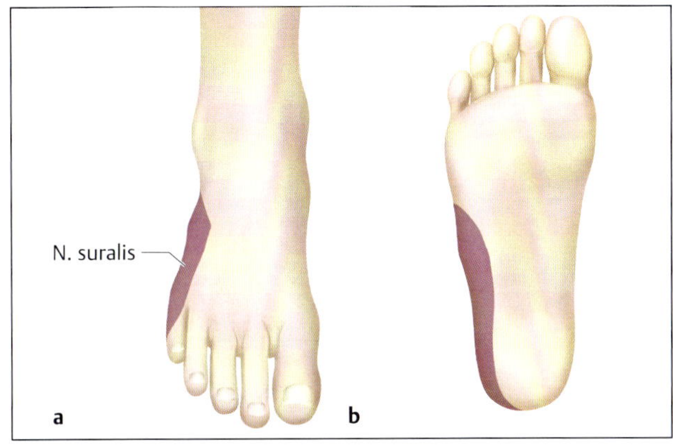

Abb. 4.225 Hautinnervation durch den N. suralis.
a Lateraler Fußrand.
b Laterale Fußsohle.

N. tibialis (L 4–S 3)

▶ Abb. 4.226

Der N. tibialis ist die direkte Fortsetzung des N. ischiadicus und verläuft oberflächlich in der Fossa poplitea, wo er einige Äste zur Innervation des ***M. gastrocnemius*** und ***M. plantaris*** abgibt. Im weiteren Verlauf nach distal überkreuzt er die Mm. plantaris und popliteus und liegt zwischen den beiden Gastroknemiusköpfen. Hier gibt er einen R. muscularis zum ***M. popliteus*** ab, wobei dieser Ast um die kaudale Muskelkante an die ventrale Muskelseite zieht und von dort in den Muskel. Ebenfalls in Höhe des M. popliteus gibt der N. tibialis motorische Äste zum ***M. soleus*** ab.

Danach zieht er durch den ***Arcus tendineus solei*** und liegt im weiteren Verlauf in der tiefen Flexorenloge zwischen dem M. soleus und den Mm. flexor digitorum longus, tibialis posterior und flexor hallucis longus, die in Höhe des proximalen Unterschenkeldrittels ihre Äste zur Innervation bekommen. Weiter distal liegt er zwischen M. flexor digitorum longus und M. flexor hallucis sowie auf dem M. tibialis posterior und folgt diesen Muskeln im Verlauf nach medial.

Proximal des Malleolus zweigt der ***Ramus calcaneus medialis*** ab, der die Ferse und dorsale Anteile der Fußsohle sensibel und zusammen mit dem N. plantaris medialis den M. flexor digitorum brevis motorisch innerviert.

Der N. tibialis biegt um den medialen Malleolus Richtung Fußsohle ab und verläuft hier unter dem Retinaculum mm. flexorum in einem osteofibrösen Kanal. In dieser Höhe teilt er sich in zwei Äste auf: N. plantaris medialis und N. plantaris lateralis.

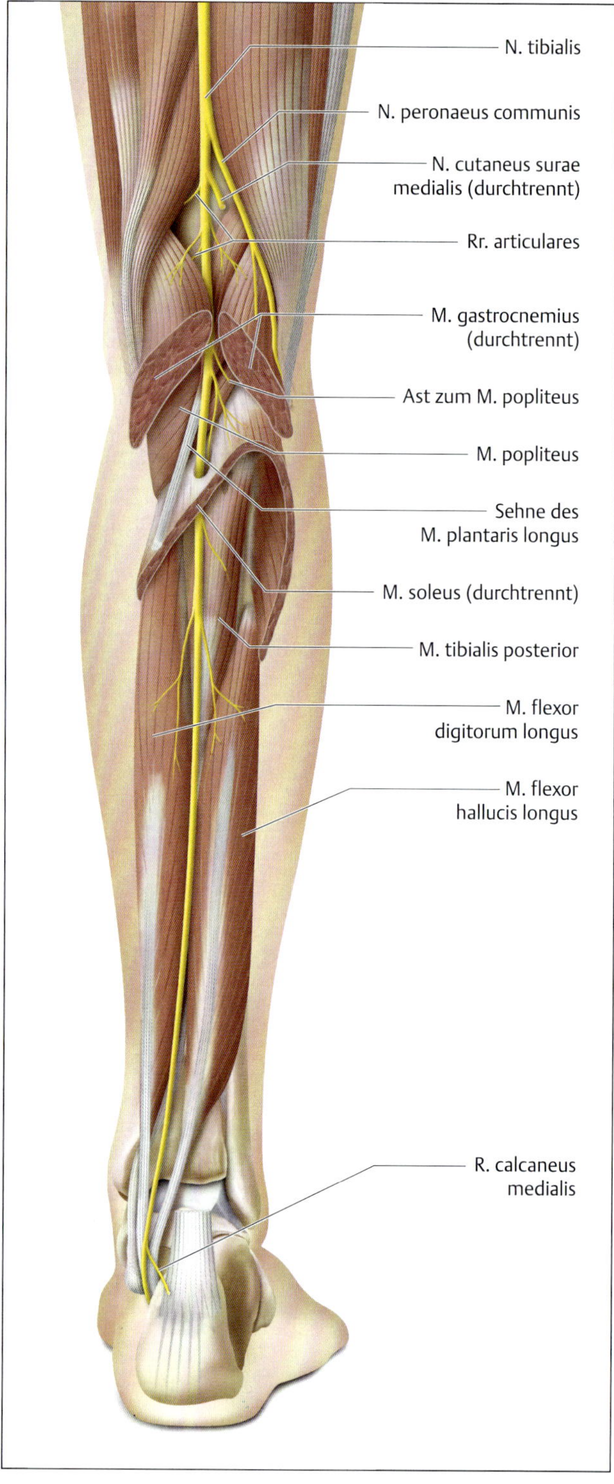

Abb. 4.226 Verlauf des N. tibialis am Unterschenkel.

N. plantaris medialis

▸ Abb. 4.227, ▸ Abb. 4.228

Der Nerv entsteht aus dem N. tibialis unmittelbar am medialen dorsalen Fußsohlenrand. Er verläuft in der Großzehenloge zwischen ***M. abductor hallucis*** und den Sehnen des ***M. flexor digitorum brevis*** und innerviert beide Muskeln.

In Höhe des lateralen Randes des M. abductor hallucis teilt er sich in vier Nn. digitales communes. Von diesen gehen die drei medialen Äste zu den Zehen ab, die jeweils in zwei Nn. digitales plantares proprii enden, die an den Innen- und Außenseiten der Zehen verlaufen. Sie versorgen sensibel das mittlere und mediale Fußsohlenareal, sowie die plantaren Flächen der Zehen I–IV.

Sein medialster N. digitalis plantaris proprius versorgt den ***M. flexor hallucis brevis*** motorisch, die weiteren drei digitalen Äste innervieren die ***Mm. lumbricales I–III***.

N. plantaris lateralis

▸ Abb. 4.227, ▸ Abb. 4.228

Kurz nach der Abzweigung aus dem N. tibialis zieht aus dem N. plantaris lateralis ein dünner R. muscularis quer zwischen den Mm. flexor digitorum brevis und quadratus plantae nach lateral und innerviert den ***M. abductor digiti minimi***.

Der N. plantaris lateralis liegt auf seinem diagonalem Weg zum lateralen Fußrand zwischen dem M. flexor digitorum brevis und dem M. quadratus plantae. Etwa in der Mitte der Fußsohle gibt er Rr. musculares in den ***M. quadratus plantae*** ab. Kurz nach dessen lateralen Muskelrand teilt sich der Nerv in zwei Äste:

Der ***Ramus profundus*** biegt in die Tiefe der Fußsohlenmuskulatur ab und verläuft zwischen dem Caput obliquum des ***M. adductor hallucis*** und den ***Mm. interossei*** nach lateral. Auf diesem Weg innerviert er diese Muskeln und die ***Mm. lumbricales III und IV***.

Der ***Ramus superficialis*** zieht Richtung Kleinzehe und teilt sich bald in einen ***N. digitalis plantaris communis*** und einen ***N. digitalis plantaris proprius***. Der N. digitalis plantaris communis teilt sich in Höhe der proximalen Phalanxbasen in zwei Äste zur Innervation des Spatiums zwischen vierter und fünfter Zehe.

Der N. digitalis proprius zieht zur lateralen Seite der Kleinzehe und versorgt ein Hautareal an der plantaren Kleinzehenseite und gibt Muskeläste zum ***M. flexor digiti minimi*** und teilweise an die ***Mm. interossei*** im Spatium IV ab.

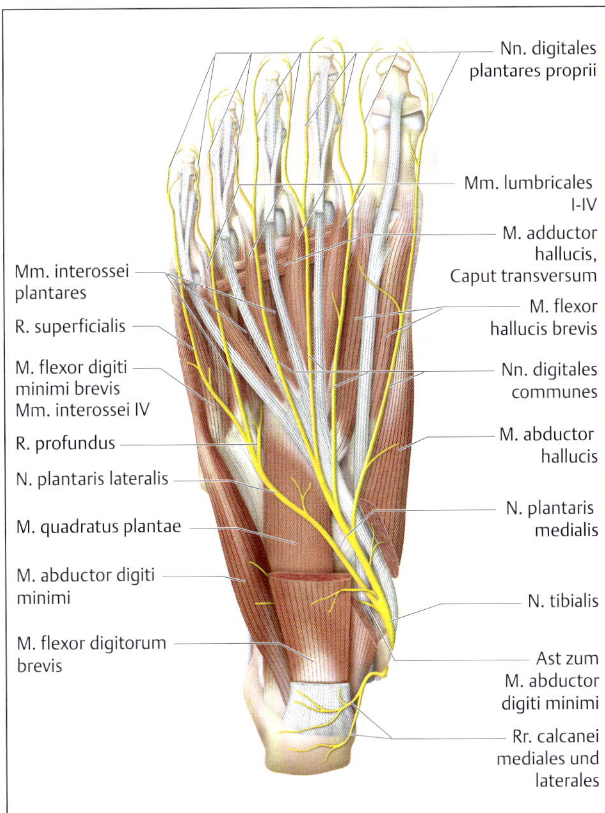

Abb. 4.227 Nn. plantares medialis et lateralis.

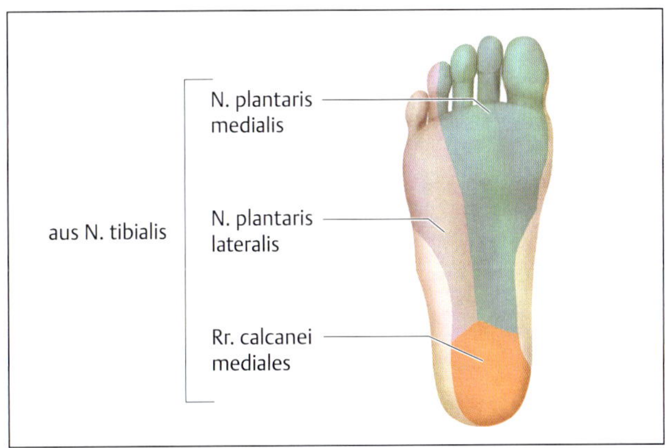

Abb. 4.228 Hautinnervation an der Fußsohle durch die Nn. plantares.

FUNKTIONELLER HINWEIS

Kompartimente ▸ **Abb. 4.229**

Die Fascia cruris, intermuskuläre Septen, sowie die Membrana interossea und die Knochen unterteilen den Unterschenkel in vier osteofibröse Logen:

In der ersten Loge verlaufen die Mm. peronei und der N. peroneus superficialis.

Die zweite Loge ist die Extensorenloge, in dieser verlaufen die Vasa tibialia anteriora und der N. peroneus profundus, sie liegen direkt auf der Membrana interossea, zwischen M. tibialis anterior und M. extensor hallucis longus.

Die dritte Loge ist die oberflächliche Flexorenloge für den M. triceps surae. Die vierte Loge ist die tiefe Flexorenloge, in der die Vasa peronea, Vasa tibialia posteriora und der N. tibialis zwischen dem M. flexor hallucis longus und dem M. flexor digitorum longus und M. tibialis posterior nach distal verlaufen.

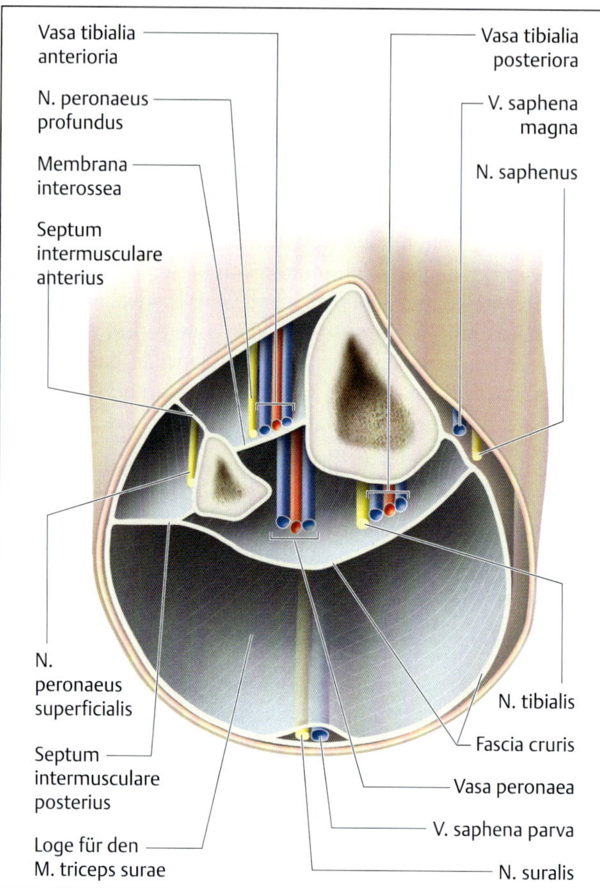

Abb. 4.229 Kompartimente am Unterschenkel.

KLINISCHER BEZUG

Kompartmentsyndrom

In den Muskellogen des Unterschenkels kann sich in den Muskellogen der tiefen Flexoren und in der Extensorenloge ein Kompartmentsyndrom entwickeln. Da diese Räume bedingt durch die festen Faszien und Septen nicht dehnbar sind, können Schwellungen und Hämatombildungen in den Logen den Innendruck erhöhen und so zu mangelhafter Durchblutung der Muskeln und einer Schädigung der Nerven führen.

Symptome: Schwellung der betroffenen Region, deutliche Schmerzhaftigkeit, u. U. sensible und motorische Ausfälle.

Therapie: Das akute Kompartmentsyndrom wird immer als Notfall behandelt und erfordert eine schnelle Druckentlastung. Dabei wird die Faszie der betroffenen Muskelgruppe gespalten und abgestorbenes Muskelgewebe entfernt.

Das funktionelle Kompartmentsyndrom wird konservativ behandelt, indem die Belastung der betroffenen Muskulatur vermieden wird, die Region gekühlt und tief gelagert wird.

Hinteres Tarsaltunnelsyndrom

Dieses Syndrom entsteht durch eine Kompression des N. tibialis retromalleolär, unter dem Retinaculum mm. flexorum. Die Ursache kann eine traumatische Läsion der Knöchelgegend sein, z. B. bei einer Distorsion. Auch eine vermehrte Gewebebildung unter dem Retinaculum in Form eines Pseudoneuroms ist denkbar.

Die Patienten klagen über schmerzhafte Missempfindungen der Fußsohle und Sensibilitätsstörungen im Ausbreitungsgebiet der Nn. plantares. Bei der Untersuchung fällt eine Druckempfindlichkeit im Verlauf des N. tibialis auf, und unter Umständen können die Beschwerden durch passive Extension der Zehen oder forcierte Pronation des Fußes provoziert werden. Evtl. besteht eine Parese der kurzen Fußsohlenmuskeln bei intakten langen Zehenflexoren, dadurch Krallenstellung der Zehen. Elektrophysiologisch ist distal die sensible Leitgeschwindigkeit verzögert, und es besteht eine verlängerte distale Latenz.

Als Behandlung wird die Spaltung des Retinaculums dorsal des medialen Malleolus durchgeführt.

Morton-Metatarsalgie

Dies ist die isolierte Schädigung eines interdigitalen sensiblen Endastes des N. tibialis. Als häufigste Ursache wird der Spreizfuß genannt.

Die Patienten klagen über brennende Schmerzen im mittleren Fußsohlenabschnitt in Höhe der Metatarsalen mit Ausstrahlungen in die Zehen III und IV, erst nur bei Belastung, später als Dauerschmerz. Bei der Untersuchung sind diese Schmerzen durch Zusammendrücken der Metatarsale reproduzierbar. Im Versorgungsgebiet der Digitalnerven II und IV ist die Sensibilität gestört.

Als Therapie wird der Spreizfuß behandelt, damit erhofft man sich eine Dekompression des Nerven. Beispielsweise mit einer Schuheinlage mit retrokapitaler Abstützung, evtl. muss vorübergehend entlastet werden. Wenn sich dadurch nicht die Beschwerden vermindern, könnte das Neurom exzidiert werden.

4.12.2 Innervation der Sprunggelenke

▶ **Abb. 4.230**

Der ***N. saphenus*** versorgt mit Rami articulares einen Teil der medialen Gelenkseite des oberen Sprunggelenks.

Der ***N. suralis*** zieht mit Ästen zu den dorsalen Gelenkanteilen und nach kaudolateral zum unteren Sprunggelenk, außerdem versorgt er den Sinus tarsi.

Der ***N. peroneus profundus*** verzweigt sich in Höhe der Malleoli in seine Rami articulares zu den dorsalen, lateralen und ventralen Gelenkanteilen der Sprunggelenke.

Im weiteren Verlauf versorgen Rr. articulares der Nn. digitales dorsales pedis die jeweils benachbarten Tarsal-, Tarsometatarsal-, Metatarsal- und Interphalangealgelenke.

Der ***N. tibialis*** gibt Rr. articulares in die dorsalen Bereiche der Sprunggelenke ab. An der Fußsohle ziehen wiederholt Äste aus den Nn. plantares zur Versorgung der plantaren Kapsel-Band-Strukturen aller Gelenke des Fußes.

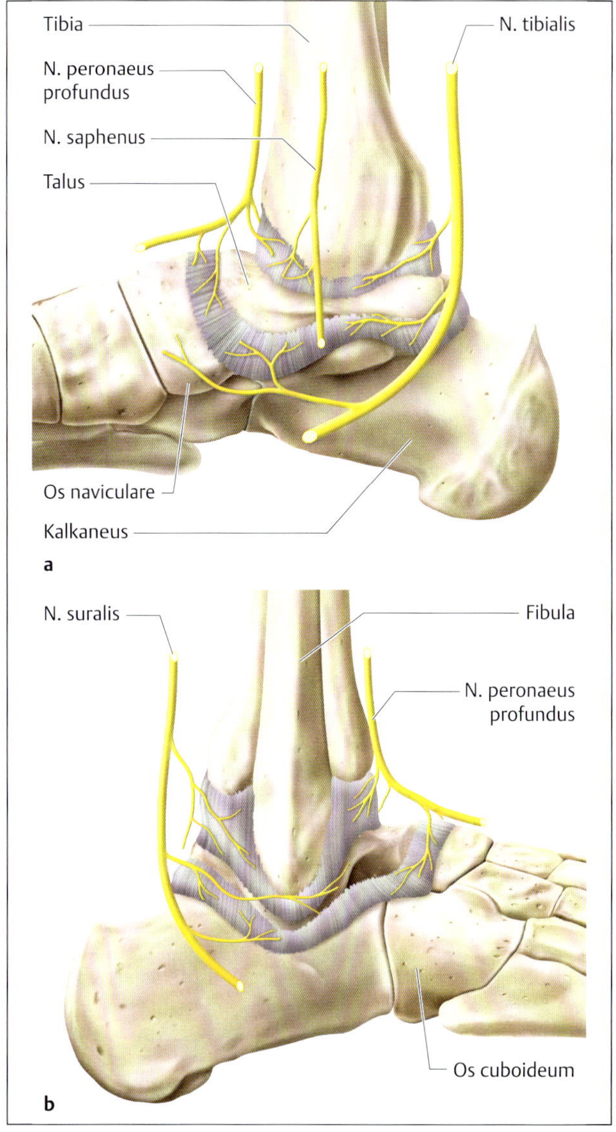

Abb. 4.230 Innervation der Sprunggelenke.
a Medialer Bereich.
b Lateraler Bereich.

4.13 Bildgebung des Fußes

Die Standardröntgenaufnahmen werden im Stehen und damit belastet durchgeführt. Dabei liegt die Röntgenkassette auf dem Boden, und der Patient tritt darauf. Wenn allerdings der Verdacht auf eine Fraktur besteht, werden die Aufnahmen ohne Belastung, im Liegen, gemacht.

4.13.1 Röntgenuntersuchung des Fußes

Aufnahmen der Sprunggelenke in drei Ebenen

Anterior-posteriore (a. p.) Aufnahme

▸ Abb. 4.231, ▸ Abb. 4.232, ▸ Abb. 4.233

Die a. p.-Aufnahme mit etwa 20° Innenrotation gewährt einen guten Überblick über die Stellung des Talus in der Malleolengabel.

Zur Beurteilung der regelrechten Darstellung des oberen Sprunggelenks werden Winkel bestimmt und die gelenkbildenden Flächen angesehen. Normal sind folgende Werte und Beurteilungen:

- ***Gelenkspaltbreite*** des oberen Sprunggelenks: gleichmäßige Weite von ca. 3 mm
- ***Medial Clear Space:*** Der Abstand zwischen medialem Rand des Talus und Innenseite des medialen Malleolus beträgt etwa 4 mm.
- ***Tibiofibular Clear Space:*** Hierbei wird, 1 cm proximal der distalen Tibiakante, der Abstand zwischen medialem Rand der Fibula und lateralem Rand der Tibia gemessen.
- ***Konfiguration der Malleolengabel:*** Die Fibulaspitze ragt ca. 1–1,5 cm weiter nach distal als die der Tibia.
- ***Gelenkbildende Flächen*** sind glatt und scharf abgegrenzt.
- ***Scharfe Kortikalisbegrenzung*** und Anordnung der Spongiosabälkchen.
- ***Tibiaachsen-Gelenkspalt-Winkel:*** Norm ca. 92°. Die Tibiaschaftachse und eine Linie, die auf die Oberkante der Trochlea tali gelegt wird, bilden einen annähernd rechten Winkel.
- ***Tibiawinkel:*** Norm zwischen 50° und 65°. Trochlealinie und eine Linie entlang der malleolären tibialen Gelenkfläche bilden den Tibiawinkel.
- ***Distaler Fibulawinkel:*** Norm zwischen 40° und 50°. Eine Linie, die am Knochenrand der distalen Fibula liegt, und eine solche, die auf die Oberkante der Trochlea tali gelegt wird, bilden einen Winkel um die 40°.

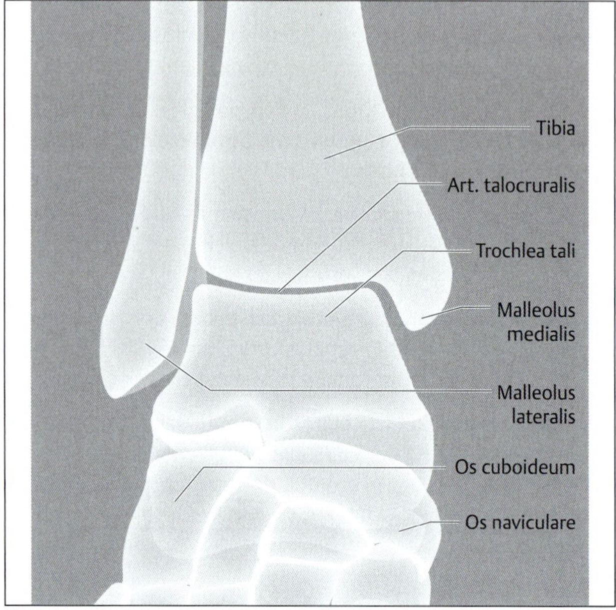

Abb. 4.231 Anterior-posteriore Aufnahme des oberen Sprunggelenks: Bezeichnung der Strukturen.

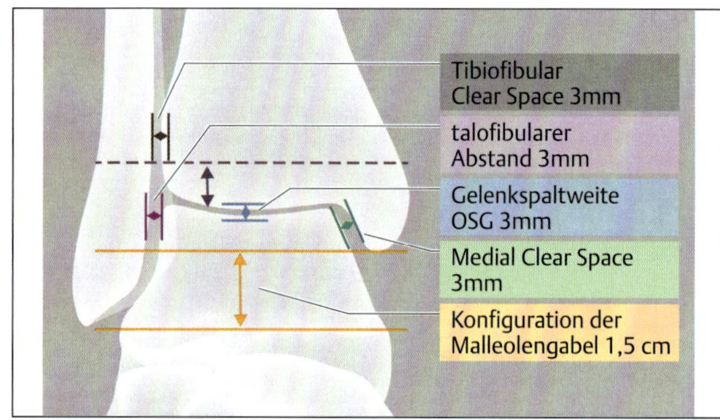

Abb. 4.232 Anterior-posteriore Aufnahme des oberen Sprunggelenks: Beurteilung des oberen Sprunggelenks.

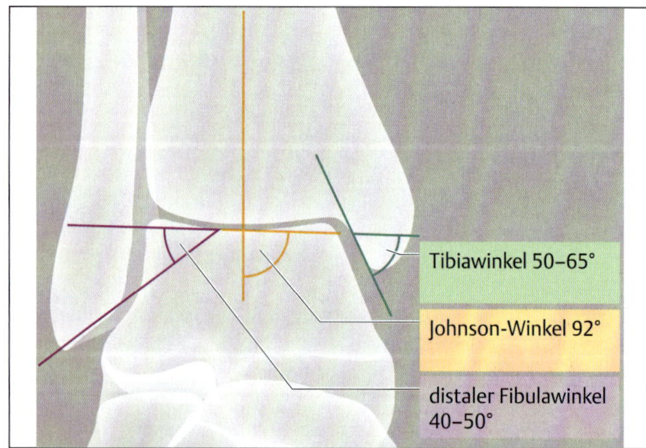

Abb. 4.233 Anterior-posteriore Aufnahme des oberen Sprunggelenks: Winkel zur Beurteilung der Malleolengabel.

Tibiofibulare Aufnahme (seitliche Aufnahme)

▸ Abb. 4.234, ▸ Abb. 4.235

In der seitliche Ansicht können vor allem die Stellung der Tarsalknochen des Rückfußes sowie deren Frakturen beurteilt werden. Normal sind folgende Werte und Beurteilungen:

- ***Gelenkspaltweite*** im oberen Sprunggelenk 3–4 mm
- ***Gelenkspaltweite*** zwischen Talus und Os naviculare ca. 2 mm
- ***Konturen der Knochen*** glatt und gleichmäßig, glatte und scharfe Begrenzung der Kortikalis ohne Konturenunterbrechung und scharfe Abgrenzbarkeit der Spongiosabälkchen
- ***regelrechte Kalkaneusstellung*** zu Talus und Kuboid
- ***Talus-Boden-Winkel:*** Norm bei etwa 20–25°. Die Längsachse durch den Talushals und -kopf wird nach ventral bis zum Boden gezogen und bildet mit diesem einen Winkel.
- ***Tuber-Gelenk-Winkel bzw. Böhler-Winkel:*** Norm zwischen 20° und 40°. Eine Tangente wird an die posterosuperiore und eine zweite an die anterosuperiore Kalkaneuskontur gelegt. Bei der Verbindung beider Tangenten entsteht der sog. Böhler-Winkel.

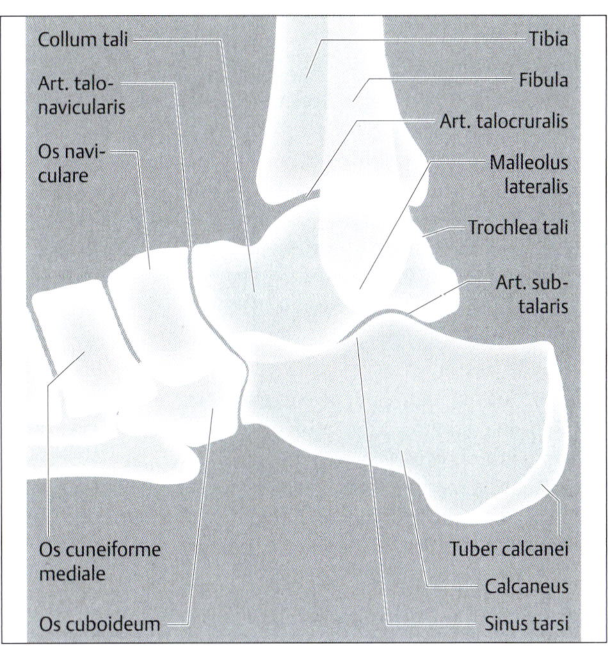

Abb. 4.234 Tibiofibulare Aufnahme des Rückfußes: Bezeichnung der Strukturen.

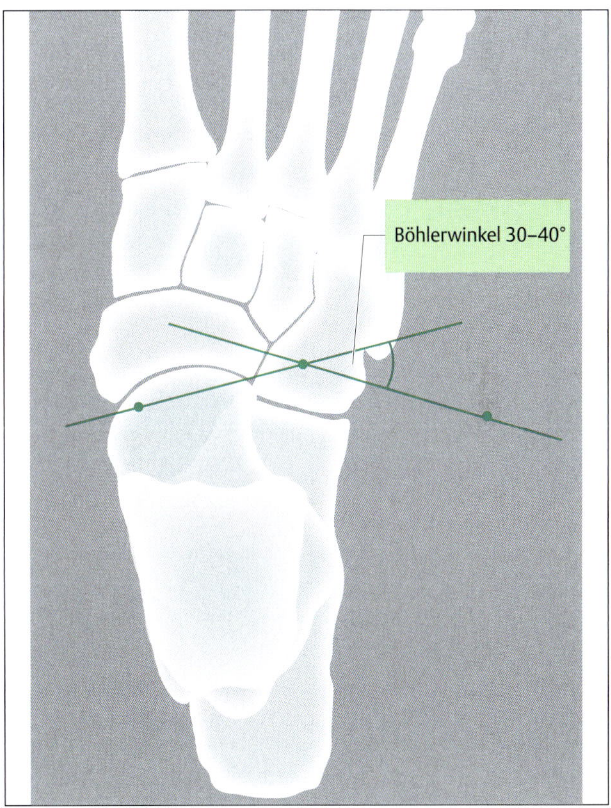

Abb. 4.235 Tibiofibulare Aufnahme des Rückfußes: Winkel zur Stellungsbeurteilung.

Weichteilzeichnung

▸ Abb. 4.236

- Das ***retromalleoläre Kager-Dreieck (Achillessehnenschatten)*** ist ein geschwärztes, dreieckiges retromalleoläres Areal direkt anterior der Achillessehne, mit einer sehr lang ausgezogenen Spitze nach kranial (etwa 10–20 cm). Die Basis ist etwa 2–4 mm breit. Der posteriore Rand ist schärfer abgegrenzt als der anteriore. Dieses Dreieck entsteht durch das Fettgewebe, das zwischen Tibia und Fibula liegt [129].
- Der ***Kalkaneusweichteilschatten*** wird zur Beurteilung des Fußsohlenfettpolsters plantar des Kalkaneus herangezogen. Dabei wird der Abstand zwischen dem plantarsten Punkt am Kalkaneus und dem Boden beurteilt. Norm beim Mann: etwa 2,5 cm, bei der Frau 2,3 cm
- Eine weitere ***Fettpolsterhöhe*** wird in Höhe der Metatarsalköpfchen gemessen. Der Abstand zwischen dem plantaren Rand des Caput metatarsale V und dem Boden beträgt etwa 2 cm.

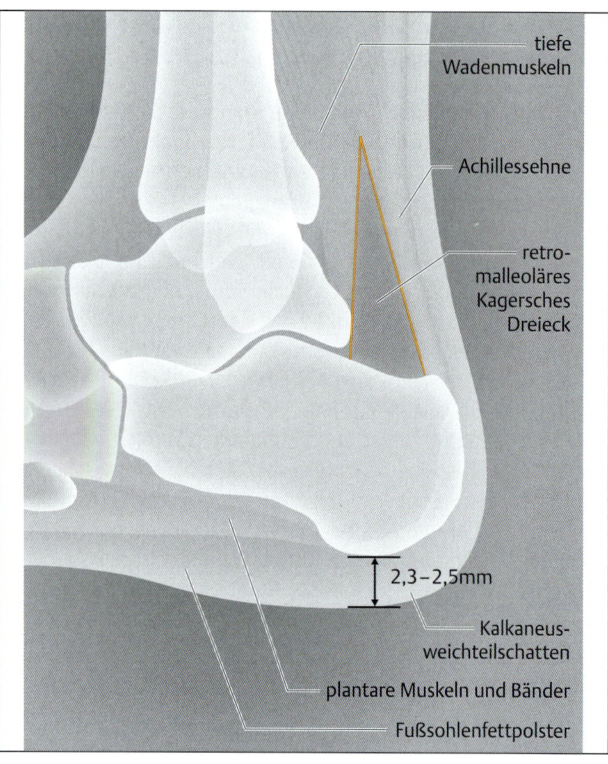

Abb. 4.236 Tibiofibulare Aufnahme des Rückfußes: Weichteilzeichen.

Dorsoplantare Aufnahme

▸ Abb. 4.237

Folgende Aussagen und Winkel geben über die Stellungen der Knochen zueinander sowie Fußdeformitäten Auskunft:

- Die gelenkbildenden Flächen sind glatt und scharf abgrenzbar, die Gelenkspaltweite beträgt etwa 2 mm.
- ***Talokalkanearer Winkel:*** Norm: 30–50°. Dieser Winkel wird durch die beiden Längsachsen durch Kalkaneus und Talus gebildet. Er wird bei einer Valgusfehlstellung größer.

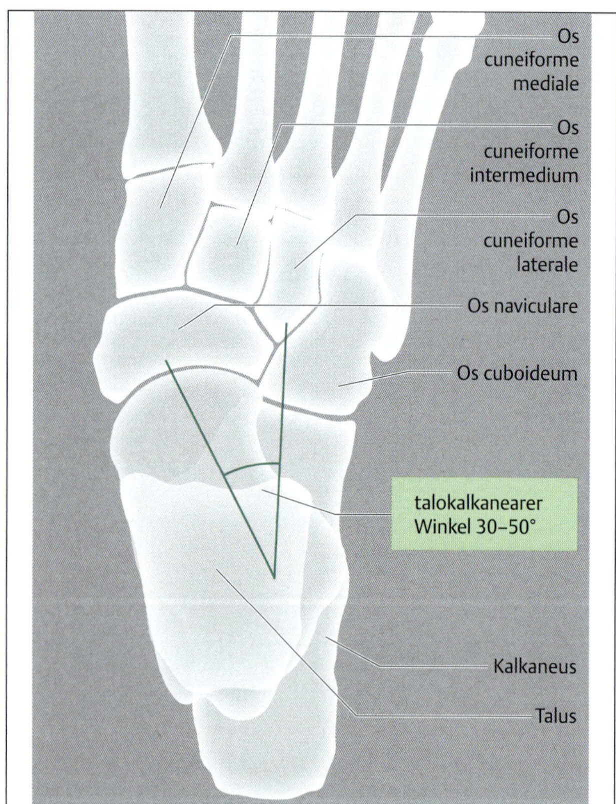

Abb. 4.237 Dorsoplantare Aufnahme des Rück- und Mittelfußes.

KLINISCHER BEZUG

Weber-Fraktur ▸ **Abb. 4.238**
In der a. p.-Aufnahme ist der Gelenkspalt am medialen Gelenkabschnitt des OSG deutlich erweitert, bedingt durch die Lateralverschiebung des Talus von mehr als 3 mm. Eine Erweiterung des tibiofibularen Clear Space ist das Zeichen einer Syndesmosensprengung.

Talushalsfraktur ▸ **Abb. 4.239**
Wenn die Frakturlinie durch das Collum tali geht, hat sie wegen der schlechten Blutversorgung und dadurch erschwerter Frakturheilung eine ungünstige Prognose. In der a. p.-Aufnahme ist nur eine leichte Inkongruenz der tibiotalaren Gelenkfläche zu sehen. In der seitlichen Aufnahme ist die deutliche Dislokation der Fraktur erkennbar mit Rotation des Taluskörper, manchmal auch mit Dislokation des Corpus tali nach dorsal.

Kalkaneusfraktur ▸ **Abb. 4.240**
Die Fraktur entsteht häufig durch axiale Belastung, z. B. bei einem Verkehrsunfall oder Sprung aus großer Höhe. Die Frakturlinien sind meist intraartikulär. Die Schwere der Verletzung wird durch die Desintegration und Deformierung des Knochens bestimmt. In der seitlichen Aufnahme sind die Frakturlinien, Stufenbildungen, Dislokationen und Höhenminderung gut sichtbar. Der Tuber-Gelenk-Winkel wird verändert, denn durch Zusammenbruch des Kalkaneus wird der Winkel kleiner oder kann negativ werden. Der Böhler-Winkel hat sich auf unter 20° verringert.

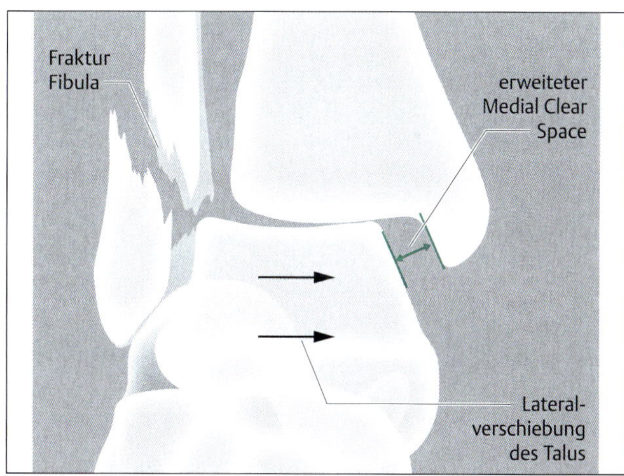

Abb. 4.238 Röntgenbefund: Weber-Fraktur in der a. p.-Aufnahme.

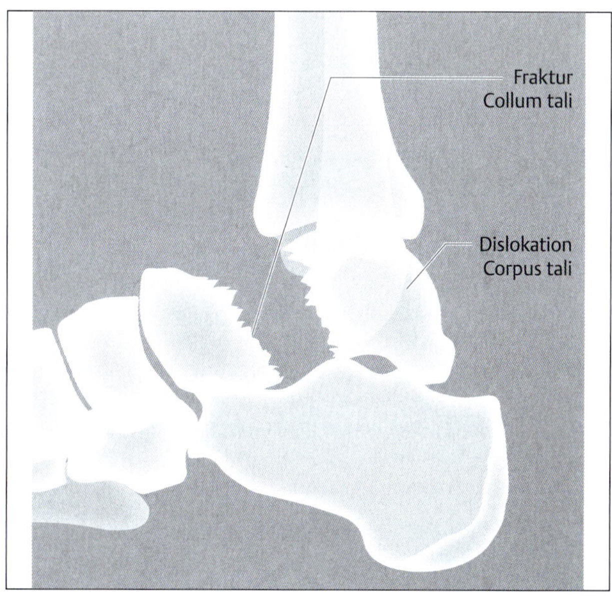

Abb. 4.239 Röntgenbefund: Talusfraktur in der seitlichen Aufnahme.

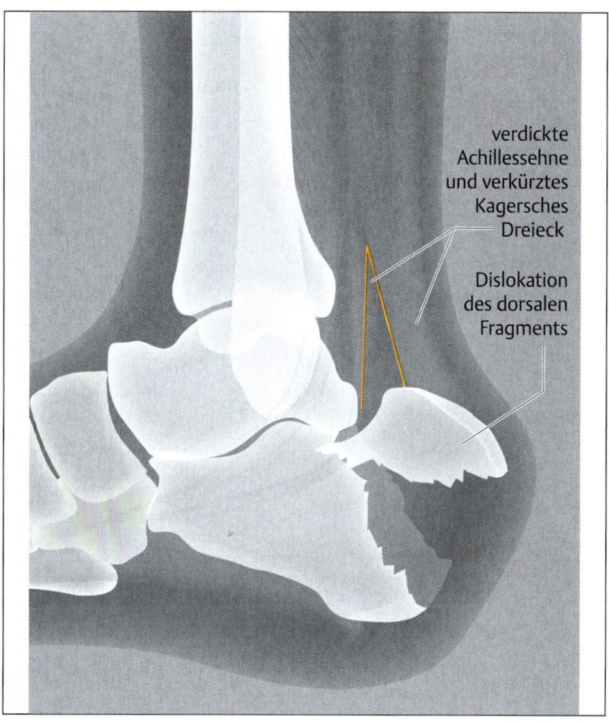

Abb. 4.240 Befund beim Röntgenbild: Kalkaneusfraktur in der seitlichen Aufnahme.

Fersensporn – Fibroostose ▸ **Abb. 4.241**
Stiftartige knöcherne Ausziehung vom plantaren Kalkaneus Richtung Plantaraponeurose ausgehend, die Ränder sind scharf abgegrenzt. Meist ist die angrenzende Kalkaneusspongiosa verdichtet.

Arthritis und Arthrosis deformans ▸ **Abb. 4.242**
In der Regel ist die Arthrosis deformans eine Folge von Trauma, Fehlstellung oder länger anhaltenden Überlastungen des Fußes. Röntgenzeichen sind folgende:

- Erosionen am Talus, sowohl an der medialen als auch an der lateralen Gelenkfläche der Trochlea.
- Durch den Knorpelverlust ist der Gelenkspalt verschmälert bzw. aufgehoben.
- Zystische Veränderungen sind an der gelenknahen Tibia und Fibula zu sehen.
- Kapsel-Band-Ossifikationen.
- Deformierungen der Tarsalknochen.

Kalkdepots
Kalkdichte Schatten deuten auf eine Verkalkung im interstitiellen Bindegewebe hin, sie wird als ***Peritendinitis calcarea*** bezeichnet. Häufigste Lokalisation der Weichteilverkalkung und umschriebener Kalkherde ist die Achillessehne.

Weichteilzeichen in der seitlichen Aufnahme
Eine ***interartikuläre Volumenzunahme*** am OSG ist durch eine anteriore und posteriore Vorwölbung des Gelenkraums zwischen Tibia und Talus zu erkennen.

Ein ***Erguss im Subtalargelenk*** ist als Vorwölbung über dem dorsokranialen Kalkaneus zu erkennen.

Veränderung des retromalleolären Kager-Dreiecks: Bei einer Ruptur der Achillessehne oder Ödembildung im Gewebe wird das Dreieck verwaschen und kann sogar ganz verschwinden.

Achillobursitisdefekt
Bedingt durch eine entzündlich angeschwollene Bursa tendinis calcarea und das Übergreifen der Entzündung auf den Kalkaneus kann durch den ständigen Druck eine Erosion an der dorsalen Kalkaneuskante entstehen.

Osteochondosis dissecans am Talus (OCD) ▸ **Abb. 4.243**
Die OCD ist eine umschriebene aseptische Knochennekrose unterhalb des Gelenkknorpels, die sich im Röntgenbild als kranzförmiger dunkler Fleck darstellt, eine sog. ***Dissektion***. Das betroffene Knochenareal mit dem darüber liegenden Knorpel kann sich ablösen und als freier Gelenkkörper, ***Dissekat***, zu Blockierungen führen. Am häufigsten ist die mediale Trochleakante betroffen, bzw. ein Areal, das geringfügig davon entfernt ist.

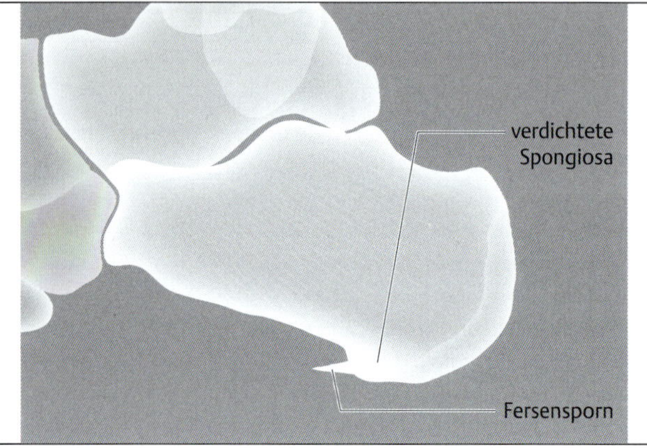

Abb. 4.241 Röntgenbefund: Fersensporn in der seitlichen Aufnahme.

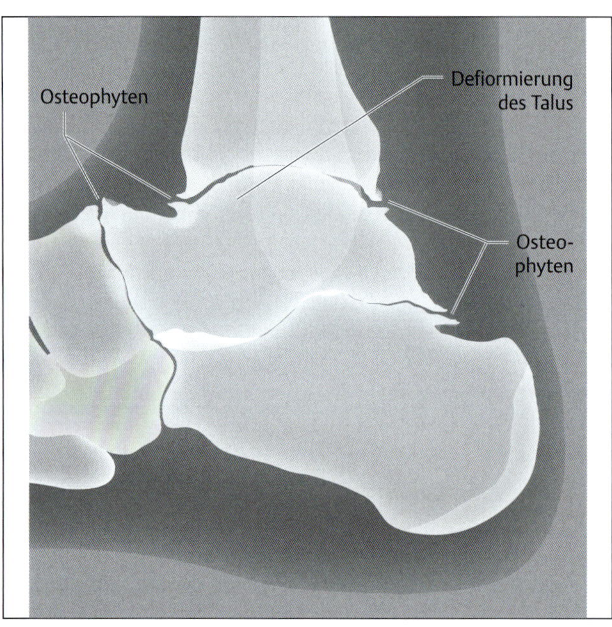

Abb. 4.242 Röntgenbefund: Arthrose in der seitlichen Aufnahme.

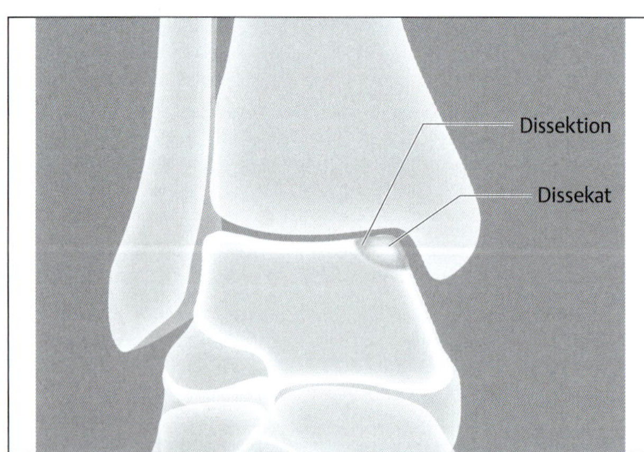

Abb. 4.243 Röntgenbefund: Osteochondrosis dissecans in der seitlichen Aufnahme.

Spezielle Aufnahmen

Die ***Schrägaufnahme*** (▸ **Abb. 4.244**) wird meist entlastet durchgeführt.

- Durch eine Einstellung des Fußes in 45° Innenrotation kann die Malleolengabel unter besonderer Berücksichtigung der Stellung der distalen Fibula beurteilt werden.
- Die schräge Aufnahme in 45° Außenrotation gibt Auskunft über den Talus und über knöcherne Ausrisse der Bänder der Syndesmose. Außerdem ist das Chopart-Gelenk gut einsehbar.

Bei der ***axialen Kalkaneusaufnahme*** (▸ **Abb. 4.245**) liegt die Ferse auf der Filmkassette, und der Fuß wird mittels Band in maximale Dorsalextension gezogen. Der Röntgenstrahl wird in einem Winkel von 45° auf die Fußsohle des Rückfußes gerichtet. Beurteilt werden vor allem Kalkaneusfrakturen, z. B. Abriss- und Impressionsfrakturen, teilweise mit Gelenkbeteiligung.

Seitliche Aufnahme des Fußes unter Belastung

Winkel zur Beurteilung des Fußgewölbes

▸ **Abb. 4.246**

- ***Fersenauftrittswinkel:*** Die Längsachse des Kalkaneus bildet mit der Auftrittsfläche einen Winkel von etwa 30°.
- ***Kalkaneuswinkel:*** Linie vom Auflagepunkt des Kalkaneus zum anterioren tiefsten Punkt des Kalkaneus im Verhältnis zu einer Horizontalen. Norm: etwa 20°.
- ***Inklinationswinkel der Ossa metatarsalia:*** Die Längsachse der ersten Metatarsalia bilden im Verhältnis zum Boden einen Winkel von 18–25°. Die Inklination ist zum fünften Os metatarsale hin abnehmend, so dass dort nur noch ein Winkel von 5° zu messen ist.
- ***Feiss-Linie:*** Von der Spitze des Malleolus medialis wird eine Linie zum Bodenkontaktpunkt des Metatarsalköpfchens I gezogen. Dann wird die Stellung der Tuberositas ossis navicularis beurteilt. Normalerweise liegt sie auf dieser Linie bzw. unmittelbar plantar davon.

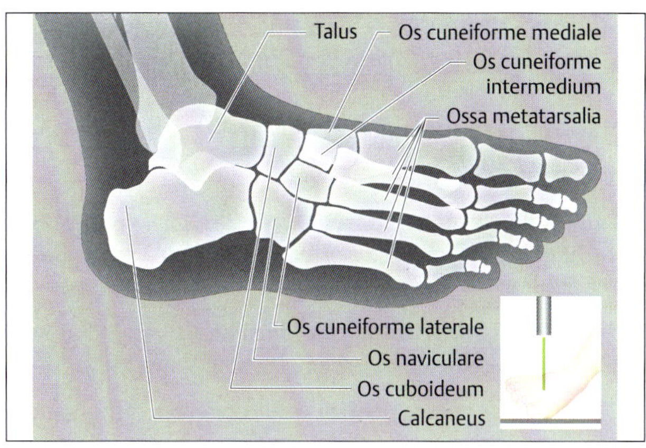

Abb. 4.244 Spezielle Aufnahme: Schrägaufnahme des Fußes.

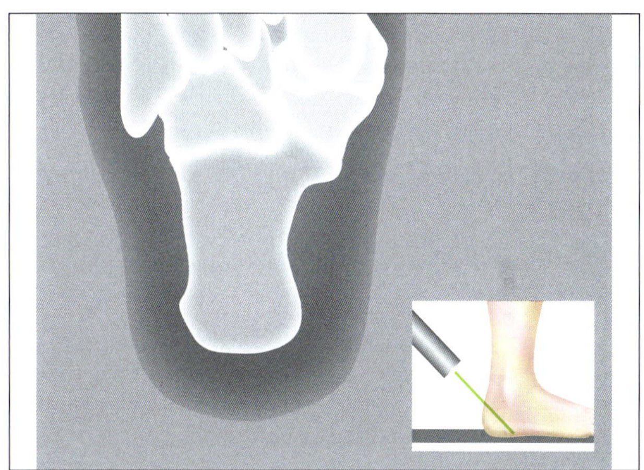

Abb. 4.245 Spezielle Aufnahme: axiale Kalkaneusaufnahme.

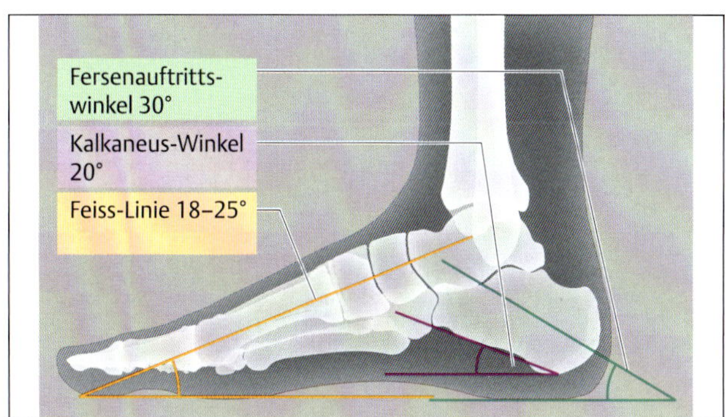

Abb. 4.246 Winkel zur Beurteilung des Fußgewölbes.

Aufnahmen des Vorfußes und der Zehen in drei Ebenen

Dorsoplantare Aufnahme

▶ Abb. 4.247

Die belastete dorsoplantare Aufnahme des Vorfußes wird vor allem zur Beurteilung von Vorfuß- und Zehenabweichungen durchgeführt.

Die ***Gelenkspaltweiten*** der Metatarsophalangeal- und Interphalangealgelenke betragen zwischen 1,5 und 2,5 mm.

Die ***Sesambeine*** stellen sich als verdichtete ovale Bezirke am proximalen Ende der Metatarsalköpfchen dar. Das mediale ist etwas mehr zur Mitte verlagert, das laterale von der Longitudinalachse entfernt.

Der ***Intermetatarsalwinkel*** (▶ **Abb. 4.248**) zwischen Metatarsale I und II beträgt in der Norm unter 8°. Longitudinale Achsen durch die Metatarsale I und II, die miteinander verbunden werden, zeigen diesen Winkel an. Zwischen 4. und 5. Metatarsale liegt der Winkel bei etwa 5°.

Die ***Großzehengrundvalgität*** (▶ **Abb. 4.248**) beträgt normalerweise weniger als 20°. Eine longitudinale Achse durch das Metatarsale I, die nach distal verlängert wird, und die longitudinale Achse durch die Grundphalanx I zeigen einen Winkel von etwa 15°.

Der ***distale Gelenkflächenwinkel*** (▶ **Abb. 4.248**) beträgt in der Norm weniger als 10°. Er dient zur Beurteilung der Gelenkflächenkongruenz des Grundgelenks der Großzehe. Es wird eine Schaftachse durch das Os metatarsale I und darauf eine Senkrechte gelegt. Dies ist die erste Linie, die zweite Linie entsteht durch die Tangentialebene, die auf die konkave Basis der Grundphalanx gelegt wird. Bei der Verbindung beider Linien entsteht der distale Gelenkflächenwinkel.

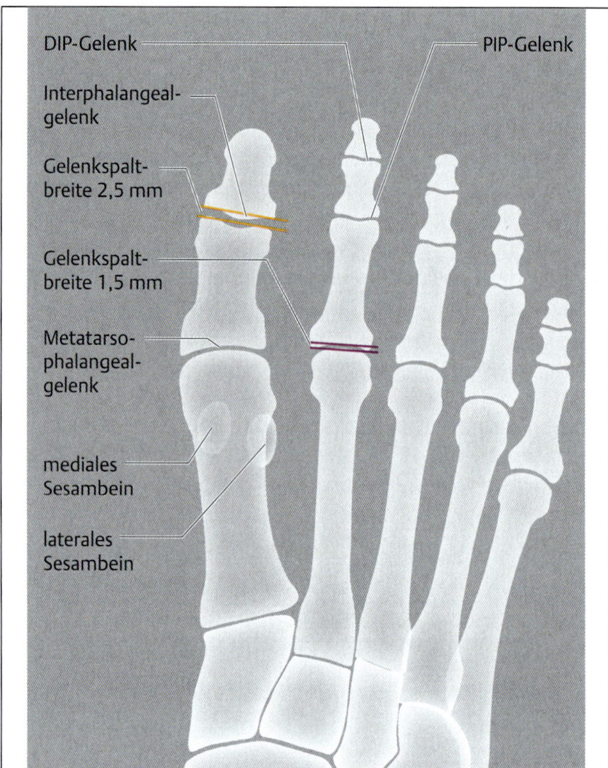

Abb. 4.247 Dorsoplantare Aufnahme des Vorfußes und der Zehen: Bezeichnung der Strukturen.

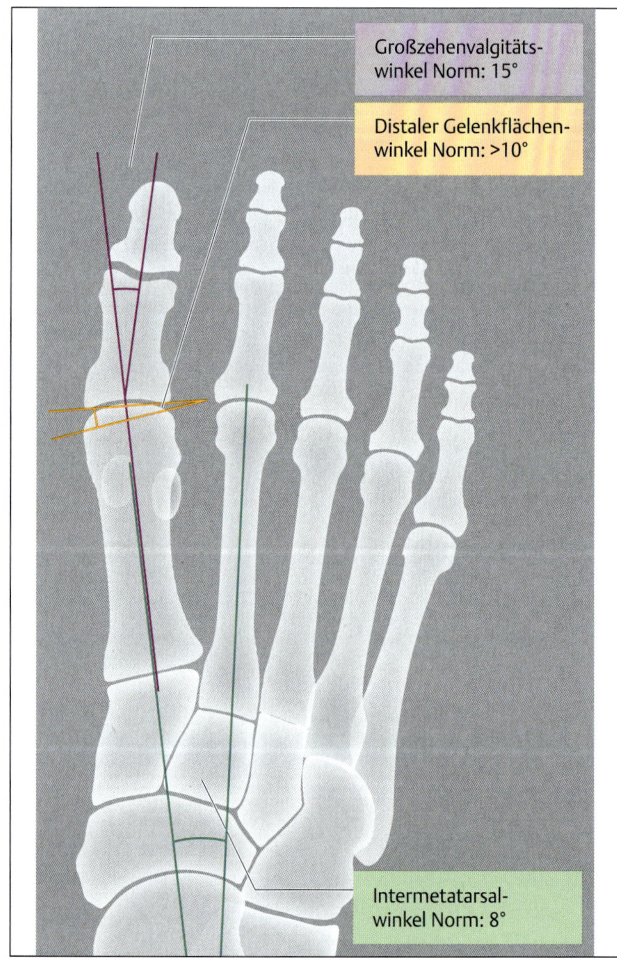

Abb. 4.248 Dorsoplantare Aufnahme des Vorfußes und der Zehen: Winkel und Achsen.

Seitliche Aufnahme belastet

▸ **Abb. 4.249**

Alle fünf Zehen überlagern sich knöchern und sind einzeln nicht gut identifizierbar. Mit dieser Aufnahmetechnik kann die Neigung der Mittelfußknochen beurteilt werden. Außerdem ist das Gelenk zwischen Sesambein und dem Gleitlager am Caput metatarsale I gut einsehbar, und die Gelenkspaltbreite des MTP I kann so beurteilt werden.

Schrägaufnahme

▸ **Abb. 4.250**

Die Schrägaufnahme dient vor allem zur Darstellung der Metatarsalköpfchen, sowie der Zehengelenke. Außerdem sind die Ossa sesamoidea gut zu sehen, und das Lisfranc-Gelenk ist gut einsehbar.

KLINISCHER BEZUG

Spreizfuß und Hallux valgus ▸ **Abb. 4.251**

Der Intermetatarsalwinkel ist größer als 10° als Zeichen der Divergenz der Metatarsalen I und II.

Die Großzehengrundvalgität beträgt mehr als 20° und der distale Gelenkflächenwinkel ist größer als 10°, was eine Inkongruenz der Gelenkflächen bedeutet.

Das Caput metatarsale I ist gegen die Sesambeine nach medial verschoben. Außerdem ist die starke Weichteilschwellung seitlich am Caput metatarsale I zu sehen. Siehe Kap. 4.10.

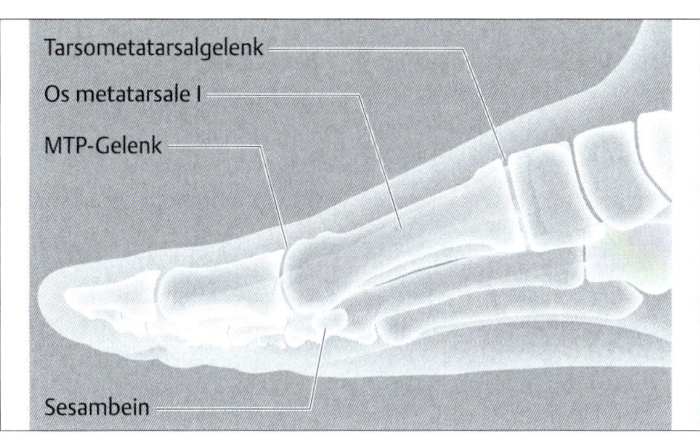

Abb. 4.249 Seitliche Aufnahme des Vorfußes und der Zehen.

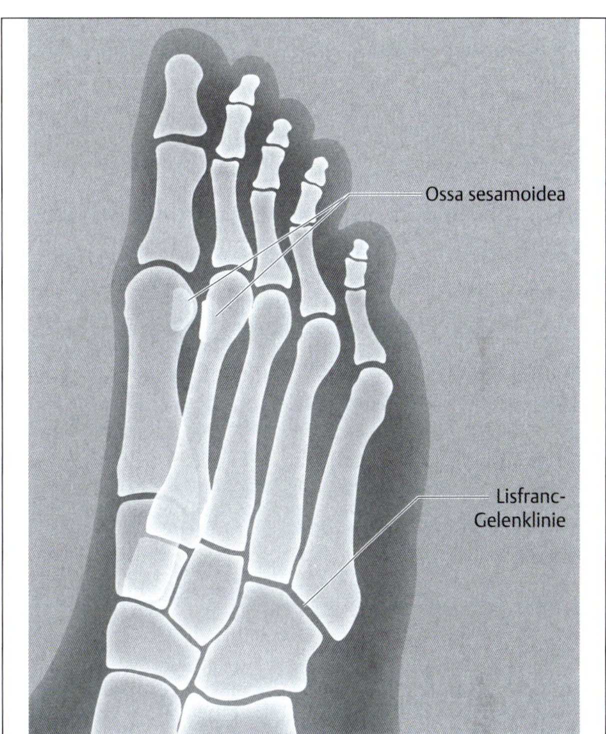

Abb. 4.250 Schrägaufnahme des Vorfußes.

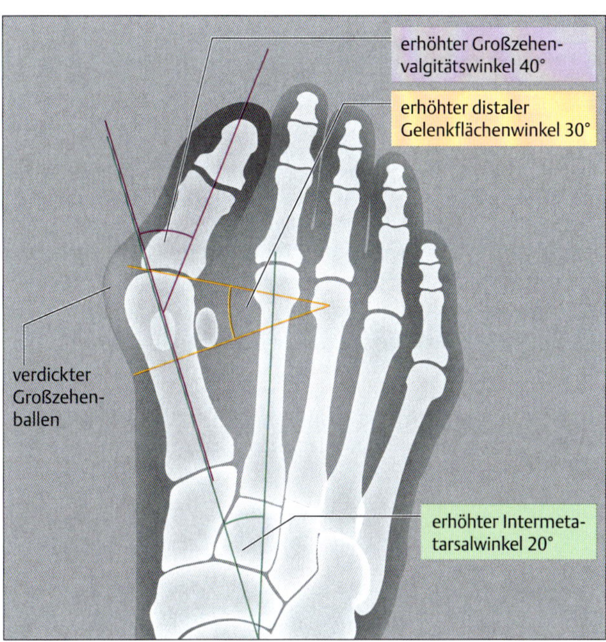

Abb. 4.251 Röntgenbefund: Spreizfuß und Hallux valgus.

Chronische Polyarthritis (pcP) ▸ **Abb. 4.252**
Die chronischen Entzündungen führen zu Gelenkdestruktionen und Fehlstellungen. Der Vorfuß ist häufiger betroffen als der Rückfuß, beispielsweise Spreizfuß mit Hallux valgus, Varusstellung der Kleinzehe, sowie Subluxationsstellungen der Zehen.

Radiologische Zeichen sind Gelenkspaltverschmälerung bis zur Zerstörung von Gelenken, Osteophyten, kortikale Erosionen und subchondrale Zysten.

Metatarsalfraktur ▸ **Abb. 4.253**
Metatarsalfrakturen entstehen durch direkte Krafteinwirkung auf den Fuß und übermäßige Rotationskräfte. Die Ausrissfraktur der Basis der Metatarsale V stellt eine besondere Form dar.

Radiologisches Zeichen ist eine Unterbrechung der Knochenstruktur, u. U. mit Verschiebung der Knochenfragmente. Siehe Kap. 4.1.

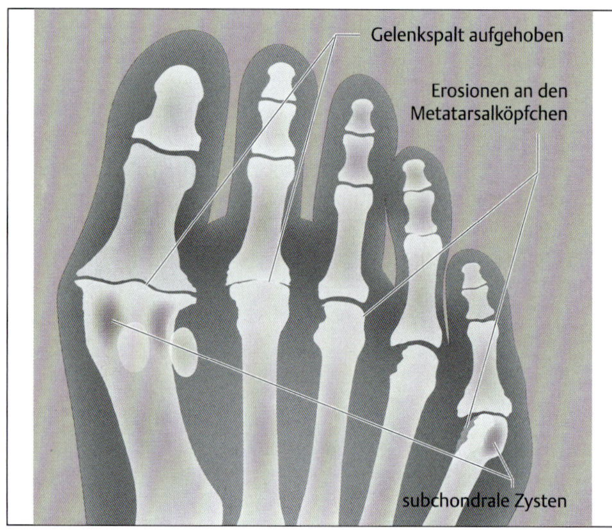

Abb. 4.252 Röntgenbefund: primär chronische Polyarthritis.

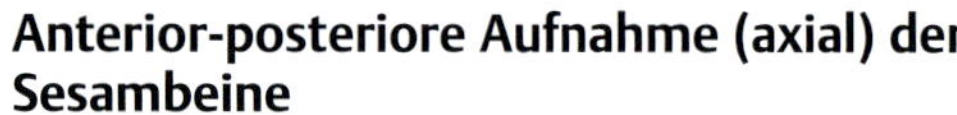

Anterior-posteriore Aufnahme (axial) der Sesambeine

▸ **Abb. 4.254**

Fußposition: RL, Ferse auf der Filmkassette OSG in Plantarflexion mit maximaler Zehenextension (gehalten mittels Schlaufe), Röntgenstrahl fokussiert auf Großzehengrundgelenk. In dieser Position sind das Sesamgleitlager sowie die Form und die Stellung der Sesambeine beurteilbar.

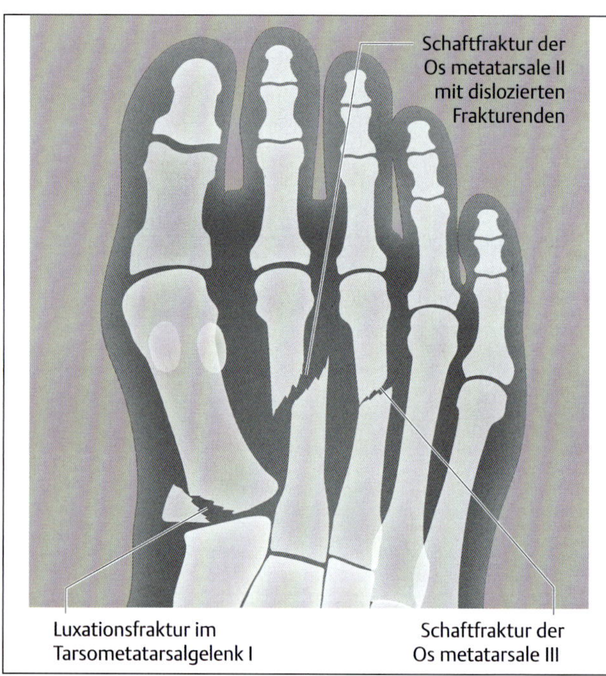

Abb. 4.253 Röntgenbefund: Metatarsalfraktur.

4.13.2 Computertomografie (CT) des Fußes

Durch die CT gibt es eine bessere Beurteilung der Fragmentzahl, der Fragmentdislokationen bei Frakturen sowie der Gelenkflächenbeteiligung. Insbesondere der Spiral-CT wird eine besondere Bedeutung für die genaue Diagnostik beigemessen, da sie eine 2D-Rekonstruktion von hoher Qualität ermöglicht.

4.13.3 Magnetresonanztomografie (MRT) des Fußes

Die kernspintomografische Darstellung spielt neben der Beurteilung ligamentärer Läsionen auch bei der Erkennung von osteochondralen Läsionen, z. B. Flake Fractures, eine große Rolle. Denn mit der MRT kann man Schnittbilder des menschlichen Körpers erzeugen. Sie arbeitet im Gegensatz zur Röntgenuntersuchung nicht mit Röntgenstrahlen, sondern mit sehr starken, konstanten Magnetfeldern und Radiowellen.

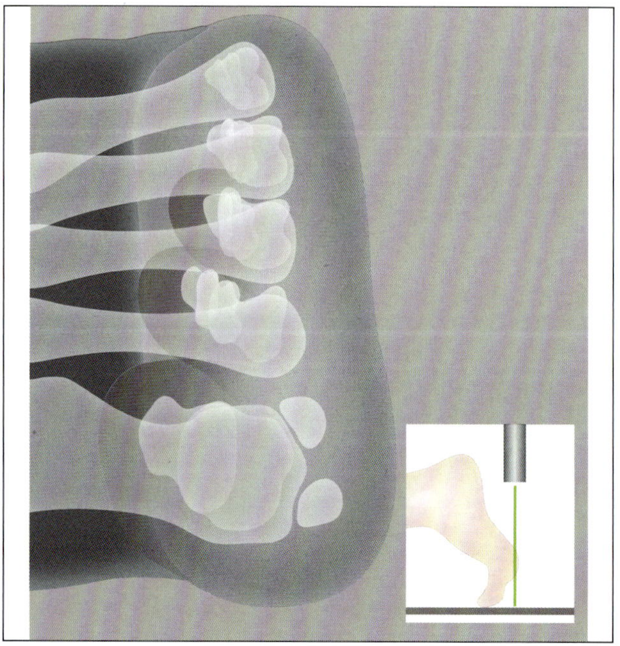

Abb. 4.254 Axiale Aufnahme der Sesambeine.

4.14 Palpation der Fußregion

4.14.1 Mediale Fußregion

Ausgangsstellung

Der Patient sitzt mit erhöhtem Rückenteil auf einer Bank, so dass das Bein aufliegt. Das Knie ist mit einer Rolle unterlagert, ebenso liegt eine kleine Halbrolle proximal der Ferse.

Der Palpierer steht auf der lateralen Fußseite, die Palpation von lateral mit Zeige-, evtl. Mittelfinger, erfolgen kann.

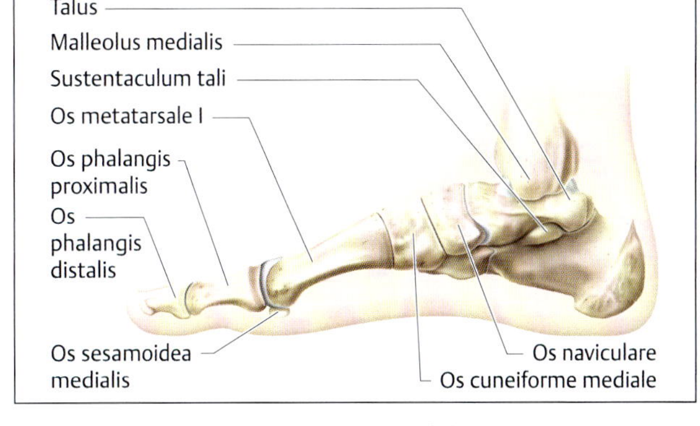

Abb. 4.255 Topografische Orientierung mediale Fußregion.

Knöcherne Strukturen und Gelenke

Topografische Orientierung

▸ **Abb. 4.255**

Die knöchernen Strukturen sind relativ gut zu palpieren. Die Gelenke dagegen sind nicht immer gut palpierbar.

Orientierungshilfe zum Auffinden der Gelenke

▸ **Abb. 4.256**

Der Fuß wird passiv in maximale Dorsalextension gebracht, dann werden Zeige- Mittel- und Ringfinger der anderen Hand quer über den Fußrücken, dicht vor die Malleolengabel gelegt, wobei die Fingerspitzen Richtung Ferse zeigen. Der Ringfinger entspricht annähernd der Breite des Talushalses, der Mittelfinger des Os naviculare und der Zeigefinger des Os cuneiforme I.

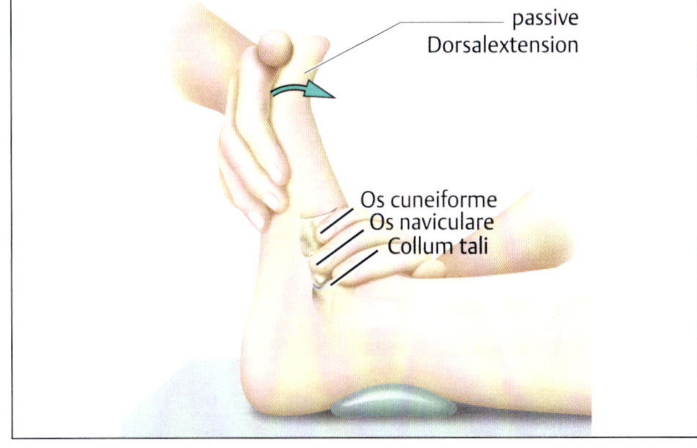

Abb. 4.256 Orientierungshilfe für den medialen Tarsus.

Malleolus medialis

Der Malleolus ist der am deutlichsten vorspringende Knochenpunkt am medialen Fußbereich und dient als wichtige Orientierungshilfe beim Auffinden der zu palpierenden Strukturen. Außerdem entspringt von hier das mediale Kollateralband.

Sustentaculum tali

▸ **Abb. 4.257**

Etwa einen Querfinger plantar der Malleolenspitze liegt ein deutlich zu palpierender Knochenvorsprung, das Sustentaculum tali des Kalkaneus. Es ist etwa 1½ Querfinger lang und ½ Querfinger hoch. Am Oberrand befindet sich der Gelenkspalt zum Talus. Durch passive Kippungen nach medial und lateral kann dieser besser lokalisiert werden, denn bei der lateralen Kippung klafft der Spalt. Auf dem Sustentaculum verläuft die Sehne des M. flexor digitorum longus.

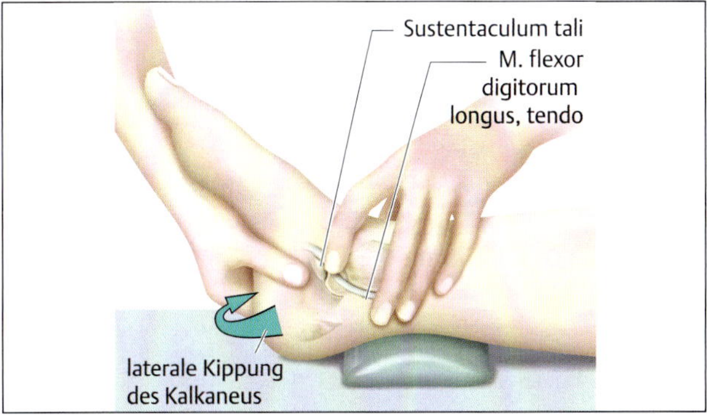

Abb. 4.257 Palpation des Sustentaculum tali.

Collum tali

▸ **Abb. 4.258**

Von der anterioren Malleoluskante ausgehend nach distal wird der Talushals palpiert. Kleine passive Bewegungen Richtung Dorsalextension und Plantarflexion erleichtern das Auffinden, denn bei der Plantarflexion drückt er sich gegen den Palpierfinger.

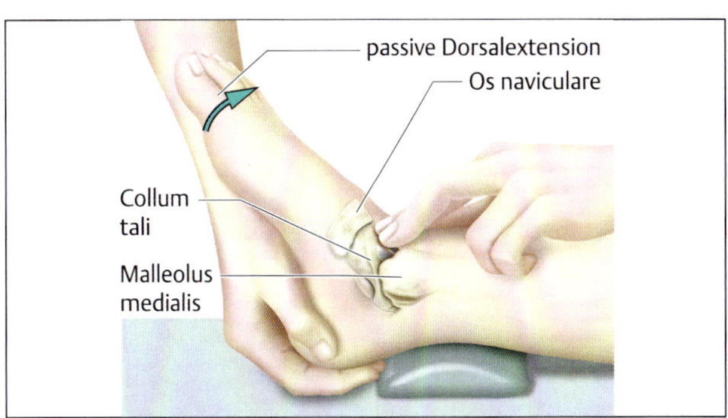

Abb. 4.258 Palpation des Collum tali.

Tuberculum mediale processus posterior tali

► **Abb. 4.259**

Von der posterioren Malleoluskante je ein Querfinger nach dorsal und plantar gehend kann ein deutlich vorspringender Knochenpunkt palpiert werden, das Tuberculum mediale am Proc. posterior tali. Der Knochenpunkt drückt sich bei Plantarflexion deutlich gegen den Palpierfinger, weshalb kleine passive Bewegungen in Dorsalextension und Plantarflexion beim Auffinden helfen.

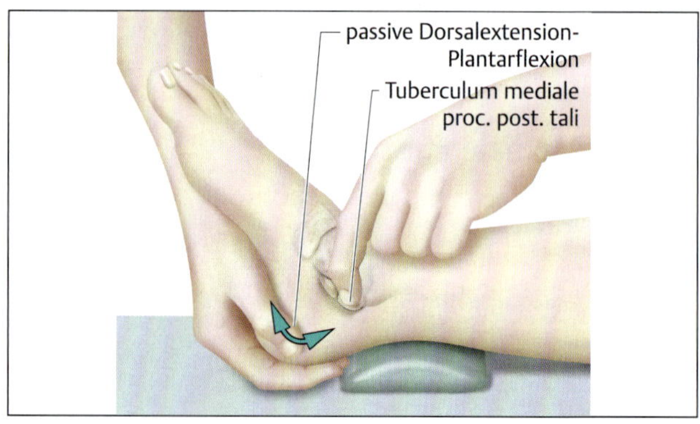

Abb. 4.259 Palpation des Tuberculum mediale processus posterior tali.

Os naviculare

► **Abb. 4.260**

Vom Sustentaculum ausgehend nach distal und plantar ist ein deutlicher Höcker zu palpieren (***Tuberositas ossis navicularis***). Die Sehne des M. tibialis posterior zieht von proximal-dorsal kommend darauf zu. Deshalb kann sie als Orientierungshilfe benutzt werden.

Das gesamte Os naviculare ist in seinem Umfang nicht palpierbar. Es ist etwa einen Querfinger breit und reicht von der Tuberositas Richtung Fußrücken etwa bis zu einer Linie, die von den Metatarsale III nach proximal gezogen wird.

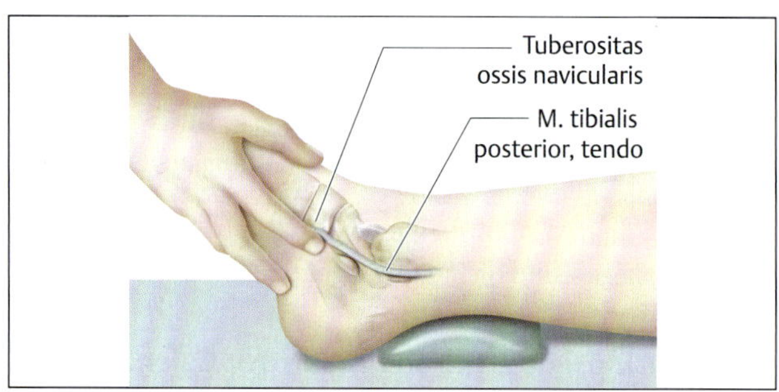

Abb. 4.260 Palpation der Tuberositas ossis navicularis.

Art. talonavicularis

► **Abb. 4.261**

Zwischen der Sehne des M. tibialis anterior und dem medialen Malleolus und gut einen Querfinger distal des Unterschenkels ist der proximale Rand des Os naviculare zu palpieren. Wird die Fingerspitze an diese Kante gelegt, ist bei passiven In- und Eversionsbewegungen der Gelenkspalt deutlich zu fühlen.

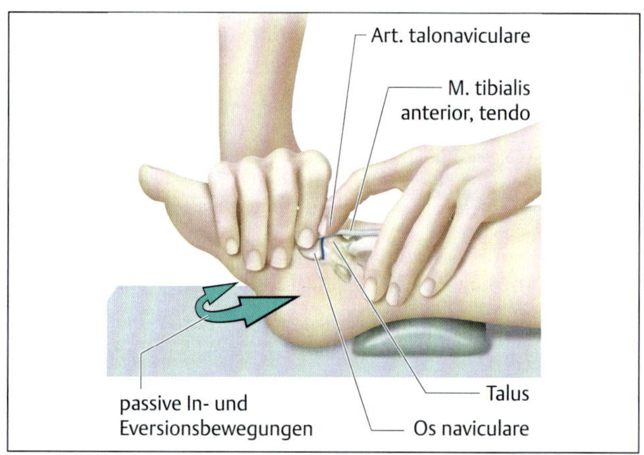

Abb. 4.261 Palpation der Art. talonavicularis.

Art. cuneonavicularis

► **Abb. 4.262**

Am distalen Rand des Os naviculare befindet sich der Gelenkspalt zum Os cuneiforme mediale. Am besten wird von medioplantar palpiert, bei gleichzeitigen medialen Aufklappbewegungen vom Os cuneiforme her.

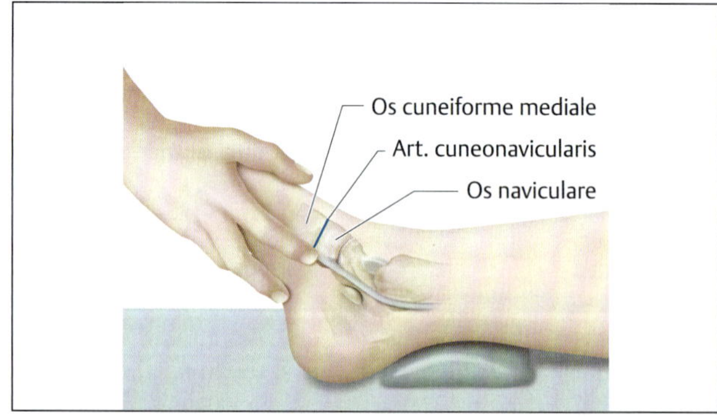

Abb. 4.262 Palpation der Art. cuneonavicularis.

Art. tarsometatarsalis I

▸ Abb. 4.263

Die Basis ossis metatarsalis I ist der nächste vorspringende Punkt bei der Orientierung nach distal. Der Gelenkspalt zum Os cuneiforme mediale befindet sich proximal davon. Bei Traktion der Metatarsale I wird der Gelenkspalt breiter und ist besser zu palpieren. Eine Hilfe zur Palpation stellt der Sehnenverlauf des M. tibialis anterior dar, der auf den Gelenkspalt hin zielt.

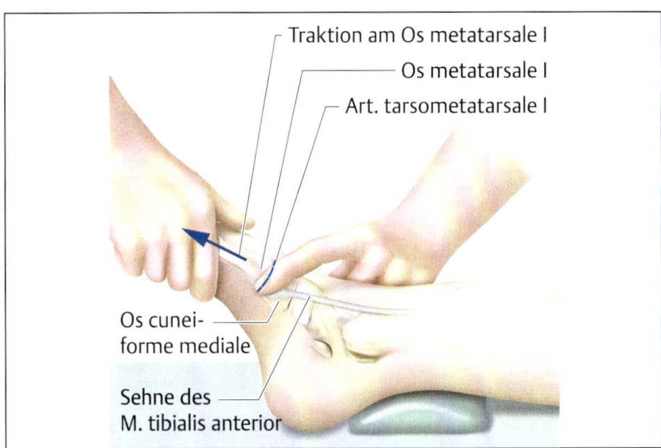

Abb. 4.263 Palpation der Art. tarsometatarsalis I.

Art. metatarsophalangealis I

▸ Abb. 4.264

Der Gelenkspalt zwischen Os metatarsale I und der Grundphalanx I ist ca. 1 cm proximal der Zehenfurche zu tasten. Indem der Zeh distal gefasst und kreisend bewegt wird, kann das Gelenkspiel zwischen den beiden Gelenkpartnern palpiert und der Gelenkspalt identifiziert werden.

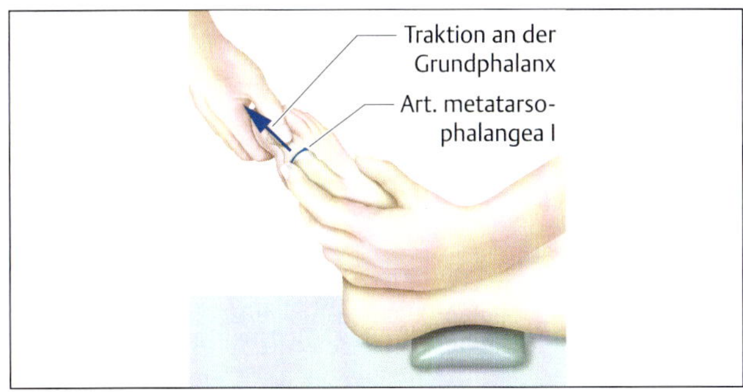

Abb. 4.264 Palpation der Art. metatarsophalangealis I.

KLINISCHER BEZUG

Bursitis am Metatarsophalangealgelenk I ▸ Abb. 4.265
Das Gebiet um das Metatarsalköpfchen I und das Metatarsophalangealgelenk I ist Sitz des Hallux valgus. Durch das Auseinanderweichen der Ossa metatarsalia kann sich auf der Medialseite des Metatarsalköpfchens eine Schwellung ausbilden. Durch Druck und Reibung kann sich hier eine Bursitis entwickeln, die äußerst schmerzhaft ist.

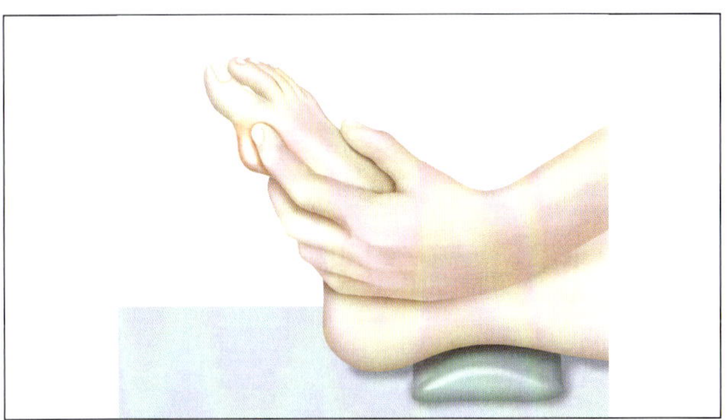

Abb. 4.265 Palpation des Großzehenballens.

Bänder

Lig. deltoideum

▸ Abb. 4.266

Das Band hat eine fächerförmige Ausbreitung und ist durch seine Lage unter dem Retinaculum mm. flexorum nicht gut zu palpieren. Um eine Aussage über den Spannungszustand des Bandes zu machen, sollte deshalb der Fuß in verschiedene Stellungen gebracht werden, um seine Anteile zu straffen. Das Band besteht aus vier Teilen, von denen zwei zum Talus ziehen und je ein Anteil eine Verbindung zum Os naviculare und Kalkaneus herstellt.

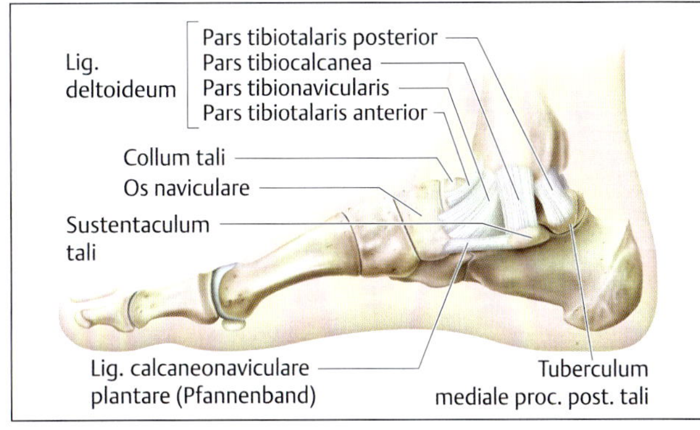

Abb. 4.266 Lig. deltoideum.

Lig. tibiotalare anterius

▸ Abb. 4.267

Der Palpierfinger liegt unmittelbar anterior der medialen Malleoluskante, denn dieses Band zieht vom Malleolus nach distal zum Collum tali. Durch passive Plantarflexion wird es gestrafft, Dorsalextension entspannt es, so dass der Finger entweder herausgedrückt wird oder tiefer einsinken kann.

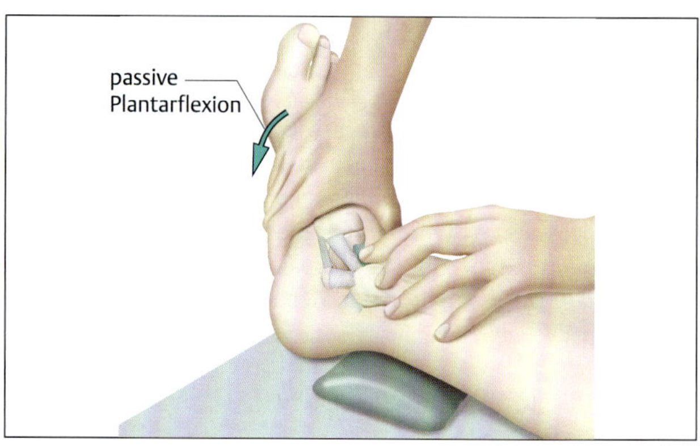

Abb. 4.267 Palpation des Lig. tibiotalare anterius.

Lig. tibionaviculare

▸ Abb. 4.268

Dieser Bandteil zieht zur dorsalen Fläche des Os naviculare und breitet sich bis zur Tuberositas ossis navicularis aus. Er liegt direkt unter dem M. tibialis posterior und kann sowohl medial als auch lateral der Sehne in der Tiefe palpiert werden. Das Auffinden der richtigen Palpationsstelle wird durch passive Eversionsbewegung erleichtert, da das Band in dieser Stellung gestrafft wird.

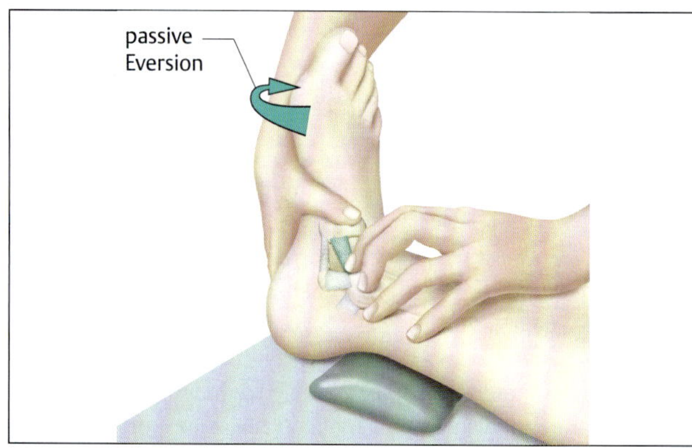

Abb. 4.268 Palpation des Lig. tibionaviculare.

Lig. tibiocalcaneare

▸ Abb. 4.269

Der Palpierfinger liegt unmittelbar plantar der Malleolenspitze, denn das Band zieht von hier nach plantar zum Sustentaculum tali. Es ist vollständig vom Retinaculum flexorum bedeckt, weshalb eine passive Valgusstellung der Ferse durchgeführt wird, um dieses Band zu straffen und damit besser zu identifizieren.

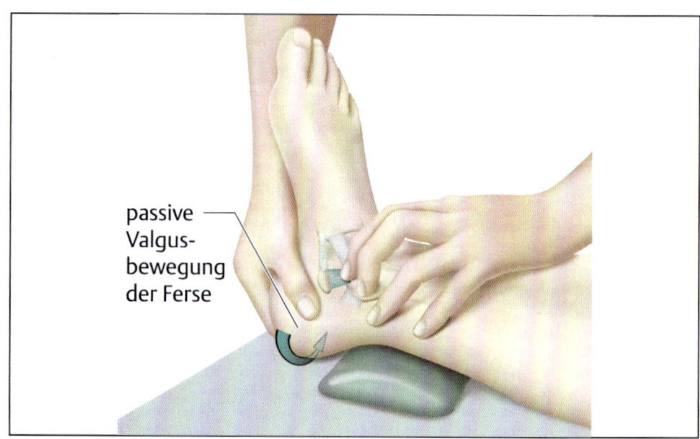

Abb. 4.269 Palpation des Lig. tibiocalcaneare.

Lig. tibiotalare posterius

▸ Abb. 4.270

Der dorsale Teil des Lig. deltoideum zieht zum Tuberculum mediale des Processus posterior tali. Der Palpierfinger liegt dorsal an der posterioren Malleoluskante und geht hier in die Tiefe und etwas nach plantar. Durch passive Dorsalextension wird das Band gestrafft, Plantarflexion entspannt es, so dass kleine Bewegungen die Identifizierung erleichtern.

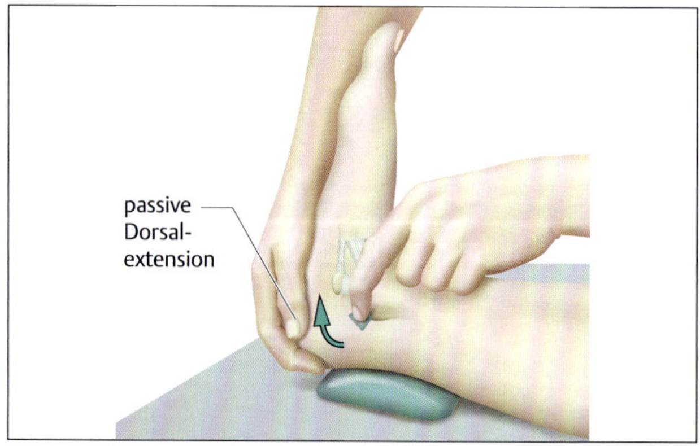

Abb. 4.270 Palpation des Lig. tibiotalare posterius.

Lig. calcaneonaviculare plantare

▸ Abb. 4.271

Der Palpierfinger liegt zwischen Sustentaculum und Tuberositas ossis navicularis. Hier ist nur der mediale Rand des Pfannenbandes als eine feste, runde Struktur palpierbar. Der größte Teil des Bandes liegt plantar unter vielen Weichteilstrukturen und ist deshalb der Palpation nicht zugänglich. Bei vielen Patienten ist das Pfannenband sehr druckempfindlich, da es bei Absinken des Längsgewölbes unter Stress gerät und schmerzhaft ist.

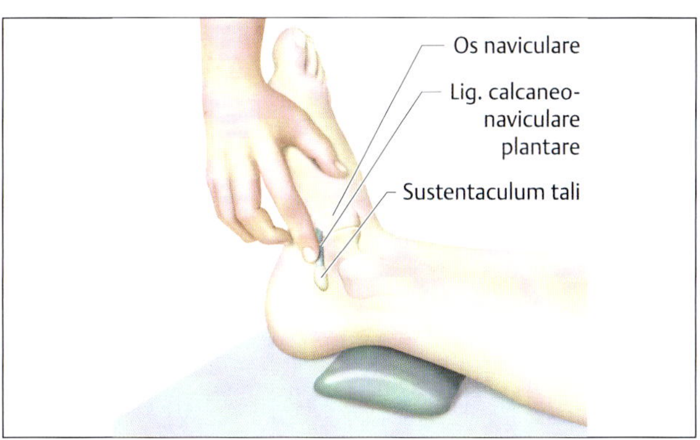

Abb. 4.271 Palpation des Lig. calcaneonaviculare plantare.

Muskulatur

Sehne des M. tibialis posterior

▸ Abb. 4.272

Die Sehne des Muskels liegt auf dem posterioren Teil des Malleolus medialis und biegt von dort nach plantar ab. Sie verläuft kranial des Sustentaculum Richtung Tuberositas ossis navicularis. Durch Anspannung Richtung Plantarflexion mit Supination kommt die Sehne sehr deutlich hervor und ist damit der Palpation gut zugänglich. Der weitere Verlauf im Fußsohlenbereich kann nicht verfolgt werden, da andere Strukturen darüber ziehen.

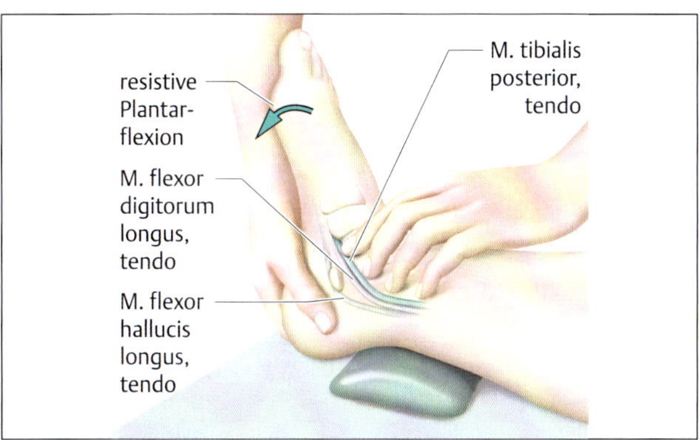

Abb. 4.272 Palpation der Sehne des M. tibialis posterior.

Sehne des M. flexor digitorum longus

▸ Abb. 4.273

Die Sehne verläuft hinter dem Malleolus und biegt unterhalb davon nach plantar um. Das Sustentaculum besitzt eine längs verlaufende Rinne für die Sehne. Bei Anspannung der Zehen Richtung Flexion kann diese sowohl hinter dem Malleolus als auch auf dem Sustentaculum gut identifiziert werden.

Da sich die Sehne im Fußsohlenbereich in der tieferen Muskelschicht befindet, kann sie im weiteren Verlauf nach distal nicht identifiziert werden.

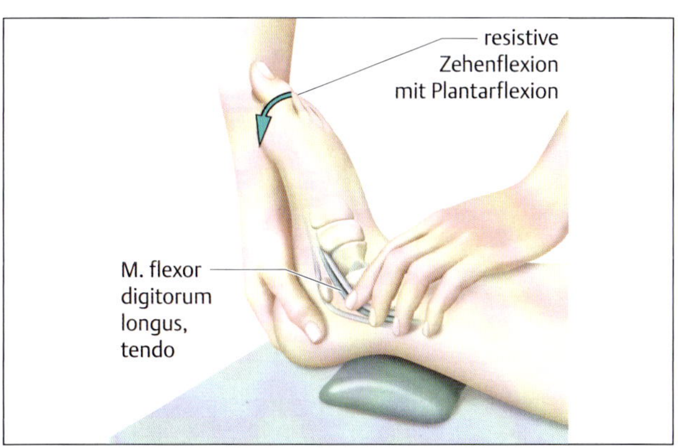

Abb. 4.273 Palpation der Sehne des M. flexor digitorum longus.

Sehne des M. flexor hallucis longus

▸ Abb. 4.274

Unter dem Sustentaculum und in der Tiefe verläuft die Sehne des M. flexor hallucis longus. Deshalb ist sie in diesem Bereich nur schwer palpierbar. Die Palpation der Sehne erfolgt in Höhe des Malleolus medialis. Durch die Anspannung des Großzehen Richtung Flexion ist sie als die am weitesten dorsal verlaufende strangartige Struktur zu identifizieren.

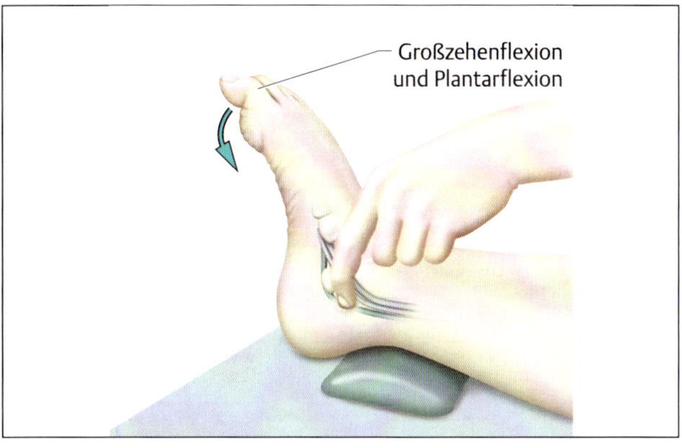

Abb. 4.274 Palpation der Sehne des M. flexor hallucis longus.

Orientierungshilfe für die Reihenfolge der Sehnen im Malleolusbereich (nach Dos Winkel 2003)

▸ Abb. 4.275

Von ventral nach dorsal sind das:

- **T**om = M. **t**ibialis p**o**sterior
- **Di**ck = M. flexor **di**gitorum longus
- **van** = **V**ene, **A.** tibialis posterior, **N.** tibialis
- **Ha**rry = M. flexor **ha**llucis longus

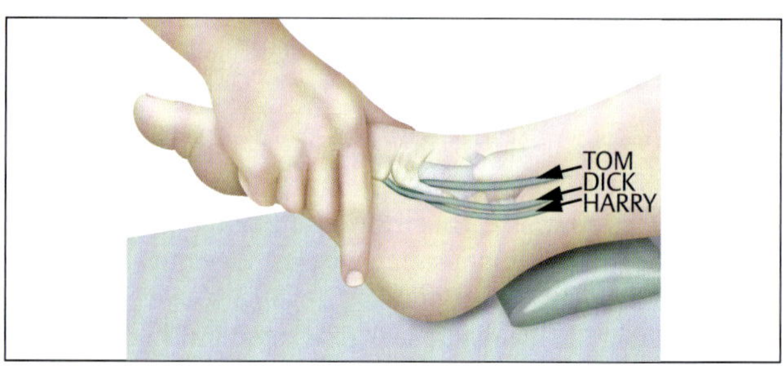

Abb. 4.275 Orientierungshilfe für die Reihenfolge der Sehnen am Malleolus medialis.

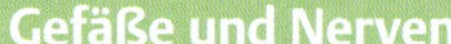

Gefäße und Nerven

A. tibialis posterior

▸ Abb. 4.276

Retromalleolär zwischen dorsaler Malleoluskante und Achillessehne wird der Zeigefinger zwischen M. flexor digitorum und M. hallucis longus aufgelegt. Evtl. muss der Druck verstärkt werden, um die Pulsation der A. tibialis posterior zu fühlen.

N. tibialis

Der Nerv liegt direkt posterior der Arterie und ist nur schwer zu identifizieren. Bei mageren Patienten kann er evtl. als ein sehr fester, dünner Strang identifiziert werden.

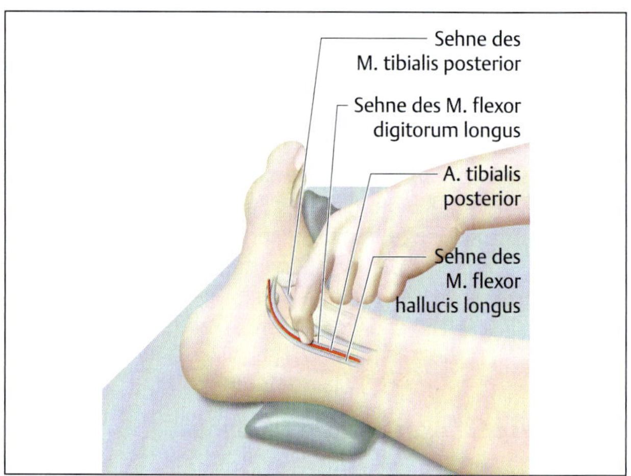

Abb. 4.276 Palpation der A. tibialis posterior.

4.14.2 Fuß- und Zehenrücken

Hautareale

Bei der Palpation und Beurteilung der Hautareale sind vor allem die Zehen interessant, da sich hier die meisten Veränderungen ergeben. Deshalb wird dieser Bereich mit den flachen Fingern abpalpiert, um Veränderungen festzustellen.

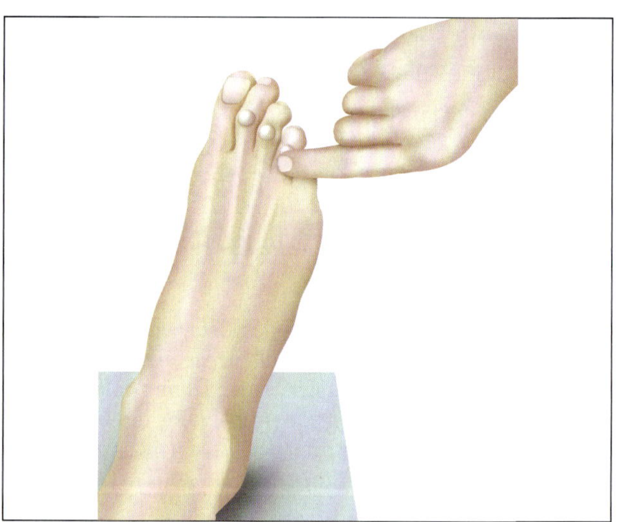

Abb. 4.277 Clavi an den Zehen bei Krallenzeh.

KLINISCHER BEFUND

Clavi ▸ **Abb. 4.277**

Clavi entstehen am häufigsten durch chronischen Druck auf knochennahe Haut, z. B. durch zu enges oder ungeeignetes Schuhwerk. Es kommt zu einer kreisrund umschriebenen, meist schmerzhaften Verdickung der Hornschicht (Stratum corneum). Im Zentrum des Clavus findet sich häufig ein in die Tiefe reichender Dorn aus Hornmaterial, der bis in die subkutane Hautschicht vordringen kann. Die Clavi fallen bei Zehendeformitäten, z. B. bei Krallenzehen, auf den Zehenrücken in Höhe der proximalen Interphalangealgelenke auf. Bei der Palpation sind diese Stellen verhärtet.

Knöcherne Strukturen und Gelenke

Topografische Orientierung

▶ Abb. 4.278

Die Gelenkverbindungen im Bereich des Fußrückens sind nur sehr schwer palpierbar. Deshalb sind Orientierungshilfen nötig:

- Die gelenkige Verbindung zwischen Os cuneiforme mediale und intermedium ist zu finden, indem der Metatarsalraum zwischen I und II nach proximal verfolgt wird. Das Os cuneiforme intermedium ist wesentlich kleiner als das mediale und laterale, da das Os metatarsale II länger ist.
- Zum Auffinden der Verbindung von Os cuneiforme intermedium und laterale dient der Zwischenraum von Metatarsale II und III als Hilfe, indem dieser nach proximal verlängert wird.
- In der Verlängerung des Metatarsalraums III/IV findet sich der Gelenkspalt zwischen Os cuneiforme laterale und Os cuboideum sowie weiter proximal vom Os naviculare und Os cuboideum.
- Die Tarsometatarsalgelenke sind über die von distal kommende Palpation entlang der Metatarsalia zu identifizieren. Der jeweilige Gelenkspalt zum Tarsus liegt unmittelbar proximal der vorspringenden Basen. Eine Traktion am Metatarsale macht den Gelenkspalt weiter und ist damit der Palpation besser zugänglich.

Gelenkspalt des oberen Sprunggelenks

▶ Abb. 4.279

Indem die Finger von proximal kommend direkt vor die Tibiakante gelegt werden, kommt bei passivem Bewegen Richtung Plantarflexion die breite Trochlea deutlich gegen die Palpierfinger und verschwindet wieder bei Dorsalextension.

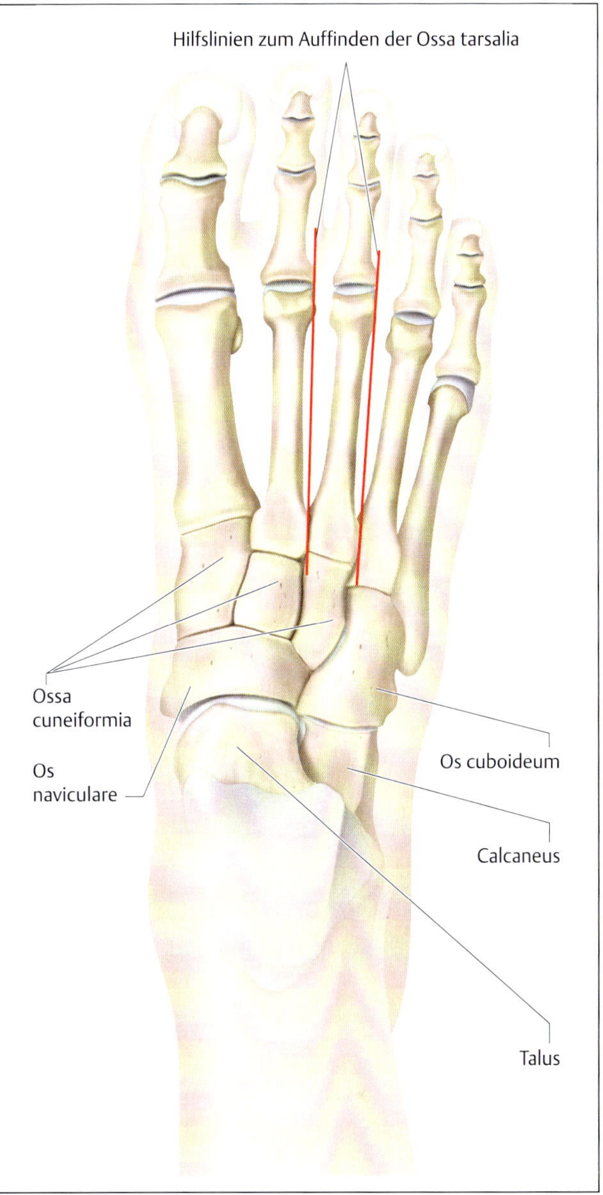

Abb. 4.278 Topografische Orientierung für Knochen und Gelenke auf dem Fußrücken.

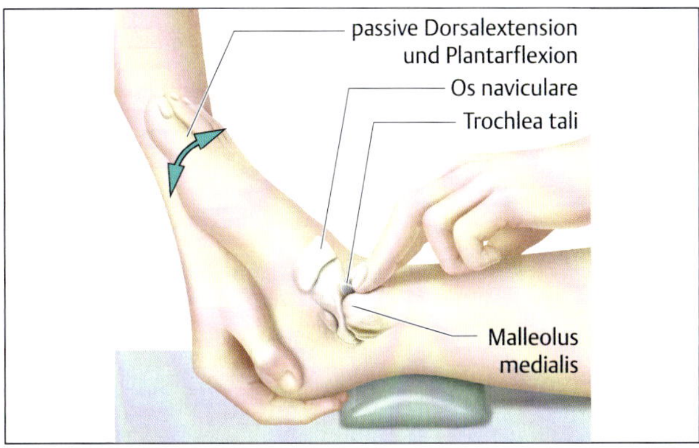

Abb. 4.279 Palpation des Gelenkspalts des oberen Sprunggelenks.

Muskulatur

Sehne des M. tibialis anterior

▸ Abb. 4.280

Die Palpierfinger liegen anterior-medial der Malleolengabel, wo die Sehne bei Anspannung Richtung Dorsalextension und Supination deutlich hervortritt. Sie kann auf dem medialen Fußrücken im Verlauf bis zum Gelenkspalt des Tarsometatarsalgelenks I gut palpiert werden.

Sehne des M. extensor hallucis longus

▸ Abb. 4.281

Diese Sehne kann unmittelbar lateral der Sehne des M. tibialis anterior palpiert werden. Sie ist bei Anspannung Richtung Großzehenextension sehr gut sichtbar und kann bis zur Endphalanx der Großzehe verfolgt werden.

Sehnen des M. extensor digitorum longus

▸ Abb. 4.282

Seine Sehne liegt am weitesten lateral und teilt sich unter dem Retinaculum mm. extensorum in seine vier Zügel zu den distalen Phalangen auf. Wenn Widerstand an den Zehen Richtung Extension gegeben wird, treten die einzelnen Anteile deutlich hervor und jede Sehen kann bis zur Aufteilung in die flache Dorsalaponeurose in Höhe des Metatarsophalangealgelenks gut palpiert werden.

Mm. extensores digitorum et hallucis brevis

▸ Abb. 4.283

Die Muskelbäuche der Mm. extensores digitorum et hallucis brevis liegen auf dem Os cuboideum. Ein Sehnengleitlager liegt zwischen Muskeln und Haut, so dass dieser Bereich bei vielen Menschen als Weichteilpolster, meist bläulich schimmernd, zu erkennen ist. Bei Anspannung der Zehen Richtung Extension kommen die Muskeln deutlich hervor, so dass sie gut zu identifizieren sind und ihre Sehnen weiter nach distal verfolgt werden können.

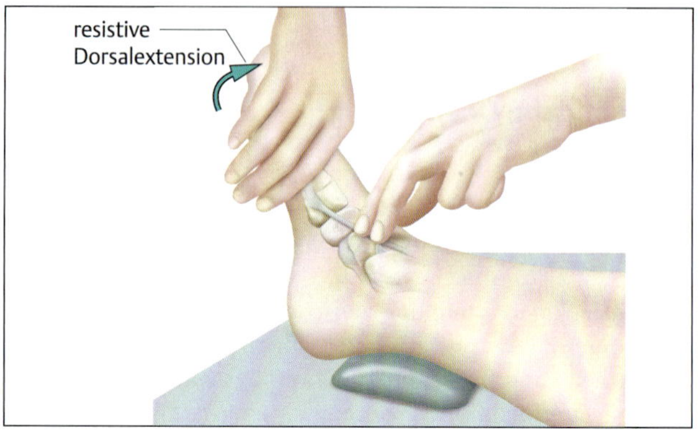

Abb. 4.280 Palpation der Sehne des M. tibialis anterior.

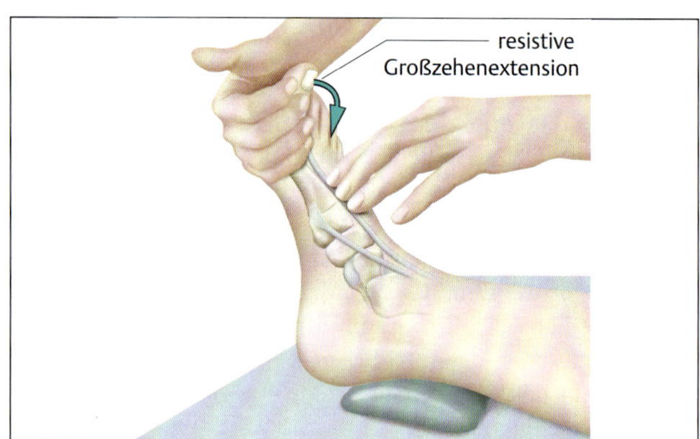

Abb. 4.281 Palpation der Sehne des M. extensor hallucis longus.

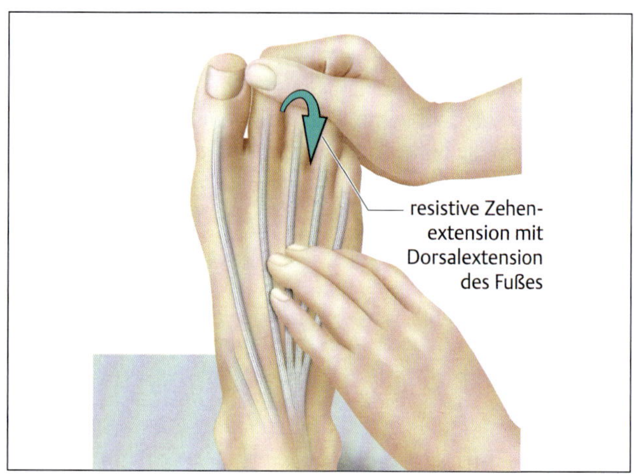

Abb. 4.282 Palpation der Sehnen des M. extensor digitorum longus.

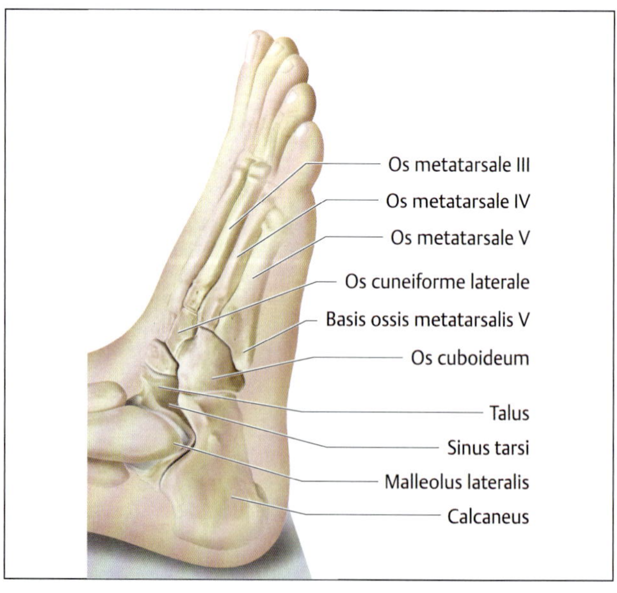

Abb. 4.283 Palpation der Mm. extensores digitorum et hallucis brevis.

Gefäße und Nerven

A. dorsalis pedis

▸ Abb. 4.284

Die Arterie liegt zwischen den Sehnen des M. extensor hallucis longus und M. extensor digitorum longus. Sie liegt subkutan, weshalb der Puls gut zu tasten ist.

Nn. cutanei dorsalis medialis et intermedialis

▸ Abb. 4.285

Als Endäste des N. peroneus superficialis sind die Nn. cutaneus dorsalis medialis und intermedialis auf dem Fußrücken als zwei sehr dünne, direkt unter der Haut liegende Stränge zu sehen. Der mediale Ast orientiert sich zur medialen Fußregion, während der intermediale Ast auf der lateralen Seite nach distal zieht. Besonders ausgeprägt drücken sie sich bei Dehnung des Fußes in Plantarflexion mit Supination durch die Haut. Sie fühlen sich sehr fest an und sind wie Gitarrenseiten mit dem Finger zu verschieben.

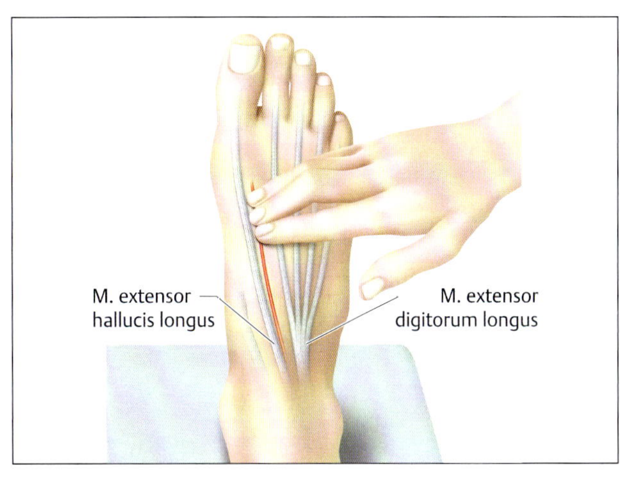

Abb. 4.284 Palpation der A. dorsalis pedis.

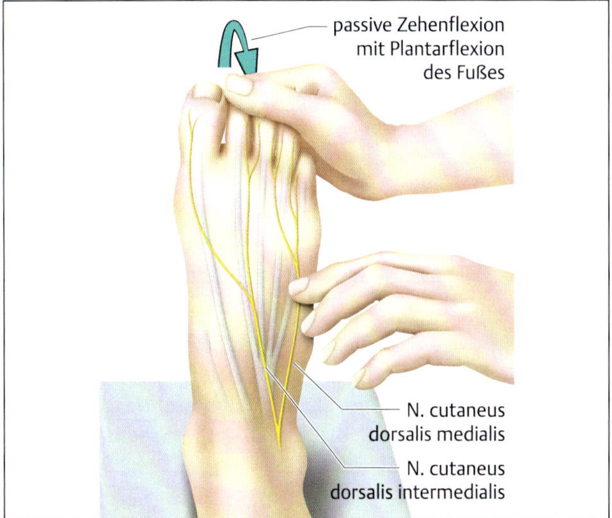

Abb. 4.285 Palpation der Nn. cutanei dorsalis intermedialis et medialis.

4.14.3 Laterale Fußregion

Ausgangsstellung

Der Patient sitzt mit erhöhtem Rückenteil auf einer Bank, so dass das Bein aufliegt. Das Knie ist mit einer Rolle unterlagert, ebenso liegt eine kleine Halbrolle proximal der Ferse oder die Ferse liegt am Rand der Bank, so dass der Fuß übersteht.

Der Palpierer steht auf der medialen Fußseite, so dass die Palpation von medial kommend mit Zeige-, evtl. dazu Mittelfinger, erfolgen kann.

Knöcherne Strukturen und Gelenke

Topografische Orientierung

▶ **Abb. 4.286**

Für die Palpation der lateralen Fußregion sollten die Lokalisationen der zu palpierenden Strukturen bekannt sein. Die Knochen sind gut zu palpieren, jedoch die Gelenke nicht, weshalb auch hier die Orientierung von anderen Knochen aus geht und der Fuß bewegt werden muss.

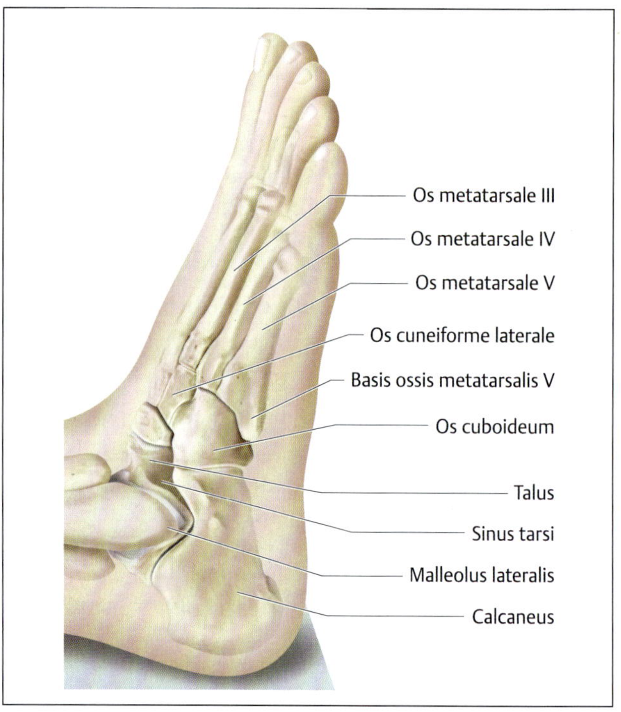

Abb. 4.286 Topografische Orientierung an der lateralen Fußregion.

Malleolus lateralis

▶ **Abb. 4.287**

Der laterale Malleolus ist ein deutlich vorspringender Knochenpunkt auf der lateralen Seite. Er steht weiter dorsal als der mediale Malleolus und endet weiter distal. Von ihm aus ziehen einige Bänder nach anterior, plantar und posterior, und um seine dorsale Kante verlaufen die Sehnen der Mm. peronei.

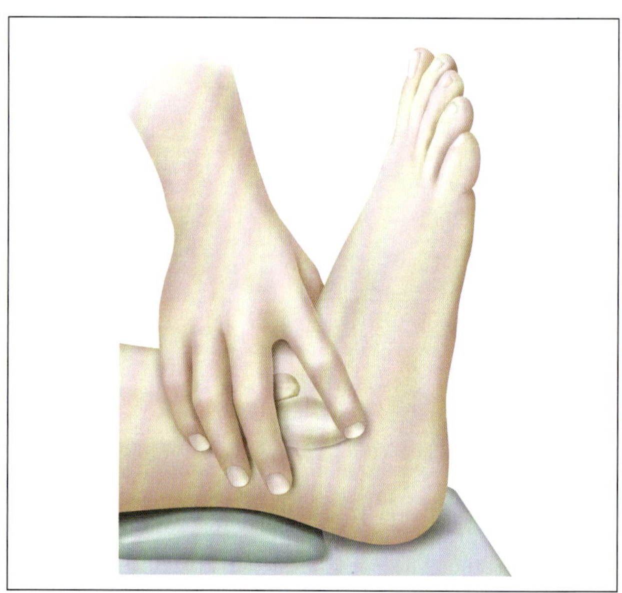

Abb. 4.287 Palpation des Malleolus lateralis.

Trochlea peronealis

▶ **Abb. 4.288**

Kaudal und etwas ventral von der lateralen Malleolusspitze ist auf der Außenseite des Kalkaneus eine kleine, längliche und schräg verlaufende Knochenerhebung zu palpieren. Sie trennt die beiden Peronealsehnen. Die Sehne des M. peroneus brevis verläuft oberhalb, die des M. peroneus longus unterhalb der Trochlea. Der Palpierfinger schiebt sich von der Malleolenspitze ausgehend rechtwinklig auf die Fußsohle zu. Nach etwa einem Querfinger ist die Trochlea als kleine Erhebung zu identifizieren.

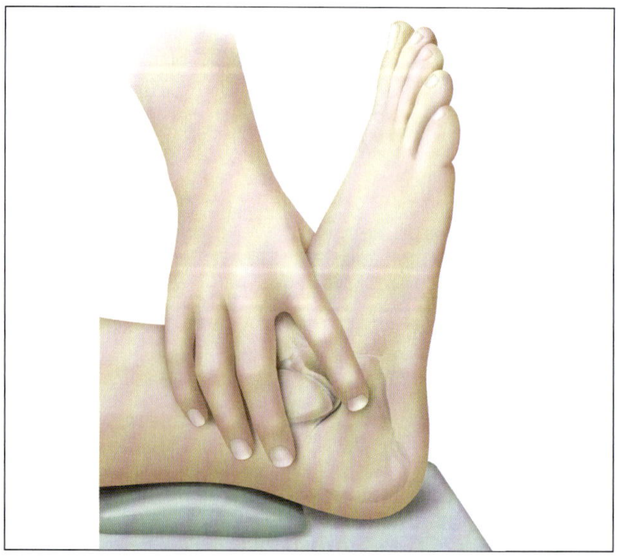

Abb. 4.288 Palpation der Trochlea peronealis.

Art. calcaneocuboidea

▸ Abb. 4.289

Von der Trochlea peronealis ausgehend etwa einen Querfinger weiter nach distal ist der Gelenkspalt zwischen Kalkaneus und Os cuboideum zu erwarten. Obwohl hier ein Band über den Gelenkspalt zieht, ist die Kalkaneuskante gut zu identifizieren, denn sie steht etwas hervor. Der Gelenkspalt verläuft im rechten Winkel zur Fußsohle hin. Eine passive Bewegung des Os cuboideum gegen den Kalkaneus kann die richtige Lokalisation bestätigen.

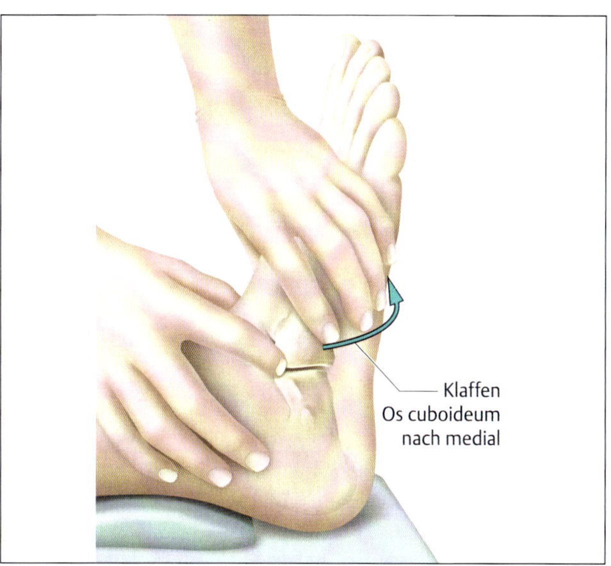

Abb. 4.289 Palpation der Art. calcaneocuboidea.

Os cuboideum

▸ Abb. 4.290

Es befindet sich proximal der Metatarsalia IV und V. Dabei sollte beachtet werden, dass die Basis ossis metatarsalis V sehr weit nach lateral ragt und nur ca. ein Drittel der Basis Kontakt zum Os cuboideum hat.

Eine andere Hilfe ist das Sehnengleitlager der kurzen Zehenextensoren, das als deutliche Verdickung auf dem lateralen Fußrücken zu sehen ist; darunter liegt das Os cuboideum.

Die mediale Begrenzung zum Os cuneiforme laterale ist nicht palpierbar, da hier zu viele Weichteile verlaufen. Zur Orientierung kann eine Hilfslinie zwischen den beiden Metatarsalia III und IV gezogen werden, um den medialen Rand zu finden.

Die laterale Begrenzung liegt zwischen der Basis ossis metatarsalis V und dem Kalkaneus und muss mit etwas mehr Druck palpiert werden, denn hier befindet sich ein dickes Weichteilpolster. Das Os cuboideum ist keilförmig, so dass es hier etwa einen Querfinger breit ist, während es medial dreimal so breit ist.

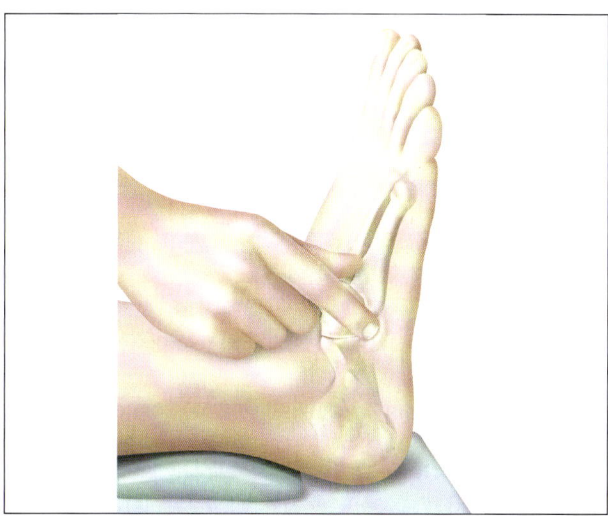

Abb. 4.290 Palpation des Os cuboideum.

Artt. tarsometatarsales IV + V

▸ Abb. 4.291

Dieser Gelenkspalt ist am Besten von der Basis des Os metatarsale IV aufzufinden. Der Palpierfinger liegt auf dem proximalen Ende der Basis, während die andere Hand eine Traktion am Os metatarsale IV und V ausführt. Der Gelenkspalt klafft etwas auseinander, so dass auch die distale Kante des Os cuboideum tastbar wird.

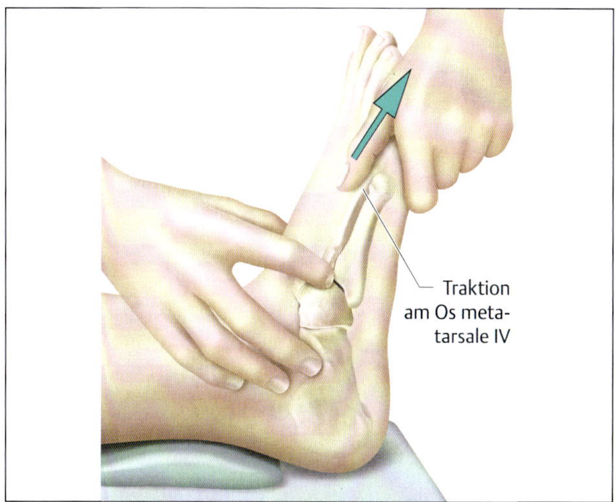

Abb. 4.291 Palpation der Artt. tarsometatarsales IV und V.

Basis ossis metatarsalis V

▶ Abb. 4.292

An der lateralen Fußseite ist die Basis des Os metatarsale V nach dem Malleolus der 2. deutlich vorspringende Knochen. Die Palpation erfolgt um die Basis herum. Sie ist die Insertionsstelle für den M. peroneus brevis, deshalb ist der Sehnenverlauf dieses Muskels eine Hilfe zum Auffinden.

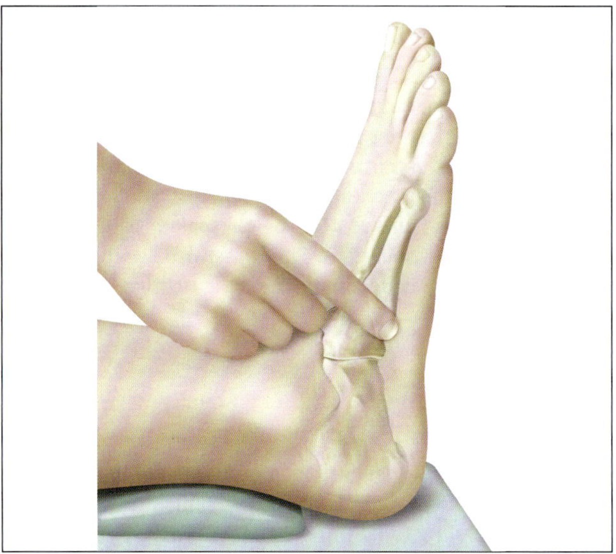

Abb. 4.292 Palpation der Basis ossis metatarsalis V.

Bänder

Lig. talofibulare anterius

▶ Abb. 4.293

Das Band ist etwa 1½ Querfinger lang und hat eine Ausrichtung nach distal-medial zum Collum tali. Der Palpierfinger liegt unmittelbar ventral des lateralen Malleolus und übt einen langsam steigernden Druck in die Tiefe aus. Bald stoppt eine straffe Struktur das Tiefergehen des Fingers, der dann weiter nach distal und medial wandert. Wenn diese beim Bewegen des Fußes Richtung Plantarflexion mit Inversion noch fester wird, bestätigt sich die richtige Lokalisation.

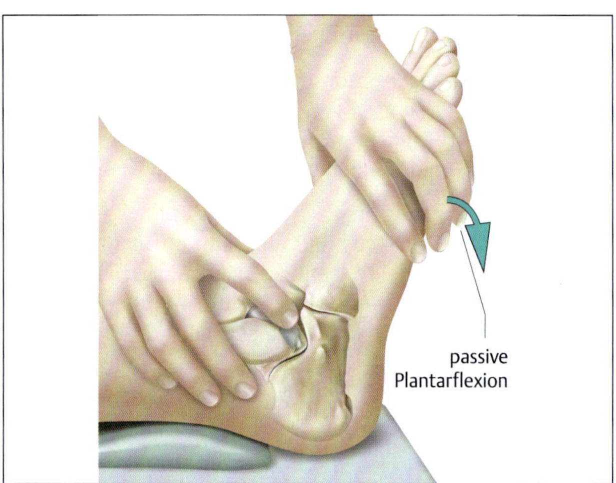

Abb. 4.293 Palpation des Lig. talofibulare anterius.

Lig. calcaneofibulare

▶ Abb. 4.294

Das Band wird von den Peroneussehnen überlagert, weshalb es nicht im ganzen Verlauf, sondern eher an den jeweiligen Insertionen palpierbar ist. Der Palpierfinger geht direkt an der Malleolenspitze in die Tiefe und etwas nach posterior, evtl. müssen die Peroneussehnen etwas nach dorsal verschoben werden. Beim Bewegen des Fußes in In- und Eversion wird das Band unter dem Finger bei Eversion straffer.

Die Palpationsstelle am Kalkaneus liegt eine Daumenbreite distal-dorsal der Malleolenspitze und dorsal der Peroneussehnen. Während der Palpierfinger auf eine minimale Erhebung stößt, wird durch passive Eversionsbewegungen des Rückfußes und dadurch bedingte Zunahme der Bandstraffung die Identifizierung erleichtert.

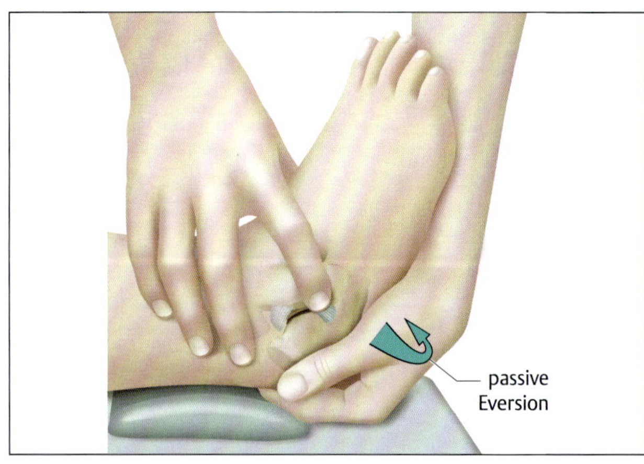

Abb. 4.294 Palpation des Lig. calcaneofibulare.

Lig. talofibulare posterius

▶ Abb. 4.295

Das Band zieht vom Malleolus mit horizontalem Verlauf zum Tuberculum laterale des Proc. posterior tali, und der Palpierfinger muss sehr tief hinter den Malleolus gehen. Durch passive Dorsalextension in Kombination mit Inversion wird das Band unter Spannung gebracht. Allerdings ist die Palpation durch die hier verlaufenden Peroneussehnen nur bedingt möglich.

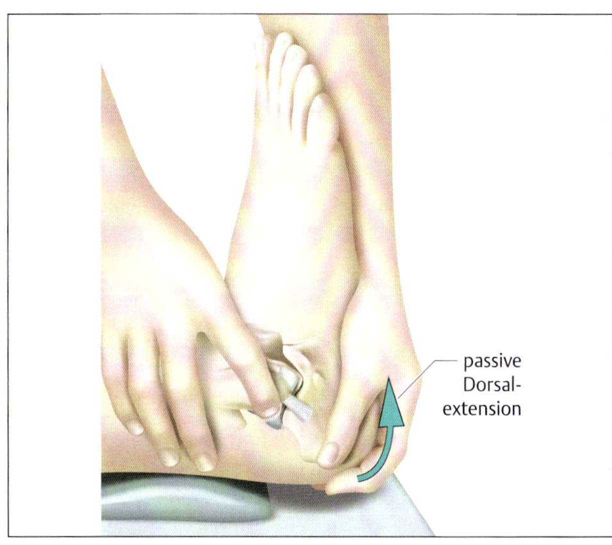

Abb. 4.295 Palpation des Lig. talofibulare posterius.

PRAXISTIPP

Untersuchung bei Instabilität

Bei der Untersuchung der lateralen Bänder durch Straffung ist ein instabiles Band durch zu große Aufklappbarkeit auffällig. Außerdem fehlt die Straffheit bei der Palpation. Bei einem Riss dagegen sucht man vergeblich nach einer Struktur, die den Malleolus mit dem entsprechenden Tarsalknochen verbindet.

Sinus tarsi

▶ Abb. 4.296

Der Sinus ist eine Mulde, die anterior des Malleolus lateralis liegt und medial vom Collum tali sowie plantar vom Kalkaneus begrenzt wird. Er ist distal mit dem M. extensor digitorum brevis ausgefüllt. Proximal davon ist der Kalkaneus gut zu tasten. Kaudal und etwas distaler verläuft die Gelenklinie zwischen Kalkaneus und Os cuboideum.

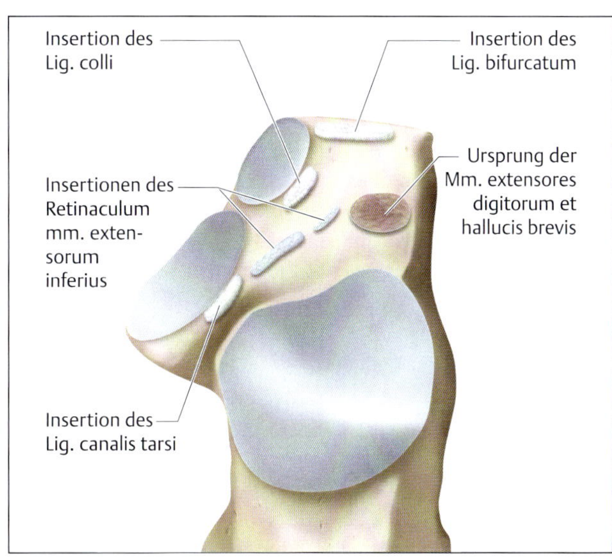

Abb. 4.296 Orientierung am Sinus tarsi.

Lig. bifurcatum

▶ Abb. 4.297

Über den Gelenkspalt zwischen Kalkaneus und Os cuboideum zieht im dorsalen Bereich ein Teil des Lig. bifurcatum. Durch Aufklappen über das Os cuboideum kann es gestrafft werden und ist besser palpierbar. Der andere Teil des Bandes zieht zum Os naviculare, so dass der Palpierfinger nur etwas nach medioproximal versetzt und zur Straffung das Os naviculare nach medial gedreht wird.

Lig. talocalcaneum interosseum

Medial im Sinus tarsi liegt die Lateralseite des Talushalses. Von hier aus kann das ***Lig. colli*** palpiert werden, allerdings muss der Finger in die Tiefe des Sinus eindringen können, was u. U. sehr schmerzhaft ist. Man sollte sich die Frage stellen, ob außer zur Beurteilung einer Schmerzhaftigkeit die Identifizierung des Bandes unbedingt nötig ist, denn eine konkrete Beurteilung über den Spannungszustand kann so nicht erfolgen.

Das ***Lig. canalis tarsi*** liegt so tief im Canalis tarsi, dass es der Palpation nicht zugänglich ist.

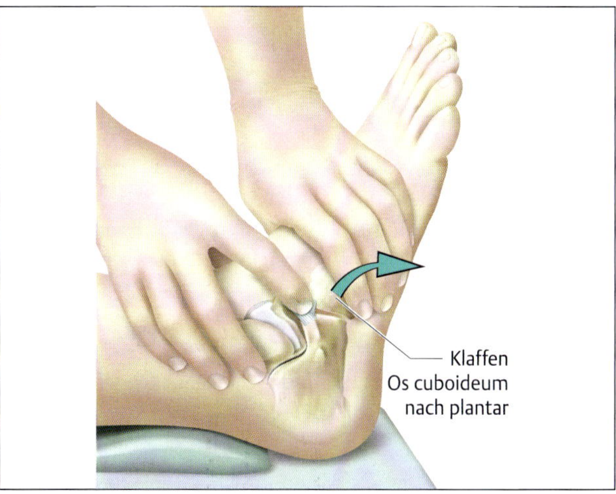

Abb. 4.297 Palpation des Lig. bifurcatum.

Lig. calcaneocuboideum laterale

▸ Abb. 4.298

Der Palpierfinger liegt auf dem Gelenkspalt zwischen Kalkaneus und Os cuboideum und rutscht weiter nach lateral plantar. Die andere Hand greift das Os cuboideum und kippt es nach distal auf, wobei das Band unter Spannung gerät.

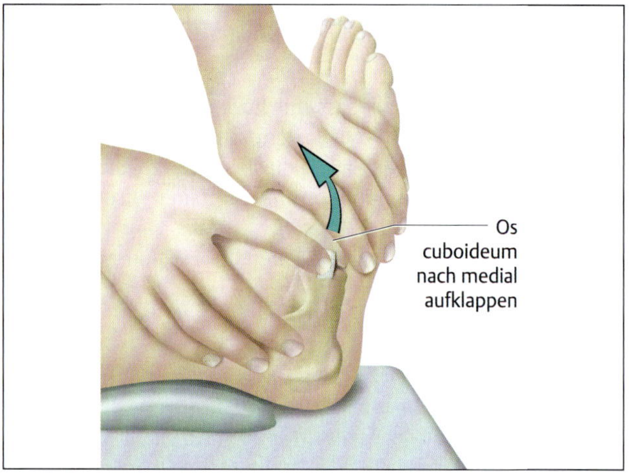

Abb. 4.298 Palpation des Lig. calcaneocuboideum laterale.

Muskulatur

Sehnen der Mm. peronei brevis et longus

▸ Abb. 4.299

Die Palpation beginnt retromalleolär auf dem Malleolus. Beide Sehnen verlaufen hier in einer Rinne und benutzen den Malleolus als Hypomochlion, denn hier biegen sie nach anterior um. Sie sind hier trotz Abpolsterung durch die Sehnenscheide und fixierendem Retinaculum recht gut zu identifizieren, die oberflächlich liegende ist die Sehne des M. peroneus longus, die darunter, also tiefer liegende Sehne ist die des M. peroneus brevis.

Im weiteren Verlauf sind beide Sehnen deutlich voneinander zu unterscheiden, die Sehne des M. peroneus brevis kann bis zu seinem Ansatz an der Basis ossis metatarsalis V palpiert werden. Die lange Peroneussehne ist im Verlauf etwas schwieriger zu identifizieren, nach der Trochlea biegt sie bald unter das Os cuboideum zur Fußsohle um. Hier kann die Anspannung des Fußes in Richtung Plantarflexion und Pronation helfen, die richtige Palpierstelle des jeweiligen Sehnenabschnitts zu finden.

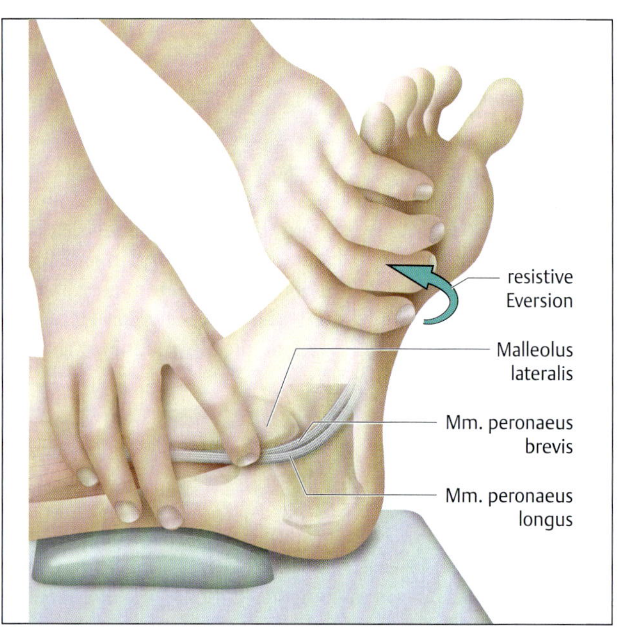

Abb. 4.299 Retromalleoläre Palpation der Sehnen von Mm. peronei longus et brevis.

4.14.4 Ferse und Umgebung

Ausgangsstellung

Der Patient liegt in Bauchlage auf einer Bank. Der Fußrücken ist mit einer Halbrolle unterlagert, oder der Fuß rutscht so weit an den Rand der Bank, dass er übersteht. Der Palpierer steht distal-lateral der Füße.

Haut

▸ Abb. 4.300

Bei der Palpation und Beurteilung der Haut ist vor allem der Achillessehnenbereich kurz vor der Insertionsstelle am Kalkaneus interessant, da sich hier die meisten Veränderungen ergeben. Es wird eine flächige Palpation durchgeführt, um Hautveränderungen zu finden.

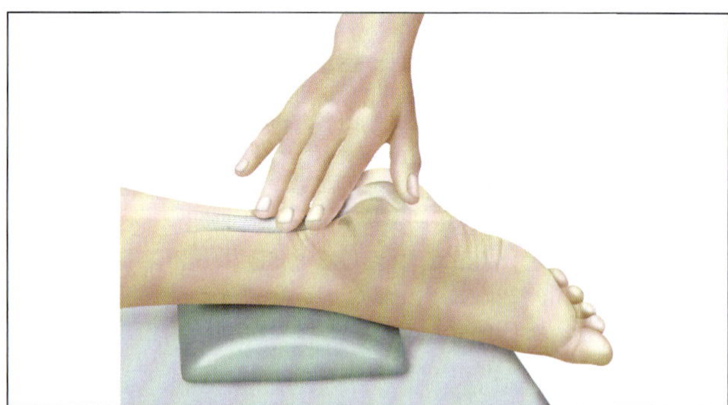

Abb. 4.300 Palpation der Hautareale an der Ferse.

Muskulatur

M. gastrocnemius

▸ Abb. 4.301

Die Palpation fängt proximal am Muskel-Sehnen-Übergang ungefähr in der Unterschenkelmitte an. Dieser Teil wird quer zum Faserverlauf palpiert, die Anspannung Richtung Plantarflexion macht den Übergangsbereich deutlicher.

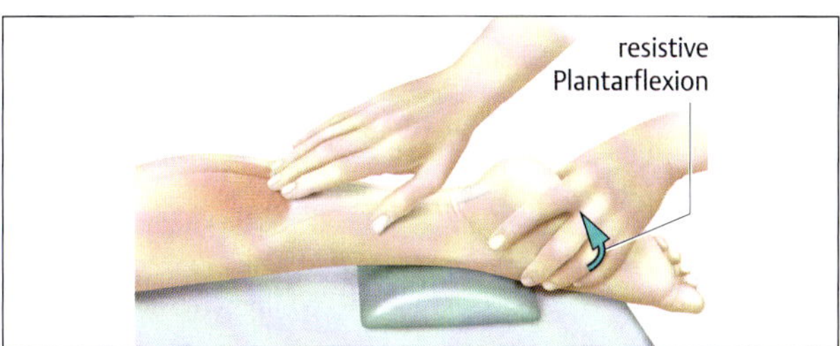

Abb. 4.301 Palpation des M. gastrocnemius.

Achillessehne

▸ Abb. 4.302, ▸ Abb. 4.303

Die Achillessehne wird an unterschiedlichen Stellen palpiert.

Die proximale Palpationsstelle befindet sich etwa zwei bis drei Querfinger proximal der Insertion am Tuber calcanei. Es wird quer zum Faserverlauf und in Längsrichtung des Sehnengewebes hinsichtlich Rauigkeiten, Vertiefungen und Schmerzhaftigkeit untersucht. Hier liegt die prädisponierte Rissstelle der Achillessehne.

Die distale Palpation erfolgt direkt an der Insertion am Tuber calcanei. Hier wird quer zum Faserverlauf palpiert.

Außerdem werden der mediale und laterale Rand der Achillessehne der Länge nach abgetastet.

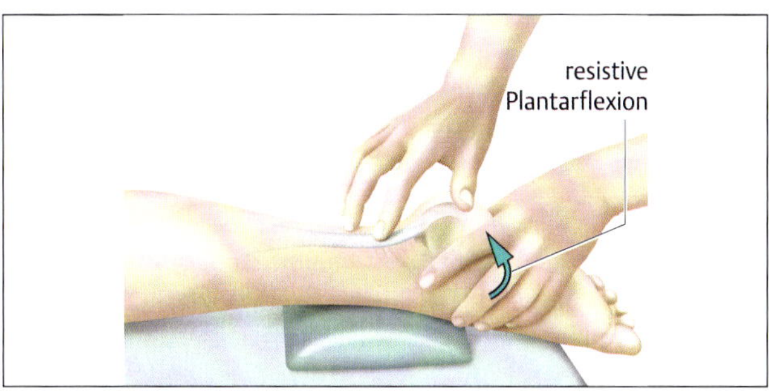

Abb. 4.302 Palpation der Achillessehne.

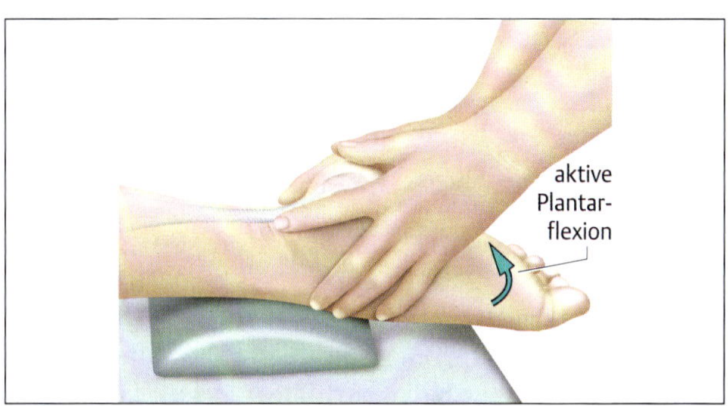

Abb. 4.303 Palpation der Ränder der Achillessehne.

KLINISCHER BEZUG

Veränderungen an der Achillessehne
Palpierbare Knötchenbildung im Verlauf der Sehne, sowie reproduzierbare Schmerzen bei Zangengriff sprechen für eine Reizung der Sehne. Im akuten Stadium ist eine Krepitation bei Fußbewegungen zu hören und zu spüren.

Bei der Teil- oder Totalruptur der Achillessehne liegen meist keine glatten Rissflächen vor, sondern es ist eine deutliche Auffaserung, teilweise Verdickung der Sehnenanteile zu fühlen. Außerdem ist der Defekt sehr schmerzhaft bei der Palpation.

Die Patienten mit einer Totalruptur beschreiben diese als einen Schlag in die Wade, verbunden mit Schmerzen und einem knallendem Geräusch. Auffällig ist der sofortige Ausfall der Wadenmuskulatur, und die Sehne kann nicht mehr identifiziert werden.

Bursae calcanea

▸ Abb. 4.304

Zwei Bursen befinden sich in unmittelbarer Nähe der Insertion: Die ***Bursa tendinis calcanei*** liegt zwischen Achillessehne und Kalkaneus und die ***Bursa subcutanea calcanea*** zwischen Haut und Sehne.

Die Palpation der Bursa tendinis calcarea erfolgt direkt proximal der Kalkaneuskante, dabei gehen beide Zeigefinger vom medialen und lateralen Rand unter die Sehne, um die Weichteilstruktur darunter zu fühlen. Die Bursa kann unter der Sehne hin- und hergeschoben werden.

Die Palpation der Bursa subcutanea calcanea erfolgt oberflächlich auf der Sehen kurz vor der Insertion und kann vor allem bei Schwellung gut identifiziert werden.

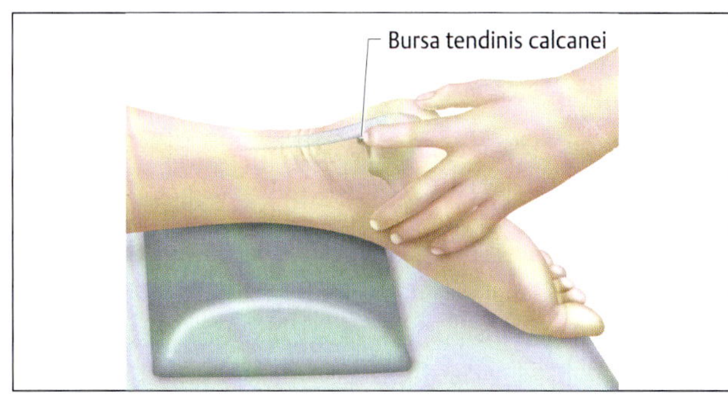

Abb. 4.304 Palpation der Bursa tendinis calcanei.

KLINISCHER BEZUG

Bursitis ▶ **Abb. 4.305**
Eine Schwellung, Überwärmung und Schmerzhaftigkeit im Weichteilgewebe an der dorsalen Ferse spricht für eine Entzündung einer oder der beiden Bursae. Diese Bereich ist sehr druckempfindlich, so dass nur weiche Schuhe vertragen werden. Siehe Kapitel 4.9.

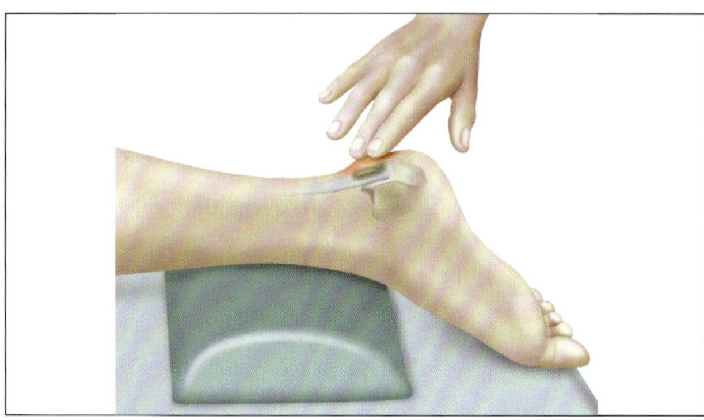

Abb. 4.305 Palpation bei Bursitis calcanea.

4.14.5 Fußsohle

Haut

Bei der oberflächlichen Palpation der Fußsohle kann eine Beschwielung anzeigen, ob ein Mensch normal oder weniger normal den Fuß abrollt und belastet. Die Inspektion zeigt diese Hautveränderungen an, bei der Palpation ergeben sich derbe Verhärtungen in der Haut.

KLINISCHER BEZUG

Warzen ▶ **Abb. 4.306**
Sohlenwarzen sind als kleine, umschriebene, stecknadelkopfgroße verhornte Areale zu palpieren. Sie entstehen bevorzugt an den vermehrt belasteten Fußsohlenregionen. Bei Belastung sind sie sehr schmerzhaft.

Spreizfuß
Bei einem Spreizfuß können am Metatarsalköpfchen II und III eine deutliche Verdickung und Verhärtung palpiert werden. Durch Absinken des Quergewölbes bekommen diese Köpfchen zu viel Bodenkontakt, damit Druck, und es bilden sich Schwielen.

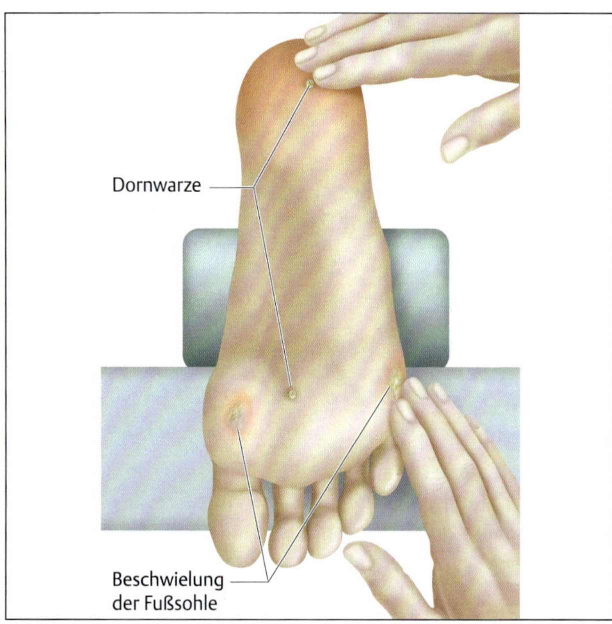

Abb. 4.306 Palpation bei Veränderungen an der Fußsohle: Beschwielung und Warze.

Knöcherne Strukturen

Topografische Orientierung

▸ Abb. 4.307

Für die Palpation der Fußsohle sollte die Lage der zu palpierenden Strukturen bekannt sein, denn eine Palpation der Knochen durch die Fußsohle ist nur teilweise möglich.

Tuber calcanei

▸ Abb. 4.308

An der Plantarseite des Tuber calcanei befinden sich zwei Knochenvorsprünge: Processus medialis und lateralis am Tuber calcanei. Um sie zu finden, muss etwa 3–4 Querfingerbreit distal des dorsalen Fersenrands und im medialen Drittel mit viel Druck von lateral nach medial palpiert werden.

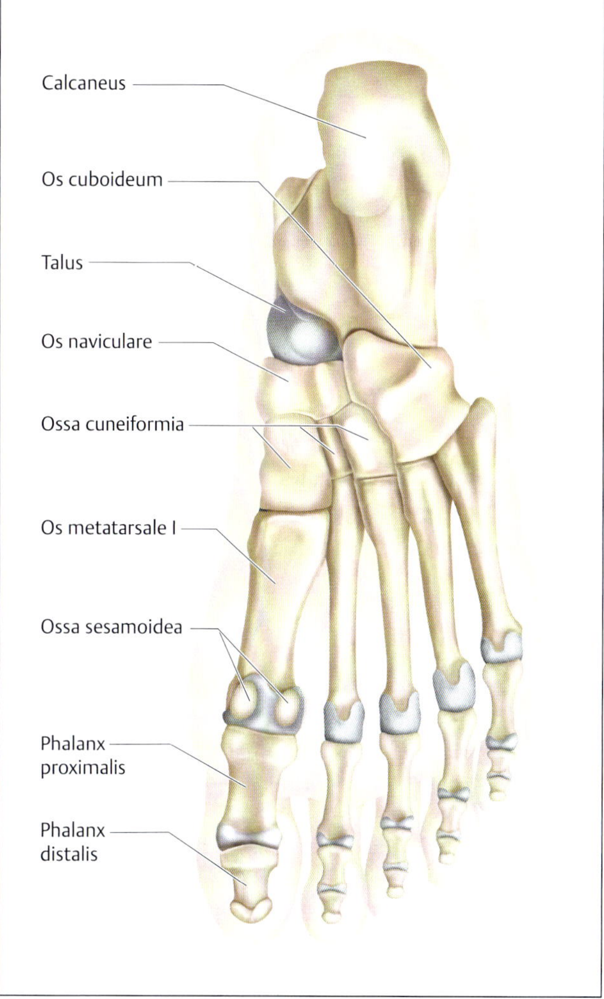

Abb. 4.307 Topografische Orientierung der Knochen an der Fußsohle.

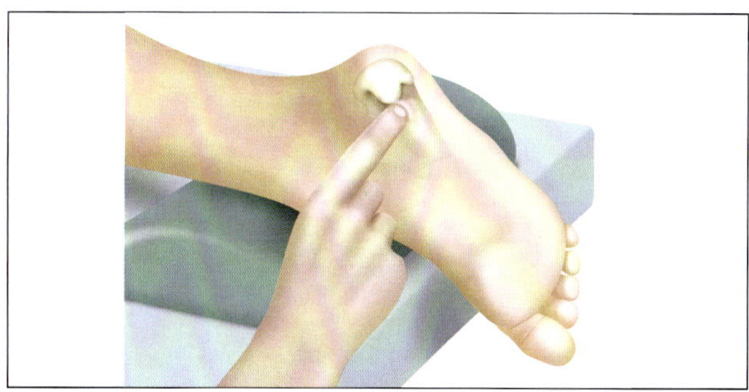

Abb. 4.308 Palpation des Tuber calcanei.

Metatarsalköpfchen

▸ **Abb. 4.309**

Die Metatarsalköpfchen sind gut zu finden. Im Bereich des Vorfußballens sind sie als abgerundete, feste Strukturen zu identifizieren. Es sollte ausnahmsweise mit dem Daumen palpiert werden, da viel Druck ausgeübt wird und so die Bewegungen der Metatarsalköpfchen gegeneinander zur Bestätigung der richtigen Lokalisation erfolgen kann. Die Metatarsalköpfchen II und III sind vor allem bei Absinken des Quergewölbes hinsichtlich Beschwielung und Schmerzhaftigkeit zu beurteilen.

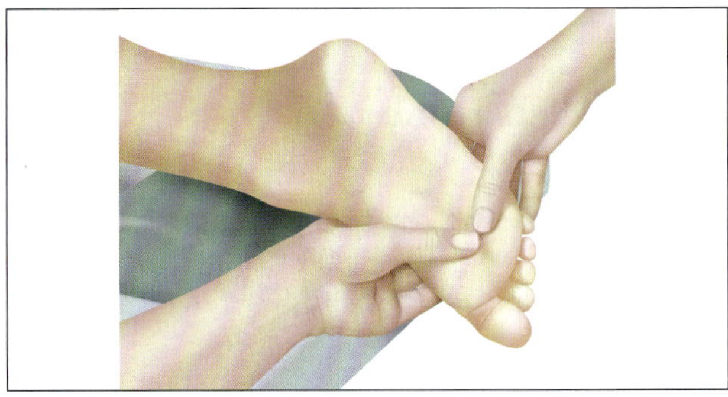

Abb. 4.309 Palpation der Metatarsalköpfchen.

Ossa sesamoidea

▸ **Abb. 4.310**

Verdickungen im Bereich der plantaren Metatarsalköpfchen I entsprechen der Norm. Es handelt sich um die beiden Sesambeine, die in überknorpelten Rinnen auf dem Metatarsalkopf I liegen. Sie sind in die Gelenkkapsel des MTP integriert und mit den Kollateralbändern verbunden.

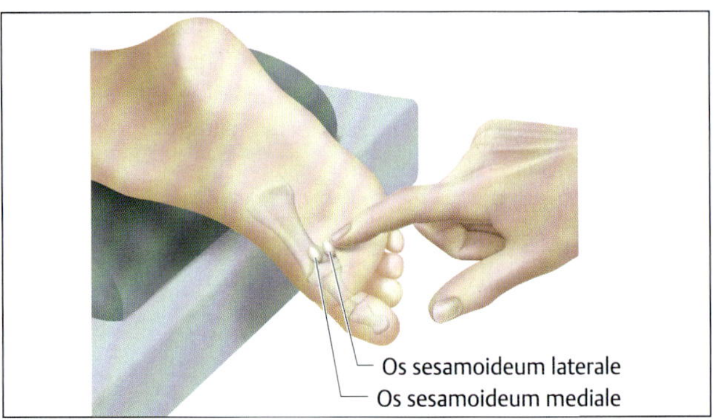

Abb. 4.310 Palpation der Ossa sesamoidea.

KLINISCHER BEZUG

Sesamoiditis

Eine belastungsabhängige Druckempfindlichkeit an den Sesambeinen spricht für eine Erkrankung, die durch Überlastung der Sehnen, die an die Sesambeine ziehen, ausgelöst wurde (Sesamoiditis). Bei der Palpation ist dieser Bereich extrem schmerzempfindlich.

Morton-Metatarsalgie

Es handelt sich um eine narbige Verdickung vor allem des dritten sensiblen Interdigitalnerven, der zwischen den beiden Metatarsalköpfchen III und IV eingeklemmt wird. Durch den Druck kommt es zu Mikrotraumatisierung des Nerven. Als Reaktion auf die wiederholten Läsionen entwickelt sich ein Neurinom. Die Beschwerden treten vor allem beim Gehen in engem Schuhwerk auf, denn dann werden die Metatarsalköpfchen zusammengedrückt. Durch queres Zusammendrücken des Vorfußes können die stechenden Schmerzen ausgelöst werden (▸ **Abb. 4.311**).

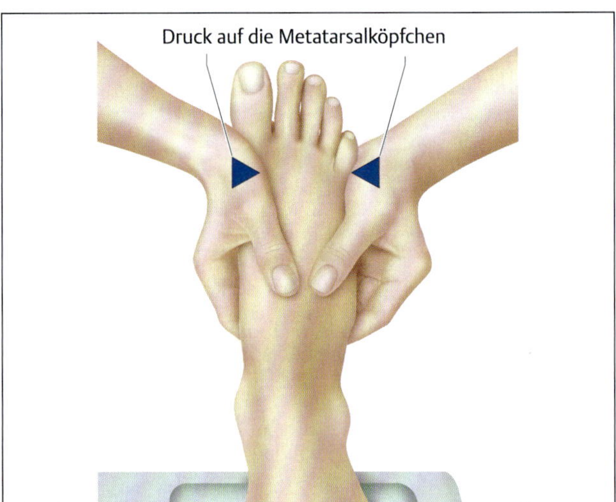

Abb. 4.311 Kompressionstest der Metatarsalköpfchen.

Bänder und Faszie

Die plantaren Bänder, die die Knochen miteinander verbinden, sind im Fußsohlenbereich nicht palpierbar, da zu viele Weichteile und das dicke Fußsohlenpolster darüber liegen.

Aponeurosis plantaris

▸ **Abb. 4.312**

Die Plantaraponeurose ist eine Sehnenplatte, die in der Fußsohlenmitte sehr fest anzufühlen ist und nach medial und lateral hin weicher wird. Sie breitet sich v-förmig zu den Zehen aus. Die Palpation beginnt am Processus medialis tuberis calcanei von medial nach lateral, also quer zum Faserverlauf der Aponeurose, die hier ihre Insertion hat. Es wird im Weiteren die ganze Fläche längs und quer abpalpiert, um Unebenheiten oder Schmerzpunkte festzustellen. Außerdem werden Veränderungen des Spannungszustands sowohl in passiver Plantarflexionsstellung und damit entspannter, als auch in passiver Dorsalextension und gedehnter Stellung beurteilt.

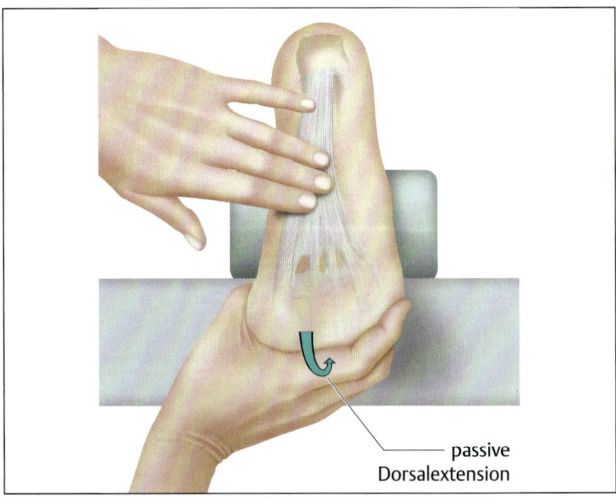

Abb. 4.312 Palpation der Aponeurosis plantaris.

Muskulatur

Die Muskeln der Fußsohle liegen in mehreren Schichten übereinander, und die feste Plantaraponeurose sowie das dicke Fußsohlenpolster überdecken diese. Deshalb sind die meisten Muskeln der Palpation nicht zugänglich, nur die seitlich verlaufenden, z. B. der M. abductor hallucis und M. abductor digiti minimi sind gut zu identifizieren.

M. abductor hallucis

▸ **Abb. 4.313**

Der Muskelbauch ist am medialen proximalen Fußrand neben der Plantaraponeurose palpierbar. Vor allem bei Abduktion der Großzehe gegen Widerstand tritt er deutlich hervor. Schwieriger wird die Palpation, wenn der Patient keine Abspreizbewegung der Großzehe mehr machen kann und der Muskel sich zurückgebildet hat.

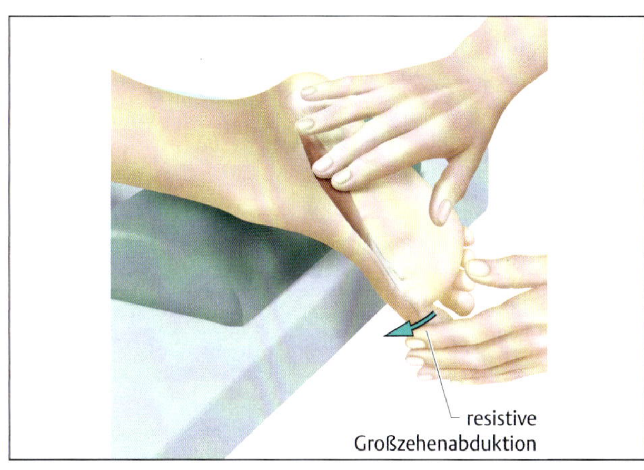

Abb. 4.313 Palpation des M. abductor hallucis.

M. abductor digiti minimi

▸ **Abb. 4.314**

Der Muskel begrenzt den lateralen Fußrand und verläuft neben der Plantaraponeurose. Die Palpation beginnt am Proc. lateralis am Tuber calcanei, und der Muskel kann vor allem beim Auseinanderspreizen der kleinen Zehen gut bis distal zur Basis der Grundphalanx verfolgt werden.

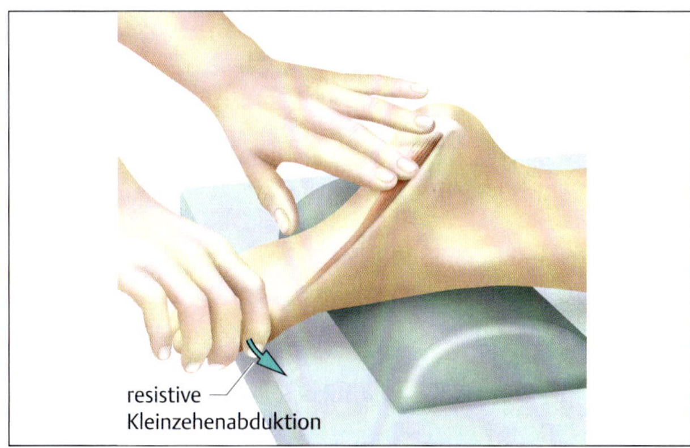

Abb. 4.314 Palpation des M. abductor digiti minimi.

4.15 Fragen zum Thema Fuß

Knöcherne Strukturen und Gelenkflächen

1. Mit welchen Tarsalknochen hat das Os cuboideum Kontakt?
2. Beschreiben Sie die überknorpelten Gelenkflächen am Talus, die mit der Tibia artikulieren.
3. Wie ist die Talushalsachse in der Ansicht von kranial ausgerichtet, und in der Ansicht von lateral?
4. Beschreiben Sie die Kammerung des unteren Sprunggelenks, und wie die einzelnen Gelenkflächen ausgerichtet sind.
5. Welcher Teil ist der stabilste im Bereich der Metatarsalia, und warum ist das so?

Kapsel und Bänder

1. Beschreiben Sie die Bestandteile des Lig. deltoideum, welche Richtungen die verschiedenen Anteile stabilisieren und warum.
2. Begründen Sie anhand ihres Verlaufs, welche Bänder das Dorsalgleiten des Talus gegenüber dem Unterschenkel verhindern.
3. Eine seitliche Stabilisierung für das obere Sprunggelenk ist durch Bandstrukturen nicht unbedingt nötig. Ja oder nein? Bitte erklären.
4. Machen Sie drei Aussagen zum Lig. talocalcaneum interosseum.
5. Beschreiben Sie die Lage des Lig. bifurcatum und welche Gelenke es stabilisiert.
6. Erklären Sie die Bedeutung des Pfannenbands.

Achsen und Bewegungen

1. Beschreiben Sie den Verlauf der Flexions-Extensions-Achse, der Supinations-Pronations-Achse und der Inversions-Eversions-Achse.
2. Erklären Sie, warum auch die tibiofibularen Gelenke bei einer Bewegungseinschränkung im oberen Sprunggelenk untersucht werden müssen.
3. Aus welchen Bewegungskombinationen bestehen die Inversion und die Eversion?
4. Welche Gelenke spielen eine Rolle bei der Eversionsbewegung?
5. Beschreiben Sie das Bewegungsausmaß und die -richtungen im OSG und USG.
6. Bei einem Patienten mit eingeschränkter Inversion müssen Sie den Kalkaneus gegenüber dem Talus in welche Richtungen mobilisieren?

Biomechanik

1. Beschreiben Sie, wie die Gewölbe knöchern aufgebaut sind.
2. Welche muskulären Strukturen und Bänder stabilisieren das Längsgewölbe? Bitte begründen.
3. Wie können Sie feststellen, dass sich das Längsgewölbe deutlich abgesenkt hat?
4. Welche muskulären Strukturen stabilisieren das Quergewölbe? Bitte begründen.
5. Was sind die Folgen, wenn die stabilisierenden Strukturen für das Quergewölbe ihre Funktion nicht mehr erfüllen? Bitte auch Komplikationen beschreiben.
6. Beschreiben Sie die Druckverteilung im Fußbereich im Stand und beim Gehen.
7. Was bedeutet eine Abweichung des Großzehen-Grundvalgitäts-Winkels von mehr als 40° für den großen Zeh? Und welche Bedeutung hat das für die Großzehenmuskulatur?

Muskeln, Sehnen, Retinacula

1. Beschreiben Sie vom M.soleus den Arcus tendineus solei sowie den Übergang in die Achillessehne.
2. Beschreiben und begründen Sie die Funktionen des M. gastrocnemius. Welcher der Köpfe geht proximaler in die Achillessehne über? In welchem Verhältnis steht er zur Kniegelenkkapsel?
3. Welche Muskeln gehören zu den tiefen Wadenmuskeln? Wo liegen diese und in welchem Verhältnis verlaufen die tiefen Wadenmuskeln zueinander? Wie verlaufen diese Muskeln im Bereich des medialen Malleolus und Sustentaculum? Beschreiben Sie die verschiedenen Insertionsareale. Beschreiben Sie deren stabilisierende Funktion des Fußgewölbes.
4. Erklären Sie, wie die Mm. peronei im Verhältnis zum Malleolus verlaufen. Beschreiben Sie Engpässe und deutliche Richtungsänderungen in ihrem Verlauf. Sie können bei einem Supinationstrauma sehr stark irritiert werden, woran liegt das? Sie wollen jeden Muskel einzeln dehnen, welche Einstellungen wählen Sie, worin besteht der Unterschied?
5. Beschreiben Sie, welche Muskeln zur ventralen Unterschenkelmuskulatur gehören, und wie sie im Verhältnis zueinander verlaufen. Haben sie einen stabilisierenden Einfluss auf das Fußlängsgewölbe? Bitte begründen. Erklären Sie, was die Dorsalaponeurose mit diesen Muskeln zu tun hat, wie sie aussieht, und welche anderen Muskeln sich mit ihr verbinden.
6. Welche Folgen kann eine Abschwächung des M. quadratus plantae haben? Erklären Sie, warum die dorsalen Mm. interossei für das Auseinanderspreizen und die plantaren für das Zurückführen zuständig sind. Welche Großzehenmuskeln ziehen in das mediale/laterale Sesambein? Wo liegen sie genau?
7. Welche Muskeln fallen Ihnen zu folgenden Stichpunkten ein? Bitte erklären Sie genauer, wie diese Stichpunkte bzw. Aussagen und der entsprechende Muskel zusammenhängen:
   - Seine Endsehne verläuft im Fußsohlenbereich.
   - Seine Sehne verbindet sich mit einer Gelenkkapsel.
   - Sie hat teilweise mit einer anderen Sehne eine gemeinsame Sehnenscheide. Die Sehne zeigt zweimal eine deutliche Richtungsänderung.

Palpation

1. Retromalleoläre Palpation der Sehnen auf der medialen Seite: Bitte beschreiben Sie, wie Sie vorgehen, um die Sehnen zu identifizieren. Wie ist die Palpation im weiteren Verlauf der Sehnen?
2. Der Verlauf des M. tibialis posterior dient als Orientierungshilfe für welches Band, durch welche Bewegung können Sie es dehnen?
3. Beschreiben Sie die Palpation der Sehnen, die in der Nähe des Malleolus lateralis verlaufen! Wie sieht deren weitere Palpation aus?
4. Beschreiben Sie, wie Sie sich hinsichtlich der Fußwurzelknochen orientieren können, z. B. Gelenkspalt zwischen Os cuneiforme laterale und Os cuboideum, oder Verbindungen zwischen Ossa cuneiformia und Os naviculare etc.

5 Literatur

[1] Ahmed A, et al. Force analysis of the patellar mechanism. Journal of Orthopedic research 1987; 5(1): 69–85

[2] Alfredson H, et al. Heavy-load eccentric calf muscle training for the treatment of chronic Achilles tendinosis. AM J Sports Med 1998; 26: 360–366

[3] Al-Munajjed AA, et al. Simulation of Impingement und micro-separation for total hip replacements durcing stair climbing, Research Gate. Glasgow: ISB Int.Soc.of Biom; 2015

[4] Amis AA, Farahmand F. Extensor mechanism of the knee. Current Orthopedics 1996; 10(2): 102–109

[5] Arend S. Vital und gesund durch Faszien-Massage. Übungen zur Selbsthilfe, um schmerzfrei, beweglich und kraftvoll zu werden. Darmstadt: Schirner; 2015

[6] Arndt A. Entstehung und Auswirkungen asymmetrischer Belastung der menschlichen Achillessehne unter besonderer Berücksichtigung ihrer Morphologie. Köln: Deutsche Sporthochschule, PhD Thesis; 1997

[7] Arndt A, et al. Zur Fasertextur der menschlichen Achillessehne – Eine Analyse durch Mazeration. Der Preparator 1997; 43: 63–7

[8] Arndt A, et al. Asymmetrical loading of the human triceps surae. Mediolateral Force Differences in the Achilles Tendon. Foot & Ankel Int 1999; 20: 444–449

[9] Arvikar RJ, Seireg A. A pressure distribution under the foot during static activities. Eng Med 1980; 9: 2

[10] Askevold IH. Kultivierung von Fibrochondrozyten in einem druckpulsierenden Bioreaktor. München: Diss Techn. Univ.; 2008

[11] Bach BR. Radiographic indicators of anterior cruciate ligament injury. Feagin JA(ed) The cruciat ligament. New York: Church livingstone; 1988: 317–327

[12] Bachmann C, et al. Messsysteme, Messmethoden und Beispiele zur instrumentierten Ganganalyse. Schweizerische Zeitschrift für Sportmedizin und Sporttraumatologie 2008; 56: 29–34

[13] Barton PM, et al. Toward a rational management of piriformis syndrom. Arch Phys Rehabil 1988; 69: 784

[14] Basmajian JV, Stecko G. The role of muscles in arch support of the foot – An electromyographic study. J. Bone Jt. Surg 1963; 45: 1184–1190

[15] Basmajian JV, Greenlaw RK. Elektromyography of iliacus and psoas with inserted fine-wire electrodes. Anat Rec 1968; 160: 310–311

[16] Basmajian JV, Deluca CJ. Muscle Alive: Their Function Revealed by Electromyography. Baltimore: Williams & Wilkins; 1985

[17] Behrens R. Kinesiotape bei Pes-anserinus-Syndrom. ARS Medici 2016; 24: 1154–55

[18] Becker C. Konventionelle Röntgendiagnostik der Patella: Einstelltechnik, Tipps und Tricks. Radiopraxis 2016; 9: 91–104

[19] Beinert K. Kreuzbandrehabilitation in der offenen Kette – Fakten und Mythen. Z Man Ther 2008; 12: 125–130

[20] Benninghoff A. Anatomie. 16. Aufl. München Jena: Urban & Fischer; 2003

[21] Benninghoff A. Taschenbuch Anatomie. München Jena: Urban & Fischer; 2014

[22] Bergmann G, et al. In vivo measurement of hip joint stress. Z Orthopädie 1989; 127(6)672–9

[23] Bergmann G. In vivo Messung der Belastung von Hüftimplantaten. Habilitation: Freie Universität Berlin; 1997

[24] Bergmann G, et al. Hip contact forces and gait patterns from routine activities. J Biomechanics 2001; 34: 859–871

[25] Bergmann G, et al. Frictional heating of total hip implants. Part 1: Measurements in patients. J Biomechanics 2001; 34: 421–428

[26] Bernard TH, Cassidy JD. The sacro-iliac-joint syndrome. Pathophysiology, diagnosis and management. In: The adult Spine. New York: Raven Press; 1991: 2107–2130

[27] Beste KW, et al. Übungsprogramm zur Prävention venöser Erkrankungen. Z Krankengymnastik 1984; 36(10)

[28] Bird MDT, Sweet MBE. Canals in the semilunar meniscus – Brief report. J Bone Joint Surgery 1988; 70: 839

[29] Bizzini M, et al. Propriozeptives Training der unteren Extremität. Z Man. Med. 1991; 29: 14–20

[30] Bizzini M, et al. Biomechanische Aspekte in der Rehabilitation des Patellofemoralgelenks. Der Orthopäde 2008; 9: 864–871

[31] Blaimont P, et al. Biomécanique de la tibio-tarsienne. Implications cliniques. Cahier d'enseignement de la SOFCOT. Conférences d'ensignement. Amsterdam: Elsevier; 1986: 31–36

[32] Blechschmidt E. Die Architektur des Fersenpolsters. Foot & Ankle 1982; 2: 260–283

[33] Bliedert RM, et al. Occurence of free nerve endings in the soft tissue of the Knee joint. Am. J. Sports Med. 1992; 20: 430

[34] Blumensaat C. Die Lageabweichungen und Verrenkungen der Kniescheibe. Ergebnisse der Chirurgie und Orthopädie 1938; 31: 149–223

[35] Bogduk N. Klinische Anatomie der Lendenwirbelsäule und Sakrum. Rehabilitation und Prävention Band 57. Heidelberg: Springer Berlin; 2000

[36] Bogduk N, McGuirk B. Imaging. Spondylosis in Medical Management of Acute and Chronic Low Back Pain. An Evidence-Based Approach. Amsterdam: Elsevier; 2002: 50

[37] Bolgla LA, Malone TR. Plantar fasciitis and the windlass mechanism: a biomechanical link to clinical practice. Journal of athletic training 2004; 39(1): 77

[38] Bojsen-Moller F, Flagstad K E. Plantar aponeurosis and internal architecture of the ball of the foot. J Anat 1976; 121: 599–611

[39] Boon AJ, et al. Snowboarders talus fracture. Mechanism of injury. The AM J Sports Med 2001; 29: 333–38

[40] Bordee CR. The musculature in Morris Human Anatomy. Philadelphia: Blakinston's Son & Co; 1921

[41] Brattström H. Shape of the Intercondylar Groove Normally and in Recurrent Dislocation of Patella. a Clinical and X-ray-anatomical Investigation. Acta Orthop Scand Supp 1964; 68: 1–148

[42] Brattström H. Patella alta in non-dislocating knee joints. Acta Orthop Scand 1970; 41: 457–488

[43] Brinkmann P, et al. Orthopädische Biomechanik. Münster: Monsenstein und Vannerdat OHG; 2012

[44] Bruzek R. Assessment: Inklinometer. Bewegungsausmaße messen. Z Physiopraxis 2008; 1: 34–35

[45] Buchbauer J, Steininger K. Funktionelles Kraftaufbautraining in der Rehabilitation. 6. Aufl. München: Elsevier; 2008

[46] Cabaud HE. Die Biomechanik des vorderen Kreuzbandes. Z f Orthop 1984; 2: 105ff

[47] Campolo M, et al. A Comparison of Two Taping Techniques (Kinesion and McConnell) and Their Effect on Anterior Knee Pain During Functional Activities. N Am J Sports Phys Ther 2013; Apr. 8(2): 105–110

[48] Catterall A. The natural history of Perthe's disease. J Bone Joint Surg 1973; 53B: 37–53

[49] Clarke TE. The pressure distribution under foot during barfood walking. Thesis. Pennsylvania: Univ. Coll. Health Physical Educ. and Recr. 1980

[50] Colpaert HA. Contribution à la pinse tibio-péronière. Memoire de Licence an Kinésithérapie et Réadaptation Dir.Levillie L. Bruxelles: Université Libre; 1977

[51] Chwilkowski C. Medizinisches Koordinationstraining. Köln: Deutscher Trainer Verlag; 2006

[52] Dejour H, et al. Dysplasia of the femoral trochlea. Rev Chir Orthop Reparatrice Appar Mot 1990; 76(1): 45–54

[53] Dejour H, et al. Factors of patellar instability: an anatomic radiographic study. Knee Surg Sports Traumatol Arthrosc 1994; 2: 19–26

[54] Delmas A, et al. Le cartilage articulaire de L 4–5 et L 5–S 1. Comptes Rendus de L'Association des Anatomistes 1970; 147: 230–234

[55] Dicke E. Meine Bindegewebsmassage. Stuttgart: Hippokrates Marquardt & Cie.; 1953

[56] Dielmann W. Gelenke- Wirbelverbindungen. Klinische Radiologie einschließlich Computertomographie Diagnose, Differenzialdiagnose. Stuttgart: Thieme; 2002

[57] Dixit S, et al. Management of Patellofemoral Pain Syndrom. Am Fam Physician 2007; 75(2): 194–202

[58] Dvorak J, et al. Functional radiographic diagnosis of the lumbar spine. Flexionextension and lateral bending. Spine 1991; 16: 562–571

[59] Eckert WR, Davis E A. Acute rupture of the peroneal retinaculum. J Bone Joint Surg Am 1976; 58: 670

[60] Erdmann H. Möglichkeiten und Grenzen in der Röntgen-Diagnostik der WS. Wirbelsäule Forschung u.Praxis 1964; 28: 9–22

[61] Excamilla R, et al. Effects of technique variations on knee biomechanic during squat and leg press. Medicine & Science in Sports& Exercises; 2001

[62] Fantini Pagani CH, et al. Kinetic and kinematic changes with the use of valgus knee brace and lateral wedge insoles in patients with medial knee Osteoarthritis. J Orthop Res. 2012; 30: 1125–1132

[63] Farfan HF. Biomechanik der Lendenwirbelsäule. Reihe: Wirbelsäule in Forschung und Praxis, Band 80. Stuttgart: Hippokrates Verlag; 1979

[64] Ferenci K. Patellofemorales Schmerzsyndrom – Möglichkeiten der aktiven Therapie. Pt Z Physioth 2010; 5: 42–45

[65] Ficat P, Hungerford D. Disorders of the Patellofemoral joint. Baltimore: Williams & Wilkins; 1977

[66] Fick R. Handbuch der Anatomie des Menschen 3.Teil, Spezielle Gelenk- und Muskelmechanik Band 3. Jena: G. Fischer; 1911

[67] Filler TJ. Hüfte: Anatomische Grundlagen. In Jerosch J, Heisel J, Immhoff AB Hrsg. Fortbildung Orthopädie Traumatologie. Steinkopf Darmstadt: Die ASG-Kurse der DGOO; 2005: 3–24
[68] Fischer FJ. Evaluation of the function of the glutaeus maximus. Am J.Phys Med 1968; 47: 182–191
[69] Fredericson M, et al. Quick solutions for iliotibial band syndrome. Phys Sportsmed 2000; 28: 53–68
[70] Freeman MA, Wyke B. The Innervation of the knee joint: An Anatomical and Histological Study in the Cat. J. Anat 1967; 101(3): 505–512
[71] Frigg A, et al. Instabilität des oberen Sprunggelenks im Sport. Fuß & Sprunggelenk 2006; 4(3): 139–149
[72] Fromme A, et al. Der Pronationswinkel des Rückfußes beim Laufen in Beziehung zur Belastung. Sportverletzungen Sportschaden 1997; 11: 52–67
[73] Fryette HH. Principles of osteopathic technic. Indianapolis: American Academy of Osteopathy; 1918
[74] Fukunaga T, et al. Muscle and tendon interaction during human movements. Exerc Sport Sci Rev 2002; 30: 106–110
[75] Fuller EA. The windlass mechanism of the foot. A mechanical model to explain pathology. J Am Podiatr Med Assoc 2000; 90: 35–46
[76] Fuller EA. The windlass mechanism of the foot: a mechanical model to explain pathology. J Am Podiatr Med Assoc 2000; 90: 25–46
[77] Funk JR, et al. Snowboard's talus fractures experimentally produced by eversion and dorsiflexion. The American journal of sports medicine 2003; 31: 921–28
[78] Fulkerson JP, et al. Dosorders of the patellofemoral joint. Baltimore: Williams & Wilkins; 2004
[79] Gallagher SP, Kryzanowska R. Pilates Method of Body Conditioning: Introduction to the Core. Philadelphia: BainBridgeBooks; 1999
[80] Garden RS. Stability and nonunion in subcapital fractures of the femur. J Bone Joint Surg 1964; 102-B (46): 630–647
[81] Genda E, et al. Normal hip joint contact pressure distribution in single-leg standing-effect of gender and anatomic parameters. Journal of Biomechanics 2001; 34(7): 895–905
[82] Georgios V. Molekulare Zusammensetzung der extrazellulären Matrix des Ligamentum transversum acetabuli beim Menschen und bei Primaten. Dissertation, LMU München: Medizinische Fakultät; 2003
[83] Glitsch K, et al. Biomechanische Analyse der Kniegelenkbelastung im Hocken und Knien. Vortrag bei 49. Jahrestagung der DGAUM; 2009
[84] Glitsch U, et al. Analyse der Hüftgelenksbelastung bei beruflichen und außerberuflichen Tätigkeiten. Hrsg. Berlin: Deutsche Gesetzliche Unfallversicherung e. V. (DGUV); 2016
[85] Götz-Neumann K. Gehen verstehen. Ganganalyse in der Physiotherapie. Stuttgart New York: Thieme; 2011
[86] Goh JC, et al. A cadaver study of the oblique part of the vastus medialis. J Bone Joint Surg Br 1995; 77: 225–31
[87] Graumann W, Sasse S. Compact Lehrbuch Anatomie, Band 4: Sinnessysteme, Haut, ZNS, periphere Leitungsbahnen. Stuttgart New York: Schattauer; 2005
[88] Gray G. Chain Reaction Plus. Successful strategies for closed chain and open chain testing and rehabilitation. Adrian MI: Wynn Marketing; 1994
[89] Gray H. Gray's Anatomy. Philadelphia Pennsylvania: Running Press Book Publishers; 1999
[90] Gray JC. Neural and vascular anatomy of the menisci of the human knee. J Sports Orthop Sports Phys Ther 1999; 29: 3–30
[91] Green ST. Patellofemoral syndrome. Journal of bodywork and movement therapies 2003; 9: 16–26
[92] Greenlaw RK. Function of muscels about the hip during normal level walking. Thesis. Kingston, Ontario: Queens University, Kingston; 1973
[93] Greenman PE. Principles of Manual Medicine. 3 rd Ed. Philadelphia: Lippincott Williams & Wilkins; 2005
[94] Grob KR. Innervation of the human sacroiliac joint. Rheumatol 1995; 54: 117–122
[95] Hackenbroch MH, et al. Funktionelle Anatomie und Pathomechanik des Sprunggelenks. Stuttgart New York: Thieme; 1984
[96] Hallin RP. Sciatric pain and the piriformis muscle. Postgrad Med 1983; 74: 69–72
[97] Hafner J. Chronisch venöse Insuffizienz bei postthrombotischem Syndrom und Varikose. Praxis 2010; 99(20): 1195–1202
[98] Hassenpflug J, et al. Untersuchung zur räumlichen Orientierung der Facies patellaris femoris. Z. Orthop 1987; 125: 332–336
[99] Hauch KN. Geometry time-dependent and failure properties of human meniscal attachments. J Biomech 2010; 43: 463–468
[100] Hawkins LG. Fractures of the neck of the talus. J Bone Joint Surg 1970; 52: 991–1002
[101] Hennig EM. Pronation – pos. oder neg. Z Condition 1986; 17: 22–23
[102] Heller A. Nach der Geburt – Wochenbett und Rückbildung. Stuttgart New York: Thieme; 2015
[103] Hepp WR. Zur Bestimmung der Dysplasie des Femoro-Patellargelenks. Z. Orthop 1982; 120: 259–267
[104] Hepp WR. Orthopädisches Diagnostikum. Stuttgart New York: Thieme; 2004
[105] Hertel J. Functional Anatomy, Pathomechanics, and Pathophysiology of Lateral Ankle Instability. J Athl Train 2002; 37 : 364–375
[106] Hervéon C, Messéan L. Technique de rééducation et d'éducation proprioceptive du genoux et de la dieville. Paris: Maloine; 1981
[107] Hicks JH. The mechanics of the foot. The plantar aponeurosis and the arch J. Anat (Lond) 1954; 88: 25–31
[108] Hung CB, et al. A laterally positioned concave trochlear groove prevents patellar dislocation. Clin. Orthop. Relat. Res. 2006; 447: 187–194
[109] Hintermann B, et al. Transfer of movement between calcaneus and tibia in vitro. Clin Biomech. 1994; 9: 349–355
[110] Hintermann B, et al. Deltoid Ligament Injuries: Diagnosis and Management. Foot Ankle Clin 2006; 11(3): 625–37
[111] Hodges PW, Cresswell AG, et al. In vivo measurement of the effect of intra-abdominal pressure on the human spine. J of Biomechanics 2001; 34: 347–353
[112] Höglinger M. Zum möglichen Einfluss einer 3D-Ganganalyse auf die Operationsplanung bei Rotationsfehlstellungen der unteren Extremität. Magisterarbeit. Wien: Universität, München: GRIN Verlag; 2007
[113] Hsieh RL, Lee WC. Immediate and medium-term effects of custom-moulded insoles on pain, physical function, physical activity, and balance control in patients with knee osteoarthritis. J Rehabil Med. 2014; 46(2): 159–65
[114] Hukins DWL, et al. Thoracolumbar fascia can increase the efficiency of the erector spinae muscles. Clin Biomech 1990; 5: 30–34
[115] Huijbregts P. Lumbar spine coupled motions: A litarature review with clinical Implications. Orthopaedic Division Review 2004; Sep/Oct: 1–5
[116] Inman VT. The joints of the ankle. Baltimore: Williams & Wilkins; 1976
[117] Insall J, Salvati E. Patella position in the normal knee joint. Radiology 1971; 101: 101–104
[118] Insall NJ. Proximal realignment in the treatment of the Patella. Baltimore: Williams & Wilkins; 1983: 113–228
[119] Jäger M, Wirth CJ. Praxis der Orthopädie. Stuttgart New York: Thieme; 1986
[120] Jerosch J, Prymka M. Propriozeptive Fähigkeiten im Bereich des Kniegelenks bei Patienten nach vorderer Kreuzbandruptur. Z Unfallchir 1995; 99: 861–868
[121] Jerosch J, Heisel J. Management der Arthrose. Innovative Therapiekonzepte. Köln: Deutscher Ärzte Verlag; 2010
[122] Jones RK, et al. A comparson of the biomechanical effects of valgus knee braces and lateral wedged insoles in patients with knee teoarthritis. Gait Posture 2013; 37(3): 368–372
[123] Johnson CE, et al. Electromyography of Sartorius muscle. Anat Pec 1972; 173: 127–130
[124] Johnson KA. Posterior tibial tendon. In: Baxter DE ed. The Foot & Ankle in Sports St. Louis 1995: 43–51
[125] Judet R et al. Fractures of the Acetabulum: Classification and Surgical Approaches for Open Reduction. J Bone Joint Surg Am 1964; 46(8): 1615–1646
[126] Jürgens J. Kleine Knochenkunde – Wie erkenne ich eine Fraktur – wie finde ich im Röntgenbild einen Bruch. Stuttgart: Thieme, Via medici; 2014
[127] Kadaba MP, et al. Repeatability of Kinetic, Kinematic and Electromyographic Data in Normal Adult Gait. J. Orthopaedic Research 1989; 7: 849–860
[128] Kärrholm J, et al. Mobility of the lateral malleolus. A röntgen-stereophotogrammetric analysis. Acta Orthop Scand. 1985; 56: 479–483
[129] Kager H. Zur Klinik und Diagnose des Achillessehnenrisses. Chirurgie 1939; 11: 691–695
[130] Kaltenborn FM, et al. TheSpine: Basic Evaluation and Mobilization Techniques, 2nd ed. OsloNorway: Olaf Norlis Bokhandel; 1993
[131] Kapandji AI. Funktionelle Anatomie der Gelenke. Einbändige Ausgabe: Obere Extremität, Untere Extremität, Wirbelsäule. Stuttgart New York: Thieme; 2009
[132] Kelemen J, et al. Reliabilitäts- und Validitätsstudien mit dem Triflexometer, einer neuen Methode zur Bestimmung von Form und Beweglichkeit der Wirbelsäule. Rehabilitation 1998; 37: 78–84
[133] Kellgren JH. Atlas of Standard Radiographs. Oxford: Blackwell Scientific; 1963
[134] Kendall FP, McCreary EK. Muscles, testing and function. Ed 3. Baltimore: Williams & Wilkins; 1983
[135] Kissling R, Michel BA. Das Sacroiliacalgelenk: Grundlagen, Diagnostik und Therapie. Bücherei des Orthopäden Band 66. Stuttgart: Enke; 1997
[136] Kitaoka HB, et al. Stability of the arch of the foot. J.Foot Ankle Int. 1997; 18: 644–648
[137] Kohn D Hrsg. Knie. Stuttgart New York: Thieme; 2016
[138] Komi PV, et al. Biomechanical loading of Achilles tendon during normal locomotion. Clin Sports Med 1992; 11(3): 521–531
[139] Klein P. Biomechanik der menschlichen Gelenke. München: Elsevier GmbH; 2004

[140] Klein P, Sommerfeld P. Biomechanik der Wirbelsäule. München: Elsevier GmbH; 2007
[141] Knief JJ. Materialverteilung und Beanspruchungsverteilung im coxalen Femurende. Z. Anat. Entwickl.-Gesch. 1967; 126: 81–116
[142] Krischak G. Röntgenbild interpretieren: Arthrose. Von Geröllzysten und Knorpelglatze. Physiopraxis 2006; 7-8: 34–37
[143] Kristiansen LP, et al. The normal development of tibial torsion. Skeletal Radiol 2001; 30: 519–522
[144] Kummer B. Neue Untersuchungen zur Biomechanik der Extremitäten-Muskeln. Verh.Dtsch.Orthop.Ges. 1967; 54: 48–61
[145] Kummer B. Die Beanspruchung der Gelenke, dargestellt am Beispiel des menschlichen Hüftgelenks. Verh. Dtsch. Orthop. Ges. 1968; 55: 301–311
[146] Kummer B. Biomechanik der Wirbelgelenke. In: Meinicke F-W. Hrsg. Die Wirbelsäule in Forschung und Praxis 1981; 86: 87, Stuttgart: Hippokrates
[147] Kummer B. Einführung in die Biomechanik des Hüftgelenks. Berlin Heidelberg New York Tokyo: Springer; 1985
[148] Lampert C. et al. Tibiale Torsionsfehler. Orthopäde 2000; 29 : 802–807
[149] LaPrade RF, et al. The posterolateral attachments of the knee: a qualitative and quantitative morphologic analysis of the fibular collateral ligament, popliteus tendon, popliteofibular ligament and gastrocnemius tendon. Am J Sports Med. 2003; 31: 854–860
[150] LeCoer P. La pince bimalléolaire, physiologie normale et pathologie du péroné. Paris: Thèse du Doctorat; 1938
[151] Ledermann M, Cordey J. Messung der fibularen Mitbewegung gegenüber der Tibia auf Höhe des OSG. Helv chir Acta 1979; 46: 7–11
[152] Lee D. Instbility oft he sacroiliac joint and the consequences to gait. J Manual and Manipulative Therapy 1996; 1: 22
[153] Lee TQ, et al. The Influence of Tibial and Femoral Rotation on Patellofemoral Contact Area and Pressure. J Orthop Sports PhysTher 2003; 33(11): 686–693
[154] Letournel E, Judet R. Fractures of the acetabulum. Berlin Heidelberg: Springer; 1993
[155] Leumann A, et al. Prävention der akuten Distorsion und chronischen Instabilität des oberen Sprunggelenks. Sport-Orthop Sport Traumatol 2006; 22: 155–159
[156] Lewin T, et al. The morphology of the lumbar synovial intervertebral joints. Acta Morphol Neerl Scand 1962; 4: 294–319
[157] Lindner O. Effektivität von exzentrischem Training bei chronischer Achillodynie. Z Manuelle Therapie 2007; 11: 2–9
[158] Lohrer H. Die Achillessehne im Sport. Ungeliebtes Krankheitsbild Achillodynie. TW Sport Medizin 1992; 4: 377–381
[159] Lohrer H. Die Achillodynie – Eine Übersicht. Sportorthopädie-Sporttraumatologie 1996; 12: 36–42
[160] Ludbrook J. The musculovenous pumps of the human lower limb. Am Heart J. 1966; 71: 635–641
[161] Lundberg A, et al. Patterns of motion of the ankle/foot complex: plantarfexion and Dorsiflexion. Foot& Ankle 1989; 9: 194–200
[162] MacConaill MA, Basmajian J V. Muscles and Movements. A basis for human Kinesiology. Baltimore: Williams & Wilkins; 1969
[163] Magee DJ. Orthopedic Physical Assessment. Philadelphia: Saunders; 1992
[164] Malmstrom EM, et al. Zebris versus Myrin: a comparative study between a three-dimensional ultrasound movement analyse and an inclinometer/ compass method: intrader reliability, concurrent validity, intertester comparison, intratester reliability, and intraindividual variability. Spine 2003; Nov 28(21): 433–440
[165] Mann RA. Biomechanics of running. The foot and leg in running sports. Missouri St. Louis: Mosby; 1982
[166] Maquet P. Advancement of the tibial tuberosity. Clin Orthop 1976; 115: 225–230
[167] Marti R. Talus- und Kalkaneusfrakturen. In: Weber B G, et al. Hrsg. Frakturbehandlungen bei Kindern und Jugendlichen. Berlin Heidelberg New York: Springer; 1978: 376–387
[168] Mascal CL, et al. Management of Patellofemoral Pain Targeting Hip, Pelvis and Trunk Muscle Function: 2 Case reports. J.Ortho Sports Phys Ther 2003; 33(11): 647–660
[169] Masharawi Y, et al. Facet orientation in the thoracolumbar spine. Three-dimensional anatomic and biomechanical analysis. Spien 2004; 29(16): 1755–1763
[170] Matta JM, et al. Surgical management of acetabular fractures. AAOS Instr. Cours Lect 1986; 35: 382–397
[171] Menschik A. Biometrie: Das Konstruktionsprinzip des Kniegelenks, des Hüftgelenks, der Beinlänge und der Körpergröße. Berlin Heidelberg NY: Springer; 1987
[172] Meyerding HW. Spondylolisthesis: surgical treatment and results. Surg.Gynecol Obstet 1932; 54: 371–377
[173] McConnell JS.The management of chondromalacia patellae: A long term solution. Aust J Physiother 1986; 32(4): 215–223
[174] McCrory P, Bladin C. Fractures of the lateral process of the talus 'Snowboard's Ankle'. Clin J Sports med 1996; 6: 124–28
[175] Mockwitz J, et al. Erweiterte Diagnostik der Kapselbandverletzungen am Kniegelenk. Unfallchirurgie 1980; 6(2): 94–100
[176] Michael RH, Holder LE. The soleussyndrom. A cause of medial tibial stress. Am J Sports Med 1985; 13: 87–94
[177] Michelson JD, et al. The effect of ankle injury on subtalar motion. Foot Ankle Int 2004; 25: 639–646
[178] Mitchell FL. Structural pelvic function. Academy of Applied Osteopathy, Yearbook 1965; 2: 178–199
[179] Mittrach R. Nachbehandlungsprogramme nach Rekonstruktion des vorderen Kreuzbands mit Knochen-Patellasehne-Knochen-Tranplantat – Entscheidungsgrundlagen. Z Man Ther 2001; 5: 127–134
[180] Möller TB. Röntgennormalbefunde. 5. Aufl. Stuttgart NY: Thieme; 2015
[181] Möller TB, Reif E. Taschenatlas Einstelltechniken. Röntgendiagnostik, Angiografie, CT, MRT. Stuttgart NY: Thieme; 2015
[182] Möller TB, Reif E. Taschenatlas Röntgenanatomie. Stuttgart NY: Thieme; 2016
[183] Müller DG, Hertzer K. Training für die Faszien: Die Erfolgsformel für ein straffes Bindegewebe. München: Südwest Random House GmbH; 2015
[184] Müller ME. Die hüftnahen Femurosteotomien. Stuttgart NY: Thieme; 1957
[185] Müller W. Das Knie. Form, Funktion und ligamentäre Wiederherstellungschirurgie. Berlin Heidelberg: Springer; 2016
[186] Murray MP, et al. Kinematic and EMG Patterns During Slow, Free and Fast Walking. J. Orthopaedic Research 1984; 2: 272–280
[187] Nash C, Moe J. A study of vertebral rotation. J.Bone joint Surg Am 1969; 51: 223
[188] Nelitz M, et al. Perthes Disease, Current Principles of Diagnosis and Treatment. Dtsch Ärztebl Int 2009; 106(31–32): 517–523
[189] Neyret P, et al. Kniechirurgie. München: Urban & Fischer; 2008
[190] Niethard FU, Plaue R. Röntgenologische und morphologische Untersuchungen an experimentell erzeugten Schienbeinkopfbrüchen. Arch. orthop. Unfall-Chir. 1976; 85: 71–80
[191] Nigg BM. The role of impact forces and foot pronation: a new paradigm. Clin J Sport Med 2001; 11: 2–9
[192] Obermann H. Methoden des Muskelaufbautrainings – aus ärztlicher Sicht. Z Physioth 1989; 8: 385–390
[193] Ochs U, et al. Standards in der Unfallchirurgie; Malleolarfrakturen. Trauma Berufskankh 2001; 3: 338–343
[194] Ostermeier S, et al. Standards in der Unfallchirurgie; Malleolarfrakturen. Trauma Berufskankh 2007; 5/6: 489–501
[195] Ouzounian TJ, Shereff M. In Vitro Determination of Midfoot Motion. Foot&-ankle 1990; 10(3): 140–146
[196] Panjabi MM, et al. How does posture affect the coupling pattern in the lumbar spine? Spine 1989; 14(9): 1002–1011
[197] Paoletti S. Faszien: Anatomie – Struktur – Techniken – Spezielle Osteopathie. München: Elsevier GmbH; 2011
[198] Paquin JD, et al. Biomechanical and morphologic studies of cartilage from the adult scroiliac joint. Arthritis Rheum 1983; 26: 887–895
[199] Paré PB, et al. Functional differentiation within the tensor fasciae latae. J. Bone Joint Surg 1981; 63: 1457–1471
[200] Parkers MJ, et al. Lateral wedge insoles as a conservative treatment for pain in patients with medial knee osteoarthritis: a meta-analysis. JAMA. 2013; 310(7): 722–30
[201] Parsons J. The role of neural afferents in human menisci. Athletic Therapy Today 2010; 15: 23–28
[202] Pauwels F. Der Schenkelhalsbruch – ein mechanisches Problem. Beilageheft Z Orthop Chir 1935; 63: 1–138
[203] Pauwels F. Über die Verteilung der Spongiosadichte und ihre Bedeutung für die Lehre vom funktionellen Bau des Knochens. Morph. Jb. 1954; 95: 35–54
[204] Pauwels F. Gesammelte Abhandlungen zur funktionellen Anatomie des Bewegungsapparates. Berlin Heidelberg: Springer; 1965
[205] Pearcy MJ, et al. Three-Dimensional X-ray Analysis of Normal Movement in the Lumbar Spine. Spine 1984; 9(3): 294–297
[206] Pearcy MJ, Tibrewal SB. Axial Rotation and Lateral Bending in the Normal Lumbar Spine Measured by Three-Dimensional Radiography. Spine 1984; 9 (6): 582–591
[207] Pena E, et al. Finite element analysis of the effect of meniscal tears and Menisectomies on human knee biomechanics. Clin Biomech 2005; 20: 498–507
[208] Penning L. Hals- und Lendenwirbelsäule in Biomechanik und Pathologie. München Berlin Heidelberg: Pflaum; 2000
[209] Petersen W, Tillmann B. Struktur und Blutgefäßversorgung der Kniegelenkmenisken. Z.Orthop 1999; 137: 31–37
[210] Peterson L, et al. Fracture of the collum tali, an experimental study. J.Biomechanics 1976; 9: 277–279
[211] Perry J. Ganganalyse: Norm und Pathologie des Gehens. München: Urban & Fischer; 2003
[212] Perry J. Burnfield JM. Gait Analysis: Normal and Pathological Function. 2nd edition. Thorofare NJ: Slack Incorporated; 2010

[213] Perry JR. Achilles tendon anatomy: normal and pathologic. Foot Ankle Clin 1997; 2: 363–370
[214] Pino EC. Snowboard injuries. The American journal of sports medicine 1989; 17: 1170–75
[215] Pool-Goudswaard A, Van Dijke GH. Contribution of pelvic floor muscles to stiffness of the pelvicring. Clin Biomech 2004; 19(6): 564–571
[216] Powers ChM, et al. Relationship between foot pronation and rotation of the Tibia and Femur during walking. Foot & Ankle Int 1999; 20(8): 513–20
[217] Powers ChM. The Influence of Altered Lower Extremity Kinematics on Patellofemoral Joint Dysfunction: A Theoretical Perspective. J Orthop & Sports PhTh 2003; 33: 639–46
[218] Powers CM, et al. Rehabilitation of patellofemoral joint disorders. A critical view. J.Ortho Sports Phys Ther 1998; 28(5): 345–54
[219] Putz R, Schrank C. Anatomy of the labro-capsular complex. Orthopäde 1998; 27(10): 675–80
[220] Rasmussen O, et al. Deltoid ligament. Functional analysis of the medial collateral ligamentous apparatus of the ankle joint Acta Orthop Scand 1983; 54: 36–44
[221] Rauber A. Ein wenig bekanntes Röntgensymptom bei älteren Meniskusaffektionen. Z Orthop 1944; 37: 1–4
[222] Rauber A, Kopsch F. Anatomie des Menschen: Lehrbuch und Atlas, Band 1, Bewegungsapparat, 2. Aufl. Stuttgart NY: Thieme; 1998
[223] Reimann R, et al. Die umstrittene Rotationswirkung ausgewählter Muskeln im Hüftgelenk. Elsevier, Annals of Anatomy 1996; 178(4): 353–359
[224] Retzlaff EW, et al. The piriformis muscle syndrome. J Am Osteopath Assoc 1974; 73: 799–807
[225] Richter J, et al. Beitrag der Syndesmosen und des Deltabandes zur Stabilität der Aussenknöchelfraktur Typ Weber B. Unfallchirurg 2003; 106: 359–366
[226] Rieth, S. Das neue Stretching. Fit und beschwerdefrei mit Functional Training. München: Gräfe und Unzer Verlag GmbH; 2014
[227] Rolf C. Etiology, histopathology and outcome of surgery in achillodynia. Z Foot & Ankle Int 1997; 18: 565–569
[228] Rolf I, Feitis R Hrsg. Rolfing im Überblick. Physische Wirklichkeit und der Weg zu innerem Gleichgewicht. Paderborn: Junfermann; 2000
[229] Rompe JD, et al. Mid-portion Achilles tendinopathy: current options for treatment. Disabil Rehabil 2008; 30(20–22): 1666–1676
[230] Rowe P, et al. Three-dimensional lumbar spine kinematics: a study of range of movement in 100 healthy subjects aged 20 to 6+years. Rheumtaology 2000; 39: 1337–1340
[231] Rowe P, et al. Knee joint kinematics in gait and other functional activities measured using flexible electrogonimetry. How much knee motion is sufficient for normal daily life? Dart & Posture 2000; 12: 143–155
[232] Sarrafian SK. Anatomy of the Foot and Ankle. Descriptive Topographic Functional. 2 Edition. Philadelphia: J.B.Lippincott Company; 1993
[233] Saur P, et al. Lumbar Range of Motion: Reliability and Validity of the Inclinometer Technique in the Clinical Measurement of Trunk Flexbility, Spine 1996; 21(11): 1332–1338
[234] Scranton SK, et al. Dynamic fibular function. Clinical orthopaedics 1976; 118: 76–81
[235] Scharf W, et al. Das laterale Kapselzeichen. Unfallheilkd 1981; 84: 518–523
[236] Schleip R, Grau T. Die Faszienstruktur des menschlichen Körpers und die Rolfing-Methode. ZKM 2009; 2: 18–23
[237] Schleip R, et al. Lehrbuch Faszien. 1. Aufl. München: Elsevier GmbH, Urban & Fischer; 2014
[238] Schleip R, Müller D. Die vier Prinzipien des Faszientrainings. Z Physiopraxis 2014; 3: 21–23
[239] Schleip R, Bayer J. Faszien Fitness. München: Riva Verlag Münchener Verlagsgruppe GmbH; 2016
[240] Schmeling A. Aktuelle Aspekte der patellofemoralen Instabilität. Stiftung zur Förderung der Arthroskopie, 2010; 23: 4–25
[241] Schober P. Lendenwirbelsäule und Kreuzschmerzen. Munch Med Wochenschr. 1937; 84: 336–338
[242] Schreiber TU, et al. Funktionelles Assessment am Bewegungssystem. Phys. Rehab. Kuror. Med. 1999; 9: 110–121
[243] Schreiber TU, et al. Vergleich von 3D-Bewegungsanalysen und Röntgenfunktionsaufnahmen bei Patienten mit Verdacht auf segmentale Instabilität der Lendenwirbelsäule. Phys Med Rehab Kuror 2001; 11: 151
[244] Schünke MD, et al. A discription of the lumbar interfascial triangle and its relation with the lateral raphe: anatomical constituents of load transfer through the lateral magin of the thoracolumbar fascie. J. Anat. 2012; 221 (6): 568–576
[245] Segesser B, et al. Die Achillessehne im Sport. Therapiewoche 2006; 7/8: 144–150
[246] Seichert N, et al. Die Rückenmaus – Ein analogdigitales Meßgerät zur Erfassung der sagittalen Rückenkontur. Phys Rehab Kur Med 1994; 4: 35–43
[247] Seiler H. The upper ankle joint. Biomechanics and functional anatomy. Orthopäde 1999; 28: 460–468
[248] Shelbourne KD, et al. Arthrofibrosis in cute anterior cruciate ligament reconstruction. The effect of timing of reconstruction and rehabilitation. The Am Journal of Sports Med 1991; 19: 332–336
[249] Shiavi R, et al. Electromyographic gait assessment, part 1: adult EMG profiles and walking speed. J. Rehab. Res. Devlpmt. 1987; 24(2): 13–23
[250] Shiavi R, et al. Helical motion analysis of the knee. I. Methodology for studying kinematics during locomotion. J. Biomech. 1987; 20(5): 459–469
[251] Shiavi R, et al. Helical motion analysis of the knee. II. Kinematics of uninjured and injured knees during walking and pivoting. J. Biomech. 1987; 20 (7): 653–665
[252] Smith RW, et al. Halux valgus assessment: Report of research committee of American foot and ankle society. Z Foot & Ankle 1984; 5: 92–103
[253] Snijders CJ, Vleeming A, et al. Biomechanical modelling of sacroiliac joint stability in different postures. Spine: State of the Art Reviewes 1995; 9: 419–432
[254] Sobel E, et al. Natural history of the rear foot angle: premilimary values in 150 Children. Foot Ankle Int 1999; 20: 119–125
[255] Sobel E, et al. Reevaluation of the relaxed calcaneal stance position. J. AM Podiatr Med Assoc 1999; 89: 258–264
[256] Sohier R, Sohier J. Grundlagen der Biomechanischen Reharmonisierung und Therapie der osteopathischen Gelenkläsionen als Einführung in das analytische Konzept. Belgique: Ed. Kiné-Science La; 1991 Louvière
[257] Soloman L. Apley`s system of orthopedics and Fractures. 9th Ed. London: Hodder Education; 2010
[258] Spahn G, et al. Klassifikation von Knorpelschaden und Arthrose. Köln: Deutscher Ärzteverlag; 2016, OUP 9: 509–514
[259] Spirgi-Gantest I, Suppé B. FBL Klein Vogelbach: Functional Kinetics – Behandlungstechniken. Berlin Heidelberg. Springer; 2014
[260] Steinkamp LA, et al. Biomechanical considerations in patellofemoral joint Rehabilitation. The Am Jour of Sports Med 1993; 21(3): 438–444
[261] Stukenborg C, Wirth CJ. Patellofemorale Schmerzen aus: Orthopädie u Unfallchirurgie. Stuttgart NY: Thieme; 2008: 277–288
[262] Steverding M. Training & Therapie fürs lädierte Knie. Z Physiopraxis 2004; 3: 16–20
[263] Stüber J. In vitro Untersuchungen zur Rekonstruktion von Meniskusdefekten mit mesenchymalen Stammzellen eingebettet in Polylaktid-Kollagen I-Hydrogelkonstrukten. Diss. Würzburg: Orth.Unikl.; 2007
[264] Sutherland DH. An electromyographic study of the plantar flexors of the ankle in normal walking on the level. J Bone&Joint Surg 1966; 48: 66–71
[265] Takebe K, et al. Electromyograph of pectineus muscle. Anat.Rec.1974; 180: 281-283
[266] Takechi H, et al. Intra-articular pressure at the hip joint outside and inside the limbus. J Jpn Orthop Assoc. 1982; 5: 529–536
[267] Terry GC, et al. The anatomy of the iliotibial band friction syndrome. Am J Sports Med 1986; 14(1): 39–45
[268] Terry GC, La Prade RF. The Posterolateral Aspect of the Knee. Anatomy and Surgical Approach. Am J Sports Med. 1996; 24(6): 732–739
[269] Thompson WO, et al. Tibial meniscal dynamics using three-dimensional reconstruction of magnetic resonance images. Am J Sports Med 1991; 19: 210–216
[270] Thordarson DB, et al. The effect of fibular malreduction on contact pressures in an ankle fracture malunion model. J Bone Joint Surg 1998; 79: 1809–181
[271] Tillmann B. Die Beanspruchung des menschlichen Hüftgelenks. III. Die Form der Facies lunata. Z. Anat. Entwickl.-Gesch. 1969; 128(4): 329–349
[272] Tillmann B. Beitrag zur funktionellen Anatomie des Fußes. Orthop Prax 1977; 13: 505–509
[273] Tillmann B. Age-related blood and lymph supply of the knee menisci: a cadaver study. Act Orthop Scand 1995; 66: 308–312
[274] Tillmann B. Atlas der Anatomie. 2. Aufl. Berlin Heidelberg: Springer; 2010
[275] Tousignant M, et al. The Modified – Modified Schober Test for range of motion assessment of lumbar flexion in patients with low back pain: A study of criterion validity, intra- and interrater reliability and minimum metrically detectable change. Disability and Rehabilitation 2005; 27(10): 553–559
[276] Townsend MA, et al. Variability and Bimechanics of synergy patterns of some lower-limb muscles during escending and descending stairs and level walking. Med Biol Eng Comput. 1978; 16: 81–688
[277] Travell JG, Simons DG. Handbuch der Muskel-Triggerpunkte, Bd.2, Untere Extremität und Becken. München: Elsevier GmbH München, Urban & Fischer; 2000
[278] Troke M, et al. A new normative database of lumbar spine motion. Clin Rehabil 2001; Aug 15(4): 371–379
[279] Tropp H, et al. Stabilometry in Functional Instability of the Ankle and Its Value et in Predicting Injury. Med Sci Sports Exerc 1984; 16: 64–66
[280] Tupler J. Lose your Mummy Tummy. Cambridge: Persens Books Group; 2005
[281] Valderrabano V, Hintermann B. Diagnostik und Therapie der medialen Sprunggelenksinstabilität. Arthroskopie 2005; 18: 112–118

[282] Valderrabano V, et al. Chronische Instabilität des oberen Sprunggelenks – ein Review für Sportärzte. Sportverl Sportschad 2006; 20: 177–183
[283] vanKampen A, Huiskes R. The three-dimensional tracking pattern of the human patella. J Orthop Res 1990; 8: 372–382
[284] VanLangelaan EJ. A kinematical analysis of the tarsal joint. Thesis University of Leiden. Acta Orthop Scand. 1983; 204: 1–269
[285] Varady PA, Augat P. Biomechanik der Koxarthrose. ASU Arbeitsmed Sozialmed Umweltmed 2015; 50: 886–895
[286] Viel E. Conceps généraux son-tendant l'utilisation des stimuli proprioceptifs pour aider à l'éducation ou à la rééducation sensori-musculaire. Ann Kinésith 1983; 10: 331–337
[287] Vleeming A, et al. The posterior layer of the thoracolumbar fascia. Its function in load transfer from the spine to legs. Spine 1995; 20(7): 753–758
[288] Wagner J, et al. Biomechanique du cadre Tibio-péronier: role mechanique et physiologie du pérone Cahier d'enseignement de la SOFCOT. Amsterdam: Elsevier; 1983 : 101–114
[289] Waldenström H. The defintive forms of coxa plana. Act Radiol 1922; 1: 384
[290] Weigel B, Nehrlich M. Praxisbuch Unfallchirurgie, Band 1. Berlin Heidelberg: Springer; 2005
[291] Weisskopf L, Mauch M. Biomechanik und moderne funktionelle Diagnostik der Achillessehne. Medicalsports network MSN 2; 2012
[292] White AA, Panjabi MM. Clinical biomechanics of the spine. 2 Ed. Philadelphia: Lippincott; 1990
[293] Wiberg G. Roentgenographic and anatomic studies on the femoropatellar joint. With special reference to Chondromalacia patellae. Acta orthop.scand. 1941; 12: 319–410
[294] Wingstrand H, et al. Intracapsular and atmospheric pressure in the dynamics and stability of the hip. A Biomechanical study. Acta Orthop Scand 1990; 61(3): 231–235
[295] Winkel D, et al. Nichtoperative Orthopädie der Weichteile des Bewegungsapparats, Bd.1, Anatomie in vivo. München: Urban & Fischer; 2003
[296] Wirhed R. Sport-Anatomie und Bewegungslehre. Stuttgart: Schattauer; 1994
[297] Wirth CJ. Peronealfesselung nach Viernstein-Melly. Z Operat. Orthop. Traumatol. 1990; 2: 22–28
[298] Wirth CJ, et al. Orthopädie und orthopädische Chirurgie. Stuttgart NY: Thieme; 2004
[299] Wirth CJ, et al. Praxis der Orthopädie und Unfallchirurgie. Stuttgart NY: Thieme; 2013
[300] Wolf JH. Julius Wolff und sein Gesetz der Transformation der Knochen. Z Orthopäde 1995; 24: 378–386
[301] Yahia LH, et al. Ultrastructure of the human interspinous ligament and ligamentum flavum: a preliminary study. Spine 1990; 15: 262–268
[302] Zimmermann G, et al. Frakturen des distalen Femurs und des Tibiakopfes. Trauma Berufskrankh 2007; 9: 51–56
[303] Zimny ML. Mechanoreceptors in articular times. The Am J of Anatomy 1988; 182: 16–32

5.1 Informationen aus dem WWW

[1] https://www.dr-gumpert.de
[2] https://www.flexion.doccheck.com
[3] https://www.gelenk-klinik.de
[4] https://www.gesundpedia.de
[5] https://www.joggen-online.de
[6] https://www.kenhub.com
[7] https://www.medizin-wissen-online.de
[8] https://www.netdoktor.de
[9] https://www.springermedizin.de
[10] https://www.thieme-connect.de
[11] https://www.wikipedia.org

Sachverzeichnis

A

B

C

D

E

F

G

H

M

N

O

T

U

V

W

Y

Z